护理学基础与临床应用

主　编　张可可　李潇瞳　董洁景　贾仙林
　　　　姜玉颖　牛永杰　刘　慧　张　英

中国海洋大学出版社
·青岛·

图书在版编目(CIP)数据

护理学基础与临床应用 / 张可可等主编. 一青岛：
中国海洋大学出版社,2023.7
ISBN 978-7-5670-3567-6

Ⅰ.①护… Ⅱ.①张… Ⅲ.①护理学 Ⅳ.①47

中国国家版本馆 CIP 数据核字(2023)第 134471 号

出版发行	中国海洋大学出版社			
社　　址	青岛市香港东路 23 号		邮政编码	266071
出 版 人	刘文菁			
网　　址	http://pub.ouc.edu.cn			
电子信箱	369839221@qq.com			
订购电话	0532－82032573(传真)			
责任编辑	韩玉堂		电　　话	0532－85902349
印　　制	蓬莱利华印刷有限公司			
版　　次	2023 年 7 月第 1 版			
印　　次	2023 年 7 月第 1 次印刷			
成品尺寸	185 mm×260 mm			
印　　张	37			
字　　数	971 千			
印　　数	1～1000			
定　　价	198.00 元			

发现印装质量问题,请致电 0535－5651533,由印刷厂负责调换。

《护理学基础与临床应用》编委会

陈　赫　中国人民解放军总医院第五医学中心

姜　博　中国人民解放军总医院第八医学中心

周　昕　中国人民解放军总医院第八医学中心

王晓霞　中国人民解放军总医院第八医学中心

裴玉莹　中国人民解放军总医院第八医学中心

疏　燕　中国人民解放军总医院第八医学中心

张晓凤　中国人民解放军总医院第八医学中心

编　委　靳桂芝　鄂尔多斯市中心医院

刘　珍　鄂尔多斯市中心医院

刘翠琴　鄂尔多斯市中心医院

王　谊　泰安市中心医院

薛　云　运城市中心医院

庞秋云　大连医科大学附属第二医院

王莹莹　呼伦贝尔市中蒙医院

宋蔚冰　淄博市博山区人民医院

刘书晴　山东国欣颐养集团枣庄中心医院

杜　娟　山东国欣颐养集团枣庄中心医院

曹　雯　山东国欣颐养集团枣庄中心医院

王艳杰　呼伦贝尔市中蒙医院

刘亚丽　中国人民解放军联勤保障部队第九八七医院

前　言

　　近年来,随着我国经济的发展和医学事业的不断进步,护理队伍的整体素质有了较大提高,护理理念也随之不断创新和发展。现代医疗水平的提高及诊疗技术的不断革新,必然带动护理技术的提高,对护理人员的要求也会越来越高。为此,我们特组织在护理领域具有丰富经验的部分医护人员,在繁忙工作之余编写了本书。

　　本书坚持面向临床,注重实用,理论与实践、普及与提高相结合的原则,以呼吸内科、心内科、消化内科、神经内科以及妇科与儿科等生活中的常见病、多发病为出发点,对常见病的护理内容进行全面的阐述,力求定义准确、概念清楚、结构严谨、层次分明。希望本书能成为各级医护人员的得力助手,衷心希望本书能对从事临床、教学和科研的医务人员在实际工作中有一定的帮助。

　　本书编写设置:主编张可可编写了前言、第二章第一节至第七节、第十八章第一节,共43.45千字;主编李潇瞳编写了第十八章第二节至第六节,共32.52千字;主编董洁景编写了第十三章第二十一节至第二十五节,共22.48千字;主编贾仙林编写了第一章第二节至第十五节、第一章第十七节至第十九节,共105.87千字;主编姜玉颖编写了第四章第一节至第六节,共22.36千字;主编牛永杰编写了第三章,共22.13千字;主编刘慧编写了第十一章第一节至第五节、第十九章第一节至第三节,共32.29千字;主编张英编写了第四章第七节至第十二节,共22.04千字;副主编吴红玉编写了第十二章第一节至第五节,共21.89千字;副主编肖清清编写了第十四章,共11.96千字;副主编王慧编写了第二十章第一节至第十二节,共57.15千字;副主编李向荣编写了第十三章第一节至第二十节,共105.37千字;副主编战晓宇编写了第十七章第十二节至第十五节、第十七章第二十节至第二十一节、第十七章第二十八节至第二十九节,共108.77千字;副主编董玮编写了第十七章第一节至第十一节、第十七章第十六节至第十九节、第十七章第二十五节至第二十七节，共 107.91 千字；副主编王美玉编写了第十五章第一节，共 11.58 千字；副主编郝英编写了第十章第一节、第十章第三节，共 7.64 千字；副主编邵盼盼编写了第十三章第二十六节至第二十八节，共 11.24 千字；副主编贾文华编写了第五章第一节至第二节，共 11.21 千字；副主编王贝贝编写了第十六章第一节，共 7.25 千字；副主编张吉平编写了第六章，共 11.08 千字；副主编商春燕编写了第十六章第二节，共 6.85 千字；副主编陈慧敏编写了第十九章第七节，共 5.77 千字；副主编付晓青编写了第七章第一节至第二节，共 10.98 千字；副主编卢放编写了第七章第三节至第四节，共 10.62 千字；副主编李树萍编写了第九章第一节，共 5.82 千字；副主编牟紫彤编写了第二十一章第二节，共 5.61 千字；副主编白志芳编写了第一章第一节，共 5.59 千字；副主编李晓倩编写了第十一章第六节至第七节，共 5.55 千字；副主编陈赫编写了第二十章第十三节至第十五节，共 5.52 千字；副主编姜博编写了第十五章第二节，共 5.32 千字；副主编周昕编写了第十五章第三节，共 5.28 千字；副主编王晓霞编写了第十五章第四节，共 5.22 千字；副主编裴玉莹编写了第八章第一节至第二节，共 5.20 千字；副主编疏燕编写了第八章第三节至第四节，共 5.19 千字；副主编张晓凤编写了第十章第二节，共 3.27 千字；编委靳桂芝编写了第二章第八节，共 5.13 千字；编委刘珍编写了第二章第九节，共 5.19 千字；编委刘翠琴编写了第二十一章第三节，共 5.12 千字；编委王谊编写了第十二章第六节至第七节，共 5.11 千字；编委薛云编写了第九章第二节，共 3.45 千字；编委庞秋云编写了第十一章第八节，共 3.33 千字；编委王莹莹编写了第一章第十六节，共 2.74 千字；编委宋蔚冰编写了第二十一章第一节，共 3.28 千字；编委刘书晴编写了第十九章第四节，共 2.45 千字；编委杜娟编写了第十九章第五节，共 2.41 千字；编委曹雯编写了第十九章第六节，共 2.27 千字；编委王艳杰编写了第二十一章第四节，共 2.20 千字；编委刘亚丽编写了第五章第三节，共 2.19 千字。

由于本书编写人员均身负临床一线救护工作，并且水平能力有限，因此书中难免有不足之处，恳请广大读者见谅并给予批评指正，以便我们今后更好地总结经验，达到共同进步、提高医护人员水平的目的。

编者

2023 年 6 月

目　录

第一章 呼吸内科疾病护理

第一节 急性上呼吸道感染

急性上呼吸道感染是指自鼻腔至喉部间的急性炎症总称,是最常见的感染性疾病。90%左右由病毒引起,细菌感染常继发于病毒感染之后。本病四季、任何年龄均可发病,通过含病毒的飞沫、雾滴或经污染用具进行传播。常于机体抵抗力降低时,如受寒、劳累、淋雨等,原已存在或由外界侵入的病毒和(或)细菌,迅速生长繁殖,导致感染。本病预后良好,有自限性,一般5~7 d痊愈。本病常继发支气管炎、肺炎、鼻旁窦炎;少数人可并发急性心肌炎、肾炎、风湿热等。

一、病因

急性上呼吸道感染有70%~80%由病毒引起。主要有流感病毒(甲、乙、丙)、副流感病毒、呼吸道合胞病毒、腺病毒、鼻病毒、埃可病毒、柯萨奇病毒、麻疹病毒、风疹病毒。细菌感染可直接或继病毒感染之后发生,以溶血性链球菌为多见,其次为流感嗜血杆菌、肺炎球菌和葡萄球菌等。偶见革兰阴性杆菌。当有受凉、淋雨、过度疲劳等诱发因素,使全身或呼吸道局部防御功能降低时,原已存在于上呼吸道或从外界侵入的病毒或细菌可迅速繁殖,引起发病,尤其是老幼体弱或有慢性呼吸道疾病如鼻旁窦炎、扁桃体炎者,更易罹病。

二、临床表现

(一)普通感冒

普通感冒俗称"伤风",又称急性鼻炎或上呼吸道卡他,以鼻咽部卡他症状为主要表现。成人多数为鼻病毒引起,其次为副流感病毒、呼吸道合胞病毒、埃可病毒、柯萨奇病毒等。起病较急,初期有咽干、咽痒或烧灼感,发病同时或数小时后,可有喷嚏、鼻塞、流清水样鼻涕,过2~3 d变稠。可伴咽痛,有时由于耳咽管炎使听力减退,也可出现流泪、味觉迟钝、呼吸不畅、声嘶、少量咳嗽等。一般无发热及全身症状,或仅有低热、不适、轻度畏寒和头痛。检查可见鼻腔黏膜充血、水肿、有分泌物,咽部轻度充血。如无并发症,一般经5~7 d痊愈。

(二)病毒性咽炎、喉炎和支气管炎

根据病毒对上、下呼吸道感染的解剖部位不同引起的炎症反应,有咽炎、喉炎和支气管炎。急性病毒性咽炎多由鼻病毒、腺病毒、流感病毒、副流感病毒以及肠病毒、呼吸道合胞病毒等引起。临床特征为咽部发痒和灼热感,疼痛不持久,也不突出。当有咽下疼痛时,常提示有链球菌感染。咳嗽少见。流感病毒和腺病毒感染时可有发热和乏力。体检咽部明显充血和水肿。颌下淋巴结肿大且触痛。腺病毒咽炎可伴有眼结合膜炎。急性病毒性喉炎多由鼻病毒、流感病毒甲型、副流感病毒及腺病毒等引起。临床特征为声嘶、讲话困难、咳嗽时疼痛,常有发热、咽炎或咳嗽,体检可见喉部水肿、充血,局部淋巴结轻度肿大和触痛,可闻及喘息声。

急性病毒性支气管炎多由呼吸道合胞病毒、流感病毒、冠状病毒、副流感病毒、鼻病毒、腺病毒等引起。临床表现为咳嗽、无痰或痰呈黏液性,伴有发热和乏力。其他症状常有声嘶、非胸膜性胸骨下疼痛。可闻及干或湿啰音。胸部 X 线片显示肺纹理增多、增强,但无肺浸润阴影。流感病毒或冠状病毒急性支气管炎常发生于慢性支气管炎的急性发作。

(三)疱疹性咽峡炎

疱疹性咽峡炎常由柯萨奇病毒 A 引起,表现为明显咽痛、发热,病程约为 1 周。检查可见咽部充血,软腭、腭垂、咽及扁桃体表面有灰白色疱疹及浅表溃疡,周围有红晕。多于夏季发作,多见儿童,偶见于成人。

(四)咽结膜热

咽结膜热主要由腺病毒、柯萨奇病毒等引起。临床表现有发热、咽痛、畏光、流泪、咽及结合膜明显充血。病程为 4～6 d,常发生于夏季。儿童多见。

(五)细菌性咽-扁桃体炎

细菌性咽-扁桃体炎多由溶血性链球菌引起,其次为流感嗜血杆菌、肺炎球菌、葡萄球菌等引起。起病急,明显咽痛、畏寒、发热,体温可达 39 ℃以上。

检查可见咽部明显充血,扁桃体肿大、充血,表面有黄色点状渗出物,颌下淋巴结肿大、压痛,肺部无异常体征。

三、检查

(一)血常规

病毒性感染见白细胞计数正常或偏低,淋巴细胞比例升高。细菌感染有白细胞计数与中性粒细胞增多和核左移现象。

(二)病毒和病毒抗原测定

视需要可用免疫荧光法、酶联免疫吸附检测法、血清学诊断法和病毒分离和鉴定,以判断病毒的类型,区别病毒和细菌感染。细菌培养以判断细菌类型和药敏试验。

四、诊断与鉴别诊断

(一)诊断

根据病史、流行情况、鼻咽部发炎的症状和体征,结合周围血常规和胸部 X 线检查可做出临床诊断。进行细菌培养和病毒分离,或病毒血清学检查、免疫荧光法、酶联免疫吸附检测法、血凝抑制试验等,可确定病因诊断。

诊断依据分为以下几点。

(1)不同程度的发热。

(2)咽痛不适、鼻塞、流涕、咳嗽,可伴有食欲减退、乏力、全身酸痛。

(3)鼻、咽、喉明显充血、水肿。

(4)排除其他急性传染病。

(二)鉴别诊断

1.过敏性鼻炎

过敏性鼻炎临床症状很像"伤风",起病急骤、鼻腔发痒、频繁喷嚏、流清水样鼻涕,发作与环境或气温突变有关,有时对异常气味亦可发作,经过数分钟至 2 h 痊愈。鼻黏膜苍白、水肿,鼻分泌物涂片可见嗜酸性粒细胞增多。

2.流行性感冒

本病常有明显的流行。起病急,全身症状较重,高热、全身酸痛、眼结膜炎症状明显,但鼻咽部症状较轻。取患者鼻洗液中黏膜上皮细胞的涂片标本,用荧光标记的流感病毒免疫血清染色,置荧光显微镜下检查,有助于早期诊断,或病毒分离或血清学诊断可供鉴别。

3.急性传染病前驱症状

急性传染病如麻疹、脊髓灰质炎、脑炎等在患病初常有上呼吸道症状,在这些病的流行季节或流行区应密切观察,并进行必要的实验室检查,以资区别。

五、护理评估

(一)致病因素

询问患者的健康史,是否受气候变化和不良环境的影响,近期有无因护理不当而"受凉";既往是否有维生素 D 缺乏性佝偻病、营养不良、贫血、先天性心脏病等。

(二)身体状况

患者主要表现为鼻塞、流涕、喷嚏、咽部不适、咽部疼痛,干咳;查体可见咽部充血、扁桃体红肿等临床表现。

(三)心理-社会状况

患者因鼻塞或发热而引起烦躁不安、哭闹。注意了解家长对疾病的相关知识(病因、预防及护理)的了解程度,是否产生焦虑、抱怨等情绪。特殊类型的上感呈流行,而且许多急性传染病的早期表现为上呼吸道感染症状,所以应评估流行病学情况。

(四)辅助检查

病毒感染者白细胞正常或偏低,病毒分离和血清反应可帮助明确病原体;酶联免疫、免疫荧光等检测方法对病毒感染早期诊断有利;细菌感染者血白细胞增高,中性粒细胞增高,咽拭子培养有病原体生长;链球菌引起感染者血中抗链球菌溶血素"O"(ASO)滴度增高。胸部 X线检查无异常改变。

六、常见护理诊断/问题

(1)舒适的改变与鼻塞、咽喉疼痛有关。

(2)体温过高与感染有关。

(3)潜在并发症:高热惊厥。

七、护理目标

(1)患者体温正常。

(2)患者未发生并发症。

(3)患者家长掌握相关疾病的治疗及护理知识。

八、护理措施

1.一般护理

(1)全身症状较重、年老体弱者应适当卧床休息,注意保暖。室内应安静,空气新鲜,阳光充足。

（2）进食清淡易消化食物。鼓励患者多饮水。高热患者，每日进水量保持 2 500～3 000mL。

（3）注意皮肤卫生，高热患者出汗过多时，除应换洗内衣、内裤外，应经常用温水擦洗。

（4）急性上呼吸道感染易于传染，应进行呼吸道隔离，避免交叉感染。

2.病情观察与护理

（1）密切观察病情变化，有发热及伴有其他症状时，应按时测量体温。如体温过高伴有全身不适、头痛等，按发热护理给予物理降温或酌情药物降温，对年老体弱者应用退热药物时，应注意适当减量，以免体温骤降或因出汗过多，而引起脱水或虚脱。

（2）发现患者鼻涕为黄色脓样，鼻塞。前额或两面颊部疼痛、发热等。则应考虑为鼻旁窦炎，应及时报告医生，按医嘱应用抗生素治疗。

（3）发现患者退热后又复升，呈不规则热，咳嗽、气急，全身乏力，脉搏快而弱或不规则，检查有心律不规整，第一心音降低，应注意心肌炎的发生。应及时报告医生并协助进行详细检查，给予相应处理。护士应嘱患者卧床休息，及时观测血压、脉搏、呼吸及心电图变化等。

九、健康教育

（1）平时应加强体育锻炼，增强体质，提高抗病能力。

（2）避免受凉、淋雨及与感冒患者接触。感冒流行期间外出要戴口罩，勿去公共场所，防止交叉感染。室内应经常开窗通风及进行空气消毒。

（3）室内用食醋 5～10 mL/m³ 加等量水稀释，关闭门窗加热熏蒸，每日 1 次，连用 3 次。

（4）流感疫苗行鼻腔喷雾，也可用贯众、板蓝根、野菊花、桑叶等中草药熬汤饮用。

（5）恢复期若出现眼睑水肿、心悸、关节痛等症状，应及时诊治。

（白志芳）

第二节　急性气管-支气管炎

一、病因

1.感染

常见致病细菌为流感嗜血杆菌、肺炎球菌、链球菌、葡萄球菌等。

2.物理、化学因素

过冷空气、粉尘、刺激性气体或烟雾（如二氧化硫、二氧化氮、氨气、氯气等）的吸入。

3.变态反应

花粉、有机粉尘、真菌孢子等的吸入；钩虫、蛔虫的幼虫在肺移行；或对细菌蛋白质的过敏等。

二、临床表现

1.病史

有急性上呼吸道感染史。

2.症状和体征

(1)初期表现为急性上呼吸道感染症状,全身症状轻微,早期干咳或少量黏液性痰,过2~3 d可转为黏液脓性痰,量增多,在晨起时或夜间咳嗽常常较为显著,咳嗽剧烈时伴有恶心、呕吐及胸部、腹部肌肉疼痛。

(2)如支气管发生痉挛,可有哮鸣音和气急。

(3)体检两肺呼吸音粗糙,有散在干、湿性啰音,啰音部位常不固定,咳痰后减少或消失。

(4)经4~5 d全身症状消退,咳嗽和咳痰可延续2~3周才消失。

三、辅助检查

(1)血白细胞计数和分类多无明显改变。细菌性感染时白细胞计数和中性粒细胞比例均增高。

(2)X线片检查大多数正常或肺纹理增粗。

四、治疗原则

急性气管-支气管炎的主要临床特征为持久和严重的咳嗽,影响患者的休息和工作,其治疗原则是控制感染、祛痰、止咳、解痉、平喘和增强机体的免疫功能。

(一)一般治疗

注意休息和保暖,多饮水。

(二)对症治疗

患者有全身症状时,给予补充液体和应用退热药物。适当使用镇咳药物,对久咳不愈的患者,必要时使用可待因。痰量较多或痰稠不易咳出时可应用祛痰药,如氨溴索或溴己新,也可用雾化疗法帮助祛痰。对有家族史者,如查体发现哮鸣音,可吸入支气管扩张药如喘乐宁等。

(三)抗菌药物治疗

研究表明,抗生素与支气管扩张药的疗效是一致的,对缓解症状并无显著性差别,在治疗时应避免滥用抗生素。若出现发热、脓性痰和重症咳嗽,根据感染的病原体,可选用抗菌药物治疗。如红霉素、克拉霉素、阿奇霉素等,一般口服有效。

五、护理措施

(一)睡眠型态紊乱

1.相关因素

咳嗽、咳痰频繁;环境刺激。

2.临床表现

患者主诉睡眠差;晨起精神萎靡,白天昏昏欲睡;咳嗽、咳痰。

3.护理措施

(1)观察患者日常的睡眠型态及扰乱睡眠的相关因素。

(2)提供有助于休息的睡眠环境,避免大声喧哗,保持周围环境的安静、舒适。

(3)注意保暖,避免受凉,避免尘埃和烟雾等刺激,以免诱发咳嗽。

(4)避免浓茶、咖啡等饮料,禁辛辣刺激性食物。

(5)指导患者促进睡眠或入睡的方式:睡前喝牛奶、热水泡脚、听音乐等方法。

(6)有计划地安排护理活动和治疗,尽量减少对患者睡眠的干扰。

(7)护士做到四轻:说话轻、走路轻、关门轻、操作轻。

(8)必要时按医嘱使用镇咳药、镇静催眠药,观察药物疗效及不良反应。

(二)清理呼吸道无效

1. 相关因素

与痰液黏稠、咳嗽无力、咳嗽方式无效、年老体弱等有关。

2. 临床表现

咳嗽、咳痰费力,不易咳出,喉部有痰鸣音;精神差,焦虑不安。

3. 护理措施

(1)观察痰液颜色、性状、量、气味及其咳嗽的频率、程度。

(2)改善环境,保持空气流通,温湿度适宜。

(3)给予高蛋白、高维生素饮食,多饮水,每日饮水量＞1 500 mL,以利痰液稀释。

(4)指导有效咳嗽。

(5)胸部叩击与胸壁震荡。

(6)湿化呼吸道:适用于痰液黏稠不易咳出者。使用压缩空气雾化或超声雾化、氧气驱动雾化吸入,指导患者正确的雾化吸入疗法。

(7)按医嘱留取新鲜痰标本进行培养和药敏试验,并根据药敏使用抗生素,观察药物疗效及不良反应。

(三)有感染的危险

1. 相关因素

与痰液潴留、呼吸道防御系统受损有关。

2. 临床表现

体温升高,＞37.5 ℃;血白细胞数升高;咳嗽、咳痰加剧,痰液黏稠且有脓性分泌物,或痰呈黄色或黄绿色;呼吸困难。

3. 护理措施

(1)保持病室空气新鲜,每日通风 2 次,每次 15～30 min,并保持适宜的温度、湿度。

(2)鼓励患者有效地咳嗽,及时咳出痰液和呼吸道分泌物,避免痰液潴留。

(3)接触患者前后要洗手,减少感染因素。

(4)嘱患者进高热量、高蛋白、高维生素、易消化饮食,增强机体抗病能力,同时多饮水,促进毒物排泄。

(5)观察患者的体温变化和肺部感染表现。

六、健康教育

(1)坚持有规律的合适的身体锻炼、坚持冷水浴、冷水洗脸,提高机体预防疾病能力及对寒冷的适应能力,增强体质。坚持群众性的体育活动,如体操、气功。

(2)注意保暖,防止感冒,是预防急性气管-支气管炎的有效措施。

(3)做好个人防护,避免受凉、淋雨、过度疲劳、吸烟等因素和吸入过敏源,吸烟者戒烟。

(贾仙林)

第三节 慢性支气管炎

慢性支气管炎(chronic bronchitis)简称慢支,是指气管、支气管黏膜及其周围组织的慢性、非特异性炎症,临床上以反复发作的慢性咳嗽、咳痰和(或)伴有喘息为特征。如每年咳嗽、咳痰达 3 个月以上,连续 2 年或更长,并排除其他已知原因的慢性咳嗽,即可诊断为本病。慢性支气管炎是一种常见病、多发病,45 岁以上、吸烟者、生活或工作在空气污染严重地区的人群,以及慢性阻塞性肺疾病患者,都有更高的罹患慢性支气管炎的风险。

一、护理评估

1.健康史

本病病因较复杂,往往是多种因素相互作用的结果,应详细询问患者的工作环境、是否吸烟及吸烟的时间,有无上呼吸道感染反复发生的病史等。

2.身体状况

慢性支气管炎起病缓慢,病程较长,反复急性发作是使病情加重的诱因。主要症状有慢性咳嗽、咳痰、喘息。初期症状轻微,寒冷季节、吸烟、劳累、感冒常是引起急性发作或症状加重的诱因。重症患者常四季不断发病,冬春季加剧,早晚加重。

3.辅助检查

(1)胸部 X 线片检查:早期一般无异常,病程长者出现两肺纹理增粗、紊乱等非特异性改变,肺纹理可呈网状或条索状、斑点状阴影,以下肺野较明显。

(2)肺功能检查:是判断呼吸道气流受限的主要客观指标,有助于 COPD 的诊断,病情严重程度、疾病进展等的判断。在患病早期常无异常,随病情逐渐加重则出现阻塞性通气功能障碍。

(3)血液检查:细菌感染时血白细胞计数、中性粒细胞增多,严重时可有核左移现象。喘息型者嗜酸性粒细胞增多。

(4)痰液检查:痰涂片或培养可见肺炎球菌、流感嗜血杆菌、甲型链球菌及奈瑟球菌等,涂片中可见大量中性粒细胞、已破坏的杯状细胞等。喘息型者嗜酸性粒细胞增多。

二、常见护理诊断/问题

(1)清理呼吸道无效与呼吸道分泌物增多、痰液黏稠有关。

(2)体温过高与慢性支气管炎并发感染有关。

(3)患者缺乏慢性支气管炎的防治知识。

三、护理目标

患者能有效排痰,呼吸道分泌物被清除;体温恢复正常;能叙述慢性支气管炎的防治知识。

四、护理措施

1.一般护理

(1)休息:急性发作期有发热、喘息时应卧床休息,慢性迁延期适当休息,临床缓解期要劳逸结合。

（2）饮食：给予高蛋白、高热量、高维生素、易消化饮食。

（3）环境：注意指导患者保持环境空气清新、温暖、湿润，避免各种致病因素，如吸烟、寒冷刺激等。

2.症状护理

主要为咳嗽、咳痰、高热的护理。

3.用药护理

抗生素一般不与其他药物配伍使用、不用高渗溶液配制。含有抗生素的溶液不宜加温使用。

（1）应用青霉素类药物：用药前必须询问过敏史，有过敏史或过敏体质者慎用。初次用药或用药过程中更换批号或停药 2 d 以上再次使用，应作皮试。青霉素水溶液不稳定，应现配现用。青霉素半衰期为 0.5～1 h，有效血药浓度可维持 4～6 h，故要按时用药，不可将一天内不同时间段的青霉素药物集中使用。

（2）头孢菌素类：头孢菌素类与青霉素类之间有部分交叉过敏反应。对青霉素类过敏者慎用头孢菌素类。头孢菌素类药物可抑制肠道细菌合成维生素 K，用药期间要注意观察患者有无出血倾向。用头孢菌素类药物不要饮酒及含酒精的饮料，以免引起呼吸困难、心动过速、腹痛、恶心、呕吐等不良反应。

（3）大环内酯类：口服可以引起胃肠道反应，宜餐后服用。因食物影响其吸收，一般在餐后 3～4 h 服用。不能与酸性药同服。用药期间要多饮水。对静脉刺激性强，应稀释后缓慢静脉滴注。

（4）氨基糖苷类：注意观察有无眩晕、耳鸣等耳毒性症状，有无肾功能改变等肾毒性症状。氨基糖苷类刺激性较强，应深部肌内注射，并注意更换注射部位，或稀释后缓慢静脉滴注。

（5）氟喹诺酮类：是近年来发展最快的一类人工合成抗生素。空腹服药，服后多饮水，避免与抗酸剂同服，以免降低本类药的生物利用度。用药期间，应避免阳光或人造紫外线的直接或间接照射，以免发生光毒性反应或光变态反应。注意未满 18 周岁者不宜使用，以免发生异常病变。

4.心理护理

急性发作期，应关心体贴患者，了解情绪变化的原因，给予耐心疏导，讲解有关防治疾病知识，增强患者对治疗的信心。临床缓解期应避免家属过度保护患者，鼓励患者自我照顾及进行正常的社交活动。

5.健康指导

（1）宣传：向患者及其家属宣传吸烟对身体的危害，劝导戒烟与制订戒烟方案。说明慢支是一个长期过程，要有信心配合坚持治疗。

（2）适当休息和饮食：避免劳累，注意营养摄入。

（3）增强体质：鼓励患者坚持锻炼，加强耐寒能力和机体抵抗力。

（4）避免诱因：注意保暖，预防感冒，做好个人劳动保护，消除及避免烟雾、粉尘和刺激性气体。

（贾仙林）

第四节　支气管哮喘

支气管哮喘(bronchial asthma)是指多种细胞(如嗜酸性粒细胞、肥大细胞、淋巴细胞、中性粒细胞和气道上皮细胞等)和细胞组分参与的气道慢性炎症疾患。这种慢性炎症导致气道高反应性,并引起反复发作性的喘息、气急、胸闷或咳嗽等症状,常在夜间和(或)清晨发作、加剧,通常出现广泛多变的可逆性气流受限,多数患者可自行缓解或经治疗缓解。支气管哮喘是一种世界性疾病,无地域和种族的局限性,也无年龄和性别的明显差异。

一、病因

病因是导致正常人发生哮喘病的因素,诱因是引起哮喘患者的哮喘症状急性发作的因素。目前导致哮喘发病的病因不完全清楚,患者个体过敏性体质及环境因素的影响是发病的危险因素。哮喘与多基因遗传有关,同时受遗传和环境的双重影响。已知的哮喘诱因非常多。

二、临床表现与诊断

1.症状

哮喘发作前可有干咳、打喷嚏、流泪等先兆,典型表现为发作性呼气性呼吸困难、喘息、胸闷。患者被迫采取坐位或呈端坐呼吸。

2.体征

发作期间,可表现为胸廓饱满、心率增快,辅助呼吸肌参与呼吸运动,说话困难。肺部听诊可闻及广泛的哮鸣音,尤以呼气相为明显。一般哮鸣音随哮喘的严重程度而加重,但当气道极度收缩加上黏痰阻塞时,哮鸣音反而减弱,甚至完全消失,是病情危重的表现,应积极予以抢救。发作缓解后可无任何症状及体征,但常反复发作。

三、辅助检查

(1)X线检查:肺部透亮度增高,并发感染时可见肺纹理增多及炎症阴影。

(2)血液免疫检查:血液嗜酸性粒细胞、血清总 IgE 及特异性 IgE 均可增高。

(3)肺功能检查:哮喘发作时第一秒用力呼气量、最大呼气流速峰值(PEF)等均降低。当吸入 β_2 受体激动药后上述指标可有所改善,如果第一秒用力呼气量增加 15% 以上,则有助于哮喘的诊断。

四、治疗要点

治疗原则为消除病因、控制发作及预防复发,同时应加强对患者的教育和管理。对于危重哮喘,应给予氧疗、补液、糖皮质激素、沙丁胺醇(舒喘灵)雾化吸入或注射、异丙托溴铵溶液雾化吸入、氨茶碱静脉滴注或静脉推注,同时应注意电解质平衡、纠正酸中毒和二氧化碳潴留。

(一)病因治疗

去除过敏源及引起哮喘的刺激因素。

(二)控制发作

1.应用支气管解痉药

(1)β_2 受体激动药:具有松弛呼吸道平滑肌,抑制炎症细胞释放介质,降低血管通透性,增强纤毛清除能力的作用。沙丁胺醇为轻度哮喘的首选药。

（2）茶碱类：有松弛支气管平滑肌作用，是中效支气管扩张药。

2.抗胆碱能药物

主要作用于气道平滑肌和黏膜下腺体的胆碱能受体，抑制胆碱能神经对支气管平滑肌和黏液腺的兴奋，使支气管平滑肌松弛、黏膜分泌减少。抑制气道平滑肌的迷走神经释放乙酰胆碱，如溴化异丙托品（爱全乐）雾化吸入。

3.抗炎治疗

糖皮质类固醇激素（简称激素），具有抑制气道炎症、上调气道平滑肌 β_2 肾上腺受体数目和功能、降低气道高反应性等作用，是目前治疗哮喘最有效的抗炎药物。在给药途经方面以吸入疗法优于全身注射或口服治疗，前者的优点是气道内药物浓度高、用量少，全身无或极少不良反应。

（三）哮喘管理

哮喘是一种慢性的气道炎症性疾患。对于缓解期患者最有效的管理是通过消除诱发因素来防止炎症的发生或加重。哮喘管理主要包括教育患者加深对哮喘的认识、监测哮喘的严重程度、避免和控制哮喘的触发因素、建立一个个体化的治疗计划、分级阶梯治疗的方案等。

五、护理措施

（一）气体交换受损

1.相关因素

与支气管痉挛，气道炎症，黏液分泌增加，气道阻塞有关。

2.临床表现

可出现哮喘急性发作的典型症状和体征：呼吸费力、气短、感觉头晕、心慌，心率增快；伴有哮鸣音的呼气性呼吸困难，呼吸急促、深度变浅或加深、伴端坐呼吸、发绀、鼻翼扇动，有三凹征出现（锁骨上窝、胸骨上窝、肋间隙明显凹陷）。患者不能活动，不能将一句话完整地说完。

3.护理措施

（1）环境：明确过敏源者应尽快脱离过敏源。为患者提供安静、舒适的环境，室内保持温度为 20 ℃～22 ℃，湿度为 50％～70％。每日通风 1～2 次，每次 15～30 min。

（2）休息与体位：协助患者抬高床头，使患者半坐卧位或端坐位，可借助身体的重力使膈肌下降，胸腔扩大，肺活量增加，从而减轻呼吸困难，有利于呼吸。为端坐位者提供床旁桌椅以做支撑。

（3）氧疗：遵医嘱给予鼻导管或面罩吸氧（FiO₂ 30％～40％），改善通气，从而提高吸入气体的氧浓度、动脉血氧含量及饱和度，改善呼吸功能。如有 CO_2 潴留者宜持续低流量给予，吸入氧气应温暖湿润。严重发作，经一般治疗无效时，应做好机械通气的准备。

（4）心理安慰：陪伴患者，使患者平静，以免精神紧张加重呼吸困难。

（5）加强巡视与病情观察：哮喘多在夜间和凌晨发作，应加强夜间巡视（每小时 1 次），做好预防，加强对急性发作患者的监护，发现哮喘发作的前驱症状，及时给予缓解支气管痉挛药物，制止哮喘发作。

（6）鼓励患者缓慢地深呼吸，患者因过度通气，出汗多、进食少致痰多、黏稠而咳嗽不畅，可因气管阻塞而发生严重缺氧。应积极配合医生，及早做气管插管或气管切开，吸出呼吸道的分泌物。

(7)定时监测动脉血气,分析值的变化,维持动脉血氧分压在 60 mmHg[①] 以上。

(二)清理呼吸道无效

1.相关因素

与气道平滑肌收缩,痰液黏稠,排痰不畅,无效咳嗽,疲乏有关。

2.临床表现

痰液黏稠、量多,反复咳嗽,伴有痰鸣音。

3.护理措施

(1)观察患者咳嗽、痰液黏稠度和量。

(2)环境:整洁、舒适,减少不良刺激。

(3)采取有效的排痰措施。

(4)用药护理:按医嘱用抗生素、止咳、祛痰药,指导患者正确使用雾化吸入,掌握药物疗效和不良反应,不滥用药物。

(三)活动无耐力

1.相关因素

与发作时缺氧、疲乏有关。

2.临床表现

患者痛苦面容,四肢肌肉无力,嘴唇、面颊发绀,查动脉血气显示低氧血症。

3.护理措施

(1)评估患者的活动耐力程度,制订活动计划。我们使用 6 min 步行距离法结合患者杜克活动状态指数(DASI)、体能(METs)评估表测定活动耐力程度。

(2)尽量避免易导致情绪激动及紧张的活动。患者活动前后,监测其呼吸和心率情况,活动时如有气促、心率加快,可给予持续吸氧并嘱休息。依病情逐渐增加活动量。

(3)给予氧气吸入。

(4)协助其日常生活,做好患者的生活护理。教会患者省力技巧。

(5)根据病情和活动耐力限制探视人次和时间。

(四)知识缺乏

1.相关因素

(1)缺乏支气管哮喘治疗、预防的有关知识。

(2)缺乏正确使用雾化吸入器的有关知识。

2.护理措施

(1)评估患者对疾病知识了解程度,帮助患者理解哮喘发病机制、本质、先兆、症状等。

(2)告知患者避免诱发哮喘的因素。

(3)讲解常用药物的用法、剂量、疗效、不良反应。

(4)介绍雾化吸入的器具,提供雾化吸入器相关的学习资料。

(5)指导患者雾化吸入器的正确使用方法:临床中一般使用超声雾化吸入器、氧气驱动雾

---

① 临床习惯用毫米汞柱(mmHg)作为血压或压力单位,1 mmHg≈0.133 kPa,1 kPa=7.5 mmHg。全书同。

化吸入和定量雾化吸入器。有报道氧气驱动雾化较超声雾化效果更好。①接上电源,雾化储液罐与雾化器连接;②将待吸入的药物放入储液罐;③打开雾化器上的开关,嘱患者深呼气至残气位,张开口腔,张口咬住喷嘴,缓慢深吸气到肺总量时可屏气 $4\sim10$ s,注意吸气时用手盖住储液罐上端开口,呼气时打开;④持续雾化时间 $10\sim15$ min。定量雾化吸入器在每次使用前应摇匀药液,患者深呼气至残气位,张开口腔,置雾化气喷嘴于口前 4 cm 处,缓慢吸气 $(0\sim5$ L/s)几乎达肺总量位,于开始吸气时即以手指揿压喷药,吸气末屏气 $5\sim10$ s,然后缓慢呼气至功能残气位。休息 3 min 左右可重复再使用 1 次。

雾化吸入时坐位最佳,借助重力作用使雾滴深入到细支气管、肺泡。宜在进食 1 h 后进行喷雾吸入,对因不适应难以坚持的吸入者,可采用间歇吸入法,即吸入数分钟,停吸片刻,而后再吸,反复进行,直到吸完所需治疗药液,以免引起疲劳。吸入期间应密切观察患者的神志、呼吸、心率、SaO_2 的变化,观察患者有无憋气、发绀、烦躁、出汗等不良反应,出现上述症状需暂停吸入,休息。

如呼吸、心率加快,SaO_2 下降,不能以原患病解释时,即提示气流动力学不适宜或雾化药物不对症,应立即停止吸入。对老年患者尤其是肺功能极差者,护士应守候在其身旁并予以指导,防止发生意外。

六、危重哮喘的护理问题

(一)体液不足

1.相关因素

与呼吸急促或大量出汗使体液丢失、疲乏、焦虑、意识障碍、液体摄入量减少有关。

2.临床表现

呼吸急促或大量出汗,口渴、脉率增加、皮肤弹性下降、黏膜干燥,疲乏、虚弱。

3.护理措施

(1)评估患者的失水量。

(2)鼓励患者多饮水或提供患者喜欢的饮料,24 h 摄入量$>2\,000$ mL,稀释痰液,防止便秘,改善呼吸功能。

(3)做好口腔护理,每日 2 次(饭前后、睡前),促进饮水的欲望。

(4)准确记录 24 h 出入液量,保持尿量每日 1\,000 mL 以上,随时调整输液速度,维持液体出入量平衡。

(5)定时称体重,每日 1 次或每周 1 次,且在同一时间称。

(6)建立静脉通道,重者应予静脉输液,纠正水、电解质、酸碱失衡。根据失水及心功能情况,遵医嘱静脉给予等渗液体,每日用量为 $2\,500\sim3\,000$ mL,以纠正失水。

(二)酸碱失衡

1.相关因素

由于呼气性呼吸困难所引起的低氧血症和高碳酸血症。

2.临床表现

严重哮喘发作可有不同的低氧血症,缺氧引起反射性肺泡过度通气导致低碳酸血症,产生呼吸性碱中毒,如病情进一步加剧,气道严重阻塞,可有 PO_2 下降,PCO_2 升高,表现为呼吸性酸中毒,如缺氧明显,可合并代谢性酸中毒。

3.护理措施

(1)氧疗:重症哮喘应用鼻导管低流量持续给氧,氧流量一般为 2~4 L/min。

(2)吸氧前和吸氧中均抽取动脉血气,检测血气分析结果。

(3)遵医嘱给予抗酸药物,如碳酸氢钠静脉滴注。

(4)机械通气护理:①保持气道通畅,必须及时清除气道分泌物,合理吸痰,动作要轻、稳、准、快,避免损伤黏膜,定时翻身拍背,促进痰液引流,保持气道通畅;②气道湿化,吸入相当体温并经过湿化的气体,才有利于气道净化,防止感染;③密切观察呼吸机的参数,各种功能报警设置是否适宜,密切观察病情变化,观察患者呼吸是否与呼吸机同步,当患者出现烦躁且与呼吸机抵抗时,查找原因给予处理;④气囊的管理,按常规需要保持气囊压力为 2.45 kPa,每隔 4 h 充气或放气 1 次,每次为 5~10 min。

(三)恐惧

1.相关因素

与呼吸困难且反复发作,哮喘持续加重有关。

2.临床表现

焦虑不安、失眠、厌食等,对治疗失去信心。

3.护理措施

(1)评估恐惧的程度及相关因素,并去除或减少相关因素。

(2)向患者解释,保持心情平静的重要意义。

(3)当哮喘发作时,陪伴患者,体贴和安慰患者,使患者产生信任和安全感。

(4)加强与患者沟通:了解患者所需所想,及时解决,消除其顾虑和担心。

(5)每项操作前简要解释操作的过程、目的及意义,使患者消除顾虑和担心。

七、健康教育

(一)心理指导

哮喘急性发作时,患者因呼吸困难而紧张,烦躁甚至产生恐惧心理,护士应安慰患者,指导患者缓慢地深呼吸,稳定情绪,配合治疗。护士应帮助长期反复发作患者树立信心、保持平和、轻松的心态预防哮喘发作及控制哮喘。

(二)饮食指导

(1)老年支气管哮喘患者选择食物时,要注意补充蛋白质,增加维生素 A 和维生素 C 的摄入量。

(2)适当多吃含铁的食物如动物内脏、菠菜等。

(3)多吃新鲜蔬菜和水果,不仅可补充各种维生素和无机盐,而且还有清痰祛火之功能。果品类食物,不仅可祛痰止咳,而且能健脾补肾养肺,如百合、丝瓜、竹笋、萝卜、鲜莲子、藕、柑橘、橙、核桃、梨等可常吃。

(4)木耳、花生、蜂蜜、奶油、黄油、海带等,对祛痰、平喘、止咳、润肺都有一定作用,可以作为辅助防治食品食用。

(5)忌食海腥肥腻及易产气食物,避免腹部胀气向上压迫原已憋气的肺脏而加重气急症状。鱼虾、肥肉等易助湿生痰,产气食物如韭菜、红薯等对肺气宣降不利,高糖、高脂肪和高盐分的食物及味精等,会增加哮喘病的发病率,故均应少食或不食。

(6)戒烟:香烟中的化学品及吸烟时喷出的烟雾对哮喘患者都会有直接的影响,因为它们会刺激呼吸管道,患者亦要尽量避免吸入二手烟。

(三)作息指导

(1)养成良好的生活习惯,早睡早起,避免疲劳。

(2)加强锻炼,如医疗体操、气功、太极拳等可以增强人体抗病能力,注意保暖。做到循序渐进,逐步增加,持之以恒。此外,还应坚持适当的耐寒锻炼,可用冷水洗脸、洗手,增强抗寒能力;防寒保暖,注意根据气候变化随时增减衣物,做到胸常护、背常暖;外出时,为避免冷空气对呼吸道的刺激,诱发哮喘病,最好戴上口罩。

(3)要常用湿抹布擦拭容易落尘的地方,湿扫地面,禁止在室内吸烟,经常打开门窗通风换气,少用或不用家用化学清洁制剂。

(四)用药指导

(1)β_2 受体激动药:指导患者按需用药,不宜长期规律使用,因为长期应用可引起 β_2 受体功能下调和气道反应性增高,出现耐受性。沙丁胺醇静脉滴注时应注意滴速($2\sim4\ \mu g/min$),并注意观察心悸、骨骼肌震颤等不良反应。

(2)茶碱类:静脉注射浓度不宜过高,速度不宜过快,注射时间应在 10 min 以上,以防中毒症状发生。慎用于妊娠、发热、小儿或老年、心、肝、肾功能障碍或甲状腺功能亢进者。观察用药后疗效和不良反应,如恶心、呕吐等胃肠道症状,心动过速、心律失常、血压下降等心血管症状,偶有兴奋呼吸中枢作用,甚至引起抽搐,直至死亡。用药中最好监测氨茶碱血浓度,安全浓度为 $6\sim15\ \mu g/mL$。

(3)糖皮质激素:注意观察和预防不良反应。①部分患者吸入后可出现声音嘶哑、口咽部念珠菌感染或呼吸道不适;指导患者喷药后用清水充分漱口,使口咽部无药物残留,以减少局部反应和胃肠吸收。②如长期吸入剂量>1 mg/d 可引起骨质疏松等全身不良反应,应注意观察;指导患者宜联合使用小剂量糖皮质激素和长效 β_2 受体激动药或控释茶碱,以减少吸入糖皮质激素的不良反应。③全身用药应注意肥胖、糖尿病、高血压、骨质疏松、消化性溃疡等不良反应;宜在饭后服用,以减少对消化道的刺激。④气雾吸入糖皮质激素可减少其口服量;当用吸入剂替代口服剂时,开始时应在口服剂量的基础上加用吸入剂,在 2 周内逐步减少口服量;嘱患者勿自行减量或停药。⑤布地奈德(普米克令舒)不良反应为速发或迟发的变态反应,包括皮疹、接触性皮炎、荨麻疹、口咽部念珠菌感染等。

(4)抗胆碱能受体:抗胆碱药吸入时,少数患者可有口苦或口干感。溴化异丙托品有个别病例有口干或喉部激惹等局部反应及变态反应。闭角型青光眼患者操作不当而使药物进入眼可使眼压增高,慎用于患前列腺肥大而尿道梗阻的患者。酮替芬有镇静、头晕、口干、嗜睡等不良反应,持续服药数天可自行减轻,慎用于高空作用人员、驾驶员、操作精密仪器者。

(5)常用的化痰药:①α-糜蛋白酶,通过分解痰液糖蛋白中的氨基酸氢基肽键而溶解痰液,可使脓性和非脓性痰液液释,用于慢性支气管炎、肺胀肿和支气管扩张等痰液黏稠不易吸引或自行咳出的患者;②溴己新(必嗽平):作用于支气管腺体,导致黏液分泌细胞的溶酶体释放,裂解黏多糖和抑制酸性糖蛋白的合成,降低痰液的黏性;③氨溴索(沐舒坦):除了能分解痰液蛋白中的多糖纤维部分外,还能促进支气管上皮修复,刺激Ⅱ型肺泡上皮细胞分泌表面活性物质,增加支气管浆液腺分泌,调节浆液与黏液的分泌,降低痰液黏稠度,改善纤毛上皮黏液层的运输功能;④乙酰半胱氨酸:直接溶解黏痰中的双硫键,降低痰黏度,对非脓性痰效果好。

（五）出院指导

（1）改善居住环境，避免接触过敏源，在气温骤变和换季时要特别注意保暖。

（2）合理休息，早睡早起，避免疲劳，适当运动。

（3）进食富含蛋白质、维生素的清淡饮食，少量多餐。

（4）正确服药，注意不良反应。随身携带止喘气雾剂（如 β_2 受体兴奋药），如出现哮喘先兆症状，要患者保持平静，可立即吸入气雾剂，并脱离致病环境。

（5）定期门诊随访，如果出现睡眠不良、活动能力下降、支气管扩张药治疗效果下降和需要量增加、呼气最大流量（PEF）值下降等信号要及时到医院就医。

（贾仙林）

第五节　支气管扩张

支气管扩张（bronchiectasis）是指中等大小的支气管因管壁肌肉和弹力支撑结构破坏引起的慢性异常扩张。临床表现为慢性咳嗽、咳大量脓痰和反复咯血。多起病于儿童或青年时期的百日咳、麻疹、迁延不愈的支气管肺炎等。随着计划免疫的接种和及时抗感染药物的应用，支气管扩张的发病呈逐渐减少的趋势。

一、病因

1. 支气管-肺组织的感染和支气管阻塞

支气管-肺组织的感染和支气管阻塞是支气管扩张的重要发病因素。儿童时期因支气管管腔细、管壁薄，发生麻疹、百日咳及支气管肺炎等感染性疾病时，极易导致支气管阻塞，支气管阻塞又使炎性分泌物引流不畅而加重感染。持续感染触发的呼吸道炎症反应，引起支气管壁结构和功能的破坏，又使呼吸道防御功能低下，更易反复感染，形成恶性循环。另外，肺结核纤维组织的收缩牵拉使支气管扩张变形，支气管内膜结核等阻塞呼吸道，呼吸道周围肿大的淋巴结等压迫呼吸道，亦为支气管扩张的病因。

2. 支气管先天发育缺陷和遗传因素

支气管先天发育缺陷如巨大气管-支气管症、Kartagener 综合征（鼻炎、支气管扩张、右位心）等可为支气管扩张的病因，但临床少见。某些遗传性疾病，如肺囊性纤维化、遗传性 α_1-抗胰蛋白酶缺乏症等可伴有支气管扩张。

3. 免疫功能异常

机体免疫功能缺陷如 HIV 感染可发生支气管扩张。机体免疫功能失调的疾病如系统性红斑狼疮等可伴支气管扩张。有些原因不明的支气管扩张患者，存在体液和（或）细胞免疫功能异常，提示可能与机体免疫功能失调有关。

二、临床表现

支气管扩张呈慢性临床经过，慢性咳嗽、大量脓痰、反复咯血、反复肺部感染为其主要表现。

（一）症状

1.慢性咳嗽、大量脓痰

支气管扩张的咳嗽、咳痰量取决于支气管病变轻重、感染程度。感染急性发作时，痰量可达每日数百毫升，痰呈黄绿色脓性，静置后可见分层现象：最上层为泡沫，下悬脓性黏液，中为混浊黏液，底层为坏死组织沉积物；伴有厌氧菌感染时，痰及呼出气有恶臭。咳痰与体位改变有关，如晨起或卧床转动体位时，痰量常明显增多。

2.咯血

有 50％～70％ 的支气管扩张患者反复咯血，部分患者咯血为其唯一表现，谓之"干性支气管扩张"。咯血量多少不等，可从痰中带血至大咯血。咯血与支气管扩张病变轻重并不完全一致。

3.反复肺部感染

支气管扩张者易发生肺部感染，常为同一肺段的反复感染并迁延难愈。

4.其他

继发感染时常有发热等全身中毒症状；病程长者可有乏力、消瘦、贫血等慢性消耗症状。

（二）体征

支气管扩张患者少有阳性体征。部分患者可有杵状指（趾），肺部可有局限性湿啰音。

三、辅助检查

1.血常规检查

久病且病情重者常有贫血的改变，继发感染时常有白细胞增多，分类中性粒细胞增高。

2.痰液检查

患者出现脓痰时均应做痰涂片和细菌培养，分离出病原菌以指导临床使用抗菌药物。

3.影像学检查

肺部 X 线常规检查常无明显异常或仅见肺纹理增多，有时可见卷发状或蜂窝状阴影。支气管碘油造影是传统诊断支气管扩张的金标准，但若侵入性检查，患者耐受性差，现基本被高分辨率计算机 X 线体层摄影（HRCT）取代。

四、常见护理诊断与医护合作性问题

1.清理呼吸道无效

清理呼吸道无效与痰液黏稠、痰多、咳嗽无力有关。

2.有窒息危险

有窒息危险与痰液黏稠、痰多、大咯血有关。

3.营养失调

低于机体需要量，与慢性感染导致机体消耗增加有关。

五、护理措施

（一）一般护理

1.休息与活动

患者在病情稳定时（无咯血、无继发感染），可以从事日常的工作和生活自理，但应该避免屏气用力，以免诱发咯血；少量的咯血者应该静卧休息；中等量和大咯血的患者应绝对卧床休息。

2.饮食

患者因反复继发感染,病程长者多有营养不良,应进食高热量、高蛋白、高维生素饮食,以供机体所需;多进食富含纤维素的蔬菜和水果,以避免便秘;鼓励患者多饮水,以利于排痰。咯血者,饮食、饮水温度要适宜,指导患者咳痰后及进食前后漱口,以祛除口中异味,促进食欲。

(二)病情观察

注意患者全身状态,如消瘦、贫血、发热等。记录 24 h 排痰量,观察痰液的性状、气味、静置后有无分层。要密切观察病情变化,有无呼吸急促或费力、面色变化等,警惕窒息的发生,并备好抢救用品。

(三)对症护理

(1)促进排痰。

(2)咯血护理。

(四)用药护理

(1)遵医嘱应用抗感染药、祛痰剂、支气管扩张剂等,注意观察药物的不良反应。

(2)遵医嘱使用垂体后叶素止血。

(五)心理护理

支气管扩张因疾病反复发作、迁延不愈,患者易产生悲观、焦虑心理,护理人员要以亲切的态度多安慰患者,讲明支气管扩张反复发作的原因,帮助患者树立战胜疾病的信心,以解除不良心理。咯血时,尤其是咯血量大时,患者常感对生命构成威胁而极度恐惧,护理人员应陪伴患者,保持其情绪稳定,避免因情绪激动、焦虑不安而加重出血。

六、健康教育

1.疾病知识指导

帮助患者了解疾病发生、发展与治疗、护理过程,正确对待疾病。呼吸道感染是支气管扩张发病和加重的重要原因。应向患者和家属宣传防治百日咳、麻疹、肺结核等呼吸系统感染性疾病的重要性。按计划免疫的要求按时接种疫苗。及时治疗口腔、上呼吸道的慢性病灶,如龋齿、鼻窦炎等。注意保暖,避免受凉。

2.生活指导

劝告患者不吸烟或戒烟,不饮酒。让患者充分理解营养对机体康复的作用,使患者自觉、主动地摄取足够的营养物质。鼓励患者参加适当的体育锻炼,以增强机体的抗病能力,防止病情进一步恶化。

3.出院指导

指导患者掌握有效咳嗽、体位引流、雾化吸入的方法;学会病情的自我监测。一旦出现发热、咳嗽加剧、痰量增多、血痰、呼吸困难等,应及时就诊。告知患者抗菌药物的作用、适应证和不良反应,避免长期、反复滥用抗菌药物。

4.心理-社会指导

向患者说明随着抗菌药物的广泛应用,本病预后良好,以消除其紧张心理,与患者及其家属共同制订长期的防治计划。

(贾仙林)

第六节 急性呼吸窘迫综合征

急性呼吸窘迫综合征(ARDS)是一种典型的急性呼吸衰竭,病死率极高,严重威胁患者的生命并影响其生存质量。它是由肺内原因和(或)肺外原因引起的,以顽固性低氧血症为显著特征的临床综合征,因高病死率而备受关注。急性呼吸窘迫综合征的病因繁多,不同病因所致急性呼吸窘迫综合征发病机制也各有不同。临床表现多呈急性起病、呼吸窘迫、以及难以用常规氧疗纠正的低氧血症等。

一、护理评估

1.健康史

了解患者的基础病史,有无感染、休克、创伤或大手术。

2.身体状况

(1)症状:除原发病的表现外,常在原发疾病发病后 1~3 d 出现进行性呼吸窘迫、气促、发绀,呼吸频率>28 次/分钟,而常规氧疗无效。常伴有烦躁、焦虑、出汗而无心功能不全证据。

(2)体征:发绀为本病的重要体征。肺部早期体征较少,中晚期可闻及干、湿啰音,亦可出现呼吸困难,吸气时肋间窝及锁骨上窝下陷。心率常超过 100 次/分钟。

(3)并发症:晚期可并发多脏器功能衰竭。

3.辅助检查

辅助检查包括 X 线、血气分析、床边肺功能监测、血流动力学监测等。

二、主要护理诊断/问题

(1)低效性呼吸形态与肺的顺应性降低、呼吸肌疲劳、气道阻力增加、不能维持自主呼吸有关。

(2)清理呼吸道无效与分泌物过多或黏稠有关。

(3)自理能力缺陷与长期患病、病情反复急性发作致身体衰弱有关。

(4)营养低于机体需要量与摄入不足、呼吸功增加和呼吸道感染导致能量消耗增多有关。

(5)语言沟通障碍与气管插管、气管切开、脑组织缺 O_2 和 CO_2 潴留、意识障碍有关。

(6)潜在并发症:肺性脑病、消化道出血、心力衰竭、休克等。

三、护理目标

患者呼吸形态改善,呼吸困难减轻或能逐渐恢复正常呼吸;能有效排痰,呼吸道分泌物潴留被清除;能进行有效的休息与活动,活动耐力逐渐提高;无并发症发生。

四、护理措施

1.一般护理

(1)休息与活动:对于呼吸困难明显的患者嘱其绝对卧床休息,协助生活护理。对明显低氧血症的患者应减少活动量,以不出现呼吸困难、心率增快为宜,以免增加机体氧耗量。

(2)体位:协助患者取舒适卧位,如半卧位或坐位,有利于呼吸运动。

(3)饮食护理:鼻饲者应给予高蛋白、高脂肪、低糖、适量维生素和微量元素流质饮食。

必要时给予静脉营养支持,注意呼气末二氧化碳的监测,因糖类可能会加重高碳酸血症患者的二氧化碳潴留。能经口进食者,应少量多餐,以提供足够的能量,进餐时应维持给氧,防止血氧分压降低。

(4)环境:注意给患者保暖;室温一般保持在 18 ℃～20 ℃,湿度保持在 50%～70%;保持病室整洁,定时通风;严格控制陪客和家属探望。

(5)皮肤、口腔护理:呼吸衰竭患者往往采用半卧位或端坐位,应注意尾骶部、足跟部等受压皮肤的保护,定时翻身,保持皮肤清洁,防止其发生压疮;注意口腔护理,防止口腔溃疡。

(6)防止便秘:注意保持大便通畅,必要时给予缓泻剂。

2.心理护理

关心患者,促进其身心休息。主动发现患者的需要,教会患者采用非语言沟通技巧,如图片、手势等有效的交流方式。

由于慢性呼吸衰竭病程长且反复发作,因而患者常出现焦虑情绪,对疾病失去治疗信心,应耐心进行心理疏导,讲解有关疾病的防治知识,使患者增强战胜疾病的信心,更好地配合治疗和护理工作。

3.病情观察

(1)严密监测患者的意识、呼吸、心率、血压变化,给予血氧饱和度监测、心电监护。

(2)观察呼吸困难及发绀情况,注意球结膜有无充血或水肿,皮肤黏膜完整性、辅助呼吸肌活动情况,肺部呼吸音及啰音变化;观察有无心律不齐、腹部膨隆、肠鸣音等情况;观察有无头痛、嗜睡、精神恍惚、烦躁不安、抽搐,甚至昏迷等肺性脑病症状,及时报告医生处理。

(3)注意患者的尿量及排便情况,监测肾和消化道功能。

(4)监测血气分析、尿常规、血电解质检查结果。

(5)密切监测动脉血气分析和各项化验指标的变化。

4.对症护理

(1)保持呼吸道通畅:鼓励患者咳嗽、咳痰,更换体位和多饮水,危重患者每 2～3 h 翻身拍背一次,帮助排痰。注意加强气道的湿化,神志清醒者每日 2～3 次做超声雾化吸入,每次 10～20 min。

(2)合理氧疗:根据患者的病情和血气分析结果采取不同的给氧浓度和给氧方法。原则上在保证 PaO_2 提高到 60 mmHg 或 SaO_2 在 90% 以上的前提下,尽量降低吸氧浓度。Ⅰ型呼吸衰竭患者可短时间内高流量(4～6 L/min)或高浓度(45%～53%)吸氧,Ⅱ型呼吸衰竭患者采取低流量(1～2 L/min)、低浓度(25%～29%)持续给氧。慢性呼吸衰竭患者最常用的给氧方式有鼻塞、鼻导管给氧,面罩给氧或配合机械通气行气管内给氧。文丘里面罩尤其适用于 COPD 所致的呼吸衰竭,且能按需调节氧浓度。

(3)建立人工气道者做好气道护理,机械通气者应做好相关护理及记录。

5.用药护理

(1)抗生素:按时按量给药,用药后观察疗效及不良反应,尤其是使用广谱抗生素、加酶抑制抗生素者需注意菌群失调引起的二重感染。

(2)呼吸中枢兴奋剂:静脉滴注速度不宜过快,用药后注意呼吸频率、幅度及神志的变化,若出现恶心、呕吐、烦躁、肌肉抽搐要及时通知医生,严重者立即停药。

(3)慎用或禁用对呼吸有抑制作用的药物。

6.健康教育

(1)饮食:加强营养,给予高热量、高蛋白、丰富维生素饮食,保证足够的纤维素摄入,制订合理的食谱,少量多餐。

(2)活动与休息:教会患者减少氧耗量的活动与休息方法,如呼吸运动锻炼、有效咳嗽、缩唇呼吸、腹式呼吸、拍背等,以提高患者的自我护理能力。

(3)消除诱因:避免各种引起呼吸衰竭的诱因如戒烟,避免吸入刺激性气体,避免劳累、情绪激动等,尽量避免与呼吸道感染者接触。

(4)用药:遵医嘱正确用药,学会合理的家庭氧疗方法。

(5)随诊:有咳嗽、痰液增多和变黄、气急加重等变化时,尽早就医。

(贾仙林)

第七节　肺　炎

肺炎是指终末气道、肺泡和肺间质的炎症,为呼吸系统常见病,可由多种病原体引起,如细菌、病毒、真菌、寄生虫等,其他如放射线、化学因素、过敏因素等亦可引起肺炎。肺炎在我国发病率及病死率较高,尤其是老年人和机体免疫力低下者。

一、分类

肺炎可根据病因、解剖或患病环境进行分类。

(一)病因分类

细菌性肺炎最为常见,占 80% 左右,其次为病毒、真菌、支原体、衣原体及寄生虫感染所致的肺炎。细菌性肺炎最常见的致病菌为肺炎链球菌,其次为金黄色葡萄球菌、肺炎克雷伯杆菌等。化学物质(特别是药物)、放射线、误吸等理化因素,以及过敏性、风湿性疾病等免疫和变态反应亦可引起肺炎。

(二)解剖分类

肺炎按解剖特征分为大叶性(肺泡性)肺炎、小叶性(支气管性)肺炎、间质性肺炎等。大叶性肺炎的致病菌多为肺炎链球菌。

(三)患病环境分类

肺炎按患病环境分为社区获得性肺炎和医院获得性肺炎。

1.社区获得性肺炎

社区获得性肺炎指在医院外罹患的感染性肺实质炎症,包括具有明确潜伏期的病原体感染而在入院后的平均潜伏期内发病的肺炎。其主要病原菌为肺炎链球菌、肺炎支原体、肺炎衣原体等。

2.医院获得性肺炎

医院获得性肺炎指患者入院时不存在、也不处于潜伏期,而于入院 48 h 后在医院内发生的肺炎。常见病原菌为革兰阴性杆菌,包括铜绿假单胞菌、肺炎克雷伯杆菌、肠杆菌等。

二、护理评估

（一）健康史

肺炎的发生与微生物的侵入和机体防御能力的下降有关。注意询问患者起病前是否存在使机体抵抗力下降、呼吸道防御功能受损的因素。了解患者既往健康状况。了解患者有无吸入口咽部的分泌物。了解患者有无周围组织感染的直接蔓延。了解患者有无菌血症等。吸烟、酗酒、年老体弱、长期卧床、意识不清、吞咽和咳嗽反射障碍、长期使用糖皮质激素或免疫抑制剂、接受机械通气及大手术者均可因机体防御机制降低而继发肺炎。

（二）身体状况

1. 症状

肺炎症状因类型不同而有所差异。

（1）肺炎链球菌肺炎：多见于既往健康的男性青壮年。起病急骤，高热，呈稽留热型，多伴寒战、全身肌肉酸痛、食欲缺乏；患侧胸部疼痛，可放射到肩、腹部，咳嗽或深呼吸时加重；咳嗽、咳痰，可痰中带血，典型者痰呈铁锈色；病变范围广泛时，可出现低氧血症，表现为呼吸困难、发绀。

（2）革兰阴性杆菌肺炎：中毒症状较重，早期即可出现休克、肺脓肿，甚至有心包炎的表现。患者起病急，高热、胸痛，可有发绀、气急、心悸。咳嗽、咳痰，其中痰中带血、黏稠脓性、量多、呈砖红色胶冻状，多见于肺炎克雷伯杆菌肺炎；绿色脓痰见于铜绿假单胞菌感染。

（3）葡萄球菌肺炎：起病多急骤，可有寒战、高热、胸痛、咳嗽、咳痰，痰为脓性、量多，带血丝或呈粉红色乳状，常伴头痛、全身肌肉酸痛、乏力等。病情严重者早期即可出现周围循环衰竭症状。

（4）肺炎支原体肺炎：起病较为缓慢，经 2～3 d 出现明显的呼吸道症状，如阵发性刺激性咳嗽，咳少量黏痰或黏液脓性痰，有时痰中带血，发热可持续 2～3 周，多无胸痛。

（5）病毒性肺炎：临床症状较轻，起病较急，发热、头痛、全身酸痛、乏力等较为突出，以后逐渐出现咳嗽、咳少量白色黏液痰、咽痛等呼吸道症状，少有胸痛。

2. 体征

肺炎链球菌肺炎患者多呈急性病容，双颊绯红，鼻翼扇动，皮肤干燥，唇周可出现单纯疱疹。有败血症者，皮肤黏膜可有出血点，巩膜黄染。肺实变时有典型体征，如呼吸运动减弱、触觉语颤增强、叩诊呈浊音，并可闻及支气管呼吸音，消散期可闻及湿啰音。

3. 并发症

休克型或中毒性肺炎可发生于多种病原体所致的肺炎。肺炎链球菌引起者，病情一般较轻；金黄色葡萄球菌及革兰阴性杆菌引起者，多较险恶。表现为血压降低、四肢厥冷、出冷汗、少尿或无尿、脉快、心音弱，伴烦躁、嗜睡及意识障碍等。

（三）心理及社会资料

由于肺炎起病多急骤，短期内病情严重，高热和全身中毒症状明显，患者及其家属常出现忧虑和恐惧。

（四）辅助检查

1. 血常规检查

白细胞计数升高，可达(10～20)×10⁹/L，中性粒细胞占 80% 以上。休克型肺炎、免疫功能低下者白细胞计数常不增高,只是存在中性粒细胞的比例增高,有核左移现象;而病毒性肺炎,白细胞计数正常、稍高或偏低。

2.痰液检查

使用抗生素前进行痰涂片或培养,肺炎链球菌肺炎可见革兰染色阳性、带荚膜的双球菌或链球菌。

3.胸部 X 线检查

早期仅见肺纹理增多。典型表现为与肺叶、肺段分布一致的片状、均匀、致密的阴影。病变累及胸膜时,可见肋膈角变钝的胸腔积液征象。葡萄球菌肺炎可见片状阴影伴空洞及液平。

4.动脉血气分析

可出现动脉血氧分压下降和(或)二氧化碳分压增高。休克型肺炎可出现呼吸性酸中毒合并代谢性酸中毒。

三、护理诊断及合作性问题

(1)气体交换受损与肺部病变所致的有效呼吸面积减少有关。

(2)清理呼吸道无效与痰液过多、黏稠或咳痰无力有关。

(3)体温过高与细菌感染所致的体温调节障碍有关。

(4)疼痛:胸痛与炎症累及胸膜有关。

(5)潜在并发症:感染性休克。

四、护理目标

(1)患者呼吸平稳,发绀消失。

(2)咳嗽、咳痰症状减轻,呼吸道通畅。

(3)体温逐渐恢复至正常范围。

(4)疼痛减轻或消失。

(5)感染得到控制,不发生休克。

五、护理措施

(一)一般护理

1.休息与体位

室内应阳光充足、空气新鲜,室内通风每日 2 次,室温应保持在 18 ℃～20 ℃,湿度以 55％～60％为宜,以防止因空气过于干燥,降低气管纤毛运动的功能,而导致排痰不畅。急性期要强调卧床休息的重要性,卧床休息可以减少组织耗氧量,利于机体组织的修复。协助患者取半卧位,可增加肺通气量,以减轻呼吸困难。

2.饮食护理

补充营养和水分,高热时机体分解代谢增加,碳水化合物、蛋白质、脂肪及维生素等营养物质消耗增多,故应给予高热量、高蛋白、丰富维生素、易消化的流质或半流质饮食。鼓励患者多饮水,每日摄水 2 000 mL 以上。

(二)病情观察

(1)注意患者呼吸频率、节律、深度的改变;观察皮肤黏膜的色泽和意识状态;监测血白细胞计数和分类、动脉血气分析结果。

(2)观察体温,每 4 h 测量体温、脉搏和呼吸一次,体温骤变时应随时测量并记录。观察体温热型及其变化规律。

(三)对症护理

(1)清除痰液,保持气道通畅:指导患者进行有效的咳嗽,协助排痰,采取翻身、拍背、雾化吸入等措施。对痰量较多且不易咳出者,可遵医嘱使用祛痰剂。

(2)气急发绀者用鼻导管或鼻塞法给氧,流量一般为 2～4 L/min,以迅速提高血氧饱和度,纠正组织缺氧,改善呼吸困难。

(3)高热时予以物理降温,尽量不用退热药,避免大量出汗而影响临床判断。寒战时应注意保暖,适当增加被褥。高热持续不退者,可遵医嘱给予解热镇痛药物。患者退热时,出汗较多,应勤换床单、衣服,保持皮肤干燥清洁。

(4)缓解疼痛:胸痛患者宜采取患侧卧位,通过减小呼吸幅度来减轻局部疼痛。

(5)保持口腔、皮肤清洁:高热时,由于水分消耗过多及胃肠道消化吸收障碍,导致口腔黏膜干燥、口唇干裂,出现疱疹、炎症,甚至出现口腔溃疡。因此,应定时清洁口腔,保持口腔的清洁湿润,口唇干裂可涂润滑油保护。

(四)心理护理

以通俗易懂的语言耐心地讲解有关疾病的知识,各种检查、治疗的目的,解除患者紧张、焦虑等不良心理,使之积极主动地配合治疗,促进疾病的康复。

(五)休克型肺炎的观察与护理

(1)将患者安置在监护室,取仰卧位并抬高头胸部和下肢约 30°,以利于呼吸和静脉血的回流,增加心输出量。减少搬动,注意保暖。

(2)吸氧,给氧前应注意清除气道内分泌物,保证呼吸道通畅,达到有效吸氧。流量为 4～6 L/min,如患者发绀明显或发生抽搐,应适当加大吸氧浓度,以改善组织器官的缺氧状态。

(3)迅速建立两条静脉输液通道,遵医嘱给予扩充血容量,纠正酸中毒,使用血管活性药物、糖皮质激素等抗休克治疗,使用抗生素进行抗感染治疗。

1)扩充血容量:一般先输入低分子右旋糖酐,以迅速扩充血容量,继之输入 5% 葡萄糖盐水、复方氯化钠溶液、葡萄糖溶液等。输液速度应先快后慢,输液量宜先多后少,可在中心静脉压的监测下决定补液的量和速度。扩容治疗要求达到的效果:收缩压 >90 mmHg,脉压 >30 mmHg;中心静脉压 ≤0.98 kPa(10 cmH$_2$O);每小时尿量 >30 mL;脉率 <100 次/分钟;患者口唇红润,肢端温暖。

2)纠正酸中毒:常用 5% 碳酸氢钠溶液静脉滴注。

3)使用血管活性药物:在补充血容量和纠正酸中毒后,末梢循环仍无改善时可使用血管活性药物,如多巴胺、酚妥拉明、间羟胺等血管活性药物,并随时根据血压的变化来调整滴速。应注意观察用药后的反应。滴注多巴胺时,注意勿使药液外溢至组织中,以免引起局部组织的缺血坏死。

4)抗感染治疗:应早期使用足量、有效的抗生素,重症患者常需联合用药。用药过程中应注意观察疗效和毒副作用,发现异常及时报告并处理。

5)使用糖皮质激素:病情严重、经以上药物治疗仍不能控制者,可使用糖皮质激素,以解除血管痉挛,改善微循环,从而达到抗休克的作用。常用氢化可的松、地塞米松加入葡萄糖液中静脉滴注。

(六)用药护理

1.肺炎球菌肺炎

应首选青霉素 G,对于轻症患者,可用 160 万 U/d,分 2 次肌内注射;病情较重者,可用 240 万~480 万 U/d,静脉滴注,每 6~8 h 1 次。滴注时,每次量尽可能在 1 h 内滴完,以维持有效血浓度。对青霉素过敏者,可用红霉素、头孢菌素等。抗生素疗程一般为 5~7 d,或在热退后 3 d 停药,或由静脉用药改为口服,维持数日。

2.革兰阴性杆菌肺炎

革兰阴性杆菌肺炎预后较差,病死率高,应尽早使用有效抗生素,使用之前做药敏试验。院内感染的重症肺炎在未明确致病菌前,即可给予氨基糖苷类抗生素与半合成青霉素或第二代、第三代头孢菌素。宜大剂量、长疗程、联合用药,以静脉滴注为主,辅以雾化吸入。针对肺炎克雷伯杆菌肺炎,目前主要用第二代、第三代头孢菌素联合氨基糖苷类抗生素。对铜绿假单胞菌有效的抗生素有 β-内酰胺类、氨基糖苷类及氟喹诺酮三类。使用氨基糖苷类抗生素时,要注意观察药物对肾功能及听神经的损害,如出现尿量减少、管型尿、蛋白尿或血尿素氮、肌酐升高,或耳鸣、眩晕,甚至听觉障碍等,应及时通知医生改用其他有效的抗生素。对肺炎支原体肺炎的治疗,首选红霉素,每次 0.3 g,每日 4 次。口服红霉素因食物会影响其吸收,故应在进食后一段时间给药,口服红霉素之前或当时,嘱患者不要饮用酸性饮料(如橘子汁等)以免降低疗效。葡萄球菌肺炎宜早期选用敏感的抗菌药物。对于病毒性肺炎,主要以对症治疗为主。可选用抗病毒药物,如金刚烷胺、利巴韦林(病毒唑)、阿糖腺苷等。抗生素治疗无效时,可选用中药制剂和生物制剂治疗。

(七)健康指导

(1)向患者宣传有关肺炎的基本知识,避免受凉、过劳或酗酒,平时应注意锻炼身体,增加营养物质的摄取,保证充足的休息和睡眠时间,以增强机体的抵抗力。

(2)老年人及久病卧床的慢性病患者,更应根据天气的变化随时增减衣物,积极避免各种诱因,预防呼吸道感染。必要时可进行预防接种。

(3)做好出院后需继续用药患者的用药指导。

(贾仙林)

第八节　慢性肺源性心脏病

慢性肺源性心脏病(chronic pulmonary heart disease)简称慢性肺心病,是由于肺组织、血管及胸廓慢性病变引起肺组织结构和功能异常,导致肺循环阻力增加、肺动脉高压,进而使右心肥厚、扩大,甚至发生右心衰竭的心脏病。

慢性肺心病是我国中老年人的常见病,患病率存在地区差异,一般北方高于南方,农村高于城市,并随年龄增高而增加;吸烟者比不吸烟者患病率为高,一般患病率为 0.4%~0.48%。急性发作以冬、春季以及气候骤变时多见。急性呼吸道感染是肺心病急性发作的主要诱因,常导致肺、心功能衰竭。重症肺心病的病死率较高。

一、护理评估

1. 健康史

应仔细询问病史,了解患者有无慢性呼吸系统疾病史、吸烟史,疾病发作前有无受凉、急性呼吸道感染等诱因。了解有无咳嗽、气促、发绀症状,是否出现头痛、神志恍惚、定向障碍和嗜睡等肺性脑病表现,有无心悸、水肿。心力衰竭者尤其应注意尿量、体重的变化。注意实验室检查结果的判断。

2. 身体状况

本病发展缓慢,临床上除原有肺、胸疾病的各种症状和体征外,主要是逐步出现肺、心功能衰竭以及其他器官损害的征象。

3. 辅助检查

辅助检查主要包括血液检查、血气分析、X线检查、心电图与心电向量图检查、超声心动图检查等。

4. 心理-社会状况

由于病程长,病情反复发作,且逐渐加重,身体状况和活动能力逐渐下降,对患者及其家庭带来很大的影响,患者易出现情绪低落、烦躁等心理。应加强对患者家庭、社会支持系统的评估。

二、主要护理诊断/问题

(1)气体交换受损与肺功能降低、心功能不全或衰竭有关。

(2)清理呼吸道无效与呼吸道感染、痰液黏稠、咳嗽无力等有关。

(3)活动无耐力与心肺功能减退、缺氧、疲乏有关。

(4)体液过多与心排出量减少引起尿量减少、饮食不当、水钠摄入过多有关。

(5)焦虑与慢性疾病过程、缺氧有关。

(6)潜在并发症:肺性脑病。

三、护理目标

患者缺氧减轻和缓解,呼吸困难减轻;能有效排痰,呼吸道分泌物潴留减少或被清除;活动耐力逐渐提高;无水肿发生;不发生肺性脑病或发生后能及时、有效控制。

四、护理措施

1. 一般护理

(1)环境与休息:保持病室安静、整洁、温湿度适宜、有良好通风。心肺功能失代偿者应绝对卧床休息,并保证有充分的休息和睡眠,协助满足患者的生活需要。

(2)皮肤护理:长期卧床不能活动者,应保持皮肤清洁,预防压疮;皮肤水肿者,指导穿宽松、柔软、透气性好的衣物,使用海绵垫、水垫或气垫床。

2. 心理护理

关心患者,了解患者焦虑的原因和程度,指导患者采取听音乐、深呼吸、和病友聊天等方式分散注意力,减轻焦虑。做好患者、家庭、社区或单位的交流沟通工作,帮助患者获得家庭、社会的支持,提高其生存质量。

3.病情观察

观察患者的生命体征、意识状态的变化，及时评估呼吸频率、节律，有无发绀等；观察咳嗽情况，痰液的性质、量、颜色等；监测并记录患者24 h出入量以及体重的变化；定时评估血气分析的变化，以判断氧疗效果，同时应注意有无二氧化碳潴留加重的表现。

4.对症护理

(1)保持呼吸道通畅，改善呼吸状况：根据患者的不同病情，采取相应的保持气道通畅的方法，如经常变换体位、深呼吸、有效咳嗽、机械吸痰等。给予患者持续低流量吸氧，以缓解呼吸困难，降低肺动脉高压。对于急性加重期的患者，经治疗后血氧分压仍低于60 mmHg，血二氧化碳分压高于55 mmHg时，应考虑建立人工气道，使用机械辅助通气。

(2)提高活动耐力：①保持合适的体位，指导患者采取有利于缓解气促的体位，以减轻呼吸困难、心悸等症状，减少机体耗氧量及心脏负担；②进行适当的身体活动和呼吸功能锻炼，与患者及其家属共同制订锻炼计划，活动强度以患者能耐受为宜。活动后安排患者卧床休息及吸氧，根据患者耐受力逐渐增加活动量。

(3)控制体液潴留：①减轻心脏负担，根据病情调节每天液体出入量，输液时减慢液体滴速，一般控制在30滴/分钟以下，必要时可监测中心静脉压。②饮食护理，给予高蛋白、高维生素、足够热量、易消化的低盐饮食，应少量多餐，软食为主；腹腔积液、水肿、尿少者应限制钠盐及水的摄入量，钠<3 g/d，水<1500 mL/d。

(4)防治并发症：注意避免诱发和加重肺性脑病的因素，慎用镇静药物，防止高浓度吸氧，以避免抑制呼吸，加重病情。当患者出现烦躁不安、头痛等精神神经症状时，应予以适当的安全防范措施如床栏、约束带等加以保护。

5.用药护理

(1)慢性肺心病患者使用利尿剂过程中，要避免因利尿而导致低钾、低氯性碱中毒，抑制呼吸中枢，加重缺氧，加重精神神经症状。脱水，使痰液黏稠，不易咳出，加重呼吸衰竭；血液浓缩，可增加循环阻力，且易发生弥散性血管内凝血。用药后密切观察神经精神症状、痰液黏稠度以及有无腹胀、四肢无力、抽搐等，准确记录出入液量和体重，尿量多时及时补充电解质。

(2)由于慢性肺心病患者长期缺氧，对洋地黄类药物耐受性降低，故疗效差、易中毒，用药后须严密观察疗效和有无不良反应。

(3)对二氧化碳潴留、呼吸道分泌物多的重症患者慎用镇静剂、麻醉药、催眠药，如必须用药，使用后注意观察是否有抑制呼吸和咳嗽反射的情况出现。

(4)应用血管扩张药时，注意观察患者的心率及血压情况。血管扩张药在扩张肺动脉的同时也扩张体动脉，往往造成体循环血压下降、反射性心率增快、氧分压下降、二氧化碳分压上升等不良反应。

6.健康教育

(1)向患者和家属讲解慢性肺心病的相关知识，明确呼吸道感染与疾病加重之间的关系，学会病情观察并能及时就诊。

(2)积极采取各种措施避免诱因，减少发作，如提倡戒烟，避免粉尘和刺激性气体的吸入，避免到人多、通风不良的公众场所，接触上呼吸道感染患者时应注意自身防护等。

(3)正确遵医嘱使用治疗药物，坚持家庭氧疗，学会对药物的不良反应进行观察并做好有关记录。

（4）注意充分的休息和睡眠,养成午休的习惯。指导患者遵守饮食原则,合理摄入,改善营养状态,以提高机体免疫力。

（5）学会、掌握和坚持进行呼吸功能锻炼和全身活动。可选择散步、打太极拳等活动,并逐渐增加活动量,以增强体质,改善心肺功能。

（6）病情缓解期同样应定期进行门诊复查。

（贾仙林）

第九节　慢性阻塞性肺部疾病

慢性阻塞性肺部疾病(chronic obstructive pulmonary disease,COPD)是一种以气流受限为特征的肺部疾病。这种气流受限通常呈进行性进展,不完全可逆,多与肺部对有害颗粒物或有害气体的异常炎症反应有关。此病与慢性支气管炎和肺气肿密切相关,且患病率高,病情呈缓慢进行性发展,严重影响患者的劳动能力和生活质量。

一、病因

COPD 有关发病因素包括个体易感因素以及环境因素两个方面,这两者相互影响。

1.个体因素

（1）遗传因素:常见遗传危险因素是 α_1-抗胰蛋白酶的缺乏。这一原因占 COPD 的比例很小,我国尚未发现肯定的 α_1-抗胰蛋白酶缺乏病例。

（2）气道高反应性:哮喘、特异性以及非特异性气道高反应性可能在 COPD 中起作用。

2.环境因素

（1）吸烟:是引起 COPD 的主要危险因素,吸烟时间越长,烟量越大,患 COPD 的危险越大。烟草中含有焦油、尼古丁等,能损害支气管上皮纤毛,使纤毛运动发生障碍,降低局部抵抗力,削弱肺泡吞噬细胞的吞噬、灭菌作用,易致感染,又能引起支气管痉挛,增加呼吸道阻力。

（2）职业粉尘、烟雾和有害气体接触:接触硅和镉可引起 COPD。接触其他粉尘的工人如煤矿、棉纺、谷物、某些金属冶炼等作业工人,也可认为是 COPD 的高危人群。

（3）感染:呼吸道感染是 COPD 发病和加剧的一个重要因素。目前认为肺炎链球菌和流感嗜血杆菌是 COPD 急性发作的最主要病原菌。病毒也对 COPD 的发生和发展起重要作用,常见病毒为鼻病毒、流感病毒、腺病毒及呼吸道合胞病毒。

（4）气候:冷空气刺激、气候突然变化,使呼吸道黏膜防御能力减弱,易发生继发感染。

二、临床表现

1.症状

轻度 COPD 患者很少有或没有症状,晨起咳嗽、反复呼吸系统感染、体力劳动时呼吸困难等应引起重视。

（1）咳嗽:常为首发症状,初起咳嗽呈间歇性,早晨较重,以后早晚或整日均有咳嗽。

（2）咳痰:咳少量黏液性痰,部分患者在清晨较多;合并感染咳脓性痰。

（3）气短或呼吸困难:是 COPD 的标志性症状。早期仅于劳力时出现,后逐渐加重,以致日常活动甚至休息时也感气短。

（4）喘息和胸闷：部分患者特别是重度患者有喘息；胸部紧闷感通常于劳力后发生，与呼吸费力、肋间肌等容性收缩有关。

（5）其他症状：晚期患者常有体重下降，食欲减退，精神抑郁和（或）焦虑等。合并感染时可咳血痰或咯血。

2.体征

早期可无任何异常体征。症状明显者，可多见桶状胸，肋间增宽，呼吸幅度变浅，语颤减弱。叩诊呈过清音，心浊音界缩小或不易叩出，肺下界和肝浊音下降；听诊心音遥远，呼吸音普遍减弱，呼气延长，并发感染时，肺部可有湿啰音。

三、辅助检查

（1）X线检查：见肺过度充气。肺容积增大，胸腔前后径增长，肋骨走向变平，肺野透亮度增高，横膈位置低平，心脏悬垂狭长，肺门血管纹理呈残根状，肺野外周血管纹理纤细稀少等，有时可见肺大疱形成。心脏呈垂悬位。

（2）肺功能检查：肺功能检查尤其是第一秒用力呼气量（FEV_1）对COPD的诊断以及估计其严重程度、疾病进展和预后有重要意义。$FEV_1 < 80\%$预计值以及FEV_1/用力肺活量（FVC）$< 70\%$强烈提示COPD，反之可以排除COPD的诊断。

（3）血液气体分析：如出现明显缺氧及二氧化碳潴留时，则动脉血氧分压降低，二氧化碳分压升高，并可出现失代偿性呼吸性酸中毒，pH值降低。

（4）胸部CT检查：CT检查一般不作为常规检查，但当诊断有疑问时，高分辨率CT（HRCT）有助于鉴别诊断。另外，HRCT对辨别小叶中央型或全小叶型肺气肿及确定肺大疱的大小和数量，有很高的敏感性和特异性，对预计肺大疱切除或外科减容手术等的效果有一定价值。

四、治疗要点

（一）急性加重期治疗

1.控制感染

住院初期给予广谱抗菌药，随后根据呼吸道分泌物培养及药敏试验结果合理调整用药。轻者可口服，较重患者用肌内注射或静脉滴注抗生素。常用的有青霉素类、头孢菌素类、大环内酯类、喹诺酮类等抗菌药物。

2.祛痰镇咳

在抗感染治疗的同时，应用祛痰、镇咳的药物，以改善患者的症状。常用药物有盐酸氨溴索（Ambroxol）、乙酰半胱氨酸等。

3.解痉平喘

解痉平喘可选用支气管舒张药，主要有β_2受体激动药、抗胆碱药及甲基黄嘌呤类，根据药物的作用及患者治疗的反应选用。如果应用支气管舒张药后呼吸道仍持续阻塞，可使用糖皮质激素。长期规律地吸入糖皮质激素较适用于$FEV_1 < 50\%$预计值（Ⅲ级和Ⅳ级）并且有临床症状以及反复加重的COPD患者。联合吸入糖皮质激素和β_2受体激动药，比各自单用效果好，目前已有布地奈德/福莫特罗、氟地卡松/沙美特罗两种联合制剂。对COPD患者不推荐

长期口服糖皮质激素治疗。

4.纠正缺氧和二氧化碳中毒

在急剧发生的严重缺氧时，给氧具有第一重要性，可通过鼻导管、面罩或机械通气给氧。给氧应从低流量开始(鼻导管氧流量为 $1\sim2$ L/min)。对严重低氧血症而 CO_2 潴留不严重者，可逐步增大氧浓度。

5.控制心力衰竭

对于 COPD 合并慢性肺源性心脏病并伴有明显心力衰竭者，在积极治疗呼吸衰竭的同时可给予适当的抗心力衰竭治疗。

6.注意水、电解质平衡和补充营养

(二)稳定期治疗

1.预防

稳定期以预防为主，增强体质，提高机体免疫功能，避免各种诱发因素。

2.对症治疗

某些症状明显或加重时及时处理也是预防 COPD 急性发作的重要措施。呼吸困难时主要应用 β_2 受体激动药和(或)胆碱能阻断药、茶碱制剂等。轻度 COPD 当呼吸困难症状不固定时，可在症状发生时按需使用 β_2 受体激动药定量气雾吸入。症状较重、呼吸困难持续存在者主要应用异丙托品定量吸入治疗，并可在需要时加用 β_2 受体激动药以迅速缓解症状。对咳嗽、咳痰且痰液不易咳出者，可同时给予祛痰药。

3.长期家庭氧疗

COPD 稳定期进行长期家庭氧疗对具有慢性呼吸衰竭的患者可提高生存率。对血流动力学、血液学特征、运动能力、肺生理和精神状态都会产生有益的影响。

4.中医治疗

辨证施治是中医治疗的原则，对 COPD 的治疗亦应据此原则进行。实践中体验到某些中药具有祛痰、支气管舒张、免疫调节等作用，值得深入地研究。

5.康复治疗

可以使进行性气流受限、严重呼吸困难而很少活动的患者改善活动能力、提高生活质量，是 COPD 患者一项重要的治疗措施。

6.外科治疗

肺大疱切除术、肺减容术、肺移植术等。

五、护理措施

(一)气体交换受损

1.相关因素

与呼吸道阻塞、呼吸面积减少引起通气和换气功能障碍有关。

2.护理措施

(1)环境和体位：保持环境清洁、舒适，适宜的温湿度。为有利于呼吸可给予患者端坐位或半坐位。

(2)教会患者缩唇呼吸和腹式呼吸。①缩唇呼吸：吸气时，闭住口唇，用鼻吸气；呼气时，口呈吹口哨或吹笛；吸呼比为 1：2 或 1：3；②腹式呼吸法：患者采取仰卧位，一手放在胸部，一手放在腹部,经口缓慢吸气,升高腹部顶住手,缩唇缓慢呼气,同时收缩腹部肌肉,并收腹。

(3)遵医嘱给予支气管扩张药,缓解呼吸困难。

(4)给予低流量吸氧,1～2 L/min。长时间吸入未经加温的湿化氧气,可导致支气管分泌物黏稠,痰液不易咳出,加重呼吸道阻塞,应使水温保持在 50 ℃～60 ℃,吸入氧气温度为32 ℃左右,可保持呼吸道黏膜温化、湿润。

(5)吸入疗法:包括湿化疗法和雾化疗法,以增加吸入气体的湿度达到湿润气道黏膜、稀释痰液目的,又有抗炎、祛痰、解痉功能。

(二)清理呼吸道无效

1.相关因素

与痰液过多、痰液黏稠、咳嗽无力、支气管痉挛有关。

2.护理措施

(1)增加室内湿度,要注意保持室内湿度不低于 60%。

(2)鼓励患者有效地咳痰,教会患者咳嗽的技巧,即身体向前倾斜,采用缩唇式呼吸方法做几次深呼吸,最后 1 次深呼吸后,张开嘴呼气期间用力咳嗽,同时顶住腹部肌肉。必要时用吸引器吸痰。

(3)胸部叩击。①胸部叩击方法:患者取侧卧位,叩击者两手手指指腹并拢,使掌侧呈杯状,以手腕力量,从肺底自下而上、由外向内、迅速而有节奏地叩击胸壁、震动呼吸道,每一肺叶叩击 1～3 min,120～180 次/分钟,叩击时发出一种空而深的拍击音则表明手法正确。胸壁震荡时,操作者双手掌重叠,并将双手掌置于欲引流的胸廓部位,吸气时手掌随胸廓扩张慢慢抬起,不施加任何压力,从吸气最高点开始,在整个呼气期手掌紧贴胸壁,施加一定压力并做轻柔的上下抖动,即快速收缩和松弛手臂和肩膀(肘部伸直),以震荡患者胸壁 5～7 次,每一部位重复 6～7 个呼吸周期。或指导患者双侧前臂屈曲,两手掌置于锁骨下,咳嗽时以上、前臂同时叩击前胸及侧胸壁,振动气管分泌物,以利排出。注意事项:每次叩击和(或)震荡时间以 5～15 min 为宜,应安排在餐后 2 h 至餐前 30 min 完成。②使用排痰机进行胸壁震荡:它有明显的三个特点:深穿透性;可以简单地控制效果;可以单纯振动、单纯叩击,也可以振动和叩击相混合适当地选择和使用叩击头,它可以作用于敏感的患者。

(4)体位引流。①引流前准备:向患者解释体位引流的目的、过程和注意事项,监测生命体征、反复肺部听诊,明确病变部位。②引流体位:根据患者肺部病灶部位采取适当体位。原则上抬高患肺位置,引流支气管开口向下,有利于潴留的分泌物随重力作用流入大支气管和气管排出。③引流时间和观察:根据病变部位、病情和患者体力,每天 1～3 次,每次 15～20 min。一般在餐前引流。引流时应有护士或家人协助,观察患者反应,如有脸色苍白、发绀、心悸、呼吸困难等异常,应立即停止。④促进痰液引流措施:对痰液黏稠者,引流前 15 min 先遵医嘱给予雾化吸入生理盐水,可加入硫酸庆大霉素、α-糜蛋白酶、$β_2$ 受体激动剂等药物,以降低痰液黏稠度,避免支气管痉挛。引流时辅以胸部叩击等措施,指导患者进行有效咳嗽,以提高引流效果。⑤引流后护理:患者休息给予清水或漱口液漱口,去除痰液气味,保持口腔清洁,减少呼吸道感染机会。观察痰液情况,复查生命体征和肺部呼吸音及啰音变化,观察治疗效果。

(5)遵医嘱给予支气管扩张药。必要时可以使用纤维支气管镜吸痰。

(6)预测患者是否需要气管插管或使用呼吸机,需要时准备用物。

(7)记出入液量,每天喝水不少于 8 杯。最好的饮水法是每次饮 30～50 mL,每 10～

20 min饮水 1 次。

(三)营养失调:低于机体需要量

1.相关因素

与机体能量消耗增加、胃肠道消化吸收功能障碍、机体分解代谢增加、摄入减少有关。

2.临床表现

患者体重下降,体力不支,身体虚弱,难以应付日常生活。

3.护理措施

(1)和营养师一起商量患者的热量需要量,以及实际摄入量是否充足。计划患者的食谱,要考虑到患者的饮食习惯和选择患者喜欢的食物。

(2)供给能满足患者高代谢所需的高蛋白、高流动性的低糖类饮食。

(3)协助患者进食。对不能经口喂食者,可安置鼻饲管。鼻饲液要现用现配,防止污染,不可快速、大量地注入喂养液,否则会引起腹胀、吸入性肺炎等并发症。在胃肠道未适应前不可注入大量的高渗营养液,否则会导致腹泻。鼻饲前应检查鼻饲管是否在胃内,鼻饲前后用温开水冲洗鼻饲管。

(4)做口腔护理,2 次/天,促进患者食欲。

(5)电解质紊乱的观察护理:COPD 患者由于营养不良、食欲缺乏和使用某些药物(如利尿药)的原因所造成的低钾血症、低钠血症在临床上较常见。当血钾浓度<3.5 mmol/L 时患者会出现腹胀、恶心、呕吐、心悸或神经系统反应(倦怠、烦躁不安、甚至谵妄和昏迷)。当血钠浓度<135 mmol/L 时患者会出现头痛、乏力、恶心、感觉迟钝、抽搐等明显神经系统反应。护士应密切观察患者的神经系统反应、生命体征,仔细分析患者主诉症状的原因,并做好详细记录,包括输入量、饮水量、尿量。

(6)根据需要给予患者肠外营养:①静脉置管应行中心静脉或 PICC 置管,不宜选外周浅表静脉。输液前应用少量生理盐水冲洗输液器及针头;输液完毕再用少量生理盐水冲洗后用肝素封管。②输液速度的调整及护理,静脉营养液临用前最好在接近体温后使用,开始速度10 滴/分钟为宜,20 min 后 20～30 滴/分钟。速度不能过快,250 mL 液体输入时间不少于3 h,以防止输液过快引起患者短时间发生高渗性利尿、酸中毒、肺水肿等并发症。

(四)有感染的危险

1.相关因素

与肺的防御系统损害、使用呼吸机有关。

2.临床表现

畏寒、发热、全身乏力等。

3.护理措施

(1)保证湿化给氧,定期更换湿化瓶,每日更换湿化瓶中的蒸馏水。

(2)协助患者翻身、拍背,鼓励患者有效地咳嗽,及时咳出痰液,避免痰液潴留。如果患者不能咳出痰液,可经鼻或经口咽吸痰,严格按照无菌操作,防止交叉感染。

(3)应视感染严重程度或根据病原菌药物敏感试验选用抗生素。轻中度呼吸道感染,治疗以口服抗生素为主。

(4)用药后观察体温、咳嗽、咳痰有否减轻或消失,痰颜色是否转白,肺部啰音是否消失。

(5)保持环境清洁,限制人员探视。

六、健康教育

1.心理指导

COPD患者因久病不愈反复发作,患者常出现焦虑、悲观、沮丧等不良情绪,表现为烦躁、易怒,依赖心理增强,而COPD患者精神和休息同等重要,不良情绪可导致交感神经兴奋、儿茶酚胺分泌增加,使心率增快、心肌耗氧量增加,从而诱发和加重呼吸困难和心力衰竭。因此向患者讲解心理因素给病情带来的危害及自我调节、控制情绪的重要性。指导患者根据不同情况采取不同的方法进行心理治疗,如鼓励患者将内心的不安向亲人诉说;转移法,如听音乐、看书等;同时鼓励家属、亲朋好友和同事给患者多关爱,生活上多照顾、经济上多支持,使患者树立战胜疾病的信心。

2.饮食指导

饮食应规律、适量,多进高蛋白及蔬菜类饮食,如鱼、豆制品、水果,少食胀气、油脂类食物,避免辛辣、酒等刺激性食物。重视缓解期营养的摄入,改善全身营养状况,提高呼吸肌力量,少食海鱼、虾、蟹等容易生痰的食物。保持大便通畅,定时排便,多食高纤维素食物(如芹菜、韭菜、笋、香蕉等)。减少糖类的摄入,防止CO_2潴留。

3.作息指导

居室整洁,空气新鲜,定时开窗通风,勿直接吹风。保持心情开朗,适量活动,避免劳累,保证6~8 h睡眠。注意口腔卫生,保持皮肤清洁,及时沐浴更衣。长期卧床者,定时翻身拍背,预防压疮,大小便失禁者及时擦洗干净。在上呼吸道疾病流行时避免进出空气污染的公共场所。减少冷空气刺激,冬季晨起外出注意保暖或使用口罩。加强体育锻炼,提高机体耐寒及抗病能力,根据病情选择适合自己的健身方式;教会患者学会自我监测病情变化,尽早治疗呼吸道感染。呼吸训练,指导患者做深而慢的腹式呼吸和缩唇呼气。

4.药物指导

按医嘱服药,注意药物不良反应:支气管扩张药可出现头晕、头痛、心悸、手指震颤等,减量或停药症状消失,注意长时间大剂量抗生素运用可引起二重感染,如口腔有溃烂。口服激素、抗结核药物等,避免骤停、骤减。口服降压药,定时测血压,遵医嘱调整药量。服利尿药,多食鲜橘等水果,记录尿量,定期复查有关化验指标,调整药量。对肝、肾功能有损害的药物,要定时复查肝、肾功能。

5.长期家庭氧疗的指导

长期家庭氧疗应在Ⅳ级即极重度COPD患者应用。具体指征是:①$PaO_2 \leqslant 55$ mmHg或动脉血氧饱和度(SaO_2)$\leqslant 88\%$,有或无高碳酸血症;②PaO_2 55~60 mmHg,或$SaO_2 < 89\%$,并有肺动脉高压、心力衰竭水肿或红细胞增多症(血细胞比容>0.55)。一般是经鼻导管吸入氧气,流量1.0~2.0 L/min,吸氧持续时间>15 h/d。长期氧疗的目的是使患者在海平面水平,静息状态下,达到$PaO_2 \geqslant 60$ mmHg和(或)使SaO_2升至90%,这样才可维持重要器官的功能,保证周围组织的氧供。

6.康复治疗的指导

康复治疗包括呼吸生理治疗,肌肉训练,营养支持,精神治疗与教育等多方面措施。在呼吸生理治疗方面包括帮助患者咳嗽,用力呼气以促进分泌物清除;使患者放松,进行缩唇呼吸以及避免快速浅表的呼吸以帮助克服急性呼吸困难等措施。在肌肉训练方面有全身性运动与呼吸肌锻炼,前者包括步行、登楼梯、踏车等,后者有腹式呼吸锻炼等。在营养支持方面,应要求达到理想的体重;同时避免过多糖类饮食和过高热量摄入,以免产生过多二氧化碳。

7. 出院指导

(1)预防感冒,外出戴口罩,避免受凉。

(2)保持呼吸道畅通,禁止吸烟。

(3)注意休息,合理运动。

(4)注意药物的不良反应。

(5)定时复查,防止并发症的发生。

(贾仙林)

第十节　肺脓肿

肺脓肿(lung abscess)是由一种或多种病原体引起的肺部化脓性感染,早期为化脓性肺炎,继而组织坏死、液化形成脓肿。临床上以急起的高热、咳嗽、咳大量脓性痰为特点,X线显示肺部含气液平为特征。由于抗菌药物在临床上的广泛使用,本病的发病率有明显下降。

一、病因

根据感染途径,肺脓肿可分为以下三种类型。

1. 吸入性肺脓肿

吸入性肺脓肿为定植于口、鼻、咽部的细菌被吸入所发生的肺脓肿。当机体全身或呼吸道局部防御功能下降时,含病原菌的吸入物(尤其是扁桃体炎、鼻窦炎、齿槽脓肿等脓性分泌物,口腔、鼻、咽部术后的血块、呕吐物等)被吸入,造成细支气管阻塞,病原菌大量繁殖而发生肺组织炎症,进而小血管栓塞,肺组织坏死、化脓,最终形成脓肿。吸入性肺脓肿的致病病原菌以厌氧菌最常见,包括革兰染色阳性球菌如消化球菌、消化链球菌及革兰染色阴性的杆菌如脆弱拟杆菌、产黑色素拟杆菌、坏死梭形杆菌等。肺脓肿常为单发,其发生部位与解剖结构和体位有关,仰卧位时,好发于上叶后段或下叶背段;坐位时,好发于下叶后底段;右侧位时,好发于右上叶前段后段形成的腋亚段。

2. 血源性肺脓肿

病原菌通过血液循环侵入肺所致的肺脓肿。因各种原因(如皮肤疖痈、亚急性感染性心内膜炎等)所致的脓毒血症,含病原菌的脓毒栓子经血液循环至肺引起小血管栓塞,进而发生肺组织炎症、坏死、化脓,形成脓肿。血源性肺脓肿致病的病原菌多为原发感染灶的病原菌(如金黄色葡萄球菌)。肺脓肿一般为多发性,常见于两肺的边缘部,以中小脓肿为多。

3. 继发性肺脓肿

继发于其他支气管-肺部疾病或肺部邻近器官的化脓性病变蔓延至肺所致的肺脓肿。支气管-肺疾病,如支气管扩张、肺结核空洞、支气管肺癌等继发感染时可引起肺脓肿;肺部邻近器官的化脓性病变,如膈下脓肿、肝脓肿等穿破至肺亦可形成肺脓肿,尤其是阿米巴肝脓肿好发于肝右叶顶部,易穿破至右肺下叶形成阿米巴性肺脓肿。

二、临床表现

1.症状

吸入性肺脓肿多有齿、口、咽部的感染灶,或受凉、疲劳、手术等诱因。大多起病急骤,寒战、发热为其首发表现,体温高达 39 ℃～40 ℃;多有精神不振、乏力、纳差等;伴咳嗽、咳黏液样痰或黏液脓性痰;炎症波及胸膜时可有与呼吸、咳嗽相关的胸痛;病变范围大者可有气急。于发病 10～14 d,突然咳出大量脓痰(系脓肿破溃于支气管所致),每天可达 300～500 mL,痰常带腥臭味(因多为厌氧菌感染),有时痰中带血甚至中等量咯血。一般在咳出大量脓痰后,全身中毒症状随之减轻,数周内一般情况逐渐恢复正常。部分慢性者(慢性肺脓肿)常有咳嗽、咳脓痰、反复发热和咯血,病程可达数个月。

血源性肺脓肿多先有寒战、发热等原发灶或脓毒血症的感染中毒症状的表现,数日后出现咳嗽、咳痰,一般痰量不多,极少咯血。

2.体征

肺脓肿的肺部体征与脓肿的大小、部位有关。初起时病灶较小或病灶位于肺深部时,多无阳性体征;病变较大时局部可呈现肺实变征。脓肿破溃于支气管后局部可闻及湿性啰音;大的肺脓肿破溃于支气管排出大量脓痰后形成大的肺脓腔时,可出现空瓮音。病变波及胸膜时可闻及胸膜摩擦音;脓肿破溃于胸腔可呈现脓气胸的体征。慢性肺脓肿常有贫血、消瘦、杵状指(趾)等。血源性肺脓肿肺部多无阳性体征。

三、辅助检查

1.血常规检查

白细胞增高,可达 $20×10^9/L$ 以上;分类中性粒细胞增高,可达 90% 以上,常有明显的核左移、中毒颗粒。

2.病原学检查

痰涂片革兰染色和痰细菌培养对吸入性肺脓肿的诊断和指导治疗十分重要。理想的取痰方法是避开上呼吸道直接至肺脓肿部位或引流支气管内取痰,如采用纤支镜防污染毛刷在气管深部取痰,但其为侵入性取痰方法。经口咳出的痰易被口腔菌污染,且肺脓肿的致病菌多为厌氧菌,接触空气后很快死亡,故咳出的痰要立即做培养。伴有脓胸者胸液病原学检查结果直接代表肺脓肿的病原体,较之取痰液病原学检查更为可靠。吸入性肺脓肿多不伴菌血症,故血培养很少有阳性结果;但血源性肺脓肿血培养多能发现致病菌,怀疑血源性肺脓肿者应尽早做血培养。

3.影像学检查

(1)胸部 X 线常规检查:吸入性肺脓肿表现为早期肺部大片浓密模糊炎性浸润影与细菌性肺炎相似;脓肿形成后,在大片浓密炎性阴影中出现圆形不规则透亮区及液平;在消散期,脓肿周围的炎症逐渐吸收,脓腔缩小至消失或残留纤维条索状影。肺脓肿伴发脓胸时,有患侧胸腔积液改变。慢性肺脓肿呈厚壁空洞,内壁不规则,周围有纤维组织增生及胸膜增厚等。

(2)血源性肺脓肿表现为一侧或双侧肺边缘部多发的、散在的小片状炎症阴影,或边缘较整齐的球形阴影,其中可见脓腔和液平。

(3)计算机体层摄影(CT):更能发现体积较小的肺脓肿及对肺脓肿做更准确的定位。

四、治疗要点

1.抗菌治疗

吸入性肺脓肿多有厌氧菌感染,临床多选用青霉素、克林霉素和甲硝唑等,其中青霉素对大多数患者有效,常用剂量640万～1 000万 U/d;血源性肺脓肿疑似金葡菌感染者选用耐酶青霉素(如甲氧西林),耐甲氧西林金葡菌感染需用万古霉素。抗菌治疗有效者体温一般在3～10 d 内降至正常,治疗宜持续至 6～10 周,直至 X 线检查肺部炎症和空洞消失。疗效不佳时,根据药物敏感试验结果选用抗菌药物。

2.促进排痰

促进排痰是提高疗效的重要措施,身体条件许可者采取体位引流;有明显痰液阻塞征象者可经纤支镜冲洗吸引。

3.外科治疗

肺脓肿绝大多数不需外科治疗,但慢性肺脓肿长期内科治疗效果不佳、伴有支气管-胸膜瘘的脓胸经胸腔引流等治疗疗效不佳者,可考虑外科手术治疗。

五、护理措施

(一)常见护理诊断与医护合作性问题

1.体温过高

体温过高与细菌感染、肺组织坏死有关。

2.清理呼吸道无效

清理呼吸道无效与痰量过多有关。

3.气体交换受损

气体交换受损与肺部感染呼吸道阻塞有关。

4.营养失调

低于机体需要量与肺部感染致机体消耗增加有关。

5.潜在并发症

咯血、窒息、脓气胸、支气管胸膜瘘。

(二)一般护理

1.休息与活动

保持室内空气流通、阳光充足、环境安静,保障患者有足够的睡眠时间。

2.饮食

加强营养,给予高热量、高蛋白、高维生素饮食,以补充机体的消耗;鼓励患者多饮水,以防止痰液黏稠;做好口腔护理,餐后、咳痰后、体位引流后、晨起、睡前要及时漱口或口腔护理。

(三)病情观察

观察患者咳痰是否顺畅,咳嗽是否有力;注意痰液的性状、量、静置后有无分层现象,准确记录 24 h 排痰量。当痰量减少时,要观察其中毒症状是否好转。若痰量减少伴随全身中毒症状(如发热)好转,则说明病情好转;若痰量突然减少伴全身症状加重,则提示呼吸道阻塞,要及时报告医生并做好痰液引流的护理;若发现咯血,应及时报告医生,并严密观察生命体征及神志的变化。

(四)用药护理

遵医嘱使用抗菌药、祛痰剂、支气管扩张剂等。注意观察药物的疗效及不良反应。

(五)心理护理

部分患者因口臭而不愿与他人接近,护理人员要在协助患者做好口腔护理的同时多与患者交谈,主动询问和关心患者的需要,及时向患者和家属介绍病情、解释各种症状原因,消除患者的紧张心理;说明各项诊疗和护理操作的目的、程序和配合要点,增加患者对治疗的依从性,以取得患者的合作。指导患者正确对待本病,并积极进行疏导,帮助患者树立战胜疾病的信心。

六、健康教育

1. 疾病知识指导

指导患者及其家属熟悉肺脓肿发生、发展、治疗措施和预防方面的知识;重视口腔、上呼吸道感染的治疗,以杜绝含致病菌的分泌物被吸入;积极正确治疗皮肤疖、痈等肺外化脓性病灶,尤其是不能挤压疖、痈,以防其形成脓毒血症。

2. 生活指导

指导患者健康的生活方式。戒烟、不酗酒、重视口腔卫生,养成晨起、睡前、餐后刷牙漱口的好习惯;平时多饮水;注意休息,劳逸结合;注意保暖,避免受凉;膳食结构要注意营养平衡,多进富含维生素(如维生素 B_2、维生素 K 等)的饮食。对有意识障碍和(或)长期卧床者,应指导其家属协助患者经常变换体位、翻身、拍背,并鼓励患者配合咳出痰液,有感染征象者及时就诊。

3. 出院指导

指导患者按医嘱用药。为防止复发,抗菌治疗时间需 6～10 周,此点必须向患者说明并取得患者的理解,使之遵从治疗计划,并按时复查。

(贾仙林)

第十一节　肺血栓栓塞症

肺血栓栓塞症为肺栓塞中最常见的类型,占肺栓塞中的绝大多数,通常所称的肺栓塞即指肺血栓栓塞症。栓塞后如肺组织产生严重的血供障碍,可发生坏死。急性肺血栓栓塞症为内科急症之一,病情凶险。慢性肺血栓栓塞症主要由反复发生的较小范围的肺栓塞所致,早期常无明显的临床表现,但经过数月至数年可引起严重的肺动脉高压。

一、临床表现

(一)症状

肺血栓栓塞症(PTE)症状多种多样,严重程度有很大差别,但缺乏特异性。常见的症状包括以下内容。

(1)不明原因的呼吸困难和气促:是最常见的症状,多于栓塞后即刻出现,尤其在活动后明显。

(2)胸痛:包括胸膜炎性胸痛或心绞痛样胸痛。胸膜炎性胸痛较为常见,呼吸运动可加重胸痛;心绞痛样胸痛由冠状动脉血流减少、低氧血症和心肌耗氧量增加所致,不受呼吸运动影响。

(3)昏厥:可为 PTE 的唯一或首发症状,表现为突然发作的一过性意识丧失。

(4)烦躁不安、惊恐甚至濒死感:由严重的呼吸困难和(或)剧烈胸痛引起,为 PTE 的常见症状。

(5)咯血:常见为小量咯血,大咯血少见。当呼吸困难、胸痛和咯血同时出现时,称为"肺梗死三联征"。

(6)咳嗽、心悸、腹痛等。

(二)体征

可出现低热、呼吸和循环系统等体征。

(三)DVT 形成的症状与体征

在考虑 PTE 诊断时,必须注意是否存在下肢深静脉血栓(DVT),其主要表现为患肢肿胀、周径增粗、疼痛或压痛、皮肤色素沉着,行走后患肢易疲劳或肿胀加重。但约半数以上的下肢 DVT 患者无自觉症状和明显体征。可测量双下肢的周径来评价其差别。

(四)临床分型

(1)急性肺血栓栓塞症:①大面积 PTE,以休克和低血压为主要表现,须除外新发生的心律失常、低血容量或感染中毒所致的血压下降;②次大面积 PTE,血压正常,但出现右心室功能不全或超声心动图表现有右心室运动功能减弱;③非大面积 PTE,未出现休克和低血压的 PTE。

(2)慢性肺血栓栓塞性肺动脉高压:以慢性、进行性发展的肺动脉高压的相关临床表现为主,后期出现右心衰竭的体征;影像学证实肺动脉阻塞。

二、护理诊断/问题

(1)气体交换受损与肺血管阻塞所致通气/血流比例失调有关。

(2)恐惧与突发的严重呼吸困难、胸痛有关。

(3)潜在并发症:重要脏器缺氧性损伤、出血、再栓塞。

三、护理措施

(一)一般护理

1.休息与活动

指导患者绝对卧床休息,协助患者翻身、饮水、进食及排尿便等基本生活需要;指导患者采用深慢呼吸和采用放松等方法减轻恐惧心理,保证患者生理和心理休息,以降低患者耗氧量。高度疑诊或确诊 PTE 患者注意不要过度屈曲下肢。由于患者有呼吸困难的表现,可予床头抬高 $30°$,使患者膈肌下降,增加通气。

2.饮食护理

进食易消化饮食,避免便秘。服用华法林等药物需要避免使用富含维生素 K 的饮食。如并发右心功能不全,应注意限制钠水的摄入,并注意保持 24 h 液体出入量的平衡。

3.氧疗

有低氧血症的患者,可经鼻导管或面罩吸氧以保持氧气供需平衡。

(二)病情观察

1.症状、体征变化

对高度疑诊或确诊 PTE 患者,可收入重症监护病房进行严密监测,包括:①意识状态,监测患者有无烦躁不安、嗜睡、意识模糊、定向力障碍等脑缺氧的表现;②呼吸状态,严密监测患者的呼吸频率、节律及动脉血氧饱和度(SaO_2)等,当患者出现呼吸浅促,心率增快,SaO_2 下降及动脉血氧分压(PaO_2)下降等表现,提示患者呼吸功能受损,机体缺氧;③循环状态,由于肺动脉栓塞,可以导致肺动脉高压、右心功能障碍和左心功能障碍等循环功能的改变,因此需密切观察患者的心率、心律、血压变化,以便及时应用正性肌力药物和血管活性药物。

2.辅助检查

持续、动态的心电监测、动脉血气分析和凝血相关指标,有利于肺栓塞的诊断,以及溶栓治疗效果的观察。

3.不良反应

密切观察正性肌力药物、血管活性药物的药效、不良反应。溶栓和抗凝治疗者应注意观察患者是否有出血。

(三)症状、体征的护理

1.呼吸困难的护理

指导患者身体和心理合理休息;遵医嘱进行合理氧疗;配合有效的溶栓治疗;合并右心功能不全者注意控制出入液量。

2.疼痛的护理

胸痛严重者可以适当使用镇痛药物,但如果存在循环障碍,应避免使用具有血管扩张作用的阿片类制剂,如吗啡等。

(四)用药护理

按医嘱及时、正确给予溶栓及抗凝治疗,监测疗效及其不良反应。

1.溶栓制剂

溶栓治疗的主要并发症是出血,最常见的出血部位为血管穿刺处,严重的出血包括腹膜后出血和颅内出血,一旦发生,预后差,近半数死亡。因此应做到:①用药前应充分评估出血的危险性,必要时应进行交叉配血,做好输血准备,备好急救药品和器材;溶栓前留置外周静脉套管针,以方便溶栓中取血监测,避免反复穿刺血管;静脉穿刺部位压迫止血应加大力量并延长按压时间。②在溶栓治疗过程中和治疗结束后都要严密观察患者的意识状态、血氧饱和度的变化,血压过高或偏低都应及时报告医生给予适当处理。③观察皮肤及黏膜、尿液等是否有出血征象;血管穿刺的部位是否有血肿形成;患者有无头痛、腹部或背部的疼痛等。④溶栓结束后,应每 2~4 h 测定一次 PT 或 APTT,当其水平降至正常值的 2 倍(≤60 s)时,应开始肝素抗凝治疗。

2.肝素或低分子量肝素

肝素的不良反应主要包括以下方面。①出血:为抗凝治疗的最重要的并发症,可表现为皮肤紫斑、咯血、血尿或穿刺部位、胃肠道、阴道出血等,故用药前应评估出血的危险性;抗凝过程中 APTT 宜维持在正常值的 1.5～2.5 倍。②肝素诱导的血小板减少症(heparin induced thrombocytopenia,HIT):治疗第 1 周应每 1～2 d、第 2 周起每 3～4 d 监测血小板计数。若出现血小板下降达 50％以上,并除外其他因素引起的血小板减少,应停用肝素。低分子量肝素与普通肝素的抗凝作用相仿,但低分子量肝素引起出血和 HIT 的发生率低,只需根据体重给药,无须监测 APTT 和调整剂量。

3.华法林

华法林的疗效主要通过监测国际化标准比值(INR)。INR 未达到治疗水平时每天监测,达到治疗水平时每周监测 2～3 次,共监测 2 周,以后延长至每周监测 1 次或更长。华法林的主要不良反应是出血,发生出血时可用维生素 K 拮抗。在用华法林治疗的前几周还可能引起血管性紫癜,导致皮肤坏死,需注意观察。

(五)心理护理给患者以安全感

当患者突然出现严重的呼吸困难和胸痛时,医务人员需保持冷静,避免紧张慌乱的气氛而加重患者的恐惧心理,护士应尽量陪伴患者,运用语言技巧进行疏导、安慰、解释、鼓励,并以从容镇定的态度、熟练的技术、忙而不乱的工作作风取得患者的信任;同时采用非言语性沟通技巧,如抚摸、握住患者的手等增加患者的安全感,减轻其恐惧,并让患者知道医护人员正在积极处理目前的紧急状态,减轻其痛苦。鼓励患者充分表达自己的情感。

(六)安全护理

1.急性期

绝对卧床,避免下肢过度屈曲,一般在充分抗凝的前提下卧床时间为 2～3 周,必要时要平车运送;保持大便通畅,避免便秘、咳嗽等,以免增加腹腔压力,影响下肢静脉血液回流;指导患者及其家属严禁挤压、按摩、热敷患肢,以防止下肢血管压力突然升高,血栓再次脱落。

2.恢复期

如患者仍需卧床,下肢须进行适当的运动或被动关节活动,穿抗栓袜,避免加重下肢循环障碍的因素。观察下肢深静脉血栓形成的征象:局部皮肤有无颜色改变,测量和记录双侧下肢周径(进行大、小腿周径的测量点分别为髌骨上缘以上 15 cm 处和髌骨下缘以下 10 cm 处,双侧相差＞1 cm 即考虑有临床意义),以观察溶栓和抗凝治疗的效果。

(七)健康指导

1.DVT 的预防措施

(1)一般措施:长时间垂腿静坐如乘长途车、乘飞机也应经常活动下肢,或离开座位走动,减轻下肢血液淤滞,促进回流。卧床时应抬高患肢至心脏以上水平可促进下肢静脉血流回流;术后鼓励患者多做被动运动;多做深呼吸及咳嗽动作,病情允许时尽早下床活动;鼓励患者适当增加液体摄入,防止血液浓缩。

(2)机械预防措施:目的是增进下肢静脉的血液回流。包括分级加压弹力袜、下肢间歇序贯加压充气泵、足底静脉泵。患肢无法或不宜应用机械性预防措施者可以在对侧实施预防。掌握机械预防禁忌证:严重下肢动脉硬化性缺血、充血性心力衰竭、肺水肿、下肢 DVT(逐级加压袜(GCS)除外)、血栓性静脉炎、下肢局部严重病变如皮炎、坏疽、近期手术及严重畸形等。

(3)药物预防措施:主要是使用抗凝药对抗血液的高凝状态,防止血小板聚集,注意观察药物不良反应,如出血。

2.疾病知识指导

向患者及其家属讲解疾病的发生、发展和转归,DVT 和 PTE 的危险因素及临床表现。对于长时间卧床的患者,若出现一侧肢体疼痛、肿胀,应注意 DVT 发生的可能;若突然出现胸痛、呼吸困难等,应及时告知医务人员或就诊。抗凝治疗药物应遵循医嘱,严格按剂量服用;并指导患者学会自我观察出血征象,如皮肤瘀斑、牙龈出血、眼结膜出血、血尿等。指导患者定期随诊,监测血抗凝指标。

(贾仙林)

第十二节　原发性支气管肺癌

原发性支气管肺癌简称肺癌,是最常见的肺部原发性恶性肿瘤。

一、病因与发病机制

肺癌的病因和发病机制迄今尚未明确。吸烟是肺癌的重要危险因素。烟雾中含有多种致癌物质,与肺癌有关的主要是苯并芘。开始吸烟年龄越小、吸烟量越大、吸烟时间越长,则肺癌的发病率越高。被动吸烟也是肺癌的病因之一。导致肺癌的其他因素包括职业致癌因子(石棉、砷、烟尘等)、空气污染、电离辐射、维生素 A 缺乏、结核、病毒感染、真菌毒素(如黄曲霉毒素)、遗传因素等。肺癌肿瘤细胞起源于支气管黏膜上皮。癌肿可向支气管腔内和(或)邻近的肺组织生长,并可通过淋巴、血行或经支气管转移扩散。右肺肺癌多于左肺,上叶多于下叶。

二、分类

临床上将肺癌按解剖学和组织学进行分类,具体如下。按解剖学分类分为中央型和周围型:发生在段支气管以上至主支气管的肿瘤称为中央型肺癌,约占 3/4,以鳞状上皮细胞癌和小细胞肺癌较多见;发生在段支气管以下的肿瘤称为周围型肺癌,约占 1/4,以腺癌多见。

按组织学分类分为非小细胞肺癌和小细胞肺癌两大类,其中非小细胞肺癌包括鳞癌、腺癌、大细胞癌等。①鳞状上皮细胞癌(鳞癌)是最常见的肺癌,老年男性多见,与吸烟关系密切,多为中央型,管内生长,常因支气管狭窄致肺不张或阻塞性肺炎,生长慢,转移晚,手术切除机会大。②腺癌,女性多见,多为周围型,倾向于管外生长,较鳞癌转移早,胸腔积液多见。③大细胞癌(大细胞未分化癌),可发生于肺门或肺边缘,恶性程度较高,但转移较小细胞未分化癌晚,手术切除机会大。④小细胞癌(小细胞未分化癌),肺癌中恶性程度最高,生长快,侵袭力强,转移早,对放疗、化疗最敏感。

三、护理评估

(一)健康史

有无吸烟和被动吸烟史,有无石棉、无机砷化物、放射线等长期接触史,有无肿瘤家族史。了解生活和工作环境中有无空气污染情况。

(二)身体状况

1.原发肿瘤引起的症状和体征

(1)咳嗽:早期为刺激性干咳或少量黏液痰。肿瘤引起的支气管狭窄,咳嗽呈持续性、高调金属音或刺激性呛咳是特征性表现。继发感染时痰量增多,呈黏液脓性。

(2)咯血:多为持续性痰中带血,癌肿侵蚀大血管可引起大咯血。

(3)气急、喘鸣:肿瘤引起支气管阻塞。

(4)全身表现:发热,晚期消瘦或恶病质。

2.肺外胸内扩展引起的症状和体征

(1)胸痛:肿瘤侵犯胸膜、肋骨、胸壁可引起疼痛,累及胸膜可伴血性胸腔积液。

(2)声音嘶哑:肿瘤压迫喉返神经可引起声音嘶哑。

(3)咽下困难:肿瘤压迫或侵犯食管可导致咽下困难。

(4)上腔静脉阻塞综合征:癌肿侵犯纵隔,压迫上腔静脉时,上腔静脉回流受阻,引起头面部和上半身淤血水肿、颈部肿胀、颈静脉怒张,进一步导致头痛、头昏或眩晕。

(5)Horner 综合征:肺尖部肺癌又称肺上沟瘤(Pancoast 瘤),其压迫颈部交感神经,引起病侧眼睑下垂、瞳孔缩小、眼球内陷,同侧额部与胸壁无汗或少汗,称 Horner 综合征。

3.胸外转移引起的症状和体征

肺癌可转移至中枢神经系统、骨骼、肝、淋巴结、皮肤。锁骨上淋巴结是肺癌转移的常见部位,多无痛感。

4.胸外表现

胸外表现指肺癌非转移性胸外表现又称副癌综合征,包括肥大性骨关节病、杵状指(趾)、内分泌紊乱(男性乳房发育、Cushing 综合征)、神经肌肉综合征及高钙血症等。

(三)心理及社会资料

了解患者能否适应角色的转变而采取有效的应对方式,判断患者的心理准备程度和知识缺乏程度,对治疗的知晓情况,如手术、放疗及化疗的目的等。患者得知病情后,会产生巨大的心理应激反应,表现为恐惧、否认、悲伤、愤怒、抑郁等,甚至拒绝治疗。强烈的恐惧反应影响患者身心健康和疾病的预后。

(四)辅助检查

1.影像学检查

这是发现肺癌的最主要的一种方法。X 线片可发现肺部阴影;CT 可发现直径达 3 mm 或以上的小病灶,早期可发现肺门淋巴结肿大;磁共振显像(MRI)可明确血管与肿瘤之间的关系。

2.痰脱落细胞学检查

这是简单有效的早期诊断肺癌的方法之一。一般收集上午 9～10 时从深部咳出的新鲜痰送检,连续送检 3～4 次。

3.纤维支气管镜检查

该项检查对确定病变范围、获取组织供组织学诊断及明确手术方式均具有重要意义。

4.其他

如针吸细胞学检查、胸腔积液细胞学检查、淋巴结活检、开胸肺活检和肿瘤标志物检查等。

四、护理诊断及合作性问题

(1)疼痛:胸痛、头痛与癌细胞浸润、肿瘤压迫或转移、手术有关。

(2)恐惧与肺癌的确诊、治疗对机体的影响和死亡威胁有关。

(3)营养失调:低于机体需要量与癌肿致机体消耗、化疗反应等有关。

(4)气体交换受损与肺组织破坏导致气体交换面积减少有关。

(5)潜在并发症:化疗药物毒性反应等。

五、护理目标

(1)患者掌握减轻疼痛的相关知识,疼痛程度维持在最低限度。

(2)心理上和生理上的感受舒适有所增加。能诉说内心感受,恐惧程度减轻或消失,配合护理。

(3)愿意遵从饮食计划,能维持基本营养需要,全身营养状况改善。

(4)患者呼吸平稳、发绀消失。

(5)化疗药物的毒性反应减轻。

六、护理措施

(一)一般护理

1.休息与体位

安排适当休息,对胸痛或骨骼疼痛的患者、指导其取舒适体位、减轻不适。

2.饮食护理

给予高热量、高蛋白、高维生素、易消化饮食;对吞咽困难者给予流质饮食;对不能进食者、遵医嘱采取鼻饲或静脉输入脂肪乳剂、氨基酸、白蛋白等。

(二)病情观察

注意观察化疗、放疗的不良反应,有无肿瘤转移的症状,监测生命体征、评估营养状况。

(三)用药护理

1.化疗药物的护理

常用的化疗药物有:依托泊苷(VP-16,足叶乙甙)、环磷酰胺(CTX)、阿霉素(ADM)、长春新碱(VCR)等。化疗时注意保护和合理使用静脉血管,注意骨髓抑制反应或消化道反应,做好口腔护理。

2.放疗护理

放疗照射部位是否出现红斑、表皮脱屑等,保持皮肤干燥,不用刺激性洗液清洗照射部位。也不可热敷、涂擦油膏等,穿宽松衣服。防止皮肤擦伤。

(四)对症护理

1.疼痛

帮助患者寻找减轻疼痛的方法,如取舒适体位、避免剧烈咳嗽,又如局部按摩、冷敷、针灸,再如采用放松疗法等。遵医嘱使用止痛药物。肺癌止痛应个体化,按阶梯给药。24 h按时给药,使疼痛处于持续被控制状态。首选口服给药,必要时可采用非肠道给药,尽量避免肌内给药,也可让患者自控给药。

2.呼吸困难

遵医嘱供氧,对大量胸腔积液者,协助医生进行胸腔穿刺抽积液。

(五)心理护理

根据患者的具体情况,决定是否向其透露病情,给予沟通和心理支持,为患者创造一个清静和谐的治疗环境,建立良好的护患关系,取得患者的信任,使其保持良好的精神状态,增强治疗信心,维持生命质量。对晚期癌肿,应指导患者家属做好临终护理。

(六)健康指导

(1)宣传肺癌的预防知识,提倡不吸烟或戒烟。

(2)防治慢性疾病,如慢支、结核等。

(3)对40岁以上有重度吸烟史者和高危职业人群组织肺癌普查,以争取早期诊断与治疗。

(4)督促出院患者坚持化疗或放疗,症状加重或不适时应及时到医院诊治。

(贾仙林)

第十三节　大咯血

咯血是指喉及喉以下呼吸道的血管、毛细血管破裂或渗透性增高导致的出血经咳嗽动作从口腔排出,其表现可以是痰中带血或大量咯血。目前对大咯血量的界定,国内外尚无统一标准。

有学者提出,将大咯血定义为24 h超过500 mL、或者出血速度>100 mL/h,而不考虑是否存在气体交换或者血流动力学的不稳定。

一、病因与发病机制

(一)病因

肺脏有两组血管,即肺循环和支气管循环。起于右心室动脉圆锥的肺动脉及其分支为低压系统,提供着肺脏约95%的血供。支气管动脉发自于主动脉,为高压系统,一般向肺脏提供约5%的血液,主要向气道和支撑结构供血。据统计,在大咯血患者当中90%的出血来自支气管循环,而出血来自肺循环者仅占10%左右。

目前已知可引起咯血的疾病有近100种。按其解剖部位的不同,可将其分为4大类:①气管、支气管疾患;②肺部疾患;③心血管疾患;④全身性疾患。

根据最近的内外科系列综合研究,在上述常见病因中,引起大咯血的常见病因依次为:①支气管扩张(约占30%);②肺癌(约占20%);③肺结核(占15%～20%)。

(二)发病机制

大咯血是由于支气管及其周围组织炎症和支气管阻塞所致的支气管壁的毁损和管腔扩张、变形,常伴有毛细血管扩张或支气管动脉和肺动脉终末支扩张等吻合,形成动脉瘤破裂,故可反复大量咯血。

二、诊断要点

咯血容易与上消化道出血引起的呕血相混淆,应注意鉴别。

1.临床表现

(1)先兆表现:咽喉发痒或刺激感,胸闷加剧、胸内发热、口感甜或咸等,其中以胸部不适或咽喉发痒多见。

(2)伴随症状:呼吸急促,氧饱和度下降,心率增快,血压正常或稍低。

2.辅助检查

(1)X 线或胸部 CT 检查:胸部影像可见肺门影增大,或肺内团块影,病变呈分叶状,周围有细小毛刺,病变亦可形成厚壁、偏心空洞,内壁凹凸不平。部分病例表现为阻塞性肺炎、阻塞性肺不张。断层摄影可显示支气管壁不规则增厚、受压或狭窄征象。

(2)纤维支气管镜:有助于确定咯血的部位,并可做细菌等病原学检查,以及涂片做细胞病理学活检,可列为常规检查,但应在止血 1 周后进行。

3.实验室检查

痰常规或痰培养、血常规、出凝血时间及血小板计数、免疫学检查等。

4.血管造影

(1)选择性支气管动脉造影:不仅可以明确出血的准确部位,同时还能够发现支气管动脉的异常扩张、扭曲变形、动脉瘤形成以及体循环—肺循环交通支的存在,从而为支气管动脉栓塞治疗提供依据。

(2)肺动脉造影:对空洞型肺结核、肺脓肿等疾患所引起的顽固性大咯血,以及怀疑有侵蚀性假性动脉瘤、肺动脉畸形存在者,应在作选择性支气管动脉造影的同时,加做肺动脉造影。

5.同位素扫描

出血停止后行通气/灌注扫描有助于明确肺栓塞的诊断。

三、主要护理问题

(1)焦虑/恐惧与患者对大咯血的恐惧、担心预后有关。

(2)窒息与大量咯血所致呼吸道血液潴留有关。

(3)体液不足与大量咯血所致循环血量不足有关。

(4)舒适的改变与限制活动及使用垂体后叶素致腹痛有关。

(5)感染与支气管内血液滞留有关。

四、护理目标

(1)咯血量减少或停止。

(2)保持呼吸道通畅,无窒息的发生,或窒息发生后得到有效的抢救及护理。

(3)维持有效循环血量,无休克的发生,或休克发生后得到及时纠正。

(4)患者焦虑/恐惧程度减轻,配合治疗及护理。

(5)未发生药物引起的不适或程度轻微,发生不适后及时得到处理。

五、护理措施

(一)一般护理

保持病室安静、清洁、舒适、空气清新,光线稍暗以利于患者休息。

(二)基础护理

保持口腔清洁、大便通畅及床单元整洁、舒适。

(三)饮食护理

大咯血时应禁食,咯血停止后可进食高热量、高蛋白、富含纤维素的温凉流质、半流质或软食,避免摄入容易导致便秘的食物。

(四)体位

患者取平卧位头偏向一侧或患侧卧位,避免血液因重力作用流入健侧肺组织,影响健侧肺通气或结核杆菌的肺内播散。

(五)心理护理

医护人员应耐心解释,并向其讲述大咯血抢救成功的病例,以消除患者顾虑。

(六)药物护理

1. 收缩血管药物

临床常用垂体后叶素,其可直接作用于血管平滑肌,具有强烈的血管收缩作用。除收缩肺小动脉外也会收缩冠状动脉、子宫及肠道平滑肌,因此用药过程中,需密切观察患者是否出现头痛、面色苍白、出汗、心悸、胸闷、腹痛、便意及血压升高等不良反应。对患有高血压、冠心病、动脉硬化、肺源性心脏病、心力衰竭及妊娠患者,均应禁用或慎用。

2. 扩张血管药物

常用扩血管药物有酚妥拉明、硝酸甘油、硝普钠等。以上药物通过直接或间接地扩张肺动脉、肺毛细血管,降低肺动脉压力,减少循环血量,使血流减缓以利于血栓形成,从而达到止血的目的,同时扩血管药物能保证重要脏器的血供。以上扩血管药物可以单独或与垂体后叶素联合使用。用药期间需密切观察患者的生命体征,尤其是血压,防止直立性低血压的发生。对血容量不足患者,应在补足血容量的基础上应用此药。

3. 镇静、镇咳药物

使用镇静药物,应密切观察患者的神志及意识状态;咳嗽频繁者可根据医嘱使用止咳药物,但应注意观察患者能否有效地将血液咯出,以保持呼吸道通畅。禁用吗啡、哌替啶,以免抑制呼吸。大咯血伴剧烈咳嗽时可口服可待因,年老体弱、肺功能不全者慎用。

4. 亚冬眠疗法

对难治性大咯血患者可以应用亚冬眠疗法,通过中枢镇静作用,扩张周围小动脉,减慢心率,从而降低肺循环压和支气管动脉压而达到止血目的。用药过程中应严密观察患者的神志、生命体征,尤其是体温、血压。加强基础护理,避免压疮的发生。

(七)选择性支气管动脉栓塞术的护理

1. 术前准备

向患者及其家属讲解手术方法、目的、效果,以减轻患者紧张感,取得配合。术前禁食禁饮4~6 h,进行碘过敏试验、备皮及建立静脉通路于左上肢。必要时可肌内注射苯巴比妥钠0.1 g或地西泮 10 mg,解除患者的紧张情绪,以保证手术的顺利进行。完善相关检查,包括血常规、肝肾功能、出凝血时间及血型、心电图等。备好术中的药品、导管、器械以及气管切开包、吸痰器和抢救药品等。根据患者体质量备 0.5 kg 重的沙袋 2~3 袋。

2. 术中配合

(1)体位:患者术中取平卧位,头偏向一侧,以利血液咯出。

(2)保持呼吸道通畅,吸氧 3~5 L/min。

(3)心电监护,密切记录患者的生命体征及心电图变化。

(4)病情观察,观察患者的神志、面色等;随时询问患者的感受,尤其当医生注入栓塞剂时,如患者主诉胸闷、胸痛、下肢麻木应暂停注入;术中输血者要警惕输血反应的发生。

(5)保证静脉通道的通畅,以便于抢救时及时用药。

3.术后护理

(1)一般护理:穿刺侧下肢伸直制动24 h,避免剧烈咳嗽、用力排便等增加腹压的动作。以1～1.5 kg重的沙袋压迫穿刺点6～8 h;24 h后轻微活动,72 h后方可离床活动。保持呼吸道通畅,必要时给予氧气吸入。给予高蛋白、高热量、高维生素、营养丰富且易消化的饮食。

(2)病情观察:严密观察穿刺处伤口敷料有无渗血及皮下血肿;穿刺侧肢体温度、足背动脉搏动及足趾活动情况,一般每2～4 h监测1次,咯血的量、颜色及性质,监测生命体征。

(3)并发症观察与处理:①栓塞反应综合征,临床表现为胸闷、肋间痛、胸骨后烧灼感、吞咽疼痛及发热等,主要是由于纵隔、食管及胸壁组织栓塞后缺血引起的,1周后可逐步缓解。②异位栓塞:患者出现剧烈的胸痛或止血未成功提示发生了异位栓塞;一旦发现异位栓塞,应立即取出栓塞材料。③脊髓损伤:是支气管动脉栓塞术最严重的并发症,表现为感觉障碍、剧烈背痛、尿潴留、偏瘫等,发生后应立即通知医生进行相关处理。④再咯血:其发生与以下因素有关:栓塞剂选择不当、栓塞不够彻底、吸收性明胶海绵短期内吸收造成部分血管再通、病变部位侧支循环形成、迷走支气管动脉供血等。嘱患者术后尽量避免剧烈咳嗽,对于频繁咳嗽患者积极给予镇咳治疗,同时应密切观察患者痰液的颜色,合并感染者给予抗感染治疗。术后继续应用止血药,待病情稳定后停用。

(八)纤维素性支气管炎的特殊护理

由于各种支气管及肺部疾病特别是慢性炎症如支气管扩张、肺结核等导致支气管腔内浆液性渗出,其中蛋白质因局部酸碱环境及酶的作用,沉积于气管、支气管内膜,形成管型,由于机体的排异作用导致管型及气管、支气管内膜剥脱而引起咯血称为纤维素性支气管炎。对疑似纤维素性支气管炎的患者,应将咯出的血性物特别是血凝块咯入盛有水的容器中,多次漂洗后可见漂浮在水上的树枝状管型或条索状物,立即送病理检查,查见纤维素性渗出物即可确诊。

(贾仙林)

第十四节　呼吸衰竭

呼吸衰竭是(指各种原因引起的肺通气和(或)换气功能严重障碍,以致不能进行有效的气体交换,导致缺氧伴(或不伴)二氧化碳潴留,从而引起一系列生理功能和代谢紊乱的临床综合征。

在海平面大气压下,于静息条件下呼吸室内空气,并排除心内解剖分流和原发于心排血量降低等情况后,动脉血氧分压(PaO_2)低于8 kPa(60 mmHg),或伴有二氧化碳分压($PaCO_2$)高于6.65 kPa(50 mmHg),即为呼吸衰竭。

一、临床表现

除呼吸衰竭原发病的症状和体征外,主要是缺氧和CO_2潴留引起的呼吸困难和多脏器功能障碍。

（一）呼吸困难

呼吸困难是最早出现的症状。急性呼吸衰竭早期表现为呼吸频率加快，重者出现"三凹征"，即在吸气时可出现胸骨上窝、锁骨上窝及肋间隙凹陷；慢性呼吸衰竭轻者表现为呼吸费力伴呼气延长，重者呼吸浅快，并发 CO_2 麻醉时转为浅慢呼吸或潮式呼吸。

（二）发绀

发绀是缺氧的典型表现。当动脉血氧饱和度低于 90% 或氧分压<50 mmHg 时，在口唇、甲床等处出现发绀。因其程度与还原血红蛋白含量相关，故红细胞增多者发绀更明显，贫血者则不明显。

（三）精神神经症状

急性呼吸衰竭可迅速出现精神错乱、狂躁、昏迷、抽搐等症状。慢性呼吸衰竭随 CO_2 潴留表现为先兴奋后抑制现象。

严重缺氧可表现为烦躁不安、精神错乱、狂躁、昏迷、抽搐等症状。出现肺性脑病时，可表现为肌肉震颤、间歇抽搐、意识障碍等抑制症状。

（四）循环系统表现

多数患者有心动过速，严重者出现血压下降、心律失常、心搏骤停。CO_2 潴留使外周浅表静脉充盈、皮肤充血、温暖多汗，早期心率增快、血压升高、心排出量增多致洪脉，后期可并发肺心病出现右心衰竭的表现，因脑血管扩张可致搏动性头痛。

（五）消化和泌尿系统表现

呼吸衰竭时肝细胞缺氧发生变性坏死或肝淤血，出现血清丙氨酸氨基转移酶水平增高。严重缺氧和二氧化碳潴留可引起胃肠黏膜充血、水肿、糜烂、渗血、消化道出血。肾功能损伤表现尿中红细胞、管型、蛋白尿、氮质血症。

二、常用护理诊断/问题

（1）清理呼吸道无效与呼吸道阻塞、分泌物过多或黏稠、无效咳嗽有关。

（2）气体交换受损与低氧血症、CO_2 潴留、肺血管阻力增高有关。

（3）低效性呼吸形态与肺的顺应性降低、呼吸肌疲劳、气道阻力增加、不能维持自主呼吸、气道分泌物过多有关。

（4）语言沟通障碍与气管插管、气管切开、脑组织缺氧和 CO_2 潴留导致语言表达障碍、意识障碍有关。

（5）液体不足与大量痰液排出、出汗增加、摄入减少有关。

（6）营养失调：低于机体需要量与食欲下降、进食减少、消耗增加有关。

（7）潜在并发症：肺性脑病、消化道出血、心力衰竭、休克等。

三、护理措施

（一）一般护理

1.环境

保持病室整洁、安静、舒适，光线柔和。尽量减少探视。

2.休息与活动

患者需卧床休息以降低氧耗量，可取半卧位或坐位，以利于增加肺泡通气量；机械通气患者可采取俯卧位辅助通气,以改善氧合。保证充足的营养及热量供给。

3.饮食护理

根据呼吸衰竭患者病情轻重及其对饮食护理要求不同,给予相应的指导。重症期:给予高蛋白、高热量、高维生素、易消化的流质或半流质饮食;在心功能允许的情况下,鼓励患者多饮水,补充足够的水分,使痰液易于咳出,减少并发症。缓解期:指导患者逐步增加食物中的蛋白质和维生素,食物以软、易于消化的半流质为主,可选用稀肉粥、馒头、新鲜蔬菜及水果等,每天5~6餐。恢复期:指导患者进食普通饮食,食物易软,清淡可口。呼吸衰竭患者体力消耗大,尤其在施行人工通气者,机体处于应激状态,分解代谢增加,蛋白质供应量需增加20%~50%,每日至少需要蛋白质 1 g/kg。

(二)病情观察

定时测体温、脉搏、呼吸、血压,观察瞳孔变化,唇、指(趾)甲发绀,特别注意如下。

(1)神志。对缺氧伴二氧化碳潴留患者,在吸氧过程中,应密切观察神志的细小变化,有无呼吸抑制。

(2)呼吸。注意呼吸的节律、快慢深浅的变化。如发现异常,应及时通知医生。

(3)痰液。观察痰量及性状,痰量多、黄稠,表示感染加重,应及时通知医生,留标本送检。昏迷患者要检查瞳孔大小、对光反射、肌张力、腱反射病理特征。及时发现肺性脑病及休克;注意尿量及粪便颜色,及时发现上消化道出血。

(三)吸氧

氧疗可提高 PaO_2,使 PaO_2 和 SaO_2 升高,从而纠正缺氧和改善呼吸功能,减轻组织损伤,恢复脏器功能。Ⅰ型呼吸衰竭和 ARDS 患者需吸入较高浓度(35%<FiO_2<50%)氧气,使 PaO_2 提高到 60 mmHg 或 SaO_2>90%;Ⅱ型呼吸衰竭的患者一般在 PaO_2<60 mmHg 时才开始氧疗,应给予低浓度(FiO_2<35%)持续吸氧,使 PaO_2 控制在 60 mmHg 或 SaO_2 在 90% 或略高。常用鼻导管、鼻塞、面罩给氧或配合机械通气行气管内给氧。鼻导管和鼻塞法用于轻度和Ⅱ型呼吸衰竭的患者;面罩包括简单面罩、无重复呼吸面罩和文丘里面罩等。简单面罩用于缺氧较严重的Ⅰ型呼吸衰竭和急性呼吸窘迫综合征(acute respiratory distress syndrome,ARDS)患者;无重复呼吸面罩用于有严重低氧血症、呼吸状态极不稳定的Ⅰ型呼吸衰竭和ARDS 患者;文丘里面罩尤适用于 COPD 所致呼吸衰竭,且能按需调节 FiO_2。氧疗过程中,若呼吸困难缓解、神志转清、发绀减轻、心率减慢、尿量增多、皮肤转暖,提示氧疗有效;若意识障碍加深或呼吸过度表浅、缓慢,可能是 CO_2 潴留加重。应根据血气分析结果和患者临床表现,即时调整吸氧浓度,保证氧疗效果,防止氧中毒和 CO_2 麻醉。

(四)促进患者排痰

神志清者,指导其深吸气而有效地咳嗽、咳痰;咳嗽无力者协助其翻身、拍背;不能自行排痰者,及时吸痰,每次吸痰时间不超过 15 s,防止缺氧窒息;机械通气者可给予气管内吸痰或间歇气管内滴入,必要时可用纤维支气管镜吸痰并冲洗。机械通气患者注意气道管理,防止吸入性肺炎的产生;ARDS 患者宜使用密闭系统进行吸痰,防止因 PEEP 中断致严重低氧血症和肺泡内分泌物重新增多;鼓励患者多饮水;给予祛痰药等。

(五)用药护理

及时准确用药,并观察疗效和不良反应。

（1）茶碱类、β₂受体激动剂等药物，能松弛支气管平滑肌，减少气道阻力，改善气道功能，缓解呼吸困难。指导患者正确使用支气管解痉气雾剂，减轻支气管痉挛。

（2）呼吸兴奋剂通过刺激呼吸中枢或外周化学感受器，增加呼吸频率和潮气量，改善通气，但同时增加呼吸肌做功，增加氧耗量和 CO_2 的产生量。所以使用呼吸兴奋剂时要保持呼吸道通畅，适当提高吸入氧浓度，静脉滴注时速度不宜过快，注意观察呼吸频率、节律、睫毛反应、神志变化及动脉血气的变化，以便调节剂量。如出现恶心、呕吐、烦躁、面色潮红、皮肤瘙痒等现象，需要减慢滴速。

（3）Ⅱ型呼吸衰竭患者常因呼吸困难、咳嗽、咳痰，或缺氧、二氧化碳潴留引起烦躁不安、失眠，护士在执行医嘱时应结合患者临床表现认真判别，禁用对呼吸有抑制作用的药物，如吗啡等，慎用其他镇静剂，如地西泮，以防止发生呼吸抑制。

（六）心理护理

呼吸衰竭的患者常对病情和预后有顾虑、心情忧郁、对治疗丧失信心，应多了解和关心患者的心理状况，特别是对建立人工气道和使用机械通气的患者，应经常巡视，让患者说出或写出引起或加剧焦虑的因素，教会患者自我放松等各种缓解焦虑的办法，以缓解呼吸困难。

（七）健康指导

1.疾病知识指导

向患者及其家属讲解疾病的发生机制、诱发因素、发展和转归，使患者理解康复保健的意义与目的。告知药物的用法、剂量和注意事项等，嘱其遵医嘱准确用药。指导患者加强营养，合理膳食，达到改善体质目的。对出院后仍需吸氧的低氧血症者，指导患者及其家属学会合理的家庭氧疗方法及注意事项。根据活动耐力制订合理的休息与活动计划，以避免耗氧量增加。若有气急、发绀加重等变化，及时就医。

2.预防及康复指导

鼓励患者进行呼吸运动锻炼，如缩唇呼吸、腹式呼吸。加强耐寒锻炼如用冷水洗脸，教会患者及其家属有效咳嗽、咳痰、体位引流、拍背等技术和家庭氧疗法。指导患者避免各种引起呼吸衰竭的诱因，如预防上呼吸道感染，避免吸入刺激性气体，劝告吸烟患者戒烟，避免劳累、情绪激动等不良因素刺激，少去人群拥挤的地方，尽量避免与呼吸道感染者接触，减少感染的机会。告诫患者若痰液增多且颜色变黄、咳嗽加剧、气急加重或出现神志改变等病情变化时，应尽早就医。

（贾仙林）

第十五节　结核性胸膜炎

一、护理评估

（一）健康史

结核性胸膜炎是结核分枝杆菌及其代谢产物进入处于高敏状态的胸膜腔引起的胸膜炎症。依照临床经过和病理表现可分为结核性干性胸膜炎、结核性渗出性胸膜炎和结核性脓胸。

(1)结核分枝杆菌、肺炎球菌、金黄色葡萄球菌、链球菌等感染病史。

(2)肺癌、胸膜间皮瘤、淋巴瘤及胸外转移癌等肿瘤病史。

(3)系统性红斑狼疮、风湿病等免疫性疾病病史。

(4)肺梗死、胸部挫伤及食管破裂等伤病史。

(二)身体状况

1.症状

(1)发热:表现不一,发病缓慢的胸膜炎可无发热,而干性胸膜炎,从发病至引起胸膜腔产生渗液后,以及一般性渗出胸膜炎和包裹性胸膜炎,都可出现发热。热型包括不规则热、弛张热、稽留热,有的体温达 39 ℃～40 ℃,这种患者随着抗结核药物及激素类药物的使用,以及胸腹腔抽液后,体温会逐渐下降,短者 3～5 d 即可达到正常。

(2)胸痛:病变累及胸膜壁层时有胸壁刺痛,并随呼吸和咳嗽而加重。

(3)咳嗽、咳痰:多为干咳或有少量白色黏稠痰。有空洞形成时,痰液增多;合并细菌感染时,痰呈脓性且痰量增多;合并厌氧菌感染时有大量脓臭痰;合并支气管结核表现为刺激性咳嗽。

(4)呼吸困难:多见于干酪样肺炎和大量胸腔积液患者,也可见于纤维空洞型肺结核、自发性气胸的患者,可并发肺源性心脏病、呼吸衰竭和心力衰竭。

2.体征

结核性胸膜炎患者的体征因胸膜腔内渗出液的有无、多少、部位,以及胸膜粘连和肥厚的情况不同而有很大差异。

(1)干性胸膜炎:干性胸膜炎或渗出性胸膜炎在有渗出液之前,物理诊查时可发现患者呈紧张状态。患者常固定于某一特殊体位以减轻胸痛。多卧于患侧,压迫患侧胸部,减少胸壁运动时的胸膜摩擦,以使胸痛减轻。也有少数患者卧于健侧,或取坐位,或取前弯位。有时亦可见患者用手紧压患侧的胸壁,用以自行限制呼吸时的胸廓运动,借以减轻胸痛。干性胸膜炎时最重要的体征是在听诊时可闻及到胸膜摩擦音。此外,在胸部听诊时有患病部位呼吸音减弱,此种情况与患病部位活动受限有关。

(2)一般性渗出性胸膜炎。①少量积液:胸膜腔渗出液少于 300～500 mL 时仅靠物理检查不易证明积液的存在;如果胸腔积液超过 500 mL,则在患侧肺底部可以出现叩诊浊音以至实音。肺底呼吸音减弱,语颤减弱至消失。②中等量积液:液体量较多时肺底受胸腔积液推移而向上方,并且受到胸腔积液的压迫。③大量积液:渗出液逐渐增多,可由中等量积液变为大量积液,积液可以几乎或完全占据一侧胸膜腔;大量积液时可出现患侧胸廓明显膨隆饱满、肋间隙增宽较显著、肋骨变得平直、触诊语颤消失、叩诊全患侧或绝大部分出现实音、邻近器官移位、气管可向健侧移位。

(三)辅助检查

1.X 线检查

(1)少量胸腔积液,患侧肋膈角变钝或消失。

(2)中等量积液,呈内低外高的弧形阴影。

(3)大量积液,整个患侧胸部呈致密阴影,气管和纵隔推向健侧;积液时常遮盖肺内原发病灶。

(4)胸部 CT 有助于病因诊断。

2.超声检查

超声检查常用于估计胸腔积液的量和深度,协助胸腔穿刺术穿刺点的定位。患处可见低回声区。此项检查设备简单,可移动,重症患者可在床边操作;诊断率高(92%以上),能查出100 mL以下的胸腔积液;能鉴别积液、胸膜增厚及肺内病变;可了解到积液范围并可为胸腔穿刺定位。

3.结核菌素纯蛋白衍生物(PPD)皮试

PPD皮试阳性表示对结核杆菌具有敏感性,反应越强,受到结核杆菌感染的可能性越大。通常硬结直径>15 mm或有水疱,认为是新近受到感染。可以帮助诊断有无结核病感染。

4.胸腔积液检查

胸腔积液检查可鉴别漏出液和渗出液,有助于病因诊断,并可作为一种治疗方法。结核性渗出性胸腔积液一般为浆液性,草黄色,透明,偶见血性或化脓性,含大量纤维蛋白,放置后易形成胶陈样凝block。常规和生化检查示比密1.018以上,镜检白细胞$(0.1\sim10)\times10^9$/L($100\sim10\ 000\ /mm^3$),早期以中性粒细胞为主,后期以单核细胞为主。间皮细胞<5%。蛋白定量$25\sim30$g/L或以上。胸腔积液离心沉淀后做涂片检查结核杆菌的阳性率不高,有时结核杆菌培养可获阳性结果,阳性率约30%。近年来胸腔积液测定pH,结核性胸腔积液多<7.3。除了脓胸,腺苷酸脱氨酶值明显高于其他原因所致的胸腔积液(>45 U/mL)。溶菌酶测定值明显升高。

5.胸膜活检

胸膜活检发现结核性肉芽肿或干酪性坏死可确诊结核性胸膜炎,阳性率为71%~88%,胸膜活检标本的结核分枝杆菌培养阳性率为70%,有助于诊断。

(四)心理-社会状况

结核性胸膜炎患者因不能与亲友密切接触,易产生悲观情绪。恶性胸腔积液患者,因胸腔积液产生快,疗效差,预后不良,易产生烦躁、焦虑及恐惧等心理,甚至失去治疗信心。

二、常见护理问题

(1)气体交换受损与肺组织受压不能充分扩张、气体交换面积减少有关。

(2)急性疼痛、胸痛与胸膜摩擦和胸腔穿刺术有关。

(3)营养失调低于机体需要量,与结核病消耗增加、摄入不足有关。

(4)焦虑与疾病病程长有关。

(5)知识缺乏与医疗知识的复杂性有关。

(6)遵守治疗方案无效与长期化疗及药物的不良反应有关。

(7)娱乐活动缺乏与病程长、疾病有传染性有关。

(8)潜在并发症:自发性气胸、脓气胸、肺气肿、继发性支气管扩张和肺源性心脏病。

三、护理措施

1.一般护理

(1)体位:取半卧位或患侧卧位,半卧位有利于呼吸,患侧卧位有利于缓解疼痛。

(2)休息:大量胸腔积液致呼吸困难或发热者,应卧床休息。胸腔积液消失后继续休息2~3个月,避免过度劳累。

（3）活动与锻炼：待体温恢复正常，胸腔积液抽吸或吸收后，鼓励患者逐渐下床活动，增加肺活量。

（4）用药护理：①抗结核治疗必须遵循"早期、联合、适量、规律、全程"的治疗原则，鼓励患者按时、按口服用药物，禁止自行停药、减药。服用药物同时出现不良反应应及时就医或向医师咨询，必要时由医生进行方案调整。②糖皮质激素治疗：糖皮质激素可减少机体的变态反应及炎症反应，改善结核中毒症状，加速胸腔积液吸收，减少胸膜粘连或胸膜增厚等后遗症。但有一定不良反应或导致结核病播散，故应慎重掌握适应证。急性结核性渗出性胸膜炎全身毒性症状严重。有大量积液，在有效抗结核治疗的前提下，可加用糖皮质激素，通常用泼尼松或泼尼松龙 25～30 mg/d。待体温正常、全身毒性症状减轻消退、胸腔积液明显减少时，应逐渐减量以至停用。每周减少 2.5～5.0 mg，停药速度不宜过快，否则易出现反跳现象，一般疗程4～6 周。③对慢性结核性胸膜炎有脓胸倾向及包裹性胸腔积液者可进行胸腔给药治疗。抽出胸腔积液后可注入药物，拔出穿刺针后用无菌纱布覆盖，轻压穿刺点。患者稍活动，以便药物在胸腔内混匀。密切观察注入药物后的反应，如发热、胸痛等。

2.病情观察

（1）观察患者有无呼吸困难、胸痛、咳嗽及发热等。

（2）监测动脉血气分析。

（3）胸腔穿刺抽液术后患者，应密切观察其呼吸、脉搏、血压的变化，注意穿刺部位有无渗血或液体渗出。

3.对症护理

（1）胸痛的护理：协助患者采取舒适卧位。采用放松疗法，教会患者自我放松技巧，如缓慢深呼吸、全身肌肉放松，听音乐、广播或看书、看报，以分散其注意力，减轻疼痛。如疼痛剧烈时可遵医嘱给予镇痛药。

（2）呼吸困难的护理：患者呼吸困难明显时，应取舒适体位，如抬高床头、半坐位或端坐位等，有利于减轻呼吸困难。卧床时应取患侧卧位。必要时遵医嘱给予鼻导管吸氧，做好氧气装置的消毒工作，保持鼻导管通畅及鼻孔清洁。经常巡视病房，及时听取患者主诉，观察呼吸频率、深度及呼吸困难的程度。

（3）高热护理：当患者有高热、寒战时，注意保暖，及时添加被褥，给予热水袋时防止烫伤。高热时采用乙醇擦浴，冰袋、冰帽进行物理降温，预防惊厥。患者出汗时，及时协助擦汗、更衣，并避免其受凉。

（4）胸膜腔穿刺的护理：在进行常规胸膜腔穿刺及进行中心静脉导管留置胸膜腔的手术前做好心理安慰和解释，消除患者的恐惧、紧张，诱发类"胸膜反应"影响穿刺的进行，同时检查患者的血压、脉搏、心率、呼吸及精神状况并做好记录。穿刺过程中严密监视患者的精神状况、呼吸、脉搏，及早发现"胸膜反应"先兆并及时通知医生进行处理。穿刺操作完成后告知患者注意休息，避免穿刺部位局部感染，防止导管滑脱引起感染。经过导管帽抽液、注射药物前后进行导管帽更换或者严密消毒后用无菌纱布块包裹导管帽。拔管后 12 h 内严密监测患者生命体征，防止感染的发生，及早处理。

4.饮食指导

给予患者高蛋白、高热量、高维生素、清淡易消化的饮食，少量多餐，应鼓励患者进高蛋白、高热量、高维生素的饮食，如牛奶、豆浆、鸡蛋、瘦肉、蔬菜、水果等。

5.心理护理

(1)评估心理状态,根据患者年龄、职业、文化、性格等情况,做出相应的心理疏导。

(2)多与患者沟通,建立良好的护患关系,尽量解答患者提出的问题,使其正确认识和对待疾病。

(3)鼓励患者及亲属共同参与疾病的治疗和护理过程,监督并督促患者保持良好心态,以增强治疗的信心。

(4)帮助建立良好的社会支持网,使患者感受到家人、朋友的关爱,保持积极乐观的情绪与疾病斗争。

6.健康指导

(1)疾病知识指导:向患者及亲属解释病情,指出原发病治疗和对症治疗的重要性和必要性,提高治疗依从性。

(2)用药指导:针对病因,指导患者遵医嘱用药,介绍药物剂量、用法及不良反应。对结核性胸膜炎患者,需特别强调抗结核治疗的重要性,坚持有规律长期服药,不可自行停药,嘱患者定期检查肝功能和复查胸部 X 线片。

(3)生活指导:指导患者合理安排休息与活动,避免过度劳累,预防呼吸道感染。向患者及亲属讲解加强营养对疾病康复的重要性,嘱患者进食高热量、高蛋白及富含维生素的食物,促进组织修复,增强抵抗力。督促和指导患者每天进行缓慢的腹式呼吸。

四、护理评价

通过积极的治疗,观察患者是否达到以下标准。

(1)按照化疗原则遵医嘱服药。

(2)科学膳食、规律生活。

(3)病灶消退,肺功能正常,无并发症发生。

(贾仙林)

第十六节　肺间质纤维化

间质性肺病(ILD)或弥散性肺实质疾病(DPLD)指一组容易形成肺脏气体交换单位炎性渗出,以致纤维化,并具有相似的临床表现、影像学改变及病理生理学特征的疾病。其病变累及范围常扩展到小气道,包括肺泡小管、呼吸性细支气管及终末细支气管,包括许多可引起肺部不同程度的炎症和纤维化的急性和慢性肺部疾病(200 多种)。

一、护理评估

(一)临床表现

1.症状

进行性加重的呼吸困难是主要的症状,占 84%～100%,另一常见症状为刺激性干咳和劳力性气促。

随着肺纤维化的发展，发作性干咳和气促逐渐加强，进展的速度有明显的个体差异。另外，常伴发的症状有乏力、厌食、消瘦等，有时可有关节疼痛。

2.体征

活动时出现明显气短，超过80％的病例双肺底闻及吸气末期 Velcro 啰音，20％～50％有杵状指(趾)，重症患者出现低氧血症，直至终末期可合并高碳酸血症。

(二)辅助检查

1.肺部影像学检查

X线检查显示双肺弥散的网格状或网格小结节状浸润影，以双下肺和外周(胸膜下)明显。通常伴有肺容积减小。

高分辨率CT有利于发现早期病变，如肺内呈现不规则线条网格样改变，伴有囊性小气腔形成，较早在胸膜下出现，可形成胸膜下线，是诊断特发性肺间质纤维化(IPF)的重要手段之一。

2.肺功能

表现为进行性限制性通气功能障碍和弥散量减少。

3.其他

血清学检查、纤维支气管镜检查、支气管肺泡灌洗、肺活检。

二、护理措施

(一)生活护理

(1)为住院患者介绍病房环境、主管医生和护士，减轻其焦虑不安、紧张、恐惧心理。

(2)为患者提供安静、舒适的休养环境，减少探视人员，避免交叉感染。

(3)急性期绝对卧床休息，给予中流量吸氧3～5 L/min，血氧饱和度维持在90％以上。疾病缓解期根据情况鼓励患者室内活动并间断吸氧。疾病恢复期如果体力允许指导患者进行室外活动。

(4)缺氧导致机体能量消耗增加，因此为患者提供高蛋白、高热量、高纤维素、易消化的饮食，经常变换食谱，注意少食多餐。进餐时可以吸氧，避免进餐时气短而导致食欲下降。

(二)心理护理

由于本病多数呈慢性过程，预后不良。因此，患者在病情反复且逐渐加重的治疗过程中会产生恐惧、悲观、预感性悲哀等不良情绪反应，医护人员要主动与患者建立有效的沟通，并争取家属及单位对患者的支持，从而帮助他们树立信心，调整心态，积极配合治疗。

(三)治疗配合

1.病情观察

(1)注意咳嗽、咳痰情况。如果患者由干咳变为湿咳并伴有痰量增多、体温增加，常表示并发细菌感染，应指导患者正确留取痰培养标本并及时送检，以便指导用药。

(2)根据医嘱给予有效的抗生素，进行抗感染治疗。咳嗽频繁者不宜选用强力镇咳药，以免抑制呼吸中枢，影响排痰。

(3)气短加重者应告诫患者持续吸氧，以改善静息状态下的呼吸困难和活动后的喘息。

(4)重症患者应用心电监护，监测血氧饱和度，使血氧饱和度保持在90％以上，必要时进行动脉血气分析，观察有无二氧化碳潴留，以调整用氧。

2.对症护理

(1)咳嗽、咳痰明显的患者,应遵医嘱给予祛痰止咳药,用吉诺通时应嘱患者在饭前服用,使药物顺利到达小肠,与特异抗体结合发挥作用。服用止咳糖浆后不要再用水冲服,并注意观察止咳祛痰药的疗效。

(2)发热患者如果体温低于 37.5 ℃,多是由于非体液免疫反应所致,无须处理。超过 39 ℃,要给予头部放置冰袋、温水擦浴等物理降温措施。

(3)患者出现胸闷、憋气、呼吸困难等呼吸衰竭症状时,应给予中流量吸氧 3～5 L/min,血氧饱和度维持在 90% 以上,必要时应用文丘里面罩给予患者高流量高浓度吸氧,如有二氧化碳潴留,则应给予持续低流量吸氧 1～2 L/min,注意气道湿化。对于重度呼吸衰竭的患者可应用机械通气治疗。

(四)用药护理

由于糖皮质激素具有抗感染、抑制免疫反应、减少肺泡巨噬细胞数量、抑制其活化和细胞因子释放的作用。因此,在特发性肺间质纤维化早期肺泡炎阶段有一定的疗效作用。糖皮质激素治疗期间应注意以下事项。

(1)严格按医嘱坚持服药:告诫患者切忌不要随意停药或减量,因为突然停药易造成病情反复,如要减药必须在医护人员的监护下进行。

(2)激素治疗期间应进食含钙、含钾较高的食物,如牛奶、鱼、虾皮、橘子汁等,防止低钙低钾血症。

(3)长期服用激素,可造成骨质疏松,应避免参加剧烈活动,否则易造成病理性骨折。

(4)注意口腔护理:长期大量应用激素,易发生白色念珠菌感染,应每日刷牙 2～3 次,每日常规检查口腔黏膜,如已发生白色念珠菌感染可用氟康唑生理盐水涂抹。

(5)避免感染:用激素期间由于机体抵抗力低,容易加重或诱发各种感染。因此,应严格无菌操作,尽量避免留置尿管等侵袭性操作。

(6)严密观察激素的不良反应:如满月脸、水牛背、水钠潴留、胃溃疡、高血压、糖尿病、精神症状、停药后反跳等,及时向患者做好解释工作,解除患者对激素使用的不安心理。

(王莹莹)

第十七节　机械通气

机械通气是临床上利用机械辅助通气的方式,达到维持、改善和纠正患者因诸多原因所致的急或慢性重症呼吸衰竭(包括通气衰竭、氧合衰竭)的一种治疗措施。

一、机械通气的概述

机械呼吸机简称呼吸机,是一系列肺通气装置(lung ventilator)的总称。目前临床上应用的呼吸机,大多采用加压呼吸(正压呼吸)的通气方式。加压呼吸,不同于生理状态的负压呼吸,对机体有一定的不良影响。因技术上的不足,目前使用机械装置很难有效地完全模拟生理情况下机体的复杂呼吸运动。机械呼吸机的动力来源于电力、压缩气体或两者的结合。

二、机械呼吸机的构成

目前世界上应用的机械呼吸机多达数百种,从简单的气动定压型机械呼吸机,到装有电子计算机及各种辅助设备的定容型多功能呼吸机。但无论如何复杂的呼吸机,现代呼吸机均具有以下基本结构。

1.呼吸机的动力和供气装置

呼吸机工作的最终结果是将患者所需的气体通过管道输送至肺,因此必须具备一定的动力来源和稳定的气体供应。常见的呼吸机动力来源于电力、压缩气体,或两者结合。现今的呼吸机大部分为电-气动呼吸机,这类呼吸机必须在压缩气体及电力同时提供动力的情况下才能正常工作。

2.呼吸机的控制系统

控制系统是整个呼吸机的心脏,呼吸机的多种通气功能和报警装置均是通过控制系统的调控来完成的。现代呼吸机通过各种电磁阀的开闭来控制通气过程,电子计算机控制的智能型呼吸机配备了各种传感器,来"感知"呼吸力学的变化,并经过微电脑分析处理后发出指令来自动调节各种通气参数,以完成呼吸机的智能化控制。

3.混氧装置(空氧混合器)

现代呼吸机均配有精密的空氧混合器,通过机械配比阀门控制压缩气体和压缩氧气的进入量,空气和氧气按比例混合后,经过平衡,输出不同浓度的氧,氧浓度可调整范围为21%～100%。

4.温、湿化装置

现代呼吸机主要通过蒸汽加温和雾化加湿的方式。

5.监测系统

现代呼吸机大部分已装备了比较先进的监测系统,通过各种传感器监测呼吸过程中的容积、流速及压力的变化。

三、机械通气的目的

机械通气的目的主要是给呼吸衰竭患者予以呼吸支持,维持生命,为基础疾病治疗、呼吸功能改善和康复提供条件。

四、常见护理问题及相关措施

(一)准备工作

1.呼吸机准备

两个插头:氧气、压缩空气插头;三个电源:主机电源、屏幕电源、湿化器电源;三个开关:主机开关、显示器开关、湿化器开关;其他:吸引器、吸痰盘、吸痰管、冲洗用水、消毒液状石蜡等。

2.物品准备

①输液及输血物品准备;②抢救用药准备:如镇静药、镇痛药、肌松药等。

3.其他

生活用品,爽身粉、金霉素眼膏、备好床单位等。

(二)机械通气中常见的护理问题及相关措施

1.焦虑

与患者不能发音、对环境的不适应及自身疾病预后担心等有关。护理措施如下。

（1）护士应操作中表情自然，配合医生抢救沉着冷静，使患者产生安全感。

（2）尽量为患者建立一个安静、温馨的环境，发生抢救时应拉好屏风。

（3）注意患者的肢体表达，满足患者的生理需求。

（4）教会患者手势语言的表达，如竖大拇指表示口渴，示指表示有痰，中指表示出汗或发热，握拳表示伤口疼痛，五指伸直表示机械通气与呼吸不同步等。

（5）将呼叫器放于患者头边，便于患者使用。

（6）对于意识清醒的患者，护士在进行每一项操作时应向患者解释。

2.舒适的改变

与患者活动受限、物理约束、气管插管、吸痰、呼吸机不合拍等有关。护理措施如下。

（1）提供安静、舒适、整洁的病室环境，保证室内温度 18 ℃～22 ℃，相对湿度 50%～60%，保证空气清新，每日定时进行空气消毒。

（2）尽量保持监护病房安静、无噪声，医护人员应做到"四轻"：即操作轻、讲话轻、脚步轻、开关门轻。夜间适当控制灯光，减少灯光带来的不良刺激。

（3）护理人员应经常与患者沟通，及时了解患者非语言的信息表达并做出应答。用棉签蘸温开水涂于患者口唇及舌、用湿纱布覆盖于患者口唇、涂唇膏均可以减轻患者的不舒适。

（4）吸痰前护理人员应向患者解释说明，取得配合。

（5）约束带应柔软舒适，内侧附有软垫，约束松紧度应适宜，并注意患者的末梢循环变化，间断松开约束带协助肢体的被动运动，防止肢体麻痛。

3.自理能力缺陷

与病情危重、无力有关。护理措施如下。

（1）经常巡视，及时与患者沟通，了解患者的需求。

（2）把患者所需要的物品放在患者的手边，如纸巾、呼叫玩具。

（3）做好患者的生活护理，如擦身、洗头等，协助进食，有胃管者定时给予食物、药物胃管注入。帮助患者床上大小便，有尿袋者及时倾倒尿液，口腔、会阴护理每日 2 次。

（4）鼓励患者经常翻身，进行肢体的静力练习，防止肌肉萎缩及压疮的发生。

4.疼痛

与患者气管插管或气管切开、进行各种有创性操作有关。护理措施如下。

（1）评估患者的疼痛原因、部位和程度，安慰患者，告之其放松技术，如深呼吸、转移注意力等。

（2）进行有创操作时，动作轻柔，运用无痛技术减轻患者痛苦。

（3）对于气管切开的患者，保持固定纱布松紧适宜，以能容纳一指为宜，进行无菌吸痰时，动作轻柔。

（4）保持各种管道固定在位，引流通畅，在为患者移动躯体时防止导管拖拽引起疼痛。

（5）必要时给予止痛药物。

5.营养失调

低于机体需要量与患者高分解代谢、进食少有关。护理措施如下。

（1）指导患者采取高蛋白、高维生素（维生素 C 和维生素 E）、高热量的饮食。

（2）根据情况给予肠内营养（包括口服、鼻胃管、鼻肠营养管、胃造口管等途径）或肠外营养（parenteral nutrition，PN）。

（3）观察患者电解质的变化，防止电解质失衡对机体的影响。

6.有皮肤完整性受损的危险

与患者长期卧床、自主活动差、低蛋白血症有关。表现为骨突处皮肤发红，特别是尾骶部、脚后跟、外踝、内踝、枕部、耳郭等，注射、输液部位、会阴部、肛周皮肤、各种引流管口周围皮肤发红。

护理措施如下。

（1）保持床单位清洁干燥，为患者建立翻身卡，每隔2h翻身1次，按时更换卧位。

（2）正确、有效地使用气垫床，减少患者同一部位的长期受压。

（3）患者血管质量差，肢体水肿明显，容易引起皮肤发红，甚至水疱。特殊用药，如10％氯化钾应从中心静脉输入，防止外渗导致皮肤坏死。

（4）严重低蛋白水肿患者，会阴部水肿缺血、潮湿易引起皮肤破溃，应保持会阴干燥。

（5）水肿明显的部位如双脚用软枕垫高。

（6）及时处理患者大小便，随时保持肛周、会阴部清洁干燥。必要时肛周涂氧化锌软膏，并用气圈垫高悬空。

（7）气管切开患者病情危重，应及时清除口腔及气道分泌物多，固定气管切开导管的系带应松紧适宜，以容纳一指为宜。

（8）使用约束带时，方法要正确，约束带靠近人皮肤面有一保护层，并定时放松。

（9）保持各种敷料的清洁干燥，避免分泌物刺激皮肤。

（10）加强营养，增强患者的抵抗力，纠正低蛋白血症，积极治疗原发病，通过静脉或胃肠营养纠正低蛋白血症所导致的全身水肿。

7.有感染的危险

与患者病情危重及使用口咽通气道有关。护理措施如下。

（1）严格无菌操作，一人一个吸盘，一人一个吸管。消毒液8～24h更换1次。口鼻腔与气管的冲洗液要分开。

（2）测量患者体温每日4次，观察患者体温变化。

（3）定期对监护室及医疗器械，包括呼吸机管道、湿化器、雾化器、吸引器等进行严格消毒，环境细菌培养每月2次。

（4）医护人员接触患者前、医疗操作前应洗手，防止交叉感染。

（5）保持呼吸道通畅：①吸痰时必须严格遵守无菌操作原则。吸痰管插入的位置一定要在插管末端以下，不要在气管导管内吸痰。以无菌持物钳夹持操作，动作要求轻、稳、准、快，一次时间不能超过15s。吸痰前后分别给纯氧吸入1～2L/min。在吸痰过程中严密观察氧饱和度、心率、血压的变化，如出现气道痉挛、发绀、烦躁等情况应立即终止吸痰，并要加大吸氧浓度。②加强气道湿化，常用的气道湿化方法有雾化、气管内滴药及恒温湿化等方法。吸入气体温度以32℃～35℃为宜，雾化宜小剂量、短时间、间断进行。③按需吸痰，有痰或听诊有痰鸣音、血氧饱和度下降、气道压力报警提示大量痰液淤积在上气道，需立即吸痰。痰液黏稠不易吸出时，配合叩背、定时雾化吸入，G5震动排痰机物理排痰，以稀释痰液并刺激患者呛咳反射，有利痰液被吸出。④正确吸痰，放气前应吸净气管、口腔、鼻腔内分泌物，以防放气时痰液落入气管深部。放气后再次吸引气管内分泌物。⑤采用改良式的吸痰顺序吸痰，气管内深部滴药经3～5mL→10min翻身叩背3min→高浓度吸氧1min→吸痰1次（<15s）→再深部滴药

3～5 mL。⑥注意观察潮气量及气道压力，若潮气量下降，表示气道密闭不严，检查泄漏原因，应调整位置，并使气囊重新充气；若气道峰压上升，提示有痰液堵塞气道、管道打折或人机对抗，给予对症处理。

（6）保持口腔清洁，口腔护理每日2次，可使用碳酸氢钠预防真菌感染，也可使用广谱的抗菌漱口液进行口腔护理，如益口含漱液。气管切开患者鼓励经口进食。

（7）气管插管患者的护理：①随时检查插管的深度，及时发现导管滑入一侧支气管或滑出；②头部稍稍后仰，以减轻导管对咽喉的压迫；③1～2 h转动头部，避免体表压伤及导管对咽喉的压迫；④导管固定牢固，避免随呼吸运动使导管上、下滑动，而损伤气管黏膜；⑤选用适当的牙垫（比导管略粗），避免患者将导管咬扁；⑥注意口腔护理，气管、口腔吸痰要彻底；⑦拔管后应密切观察患者，注意有无咽炎、喉痉挛等并发症发生，并给予鼻导管或开放面罩吸氧，以防低氧血症；⑧每隔3～4 h将套管以上的气体放掉5～10 min。

（8）气管切开术后护理：①每班交接时都要注明气管插管距门齿长度，若导管外漏过长，提示导管脱出气管而造成通气障碍，达不到通气效果；导管过深，可进入单侧肺支气管，导致一侧肺通气过度，另一侧肺塌陷，致使纵隔移位。②对于昏迷患者，不要人为造成气管插管脱落，尤其是翻身、吸痰时；对清醒不易耐受者讲清利害关系，取得患者的配合；麻醉欲清醒患者予适当约束，加强人力看护；烦躁患者予双手适当约束及镇静药应用，特别是对没有气囊固定的气管插管患者。③患者卧位以平卧位或半坐卧位为宜，防止因体位改变使导管偏移，导致气道密闭不严，使通气量不足；置管鼻饲期间，病情允许头部抬高30°，鼻饲时头部应抬高30°～40°，防止食物误入气管，引起吸入性肺炎；鼻饲后注意食物有无反流情况，防止通气过度，引起腹胀，必要时接胃肠减压，及时吸出胃内气体及胃内容物。④气管切开固定纱布应松紧适宜，以能伸入一指为宜。⑤每4 h气囊放气1次，每次放气10～15 min，可减轻其对气道黏膜压迫，防止缺血坏死。⑥及时更换敷料，保持敷料清洁干燥。⑦金属套管应4 h更换清洁消毒1次。

（9）阻止误咽：气囊上部要及时吸引，每次更换气管内套管前必须充分吸引套管气囊周围分泌物并保持适当的气囊内压，以防止唾液等分泌物下移流入下呼吸道。在护理过程中仔细轻柔，及时倒弃管道中的冷凝水，以避免冷凝水的吸入。嘱患者取半卧位可防止部分胃内容物的吸入，加强翻身、叩背。

8. 有受伤的危险

与患者机械通气的各种报警因素未及时清除、管道不慎脱落等有关。护理措施如下。

（1）密切观察患者病情变化，监测心率、脉搏、脉搏氧饱和度（SpO_2）、呼吸频率等。

（2）及时发现呼吸机的报警原因，并进行处理。

（3）妥善固定各类导管，如气管套管、中心静脉置管、胃管、尿管等。

（4）插管患者若神志清醒且烦躁不安，应遵医嘱给予丙泊酚或咪达唑仑镇静，单一用药效果差者可联合用药，以减轻疼痛不适感，减少呼吸肌做功而有利于治疗。

（5）为烦躁的患者适当加约束带固定四肢，并加手套固定，约束患者时手腕的松紧度要适宜，经常检查约束带有无松散。约束带放置位置不能离头面部太近，避免自行拔管。

9. 有便秘的危险

与长期卧床、胃肠道蠕动减少有关。护理措施如下。

（1）给予患者饮食指导：应多食富含纤维素的饮食，如芹菜、香蕉等。

（2）经常给患者顺时针按摩腹部。

（3）观察患者排便及排气情况。

（4）刺激患者的肛门括约肌，将粪便排出或遵医嘱给予缓泻药物、灌肠等。

（5）保持床单位清洁干燥，及时处理大便，以免损伤皮肤。

10.有失用综合征的危险

与患者长期卧床、保持强迫体位有关。护理措施如下。

（1）给予患者舒适卧位，并使四肢呈功能位，可使用丁字鞋。

（2）经常按摩患者的四肢，促进患者血液循环。

（3）进行肌力训练，可指导患者进行肌肉的等长及等张收缩。

（4）鼓励患者在保持管道安全的范围内进行床上运动。

（5）及时与患者沟通，增强患者的信心。

11.潜在并发症——酸碱紊乱

护理措施如下。

（1）密切观察患者病情变化，监测动脉血气并及时记录。

（2）如出现血气变化及时告知医生并配合医生进行处理，尽快纠正。

（三）撤机护理

1.撤机前的护理

在试行停机前，应逐步减少氧气吸入和潮气量，以观察患者的适应程度；对长期应用机械通气的患者，开始可间断停用呼吸机每次 10~30 min，每日 2~3 次，逐渐延长停机时间，直到完全脱机。试行停机应在白天进行，以便于观察和监测血气变化。

（1）心理护理：停机前应与患者及其家属分析患者的病情，解释撤机的必要性、安全性，讲明撤机的具体过程，使患者消除恐惧心理，树立信心，配合治疗与护理。

（2）根据患者的病情选择适当的撤机技术，并观察撤机过程中患者的反应。停机过程不要服用镇静、安眠药，因其对呼吸中枢的抑制会使患者自主通气功能减低。

（3）选择合适的撤机时间：①导致呼吸衰竭的基础疾病好转；②氧合充分［氧合指数＞150~200 mmHg；呼气末正压（PEEP）5~8 cmH$_2$O；吸入氧浓度（FiO$_2$）0.4~0.5］且 pH≥7.25；③血流动力学稳定；④患者有自主呼吸触发。

（4）应急准备：撤机前应备好急救物品，如气管插管用物、气管切开包、吸痰装置、面罩、简易呼吸器、开口器、喉镜、急救药品等。

2.撤机后的护理

（1）保持呼吸道通畅：及时吸痰，在吸痰的同时配合翻身、拍背、更换体位等措施，以利于痰液引流，必要时做胸部物理治疗。

（2）停机后常规鼻导管吸氧，教会患者做深呼吸，增加通气量。遵医嘱给予超声雾化吸入，雾化吸入的药物有氨溴索、糜蛋白酶等。

（3）做好病情观察并记录患者脱机后情况，严密观察患者的精神、面色、心率、呼吸及血氧饱和度等。观察患者有无气促、憋气和呼吸困难、口唇发绀的情况。

（4）脱机后 1 h 复查动脉血气。如正常，直接脱机的患者可拔除气管插管；对间断脱机、保留人工气道者，用湿纱布覆盖，并保持管道固定，以便在病情变化时，随时接呼吸机。

（5）严密监测通气动力学变化，若患者出现自主呼吸频率＞32 次/分钟、PaO$_2$＜8 kPa、PaCO$_2$＞7.33 kPa、严重心律失常等情况之一时，应立即连接呼吸机，恢复机械通气，以免呼吸肌过度疲劳。再采用间断脱机的方式直到完全脱机。

(6)营养支持:鼓励患者进食高蛋白、高脂肪、低糖类食物,以利于增强机体免疫功能,及早恢复呼吸肌的力度。

(7)心理护理:护理人员更要守护在患者身旁,做好解释、安慰和鼓励工作。对间断脱机者,说明脱机的方法和必要性,避免因多次停机、复机使患者产生失败感而丧失信心。

(8)终止机械通气后,可根据患者病情继续保留气管导管 24~48 h,以备必要时急救。决定拔管前先吸除管内外(口腔、鼻腔、气囊上方)的分泌物。拔管后禁食 12~24 h,或将胃管留置 12~24 h,防止过早进食而误吸。拔管后应指导患者发音和进食,教会患者发"E"音,进食时取头部前倾坐位,注意有无会厌、喉痉挛等并发症。

(贾仙林)

第十八节　雾化吸入

雾化吸入疗法是现代治疗急慢性呼吸系统疾病的主要方法之一。应用雾化吸入将药液分散成细小的雾滴状悬液,使其悬浮于气体中,随着患者的呼吸进入呼吸道。其特点是可以调节雾量大小均匀,药液随着深而慢的吸气被吸到终末支气管及肺泡,达到消炎、镇咳、祛痰、解除支气管痉挛、改变通气功能等目的。吸入的药物不仅可以对呼吸道局部产生作用,还可以通过肺组织吸收而产生全身性的疗效,由于雾化吸入的药物具有起效快,药物用量较小而不良反应较轻的优点,故临床使用较为普遍。

一、氧气雾化吸入技术

(一)目的
(1)治疗呼吸道感染,消除炎症,稀释痰液以有利于痰液的排出,治疗急、慢性呼吸道炎症。
(2)解痉平喘,改善通气功能的目的,用于治疗哮喘。
(3)可用于吸入麻醉药以达到术前麻醉的作用。

(二)原理及作用机制
氧气雾化吸入法是利用高速氧气气流,使药液形成雾状悬液,再随呼吸吸入呼吸道,达到治疗的目的。基本原理是利用高速氧气流通过毛细管口并在管口产生负压,将药液由相邻的管口吸出,所吸出的药液又被毛细管口高速的氧气流撞击成细小的雾滴,成气雾状喷出,随患者呼吸进入呼吸道而达到治疗的作用。

(三)用物准备
1.必备物品
(1)一次性氧气雾化吸入器:雾化吸入器(nebulizer)包括盛接药物的储药罐、吸入管口、雾化口含嘴三部分。雾化器储药罐下有连接氧气导管的入口,吸入管口有两个端口,一侧可接口含嘴,一侧便于释放多余的气体。雾化吸入器必须专人使用,常规消毒,以防止交叉感染的发生。
(2)吸氧装置一套:氧气装置的湿化瓶内不加水。

(3)10 mL 注射器:用于抽吸药物。

(4)药品:按医嘱备药。

2.常用药物及其作用

(1)湿化祛痰药:黏稠分泌物是气道阻塞的常见原因,诱发感染,常使肺功能损害加重。湿化祛痰类药物的主要作用在于湿化祛痰,溶解液化痰液,利于痰液排出。如 α-糜蛋白酶 2.5～5 mg 加生理盐水 10 mL 稀释后应用。

(2)支气管扩张药:能选择性激动 β 受体,常用于咳喘患者。如异丙肾上腺素 0.25～0.5 mg 加生理盐水 5～10 mL;0.5%舒喘灵加生理盐水 10mL;地塞米松 2～5 mg 加生理盐水 5～10 mL。

(3)抗生素类药:因为许多患者的咳嗽、咳痰与感染有关,故雾化吸入在止咳化痰的同时需加入抗生素以消除炎症。常用药物有青霉素每次 5 万～10 万 U,加生理盐水 5～10 mL,注意应在皮试阴性的情况下应用;庆大霉素每次 4 万～8 万 U,加生理盐水 10 mL;以达到控制炎症的功效。

(4)肝素:是抗凝治疗的常用药物,雾化吸入此药后,药液缓慢地释放入血,抗凝效果可持续 24 h,可应用于抗血栓治疗。

(5)凝血酶:近年来在我国广泛用于对结扎有困难的小血管、毛细血管以及实质性脏器出血的止血,它具有确切迅速的止血作用。还可以采用喷射式雾化器把凝血酶雾化吸入治疗咯血。

(6)中药。

(7)呋塞米。

(8)吸入麻醉药:利多卡因。

(四)操作方法

(1)按医嘱抽药液,用蒸馏水稀释或溶解药物在 10 mL 以内,注入雾化器的储药罐内。

(2)将雾化器储药罐与吸入管口旋紧连接,然后下端再与氧气装置的延长导管相连,注意连接应紧密,防止漏气。

(3)将洁净的口含嘴取出,与雾化器的吸入管口一端相连。

(4)调节氧气装置,储药罐有雾化液气出现,下端无药液漏出,即雾化器安装完毕。

(五)适应证

(1)上呼吸道感染,如鼻炎、鼻塞、打喷嚏、喉炎、咳嗽、声音嘶哑、急慢性咽炎、咽痛等。

(2)急性支气管炎、慢性支气管炎、肺炎、支气管扩张(慢性咳嗽为主,咳黏稠脓痰)、慢性阻塞性肺病(COPD)包括慢性阻塞性支气管炎、肺气肿、支气管扩张和支气管哮喘等。

(3)术前吸入麻醉用药。

(六)禁忌证

无绝对禁忌证。

(七)优点

(1)吸入的药物可直接到达患病的呼吸道和肺部,因此,比口服药物起效快,更为有效。

(2)由于药物直接进入呼吸道,其用量最多只需其他给药方式的 1/10,减少了药物的不良反应,对于儿童和老人尤为重要。

（3）湿化气道，稀释痰液，可以普遍用于各种呼吸道疾病。对于某些以病毒感染为主的疾病（如感冒），雾化吸入治疗可明显减轻症状，缩短病程。

（4）药物作用直接，对缓解支气管哮喘效果显著且迅速，优于其他治疗方式。

（八）护理

（1）在治疗前护士应充分了解患者的文化背景，患者对雾化吸入的接受掌握程度，以及对治疗的配合态度，根据个体情况进行知识宣教。详细介绍雾化吸入疗法的意义和方法、时间、效果及如何正确地配合，以达到最佳的治疗效果。

（2）操作时先检查雾化器各部件连接是否良好，有雾气出现时再让患者吸入。初次做此治疗，应教会患者使用方法：嘱患者漱口以清洁口腔，取舒适体位，最好采用半坐卧位或坐位，患者手持雾化器，紧闭口唇用口完全含住雾化器的吸嘴，用持雾化器的手堵住雾化器的开放端口，同时深吸气，可使药液充分达至支气管和肺内，吸入雾化液气后再屏气1~2 s，效果更好。

（3）掌握好雾化吸入的量。黏稠分泌物具有吸水性质，当吸湿后会膨胀，使原来部分堵塞的支气管完全被堵塞。哮喘持续状态患者，当使用雾化吸入后可产生呼吸困难，故对此类患者湿化雾量不宜太大，一般氧气流量2~3 L/min即可。吸入治疗过程中，雾滴进入支气管作为一种异物可刺激支气管而引起痉挛，尤其是糜蛋白酶、高渗盐水等药液易引起哮喘发作。所以，用此类药物时，同时要应用支气管扩张药如氨茶碱等，并做好三查七对。

（4）患者在进行雾化吸入的过程中如感到疲劳，可放松手指，休息片刻再进行吸入，直到药液喷完为止，一般15~20 min即可达到治疗的效果。吸入的时间不宜过长，氧流量不宜过大，过大会导致雾化烟雾过大，从而使患者感觉到憋气、气促、呼吸困难，难以坚持。

（5）在氧气雾化吸入过程中，注意严禁接触烟火及易燃品。

（6）在雾化吸入的整个过程中，应经常巡视病房，观察患者是否正确操作，不正确应给予指导，如出现故障应及时解决问题，并告知如有不适应及时报告护士。

（7）治疗完毕，取下雾化器，关闭氧气，清理用物，协助患者漱口。每次用完要将储药罐、吸入管口、口含嘴冲洗干净，消毒后再用冷开水洗净，放置干净容器内保存备用。

（8）使用氧气雾化吸入时，病房内要保持清洁、安静、光线充足，在避免患者受凉的情况下，室内要开窗通风换气，保持室内空气新鲜，使患者能得到更好的休息。

（9）危重患者的治疗，应密切观察患者的生命体征、神志的变化，及时发现异常。对确实不宜雾化的患者，应该停止雾化以免造成不良后果。

（九）并发症的预防及护理

（1）口腔感染。由于自身免疫力低下，一些患者在使用激素、抗生素雾化吸入治疗的过程当中，应重视诱发口腔真菌感染问题。雾化吸入期间要注意患者的口腔清洁，观察患者的口腔黏膜和舌苔，根据具体情况采取相应措施，如用清水或者碳酸氢钠溶液漱口，以预防口腔感染的发生。

（2）注意防止药物吸收后引起的不良反应。长期过量使用生理盐水雾化吸入，会因过多的钠吸收而诱发或加重心力衰竭。

（3）雾化器使用应定期消毒，严格无菌操作，防止污染，专人专用，避免交叉感染，治疗结束统一收集妥善处理。

（4）窒息。对年老体弱无力咳痰的患者，应备好吸痰装置，及时吸痰，防止痰液雾化后膨胀阻塞气道发生窒息。

（十）健康教育

（1）做好患者的思想工作，解除患者对雾化吸入的紧张情绪。对年老体弱、无力咳痰的患者，雾化后应协助排痰，指导患者正确咳痰的方法。协助拍背，拍背时手掌取弓形，这样拍背对胸腔可引起振荡作用，有利于痰的排出，且患者的疼痛感较轻。

（2）在雾化吸入期间要注意患者的口腔清洁。告之患者注意预防口腔感染的重要性，尤应重视诱发口腔真菌感染。

（3）做好呼吸道隔离，保持室内空气清新，定期通风，室内过于潮湿较易滋生细菌。梅雨季节，更应注意保持房屋内的干燥清洁，必要时可以使用除湿器。

（4）雾化吸入治疗症状好转时，应及时与医师沟通，减少雾化治疗，避免出现过度治疗。

二、定量雾化吸入技术

（一）目的

通过定量喷射药液进入呼吸气道，解除各种原因引起的支气管痉挛，如慢性阻塞性疾病或其他过敏原诱发的支气管痉挛、哮喘的发作。

（二）原理及作用机制

定量雾化吸入器（metered-dose inhaler，MDI）是利用手压制动、定量喷射药物微粒的递送装置。密封的储药罐内盛有药物和助推剂（常用氟利昂），药物溶解或悬浮于液态的助推剂内，药液通过一个定量阀门可与定量室相通再经喷管喷出。按压一次，计量阀门供应定量的药液，从而达到定量的目的。助推剂在遇到大气压后因突然蒸发而迅速喷射，卷带出药液并雾化成可吸入的雾状微粒。

（三）用物准备

定量雾化吸入器（MDI）是由 3 个主要部分所组成（储药腔、定量阀和气雾启动器），内含药物、推进剂和一种或多种表面活性物质或润滑剂 3 种成分。MDI 无须安装，容器内已装有药液，MDI 为一次性使用，药液用完可以扔弃。

（四）适应证

慢性阻塞性疾病或其他过敏原诱发的支气管痉挛、哮喘的发作。

（五）禁忌证

对定量雾化器中药物成分过敏者。

（六）优点

定量吸入疗法是目前临床上治疗哮喘的首选给药途径。应用气雾剂通过气道吸入给药，起效迅速，一般 5 min 内可以起效，药效可维持 4～6 h，具有用药剂量小、安全性高、全身不良反应小等优点。但需注意的是如果患者使用不当可使药物疗效降低或疗效不显著。

（七）护理

（1）治疗前了解患者的文化背景及对 MDI 的认识程度，根据个体情况进行知识宣教。护士应熟练掌握 MDI 的操作方法，以便于指导患者。详细介绍 MDI 的作用、效果及如何正确地使用。

（2）制备操作手册发给患者观看，对患者提出的疑问给予正确的解释。必要时护士可以操作演示。

(3)掌握正确的操作方法。使用 MDI 前取下药瓶帽应充分摇匀容器内的药液,嘱患者深呼气,缓慢呼出肺内气体。张开口腔,置 MDI 喷嘴取下于口内,缓慢吸气,于开始吸气时即以手指揿压喷药,用小于最大吸气力量的速度吸入药物,吸药后吸气末屏气需 5～10 s。

在没有不适的情况下尽量屏气久些然后缓慢呼气,可增加药物的疗效。每喷药物吸入的间隔时间＞30 s。如果需要重复使用应该休息 3 min 左右再重复使用 1 次。

(4)患者在进行操作时,应经常到旁观察其操作方法,及时纠正 MDI 操作中的错误。

(5)操作完毕后嘱患者应漱口,避免一些药物对口腔黏膜造成损伤。

(6)MDI 使用完毕,应将瓶帽盖紧,避免瓶内药物挥发,或污染,引起药效降低。

(7)使用 MDI 时不能随意增减喷雾次数,在病情变化的情况下,更应严格遵从医生及护士的指导。

(八)并发症的预防及护理

1.口腔感染

由于从 MDI 中输出药雾的起始流速极快,极易造成药物在口咽部的留存。一般吸入肺部的药量可达 10％以上,但大约有 80％的药物沉积在口咽部。为避免口腔溃疡或感染的发生,患者在雾化吸入期间要注意患者的口腔清洁,应用清水充分漱口。

2.药物不良反应

患者必须在医生的指导下合理用药,不可以随意增加药物的用量或者用药的频率。

(九)健康教育

医护人员在向患者推荐使用定量气雾剂前,应指导患者掌握正确的吸入方法,保证药物充分吸入到气道内,发挥气雾剂疗效。操作中最重要的步骤是在开始吸气时马上按压喷药,在最初使用时应在镜前练习整个步骤,若有喷雾从气雾剂上端或者从口旁漏出,表示操作的方法有错误。如果在先前有效剂量的情况下,症状控制的时间＜3 h,应该寻求专业人员的帮助,增加用药的剂量或者用药的频率须在医生的指导下。患者在吸入药物后应漱口。

三、干粉雾化吸入技术

(一)目的

干粉雾化吸入可以解除支气管痉挛,用于可逆性气道阻塞性疾病的规律治疗。

(二)原理及作用机制

根据干粉的剂型可将干粉吸入器(dry-powder inhaler,DPI)分成单剂量型(旋转吸入器)、多剂量型(准纳器、碟式吸入器)和储存剂量型(都保)3 种。

1.单剂量吸入器

常有旋转式或转动式吸入器,其旋转盘和转动盘上带有锐利的针,待吸入的药物干粉剂则盛于胶囊内。使用时将药物胶囊先装入吸纳器,然后稍加旋转即让旋转盘和转动盘上的针刺破胶囊,患者通过口含管进行深吸气即可带动吸纳器内部的螺旋叶片旋转,搅拌药物干粉使之成为气溶胶微粒而吸入。单剂量吸入器雾化微粒于肺内的沉降率为 5％～6％,应用较少,常用于色甘酸钠干粉的吸入以预防儿童过敏性哮喘。

2.多剂量吸入器

常有涡流式吸入器和碟式吸入器。临床上使用较多的是碟式吸入器,待吸入的药物干粉剂则盛于胶囊内。吸入器内 1 次可装入多个剂量。使用时旋转外壳或推拉滑盘每次转送 1 个剂量,患者拉起连有针锋的盖壳将装有药粉的胶囊刺破,即可口含吸入器的吸嘴以深吸气将药粉吸入,吸气后屏气 10 s 再缓慢呼气。

3.储存剂量吸入器都保(tuber haler)

储存剂量吸入器都保是一种储存剂量型 DPI,其口器部分的内部结构采用了独特的双螺旋通道,气流在局部产生湍流,有利于药物颗粒的分散,增加了微颗粒的输出量和吸入肺部的药量。由于吸气部分结构复杂,装置的内在阻力略高,属中阻力型,吸入药量与吸气流速有一定关系,使用时应采用尽可能快速的峰流速吸气方式吸药,以期达到最大的吸入药量。

(三)用物准备

根据需要选择各型 DPI。

(四)操作方法

使用 DPI 包括 4 个简单的步骤:打开;推开;吸入;关闭。

1.打开

用一手握住吸入器的外壳,另一手的拇指放在外壳按压处,向外用拇指推动滑杆直至完全打开。

2.推开

握住吸入器使其吸嘴对着自己,用拇指向外推动滑杆直至听到咔嗒一声,表明吸入器已做好吸药的准备。滑杆向后每滑动 1 次,都表明 1 个剂量的药物已准备好以供患者吸入,因此,在不用药的情况下不要随意滑动滑杆以免造成药液浪费。

3.吸入

握住吸入器使之远离嘴。在保证平稳呼吸的情况下,尽量呼气,但不要将气体呼入吸入器。将吸嘴放入口中吸入药物,将吸入器从口中取出。继续屏气 10 s,缓慢恢复呼气。

4.关闭

关闭吸入器,将拇指放在外壳按压处,向后拉直至发出咔嗒声,表明已关闭。

(五)适应证

多用于可逆性气道阻塞性疾病的规律治疗,包括成人和儿童哮喘。

(六)禁忌证

对干粉雾化器中药物成分过敏者。

(七)优点

DPI 由于可与吸气同步,吸入效果较好,且不含氟利昂;操作方法比较简单,携带也较方便,颇受患者欢迎,符合环保要求。与 MDI 吸入的根本不同点在于通过使用者主动吸入空气的动能分散药雾微粒,使粉雾颗粒的流速与使用者的吸气流速相吻合,而且药物以干粉颗粒形式输出,因此,药雾在离开吸入装置后微颗粒的大小不会因时间和距离的变化而发生迅速变化,干粉剂的药雾颗粒较 MDI 更稳定。由于气流速和气流方式的不同,使用干粉剂吸入时口咽部留存量较少。多剂量吸入器的最大优点还在于药粉的吸入是靠患者的呼吸驱动,不需要刻意呼吸配合和用手揿压的协调动作。

(八)护理

(1)了解患者的文化水平及掌握知识的程度,耐心细致地为患者进行治疗宣教,包括进行干粉吸入治疗的作用、用法和不良反应,及时解答患者的疑问。

（2）护士在进行操作指导时，应熟练掌握 DPI 的操作原理，以便于指导患者。

（3）在患者正式使用药物前，可给予患者进行模拟训练。模拟训练器外形与正式药品一样，不同点在于吸入时若动作正确，吸入有效，训练器会发出哨声，提示药物已吸入。

（4）指导患者使用完毕 DPI，应及时封闭吸入口，避免污染或浪费药液。

（九）并发症的预防及护理

1. 口腔感染

患者在雾化吸入期间要注意患者的口腔清洁，应用清水漱口，以预防口腔感染的发生。

2. 药物不良反应

患者必须在医生的指导下合理用药，不可以随意增加药物的用量或者用药的频率，以防不良反应的发生。

（十）健康教育

（1）指导患者妥善保存吸入器，要干燥保存，不用时处于关闭的状态。

（2）避免对着吸入器的吸嘴呼气。

（3）只有在准备吸入药物时才可推动滑杆，避免药物浪费。

（4）指导患者采取正确的气雾吸入方式。喷吸时张开口，以深吸气将药雾吸入。吸入药雾时应深且缓，吸入气雾之后须屏气 10 s，在没有不适的情况下可以延长屏气的时间，以发挥更好的效果。若屏气不足 4s 则会降低雾化吸入的效果。

（贾仙林）

第十九节　氧　疗

氧气是机体组织细胞能量代谢所必需的物质。氧疗的主要目的有以下方面。①纠正低氧血症：提高吸入氧浓度（FiO_2），提高肺泡氧分压，可不同程度纠正低氧性低氧血症。②降低呼吸功：低氧血症和缺氧引起酸中毒刺激呼吸中枢，代偿性引起呼吸频率加快，通气量增加，呼吸肌做功增加，氧耗增加，加重低氧血症。提高吸入氧浓度可降低机体对通气的需要，降低呼吸功。③减少心肌做功：低氧血症和缺氧引起心血管系统发生代偿性反应，心率增快、心排出量增加、血压升高，导致心肌做功增加，氧疗可以通过纠正低氧血症而减少心肌做功。

一、适应证

氧疗适用于所有存在组织缺氧和低氧血症的患者，以及高危患者。主要适应证包括：①低氧血症；②呼吸窘迫；③低血压或组织低灌注状态；④低心排出量和代谢性酸中毒；⑤一氧化碳中毒；⑥心跳呼吸骤停。需要注意的是，对于无明显组织缺氧、无低氧血症表现的高危患者，也应考虑氧疗。

二、操作过程

1. 氧疗装置

根据氧疗系统提供的气体是否能满足患者吸气的需要，一般将氧疗装置分为高流量系统和低流量系统。值得注意的是,高流量与低流量并不等同于高浓度和低浓度吸氧。

(1)高流量系统:高流量系统具有较高的气体流速或足够大的贮气囊,气体量能够完全满足患者吸气所需,患者不需要额外吸入空气。用高流量系统实施氧疗并不意味着吸入氧浓度较高,高流量系统可提供氧浓度较高的气体,也可提供氧浓度较低的气体。该系统的主要优点为:①能够提供较准确的、不同氧浓度的气体,而且氧浓度不受患者呼吸模式的影响;②气流完全由系统提供,可根据患者需要调整气体的温度和湿度。

(2)低流量系统:低流量系统提供的气流不能完全满足吸气的需要,患者需额外吸入部分空气。低流量系统提供的气体氧浓度不很准确,但患者更为舒适,应用较为方便,而且比较经济。常用的低流量系统包括鼻塞、鼻导管、普通面罩、带有贮气囊的面罩等。用低流量系统实施氧疗时,吸入氧浓度一般低于 60%,要进一步提高吸入氧浓度,需应用带有贮气囊的面罩。

另外,根据氧疗系统是否存在呼出气的重复吸入,又可将氧疗装置分为非重复吸入系统和重复吸入系统。几乎所有的氧疗系统都是无重复吸入系统,能将不含呼出气成分的吸入气输送给患者。

2.低流量或高流量氧疗系统的应用指证

当患者有指证接受氧疗时,应确定采用何种氧疗系统。低流量和高流量系统各有利弊。与高流量系统比较,低流量系统具有以下优点:①患者耐受性较好,较为舒适;②实施较方便。但低流量系统的缺点也很明显:①低流量系统的气体不能满足患者吸气的需要,需额外吸入空气,使吸入氧浓度不稳定;②吸入氧浓度受患者呼吸模式的影响较大。高流量系统提供的气体氧浓度较为稳定,基本不受患者呼吸模式的影响。总的来说,对于病情稳定、呼吸平稳,而且对吸入氧浓度的准确性要求不高的患者,宜采用低流量氧疗系统,反之,应采用高流量氧疗系统。高流量氧疗系统适用于严重通气或氧合功能障碍的患者。

一般认为,采用低流量氧疗系统的患者应具备以下指证:①潮气量 300～700 mL;②呼吸频率不超过 25～30 次/分钟;③呼吸规则而稳定。不符合上述条件的患者,应采用高流量系统。经过积极的氧疗措施病情不能改善时,应考虑机械通气,必要时气管插管。

3.低流量氧疗系统

低流量氧疗系统包括鼻导管、鼻塞、面罩及气道内供氧等氧疗方法。

(1)鼻导管或鼻塞:安全简单,不影响口腔护理及进食,但吸入氧浓度不稳定,适用于轻症及呼吸衰竭恢复期的患者。主要包括以下几种。①鼻咽导管法:导管自前鼻孔插入鼻咽腔,常用氧流量为 2～3 L/min,吸入氧浓度在 30% 以下。②鼻前庭导管法:导管置于鼻前庭,氧流量可达 6～8 L/min,吸入氧浓度可达 35%～50%,又能发挥鼻腔的湿化作用。③鼻塞给氧:鼻塞长度约 1 cm,塞于单侧或双侧鼻孔。此法较舒适,不易被分泌物堵塞。采用鼻导管或鼻塞氧疗时,吸入氧浓度与吸入氧流量有如下关系:吸入氧浓度(%)＝21＋4×吸入氧流量(L/min)。实际上吸入氧浓度还受潮气量和呼吸频率的影响,张口呼吸、说话、咳嗽和进食时,即使氧流量不变,吸入氧浓度也会降低。

下面以正常人以正常呼吸模式进行呼吸为例,简要说明吸入氧浓度(%)＝21＋4×吸入氧流量(L/min)这一公式的由来。

假设鼻导管吸氧流量为 6 L/min(100 mL/s),呼气在呼气时间的前 1.5 s(75%)完成,则最后的 0.5 s 无气体呼出,吸入的纯氧(吸氧流量为 6 L/min,即 100 mL/s),将在这 0.5 s 中将口鼻咽解剖无效腔充满。则在 1 s 的吸气时间内,吸气潮气量由 3 部分组成:①来自口鼻咽解剖无效腔的 50 mL 纯氧;②来自鼻导管的 100 mL 纯氧,即 100 mL/s×1 s;③500 mL 潮气量中,有 350 mL 的空气(氧浓度为 20％左右),则氧气为 350 mL×20％＝70 mL。可见,500 mL 吸气潮气量中含有 220 mL 的纯氧(50 mL＋100 mL＋70 mL),吸入氧浓度为 44％(220 mL/500 mL)。也就是说人体在"正常理想通气状态下",通过鼻导管吸入流量为 6 L/min 的氧气时,吸入氧浓度为 44％。

其他条件不变的情况下,若将氧流量从 1 L/min 逐渐增加至 6 L/min,则氧流量每增加 1 L/min,吸入氧浓度大约相应变化 0.04 (4％)。这就是上述氧流量与吸入氧浓度关系计算公式的推算依据。对于同一患者,若潮气量减少 1/2,即 250 mL,其他条件不变,则吸气潮气量的构成将发生明显变化:①来自口鼻咽解剖无效腔的 50 mL 纯氧;②来自鼻导管的 100 mL 纯氧,即 100 mL/s×1 s;③250 mL 潮气量中,需吸入 100 mL 的空气(氧浓度为 20％左右),则氧气为100 mL×20％＝20 mL 可见,250 mL 吸气潮气量中含有 170 mL 的纯氧(50 mL＋100 mL＋20 mL),则吸入氧浓度为 68％(170 mL/250 mL)。因此,潮气量越大或呼吸频率越快,吸入氧浓度越低;反之,潮气量越小或呼吸频率越慢,吸入氧浓度越高。

只要通气模式不发生变化,鼻导管或鼻塞可提供相对稳定的吸入氧浓度。但是认为鼻导管或鼻塞可确保稳定的吸氧浓度是错误的。

另外,应用鼻导管或鼻塞时,氧流量不应超过 6 L/min。这与鼻咽部解剖无效腔已被氧气完全预充有关,提高氧流量不可能进一步增加吸入氧浓度,此时要提高吸入氧浓度,须加用贮气囊。

(2)普通面罩:包括开放式和密闭式两种,开放式为低流量系统,密闭式为高流量系统。应用开放式面罩时,氧气导管与面罩相连,面罩置于患者口鼻部,根据需要选择氧流量。使用时应注意面罩位置,以免影响吸入氧浓度,适用于不能耐受导管的患者及儿童。

(3)附储气袋面罩:未气管切开或气管插管的患者需吸入高浓度氧气(吸入氧浓度＞60％)维持氧饱和度时,可在简单面罩上加装一体积 600～1 000 mL 的储气袋,即附储袋面罩。氧流量须在 5 L/min 以上,以确保储气袋适当充盈和将面罩内 CO_2 冲洗出。面罩和储气袋之间无单向活瓣的面罩称为部分重复呼吸面罩,有单向活瓣的面罩则为无重复呼吸面罩。应用附储气袋面罩的目的是以较低的氧流量来提供较高的吸入氧浓度。

(4)无重复呼吸和部分重复呼吸面罩:根据呼出气体是否存在重复吸入,可将面罩分为无重复呼吸和部分重复呼吸面罩。部分重复呼吸面罩允许患者重复呼吸部分呼出气,以减少氧气消耗。氧气从面罩的颈部流入,在吸气相直接进入面罩,而在呼气相则进入储气袋。理想情况下,患者呼气时,呼出气的前 1/3 进入储气袋,与储气袋中的纯氧混合。呼出气的前 1/3 主要来自解剖无效腔。此部分气体在使用部分重复呼吸面罩后不久,氧浓度较高。当储气袋被纯氧和呼出气的前 1/3 充满后,其内部压力迫使呼出气的后 2/3 (包括 CO_2 负荷)从呼气孔排出。在密封较好的部分重复呼吸面罩,氧流量为 6～10 L/min 时,吸入氧浓度可达 35％～60％。

无重复呼吸面罩则是在储气袋与面罩间加装一单向活瓣,确保呼气相氧气直接进入储气袋,吸气相氧气流向面罩和储气袋;活瓣可阻止呼出气回流到储气袋,直接通过面罩上的小孔排出,使患者不再吸入呼出气。

(5)气管内给氧法:适合于脱离呼吸机,但仍需保留气管插管或气管切开管的患者。可直接将供氧管插入人工气道内,也可采用气管切开喉罩。简单易行,但避免供氧管插入过深,损伤气道,另外,氧流量过高时,可能导致气道湿化不足。

4.高流量氧疗方法

(1)Venturi面罩法:是一种特殊设计的供氧面罩,利用氧射流产生的负压从面罩侧孔带入一定量的空气,以稀释氧气,达到目标氧浓度,吸入氧浓度可按需调节并能保持稳定。适用于严重的呼吸衰竭患者。目前临床用的Venturi面罩不能提供高浓度的氧气吸入。

(2)密闭面罩加压给氧法:应用密闭面罩加压给氧,可用简易呼吸器、麻醉机或呼吸机实施。适用于严重低氧血症、肺水肿、昏迷、自主呼吸微弱的危重患者,也常用于气管插管前预充氧。实施过程中,应注意防止胃肠充气、反流和误吸,同时应注意采取恰当的体位,并保持上呼吸道通畅。

(3)氧帐法:在密闭和高流量给氧(20 L/min)时,吸入氧浓度能达到60%。改进式氧气头帐,以10~20 L/min给氧,颈项部胶布固定、防漏气条件下,氧浓度提高到60%~70%,多用于婴幼儿。

(4)高压氧疗法:需特制的高压氧舱,将患者置于2~3个大气压下的氧舱内给予氧疗。适用于缺氧不伴二氧化碳潴留的患者,如急性严重缺氧、重度一氧化碳中毒等。

(5)经鼻高流量氧疗(high-flow nasal cannula,HFNC):HFNC是指通过无需密封的鼻塞导管直接将一定氧浓度的空氧混合高流量气体输送给患者的一种氧疗方式。HFNC系统内部具有的涡轮及流量感受器,将空氧混合气体按照设定进行输出,因此吸入氧浓度可控,并且不随患者呼吸状态的改变而变化,另外可加温的湿化水罐及内置加热线路的呼吸管路可以提供37 ℃、相对湿度为100%的气体,可有效保护黏液纤毛转运系统的功能。由于HFNC较普通氧疗具有高效、舒适、禁忌证很少等特点,在临床有较为广泛的应用。

三、注意事项

1.选用合适的氧疗方式

根据病情需要,决定氧疗方式。COPD引起的呼吸衰竭应使用控制性低流量和持续性氧疗,其氧浓度控制在24%~28%,流量为1~2 L/min。

2.注意湿化和加温

呼吸道内保持37 ℃的温度和95%~100%的湿度,是黏液纤毛系统正常清除功能的必要条件。成人呼吸道每日蒸发水量达500 mL,以湿化吸入空气。气管插管及气管切开时,呼吸道湿化功能丧失,需借助于物理方法使吸入气体保持有效湿化。

3.定时更换和清洗消毒

防止污染和导管堵塞,对导管、湿化加温装置,呼吸机管道系统等应经常定时更换和清洗消毒,以防止交叉感染。吸氧导管应随时注意检查有无分泌物堵塞,并及时更换。

4.氧疗效果评价

(1)循环系统的评估:心血管系统的评估主要应观察血压、脉搏和组织灌注状态。对于接受氧疗的患者,应将其血压、脉搏与基础状态比较。如缺乏基础状态的治疗,则应动态观察和评价。

(2)呼吸系统的评估:呼吸系统的评估主要包括潮气量、呼吸频率和呼吸功能的观察和监测。

(3)动脉血气监测:动脉血气监测是评价氧疗效果的实验室手段。氧疗期间,应根据病情变化,反复监测动脉血气,根据动脉血气中动脉氧分压水平,判断氧疗效果,调整氧疗措施,并根据动脉血二氧化碳分压和 pH,判断患者通气状态和酸碱平衡状态。

四、并发症

1. 去氮性肺不张

吸入氧浓度高于 50％可引起去氮性肺不张,导致解剖样分流增加。正常情况下,氮气是维持肺泡膨胀的重要气体。存在生理学分流的肺泡,通气量不足,容积较小。当提高吸入氧浓度,特别是吸纯氧时,可发生以下两种效应:①通气不良的肺泡存在低氧性肺血管痉挛,当肺泡氧分压升高,其周围痉挛的毛细血管明显扩张,血流增加;②肺泡内氮气被洗出,氮气张力明显减低,肺泡内主要含有氧气,结果氧气迅速被吸收,这类小肺泡发生萎陷,形成肺不张,导致解剖学分流增加。预防去氮性肺不张可采用下列方法:①吸入氧浓度不宜超过 50％;②进行机械通气时,加用合适水平 PEEP;③鼓励患者排痰,减少气道堵塞;④注意吸入气体的加湿和加温。

2. 氧中毒

高浓度氧(一般指吸入氧浓度高于 60％)吸入后,可产生较多的氧自由基,超过了组织抗氧化系统的清除能力。氧自由基可损伤组织细胞,使其丧失呼吸功能,造成氧中毒。选择适当给氧方式,正确控制给氧浓度和时间可减少氧中毒的发生。

3. 晶状体后纤维组织形成

晶状体后纤维组织形成多见于新生儿,长时间、高浓度吸氧可导致晶状体后纤维组织形成及患儿失明。

(贾仙林)

第二章 心内科疾病护理

第一节 冠心病

冠状动脉粥样硬化性心脏病(coronary atherosclerotic heart disease)是指冠状动脉粥样硬化使血管狭窄或阻塞,或(和)因冠状动脉功能性改变(痉挛)导致心肌缺血缺氧或坏死而引起的心脏病,简称冠心病。冠状动脉粥样硬化性心脏病是动脉粥样硬化导致器官病变的最常见类型,也是严重危害人类健康的常见病。

据世界卫生组织 2011 年资料显示,我国冠心病死亡人数已列世界第三位。冠心病康复是指综合采用主动积极的身体、心理、行为和社会活动的训练与再训练,帮助患者缓解症状,改善心血管功能,在生理、心理、社会、职业和娱乐等方面达到理想状态,提高生活质量。同时强调积极干预冠心病危险因素,阻止或延缓疾病的发展过程,减轻和减少疾病再次发作的危险。冠心病康复治疗会影响患者周围人群对冠心病风险因素的认识,从而有利于冠心病患者改变不良生活方式,达到预防疾病的目的。所以从实质上,冠心病康复可扩展到尚未发病的人群。

一、病因

本病病因尚未完全明确,目前认为是多种因素作用于不同环节所致的冠状动脉粥样硬化,这些因素亦称为危险因素。

主要的危险因素包括:如患者的性别、年龄、职业;了解患者有无血脂异常、高血压、糖尿病等危险因素;有无摄入高脂饮食、吸烟等不良生活习惯,是否有充足的睡眠,排便情况;了解工作与生活压力情况及性格特征等。

次要的危险因素包括:①肥胖;②缺少体力活动;③进食过多的动物脂肪、胆固醇、糖和钠盐;④遗传因素;⑤A 型性格等。近年来发现的危险因素还有:①血中同型半胱氨酸增高;②胰岛素抵抗增强;③血中纤维蛋白原及一些凝血因子增高;④病毒、衣原体感染等。

二、临床表现

以发作性胸痛为主要临床表现,典型疼痛特点如下。

(1)部位:主要在胸骨体中、上段之后或心前区,界限不很清楚,常放射至左肩、左臂尺侧达无名指和小指;偶有至颈、咽或下颌部。

(2)性质:胸痛常为压迫样、憋闷感或紧缩样感,也可有灼烧感,偶伴濒死感。发作时,患者往往不自觉地停止原来的活动,直至症状缓解。

(3)诱因:体力劳动、情绪激动、饱餐、寒冷、吸烟、心动过速、休克等。

(4)持续时间:疼痛出现后常逐渐加重,持续 3～5 min,休息或含服硝酸甘油可迅速缓解,可数天或数周发作 1 次,亦可 1 天内发作多次。

3.体征

主要观察生命体征、心率、心律、心音变化、有无奔马律、心脏杂音及肺部湿啰音等。

三、辅助检查

(1)心电图:是发现心肌缺血,诊断心绞痛最常用的检查方法。

(2)患者在急性期住院康复期间,通过血常规、红细胞沉降率、心肌酶谱检查、血压监测、安静心电图、24 h动态心电图、超声心动图、心向量图等观察患者的病情变化,了解患者的心功能状况。

(3)X线检查:心脏X线检查可无异常发现,若伴发缺血性心肌病可见心影增大、肺充血等。

(4)冠状动脉造影:选择性冠状动脉造影可使左、右冠状动脉及主要分支得到清楚的显影,具有确诊价值。

(5)其他检查:二维超声心动图可探测到缺血区心室壁的活动异常;多排螺旋CT对诊断具有重要价值。

四、治疗原则

1.发作时治疗

(1)休息:发作时应立即休息。

(2)药物治疗:宜选用作用快、疗效高的硝酸酯制剂。这类药物可扩张冠状动脉,增加冠状循环的血流量;还可扩张周围血管,减少静脉回心血量,减轻心脏前、后负荷,从而缓解心绞痛。常见药物有硝酸甘油片和硝酸异山梨酯。在应用上述药物的同时,可考虑使用镇静药。

2.缓解期治疗

(1)一般治疗:尽量避免各种诱发因素如过度劳累、情绪激动等,积极治疗及预防诱发或加重冠心病的危险因素,如高血压、高脂血症、糖尿病等。

(2)药物治疗:①阿司匹林;②氯吡格雷;③β受体阻滞药;④调血脂药物;⑤血管紧张素转换酶抑制药(ACEI);⑥硝酸酯制剂;⑦钙通道阻滞药;⑧代谢性药物;⑨中医中药治疗:目前以"活血化瘀""芳香温通"和"祛痰通络"法为常用。此外,针灸或穴位按摩治疗也可能有一定的疗效。

(3)非药物治疗:①运动锻炼疗法;②血管重建治疗。

五、护理措施

1.一般护理

(1)改变生活方式:生活方式的改变是冠心病治疗的基础,应指导患者:①控制体重,在饮食治疗的基础上,结合运动和行为治疗等综合治疗;②适当运动,运动方式应以有氧运动为主,注意运动的时间和强度因病情和个体差异而不同,必要时需要在监测下进行;③戒烟、戒酒;④减轻精神压力,逐渐改变急躁易怒的性格,保持平和的心态,可采取放松技术或与他人交流的方式缓解压力。要养成良好的生活习惯,起居要有规律,科学安排时间,保证充足睡眠,注意劳逸结合,量力而行,不要过于劳累,以免加重病情。

(2)避免诱发因素:告知患者及其家属过劳、情绪激动、饱餐、寒冷刺激等都是心绞痛发作的诱因,应注意尽量避免。

(3)病情自我监测:指导教会患者及其家属心绞痛发作时的缓解方法,胸痛发作时应立即停止活动或舌下含服硝酸甘油。如服用硝酸甘油不缓解,或心绞痛发作比以往频繁,程度加重,疼痛时间延长,应立即到医院就诊,警惕心肌梗死的发生。不典型心绞痛发作时可能表现为牙痛、上腹痛等,为防止误诊,可先按心绞痛发作处理并及时就医。

(4)用药指导:指导患者出院后遵医嘱服药,不要擅自增减药量,自我监测药物的不良反应。外出时随身携带硝酸甘油以备急需。硝酸甘油见光易分解,应放在棕色瓶内存放于干燥处,以免潮解失效。药瓶开封后每 6 个月更换 1 次,以确保疗效。

2.饮食护理

合理膳食:宜摄入低热量、低脂、低胆固醇、低盐饮食,多食蔬菜、水果和粗纤维食物,如芹菜、糙米等,避免暴饮暴食,注意少量多餐。

3.康复护理

(1)给氧:间断或持续吸氧,以增加心肌氧的供应。

(2)休息:包括精神和体力休息。疼痛时应绝对卧床休息,保持环境安静,减少不必要的干扰。告诉患者这样做的目的是减少心肌氧耗量,有利于缓解疼痛。

(3)止痛治疗的护理:遵医嘱给予吗啡或哌替啶止痛,给予硝酸甘油或硝酸异山梨酯,并及时询问患者疼痛及其伴随症状的变化情况,注意有无呼吸抑制、脉搏加快等不良反应,随时监测血压的变化。

4.心理护理

当患者胸痛剧烈时应尽量保持有一名护士陪伴在患者身旁,避免只忙于抢救而忽略患者的感受,允许患者表达出内心的感受。向患者介绍住院的环境、治疗的方法、医护人员等,帮助患者树立战胜疾病的信心。解释不良情绪会增加心脏负荷和心肌氧耗量,不利于病情的控制。

5.健康教育

(1)康复训练以循序渐进地增加活动量为原则,生命体征一旦平稳,无并发症时即可开始。要根据患者的自身感受,尽量进行可以耐受的日常活动。

①床上活动:从在床上的肢体活动开始,包括呼吸训练,肢体活动一般从远端肢体活动开始,从不抗地心引力的活动开始,强调活动时呼吸自然、平稳,没有任何憋气和用力的现象,然后逐步开始抗阻运动,例如捏气球、皮球或拉橡皮筋等,一般不需要专用器械,吃饭、洗脸、刷牙、穿衣等日常生活活动可以早期进行。②呼吸训练:主要指腹式呼吸,要点是吸气时腹部浮起,膈肌尽量下降,呼气时腹部收缩,把肺内气体尽量排出。呼气和吸气之间要均匀、连贯、缓慢,但不要憋气。③坐位训练:坐位是重要的康复起始点。开始坐时可以有靠背或将床头抬高。有依托坐的能量消耗与卧位相同,但是上身直立使回心血量减少,同时射血阻力降低,心脏负荷实际低于卧位。在有依托坐位适应以后,患者可以逐步过度到无所依托独立坐位。

(2)根据患者个体情况指定的运动处方,督促、监护完成训练项目。运动方法宜选用有氧运动,如散步、骑自行车、太极拳等运动方式,要循序渐进。运动时心率增加小于10 次/分钟可加大运动量,心率增加 10～20 次/分钟为正常反应,运动强度逐渐增加到中等强度(运动时脉率＝170－年龄),每次持续时间 20～30 min,频率 3～5 次/周。运动以不引起胸痛、心悸、呼吸困难、出冷汗和疲劳为度。康复运动前指导进行 5～10 min 的热身运动,然后进行 30 min 的运动锻炼,最后做 5～10 min 的恢复运动。为了保证活动的安全性,在心电监护下开始所有的新活动。选择适当的运动,避免竞技性运动;患者要充分了解个人能力,定期检查和修改运动处方,避免过度训练;训练过程中警惕症状,如有心绞痛立即停止运动;训练必须持之以恒。

(3)指导患者了解药物治疗的知识,有心绞痛发作时立即停止活动或工作,含服硝酸甘油或复方硝酸甘油片,每次 1 片舌下含服。用药时要控制剂量,量过大时易引起血压下降,冠状动脉灌注压过低,增加心肌耗氧,从而加重心绞痛。

(张可可)

第二节　原发性高血压

原发性高血压(primary hypertension)是以血压升高为主要临床表现的综合征,通常简称为高血压。高血压是多种心、脑血管疾病的重要病因和危险因素,影响重要脏器如心、脑、肾的结构与功能,最终导致这些器官的功能衰竭,迄今仍是心血管疾病死亡的主要原因之一。

高血压是一种常见病、多发病,是多种心脑血管疾病的重要因素和危险因素。近年来随着康复医学的发展,康复治疗可以有效地辅助降低血压,减少药物使用量及对靶器官的损害、干预高血压危险因素,能最大限度地降低心血管发病率和病死率,提高患者体力活动能力和生活质量,是高血压治疗的必要组成部分。

一、病因

原发性高血压的病因目前一般认为与下列因素有一定的关系。

1. 遗传因素

原发性高血压有群集于某些家族的倾向,提示其有遗传学基础或伴有遗传生化异常。双亲均有高血压的正常血压子女,以后发生高血压的比例增高。高血压的遗传可能存在主要是基因显性遗传和多种基因关联遗传两种方式。在遗传表型上,不仅血压升高发生率体现遗传性,而且在血压高度、并发症发生以及其他有关因素(如肥胖)方面也有遗传。

2. 环境因素

(1)饮食:不同地区人群血压水平和高血压患病率与钠盐平均摄入量显著有关,摄盐越多,血压水平和患病率越高,但是同一地区人群中个体间血压水平与摄盐量并不相关,摄盐过多导致血压升高主要见于对盐敏感的人群中。饮食中饱和脂肪酸或饱和脂肪酸/不饱和脂肪酸比值较高也属于升压因素。饮酒量与血压水平线性相关,尤其与收缩压,每天饮酒量超过 50 g 者高血压发病率明显增高。

(2)精神因素:城市脑力劳动者高血压患病率超过体力劳动者,从事精神紧张度高的职业者发生高血压的可能性较大,长期生活在噪声环境中听力敏感性减退者患高血压也较多。高血压患者经休息后往往症状和血压可获得一定改善。

3. 其他因素

肥胖是血压升高的重要危险因素。一般采用体重指数(BMI)来衡量肥胖程度,即体重(kg)/身高^2(m^2)(以 20～24 为正常范围)。血压与 BMI 呈显著正相关。此外,服用避孕药、阻塞性睡眠呼吸暂停综合征也可能与高血压的发生有关。

二、临床表现

1. 症状评估

常见症状有头痛、头晕、疲劳、心悸、耳鸣等,但不一定与血压水平成正比。可因过度疲劳、激动或紧张、失眠等加剧,休息后多可缓解。

2.体征

高血压时体征一般较少,除血压升高外,心脏听诊可闻及主动脉瓣区第二心音亢进及收缩期杂音。皮肤黏膜、四肢血压、周围血管搏动及血管杂音检查等,有助于继发性高血压的原因判断。随病程进展,血压持久升高可导致心、脑、肾、血管等靶器官受损的表现。

三、辅助检查

(1)心电图检查:可见左心室肥大、劳损。

(2)X线检查:可见主动脉弓迂曲延长、左室增大。

(3)眼底检查:有助于对高血压严重程度的了解。

(4)超声心动图:了解心室壁厚度、心腔大小、心脏收缩与舒张功能、瓣膜情况等。

(5)动态血压监测:用小型便携式血压记录仪自动定时测量血压,连续24 h或更长时间。判断高血压严重程度,诊断发作性高血压或低血压。

(6)实验室检查:血常规、尿常规、肾功能、血糖、血脂分析、血尿酸等变化,可发现高血压对靶器官损害情况。

四、治疗原则

总体目标:使血压下降到或接近正常范围;防止和减少心血管及肾脏并发症,降低病死率和致残率。一般需长期甚至终身治疗,包括改善生活行为,降压药物治疗。

1.非药物治疗

①合理膳食、减轻体重;②适当运动、练气功及其他生物行为疗法;③心态健康、戒除不良生活习惯。

2.降压药物治疗

合理有效运用适宜长期治疗并有效控制血压的降压药物,包括:①利尿药;②血管紧张素转换酶抑制药;③β受体阻滞药;④钙通道阻滞药;⑤血管紧张素Ⅱ受体阻滞药;⑥α_1受体阻滞药。

五、护理措施

1.一般护理

保证合理的休息及睡眠,避免劳累,提倡适当的体育活动,尤其对心率偏快的轻度高血压患者,进行有氧运动效果较好,如骑自行车、跑步、做体操及打太极拳等,但需注意劳逸结合,避免时间过长的剧烈活动,对自主神经功能紊乱者可适当使用镇静药。严重的高血压患者应卧床休息,高血压危象者则应绝对卧床,并需在医院内进行观察。

2.饮食护理

应选用低盐、低热量、低脂、低胆固醇的清淡易消化饮食。鼓励患者多食水果、蔬菜,戒烟,控制饮酒、咖啡、浓茶等刺激性饮料。对服用排钾利尿药的患者应注意补充含钾高的食物,如蘑菇、香蕉、橘子等。肥胖者应限制热能摄入,控制体重在理想范围之内。

3.康复护理

包括:①定期监测血压,对血压持续增高的患者,应每天测量血压2～3次,并做好记录,必要时测立、坐、卧位血压,掌握血压变化规律,如血压波动过大,要警惕脑出血的发生;②吸氧,保持呼吸道通畅,减轻肺循环功能障碍;③用药指导,服用降压药应从小剂量开始,逐渐加量。同时,密切观察疗效,如血压下降过快,应调整药物剂量。在血压长期控制稳定后,可按医嘱逐渐减量,不得随意停药。某些降压药物可引起直立性低血压,在服药后应卧床 $2\sim3$ h,必要时协助患者起床,待其坐起片刻无异常后,方可下床活动。

4. 心理护理

患者多表现有易激动、焦虑及抑郁等心理特点,而精神紧张、情绪激动、不良刺激等因素均与本病密切相关。因此,对待患者应耐心、亲切、和蔼、周到。根据患者特点,有针对性地进行心理疏导。

5. 健康教育

(1)疾病知识指导:让患者了解自已的病情,包括高血压危险因素及同时存在的临床情况,了解控制血压的重要性和终身治疗的必要性。教会患者和家属正确的测量血压的方法,每次就诊携带记录,作为医师调整剂量或选择用药的依据。

指导患者调整心态,学会自我心理调节,保持心情舒畅。高血压患者一般心里紧张,即使是通过治疗病情得以控制,也常常心有余悸。因此,在为高血压患者治疗时,自始至终不能放松心理治疗,让患者学会正确宣泄不良情绪,减轻精神压力,增强战胜疾病的信心。家属应对患者充分理解、宽容和安慰。

(2)改变不良生活习惯:低盐饮食,限制钠盐摄入,每天应低于 6 g,避免食用鱼肉罐头及腌制、熏烤的肉和鱼产品;低热量、低脂饮食,补充适量蛋白质,如蛋类、鱼类等。

多吃含钾、钙丰富的食物,如绿色蔬菜、水果、豆类食物,油菜、芹菜、蘑菇、木耳、虾皮、紫菜等食物含钙量较高;增加粗纤维的摄入,预防便秘,因用力排便可使收缩压升高,甚至造成血管破裂;肥胖者将体重控制在标准体重的 10% 上下范围;戒烟限制饮酒,有利于维持血管内皮细胞的正常功能。

(3)坚持按时服药:根据血压及病情变化,调整用药。①强调长期服用药物的重要性,用降压药物使血压降至理想水平后,应继续服用维持量,以保持血压相对稳定,对无症状者更应加强。②告知有关降压药物的名称、剂量、用法、作用及不良反应,必要时提供书面材料;嘱患者必须遵医嘱按时按量服药,如果根据自觉症状来增减药物、忘记服药或在下次服药时补服上次忘记的药量,均可导致血压波动。③不能擅自突然停药,经治疗血压得到满意控制后,可以逐渐减少剂量;但如果突然停药,可导致血压突然升高,冠心病患者突然停用 β 受体阻滞药可诱发心绞痛、心肌梗死等。④注意心、脑、肾功能状况,定期到医院复查,危险分层属低危或中危者,可安排患者每 $1\sim3$ 个月随诊 1 次;若为高危者,则应至少每个月随诊 1 次。

(张可可)

第三节　心律失常

心律失常(arhythmia cordis)是指心脏从冲动的频率、节律、起搏部位、传导速度与激动顺序的异常。按其发生原理分为冲动形成异常和冲动传导异常。

一、病因

1.生理性因素

如运动、情绪激动、进食、体位变化、睡眠、吸烟、饮酒或咖啡、冷热刺激等。

2.病理性因素

(1)心血管疾病:包括各种功能性或器质性心血管疾病。

(2)内分泌疾病:如甲状腺功能亢进症或减退症、垂体功能减退症、嗜铬细胞瘤等。

(3)代谢异常:如发热、低血糖、恶病质等。

(4)药物影响:如洋地黄类、拟交感或副交感神经药物、交感或副交感神经阻滞药、抗心律失常药物、扩张血管药物、抗精神病药物等。

(5)毒物或药物中毒:如重金属(铅、汞)中毒、食物中毒、乌头碱中毒等。

(6)电解质紊乱:如低血钾、高血钾、低血镁等。

(7)麻醉、手术或心导管检查。

(8)物理因素:如电击、淹溺、冷冻、中暑等。

二、临床表现

心律失常的血流动力学改变的临床表现主要取决于心律失常的性质、类型、心功能及对血流动力学影响的程度,如轻度的窦性心动过缓、窦性心律失常、偶发的房性期前收缩、一度房室传导阻滞等对血流动力学影响甚小,故无明显的临床表现。较严重的心律失常,如病窦综合征、快速心房颤动、阵发性室上性心动过速、持续性室性心动过速等,可引起心悸、胸闷、头晕、低血压、出汗,严重者可出现昏厥、阿-斯综合征,甚至猝死。由于心律失常的类型不同,临床表现各异。

三、辅助检查

(1)心电图:体表心电图、食管心电图、心电图监测。①床边有线心电图监测;②无线心电图监测;③动态心电图:也称 Holter 心电图、体表 His 电图、体表心电图标测、信号平均心电图。

(2)心脏电生理。

(3)运动试验可能在心律失常发作间歇时诱发心律失常,因而有助于间歇发作心律失常的诊断。

(4)其他检查:心室晚电位、心电图频谱分析、心室率变异分析、运动心电图和倾斜试验都有助于复杂或某些特殊心律失常的诊断。此外,超声心动图、心脏 X 线、ECT、CT 和 MRI 等对于器质性和非器质性心律失常的诊断有着不可低估的价值。

四、护理措施

(1)心电监护,卧床休息,舒适体位,保持环境安静,限制探视,保证充分休息。

(2)心理护理,说明紧张、恐惧不仅加重心脏负荷,更易诱发心律失常。

(3)持续给氧,以每分钟 4~6 L(中流量)为宜。

(4)高蛋白、高维生素饮食,少量多餐,避免刺激性食物、戒烟、酒、浓茶和咖啡,服排钾利尿药,应鼓励多进富含钾食物,如橘子、香蕉等。

（5）保持大便通畅，必要时给缓泻药。

（6）维持静脉通道，备好纠正心律失常的药物及其他抢救药品，除颤器，临时起搏器等。

（7）正确给抗心律失常药物，同时做好心电图监护，注意用药过程中及用药后的心律、心率、血压、脉搏、呼吸的变化。

（8）心电监护：一旦发生潜在引起猝死危险的心律失常，要立即通知医师，并做好抢救配合。

（9）观察生命体征：皮肤颜色、温度、尿量、意识等有无改变。

（10）血气分析，电解质及酸碱平衡情况，尤其注意有无低血钾、低血镁。

（11）一旦发生心室颤动、心脏停搏、阿-斯综合征等，应立即进行心肺脑复苏术。

（12）患者心律失常发作可以引起心悸、胸闷、头晕等症状，应保证患者充足的休息和睡眠，饮食给予富含纤维素的食物，避免饱餐及摄入刺激性食物如咖啡、浓茶等。应用抗心律失常药物时，密切观察药物的效果及不良反应，防止不良反应的发生。

（13）教会患者及其家属测量脉搏的方法，心律失常发作时的应对措施及心肺复苏术，以便于自我监测病情和自救。对安置心脏起搏器患者，讲解自我监测与家庭护理方法。定期复查心电图和随访，发现异常及时就诊。

（张可可）

第四节　急性心功能不全

急性心功能不全在急性心力衰竭中最为常见，主要表现为急性肺水肿，严重者可出现心源性昏厥、心源性休克及心搏骤停。

一、病因

（1）急性弥散性心肌损害：为最常见原因，见于急性广泛性心肌梗死、急性重症心肌炎等。

（2）急性机械性阻塞：见于二尖瓣或主动脉瓣狭窄、左心室流出道梗阻、左心房内球瓣样血栓或左心房黏液瘤嵌顿二尖瓣口、急进型或严重型高血压等。

（3）急性容量负荷过重：见于急性腱索或乳头肌断裂、瓣膜撕裂穿孔、瓣膜重度连枷脱垂、人工瓣损坏、主动脉瓣关闭不全、老年和慢性病患者输液速度过快或输液量过多等。

（4）急性心室舒张受限：见于急性心包积液或积血所致的心脏压塞。常见诱因包括感染、快速性心律失常、显著的心动过缓、劳累、情绪激动、过快或过量静脉输液等。

二、临床表现

1.症状

突然发生严重的呼吸困难（每分钟呼吸可达 40 次）、端坐呼吸、窒息感、咳嗽、咳大量粉红色泡沫痰、大汗淋漓、烦躁不安。

2.体征

两肺对称性满布湿啰音和（或）哮鸣音、心率增快、心尖部可闻及奔马律（但常被肺部啰音所掩盖）、面色青灰、口唇发绀、皮肤湿冷。血压在开始时可升高，舒张压＞90 mmHg，以后可降至正常或出现心源性休克,严重心力衰竭可出现心源性昏厥和心搏骤停。

三、辅助检查

急性左心衰竭无须做特殊检查,如动脉血气分析可显示 PaO_2 明显下降, $PaCO_2$ 正常或下降,pH 大于 7.0。

四、护理措施

救治原则:减轻心脏负荷、增强心肌收缩力、治疗原发病、防治诱因、改善心肌营养。

1.体位

采取坐位或半卧位,两腿下垂,以减少静脉回流。

2.迅速而有效地纠正低氧血症

鼻导管或面罩高浓度吸氧,有泡沫痰时,可将乙醇倒入湿化瓶内湿化吸氧,以降低肺内泡沫的表面张力,使泡沫破裂,改善通气功能。也可用1%硅酮溶液代替乙醇或二甲硅油去泡气雾剂进行喷雾疗法,其去泡沫作用较乙醇更强。

氧流量以 4~6 L/min 为宜。氧浓度一般为 40%~60%。湿化用乙醇浓度,鼻导管吸氧者70%~80%;面罩吸氧者30%~40%;不能耐受的患者可选用 20%~30% 的乙醇,以后逐渐增加。

3.用药护理

急性左心衰竭一旦发生,后果严重,情况紧急,护理上应立即选择相对粗直血管,建立静脉通畅,准备以下常用急救药品,遵医嘱及时正确给药。

(1)快速利尿药:呋塞米 20~40 mg 静脉注射,作用机制为减少循环血容量。

(2)血管扩张药:舌下含服硝酸甘油 0.6 mg,每分钟 1 次,最多可用至 8 次。效果不明显时可用硝普钠经注射泵静脉匀速推注,起始剂量为 10 $\mu g/min$,5~10 min 增量一次,最大剂量为 300 $\mu g/min$,可均衡扩张动脉和静脉,降低心脏前后负荷,尤其适用于血压升高的左心衰竭。使用期间注意避光,同时,因硝普钠较昂贵,故每次配制量不宜过大,以免浪费。血压<90 mmHg时,宜同时应用多巴胺以维持血压。

(3)氨茶碱:氨茶碱0.25 g可溶于 5%GS 20 mL 中静脉推注,但宜缓慢,或取氨茶碱0.25 g溶于 5%GS 中静脉滴注,以减轻支气管痉挛。

(4)快速洋地黄制剂:二尖瓣狭窄快速心房颤动或室上性心动过速者,如出现肺水肿则首选毛花苷 C 0.2~0.4 mg 加 5% GS 20~40 mL 缓慢静脉注射(不少于 5 min),以提高心肌收缩力。但对严重二尖瓣狭窄患者应慎用,以免因右心输出量增加而加重肺充血。

(5)镇静药:可用吗啡 2~5 mg 静脉推注或5~10 mg 皮下注射,必要时可重复,以解除患者焦虑、减轻呼吸用力、降低中枢交感神经对小动脉的收缩反应而使之扩张。如出现呼吸抑制的不良反应,可用纳洛酮拮抗。

4.病情观察

除严密观察患者呼吸、血压、心率、心律、双肺呼吸音、咳嗽、咳痰、末梢循环、神志、尿量等的变化外,还应注意观察药物疗效及不良反应,如利尿药引起的水电解质失衡;血管扩张药引起的头晕、头痛或渗出血管外导致局部组织缺血、坏死;洋地黄制剂引起的黄绿视、恶心、呕吐及镇静药引起的中毒反应。

5.心理护理

急性左心衰竭发作时的窒息感、濒死感使患者感到恐惧、焦虑,此时除抢救患者外,还应安慰患者,取得家属的配合,增强患者战胜疾病的信心。

6.饮食护理

原则上宜采用低盐饮食。

(张可可)

第五节　慢性充血性心力衰竭

慢性充血性心力衰竭(chronic congestive heart failure,CHF)是以循环功能衰竭为特征的临床综合征。可以由多种心脏疾病引起,如缺血性心脏病、心肌梗死、高血压性心脏病、瓣膜性心脏病、心肌病及先天性心脏病,是各种进行性心脏病变的晚期表现。其生理病理改变主要为心排血量减少,导致肌肉灌注不足,不能满足肌做功的需要,并造成乳酸堆积和肌肉疲劳,从而限制体力活动能力。同时由于肾素-血管紧张素-醛固酮系统被激活,造成水钠潴留,促使血容量增加和发生水肿,又进一步增加了心脏负担,于是形成恶性循环。

近年来的研究表明,肺部因素是限制 CHF 患者运动能力的另一重要因素,主要表现为体力活动能力不同程度的减退,如活动时气短、气促、胸闷等。严重时,在安静状态下也可发生上述症状。

一、病因

1.基本病因

(1)原发性心肌损害:包括缺血性心肌损害,如冠心病心肌缺血或心肌坏死;心肌炎和心肌病;心肌代谢障碍性疾病以糖尿病心肌病最常见,其他如继发于甲状腺功能减退的心肌病、心肌淀粉样变性等。

(2)心脏负荷增加压力负荷(后负荷)增加:左室压力负荷增加常见于高血压病、主动脉狭窄;右室压力增加常见于肺动脉高压、肺动脉狭窄、肺栓塞等。容量负荷(前负荷)增加:如二尖瓣关闭不全,主动脉瓣关闭不全等引起的血液反流;先天性心脏病如间隔缺损、动脉导管未闭等引起的血液分流。此外,慢性贫血、甲状腺功能亢进等,由于持续血流加速,回心血量增加,也可导致心脏容量负荷的增加。

2.诱因

有基础心脏病的患者,其心力衰竭症状常由某些加重原发疾病或增加心脏负荷的因素所诱发。

(1)感染:呼吸道感染是最常见、最重要的诱因。感染性心内膜炎作为心力衰竭的诱因也不少见。

(2)心律失常:心房颤动是诱发心力衰竭的重要因素。其他各种类型的快速性心律失常以及严重的缓慢性心律失常亦可诱发心力衰竭。

(3)生理或心理压力过大:如过度劳累、剧烈运动、情绪激动、精神过于紧张等。

（4）妊娠和分娩：妊娠和分娩可加重心脏负荷,诱发心力衰竭。

（5）血管容量增加：如钠盐摄入过度,输液或输血过快、过多。

（6）其他：治疗不当(如不恰当停用利尿药物)；风湿性心脏瓣膜病出现风湿活动等。

二、临床表现

病程发展过程有无劳力性呼吸困难,患者出现呼吸困难的体力活动类型,如上楼、步行或洗漱等。有无夜间阵发性呼吸困难或端坐呼吸；有无咳嗽、咳痰或痰中带血；有无疲乏、头昏、失眠等。以上症状常是左心衰患者的主诉。还应了解患者是否有恶心、呕吐,腹胀、体重增加及身体低垂部位水肿等右心衰表现。脉搏加快,出现交替脉；脉压减小,甚至血压降低、呼吸浅促；并发感染者可体温升高。皮肤黏膜苍白或发绀等,患者被迫采取半卧位或端坐位。心脏扩大,心尖搏动左下移,心率加快,舒张期奔马律、病理性杂音等。两肺有湿啰音甚至哮鸣音。呈对称性、下垂性、凹陷性水肿,重者可延及全身。颈静脉充盈、怒张、肝颈静脉反流征阳性,肝脏淤血肿大伴压痛,有胸腔积液征、腹腔积液征。

三、辅助检查

1.血液检查

血浆 β 型利钠肽(BNP)和氨基末端 β 型利钠肽前体(NT-proBNP)测定成为心力衰竭患者的重要检查之一,有助于心力衰竭的诊断与鉴别诊断,判断心力衰竭严重程度、疗效及预后。

2.X 线检查

心影大小及外形可为病因诊断提供重要依据,心脏扩大的程度和动态改变也可间接反映心功能状态。

3.超声心动图

比 X 线检查更准确地提供各心腔大小变化与心瓣膜结构及功能情况。以收缩末及舒张末的容量差计算左室射血分数(LEVF 值),可反映心脏收缩功能,正常 LEVF 值＞50％,LEVF 值≤40％提示收缩功能障碍；超声多普勒可显示心动周期中舒张早期与舒张晚期(心房收缩)心室充盈速度最大值之比(E/A),是临床上最实用的判断舒张功能的方法,正常人 E/A 值不应＜1.2,舒张功能不全时 E/A 值降低。

四、治疗原则

慢性心力衰竭的治疗不能仅限于缓解症状,必须采取综合治疗措施,达到提高运动耐量,改善生活质量,阻止或延缓心室重塑,防止心肌损害进一步加重；降低病死率。

1.病因治疗

控制高血压,用药物、介入或手术治疗改善冠心病心肌缺血,心瓣膜病的换瓣手术以及先天畸形的纠治手术等。

2.消除诱因

如积极选用抗生素控制感染；对于心室率很快的心房颤动,如不能及时复律应尽可能控制心室率。甲状腺功能亢进也是心力衰竭加重的原因,应注意检查并予以纠正。

3.药物治疗

绝大部分慢性心力衰竭患者应常规合用 3 种药物治疗:利尿剂、血管紧张素转换酶抑制剂或血管紧张素 II 受体拮抗剂、β 受体阻滞剂。

4. 运动锻炼

近年来研究表明,运动锻炼可以减少神经激素系统的激活和减慢心室重塑的进程,对减缓心力衰竭患者自然病程有利,是一种能改善患者临床状态的辅助治疗手段。

5. 心脏再同步化治疗

通过植入双心腔起搏装置,用同步化方式刺激右室和左室,从而治疗心脏的非同步收缩,不仅可以缓解症状,提高生活质量,而且可显著减少患者所有原因的死亡率和因心力衰竭的再入院率。

6. 室性心律失常与猝死的预防

采用减缓疾病进程的有效治疗,β受体阻滞剂、醛固酮拮抗剂、胺碘酮可降低猝死和总死亡率,在致命性快速心律失常患者应用植入式心脏复律除颤器可进一步降低猝死。

五、护理措施

1. 一般护理

(1)为患者提供安静、舒适的环境,保持空气新鲜,定时通风换气,减少探视。

(2)协助患者取有利于呼吸的卧位,如高枕卧位、半卧位、坐位,减少回心血量,减少肺淤血,还可增加膈肌活动幅度,增加肺活量。

(3)根据患者缺氧程度给予合适的氧气吸入,一般患者 $1\sim2$ L/min,中度缺氧 $3\sim4$ L/min,严重缺氧及肺水肿 $4\sim6$ L/min,肺水肿用 $20\%\sim30\%$ 乙醇湿化氧气吸入。

(4)注意观察病情变化,评估患者的神志、生命体征、各类心律失常,如室性期前收缩、房性期前收缩、心房颤动、房室传导阻滞等,密切观察患者呼吸困难有无改善,发绀是否减轻,听诊肺部湿啰音是否减少,观察胃肠道反应,如腹胀、恶心、呕吐和神经系统症状如头痛、倦怠、视力模糊、黄绿视等。

(5)按医嘱严格控制输液量,速度不超过 30 滴/分钟,并限水钠摄入;准确记录 24 h 出入量,维持水、电解质平衡;观察药物疗效与不良反应,如应用洋地黄类制剂时,要注意患者有无食欲减退、恶心、呕吐、腹泻、黄视、心律失常等;使用利尿药期间,监测水、电解质水平,及时补钾;对呼吸困难者或精神紧张者,应及时通知医师,予适当镇静、安眠药。

2. 饮食护理

饮食为低热量、高维生素、清淡、易消化食物,少食多餐,避免过饱,禁食刺激性食物。按病情限盐限水,钠盐一般每天 5 g 以下,重度水肿每天 1 g,中度水肿每天 3 g,轻度水肿每天 5 g,每周称体重 2 次。不食咸肉、咸鱼、酱菜等含钠高的食物,如长期用利尿药或出汗多时,适当放宽限盐,监测体重。

3. 康复护理

(1)休息:有明显呼吸困难时应卧床休息,取半卧位或端坐位,以减轻心脏负担。

(2)治疗:提高对治疗的依从性,准确及时按医嘱用药;用利尿药,记录尿量及低血钾表现。

(3)活动:病情许可时,鼓励患者尽早下床活动,增加肺活量,改善心肺功能,运动时有家属陪伴,出现不适应及时终止。

(4)宣教:向患者及其家属解释预防肺部感染的方法,如禁烟酒、避免受凉等。

4. 心理护理

不合理的行为因素是心血管病的重要原因,其评定和矫正是心力衰竭康复的重要组成部分。慢性充血性心力衰竭患者抑郁、焦虑症状的发生率很高,而且抑郁是慢性充血性心力衰竭患者独立的预后指标。针对病情及心理特征应及时给予精神安慰和疏导,做好家人及亲友工作,鼓励他们在任何情况下都要给予患者积极的支持,帮助树立战胜疾病的信心,保持情绪稳定,积极配合治疗。

5.健康教育

(1)疾病的预防与指导:对心力衰竭高危阶段患者应强调积极干预各种高危因素,包括控制血压、血糖、血脂异常,积极治疗原发病。避免可增加心力衰竭危险的行为,如吸烟、饮酒。避免各种诱发因素,如感染、过度劳累、情绪激动、输液过多等。保持良好心态,劳逸结合,建立规律、健康的生活方式。

(2)呼吸康复护理。①缩唇呼吸:缩唇呼吸的技巧是通过缩唇形成的微弱阻力来延长呼气时间,增加气道压力,延缓气道塌陷。患者闭嘴经鼻吸气,然后通过缩唇(吹口哨样)缓慢呼气,同时收缩腹部。吸气与呼气时间比为 1:2 或 1:3。缩唇的程度与呼气流量以能使距口唇 15~20 cm 处、与口唇等高水平的蜡烛火焰随气流倾斜又不至于熄灭为宜。②膈式或腹式呼吸:患者可取立位、平卧位或半卧位,两手分别放于前胸部和上腹部。用鼻缓慢吸气时,膈肌最大限度下降,腹肌松弛,腹部凸出,手感到腹部向上抬起。呼气时经口呼出,腹肌收缩,膈肌松弛,膈肌随腹腔内压增加而上抬,推动肺部气体排出,手感到腹部下降。

(3)制订活动计划:①告诉患者运动训练的治疗作用,鼓励患者体力活动,督促其坚持动静结合,循序渐进增加活动量。可根据心功能分级安排活动量。心功能Ⅰ级:不限制体力活动,适当参加体育锻炼,但应避免剧烈运动;心功能Ⅱ级:适当限制体力活动,增加午睡时间,不影响轻体力劳动或家务劳动;心功能Ⅲ级:严格限制一般的体力活动,以卧床休息为主,但应鼓励患者日常生活自理或在协助下自理;心功能Ⅳ级:绝对卧床休息,日常生活由他人照顾。②对于长期卧床患者要定时更换体位,协助肢体被动运动或主动运动,如四肢的屈伸运动、翻身,每天温水泡足及局部按摩,以促进血液循环,预防静脉血栓和肺部感染。③根据心功能、检查测定左室射血分数值及患者年龄制订个体化的运动方案,活动时注意监测患者心率、心律、呼吸、面色,避免使心脏负荷突然增加的因素,活动以不出现心悸、气促为度,发现异常立即停止活动,并报告医师。运动治疗需进行心电监护的指征包括:LVEF<30%;安静或运动时出现室性心律失常;运动时收缩压降低;心脏性猝死、心肌梗死、心源性休克的幸存者等。

(4)定期随访:根据心功能指导运动方式及量。指导常用药物的名称、剂量、用法、作用、不良反应。教会自我监测病情及自测脉搏;外出随身携带急救药,出现不适及时就医。

(张可可)

第六节　主动脉夹层

主动脉夹层(aortic dissection,AD)指主动脉腔内血液从主动脉内膜撕裂处进入主动脉中膜并使中膜分离,沿主动脉长轴方向扩展形成主动脉壁的二层分离状态,又称主动脉壁间动脉瘤或主动脉夹层动脉瘤。本病少见,发病率每年每百万人口 5~10 例,高峰年龄 50~70 岁,男女比例为(2~3):1。其发病多急剧,65%~70%在急性期死于心脏压塞、心律失常等,故早期诊断和治疗非常必要。

一、病因

1. 易患因素

(1)高血压,主动脉粥样硬化。

(2)主动脉中层病变。

(3)内膜撕裂:二叶主动脉瓣、主动脉狭窄。

(4)妊娠、主动脉炎、创伤。

2. 发病机制

(1)主动脉内膜的退行性变,内膜、中膜层撕裂后高压血流进入中膜层与外膜层之间,将血管中外膜层剥离,形成瘤样血管假腔。

(2)中层囊性坏死,中层滋养动脉破裂产生血肿后压力增高导致中膜层撕裂。

(3)撕裂口好发于主动脉应力最强部位。

3. 分型

(1)De Bakey 等根据病变部位和扩展范围将本病分为三型。

Ⅰ型:内膜破口位于升主动脉,扩展范围超越主动脉弓,直至腹主动脉,此型最为常见。

Ⅱ型:内膜破口位于升主动脉,扩展范围局限于升主动脉或主动脉弓。

Ⅲ型:内膜破口位于降主动脉峡部,扩展范围累及降主动脉或腹主动脉。

(2)Stanford 分型

A 型:凡升主动脉受累者为 A 型(包括Ⅰ型和Ⅱ型)又称近端型。

B 型:未累及升主动脉者为 B 型(相当于 De BakeyⅢ型)又称远端型。

二、临床表现

1. 疼痛

患者首发症状为突发性剧烈疼痛,可呈"撕裂样"或"刀割样"胸痛、腹部剧痛。疼痛的位置反映了主动脉的受累部位,疼痛有迁移的特征,提示夹层进展的途径。

2. 休克与血压异常

患者多有在短时间内血压突然、异常增高史。不少患者原有高血压,起病后剧痛使血压更加增高。

剧烈疼痛、瘤体破裂、血管内膜撕裂累及主动脉瓣膜撕裂导致心脏压塞,均可导致低血压,甚至休克。患者可有焦虑不安、大汗淋漓、面色苍白、心率加速等表现。

3. 心血管系统

(1)主动脉瓣关闭不全:夹层血肿涉及主动脉瓣环或影响心瓣-叶的支撑时发生,故可突然在主动脉瓣区出现舒张期吹风样杂音,脉压增宽,急性主动脉瓣反流可以引起心力衰竭。

(2)脉搏改变:一般见于颈、肱或股动脉,一侧脉搏减弱或消失,反映主动脉的分支受压迫或内膜裂片堵塞其起源。

(3)胸锁关节处出现搏动或在胸骨上窝可触到搏动性肿块。

4. 神经症状

当主动脉夹层沿无名动脉或颈总动脉向上扩展时或因发生休克,均可引起脑或脊髓急性供血不足,可出现头晕、意识模糊、定向力障碍、失语、嗜睡、昏厥、昏迷或对侧偏瘫、腱反射减弱或消失、病理反射(＋)、同侧失明、眼底检查呈现视网膜苍白等。

5. 压迫症状

主动脉夹层压迫腹腔动脉、肠系膜动脉时可引起恶心、呕吐、腹胀、腹泻、黑便等症状;压迫颈交感神经节引起霍纳(Horner)综合征。

三、辅助检查

(1)主动脉造影术。

(2)食管超声心动图。

(3)CT、MRI、血管内超声。

四、治疗原则

1. 内科非手术治疗

减慢心率、镇静镇痛、控制血压。

2. 外科手术治疗

根部替换、人工血管移植。

3. 介入治疗

覆膜支架植入术。

五、护理措施

(一)护理评估

(1)评估疼痛部位、性质、时间、程度。

(2)评估血压水平及降压治疗效果。

(3)评估患者心理状态。

(4)评估患者有无压迫症状,如头晕、恶心、呕吐、声音嘶哑、脉搏改变等。

(5)知识缺乏:与缺乏有关疾病的信息来源有关。

(二)护理要点及措施

1. 病情观察

(1)严密观察疼痛的部位、性质、时间、程度。疼痛不缓解或进行性加重提示夹层进行性扩展。部分度过急性期的 Stanford 分型 B 型患者,夹层进行性扩展也可能无疼痛症状,此时仍要警惕夹层破裂。随着夹层瘤的进行性增大,破裂的风险愈发加剧,猝死风险增大。

(2)严密监测心电、血压、心率、呼吸等生命体征变化。立即进行持续心电监护、血压监测。测量四肢血压。

(3)观察意识状态、判断定向力,观察面部、口角,肢体活动、运动状况。如发现异常,应观察瞳孔变化。

(4)观察有无头晕、恶心、呕吐、声音嘶哑、脉搏改变、上肢麻木等症状。准确记录出入量。新发的或进行性加重的头晕、肢体麻木、尿少等临床表现,提示夹层瘤有进行性撕裂可能。

2. 症状护理

(1)疼痛护理:疼痛刺激导致交感神经张力增加,血压升高,加速夹层瘤体破裂。需认真倾听患者对疼痛的主诉,及时协助减少疼痛刺激。协助患者对舒适的需求。帮助选取舒适的姿势,保持病床单位整洁。必要时遵医嘱使用镇静镇痛药物。用药后观察疼痛是否改善。

(2)高血压护理:遵医嘱使用起效快的降压药物,血压应维持在 90～120/60～90 mmHg。尽可能在最短时间内将血压降至目标值。血压忽升、忽降会增加血流对破裂口的撕裂,应尽可能避免。应严格控制药物的输入速度,严谨调整药物输入浓度,严密观察血压变化。

(3)低血压的护理:患者出现低血压是急救的指征。如低血压伴休克表现,应立即呼叫医生,根据低血压发生的原因进行急救。如药物升压、心包穿刺等。如低血压不伴休克表现,需排除锁骨下动脉受累,应测量对侧肢体血压,进行确认。

(4)应严密观察有无呼吸困难、咳嗽、咯血,如发作性呼吸困难,应立即给予吸氧,遵医嘱使用药物终止咳嗽。如有头痛、头晕、昏厥、偏瘫、失语、视物模糊、肢体麻木无力、大小便失禁、意识丧失等征象应按脑血管意外常规护理。定时观察双侧颈动脉、桡动脉压、股动脉、足背动脉搏动情况。新发的异常,应通知患者制动,并立即报告医生,进行判断。

3.一般护理

(1)绝对卧床休息,严密监测心电、血压、心率、呼吸等生命体征变化。

(2)心理护理:因剧烈的疼痛,患者易产生烦躁不安、精神紧张、焦虑心理,应加强心理护理,及时与患者沟通,消除紧张情绪。

(3)避免剧烈咳嗽,饮食以清淡、易消化、富含维生素的流质或半流质食物为宜;做好口腔护理,鼓励患者多饮水,进食新鲜水果、蔬菜和低盐低脂的食物。

(4)协助患者采取舒适体位。定时协助患者床上翻身,翻身时动作应轻柔,尽量减少用力,以免加重病情。同时用软垫保护受压部位,预防压疮;适当增加粗纤维素的摄入,保持排便通畅,减少便秘,必要时给予通便药物,以减少因排便用力致血压骤升,导致夹层瘤体的破裂。

4.用药护理

遵医嘱使用 α、β 受体拮抗药。使用 α 受体拮抗药,如血压较低,应测量中心静脉压,定期观察下肢有无水肿;患者使用 β 受体拮抗药时应观察心率、心律的变化,及时发现传导阻滞等心律变化。目前国内尚多使用硝普钠控制血压,硝普钠遇光易分解变质,应注意避光使用,现用现配,超过 6 h 应重新配制;大剂量或使用时间长时应注意观察患者面色,有无恶心、呕吐、头痛、精神错乱、震颤、嗜睡、昏迷等不良反应。

5.健康教育

(1)按时休息,活动量要循序渐进,注意劳逸结合。

(2)嘱患者低盐低脂饮食,戒烟、酒,多食新鲜水果、蔬菜及富含粗纤维的食物。

(3)按医嘱坚持服药,控制血压,不擅自调整药量,教会患者自测心率、脉搏、血压。

(4)指导患者学会自我调整心理状态,调控不良情绪,保持心情舒畅,避免情绪激动。

(5)定期门诊复查,若出现胸、腹、腰痛症状及时就诊。

(张可可)

第七节　急性心包填塞综合征

急性心脏压塞是当炎性分泌物、脓液、血液或气体短时间内急剧增加,由于心包缺乏弹性,使心包内压力突然增加,压迫心脏而影响舒张期心脏的充填,使心脏输出量减少,轻者引起低心排,重者造成心搏骤停。

一、病因

最常见原因是凝血机制障碍导致术野出血或心脏血管缝合口出血而引流不畅。纵隔、心包腔或已无心包者虽无积血,但心脏表面有凝血块。出血、水肿的胸腺有时可以压塞心脏流出道。流出道处心包缝合太紧,一旦心脏扩大可引起起搏导线或左心房测压管拔除后出血。

二、临床表现

纵隔心包引流量多,但突然减少,经补充血容量,低心排症状非但不改善,甚至加重;呼吸困难(短促或端坐呼吸);胸痛(刀割般痛);心搏过速;动脉压下降、舒张压升高、脉压变窄、尿少或无尿;心音遥远;焦虑不安、精神混乱、嗜睡;颈静脉怒张、肝大、中心静脉压升高;出现心包摩擦音、奇脉(吸气时脉搏消失,呼气时出现强脉);不明原因的心搏骤停。

三、辅助检查

血液检查取决于原发病,感染性者常有白细胞计数增加及红细胞沉降率增快等炎症反应。当心包内积液量超过300 mL时,X线检查可见心脏阴影普遍性向两侧增大,呈烧瓶样,心脏搏动减弱或消失;尤其是肺部无明显充血现象而心影显著增大是心包积液的有力证据。心电图常规导联(除 aVR 外)都呈弓背向下型 ST 段抬高。超声心电图对诊断心包积液简单易行,迅速可靠。通过心包穿刺液常规检查、寻找肿瘤细胞、细菌培养等,可鉴别积液性质和协助病因诊断。心包活检也有助于明确病因。

四、护理措施

(1)协助患者采取坐姿且向前倾的姿势,绝对休息。

(2)建立静脉通道。迅速补充血容量,维持有效循环。增加有效血容量是抢救创伤性休克的重要措施,根据休克程度建立2~3条静脉通道,静脉穿刺应在 2 min 内完成。

血管难穿刺时,应迅速做锁骨下静脉穿刺,一管快速输入平衡液体,另一管输血,若血压难以纠正,再开一管酌情使用升压药物,并根据血压、中心静脉测压、尿量随时调节滴速。如收缩压在60~90 mmHg者,争取在 1 h 内输入平衡液 1 500 mL,收缩压小于 60 mmHg 者,在 1 h 内输入平衡液 2 000 mL,晶体与胶体比例为 3:1,使其既恢复血容量,补充功能性细胞外液,又能达到合理血液稀释,改善血流动力学状态,有利于氧的输送。密切观察生命体征变化。

(3)及时吸净呼吸道分泌物,保持呼吸道通畅。

(4)及时充分吸氧,予鼻导管或面罩吸氧,氧流量 4~6 L/min,必要时行气管插管,给予呼吸机辅助呼吸。

(5)严密观察病情变化。连接心电监护仪,严密监测心电图、心率、心律、心音、血压、中心静脉压、肺动脉压、肺毛细血管楔压、尿量、神志、末梢循环、血氧饱和度等的变化,并做好记录。

(6)做好术前准备。对有紧急手术指证者,立即做好采血、配血、备皮、药物试验等术前准备,通知手术室、麻醉科做好相应的准备。在送入手术室途中应有医生、护士护送,确保氧气的供给和输液、输血的通畅,并与手术室护士详细交班,确保安全。

(张可可)

第八节　感染性心内膜炎

感染性心内膜炎(infective endoearditis,IE)为心脏内膜表面的微生物感染,伴赘生物形成。赘生物为大小不等、形状不一的血小板和纤维素团块,内含大量微生物和少量炎症细胞。

一、病因

1. 自体瓣膜心内膜炎

链球菌和葡萄球菌分别占自体瓣膜心内膜炎病原微生物的65%和25%。急性者,主要由金黄色葡萄球菌引起;亚急性者,草绿色链球菌最常见。亚急性中至少占据2/3的病例,发病与以下因素有关。

(1)血流动力学因素:亚急性者主要发生于器质性心脏病,首先为心脏瓣膜病;其次为先天性心血管病。约3/4的感染性心内膜炎患者有基础心脏病。

(2)非细菌性血栓性心内膜炎:当内膜内皮受损暴露其下结缔组织的胶原纤维时,血小板在该处聚集,形成血小板微血栓和纤维蛋白沉着,成为结节样无菌性赘生物,称非细菌性血栓性心内膜炎,是细菌定居瓣膜表面的重要因素。无菌性赘生物偶见于正常瓣膜,最常见于湍流区、瘢痕处(如感染性心内膜炎后)和心外因素所致内膜受损区。

(3)短暂性菌血症:各种感染或细菌寄居的皮肤黏膜的创伤(如手术、器械操作等)常导致暂时性菌血症。

(4)细菌感染无菌性赘生物:取决于发生菌血症频度和循环中细菌的数量以及细菌黏附于无菌性赘生物的能力。

2. 人工瓣膜心内膜炎

发生于人工瓣膜置换术后60 d以内者为早期人工瓣膜心内膜炎,60 d以后发生者为晚期人工瓣膜心内膜炎。早期者,致病菌约1/2葡萄球菌。晚期者以链球菌最常见。除赘生物形成外,常致人工瓣膜部分破裂、瓣周漏,瓣环周围组织和心肌脓肿。最常累及主动脉瓣。早期者常为急性暴发性起病,晚期以亚急性表现常见。术后发热、出现新杂音、脾大或周围栓塞征,血培养同一种细菌阳性结果至少2次,可诊断本病。预后不良,早期与晚期者的病死率分别为40%~80%和20%~40%。

二、临床表现

1. 发热

发热是感染性心内膜炎最常见的症状。亚急性者起病隐匿,可有全身不适、乏力、食欲缺乏和体重减轻等非特异性症状。可有弛张性低热,一般<39 ℃,午后和晚上高。急性者呈暴发性败血症过程,有高热寒战。

2. 心脏杂音

80%~85%的患者可闻及心脏杂音,可由基础心脏病和(或)心内膜炎导致瓣膜损害所致。急性者要比亚急性者更易出现杂音强度和性质的变化,或出现新的杂音。

3. 周围体征

①瘀点,可出现于任何部位,以锁骨以上皮肤、口腔黏膜和睑结膜常见,病程长者较多见;②指和趾甲下线状出血;③Roth斑,为视网膜的卵圆形出血斑,其中心呈白色,多见于亚急性

感染;④Osier 结节,为指和趾垫出现的豌豆大的红或紫色痛性结节,较常见于亚急性者;⑤Janeway损害,为手掌和足底处直径 1～4 mm无痛性出血红斑,主要见于急性患者。引起这些周围体征的原因可能是微血管炎或微栓塞。

4.动脉栓塞

赘生物引起动脉栓塞占 20%～40%,尸检检出的亚临床型栓塞更多。栓塞可发生在机体的任何部位。脑栓塞、肺栓塞常见。

5.感染的非特异性症状

①脾大;②贫血。

三、辅助检查

1.实验室检查

(1)尿液:常有显微镜下血尿和轻度蛋白尿。

(2)血液:C 反应蛋白的正常化常常预示着病情好转、需要手术的机会降低以及治疗有效。亚急性者正色素型正细胞性贫血常见,白细胞计数正常或轻度升高,分类计数轻度核左移。急性者常有血白细胞计数增高和明显核左移。

(3)免疫学检查:25%的患者有高丙种球蛋白血症。80%的患者出现循环中免疫复合物。病程 6 周以上的亚急性患者中 50%类风湿因子试验阳性。上述异常在感染治愈后消失。

(4)血培养:是诊断菌血症和感染性心内膜炎的最重要方法。在近期未接受过抗生素治疗的患者血培养阳性率可高达 95%以上,其中 90%以上患者的阳性结果获自入院后第 1 日采集的标本。本病的菌血症为持续性,无须在体温升高时采血。每次取静脉血 10～20 mL 做需氧和厌氧培养。血培养阴性率为 2.5%～64%。

2.X 线检查

肺部多处小片状浸润阴影提示脓毒性肺栓塞所致肺炎。左侧心力衰竭时有肺淤血或肺水肿征。主动脉细菌性动脉瘤可致主动脉增宽。CT 扫描有助于脑梗死、脓肿和出血的诊断。

3.心电图

偶可见急性心肌梗死或房室、室内传导阻滞,后者提示主动脉瓣环或室间隔脓肿。

4.超声心动图

超声常是入院后可疑 IE 患者的最重要检查。经胸超声(TTE)检查可检出 50%～75%的赘生物;经食管超声(TEE)可检出<5 mm 的赘生物,敏感性高达 95%以上,有研究显示 TTE 和 TEE 对瓣环周围脓肿检测的敏感性分别为 42.8%和 92.8%。当临床诊断或怀疑 IE 时,主张行 TEE 检查。但由于 TTE 具有费用低和非侵入性等优点,应该作为超声检查的首选。

四、治疗原则

早期进行血培养,根据培养结果选择抗生素;选择静脉或肌内注射途径给药;联合用药早期控制感染;长期充足疗程治疗防止复发;在感染控制的基础上进行手术治疗。早期手术作为治疗 IE 的重要手段,而被推荐使用于有手术适应证的患者。

五、护理措施

(一)评估

(1)评估患者有无发热情况。

(2)评估患者的皮肤情况,有无皮肤瘀点、甲床下出血、Osier 结节、Janeways 结节等皮肤、黏膜病损及其消退情况。

(3)评估心脏杂音:如杂音的部位、强度、性质有无改变;新杂音的出现、杂音性质的改变多与赘生物导致瓣叶破损、穿孔或腱索断裂有关。

(4)评估有无栓塞征象。

(5)评估患者是否因疾病造成的躯体不适引起的烦躁、焦虑、情绪低落、悲观、厌世情绪。

(二)护理要点及措施

1.饮食护理

给予高热量、高蛋白质、高维生素、易消化的半流质或软食,以补充发热引起的机体消耗;注意变换烹调风味,做好口腔护理,以增进食欲。

2.高热患者

应卧床休息,给予物理降温如冰袋、温水擦浴等,及时记录降温后体温变化。患者出汗多时可在衣服与皮肤之间衬以柔软毛巾,便于潮湿后及时更换,以增加舒适感,防止患者因频繁更衣而受凉。测量体温每 4~6 h 1 次,准确绘制体温曲线,以反映体温动态变化,判断病情进展及治疗效果。

3.正确留取合格的血培养标本

(1)未经治疗的亚急性患者,应在第 1 天间隔 1 h 采血 1 次,共 3 次。如次日未见细菌生长,重复采血 3 次后,开始抗生素治疗。

(2)已用过抗生素者,停药 2~7 d 采血,必要时需补充特殊营养或采用特殊培养技术,以提高血培养阳性率。

(3)采血时间选在寒战或体温正在升高之时,每次采血量 10 mL 左右,做需氧菌和厌氧菌培养,至少应培养 3 周。告诉患者暂时停用抗生素和反复多次采血培养的必要性,以取得患者的理解与配合。

4.定期进行心脏超声检查

如果超声检查见到巨大赘生物,应嘱咐患者绝对卧床休息,避免剧烈运动和突然改变体位,以防赘生物造成动脉栓塞。密切观察栓塞表现,当患者出现偏瘫、失语、感觉障碍考虑为脑栓塞;出现肢体剧痛、局部皮肤温度下降、动脉搏动消失考虑为外周动脉栓塞;出现腰痛、蛋白尿、血尿考虑为肾栓塞;出现突然剧烈胸痛、呼吸困难、发绀、咯血等表现考虑为肺栓塞。一旦出现栓塞表现,立即报告医师,积极配合抢救治疗,遵医嘱给予溶栓、抗凝血等药物。

5.遵医嘱给予抗生素治疗,观察用药效果

告诉患者病原体隐藏在赘生物内和皮下,需坚持大剂量全疗程较长时间的抗生素治疗才能杀灭,严格按照时间点用药,以确保维持有效的血药浓度。注意保护静脉,可使用静脉留置针,避免多次穿刺而增加患者的痛苦。注意观察药物可能产生的不良反应和毒性反应,并及时报告医师。

6.心理护理

加强与患者的沟通,了解患者的思想动态,安慰患者,稳定情绪。向患者讲解有关本病的知识,耐心向患者解释病情,鼓励患者积极配合治疗。鼓励患者说出内心的感受,并对其主诉采取同感性倾听,予以心理支持。当患者卧床休息时,允许进行一些自我护理,如翻身、盥洗、进行一些不费力的自娱活动(如看电视、听广播、阅读书报等)。当患者接受检查时,护士应耐

心解释检查的目的及注意事项,耐心解答患者提出的问题,配合医生做好实验检查,尤其是留取合格的血培养标本,尽快明确病原,及早使用抗生素,以缓解不适症状引起的焦虑。向家属做好解释工作,争取他们的配合,共同为患者提供有效的心理支持。

(三)健康教育

(1)患者要充分休息,忌劳累。禁烟、忌酒,合理饮食。

(2)疾病知识指导:向患者和家属讲解本病的病因与发病机制、致病菌侵入途径、坚持足够剂量和足够疗程抗生素治疗的重要性。

(3)生活指导:嘱患者平时注意防寒保暖,避免感冒,加强营养,增强机体抵抗力,合理安排休息。保持口腔和皮肤清洁,少去公共场所。勿挤压痤疮、疖、痈等感染病灶,减少病原体入侵的机会。

(4)许多资料表明,牙科操作是 IE 的主要诱因。在施行口腔手术如拔牙、扁桃体摘除术、上呼吸道手术或操作、泌尿、生殖、消化道侵入性诊治或其他外科手术治疗前,应说明自己患有心瓣膜病、心内膜炎等病史,以预防使用抗生素。

(5)教会患者自我监测体温,最常采用测量腋温,安静休息 30 min 后测量,时间为 10 min。有研究认为 16:00 体温最能反映一天中的体温最高值,16:00 的平均体温高于 14:00 的体温,相差 0.3~1.3 ℃

(6)教育家属应给患者以生活照顾,精神支持,鼓励患者保持良好的精神状态,放下思想包袱,树立战胜疾病的信心。

(7)病情自我监测指导:有无呼吸困难等心力衰竭表现及局部疼痛等栓塞表现,定期门诊随访。

(靳桂芝)

第九节　扩张型心肌病

一、疾病定义

扩张型心肌病主要特征是一侧或双侧心腔扩大,心肌收缩功能减退,可产生心力衰竭。本病男性多于女性,常伴有心律失常,病死率较高。

二、临床表现

起病缓慢,早期患者可有心脏轻度扩大而无明显症状。当患者有气急甚至端坐呼吸、肝大、水肿等心力衰竭的症状和体征时始被诊断。常出现各种心律失常,部分患者可发生栓塞或猝死。主要体征为心脏扩大,常可闻及第三或第四心音,心率快时呈奔马律。

三、诊断

1.临床表现

心脏扩大、心室收缩功能降低或不伴有充血性心力衰竭,常有心律失常,可发生栓塞和猝死等并发症。

2.心脏扩大

心影可呈球形,X 线检查心胸比＞50％,超声心动图示全心扩大,尤以左心室扩大为明显,左室舒张期末内径＞2.7 cm/m^2。

3.心室收缩功能降低

超声心动图检测室壁运动弥散性减弱,射血分数小于正常值。

四、治疗

扩张型心肌病处理原则:①有效地控制心力衰竭和心律失常,缓解免疫介导的心肌损害,提高扩张型心肌病患者的生活质量和生存率;②晚期可进行心脏移植。

(一)心力衰竭的常规治疗

1.血管紧张素转换酶抑制药(ACEI)

血管紧张素转换酶抑制药可以改善心力衰竭时血流动力学变化,还能改善心力衰竭时神经激素异常激活,从而保护心肌。常用药物包括卡托普利、培哚普利、苯那普利等,同时使用利尿剂者应注意低血压反应。不能耐受 ACEI 改用血管紧张素Ⅱ受体拮抗剂(ARB)治疗,如坎地沙坦及缬沙坦。

2.β 受体阻滞药

β 受体阻滞药可以改善心力衰竭时神经激素机制的过度激活,同时可以抑制抗 β$_1$ 受体抗体介导心肌损害。心力衰竭患者水潴留改善后开始应用 β 受体阻滞药,适用于心率快、室性心律失常、抗受体抗体阳性的患者。

常用药物包括美托洛尔缓释片或普通片,从 6.25 mg 每日 2 次开始,每两周剂量加倍,逐渐增加到 25～100 mg,每日 2 次;卡维地洛,从 6.25 mg 每日 2 次开始,每两周剂量加倍,逐渐增加到 25 mg,每日 2 次。

3.螺内酯

螺内酯可以抑制心肌纤维化和改善心力衰竭患者预后。剂量:10～20 mg/d,每日 1 次。肾功能损害、血钾升高者不宜使用。

4.利尿剂

呋塞米 20～40 mg 口服,每日 1 次,间断利尿,同时补充钾镁和适当的钠盐饮食。

5.正性肌力药

洋地黄剂量宜偏小,地高辛基本剂量为 0.125 mg/d。非洋地黄类正性肌力药如多巴胺及多巴酚丁胺,在病情危重期间短期应用 3～7 d,有助于改善患者症状,度过危重期。

(二)中药黄芪

中药黄芪有抗病毒、调节免疫作用。鉴于肠病毒 RNA 在扩张型心肌病患者心肌持续感染,可用黄芪治疗扩张型心肌病。

(三)改善心肌代谢

辅酶 Q$_{10}$ 参与氧化磷酸化及能量的生成过程,并有抗氧自由基及膜稳定作用。

(四)栓塞、猝死的防治

1.栓塞预防

阿司匹林 75～100 mg/d,华法林 1.5～3 mg/d,根据 INR 1.8～2.5 调节剂量,防止附壁血栓形成,预防栓塞。

2.预防猝死

预防猝死主要是控制诱发室性心律失常的可逆性因素:①纠正心力衰竭,降低室壁张力;②纠正低钾低镁;③改善神经激素功能紊乱,选用血管紧张素转换酶抑制剂和美托洛尔;④避免药物因素如洋地黄、利尿剂的毒副作用;⑤胺碘酮有效控制心律失常,对预防猝死有一定作用。

五、护理措施

(一)一般护理措施

1.心理护理

心肌病患者多较年轻,病程长、病情复杂,预后差,故常产生紧张、焦虑和恐惧心理,甚至对治疗悲观失望,导致心肌耗氧量增加,加重病情。所以,在护理中对患者应多关心体贴,常予鼓励和安慰,帮助其消除悲观情绪,增强治疗信心。另外,注意保持休息环境安静、整洁和舒适,避免不良刺激。对失眠者酌情给予镇静药物。

2.休息

无明显症状的早期患者可从事轻工作,避免紧张劳累。心力衰竭患者经药物治疗症状缓解后可轻微活动,护士应根据病情协助患者安排有益的活动,但应避免剧烈运动。合并严重心力衰竭、心律失常及阵发性昏厥的患者应绝对卧床休息,以减轻心脏负荷及心肌耗氧量。护士应协助做好生活护理,对长期卧床及水肿患者应保持皮肤清洁干燥,注意翻身和防止压疮。

3.饮食

给予低脂、高蛋白和维生素的易消化饮食,避免刺激性食物。每餐不宜过饱,以免增加心脏负担。对心功能不全者应予低盐饮食。耐心向患者讲解饮食治疗的重要性,以取得患者配合。此外,应戒烟酒,保持大便通畅,大便时勿用力。

(二)重点护理措施

(1)密切观察病情,对危重患者应监测血压、心率及心律。当出现高度房室传导阻滞时,应立即通知医师,并备好抢救用品、药物和尽快完成心脏起搏治疗前的准备,密切观察生命体征,防止猝死。

(2)呼吸困难者取半卧位,予以持续吸氧,氧流量视病情调节。每 12~24 h 应更换鼻导管或鼻塞。对心力衰竭者可做血液气体分析,了解治疗效果。

(3)对合并水肿和心力衰竭者应准确记录 24 h 液体摄入量和出量,限制过多摄入液体,每天测量体重。在利尿治疗期间应观察患者有无乏力、四肢痉挛及脱水表现,定时复查血电解质浓度,警惕低钾血症,必要时补钾。对大量胸、腹腔积液者,应协助医师穿刺抽液,减轻压迫症状。

(4)呼吸道感染是心肌病患者心力衰竭加重的一重要诱因。故护理中应注意预防呼吸道感染,尤其是季节更换和气温骤变时。对长期卧床者应定时翻身、拍背,促进排痰。此外,在心导管等有创检查前后应给予预防性抗生素治疗,预防感染性心内膜炎等。

(5)对心肌病患者,尤其是扩张型及限制型心肌病患者,应密切观察有无脑、肺和肾等内脏及周围动脉栓塞,必要时给予长期抗凝治疗。

(6)对合并心力衰竭患者的治疗和护理:值得提出的是,心脏病患者往往心肌病变广泛,对洋地黄耐受性低,易现毒性反应。因此给药须严格遵照医嘱,准确掌握剂量,密切注意洋地黄毒性反应,如恶心、呕吐和黄、绿视及有无室性期前收缩和房室传导阻滞等心律失常。

(三)治疗过程中可能出现的情况及应急措施

1.洋地黄中毒

本病易发生洋地黄中毒,其临床表现如下所示。①胃肠道反应:食欲下降、厌食、恶心、呕吐。②神经系统症状:视物模糊、黄视、绿视、乏力、头晕。③电解质紊乱:血钾降低。④心血管系统:加重心力衰竭、心律失常(双向性室性期前收缩、室速、房室传导阻滞、房性期前收缩甚至心房纤颤)。处理措施如下。

(1)应立即停用洋地黄,补充钾盐,停用排钾利尿药,纠正心律失常。

(2)轻度中毒者,停用本品及利尿治疗,如有低钾血症而肾功能尚好,可给予钾盐。

(3)心律失常者可用:①氯化钾静脉滴注,对消除异位心律往往有效;②苯妥英钠,该药能与强心苷竞争性争夺 Na^+-K^+-ATP 酶,因而有解毒效应,成人用 $100\sim200$ mg 加注射用水 20 mL 缓慢静脉注射,如情况不紧急,亦可口服,每次 0.1 mg,每日 $3\sim4$ 次;③利多卡因,对消除室性心律失常有效,成人用 $50\sim100$ mg 皮下或静脉注射;④心动过缓或完全房室传导阻滞有发生阿-斯综合征的可能时,可安置临时起搏器;⑤异丙肾上腺素,可以提高缓慢的心率;⑥依地酸钙钠,以其与钙螯合的作用,也可用于治疗洋地黄所致的心律失常;⑦对可能有生命危险的洋地黄中毒可经膜滤器静脉给予地高辛免疫 Fab 片段,每 40 mg 地高辛免疫 Fab 片段,大约结合 0.6 mg 地高辛或洋地黄毒药;⑧注意肝功能不良时应减量。

2.动脉栓塞

该病易并发血栓形成和栓塞并发症,多数研究和观察发现,扩张型心肌病形成血栓的主要部位是左心室心尖部和两心耳,血栓脱落形成栓子,造成栓塞,栓塞并发症以肺、脑、脾和肾栓塞多见。

临床表现:症状的轻重与病变进展的速度、侧支循环的多寡有密切关系。早期症状为间歇性跛行,远侧动脉搏动减弱或消失,后期可出现静息痛,皮肤温度明显减低、发绀,肢体远端坏疽和溃疡。急性动脉栓塞而又无侧支循环代偿者,病情进展快。表现为疼痛、苍白、厥冷、麻木、运动障碍和动脉搏动减弱或消失等急性动脉栓塞典型的症状。

(1)一般治疗:绝对卧床休息,取头高脚低位,使下肢低于心脏平面,同时密切观察患侧肢体皮肤颜色、皮肤温度、脉搏搏动的变化情况以及生命体征等。给予吸氧、解痉、止痛,可采用氨茶碱、阿托品、吗啡、罂粟碱以解除支气管和血管痉挛及止痛;如出现心力衰竭或休克者可酌情使用毛花苷 C、多巴胺、异丙肾上腺素及低分子右旋糖酐等。

(2)抗凝治疗:①肝素疗法;②维生素 K 拮抗剂,如新抗凝片或双香豆素;③溶栓治疗,除非有溶栓禁忌,应争取在短时间内应用溶栓治疗,如链激酶、尿激酶、重组组织纤维蛋白溶酶原;④外科手术治疗。

(四)健康教育

1.疾病知识指导

症状轻者可参加轻体力工作,但要避免劳累。防寒保暖,预防感冒和上呼吸道感染。肥厚型心肌病者应避免情绪激动、持重、屏气及激烈运动如球类比赛等,减少昏厥和猝死的危险。有昏厥病史或猝死家族史者应避免独自外出活动,以免发作时无人在场而发生意外。

2.饮食护理

给予高蛋白、高维生素、富含纤维素的清淡饮食,以促进心肌代谢,增强机体抵抗力。心力衰竭时低盐饮食,限制含钠量高的食物。

3.出院指导

(1)充分休息,避免重体力劳动及疲劳过度,女性患者不宜妊娠。保持患者的身心健康。

(2)预防呼吸道感染,防止受凉,饭后漱口,保持口腔清洁。一旦感染,应及时使用抗生素治疗。

(3)保持心情愉快、稳定,避免紧张、兴奋、生气等情绪波动而加重病情。注意保持大便通畅,避免因大便用力而加重心脏负荷产生意外。

(4)坚持服用抗心力衰竭、抗心律失常的药物或β受体阻滞药、钙通道阻滞药等,以提高存活年限。说明药物的名称、剂量、用法,教会患者及其家属观察药物疗效及不良反应。嘱患者定期门诊随访,症状加重时立即就诊,防止病情进展、恶化。

(刘　珍)

第三章 消化内科疾病护理

第一节 急性胃炎

急性胃炎(acute gastritis)是由多种病因引起的急性胃黏膜炎症。临床上急性发病,常表现为上腹部症状。

内镜检查可见胃黏膜充血、水肿、出血、糜烂(可伴有浅表溃疡)等一过性病变。病理组织学特征为胃黏膜固有层见到以中性粒细胞为主的炎症细胞浸润。

一、护理评估

(一)健康史

询问患者有无急性细菌、病毒等感染史;发病前是否服用过能引起胃黏膜损害的药物,如阿司匹林、铁剂、抗肿瘤药及抗生素等;机体是否处于应激状态,如严重的脏器疾病、大手术、大面积烧伤、休克或颅内病变等。

(二)身体状况

常有上腹痛、胀满、恶心呕吐和食欲缺乏,严重者可有呕血、黑便、发热、脱水、酸中毒甚至休克。部分患者可无症状。药物或应激性引起者,有时以突然黑便或呕血为首发症状。细菌及其毒素污染食物引起的常伴有急性肠炎,故腹泻也是突出的症状。体检时上腹部可有不同程度的压痛。

(三)辅助检查

1.血常规检查

细菌感染者血白细胞及中性粒细胞升高。出血明显者因为血液浓缩,近期内红细胞及血色素正常或升高,待补充血容量后较前下降。

2.大便及呕吐物隐血试验

有出血者可呈阳性。

3.胃镜检查

胃镜检查一般应在出血后 24～48 h 内进行,但对病因未明大出血者常在病床边行急诊胃镜检查以明确病因或在胃镜直视下止血治疗。镜下可见胃黏膜多发性糜烂、出血和水肿,表面可有黏液或炎性渗出物附着。本病的确诊有赖于纤维胃镜检查。

4.X线钡餐造影检查

出血完全停止后进行。但一般诊断价值不高。

(四)心理-社会状况

评估患者的心理状态,是否存在因对疾病知识缺乏了解及解黑便等情况产生焦虑情绪,害怕胃镜检查时的疼痛感及结果,另外,因停药引起原有疾病的复发或者加重等情况均可带给患者精神上的困扰。

（五)处理原则

1.去除病因

因药物引起的应立即停止用药;有急性应激者,在积极治疗原发病的同时可使用抑制胃酸分泌的药物,以预防急性胃黏膜损害的发生。

2.对症治疗

有恶心、呕吐、腹痛、出血等情况应予禁食、止吐、解痉、止血等对症治疗。

3.杀 Hp 治疗

对因 Hp 感染的急性胃炎应予三联抗菌治疗。

二、常见护理诊断/问题

(1)知识缺乏:缺乏有关本病的防治知识及胃镜检查知识。

(2)营养失调:低于机体需要量与消化不良、恶心、呕吐、出血等有关。

(3)焦虑与消化道出血及担心原发疾病复发或加重等有关。

(4)潜在并发症:如上消化道大出血等。

三、护理措施

（一)一般护理

1.休息与活动

提供安静舒适的环境,注意休息,减少活动,急性应激造成者或有出血倾向的患者应卧床休息。

2.饮食指导

急性大出血或呕吐频繁者应禁食,一般可进少渣、温凉流质或半流质饮食。有少量出血者可给米汤、藕粉等以中和胃酸,有利于黏膜的修复。但急性期一般不主张应用牛奶或红枣汤,因容易引起胀气、腹泻等情况,红枣也有活血功能影响止血效果。应指导患者建立合理良好的饮食习惯,定时有规律进餐,不可暴饮暴食。

3.去除病因和诱因

停服对胃黏膜有刺激的食物和药物。保持口腔卫生,尤其是禁食期间应做好口腔护理。

（二)病情观察

注意观察生命体征及腹部体征情况,呕吐物及大便颜色、量、性状等变化。有无腹胀、腹痛、嗳气、恶心、呕吐等情况,出血者血压、脉搏是否稳定,大便是否转黄等。

（三)用药护理

遵医嘱给患者用制酸剂、保护胃黏膜药物、根除 Hp 感染的药物,观察药物疗效及不良反应。临床应用的制酸剂以质子泵抑制剂为主,如奥美拉唑、泮托拉唑、奥西康、埃索美拉唑(耐信)等针剂及片剂。而 H_2 受体阻滞剂,如法莫替丁等已较少应用于临床。这类药物的口服制剂应空腹服用(饭前或睡前服)。不能去除胶囊服药。而针剂一般有专用溶媒溶解,要求 $20\sim60$ min 滴入,不易过快,以免引起恶心、头晕等不适,但奥美拉唑只能静推,要求缓慢注射至少2.5 min。

同时,应注意该类针剂溶解和稀释后必须在 4 h 内使用,因此要现配现用。胃黏膜保护制剂因不同药物其服法也不同,如达喜(铝碳酸镁)片应在饭后 $1\sim2$ h 嚼碎后服用或胃部不适时服用,其不良反应主要是大剂量服用可导致软糊状便和大便次数增多;硫糖铝片则应在餐前1 h及睡前嚼碎后服用,其不良反应较常见的是便秘。用于幽门螺杆菌感染的抗生素一般用三联药物。

(四)心理护理

帮助患者熟悉有关疾病的防治知识,了解其心理动态,及时解答患者的疑问,做好心理疏导,解除其紧张、焦虑心理。

(五)健康指导

根据患者的具体情况向患者及其家属介绍急性胃炎的病因,如避免使用胃黏膜刺激性药物,必须使用时应同时使用制酸剂保护胃黏膜;进食有规律,避免过冷、过热、过辣等刺激性食物及浓茶、咖啡等饮料;戒烟酒。

(牛永杰)

第二节　胃、十二指肠溃疡

消化性溃疡主要指发生于胃和十二指肠黏膜的慢性溃疡,即胃溃疡(gastric ulcer,GU)和十二指肠溃疡(duodenal ulcer,DU)。全世界约有10%的人口一生中患过此病。临床上 DU 较 GU 多见,两者之比为 3∶1。DU 好发于青壮年,GU 的发病年龄一般较 DU 约迟 10 年。秋冬和冬春之交是本病的好发季节。

一、护理评估

(一)健康史

询问患者有无导致胃黏膜屏障功能下降的因素,如幽门螺杆菌感染、长期服用非甾体类抗炎药、喜食刺激性食物、十二指肠液反流、嗜烟酒等,以及机体是否处于应激状态,如发生严重创伤、休克、烧伤或脑血管意外等。这些因素损害局部黏膜的防御/修复机制,破坏胃黏膜屏障及胃酸的分泌规律,均可引起消化性溃疡的发病和复发。

(二)身体状况

1. 症状

(1)消化性溃疡有以下三大特征。①慢性反复发作:病史可达几年、十几年;②周期性发作:发作期与缓解期相互交替,缓解期长短不一,可以是几周、几月或几年;多在秋冬、冬春之交发作,有季节性;也可因精神与情绪不佳、饮食不节、服药不当而诱发。③节律性上腹疼痛:为本病特征,上腹疼痛多为钝痛、灼痛、胀痛,有的仅饥饿样不适感,少数为剧痛;典型患者呈节律性疼痛:DU 患者在餐后 3~4 h 发作,持续至进餐或服药才缓解,半数患者有午夜痛;GU 患者约在餐后 0.5~1 h 出现,至下次餐前消失,午夜痛不如 DU 多见。

(2)其他:尚可有反酸、嗳气、恶心、呕吐、食欲减退等消化不良症状,也可有失眠、多汗、脉缓等自主神经功能失调表现。少数患者可无症状,以出血、穿孔等并发症为首发症状。

2. 体征

溃疡活动期可有剑突下固定而局限的压痛点,缓解期则无明显体征。

（三）辅助检查

1.实验室检查

上消化道出血者血常规可有红细胞、血红蛋白减少。大便隐血试验阳性提示溃疡有活动，如 GU)患者持续阳性，应怀疑癌变的可能。

幽门螺杆菌检测方法主要包括快速尿素酶试验、组织学检查、^{13}C 或 ^{14}尿素呼气试验和血清学试验等。其中^{13}C 或^{14}C 尿素呼气试验检测 Hp 感染的敏感性和特异性均较高，常作为根除治疗后复查的首选方法。取胃液分析基础胃酸分泌量(BAO)和最大胃酸分泌量(MAO)是否增高。

2.影像学检查

X 线钡餐检查消化性溃疡的直接征象是龛影，对溃疡诊断有确诊价值。

3.内镜检查

纤维胃镜可直接观察溃疡部位、病变大小、性质，并可在直视下取活组织做病理检查和 Hp 检测。其诊断的准确性高于 X 线钡餐检查。

（四）心理-社会状况

消化性溃疡患者常因病程呈慢性经过、反复发作，产生悲观、茫然的情绪；也可因发病时间长，时好时坏而不当作一回事，不重视治疗和保健；当发生严重并发症时，患者自感危及生命，常有焦虑不安或恐惧感。

（五）处理原则

消化性溃疡治疗的目的在于消除病因、控制症状、愈合溃疡、防止复发和预防并发症。

1.一般治疗

生活有规律，劳逸结合，避免精神紧张，必要时可给镇静药。定时进餐，避免粗糙、辛辣、过咸食物及烈酒、浓茶、咖啡等饮料，戒烟。

2.药物治疗

(1)根除 Hp 的治疗方案：大体上可分为以质子泵抑制剂(PPI)为基础和以胶体铋剂为基础的两类方案。一种 PPI(奥美拉唑、兰索拉唑)或一种胶体铋剂加上克拉霉素、阿莫西林、甲硝唑、呋喃唑酮4 种抗菌药物中的 2 种，组成三联疗法方案。初次治疗失败患者，可用 PPI、胶体铋剂和两种抗菌药物的四联疗法。

(2)抑制胃酸分泌药：目前常用的有 H_2 受体拮抗剂(H_2RA)和 PPI 两大类。常用的 H_2RA 有西咪替丁、雷尼替丁、法莫替丁和尼扎替丁，因药物在肝脏代谢，经肾脏排出，肝肾功能不全者慎用或减量。目前已用于临床上的 PPI 有奥美拉唑、兰索拉唑、泮托拉唑和拉贝拉唑四种。

(3)胃黏膜保护剂：主要有硫糖铝、枸橼酸铋钾和前列腺素类药物米索前列醇三种。

二、常见护理诊断/问题

(1)疼痛与胃、十二指肠溃疡刺激有关。

(2)焦虑与病情反复发作或发生严重并发症等有关。

(3)营养失调：低于机体需要量与上腹部疼痛、食欲缺乏等有关。

(4)知识缺乏：缺乏合理饮食、健康生活行为方式及相关自我护理的知识。

(5)潜在并发症：上消化道出血、急性穿孔、幽门梗阻及癌变。

三、护理措施

（一）一般护理

1. 休息与活动

疼痛剧烈时嘱患者卧床休息，并为患者创造舒适良好的休息环境；情况许可的患者鼓励适当下床活动，以分散注意力。当消化性溃疡患者发生如上消化道出血、幽门梗阻、急性穿孔等并发症时，需绝对卧床或卧床休息，并协助做好生活护理。

2. 饮食与营养

向患者解释加强营养、调整饮食可以促进溃疡的愈合，加快疾病康复。

（1）规律进餐和少量多餐：养成定时进餐的习惯，在急性活动期，以少食多餐为宜，每日4～6餐，避免餐间零食和睡前进食，使胃酸分泌有规律。症状得到控制后，尽快恢复正常的饮食规律，每餐不宜过饱，以免胃窦部过度扩张而刺激胃酸分泌。除患者合并出血或症状较重外，鼓励患者按日常习惯饮食。症状较重的患者以面食为主，因面食较柔软、含碱、易消化并能中和胃酸，不习惯于面食者则以软饭、米粥替代。进餐时保持心情舒畅，充分咀嚼。

（2）忌食机械和化学刺激性强的食物：机械性刺激强的食物指生冷、硬、粗纤维多的蔬菜、水果，以及产气性食物如葱头、芹菜、韭菜、未经加工的豆类和粗糙的米、面、玉米及干果等。化学性刺激强的食物有浓肉汤、咖啡、巧克力、油炸食物，味精、酸辣、香料等调味品，碳酸饮料，含大量蔗糖的食物、烟酒等。溃疡活动期，为减少对胃黏膜的刺激，尽量禁食刺激性强的食物，以减少胃酸分泌，保护胃黏膜。过冷、过热的食物会引起反射性胃肠蠕动增强，刺激溃疡面，故食物的温度应以 45 ℃左右为宜。

（3）选择营养丰富易消化的食物：在不刺激溃疡的原则下多摄入营养物质，以增强胃黏膜的抵抗力。蛋白质类食物具有中和胃酸的作用，适量摄取脱脂淡牛奶能稀释胃酸，宜安排在两餐之间饮用；但牛奶中的高钙质被吸收后，反过来刺激胃酸分泌，故不宜多饮。脂肪到达十二指肠虽能刺激小肠黏膜分泌肠抑胃蛋白酶，抑制胃酸分泌，但脂肪又可引起胃排空减慢，胃窦扩张，从而使胃酸分泌增多，所以脂肪的摄入量应适当。

3. 缓解躯体不适

与患者及其家属共同讨论可能诱发疼痛的诱因和预防措施；指导患者避免过度劳累和不良的精神刺激，保持良好的精神状态。十二指肠溃疡患者表现空腹痛或午夜痛时，指导患者准备制酸性食物，如苏打饼干等，在疼痛前进食，或服制酸剂以防疼痛发生。

（二）病情观察

注意观察腹痛的部位、性质、发作的规律，与饮食、服药的关系，呕吐物及粪便颜色、性质和数量，并做相应的处理。当发现上消化道出血、幽门梗阻、急性穿孔等并发症或患者出现进行性消瘦、上腹疼痛的节律性消失及大便稳血试验持续阳性，应及时通知医生。

（三）用药护理

1. 制酸剂

常用的制酸剂为氢氧化铝凝胶，指导患者在餐后1～2 h服药，部分患者在睡前加服一次，也可与抗胆碱类药物同用。因制酸剂与奶制品相互作用可形成络合物，避免同服。酸性食物及饮料不宜与抗酸药同服。如患者需同时服用西咪替丁等 H_2 受体拮抗剂，则两药应间隔 1 h以上服用，因制酸剂能使西咪替丁等吸收减少。该药能阻碍磷的吸收，老年人长期服用应警惕引起骨质疏松。

2.抗胆碱能药

常用药物有颠茄合剂、溴丙胺太林、阿托品等,主要用于十二指肠球部溃疡,宜在饭前半小时和睡前服用。该类药物有口干、视物模糊、心动过速、汗闭、尿潴留等不良反应,青光眼、幽门梗阻、前列腺肥大者禁用。

3.H_2受体拮抗剂

常用药物有西咪替丁、雷尼替丁、法莫替丁等。该类药空腹吸收快,宜在进餐时与食物同服或睡前服用。长期使用有乏力、腹泻、粒细胞减少、皮疹、男性患者轻度乳房发育等不良反应,应注意观察并予以解释。如用于静脉给药时可发生心律失常,应缓慢注射。长期且大量服用者,不可突然停药,以防反跳作用,反而使胃酸分泌突然增加。

4.胶体铋

常用制剂为枸橼酸铋钾,于餐前0.5 h口服,睡前加服1次;向患者说明在服药前1 h至服药后0.5 h内不应进食,尤禁牛奶,并解释本药可致粪便呈黑色及可能引起便秘;因胶体铋需在酸性介质中方起作用,不宜与制酸剂同服,胶体铋服用以不超过8周比较恰当。

5.其他抗溃疡药物

有胃泌素受体拮抗剂丙谷胺、保护胃黏膜药硫糖铝、减少胆汁反流药物多潘立酮和甲氧氯普胺、H^+-K^+-ATP酶抑制剂奥美拉唑等。奥美拉唑抑酸作用强烈,维持时间长,主要用于对H_2受体拮抗剂无效的患者。该药可引起头晕,用药初期,嘱患者避免开车或做注意力必须高度集中的事。

6.抗菌药物

阿莫西林使用前需做皮肤过敏试验,并观察有无迟发性过敏反应的出现,如皮疹等。甲硝唑可引起恶心、呕吐等胃肠道反应,可按医嘱用甲氧氯普胺、维生素 B_6 等拮抗。

(四)并发症护理

1.出血

发现患者上消化道大量出血,立即通知医生,安置患者平卧位,建立静脉通道,做好输血准备。严密观察脉搏、血压和出血情况,按医嘱使用止血药物。临床常用的止血措施有:去甲肾上腺素8 mg加入150～250 mL 的冷生理盐水中分次口服或用0 ℃～4 ℃的冷盐水反复洗胃,使血管收缩、减少血流量和抑制胃液分泌从而达到加快止血的目的;或用凝血酶溶液口服,凝血酶溶解于37 ℃以下的生理盐水或冷牛奶中服下,服药后需嘱患者适当转动身体以利药物与创面充分接触,提高止血效果。洗胃过程中密切观察有无急性腹痛、心率和呼吸的变化,发现异常及时做相应的处理。呕血后行口腔护理,清除血迹和呕吐物,以免引起患者不良心理反应。出血期间应密切观察患者大便的颜色、量、性质等情况。

2.穿孔

一旦确定立即禁食,插置胃管抽吸或引流胃内容物行胃肠减压;若血压平稳,将患者的床头抬高35°～45°,使者腹肌松弛,以减轻腹痛不适并有利于胃肠漏出物向下腹部及盆腔处引流。迅速建立静脉通路、输液和备血,并做好手术前准备。

3.幽门梗阻

轻者可进流质饮食;重者则需禁食、放置胃管进行连续的胃肠减压。观察患者呕吐量、性质、气味,准确记录出入液量,并注意监测电解质变化。静脉补液,每日2 000～3 000 mL,加强支持疗法,保证机体的能量供给。清晨和睡前用3%盐水或2%碳酸氢钠溶液洗胃,保留1 h后排出,可减轻炎症水肿,缓解梗阻症状。经胃肠减压,纠正水和电解质紊乱,抗溃疡治疗后无缓解的,应做好手术前准备。

(牛永杰)

第三节　溃疡性结肠炎

溃疡性结肠炎(ulcerative colitis,UC)是慢性非特异性溃疡性结肠炎的简称,为一种原因未明的直肠和结肠慢性炎性疾病。病情轻重不等,多反复发作或长期迁延呈慢性经过。本病可发生于任何年龄,以20~50岁为多见,男女发病率无明显差别。本病在欧美较常见,但我国的发病率较低,且病情一般较轻。

一、护理评估

(一)健康史

详细询问患者的婚姻、生育、月经史(女性),评价影响溃疡性结肠炎发生、发展的相关因素。

(二)身体状况

起病多数缓慢,少数急性起病。病程呈慢性经过,数年至十余年,常有反复发作或持续加重。精神刺激、劳累、饮食失调常为发病的诱因。

1. 消化系统症状

(1)腹泻:系因炎症刺激使肠蠕动增加及肠腔内水、钠吸收障碍所致。腹泻的程度轻重不一,轻者每日3~4次,或腹泻与便秘交替出现;重者每日排便次数可多至30余次,粪质多呈糊状及稀水状,混有黏液、脓血,病变累及直肠则有里急后重。

(2)腹痛:轻型及病变缓解期可无腹痛,或呈轻度至中度隐痛,少数绞痛,多局限于左下腹及下腹部,亦可全腹痛。疼痛的性质常为痉挛性,有疼痛、便意、便后缓解的规律,常伴有腹胀。

2. 体征

轻型患者左下腹有轻压痛,部分患者可触及痉挛或肠壁增厚的乙状结肠或降结肠。重型和暴发型者可有明显鼓肠、腹肌紧张、腹部压痛及反跳痛。

3. 全身表现

急性期或急性发作期常有低度或中度发热,重者可有高热及心动过速,病程发展中可出现消瘦、衰弱、贫血、水与电解质平衡失调及营养不良等表现。

(三)辅助检查

1. 血液检查

可有轻、中度贫血,严重者血清蛋白及钠、钾、氯降低,白细胞计数增高及红细胞沉降率加速。缓解期如有血清 α_2 球蛋白增加及 γ-球蛋白降低,常是病情复发的先兆。

2. 粪便检查

活动期有黏液脓血便,反复检查包括常规、培养、孵化等均无阿米巴包囊、血吸虫卵等特异病原体发现。

3.免疫学检查

IgG、IgM 可稍有增加,可出现抗结肠黏膜抗体阳性,T 淋巴细胞与 B 淋巴细胞比率降低,血清总补体活性(CH50)增高。

4.钡剂灌肠 X 线检查

钡剂灌肠 X 线检查为重要的诊断方法。急性期因肠黏膜充血、水肿可见皱襞粗大紊乱;有溃疡和分泌物覆盖时,肠壁边缘呈毛刺状或锯齿状,后期肠壁纤维组织增生可见结肠袋消失、肠壁变硬、肠腔缩短、变窄而呈铅管状;如有假息肉形成,可呈圆形或卵圆形的充盈缺损。暴发型一般不宜做 X 线检查,以免加重病情或诱发中毒性巨结肠。

5.纤维结肠镜检查

纤维结肠镜检查是最有价值的诊断方法,通过结肠黏膜活检,可明确病变的性质。

(四)心理-社会状况

反复腹泻、腹痛等可致患者烦躁不安、焦虑等心理反应,了解患者对疾病的认知程度。了解家属对疾病的认知、心理反应及对患者的关心和支持程度。

(五)处理原则

处理原则是控制急性发作,减少复发,防止并发症。主要采用内科综合治疗。

1.一般治疗

急性发作期及时纠正水与电解质平衡紊乱,重者应禁食,给予静脉内高营养治疗,待病情好转后酌情给予流质饮食或易消化、少纤维、富营养饮食。若有显著营养不良,低蛋白血症者可输全血或血清蛋白。腹痛明显者可给小剂量的解痉剂如阿托品、溴丙胺太林等,但应防止诱发中毒性巨结肠。

2.药物治疗

(1)水杨酸偶氮磺胺类药物:一般以水杨酸偶氮磺胺吡啶(简称 SASP)为首选药物,适用于轻型或重型经肾上腺糖皮质激素治疗已有缓解者,疗效较好。该药在结肠内经肠菌分解为5-氨基水杨酸(简称 5-ASA)与磺胺吡啶,前者是主要的有效成分,能消除炎症。用药方法:在发作期每日 4～6 g,分 4 次口服,待病情缓解后改为每日 2 g,分次口服,维持 1～2 年,防止复发。

(2)肾上腺糖皮质激素:适用于暴发型或重型患者,可控制炎症,抑制自体免疫过程,减轻中毒症状,有较好疗效。常用氢化可的松 200～300 mg,或地塞米松 10 mg 每日静脉滴注,疗程 7～10 d;症状缓解后改用泼尼松,每日 40～60 mg,分 4 次口服;病情控制后,递减药量,停药后可给水杨酸偶氮磺胺吡啶,以免复发。

(3)硫唑嘌呤:为免疫抑制剂,适用于慢性反复发作者,或用磺胺及激素治疗无效者。用药每千克体质量每日 1.5 mg,分次口服,疗程 1 年。不良反应主要是骨髓抑制和并发感染。

(4)抗生素:对暴发型及重型者,为控制继发感染,可用庆大霉素、氨苄西林、甲硝唑等抗菌治疗。

3.灌肠治疗

适用于轻型而病变局限于直肠、左侧结肠的患者。常用氢化可的松 100 mg 溶于 0.25%普鲁卡因溶液 100 mL 或林格液 100 mL 保留灌肠,每日 1 次,疗程 1～2 个月。亦可用琥珀酸钠氢化可的松 100 mg 及地塞米松 5 mg,加生理盐水 100 mL 保留灌肠。此外,有用 SASP 1～

2 g 灌肠及中药灌肠。

4.手术治疗

并发癌变、肠穿孔、脓肿与瘘管、中毒性巨结肠及经内科治疗无效者均是手术的适应证。一般行全结肠切除术或回肠造瘘术。

二、常见护理诊断/问题

(1)腹泻与炎症导致肠黏膜对水、钠吸收障碍以及结肠运动功能失常有关。

(2)疼痛与肠道炎症、溃疡有关。

(3)营养失调:低于机体需要量与长期腹泻及营养吸收障碍有关。

(4)有体液不足的危险与肠道炎症致长期频繁腹泻有关。

(5)焦虑与病情反复、迁延不愈有关。

(6)潜在并发症:中毒性巨结肠、肠癌变、大出血和肠梗阻。

三、护理措施

(一)一般护理

1.饮食

饮食总原则是高热量、高蛋白、高维生素、低脂及少渣膳食。需注意四大饮食禁忌:①少吃粗纤维食物,不宜吃油腻食物,慎吃海鲜;②对可疑不耐受的食物,如鱼、虾、蟹、蛋、牛奶、花生等应尽量避免食用;③忌食冰冻、生冷食品,忌辣椒等刺激性食物;④戒除烟酒嗜好。提供安静舒适的就餐环境,以增进食欲。

2.营养

鼓励患者多食清淡、柔软易消化而富有营养的饮食,以保证足够的热量、蛋白质、无机盐和维生素。对病情较重、脓血便明显、营养不良的患者,可采取肠内营养加肠外营养的方法。总之尽可能避免出现营养不良,以增强体质,有利于病情缓解。

(二)病情观察

观察患者腹泻的次数、性质、伴随症状,如发热、腹痛及监测粪便检查结果,以了解病情的进展;严密观察腹痛的性质、部位以及生命体征的变化,如腹痛性质突然改变,应注意是否发生大出血、肠梗阻、中毒性巨结肠、肠穿孔等并发症;观察患者进食情况,定期测量患者的体重;监测血红蛋白、血清电解质和清蛋白的变化,了解患者营养状况的变化。

(三)用药护理

遵医嘱给予 SASP、糖皮质激素、免疫抑制剂等治疗,以控制或缓解病情。注意药物的疗效及不良反应,如服用 SASP 期间,观察是否出现恶心、呕吐、皮疹、白细胞减少、溶血反应及再生障碍性贫血等不良反应,应嘱患者餐后服药,服药期间定期复查血常规。应用糖皮质激素者,要注意激素不良反应,不可随意停药,防止反跳现象。应用硫唑嘌呤或巯嘌呤时需注意监测血白细胞计数,以及时发现骨髓抑制的现象。

(四)灌肠

提供整洁、安静、舒适的环境,注意病室的温、湿度,灌肠时关好门窗并用屏风遮挡,注意保暖以免受凉。灌肠前应嘱患者先行排便,保持肠道清洁。根据病变位置选择合适体位,病变在直肠、乙状结肠、降结肠者取左侧卧位;病变在横结肠、升结肠者取右侧卧位;用小枕抬高臀部

10 cm。选择质地柔软、无破损较细肛管或 12～14 号导尿管,用液状石蜡润滑肛管前端后插管,动作要轻,插入肛门内 20～25 cm,灌入量适中,压力要低,灌肠液面距肛门不超过 30 cm,保留 2～4 h,期间每 15 min 更换体位 1 次。灌药时放松腹肌,可做深呼吸,如患者出现便意,嘱其大口呼气,放松腹肌,降低腹内压,解除肠道痉挛。保留灌肠完毕后,全身放松,卧床休息。由于溃疡性结肠炎患者每天排便频繁及插管,因此应特别注意肛周护理。每次大便之后再以软纸轻轻揩拭后,使用温开水清洗,可每日用 1∶5 000 高锰酸钾溶液坐浴 1 次,可以保护肛周黏膜。

(五)心理护理

溃疡性结肠炎的病程比较长,发作期及缓解期交替,往往由于情绪紧张、生活不规律等因素诱发疾病发作;患者通常具有内向、离群、保守、严谨、悲观、抑郁、焦虑、紧张、情绪不稳定、易怒及对各种刺激情绪反应强烈等心理问题。因此,必须全面评估患者的性格特征,以及致病心理形成的发展情况,有针对性地进行疏导,减轻其心理压力,安慰和劝导患者接受现实,向患者说明病情,以积极的态度和行为面对疾病。及时解答患者的各种疑问,消除不必要的顾虑和误解,针对患者存在的问题提出建议和指导,从医学和心理学角度出发进行解释,为患者提供新的思维和方法,重新认识问题。根据患者的临床表现、病情程度以及心理特点,可以分别采取听音乐、看电视等不同方式,使患者得以在轻松愉快的气氛中消除紧张、焦虑等不良情绪。

(六)健康指导

(1)向患者及其家属宣教有关疾病的知识,提高认知水平,增加患者对临床治疗的依从性,降低疾病复发率,巩固治疗效果。

(2)嘱咐患者保持心情舒畅,起居规律,改变生活方式,防止肠道感染,避免诱发疾病的因素,加强锻炼,劳逸结合,增强机体抵抗力,树立战胜疾病的信心,预防疾病的发作。

(牛永杰)

第四节　肝硬化

肝硬化(liver cirrhosis)是各种原因引起的肝细胞变性、坏死,继而出现纤维组织增生和肝细胞结节状再生,这三种病变反复交错进行,导致肝小叶结构破坏和血液循环途径改建,使肝组织变形、变硬。肝硬化是一种常见的慢性肝病。早期无明显症状,后期则出现不同程度的门脉高压和肝功能障碍。

一、护理评估

(一)健康史

引起肝硬化的病因很多,见本节的病因。

(二)身体状况

临床上将肝硬化分为肝功能代偿期和失代偿期,但两期界限并不明显。起病隐匿,病程进展缓慢,可隐伏数年至数十年,少数病例因大片肝坏死,在 3～6 个月内便形成肝硬化。

1.肝硬化代偿期

症状较轻,缺乏特征性,早期较突出症状为乏力、食欲缺乏,可伴有腹胀不适、上腹隐痛或腹泻等。一般多呈间歇性,在疲劳或发病时表现明显,经休息或治疗后缓解。患者营养状态一般,肝轻度大,质地偏硬,脾轻、中度大。肝功能检查结果正常或轻度异常。

2.肝硬化失代偿期

(1)肝功能减退症。①全身症状:一般情况及营养状况差,消瘦、乏力、面色灰暗,部分患者可有低热、水肿等。②消化道症状:食欲明显减退,甚至厌食,上腹饱胀不适、恶心呕吐等,对脂肪和蛋白质耐受性差,稍进油腻肉食可引起腹泻。③出血倾向及贫血:轻者可有鼻出血、牙龈出血、皮肤紫癜,重者胃肠道出血引起黑便等;患者常有不同程度的贫血,是由营养不良、肠道吸收障碍、胃肠失血和脾功能亢进等因素引起。④内分泌失调:男性常有睾丸萎缩及乳房发育,女性月经不调、闭经和不孕等。

(2)门静脉高压症(portal hypertension):①脾大、脾功能亢进;②侧支循环的建立和开放;③腹壁静脉曲张;④痔核形成;⑤腹腔积液。

(3)肝脏情况:早期肝脏增大,表面尚平滑,质中等硬;晚期肝脏缩小,表面可呈结节状,质地坚硬;一般无压痛,但在肝细胞进行性坏死或并发肝炎和肝周围炎时可有压痛与叩击痛。

(三)辅助检查

1.实验室检查

红细胞或全血细胞减少,白/球蛋白比例降低或倒置,谷丙转氨酶(ALT)升高,谷草转氨酶(AST)活力常高于 ALT,可有水、电解质、酸碱失衡,血氨升高等,腹腔积液检查一般为漏出液。

2.影像学检查

X 线食管钡餐检查有食管、胃底静脉曲张现象,显示虫蚀样或蚯蚓状充盈缺损等;B 超、CT、MRI 检查显示肝硬化、脾大、腹腔积液等。

3.内镜检查

内镜检查直接观察食管和胃底静脉曲张的程度及范围,并发上消化道出血时急诊检查可判明出血部位和原因,并可进行止血治疗。

4.肝穿刺检查

肝脏穿刺活组织检查肝脏病理若有假小叶形成者即可确诊为肝硬化。

(四)心理-社会状况

患者因疾病迁延不愈,进入失代偿期后,反复住院造成经济上和家庭劳力上困难,身心均遭受较大打击,思想负担较重,出现抑郁、悲观失望;特别在并发急性大出血时,会出现焦虑、惊慌、恐惧的心理,甚至失去战胜疾病的信心,常出现不配合治疗或过分依赖医护人员的情况。另外,担心手术效果和预后也会使患者焦虑不安。了解家庭能否提供足够的生理、心理支持,家庭经济承受能力,医疗费用来源等。

(五)处理原则

本病无特效疗法,关键是早期诊断,针对病因治疗和加强一般治疗,以缓解和延长代偿期。对失代偿期患者主要是对症治疗,改善肝功能和防治并发症。

二、常见护理诊断/问题

(1)焦虑/恐惧与担心疾病预后、经济负担等有关。

（2）营养失调：低于机体需要量与肝功能减退、营养物质摄入不足、消化吸收功能障碍等有关。

（3）体液过多与肝功能减退导致低蛋白血症、醛固酮和抗利尿激素增多、淋巴回流受阻等有关。

（4）知识缺乏：缺乏预防上消化道出血的知识。

（5）潜在并发症：上消化道出血、肝性脑病、肝肾综合征、自发性腹膜炎等。

三、护理措施

（一）一般护理

1.休息与活动

休息可减少患者能量消耗，减轻肝脏代谢的负担，增加肝脏的血流量，有助于肝细胞修复，改善肝脏循环，减轻腹腔积液和水肿。应根据患者的病情适当安排休息和活动，代偿期患者可参加轻便工作；失代偿期应卧床休息，但过多的躺卧易引起消化不良、情绪不佳，应适量活动，活动量以不感到疲劳为宜。

2.饮食与营养

合理营养可保护肝脏，饮食原则是高蛋白、高热量、含丰富维生素易消化的饮食，并根据病情变化及时调整。蛋白质来源以豆制品、鸡蛋、牛奶、鱼、瘦肉为主，每日 $1\sim1.5\ g/kg$，血氨升高时应限制或禁食蛋白质，待病情好转后再逐渐增加摄入量，并选择植物蛋白如豆制品，因其含蛋氨酸、芳香氨基酸和产氨氨基酸较少。补充足够的 B 族维生素、维生素 C、维生素 A、维生素 D、维生素 E。

必要时遵医嘱静脉补充如氨基酸、清蛋白或新鲜血等营养支持。禁烟酒，少喝咖啡、浓茶，避免进食粗糙、干硬、带骨、渣或鱼刺、油炸及辛辣食物，饮食不宜过热，以免损伤食管黏膜而诱发上消化道出血。

（二）病情观察

观察生命体征、意识、性格、精神状态，注意有无休克、肝性脑病的发生。观察呕吐物、排泄物的次数、量、性状，以便及时发现上消化道出血。每天测腹围一次，每周称体重一次，测量腹围时注意测量的部位、时间、体位均相同，记录 24 h 出入液量。动态监测血常规、肝肾功能、电解质、血氨等。

（三）用药护理

按医嘱给予肌苷、乙酰辅酶 A 等护肝药物，避免使用红霉素、巴比妥类、盐酸氯丙嗪等对肝脏有损害的药物。腹腔积液患者使用利尿剂时应特别注意维持水、电解质和酸碱平衡，定时监测血钾、钠、氯化物；利尿速度不宜过快，以每日体重减轻不超过 0.5 kg 为宜。上消化道出血应用血管活性药物如生长抑素、奥曲肽、特利加压素及垂体后叶素时，应注意滴速，观察有无恶心、便意、心悸、面色苍白等不良反应；防止药液漏出血管外，造成组织坏死；高血压、冠心病患者以及孕妇不宜使用。

（四）腹腔积液的护理

1.体位

尽量取平卧位，以增加肝、肾血流灌注，并抬高下肢，减轻水肿。大量腹腔积液可取半卧位，使膈肌下降，增加肺活量，减轻呼吸困难。

2.限制水、钠摄入

一般食盐每日不超过 2 g 为宜,少食含钠高的食物如咸肉、酱油、酱菜等,进水量限制在每日 1 000 mL。

3.皮肤护理

保持床铺干燥、平整;水肿部位的皮肤防止受压和破损。皮肤瘙痒者及时给予止痒处理,避免用手搔抓,用温水擦拭身体,保持皮肤的清洁,防止感染。

4.观察腹腔积液

正确记录 24 h 液体出入量,定期测量腹围、体重,观察腹腔积液情况。

5.促进腹腔积液消退

按医嘱使用利尿剂,小量多次静脉输注血浆或清蛋白;协助医生腹腔放液或腹腔积液浓缩回输,术中、术后均应监测心肺功能与生命体征变化,如发生变化及时告知医生给予处理,术后注意穿刺部位局部渗漏、出血情况,及时处置。

(五)上消化道大出血的护理

上消化道大出血是本病最常见的并发症。

1.立即抢救准备

立即置患者于抢救室,准备好各种抢救药品和物品,如三腔二囊管、静脉切开包、吸引器等。

2.一般护理

予平卧、禁食、吸氧,保持安静,维持呼吸道通畅,防止呕吐物误吸。

3.严密观察病情

监测生命体征、神志、尿量、中心静脉压(CVP);呕吐物及粪便的量、性状和色泽;注意有无肝性脑病先兆等,并做好记录。

4.恢复血容量

迅速建立两条静脉通路,静脉输液、输血,补充血容量。输血宜输鲜血,有利于止血及预防肝性脑病。

(六)心理护理

患者因长期患病,症状逐渐加重,常有消极悲观情绪,感到孤独无助、无能为力,对战胜疾病缺乏信心,一旦发生急性大出血,会出现极度的恐慌。因此,应做好患者的心理护理,稳定其情绪,使患者处于最佳的状态配合治疗和护理。

(七)健康指导

(1)保证身心两方面的休息。保持心情乐观愉快,避免情绪波动;保证足够的休息和睡眠,生活起居有规律,活动量以不感疲劳为度。

(2)切实遵循饮食治疗原则,安排好营养食谱。

(3)注意自我保护,用软毛牙刷刷牙,避免牙龈出血;避免用力大便、打喷嚏、抬重物等使腹内压增加因素;口服药片时,应研成粉末后冲服。

(4)注意保暖和个人卫生,预防感染。

(5)按医嘱使用保肝药,以免用药不当加重肝脏负担和肝功能损害,定期来院复查。

(牛永杰)

第四章 神经内科疾病护理

第一节 短暂性脑缺血发作

短暂性脑缺血发作（transient ischemic attack，TIA）是指颈动脉或椎-基底动脉系统短暂性供血不足，引起的短暂性、局限性、反复发作的脑功能缺损或视网膜功能障碍。临床症状多在 1 h 内可缓解，最长不超过 24 h，影像学检查无责任病灶。

一、专科护理

（一）护理要点

向患者讲解疾病的发病特点，指导患者活动时注意安全，避免单独行动，防止发生外伤。告知患者疾病的危害：如果控制不好，TIA 将会进展为脑梗死。使患者从思想上真正重视疾病。

（二）主要护理问题

1. 知识缺乏

缺乏疾病相关知识。

2. 有跌倒的危险

跌倒与突发的一过性失明、跌倒发作及眩晕有关。

3. 潜在并发症

潜在并发症包括脑卒中。

（三）护理措施

1. 疾病知识指导

向患者讲解疾病的病因、常见临床症状、诱因、治疗方法及自我护理知识。通过耐心的讲解，帮助患者了解疾病的相关用药知识及疾病的预后，让患者既不过分担忧疾病，又不放松对疾病的警惕，帮助患者寻找和去除自身的危险因素，积极治疗相关疾病，改变不良生活方式、建立良好的生活习惯。

2. 饮食指导

让患者了解肥胖、吸烟、酗酒及饮食因素与脑血管疾病的关系。指导患者进食低糖、低盐、低脂、低胆固醇和富含不饱和脂肪酸、蛋白质、纤维素的食物，多食含钾丰富的食物，多吃水果、蔬菜，戒烟限酒，规律饮食，避免过饥、过饱。

3. 用药指导

指导患者遵从医嘱正确服药，并注意观察药物的不良反应。如抗凝治疗时应密切观察有无牙龈出血、皮下出血、黏膜出血等表现，是否出现血尿，同时应定期检查血常规；告知患者使用降压药物时，血压降至理想水平后应继续就医，遵医嘱服用维持量，以保持血压的相对稳定；对无症状的患者更应该强调用药的重要性，使其认识到不遵医行为将导致的严重危害。

4.安全指导

向患者讲解疾病的发作特点,尤其对于频繁发作的患者,应避免重体力劳动,避免单独外出、如厕、沐浴。改变体位时、转头时速度宜慢,幅度宜小,防止诱发 TIA。

二、健康指导

(一)饮食指导

(1)每日食盐摄入量应在 6 g 以下,对于高血压患者则控制在 3 g 以下,防止食盐摄入过多导致血压升高。

(2)以清淡饮食为主,多食用豆类、植物油、粗粮、蔬菜、水果等,适量进食瘦肉、牛奶,对于体重超标的患者,建议减肥,并控制体重。

(3)糖尿病患者忌食糖及含糖较多的糕点、水果、罐头等,严格控制血糖,因为糖尿病可以导致脑动脉硬化提前发生。

(4)调整饮食,降低胆固醇的摄入量,每日不超过三个蛋黄,少食动物内脏。

(5)戒烟限酒,烟酒可以导致高血压或使血压升高,但提示戒烟、限酒需要一个过程,防止突然戒断导致不良反应的发生。

(二)日常活动指导

(1)适当的户外活动,如快走、慢跑、散步等,每次 30～40 min,以不感到疲劳和紧张为原则。

(2)打太极拳、垂钓、登山等,可以缓解头晕、头痛的症状,同时也可以促进血液循环。

(3)每日静坐冥思 1～2 次,每次 30 min 左右,排除杂念放松身心,有助于缓解神经性头痛,降低血压。

(三)日常生活指导

(1)出现头晕、头痛、复视及恶心呕吐症状的患者要及时就医,以卧床休息为主,注意枕头不宜太高,以免影响头部的血液供应。在仰头或头部转动时动作缓慢,幅度不可过大,防止因颈部活动过度或过急导致 TIA 发作而跌伤。变换体位时动作要轻慢,以免诱发眩晕而增加呕吐次数。尽量避免患者单独活动,以免发生意外伤害。

(2)心烦、耳鸣、急躁易怒、失眠多梦的患者要多注意休息,睡前避免服用一些易导致兴奋的饮料,如咖啡、浓茶等。

(3)记忆力减退,注意力不集中,常有健忘发生的患者,身边应常备纸笔以便随时记录一些重要事情,以免再次发生遗忘。

(4)TIA 频繁发作的患者应避免重体力劳动,要重视疾病的危险性。必要时在如厕、洗浴及外出活动时均要有家属陪伴,以免发生意外。

(5)出院后定期门诊随访,动态了解血压、血脂、血糖和心脏功能,预防并发症和 TIA 的复发。

(四)用药指导

(1)遵医嘱正确服药,不可以随意更改药品的种类、剂量、时间、用法,甚至终止服药。

(2)因抗凝治疗会导致皮肤有出血点,个别患者还会有消化道的出血,所以在用药时要严密地观察有无出血倾向。

(3)在使用阿司匹林或奥扎格雷等抗血小板凝集药物治疗时,可出现食欲缺乏、皮疹或白细胞减少等不良反应,所以一定要严格遵医嘱用药。

(五)保持心态平衡

(1)积极调整心态,稳定情绪,培养自己的兴趣爱好。

(2)建议多参加一些文体活动以陶冶心情,丰富个人生活。

(3)增强脑的思维活动,但要做到劳逸结合。

(六)预防复发

(1)遵医嘱正确用药。

(2)定期复诊,监测血压、血脂等,保持情绪稳定,避免生气、激动、紧张。适当体育活动,如散步、太极拳等。

(姜玉颖)

第二节　脑出血

脑出血(cerebral hemorrhage)是指原发性非外伤性脑实质内的出血。占急性脑血管疾病的 20%～30%。高血压并发动脉硬化是自发性脑出血的主要病因,高血压患者约有 1/3 的机会发生脑出血,而 93.91% 的脑出血患者都有高血压病史。脑出血常发生于男性 50～70 岁,冬春季易发,发病前常无预感,多在情绪紧张、兴奋、排便用力时发病,可出现头痛、头晕、肢体麻木等先驱症状,也可在原有基础上突然加重。

一、专科护理

(一)护理要点

脑出血患者在临床护理中最重要的是绝对卧床休息、保持大便通畅和情绪稳定;根据出血量多少、部位不同决定绝对卧床时间;加强病情观察;高血压患者调整血压;观察患者应用脱水剂后的情况。

(二)主要护理问题

1. 急性意识障碍

急性意识障碍与脑出血产生脑水肿所致的大脑功能受损有关。

2. 潜在并发症

潜在并发症包括脑疝、上消化道出血。

3. 清理呼吸道无效

清理呼吸道无效与分泌物过多、咳嗽无力、意识障碍有关。

4. 有误吸的危险

误吸与吞咽神经受损、意识障碍有关。

5. 有皮肤完整性受损的危险

皮肤完整性受损与瘫痪、长期卧床、年老消瘦、营养低下、感知改变、大小便失禁有关。

6. 躯体活动障碍

躯体活动障碍与偏瘫、意识障碍有关。

7.语言沟通障碍

语言沟通障碍与失语有关。

8.进食/如厕自理缺陷

进食/如厕自理缺陷与偏瘫有关。

9.有废用综合征的危险

废用综合征与脑出血所致运动障碍或长期卧床有关。

(三)护理措施

1.一般护理

(1)休息与安全:急性期患者需绝对卧床 2～4 周,头部抬高 15°～30°减轻脑水肿,烦躁患者加护床档,必要时给予约束带适当约束;病室保持清洁、安静、舒适,室内空气新鲜,室温保持在 18 ℃～22 ℃,相对湿度 50%～70%。

(2)日常生活护理:以高蛋白、高维生素、易消化的清淡饮食为主,发病 24 h 后仍有意识障碍、不能经口进食者,应给予鼻饲饮食,同时做好口腔护理。协助更换体位,加强皮肤护理,防止压疮;保持二便通畅,尤其二便失禁患者注意保护会阴部皮肤清洁干燥;早期康复介入,保持肢体功能位置。

(3)心理护理:评估患者心理状况,实施健康宣教,在治疗期间,鼓励患者保持情绪稳定。告知本病治疗及预后的有关知识,帮助患者消除焦虑、恐惧心理。

2.病情观察及护理

(1)密切观察意识、瞳孔、生命体征变化。掌握脑疝的前驱症状:头痛剧烈、喷射状呕吐、血压升高、脉搏洪大、呼吸深大伴鼾声、意识障碍加重等。发现异常情况,及时报告医生。

(2)保持呼吸道通畅,患者取平卧位,将头偏向一侧,及时清除呕吐物及咽部分泌物,防止呕吐物及分泌物误入气管引起窒息。

(3)建立静脉通道,遵医嘱用药,颅内压增高者遵医嘱给予脱水药。维持血压稳定,患者的血压保持在 150～160 mmHg/90～100 mmHg 为宜,过高易引起再出血,过低则可使脑组织灌注量不足。

(4)定时更换体位,翻身时注意保护头部,转头时要轻、慢、稳。呼吸不规则者,不宜频繁更换体位。

(5)如患者痰液较少或呼吸伴有痰鸣音,鼓励患者咳嗽,指导患者有效排痰的方法;痰液较多、部位较深或咳痰无力时给予吸痰,吸痰前协助患者翻身、轻叩背,叩背顺序要由下向上,由外向内,力度适宜。

(6)密切观察上消化道出血的症状和体征。如呕吐的胃内容物呈咖啡色,则应考虑是否发生应激性溃疡,留取标本做潜血试验。急性消化道出血期间应禁食,恢复期应避免食用刺激性食物及含粗纤维多的食物。观察患者有无头晕、黑便、呕血等失血性休克表现。

(7)保持良好肢体位置,做好早期康复护理。对于脑出血软瘫期的患者,加强良姿位摆放,避免一些异常反射的出现,例如牵张反射。

3.用药护理

使用脱水降颅内压药物时,如 20%甘露醇注射液、呋塞米注射液、甘油果糖、托拉塞米注射液等,应注意监测尿量与水电解质的变化,防止低钾血症和肾功能受损。应用抗生素,防止肺感染、泌尿系感染等并发症。

患者常因偏瘫、失语、生活不能自理而产生悲观恐惧的心理，护士应经常巡视病房，与之交谈，了解患者心理状态，耐心解释，给予安慰，帮助患者认识疾病，树立信心，配合治疗和护理。同时还要关注家属的心理护理，由于患者病情危重，家属多有紧张情绪，加之陪护工作很辛苦，导致身心疲惫，故在患者面前易表现出烦躁、焦虑、易怒，引起患者情绪波动，可能加重病情。

二、健康指导

(一)康复指导

(1)急性期应绝对卧床休息 2～4 周，抬高床头 15°～30°减轻脑水肿。发病后 24～48 h 尽量减少头部的摆动幅度，以防加重出血。四肢可在床上进行小幅度翻动，每 2 h 一次，有条件使用气垫床预防压疮。

(2)生命体征平稳后应开始在床上进行主动训练，时间从 5～10 分钟/次开始，渐至 30～45 分钟/次，如无不适，可做每日 2～3 次，不可过度用力憋气。

(3)康复训练需要请专业的医师，可以为患者进行系统的康复训练。

(二)饮食指导

选择营养丰富、低盐低脂软食，如鸡蛋、豆制品等。避免食用动物内脏，动物油类，每日食盐量不超过 6 g，多吃蔬菜、水果，尤其要增加粗纤维食物，如芹菜、韭菜，适量增加进水量，预防便秘的发生。洼田饮水试验 2～3 分者，可头偏向一侧，喂食速度慢，避免交谈，尽量选用糊状食物，防呛咳、窒息；洼田饮水试验 4～5 分者，遵医嘱给予静脉营养支持或鼻饲饮食。

(三)用药指导

(1)口服药按时服用，不要根据自己感受减药、加药，忘记服药或在下次服药时补上忘记的药量会导致病情波动；不能擅自停药，需按照医嘱(口服药手册)进行减或停药。

(2)静脉输液过程中不要随意调节滴速，如有疑惑请询问护士。

(四)日常生活指导

(1)患者需要一个安静、舒适的环境，特别是发病 2 周内，应尽量减少探望，保持稳定的情绪，避免各种不良情绪影响。

(2)脑出血急性期，请不必过分紧张。大小便须在床上进行，不可自行下床如厕，以防再次出血发生；保持大便通畅，可食用香蕉、火龙果、蜂蜜，多进水，适度翻身，顺时针按摩腹部，减少便秘发生；若患者 3 d 未排便，可使用缓泄剂，诱导排便，禁忌用力屏气排便，诱发二次脑出血。

(3)病程中还会出现不同程度的头痛，向患者解释这是本病常见的症状，随着病情的好转，头痛症状会逐渐消失。

(4)部分患者有躁动、不安的表现，为防止自伤(如拔出各种管道、坠床等)或伤及他人，应在家属同意并签字的情况下酌情使用约束带，使用约束带期间应注意松紧适宜，定时松放，密切观察局部皮肤血运情况，防止皮肤破溃；放置床档可防止患者发生坠床，尤其是使用气垫床的患者，使用时要防止皮肤与铁制床档摩擦，发生刮伤。

(5)长期卧床易导致肺部感染，痰多不易咳出，加强翻身、叩背，促使痰液松动咳出，减轻肺部感染。咳痰无力者，可给予吸痰。

(五)预防复发

(1)遵医嘱正确用药。

(2)定期复诊，监测血压、血脂等，保持情绪稳定，避免生气、激动、紧张。适当体育活动，如散步、太极拳等。预防并发症和脑出血的复发。

（姜玉颖）

第三节　脑梗死

脑梗死(cerebral infarction,CI)又称缺血性脑卒中,包括脑血栓形成、腔隙性脑梗死和脑栓塞等,是指因脑部血液循环障碍,缺血、缺氧所致的局限性脑组织的缺血性坏死或软化。好发于中老年人,多见于 50～60 岁以上的动脉硬化者,且多伴有高血压、冠心病或糖尿病;男性稍多于女性。通常有前驱症状,如头晕、头痛等,部分患者发病前曾有 TIA 史。常见表现如失语、偏瘫、偏身感觉障碍等。临床上根据部位不同可分为前循环梗死、后循环梗死和腔隙性梗死。

一、专科护理

（一）护理要点

急性期加强病情观察(昏迷患者使用格拉斯哥昏迷量表评定),防治脑疝;低盐低脂饮食,根据洼田饮水试验的结果,3 分以上的患者考虑给予鼻饲,鼻饲时防止食物反流,引起窒息;偏瘫患者保持肢体功能位,定时协助更换体位,防止压疮,活动时注意安全,生命体征平稳者早期康复介入;失语患者进行语言康复训练要循序渐进,持之以恒。

（二）主要护理问题

1. 躯体活动障碍

躯体活动障碍与偏瘫或平衡能力下降有关。

2. 吞咽障碍

吞咽障碍与意识障碍或延髓麻痹有关。

3. 语言沟通障碍

语言沟通障碍与大脑语言中枢功能受损有关。

4. 有废用综合征的危险

废用综合征与意识障碍、偏瘫所致长期卧床有关。

（三）护理措施

1. 一般护理

(1)生活护理:卧位(强调急性期平卧,头高足低位,头部抬高 $15°～30°$)、皮肤护理、压疮预防、个人卫生处置等。

(2)安全护理:病房安装护栏、扶手、呼叫器等设施;床、地面、运动场所尽量创造无障碍环境;患者使用安全性高的手杖、衣服、鞋;制订合理的运动计划,注意安全,避免疲劳。

(3)饮食护理:鼓励进食,少量多餐;选择软饭、半流质或糊状食物,避免粗糙、干硬、辛辣等刺激性食物;保持进餐环境安静,减少进餐时的干扰因素;提供充足的进餐时间;掌握正确的进食方法(如吃饭或饮水时抬高床头,尽量端坐,头稍前倾);洼田饮水试验 2～3 分的患者不能使用吸管吸水,一旦发生误吸,迅速清理呼吸道,保持呼吸道通畅;洼田饮水试验 4～5 分的患者给予静脉营养支持或鼻饲,做好留置胃管的护理。根据护理经验,建议脑梗死患者尽量保证每日 6～8 瓶(3 000～4 000 mL)的进水量,可有效地帮助改善循环,补充血容量,防止脱水。

2.用药护理

(1)脱水药:保证用药的时间、剂量、速度准确,注意观察患者的反应及皮肤颜色、弹性的变化,保证充足的水分摄入,准确记录 24 h 出入量,注意监测肾功能、离子。

(2)溶栓抗凝药:严格遵医嘱剂量给药,监测生命体征,观察有无皮肤及消化道出血倾向;观察有无并发颅内出血和栓子脱落引起的小栓塞。

(3)扩血管药尤其是应用尼莫地平等钙通道阻滞剂时,滴速应慢,同时监测血压变化。

(4)使用低分子右旋糖酐改善微循环治疗时,可出现发热、皮疹甚至过敏性休克,应密切观察。目前临床不常用。

3.心理护理

重视患者精神情绪的变化,提高对抑郁、焦虑状态的认识,及时发现患者的心理问题,进行针对性护理(解释、安慰、鼓励、保证等),以消除患者的思想顾虑,稳定情绪,增强战胜疾病的信心。

4.康复护理

(1)躯体康复:①早期康复干预,重视患侧刺激、保持良好的肢体位置、注意体位变换、床上运动训练(Bobath 握手、桥式运动、关节被动运动、起坐训练);②恢复期功能训练;③综合康复治疗,合理选用针灸、理疗、按摩等辅助治疗。

(2)语言训练:①沟通方法指导,提问简单的问题,借助卡片、笔、本、图片、表情或手势沟通,安静的语言交流环境,关心、体贴、缓慢、耐心等;②语言康复训练,肌群运动、发音、复述、命名训练等,遵循由少到多、由易到难、由简单到复杂的原则,循序渐进。

二、健康指导

(一)康复指导

1.康复的开始时间

一般在患者意识清楚、生命体征平稳、病情不再发展后 48 h 即可进行。

2.康复护理的具体内容

(1)躯体康复:①早期康复干预,重视患侧刺激、保持良好的肢体位置、注意体位变换、床上运动训练(Bobath 握手、桥式运动、关节被动运动、起坐训练);②恢复期功能训练;③综合康复治疗,合理选用针灸、理疗、按摩等辅助治疗。

(2)语言训练:①沟通方法指导,提问简单的问题,借助卡片、笔、本、图片、表情或手势沟通,安静的语言交流环境,关心、体贴、缓慢、耐心等;②语言康复训练:肌群运动、发音、复述、命名训练等,遵循由少到多、由易到难、由简单到复杂的原则,循序渐进。康复训练所需时间较长,需要循序渐进、树立信心、持之以恒,不要急功近利和半途而废。家属要关心体贴患者,给予生活照顾和精神支持,鼓励患者坚持锻炼。康复过程中加强安全防范,防止意外发生。对于康复过程中的疑问请询问医生或康复师。

(二)饮食指导

(1)合理进食,选择高蛋白、低盐、低脂、低热的清淡食物,改变不良的饮食习惯,如油炸食品、烧烤等,多食新鲜蔬菜水果,避免粗糙、干硬、辛辣等刺激性食物,避免过度食用动物内脏、动物油类,每日食盐量不超过 6 g。

(2)洼田饮水试验2~3分者,可头偏向一侧,喂食速度慢,避免交谈,防止呛咳、窒息的发生;洼田饮水试验4~5分者,遵医嘱给予鼻饲饮食,密切防止食物反流引起窒息。

(3)增加粗纤维食物摄入,如芹菜、韭菜,适量增加进水量,顺时针按摩腹部,减少便秘发生。患者数天未排便或排便不畅,可使用缓泄剂,诱导排便。

(三)用药指导

(1)应用溶栓抗凝降纤类药物的患者应注意有无胃肠道反应、柏油样便、牙龈出血等出血倾向。为保障用药安全,在使用溶栓、抗凝、降纤等药物时需采集凝血象,患者应予以配合。

(2)口服药按时服用,不要根据自己感受减药、加药,忘记服药或在下次服药时补上忘记的药量会导致病情波动;不能擅自停药,需按照医嘱(口服药手册)进行减量或停药。

(3)静脉输液的过程中不要随意调节滴速,如有疑惑需询问护士。

(四)日常生活指导

(1)患者需要安静、舒适的环境,保持平和、稳定的情绪,避免各种不良情绪影响。改变不良的生活方式,如熬夜、赌博等,适当运动,合理休息和娱乐,多参加有益的社会活动,做力所能及的工作及家务。

(2)患者起床、起坐、低头等体位变化时动作要缓慢,转头不宜过猛过急,洗澡时间不能过长,外出时有人陪伴,防止意外发生。

(3)气候变化时注意保暖,防止感冒。

(4)戒烟、限酒。

(五)预防复发

(1)遵医嘱正确用药,如降压、降脂、降糖、抗凝药物等。

(2)出现头晕、头痛、一侧肢体麻木无力、口齿不清或进食呛咳、发热、外伤等症状时及时就诊。

(3)定期复诊,动态了解血压、血脂、血糖和心脏功能,预防并发症和复发

(姜玉颖)

第四节　蛛网膜下隙出血

蛛网膜下隙出血(subarachnoid hemorrhage,SAH)指脑底部或脑表面的病变血管破裂,血液直接流入蛛网膜下隙引起的一种临床综合征,约占急性脑卒中的10%。其最常见的病因为颅内动脉瘤。SAH以中青年常见,女性多于男性;起病突然,最典型的表现是异常剧烈的全头痛,个别重症患者很快进入昏迷,因脑疝而迅速死亡,此类患者最主要的急性并发症是再出血。

一、专科护理

(一)护理要点

急性期绝对卧床4~6周,谢绝探视,加强病情观察,根据出血的部位和量考虑是否外科手

术治疗；头痛剧烈可遵医嘱给予脱水药和止痛药；保持情绪稳定和二便通畅，恢复期的活动应循序渐进，不能操之过急，防止再次出血。

(二)主要护理问题

1.急性疼痛：头痛

头痛与脑水肿、颅内压高、血液刺激脑膜或继发性脑血管痉挛有关。

2.潜在并发症

潜在并发症包括再出血。

(三)护理措施

1.心理护理

指导患者了解疾病的过程与预后，头痛是因为出血、脑水肿致颅内压增高，血液刺激脑膜或脑血管痉挛所致，随着出血停止、血肿吸收，头痛会慢慢缓解。

2.用药护理

遵医嘱使用甘露醇时应快速静滴，必要时记录 24 h 尿量，定期查肾功能；使用排钾利尿药时要注意防止水、电解质紊乱，可静脉补钾或口服补钾；使用尼莫地平等缓解脑血管痉挛的药物时可能出现皮肤发红、多汗、心动过缓或过速、胃肠不适等反应，应适当控制输液速度，密切观察是否有不良反应发生。

3.活动与休息

绝对卧床休息 4～6 周，向患者和家属讲解绝对卧床的重要性，为患者提供安静、安全、舒适的休养环境，控制探视，避免不良的声、光刺激，治疗护理活动也应集中进行。如经 1 个月左右治疗，患者症状好转，经头部 CT 检查证实血液基本吸收，可遵医嘱逐渐抬高床头、床上坐位、下床站立和适当活动。

4.避免再出血诱因

告诉患者和家属容易诱发再出血的各种因素，指导患者与医护人员密切配合，避免精神紧张、情绪波动、用力排便、屏气、剧烈咳嗽及血压过高等。

5.病情监测

蛛网膜下隙出血再发率较高，以 5～11 d 为高峰，81% 发生在首次出血后 1 个月内。表现为首次出血后病情好转的情况下，突然再次出现剧烈头痛、恶心、呕吐、意识障碍加重、原有症状和体征重新出现等。

二、健康指导

(一)饮食指导

给予高蛋白、高维生素、清淡、易消化、营养丰富的流食或半流食，指导患者多进食新鲜的水果和蔬菜，如米粥、蛋羹、面条、芹菜、韭菜、香蕉等，保证水分摄入，少量多餐，防止便秘。

(二)避免诱因

向患者和家属普及保健知识，提高其自我管理理念，定期体检，及时发现颅内血管异常，立即就医；已发病的患者应控制血压在理想范围，避免情绪激动，保持大便通畅，必要时遵医嘱使用镇静剂和缓泻剂等药物。

(三)检查指导

SAH 患者一般在首次出血 3 周后进行 DSA 检查，应告知脑血管造影的相关知识，指导患者积极配合,以明确病因,尽早手术,解除隐患和危险。

(四)照顾者指导

家属应关心、体贴患者,为其创造良好的休养环境,督促其尽早检查和手术,发现再出血征象及时就诊。

(姜玉颖)

第五节　病毒性脑膜炎

病毒性脑膜炎(viral meningitis)是一组由各种病毒感染引起的脑膜急性炎症性疾病。多为急性起病,出现病毒感染的全身中毒症状,如发热、头痛、畏光、恶心、呕吐、肌痛、食欲减退、腹泻和全身乏力等,并伴有脑膜刺激征,通常儿童病程常超过 1 周,成人可持续 2 周或更长。本病大多呈良性过程。

一、专科护理

(一)护理要点

急性期患者绝对卧床休息,给予高热量、高蛋白、高维生素、易消化的流质或半流质饮食,不能进食者给予鼻饲。

密切观察病情变化,除生命体征外,必须观察瞳孔、精神状态、意识改变、有无呕吐、抽搐症状,及时发现是否有脑膜刺激征和脑疝的发生。

(二)主要护理问题

1.急性疼痛:头痛

头痛与脑膜刺激征有关。

2.潜在并发症:脑疝

脑疝与脑水肿产生颅内压增高有关。

3.体温过高

体温过高与病毒感染有关。

4.有体液不足的危险

体液不足与反复呕吐、腹泻导致失水有关。

(三)护理措施

1.一般护理

(1)为患者提供安静、温湿度适宜的环境,避免声光刺激,以免加重患者的烦躁不安、头痛及精神方面的不适感。

(2)衣着舒适,患者内衣以棉制品为宜,勤洗勤换,且不易过紧;床单保持清洁、干燥、无渣屑。

(3)提供高热量、高蛋白质、高维生素、低脂肪的易消化饮食,以补充高热引起的营养物质消耗。鼓励患者增加饮水量,1 000~2 000 mL/d。

(4)做好基础护理,给予口腔护理,减少患者因高热、呕吐引起的不适感,并防止感染;加强皮肤护理,防止降温后大量出汗带来的不适。

2.病情观察及护理

(1)严密观察患者的意识、瞳孔及生命体征的变化,及时准确地报告医生。积极配合医生治疗,给予降低颅内压的药物,减轻脑水肿引起的头痛、恶心、呕吐等,防止脑疝的发生。保持呼吸道通畅,及时清除呼吸道分泌物,定时叩背、吸痰,预防肺部感染。

(2)发热患者应减少活动,以减少氧耗量,缓解头痛、肌痛等症状。发热时可采用物理降温方法,可用温水擦浴、冰袋和冷毛巾外敷等措施物理降温。必要时遵医嘱使用药物降温,使用时注意药物的剂量,尤其对年老体弱及伴有心血管疾病者应防止出现虚脱或休克现象;监测体温应在行降温措施 30 min 后进行。

(3)评估患者头痛的性质、程度及规律,恶心、呕吐等症状是否加重。患者头痛时指导其卧床休息,改变体位时动作要缓慢。讲解减轻头痛的方法,如深呼吸、倾听音乐、引导式想象等。

(4)意识障碍患者给予侧卧位,备好吸引器,及时清理口腔,防止呕吐物误入气管,引起窒息。观察患者呕吐的特点,记录呕吐的次数,呕吐物的性质、量、颜色、气味,遵医嘱给予止吐药,帮助患者逐步恢复正常饮食和体力。指导患者少量多次饮水,以免引起恶心呕吐;剧烈呕吐不能进食或严重水电解质失衡时,给予外周静脉营养;准确记录 24 h 出入量,观察患者有无失水征象,依失水程度不同,患者可出现软弱无力、口渴、皮肤黏膜干燥和弹性减低,尿量减少、尿比密增高等表现。

二、健康指导

(一)饮食指导

(1)给予高蛋白,高热量、高维生素等营养丰富的食物,如鸡蛋、牛奶、豆制品、瘦肉,有利于增强抵抗力。

(2)长期卧床的患者易引起便秘,用力屏气排便、过多的水钠潴留都易引起颅内压增高,为保证大便通畅,患者应多食粗纤维食物,如芹菜、韭菜等。

(3)应用甘露醇、速尿等脱水剂期间,患者应多食含钾高的食物如香蕉、橘子等,并要保证水分摄入。

(4)不能经口进食者,遵医嘱给予鼻饲,制订鼻饲饮食计划表。

(二)用药指导

1.脱水药

保证药物滴注时间、剂量准确,注意观察患者的反应及患者皮肤颜色、弹性的变化,记录 24 h 出入量,注意监测肾功能。

2.抗病毒药

应用阿昔洛韦时注意观察患者有无谵妄、皮疹、震颤及血清转氨酶暂时增高等不良反应。

(三)日常生活指导

(1)保持室内环境安静、舒适、光线柔和。

(2)高热的护理:寒战时注意保暖。发热持续阶段,给予物理降温,必要时遵医嘱使用退热药,并要注意补充水分。退热阶段要及时更换汗湿衣服,防止受凉。

(3)腰椎穿刺术后患者取去枕平卧位 4～6 h,以防止低颅内压性头痛的发生。

(姜玉颖)

第六节　多发性硬化

多发性硬化(multiple sclerosis,MS)是以中枢神经系统白质脱髓鞘为主要病理特点的自身免疫性疾病。本病多发于青壮年,女性多于男性,临床多见亚急性起病,其特点为时间上的多发性(即反复缓解、复发的病程)和空间上的多发性(即病变部位的多发)。临床症状和体征多种多样,可有肢体无力、感觉异常、眼部症状、共济失调、发作性症状、精神症状等临床表现。本病越远离赤道,发病率越高,我国属于低发病区,约为 5/10 万。

一、专科护理

(一)护理要点

患者病情反复发作,临床表现多种多样,观察患者有无运动障碍、感觉障碍、眼部症状、发作性症状、精神症状、膀胱功能障碍等,根据患者的疾病特点进行有的放矢的护理。做好患者的安全防护,给予营养支持,加强各项基础护理工作,关注患者的心理问题。

(二)主要护理问题

1.生活自理缺陷

生活自理缺陷与肢体无力、共济失调或视觉、触觉障碍等有关。

2.尿潴留/尿失禁

尿潴留/尿失禁与膀胱反射功能障碍有关。

3.排便异常

排便异常与自主神经功能障碍有关。

4.有感染的危险

感染与免疫功能低下、机体抵抗力降低有关。

5.预感性悲哀

预感性悲哀与疾病多次缓解复发、神经功能缺损有关。

6.知识缺乏

缺乏本病的相关知识。

(三)护理措施

1.一般护理

(1)环境:病室环境安静舒适,光线明暗适宜,物品摆放合理,呼叫器置于伸手可及处,餐具、便器、纸巾等可随时取用;床铺设有护栏、床档;地面平整无障碍物,防湿、防滑;走廊、卫生间等设置扶手;必要时配备轮椅等辅助器具。

(2)活动与休息:协助患者取舒适体位,自行变换体位困难者给予定时翻身,并注意保暖;肢体运动障碍的患者,应保持肢体的功能位,指导患者进行主动运动或被动运动。活动时注意劳逸结合,避免活动过度。

(3)生活护理:鼓励患者做力所能及的事情,协助患者洗漱、进食、穿脱衣物和如厕,做好安全防护。感觉障碍的患者,避免高温和过冷刺激,防止烫伤、冻伤的发生。

(4)饮食护理:保证患者每日的热量摄入,给予高蛋白、低糖、低脂,易消化吸收的清淡食物。食物富含纤维素,以促进肠蠕动,达到预防或缓解便秘的作用。吞咽障碍的患者可给予半流食或流食,必要时给予鼻饲饮食或肠外高营养,并做好相关护理。

2.用药护理

指导患者了解常用药物及用法、不良反应及注意事项等。

(1)皮质类固醇:急性发作时的首选药物,目的是抗感染和免疫调节,常用药物有甲泼尼龙和泼尼松。

大剂量短程疗法时,监测血钾、血钠、血钙,防止电解质紊乱,长期应用不能预防复发,且不良反应严重。

(2)β-干扰素:具有免疫调节作用。常见不良反应为流感样症状,部分药物可出现注射部位红肿及疼痛,严重时出现肝功能损害、过敏反应等。注意观察注射部位有无红肿、疼痛等不良反应。

(3)免疫球蛋白:降低复发率。常见的不良反应有发热、面红,偶有肾衰竭、无菌性脑膜炎等不良反应发生。

(4)免疫抑制剂:多用于继发进展型多发性硬化,主要不良反应有血白细胞减少、胃肠道反应、皮疹等。

3.心理护理

因疾病反复发作,且进行性加重,患者易出现焦虑、抑郁、恐惧等心理障碍,护士应加强与患者沟通,了解其心理状态,取得信赖,帮助患者树立战胜疾病的信心。

4.对症护理

(1)感染:患者出现高热、肺炎等并发症时,严密监测病情变化,采取降温措施,注意休息,保证足够的热量和液体摄入,必要时吸氧。

(2)排泄功能:保持患者大小便通畅。便秘患者,指导其进食富含纤维素的食物,适量增加饮水量,顺时针按摩腹部,促进肠蠕动,必要时遵医嘱给予缓泻剂或灌肠。评估患者有无排尿异常,尿失禁患者可遵医嘱给予留置导尿,尿潴留患者可采用听流水声、按摩腹部、热敷等方法促进排尿,若效果不佳,可遵医嘱给予留置导尿,观察并记录尿液的颜色、性质和量,严格无菌操作,加强会阴护理,预防感染。

(3)压疮:做好皮肤护理,保持皮肤清洁干燥,定时协助更换体位,加强患者的全身营养状态。

(4)视力障碍:提供安静、方便的病室环境,灯光强度适宜,减少眼部刺激;生活用品放置于随手可及处。

二、健康指导

(一)日常生活指导

鼓励患者做力所能及的事情,适当进行体育锻炼,通过良好的膳食增进营养,避免疲劳、感冒、感染、发热、妊娠、分娩、拔牙、冷热刺激等因素引起复发。

(二)饮食指导

(1)改变不良的饮食习惯,进食高蛋白、低糖、低脂、易消化吸收的清淡食物,保障液体的摄入。多食新鲜的蔬菜、水果及富含维生素的食物,促进肠蠕动,预防便秘的发生。

(2)吞咽障碍的患者给予半流食或流食,预防呛咳及窒息的发生,必要时遵医嘱给予留置胃管,保障营养的摄入,并做好相关护理。

（三）用药指导

（1）应用皮质类固醇药物时显效较快，常见的不良反应有电解质紊乱、向心性肥胖、胃肠道不适、骨质疏松等。定期测量血压、监测血糖、离子变化，做好皮肤及口腔护理。应用免疫抑制剂时，常见血白细胞减少、胃肠道反应、肝肾功能损害、出血性膀胱炎等不良反应。

（2）按时服用口服药，皮质类固醇药物不能突然减药、加药、擅自停药，防止"反跳现象"的发生，引起病情波动。

（3）静脉输液时根据病情和药物性质调节滴速，密切观察患者的病情变化，如有异常及时报告医生，并做好相关记录。

（四）照顾者指导

与家属做好沟通，因患者的病情反复发作，容易出现焦虑、抑郁、厌世等情绪，家属应配合医务人员，共同给予关爱和支持。

（五）预防复发

（1）避免感冒、疲劳、手术、感染、体温升高、拔牙等诱因。

（2）遵医嘱正确用药，定期复诊。

（3）生活规律、适当进行体育锻炼，注意营养均衡，增强抵抗力。

（4）女性患者首次发作后 2 年内避免妊娠。

（姜玉颖）

第七节　急性脊髓炎

急性脊髓炎（acute myelitis）是指各种感染后引起自身免疫反应所致的急性横贯性脊髓炎性病变，是常见的脊髓疾病之一。发病年龄无特异性，男女均可发病。主要临床表现为运动障碍、感觉障碍、自主神经功能障碍。

一、专科护理

（一）护理要点

观察患者是否出现运动障碍及感觉障碍水平面的上升，观察患者是否出现呼吸困难。做好截瘫的护理，排尿障碍者应留置导尿，保持皮肤清洁，按时翻身、拍背，预防压疮。

（二）主要护理问题

1. 躯体活动障碍

躯体活动障碍与脊髓病变所导致的截瘫有关。

2. 尿潴留

尿潴留与脊髓病变导致自主神经功能障碍有关。

3. 有便秘的危险

便秘与脊髓病变导致自主神经功能障碍有关。

4. 感知觉紊乱

感知觉紊乱与脊髓病变水平以下感觉缺失有关。

5.气体交换障碍

气体交换障碍与高位脊髓病变导致呼吸肌麻痹有关。

6.知识缺乏

缺乏疾病相关知识。

（三）护理措施

1.一般护理

(1)保持床单位整洁、无渣屑,每日擦洗皮肤1次,每2h给予翻身叩背1次,床两侧设置扶手,以便患者自行翻身时,起到辅助作用。

(2)鼓励患者进食易消化食物,多饮水。

(3)出现尿潴留时,立即遵医嘱给予留置导尿。

(4)每次翻身后将瘫痪肢体置于功能位,做关节和肌肉的被动运动。

2.病情观察及护理

(1)观察患者的呼吸频率和深度,是否出现呼吸困难,监测血氧饱和度指标。

(2)观察患者是否出现病变水平面上升,并及时告知医生。

(3)严密观察患者皮肤完整性,各班次要交接患者的皮肤情况,避免因运动及感觉障碍导致皮肤长时间受压而出现压疮。与此同时,部分患者可能会出现尿便失禁,增加了形成压疮和皮肤破溃的危险。

(4)监测用药后的疗效及不良反应。

二、健康指导

（一）饮食指导

指导患者进食高蛋白、高维生素、高纤维素及易于消化的食物,鼓励患者多饮水,供给身体足够的水分及热量,同时刺激肠蠕动,以减轻或避免便秘和肠胀气。

（二）用药指导

(1)急性期可采用甲泼尼龙短程冲击疗法,应用此药物注意现用现配,并配合生理激素分泌特点,上午应用。在应用激素的同时注意补钙,避免发生股骨头坏死。

(2)大剂量免疫球蛋白治疗前查肝炎系列、梅毒和艾滋病。此外,此药物价格较高,应用前应取得家属的知情同意。

(3)讲解皮质类固醇激素类药物应用的必要性,此类药物所需治疗时间相对较长,需逐渐减量。

（三）日常生活指导

(1)保持床单位清洁、无渣屑。配合使用气垫床,给予定时翻身叩背,翻身时,指导患者扶床两侧扶手协助翻身。

(2)保持肛周及会阴部清洁干燥。

(3)鼓励患者自行咳嗽排痰,如无法咳出,给予叩背,如痰液黏稠,可遵照医嘱给予雾化吸入,必要时给予吸痰。

（张　英）

第八节 特发性面神经麻痹

特发性面神经麻痹(idiopathic facial palsy)或 Bell 麻痹(Bell palsy),又称面神经炎,是指茎乳突孔内急性非化脓性神经损害引起的周围性面瘫。病初可伴麻痹侧乳突区、耳内或下颌角疼痛。主要表现为一侧面部表情肌瘫痪,额纹消失,不能皱额蹙眉;眼裂闭合不能或闭合不全;患侧鼻唇沟变浅,口角歪向健侧。任何年龄、任何季节均可发病,男性略多。

一、专科护理

(一)护理要点

指导患者饮食宜清淡,富有营养、易消化半流质或软质饮食。加强口腔护理及眼部护理,尽早开始面肌的康复训练,对外表形象较在意的患者,给予正确引导,减轻心理负担,鼓励患者树立战胜疾病信心,指导患者自我形象修饰的方法。

(二)主要护理问题

1.自我形象紊乱

自我形象紊乱与面神经麻痹所致口角歪斜有关。

2.慢性疼痛

慢性疼痛与面神经病变累及膝状神经节有关。

(三)护理措施

1.一般护理

(1)休息与活动:保证患者充分休息,指导患者建立规律的作息时间,睡眠差者,采用睡眠辅助方法,如背部按摩、热水泡脚等,提供安静舒适的睡眠环境,做好心理护理,消除顾虑,以利于睡眠。

(2)饮食护理:发病初期,患者进食时,食物很容易潴留在瘫痪侧的颊部,因此,应指导患者从健侧进食。味觉与咀嚼功能的减退直接影响到患者的食欲,鼓励患者选择富有营养、易消化半流质或软食,饮食宜清淡,避免干硬、粗糙的食物,多食水果、蔬菜。忌辛辣、生冷、刺激食物。疾病恢复期应指导患者进食时将食物放在患侧颊部,细嚼慢咽,促进患侧肌群被动锻炼。

(3)生活护理:做好口腔护理,保持口腔清洁;眼睑不能闭合者予以眼罩、眼镜遮挡及滴眼药等保护;患者外出时可戴口罩、系围巾,或使用其他改善自身形象的恰当修饰。

2.用药护理指导

患者了解常用药物的用法、用量、不良反应及注意事项等。应用抗病毒药物如注射用更昔洛韦、阿昔洛韦时,应指导患者摄入充足水分,加快药物代谢,降低药物毒性。

3.心理护理

患者于患病初期多出现情绪变化,产生焦虑、恐惧、忧郁的心理,情绪紧张易激动,担心留下后遗症而悲观绝望,观察患者有无心理异常的表现,鼓励患者表达对面部形象改变的自身感受和对疾病预后担心的真实想法,给予正面引导,以解除患者的心理压力。

4.康复护理

(1)早期康复干预:加强面肌的主动和被动运动,指导患者对患侧面部及耳后部位给予湿热敷,温度适中,避免烫伤,然后进行局部按摩以促进局部血液循环,减轻患侧面肌的过度牵拉。指导患者使用手掌根部自患侧口角向上方螺旋式按摩面部,每日 3 次,每次 5～10 min,促进血液循环。

(2)恢复期功能训练:当神经功能开始恢复后,鼓励患者练习瘫痪侧的面部肌群随意运动,如皱眉、闭眼、吹口哨等,训练可按节奏进行,每天 2 次,避免肌肉萎缩。

二、健康指导

(一)饮食指导

指导患者进食营养丰富的半流食或普食,进食时食物放在患侧颊部,细嚼慢咽,促进患侧肌群被动锻炼,由于咀嚼不便,唇颊之间易积食。病情较轻者,进食后及时漱口,清除口腔内侧滞留的食物;病情较重者,进食后做好口腔护理。鼓励患者每日饮水量在 2 000 mL 以上,有利于药物代谢后由肾脏排泄。

(二)日常生活指导

确保患者充分休息,为患者提供安全、舒适、整洁的病房,保证患者有充足的睡眠时间,减少用眼,减少光源刺激,如电视、电脑、紫外线等;外出时戴墨镜保护,同时滴一些有润滑、抗感染、营养作用的眼药水,睡觉时可戴眼罩;注意面部保暖,出汗应及时擦干。用温水洗脸、刷牙,不接触冷风,睡眠时勿靠近窗边,外出时戴口罩,避免直接吹风。

(三)自我按摩及训练指导

1. 自我按摩

按健侧肌运动方向按摩患侧,按摩手法应柔软、适度、持续、稳重,每天早晚各 1 次为宜。

2. 表情动作训练

进行皱眉、闭眼、吹口哨、鼓腮、示齿等运动,训练时可按节奏进行。每天训练 3 次以上。

(四)预防复发

避免去人多、空气污浊的场所。注意气候温、凉、湿、热变化。注意保持良好的心情及充足的睡眠,并适当进行体育运动,增强机体免疫力。此外,还应注意睡眠时避免吹风。

(张　英)

第九节　吉兰-巴雷综合征

吉兰-巴雷综合征(Guillain-Barrésyndrome,GBS)即急性炎症性脱髓鞘性多发性神经病(acute inflammatory demyelinating polyneuropathy,AIDP),为急性或亚急性起病的大多可恢复的多发性脊神经根(可伴脑神经)受累的一组疾病。主要病理改变为周围神经广泛炎症性节段性脱髓鞘和小血管周围淋巴细胞及巨噬细胞的炎性反应。

一、专科护理

(一)护理要点

呼吸麻痹是 GBS 危及生命的主要症状,应密切观察患者的呼吸型态,及时采取急救措施,防止患者因呼吸肌麻痹而窒息死亡。给予高热量、高蛋白、高维生素、易消化的流质饮食,有进食障碍及排尿障碍患者给予鼻饲及导尿。加强生活护理及皮肤护理,注意肢体良肢位的摆放,早期协助患者进行康复训练。

(二)主要护理问题

1.低效型呼吸型态

低效型呼吸型态与呼吸肌麻痹有关。

2.躯体活动障碍

躯体活动障碍与四肢肌肉进行性瘫痪有关。

3.吞咽障碍

吞咽障碍与脑神经受损所致延髓麻痹,咀嚼肌无力等因素有关。

4.恐惧

恐惧与呼吸困难、濒死感或害怕气管切开等因素有关。

(三)护理措施

1.首要护理措施

(1)严密观察患者的呼吸频率、深度、型态及胸廓起伏变化;有无胸闷、发绀、烦躁、出汗、摇头等症状,特别是患者发病的第1周是病情进展的高峰期,患者极易出现呼吸肌麻痹而致的呼吸困难,甚至呼吸骤停。

严密观察呼吸困难的程度,把握气管插管、气管切开指征。

(2)保持呼吸道通畅及通气功能的良好状态:①头偏向一侧,定时翻身、叩背、吸痰、给予雾化吸入抗生素、化痰药物、体位引流,以利于呼吸道分泌物及时排出,预防肺不张及肺部感染;②根据患者缺氧状态给予鼻导管或面罩吸氧;抬高床头、半坐位;及时发现患者缺氧症状,配合医生进行急救处理;③准备好气管插管、气管切开的用物;④配合医生气管插管、气管切开,必要时转入 ICU 使用呼吸机辅助通气;急重症患者做好重症监护护理。

2.一般护理措施

(1)休息与活动:急性期卧床休息,保持肢体功能位,恢复期指导患者进行肢体功能训练。

(2)饮食护理:延髓麻痹不能吞咽进食者应给予置管鼻饲,予以高蛋白、高维生素、高热量且易消化的流质食物,保证机体足够的营养供给。进食时和进食后 30 min 抬高床头,防止食物反流引起窒息。

(3)生活护理:帮助患者取舒适体位,向患者及其家属说明翻身及肢体运动的重要性,每 2 h 翻身一次,保持床单整洁干燥;每日口腔护理 2~3 次,并行温水全身擦拭,保持皮肤清洁,促进肢体血液循环。

3.用药护理

按医嘱正确给药,注意药物的作用、不良反应。如使用丙种球蛋白时,应讲解药物应用的计算方法[0.4 g/(kg•d)],在应用前签署知情同意书。药物昂贵,避免渗漏以及不必要的浪费。镇静安眠类药物可产生呼吸抑制,不能轻易使用,以免掩盖或加重病情。

4.心理护理

本病起病急,进展快,恢复期较长,患者常产生焦虑、恐惧心理及急躁情绪,而长期的情绪低落不利于康复。应及时了解患者的心理状况,主动关心患者,耐心倾听患者的感受,帮助分析、解释病情,告知本病经积极治疗和康复锻炼大多预后良好,使患者增强自信心,去除烦恼,积极配合治疗。

5.康复护理

(1)防止瘫痪肢体废用:在患病早期保持患肢良肢位;防止肩关节、髋关节外展、足下垂等痉挛姿势的发生。在恢复期做好患肢的被动、主动功能训练,步态训练,以利于肢体功能恢复。

(2)预防压疮:使用预防压疮的工具如气垫床、气圈、软垫、减压贴等,以减轻受压部位的压力;保持床单位、患者皮肤的清洁干燥,定时擦浴、翻身,防止局部皮肤因汗浸、受压时间过长而引起压疮。

二、健康指导

(一)饮食指导

1.急性期指导

患者进食高热量、高蛋白、高维生素易消化的软食,多食新鲜蔬菜、水果,补充足够的水分;延髓麻痹不能进食者、气管切开者给予鼻饲流食,维持水、电解质平衡。

2.恢复期指导

患者合理进食,改变不良的饮食习惯,如少食油炸、烧烤、膨化食品等,多食新鲜蔬菜水果,避免粗糙、干硬、辛辣等刺激性食物。

(二)用药指导

及时向患者及其家属进行用药宣教,耐心讲解药物的作用机制,如神经生长因子可以促进神经组织损伤后突触的神经纤维长出侧芽,提高神经递质的生物活性,具有使轴索、髓鞘再生的作用。而早期使用免疫球蛋白则可中和 IgG 抗体,阻断抗体介导的免疫损害作用,促进神经再生。用药后应密切观察药物疗效及不良反应。

(三)日常生活指导

(1)指导患者及其家属掌握本病相关知识及自我护理方法,鼓励患者保持心情愉快和情绪稳定,增强体质和机体抵抗力,避免淋雨、受凉、疲劳和创伤等诱因。

(2)加强肢体功能锻炼,肢体被动和主动运动均应保持关节的最大活动度,运动过程中有专人陪护,防止跌倒、受伤。

(四)康复指导

1.运动疗法

运动疗法是周围神经损伤的重要康复疗法,有明显瘫痪的患者应保持肢体功能位,采用人力或器械进行患肢被动运动和按摩,其主要作用是保持关节活动度,防止关节挛缩变形,保持肌肉的长度和肌张力、改善局部循环,防止肌肉萎缩,按摩的手法要轻柔,长期强力按摩有加重肌萎缩的危险。

2.物理疗法

物理疗法包括温热疗法、激光疗法、水疗及电疗法,均可促进局部循环,促进细胞再生,缩短瘫痪病程作用。

3.作业疗法

经上述康复治疗大多病例可明显恢复,如仍留有明显的运动障碍,可采取作业疗法,治疗中不断增加训练的难度和时间,以增强肌肉的灵活性和耐力,缩短康复时间。

(六)预防复发

加强营养,增强体质和机体抵抗力,避免淋雨、受凉、疲劳和创伤,防止复发。当患者出现胃区不适、腹痛、柏油样大便、肢体肿胀疼痛及咳嗽、咳痰、发热、外伤等情况立即就诊。遵医嘱正确服用药物。

（张 英）

第十节 重症肌无力

重症肌无力(myasthenia gravis,MG)是乙酰胆碱受体抗体(AChR-Ab)介导的,细胞免疫依赖及补体参与的神经-肌肉接头处(NMJ)传递障碍的自身免疫性疾病。病变主要累及神经-肌肉接头突触后膜上的乙酰胆碱受体。

一、专科护理

(一)护理要点

此病具有晨轻暮重、休息后症状减轻的特点,应指导患者充分休息,避免疲劳。宜选择清晨、休息后或肌无力症状较轻时进行活动。进餐前充分休息或服药后进餐。密切观察病情,观察患者是否有重症肌无力危象发生,密切观察呼吸型态,防止呼吸肌麻痹而窒息,备好抢救物品,随时准备抢救。有躯体移动障碍的患者,注意肢体功能位的正确摆放,防止压疮。

(二)主要护理问题

1.有发生肌无力危象的危险

肌无力危象与病变累及延髓不能正常呼吸有关。

2.生活自理缺陷

生活自理缺陷与眼外肌麻痹、眼睑下垂或四肢无力、运动障碍有关。

3.有误吸的危险

误吸与病变侵犯咽、喉部肌肉造成饮水呛咳有关。

4.知识缺乏

缺乏疾病相关知识。

(三)护理措施

1.严密监测肌无力危象,及时配合抢救与护理

重症肌无力危象指呼吸肌受累时出现咳嗽无力甚至呼吸困难,需用呼吸机辅助通气,是致死的主要原因。重症肌无力危象分为三种类型。

(1)肌无力危象:为最常见的危象,疾病本身发展所致,多由于抗胆碱酯酶药量不足。如注射依酚氯铵或新斯的明后症状减轻则可诊断。

(2)胆碱能危象:较为少见,由于抗胆碱酯酶药物过量引起,患者肌无力加重,并且出现明显胆碱酯酶抑制剂的不良反应如肌束颤动及毒蕈碱样反应。可静脉注射依酚氯铵 2 mg,如症状加重则应立即停用抗胆碱酯酶药物,待药物排除后可重新调整剂量。

(3)反拗危象:由于对抗胆碱酯酶药物不敏感而出现严重的呼吸困难、腾喜龙试验无反应,此时应停止抗胆碱酯酶药,对做气管插管或切开的患者可采用大剂量类固醇激素治疗,待运动终板功能恢复后再重新调整抗胆碱酯酶药物剂量。

2.一般护理措施

(1)休息与活动:指导患者充分休息,避免疲劳。活动宜选择清晨、休息后或肌无力症状较轻时进行,自我调节活动量,以省力和不感疲劳为原则。

(2)饮食护理:给予高热量、高蛋白、高维生素、富含钾、钙的软食或半流食,避免干硬和粗糙食物。进食时尽量取坐位,进餐前充分休息,或服药 15～30 min 后产生药效时进餐。给患者充足的进食时间,指导患者少量多餐,细嚼慢咽。

(3)生活护理:肌无力症状明显时,应协助做好洗漱、进食、个人卫生等生活护理,保持口腔清洁,防止外伤和感染等并发症。

3.用药护理

监测药物的疗效及不良反应,抗胆碱酯酶药物宜自小剂量开始,用药间隔时间尽可能延长,必须按时服用,有吞咽困难者应在餐前 30 min 口服,处于感染或月经前期常需增加药量。应用皮质类固醇激素应观察并发症。应用免疫抑制剂应监测血常规,注意肝、肾功能变化。

4.心理护理

重症肌无力症状影响着患者的正常生活,此病的病程长且易复发,患者往往精神负担重,易出现悲观、恐惧的情绪,影响治疗效果。护理人员对患者做好心理护理,可以增强患者战胜疾病的信心。耐心解释病情,详细告诉本病的病因、临床过程、治疗效果,让患者了解只要配合治疗,避免诱因,预后较好。此外,也应告知患者家属给予情感支持,使患者保持良好心态,以有助于其早日康复。

5.康复护理

(1)有严重语言障碍的患者给予语言康复训练,鼓励患者多与他人交流,并为其准备纸、笔、画板等交流工具,指导患者采用文字形式和肢体语言表达自己的需求。

(2)有躯体移动障碍的患者,注意保持肢体功能位的正确摆放,避免由于痉挛产生的异常姿势影响患者的生活质量,注意体位变换、床上运动训练(Bobath 握手、桥式运动、关节被动运动)、坐位训练、站立训练、步行训练,平衡共济训练等。

二、健康指导

(一)饮食指导

(1)进食高蛋白、高维生素、高热量、富含钾、钙的软食或半流食,避免干硬或粗糙食物。

(2)进餐时尽量取坐位,进餐前充分休息或在服药 15～30 min 后产生药效时进餐;进餐过程中如感到疲劳,可适当休息后再继续进食,要分次少量慢咽。

(3)在安静的环境下进餐,减少环境中影响患者进食的不利因素,如交谈、电视声响等,不要催促和打扰患者进食。

(二)用药指导

(1)本病病程长,需长期服药治疗,要严格遵医嘱服药,不可自行增减药量。避免因服药不当而诱发肌无力危象和胆碱能危象。

(2)抗胆碱酯酶药物:小剂量服用,逐步加量,以维持日常生活起居为宜。常用药物为溴吡斯的明、新斯的明。必须按时服用,应在餐前 30 min 口服。密切观察有无恶心、呕吐、腹痛、腹泻、出汗、流涎等不良反应。

(3)肾上腺皮质激素:临床多采用大剂量递减疗法,症状改善后维持用量,逐渐减量。长期服用糖皮质激素，要注意有无消化道出血、骨质疏松、股骨头坏死等并发症，必要时服用抑酸剂、胃黏膜保护剂。

（4）本病应禁忌服用氨基糖苷类抗生素（庆大霉素、链霉素、卡那霉素、阿米卡星等），奎宁、普鲁卡因胺、普萘洛尔、氯丙嗪，以及各种肌肉松弛剂（氨酰胆碱、氯化琥珀胆碱）、镇静剂等，以免使肌无力加剧或诱发危象。

（5）免疫球蛋白不良反应有头痛、感冒样症状，1～2 d 内症状即可缓解。

（三）日常生活指导

1. 生活规律

养成良好的作息习惯，按时睡眠，不要熬夜，注意劳逸结合，眼肌型重症肌无力的患者要注意眼睛的休息，不要用眼过度，少看电视。

2. 增强营养

注意合理调整饮食，增加高蛋白、高脂肪的食物，加强营养，增强身体的抵抗能力。

3. 注意锻炼

散步、打太极拳或其他的健身操等对重症肌无力患者增强身体免疫力有一定的帮助，患者可以根据自己的病情选择合适的锻炼方法，但不可操之过急。

4. 预防感冒

患者本身抵抗力差，常因感冒诱发或加重病情，因此生活中注意预防感冒，做好保暖措施，避免加重病情。

（四）管道维护

气管插管的护理如下。

（1）固定导管，检查其深度。保持气管插管下端在气管分叉上 1～2 cm，插管过深导致一侧肺不张，插管过浅易使导管脱出。选择适当牙垫，以利于固定和吸痰。

（2）保持人工气道通畅、湿润，气道内定时滴注湿化液、加强气道冲洗、雾化吸入及吸痰。

（3）吸痰时注意痰的颜色、量、性质及气味，发现异常及时通知医生，并给予相应处理。

（4）吸痰时严格执行无菌操作，使用一次性吸痰管，吸痰顺序为气管内-口腔-鼻腔，每个部位更换一次吸痰管。每次吸痰时间不能超过 15 s。

（5）监测气囊压力，放气囊前先吸引口腔及咽部的分泌物，每 4～6 h 将气囊放气 5 min。

（6）保证充足的液体入量，每日 2 500～3 000 mL，更换体位时，避免气管插管过度牵拉、扭曲。

（7）拔管前应指导患者进行有效的咳嗽训练。

（8）拔出气管插管后应密切观察病情变化，注意呼吸频率、节律、深浅度，保持呼吸道通畅。

（五）康复指导

患者进行康复训练时应遵循由少到多、由易到难、由简单到复杂原则，循序渐进。

（六）预防复发

（1）严格遵医嘱服药。避免各种诱因的发生。

（2）防止并发症。①预防误吸或窒息：掌握正确的进食方法，当咽喉、软腭和舌部肌群受累出现吞咽困难、饮水呛咳时，不能强行服药和进食，以免导致窒息或吸入性肺炎；②预防营养失调：家属应了解患者的吞咽情况和进食能力，记录每天进食量，发现患者摄入明显减少、体重减轻或消瘦、精神不振、皮肤弹性减退等营养低下表现时,应及时就诊;③预防危象:遵医嘱正确服用抗胆碱酯酶药,避免漏服、自行停药和更改药量,防止因用药不足或过量导致危象发生。

(3)育龄妇女应避免妊娠、人工流产,防止诱发危象。如出现下列症状时应立即就诊:①上呼吸道感染症状,如寒战、发烧、咳嗽、虚弱加重;②肌无力复发现象,如呼吸困难、无法将痰液咳出、吞咽困难等;③药物过量征象,如肌肉虚弱、腹部绞痛、严重腹泻。

(张　英)

第十一节　帕金森病

帕金森病(Parkinson's disease,PD),又称震颤麻痹,是一种常见于中老年的神经变性疾病,由英国医生 James Parkinson 在 1871 年首先提出。该病男女均可发病,女性发病率低于男性,随着年龄的增长,发病率增高。主要临床特征为静止性震颤、肌强直、运动迟缓、步态异常等。

一、专科护理

(一)护理要点

患者需要充足的休息,保证生活环境、设施的安全性,给予患者每日充足的营养摄入。严密观察患者的症状及服药后的缓解程度。督促患者按时按量遵照医嘱服用药物。

(二)主要护理问题

(1)躯体活动障碍与疾病所致震颤、异常运动有关。

(2)受伤害与疾病所致运动障碍有关。

(3)营养失调与疾病所致吞咽障碍及震颤等机体消耗量增加有关。

(4)便秘与活动量减少或胃肠功能减退有关。

(三)护理措施

1.一般护理

(1)为患者准备辅助行走的工具,如拐杖;患者下床活动前做好准备工作,如给予双下肢肌肉按摩。

(2)选用质地柔软、宽松、易穿脱的衣服,如拉链式或粘贴式衣服。病室增加扶手,调整室内座椅及卫生间设施的高度,有助于患者在室内活动。避免使用易碎物品,防止患者受伤。日常生活用品置于患者易于取拿的位置。床旁设置呼叫器。

(3)保证患者每日有足够的营养摄入,以满足患者机体消耗。

(4)鼓励患者规律排便排尿,根据个人排便习惯,选择固定时间及舒适体位进行尝试性排便,同时,可顺时针按摩腹部,促进排便。

2.病情观察及护理

(1)观察患者用药后的效果及是否出现药物不良反应。用药应从小剂量开始,逐渐增加,直到可以控制疾病症状的剂量,且用药需严格遵照服药时间。因此,该病患者的用药必须专人管理,定时定量遵照医嘱给患者服药,切勿擅自更改药量、漏服或停药,如长期如此,会导致各器官严重受损。长期服药的患者会出现药物不良反应如恶心、呕吐、心律失常、"开-关"现象、异动症、剂末现象甚至精神症状,因此,应严密观察患者用药后的反应。

(2)观察患者是否出现关节僵直、肌肉萎缩,尽早开始肢体功能锻炼。早期鼓励患者下床活动,例如大踏步、起坐练习、太极拳等,常规功能锻炼后适当增加具有针对性的锻炼,如深呼吸、提肛运动等。晚期不能进行自主功能锻炼的患者可给予肢体被动功能锻炼。

(3)观察患者的心理变化。护士及家属应变换角色,做一名良好的听众,由于患病后,患者的生活会受到很大的影响,严重者需长期卧床,生活完全不能自理,因此会产生自卑心理,不愿与他人交流,甚至有轻生的想法,所以作为一名听众,应理解患者所想,给予心理支持,讲解疾病的相关知识和以往成功病例,树立战胜疾病的信心。定时给予患者及其家属举办座谈会,介绍疾病相关的最新信息,鼓励患者之间相互交流,彼此给予信心,这样不仅使患者对疾病有更深入的了解,也可以让家属更了解患者,更好地进行家庭照顾。

二、健康指导

(一)饮食指导

(1)鼓励患者进食高热量、高维生素、高纤维素且容易咀嚼的食物,例如蔬菜、水果、奶类等,也可进食适量优质蛋白及营养素,用以补充机体需要。指导患者多选择粗纤维食物,如芹菜等,多饮水,预防便秘的发生。

(2)患者发病后,胃肠功能、咀嚼功能均有减退,营养摄入不足,加之肢体震颤会消耗大量的能量。因此,为满足患者的机体消耗,宜少食多餐,必要时可将食物切成小块状,便于咀嚼。

(3)为患者提供安静的进餐环境,充足的进餐时间,如进餐时间过长,可将食物再次加热后食用。餐具尽量使用钢制材料,不易破碎;选择汤匙或叉子等进食,以方便患者使用。

(二)用药指导

帕金森病患者需长期服药,甚至终身服药,药量及服药时间必须严格遵守医嘱,药物剂量不可随意增减,甚至擅自停药,以免加快病情进展。服药后如发生不良反应,应及时告知医生,给予对症处理。

1. 左旋多巴制剂

早期会出现恶心、呕吐、食欲减退、腹痛、直立性低血压等不良反应,此时可遵照医嘱减少药物剂量或更改服药时间,以缓解症状。当出现严重的精神症状,如欣快、幻觉、精神错乱、意识模糊等,立即告知医生,给予处理。长期服用左旋多巴制剂,患者会出现异常运动和症状波动的不良反应。异常运动是肌张力障碍样不随意运动,表现为摇头,以及双臂、双腿和躯干的各种异常运动。波动症状包括"开-关现象"和"剂末恶化"两种。开-关现象指每天多次波动于运动减少和缓解两种状态之间,同时伴有异常运动。出现开-关现象,可遵照医嘱适当减少每次口服剂量,增加每日口服次数,但每日服药总量不变或加用多巴胺受体激动剂,减少左旋多巴的剂量,以预防和缓解发生。"剂末恶化"指每次用药后,药物的作用时间逐渐缩短,表现为症状有规律性的波动。当出现剂末症时,可增加单日总剂量,分多次服用。服药期间应避免使用维生素 B_6、氯丙嗪、利血平、利眠宁等药物,防止出现直立性低血压或降低药效。为延长左旋多巴的使用时间、减少左旋多巴的使用剂量及药物不良反应,左旋多巴常配合盐酸普拉克索和(或)恩他卡朋联合口服,但盐酸普拉克索会出现低血压的不良反应,因此在应用此类药物前和服药中应监测患者血压,如血压偏低,及时告知医生,给予调整药物剂量,甚至停药。

2.抗胆碱能药物

常出现口干、眼花、视物模糊、便秘、排尿困难、甚至影响智能,严重者会出现幻觉等精神症状。此药物较适用于年轻患者,老年患者应慎用,前列腺肥大及闭角型青光眼患者禁用此药。

3.金刚烷胺

不良反应有口渴、不宁、踝部水肿、视力障碍等,但均少见。哺乳期妇女及严重肾衰竭患者禁用。忌与酒同服。避免睡前服用,以免影响睡眠质量。

4.多巴胺受体激动剂

常见不良反应与左旋多巴相近,区别在于直立性低血压及精神症状的发生率偏高,异动症的发生率偏低。

(三)日常生活指导

(1)指导家属多了解患者在生活、心理等方面的需要,鼓励患者做力所能及的事,鼓励患者进行自我照顾。生活不能自理的患者,应做好安全防护。由于患者病程较长,因此,指导家属进行协同护理,掌握相关生活护理方法,以保证患者出院后得到较高质量的生活照顾。①起病初期,轻度运动障碍患者能够做到基本的生活自理,因此只需协助及保证患者安全。②肢体震颤患者,应更为重视安全,避免发生烫伤、烧伤、割伤等。给予使用钢制碗筷及大把手的汤匙进食。③对于有精神症状或智能障碍的患者,安排专人进行护理,24 h 监管,保证患者正常治疗及生活安全。④卧床、完全不能自理的患者,保证衣物及床单整洁,定时给予翻身及皮肤护理,必要时也可给予泡沫贴或气圈保护骨隆突处。生活用品摆放在病床附近,以便拿取。呼叫器设置在床旁墙壁,触手可及,随时呼叫。

(2)协助患者进食或喂食,进食后及时清理口腔。口角有分泌物时及时给予擦拭,保持衣物及个人卫生清洁,从而保证患者形象良好,避免产生自卑心理。

(3)与患者沟通需诚恳、和善,耐心倾听,充分了解患者心理及生活需要。如患者语言沟通障碍,可为患者准备纸笔进行书面沟通或进行手势沟通。

(4)患者外出需有人陪伴,随时佩戴腕带或患者信息卡(注明患者姓名、住址、联系方式、病史、就诊医院、科室),防止走失或出现突发情况。

(四)管道维护

(1)患者病情严重时会出现进食、饮水呛咳,甚至吞咽障碍,为保证患者进食量充足及避免误吸发生,评估患者无食管、胃底静脉曲张、食管癌和食管梗阻者,可建议给予鼻饲管置管,讲解置管的配合方法、注意事项。

(2)部分患者长期服用药物,会出现排尿困难的不良反应,必要时可给予留置导尿。尿管及尿袋明确标记留置日期;妥善固定尿管,避免牵拉、打折;尿袋勿高于患者膀胱,避免尿液回流,继发感染;医用聚氯乙烯尿袋每 7 天更换一次,硅胶尿管 14 d 更换一次,注明更换日期。每日给予 2 次会阴护理,观察尿液的颜色、量和性状,避免尿路感染,必要时可遵照医嘱给予膀胱冲洗。

(五)康复指导

(1)疾病初期,鼓励患者参加各项社交活动,坚持适当的锻炼,如太极拳、散步等,确保身体各关节及肌肉得到适当的活动。

(2)疾病中期,患者会出现运动障碍或某些特定动作困难,所以,可有计划、有针对性地进行功能锻炼。如患者坐起困难,可反复练习此动作。患者处于疾病中期时仍可完成基本的生活自理,因此,可通过完成日常生活自理进行功能训练,如穿脱衣服、拖地等。鼓励患者大踏步、双臂自然摆动进行锻炼,如出现突然僵直,指导患者放松,不可强行牵拉患者。

(3)疾病晚期,患者卧床,不能完成主动功能锻炼,需要给予被动功能锻炼,活动关节,按摩四肢肌肉,切勿过度用力,以保持关节功能,防止肌肉萎缩发生。

(4)对于言语障碍及吞咽困难的患者,进行鼓腮、伸舌、龇牙、紧闭口唇等动作锻炼面部肌肉功能。言语障碍者,指导患者练习读单字、词汇等,以锻炼患者协调发音。

(张　英)

第十二节　癫　痫

癫痫是多种原因导致的脑部神经元高度同步化异常放电的临床综合征。此病具有反复性、短暂性及突然发作的特点。由于所累及的部位不同,临床表现也不尽相同,主要表现为意识、感觉、运动、自主神经功能障碍。

一、专科护理

(一)护理要点

癫痫发作时,应立即取卧位,解开领口、腰带,头偏向一侧,保持呼吸道通畅,必要时吸痰。静脉注射安定速度宜缓慢,因安定有抑制呼吸的作用。密切监测患者意识、瞳孔、呼吸、血氧饱和度的变化。

(二)主要护理问题

1. 有窒息的危险

窒息与癫痫发作时分泌物增多及喉头痉挛有关。

2. 有受伤害的危险

受伤与癫痫发作突然出现意识障碍有关。

3. 气体交换障碍

气体交换障碍与癫痫发作喉头痉挛有关。

4. 排尿障碍

排尿障碍与意识障碍有关。

5. 有个人尊严受损的危险

个人尊严受损与意识障碍引起尿失禁有关。

(三)护理措施

1. 一般护理

①病房安静、整洁,避免声光刺激,床旁备压舌板。易碎危险品放置在远离患者的位置,避免癫痫发作时,患者受到伤害。为患者佩戴腕带及信息卡,指导患者及其家属出现前驱症状时立即卧床或在安全的地方躺下,同时向身边的人呼救。②选择宽松、质地柔软衣物。③癫痫发作时,立即为患者取卧位,头偏向一侧,松解腰带、领口;清除口腔内分泌物,保持呼吸道通畅;上下白齿之间放入压舌板,防舌咬伤,同时给予氧气吸入。

2.病情观察及护理

①观察癫痫发作的前驱症状；②监测患者的生命体征和瞳孔的变化，保持呼吸道通畅；③监测癫痫发作频次、癫痫发作时的表现、发作持续时间、是否发生自伤或他伤以及发作结束后的恢复程度等，给予及时、准确、完整记录，并告知医生。

二、健康指导

（一）饮食指导

进食无刺激、营养丰富的食物，切勿暴饮暴食，同时勿过度饥饿；避免选择咖啡、酒等刺激性食物。

（二）用药指导

（1）癫痫患者的用药要求严格，必须遵照医嘱按时、按量服药，切忌漏服、自行调量或忽然停药，这样可诱发癫痫持续状态或难治性癫痫。

（2）常见抗癫痫药物及不良反应：丙戊酸钠、苯巴比妥、卡马西平、水合氯醛等。服用丙戊酸钠的患者中可有少量出现胃肠道不良反应，例如恶心、呕吐、消化不良等。苯巴比妥不良反应主要表现为嗜睡，其他可以出现记忆力减退、共济失调、肌张力障碍及胃肠道不良反应等。由于苯巴比妥具有强碱性，应指导患者饭后服用。卡马西平可加重失神和肌痉挛发作，部分患者服卡马西平可出现药疹。水合氯醛保留灌肠，应在患者排便后进行，避免灌肠后将药物排出。

（三）日常生活指导

（1）指导患者选择舒适、柔软、易于穿脱的病服，病室环境安静，避免过度嘈杂，严格限制人员探视，危险易碎物品应远离患者放置。

（2）癫痫患者应保证足够的休息，避免情绪过度激动和紧张，避免出入嘈杂及声光刺激较强的场所。

（3）部分患者发病前有前驱症状，指导患者此时应立即采取安全舒适体位；如癫痫发作时，指导家属应立即将患者抱住，慢慢将患者放置在床上，通知医护人员，将压舌板置于患者上下臼齿之间，以防舌咬伤，切忌用力按压患者肢体，以免发生骨折。

（四）康复指导

（1）癫痫患者可遗留言语笨拙，鼓励患者进行语言训练，先锻炼单字发音，逐渐锻炼词语表达，最后为整句。

（2）帮助患者树立信心，鼓励患者多说多练。

（3）指导家属可以通过聊天的方式锻炼患者的语言能力，沟通时不可表现出厌烦，要耐心与之沟通。

（张　英）

第五章 精神科疾病护理

第一节 应激相关障碍

应激相关障碍(stress related disorders)是一组主要由强烈的心理、社会(环境)因素引起异常心理反应所导致的功能性精神障碍。包括急性应激相关障碍、创伤后应激障碍和适应障碍,它们具有下列共同特点:①病因多为剧烈或持久的精神创伤因素(如经历重大灾害、罹患重大疾病、被强暴等);②临床症状表现与心理社会因素密切相关;③心理社会因素消除以后,多数患者的临床症状会随之改善;④一般预后良好,无人格方面的缺陷。

心理社会(环境)因素是应激相关障碍发病的直接原因,但其发病机制比较复杂,迄今仍未完全阐明。

现有的研究显示,个体在应激状态时,一般通过中枢神经系统、神经生化系统、神经内分泌系统、神经免疫系统之间的相互作用,影响机体内环境的平衡,引起各器官功能障碍、组织结构变化,从而最终导致各类应激相关障碍的发生。

一、护理评估

对应激相关障碍患者的护理评估主要包括应激源、心理、生理、精神状况和行为方式、社会功能等方面,尤其需要关注患者是否存在冲动伤人及自伤自杀的危险。对应激源、患者的应对方式及人格特点的评估,有助于选择针对性的护理措施。

1.应激源的评估

应激源的评估包括应激源的种类、强度、发生的原因和持续的时间,以及患者对应激源的主观感受与评价,疾病发作与心理创伤的关系,患者的应对方式等。

2.生理评估

生理评估包括:①患者的一般情况,尤其要注意营养、食欲、大小便、睡眠等情况;②既往健康状况,如精神病史、躯体疾病史、药物滥用史;③各器官功能情况,通过体格检查、实验室及其他辅助检查等进行评估。

3.心理评估

心理评估主要是对患者应对方式和认知模式的评估。包括:①评估患者平时对应激性事件的处理方式及所需时间;②评估患者对应激性事件的认识及对待疾病的态度;③评估患者的情绪状态,特别是焦虑、抑郁、恐惧等情感反应;④评估患者的精神状态和行为。

4.社会功能评估

社会功能评估主要评估患者的社会角色、职业功能、人际交往、个人生活能力等有无受损;评估患者家属对疾病的认识情况及家属对患者所持的态度;评估患者可利用的社会资源、强度、性质和数量。

二、护理诊断/问题

1. 创伤后综合征

创伤后综合征与下述因素有关：事件超出一般常人所能承受的范围、经历多人死亡的意外事故、遭受躯体及心理的虐待、被强暴、目击暴力死亡和肢体严重受损的恐惧事件、面临战争、切身感受到对自身或所爱者的严重威胁和伤害等。

2. 急性意识障碍

急性意识障碍与强烈的精神刺激以及患者应对机制不良有关。

3. 迁居应激综合征

迁居应激综合征与居住环境改变有关。

4. 强暴创伤综合征

强暴创伤综合征与被人强暴有关。

5. 有暴力行为的危险

有暴力行为的危险与应激事件引起的兴奋状态和冲动行为有关。

6. 有受伤的危险

受伤与患者的意识朦胧、行为紊乱和兴奋状态有关。

7. 有自伤、自杀的危险

自伤、自杀与应激事件引起的抑郁焦虑等情绪有关。

8. 睡眠型态紊乱

睡眠型态紊乱与应激事件引起的情绪波动、环境改变和精神运动性兴奋等有关。

9. 有营养失调的危险

营养失调与患者精神运动性兴奋或精神运动性抑制引起的生活不能自理有关。

10. 自理能力下降

自理能力下降与应激事件导致行为紊乱或退缩等有关。

11. 恐惧焦虑

恐惧焦虑与患者经历应激后反复出现闯入性症状有关，与患者持续面对应激事件主观感到不安及担心有关。

12. 感知觉改变

感知觉改变与应激引起的反应有关。

13. 环境认知障碍综合征

环境认知障碍综合征与应激引起的对周围环境认知的不正确有关。

14. 社交能力受损

社交能力受损与应激事件导致的行为障碍有关。

15. 无效性角色行为

无效性角色行为与家庭冲突、应激、不切实际的角色期待及支持系统不足有关。

三、护理目标

以消除应激源的影响及矫正不良的心理应对方式为最终目标。

(1)能认知哪些是触发创伤体验的情境。

(2)能与他人沟通，控制自己的自责、内疚、愤怒、紧张、恐惧等情绪。

（3）症状减轻或消失，不发生伤害自己或他人的行为，无走失、跌伤等。

（4）能现实面对创伤事件，应用所学技巧控制躯体症状和情绪。

（5）保持良好的个人卫生和充足的营养及睡眠。

（6）恢复正常的社会功能。

四、护理措施

应激相关障碍的临床护理措施包括应激源的处理、安全护理、生理和心理护理等几个方面。鉴于应激源和患者的表现不同，针对不同患者其护理措施应有所侧重。对于急性应激障碍的患者，侧重关注患者的安全、基本生理需要的满足和稳定情绪；对于缓解期患者，重点加强患者的应对能力；对于创伤后应激障碍的患者而言，早期着重于保障患者安全和消除情绪障碍，后期主要侧重于帮助其建立有效的应对机制；对适应障碍的患者，护理重点放在帮助其提高适应环境和应对应激的能力方面。

1. 脱离应激源

由于应激相关障碍的病因明确，主要由应激性事件所致，因此首要护理措施就是帮助患者尽快消除精神因素或脱离导致精神创伤的环境，最大限度地避免进一步的刺激。同时，为患者提供安静温馨、宽敞舒适的室内休息环境，尽量减少各种不良因素对患者的刺激和干扰。通过这一护理措施，可以消除患者的创伤体验，促进症状的缓解和消退。

2. 安全护理

自闭症（ASD）患者可以出现意识朦胧状态、精神运动性兴奋或精神运动性抑制等症状，易发生跌伤、走失、自伤、伤人等行为安全问题；创伤后应激障碍（PTSD）和适应障碍的患者常因情绪低落存在自杀自伤行为，因此对应激障碍患者要严密观察和护理，防范各种安全问题的发生。

（1）评估患者意识障碍的程度、暴力行为和自伤自杀的危险度。密切观察患者暴力行为及自伤自杀的可能先兆，一旦发现征兆时应立即采取果断措施，保证患者及周围人员的安全。

（2）妥善保管剪刀、绳索、药物、尖锐利器等危险物品，定期进行安全检查，发现隐患时要及时处理，以杜绝危险。

（3）患者处于精神运动性兴奋状态时，可给予适当约束，以保证患者安全。

（4）对意识障碍的患者需要严密观察和护理，限制其活动范围，防止走失、跌伤或受到其他意外伤害。

（5）对有自杀自伤危险的患者，应将患者安置在重病室，其活动范围应控制在护理人员的视线内，必要时设专人看护。

要多与患者交流沟通，掌握其病情、心理活动变化，鼓励其表达思想、情感，利用各种机会动摇和消除患者自杀的意念。加强病情观察和巡视，尤其是夜间、清晨、节假日等易发生自杀时段，更要严加防范。

3. 生理护理

针对患者不同状态采取不同措施。对于生活不能自理的患者，应加强生活护理，帮助患者满足基本生活需要，如沐浴、洗漱、如厕等个人卫生方面的护理。对于营养失调和（或）进食存在障碍的患者，应加强饮食护理，必要时可予以鼻饲饮食或胃肠外营养辅助，以保证患者正常能量的摄入及机体的水电解质平衡。对于心因性木僵的患者，需作好皮肤口腔的护理，为患者定时翻身,预防压疮和口腔溃疡。对于睡眠型态紊乱的患者,有针对性地作好睡眠护理,保证患者每日有充足的睡眠。

4.心理护理

(1)建立良好的护患关系:护士通过主动倾听、共情支持、态度温和真诚、接纳患者的感受等方法,建立起患者对于护士的信任感。增加责任护士与患者接触的次数和时间。通过言语沟通,鼓励患者倾诉自己的创伤体验,宣泄愤怒压抑的负面情绪,帮助患者认识应激相关障碍的症状,分析各种原因及危害性。

(2)给予支持性心理护理:对急性期患者给予支持性心理护理,具体措施包括:①言语或非言语方式的安慰,如保持与患者的密切接触,积极的暗示性语言,护士握住患者的手鼓励或倾听其诉述等;②鼓励患者共同参与活动:根据患者的承受能力,鼓励患者选择做些什么,促使患者在活动中或与他人交往中减少对以往创伤事件的回忆,或减轻孤独感及纠正退缩回避他人的行为;③合理解释指导:对患者的症状进行解释,协助患者认识疾病的性质,以解除患者的思想顾虑,树立战胜疾病的信心,鼓励、指导患者正确对待客观现实;④帮助患者宣泄:护士应鼓励患者运用言语描述、联想回忆、表达等方式促其宣泄,讨论创伤性事件包括患者的所见所闻、所思所想,减少患者可能存在的自我消极评价,鼓励患者按照可控制和可接受的方式表达焦虑、激动,允许自我发泄,如来回踱步、哭泣等;⑤强化疾病可以治愈的观点。

(3)帮助患者纠正负性认知:帮助患者寻找自身存在的负性自动思维,纠正患者的这些认知障碍,进而培养患者积极的、建设性的思维方式,如教会患者正性思维(用积极的想法代替消极的想法)、自信训练(学会表达感受、意见和愿望)、思维阻断法(默念"停"来消除令人痛苦的想法)等方法,促使患者在面临应激环境和适应障碍时,建立积极的应对策略。

(4)指导患者使用放松技术,学会自我管理焦虑的方法,主要包括听音乐、呼吸训练(学习缓慢的腹式呼吸)、全身放松训练(系统的肌肉放松)等方法,积极配合医生做好暗示治疗、行为疗法(如暴露疗法)、生物反馈治疗等。

(5)帮助患者认识自己个性中的不足之处,正确对待致病因素和疾病的发生,确认以前应用过的有效的心理应对方法,或通过训练有效的心理应对方法,帮助患者提高自我康复能力及应激能力。

(6)帮助患者学会处理应激的各种积极有效的认知和行为技能,并将其积极应用于现实生活中。①选择性重视:重视自身的优点和长处,以己之长较他人之短;②选择性忽视:不故意去关注自己的挫折和痛苦,对创伤事件不故意去感知、不接触、不回忆;③改变原有的价值系统:用平常心看待事物,不与他人作比较、不计较得失、学会放弃,接受自己的长处和优点;④降低自己的期望值:将自己的期望值降低,使之更符合现实;⑤改变愿望满足的方式:放弃目前难以实现愿望的方法,采取其他方式满足愿望;⑥转移注意力:采取运动休闲、与人交流、听音乐、看电视等方法转移自己对应激的注意力。

(7)帮助患者运用社会支持系统应对应激:①帮助患者发现有哪些人能关心支持自己,帮助其寻找适当的社会资源和支持系统;②指导患者重新调整和建立社会支持,鼓励其动用一切可利用的社会支持资源以减轻应激反应,促进身心的早日康复。

5.药物护理

遵照医嘱给予患者服用相应的药物治疗,如抗焦虑抑郁的药物,小剂量的抗精神病药物等,让患者了解药物的作用和不良反应,学会自己观察药物的作用与不良反应。

五、健康教育

(1)让家属理解患者的痛苦和所处的困境,使其能够关心和尊重患者,但不会过分地迁就或强制患者。

(2)帮助家属和患者学习应激相关障碍的相关知识,正确地认识疾病,消除模糊观念引起的焦虑不安和抑郁情绪。

(3)指导家属协助患者合理安排工作、生活,恰当处理与患者的关系,并教会家属正确帮助患者恢复社会功能。

(贾文华)

第二节 躁狂发作

一、护理评估

(一)健康史和相关因素

躁狂发作的病因目前尚不清楚,大量调查研究提示下列因素与本病的发生关系密切。

1.遗传因素

遗传因素在躁狂发作的发病中占有非常重要的地位,但遗传方式尚不清楚。流行病学调查显示,躁狂发作患者先证者亲属患本病的概率为一般人群的10~30倍,且血缘关系越近,患病率越高。另有国外研究发现单卵双生较双卵双生的患病率高。

2.生化因素

去甲肾上腺素(NE)和5-羟色胺(5-HT)水平与躁狂发作关系密切。5-羟色胺缺乏是本病的生化基础,构成发病素质,去甲肾上腺素功能亢进导致躁狂症。

3.神经内分泌功能异常

下丘脑是神经内分泌功能调节中枢,躁狂发作患者多患有下丘脑-垂体-肾上腺轴、下丘脑垂体-甲状腺轴的功能异常,以及其他激素分泌功能的改变,如生长激素、退黑激素等。

4.心理-社会因素

负性生活事件与躁狂发作关系较为密切,在躁狂发作发病前一般都会存在刺激性生活事件。

(二)身体状况

1.临床表现

躁狂发作(manic episode)即躁狂症,多急性起病,好发于春末夏初,平均病程3个月。基本临床表现为"三高"症状,即思维奔逸、情感高涨、活动增多,多数患者存在精神病性症状。一般躁狂症状持续存在至少1周才考虑为本病。

(1)思维奔逸:本病的特征性症状。患者思维联想速度快,数量多,内容丰富。表现为头脑反应异常灵敏,回答问题不假思索,脱口而出。有时患者自述脑袋就像加了"润滑油",说起话来滔滔不绝,口若悬河,即便声音嘶哑仍要讲个不停,但内容多肤浅、凌乱。说话经常具备3个特点：音联、意联和随境转移。

(2)情感高涨或易激惹：是本病的必备症状。患者主观体验愉快，情绪高涨，自我感觉良好，整日兴高采烈，得意洋洋，说话时眉飞色舞，语声高昂。患者内心体验与周围环境一致，易引起周围人的共鸣。有的患者经常因为一点小事而大发雷霆，但持续时间较短，很快就转怒为喜或赔礼道歉（即易激惹）。

(3)活动增多：患者精力充沛，自感浑身有使不完的劲。对各种事物感兴趣，终日忙碌不停，但常常有始无终，半途而废。患者对自己的行为缺乏正确判断能力，不计后果，如好管闲事，好打抱不平；挥金如土，随意买物品送给陌生人；过分注重打扮，但不得体；行为轻浮，好接近异性。

(4)精神病性症状：患者在高涨情绪的支配下，容易继发幻觉（以幻听多见）、夸大妄想以及被害妄想。

(5)躯体症状：由于患者自我感觉良好，一般自述无躯体不适。但客观上，患者存在躯体症状，如面色红润，心率加快，食欲增加，性欲亢进，体重减轻；睡眠障碍（主要表现为入睡困难）。

(6)特殊症状：包括轻躁狂和谵妄性躁狂。

轻躁狂：躁狂发作较轻，存在上述典型"三高"症状，但无精神病性症状，社会功能轻度受损或正常。有些患者能意识到自己心情有所改变，但不认为这是病态的。

谵妄性躁狂：属于较严重的躁狂发作，患者存在严重的定向力障碍，明显的意识障碍，大量的错觉、幻觉，行为紊乱甚至出现攻击性行为。此时的症状容易被误诊为精神分裂症，需注意。

2.辅助检查

躁狂发作目前尚无特异性辅助检查。

二、常见护理诊断/问题

(1)营养失调：低于机体的需要量，与活动增多、体力消耗过多有关。

(2)睡眠形态紊乱：睡眠需求减少，与持久兴奋、无睡眠要求有关。

(3)思维过程紊乱与思维联想和思维内容障碍有关。

(4)对他人有暴力行为的危险与易激惹、失去正常控制能力有关。

(5)社会功能障碍与持久兴奋、思维内容改变有关。

(6)不合作与自知力缺乏有关。

(7)自理缺陷与严重兴奋状态有关。

三、护理目标

(1)在护士监督下，使患者在就餐时间能正常进餐，并通过适当控制兴奋行为使体重维持在正常水平。

(2)患者能说出几种应对失眠的方法，睡眠情况得到改善。

(3)患者承认自己在思想及行为上的异常，对幻觉、妄想产生怀疑，对现实开始接受。

(4)患者明确暴力行为的严重后果，学会控制自己高涨的情绪状态，当出现冲动想法时，能够以正确的方式发泄，不出现伤害他人的行为。

(5)患者在护士指导下，能正确认识和分析自己的病态行为，人际关系和行为方式得到改善。

(6)患者能表达自己内心的感受，说出不配合治疗的严重后果，在护士监督下配合治疗。

（7）患者在护士指导下能搞好个人卫生,衣着得体,并能逐渐完成一些简单的日常活动。

四、护理措施

(一)基础护理

（1）饮食护理:躁狂发作患者情绪高涨,整日忙碌,容易忽视饮食问题,过度饥饿时又会出现暴食暴饮,不注意饮食卫生,所以一定要做好患者的饮食护理。督促患者按时进餐,若患者不肯按时进餐,可以将做好的饭菜送至其正在忙碌的地方,患者常会自动进食。对于兴奋躁动较明显者,最好让其单独进餐,以免互相说话,注意力不集中而影响进餐。饮食的类型宜高营养、高热量、易消化。此外,躁狂发作患者说话滔滔不绝,易引起口干舌燥,严重时还会发生脱水,所以应鼓励患者多喝水。

（2）睡眠护理:躁狂发作患者处于兴奋状态,睡眠要求减少,主要表现为入睡困难,所以护士应想方设法保证患者正常入睡。首先,需提供良好的睡眠环境,病房内宜安静、整洁、舒适、温度适宜。其次,需做好睡前常规护理。睡前避免让患者处于兴奋状态,如喝浓茶、读家里的来信、进行感兴趣话题的讨论等,可以让患者喝热牛奶,用热水泡脚,听舒缓的音乐,以增进睡眠,必要的时候遵医嘱选择催眠药物。

（3）个人卫生护理:躁狂发作患者由于整日忙碌容易忽视卫生问题,护士需督促、指导患者料理好个人卫生,如颜面部清洁、洗头、洗澡等,症状较重的由护士代为完成。对于患者的异常打扮给予婉言指正,教会其符合个人身份和年龄的打扮。

(二)药物护理

护士需严格执行给药制度,确保患者遵医嘱用药,防止出现藏药、吐药行为。此外,患者在用药期间,需密切观察其不良反应(如多尿、烦渴等),一旦出现及时处理。对于长期服用锂盐的患者,需定期监测血锂的浓度,并鼓励患者多喝淡盐水,促进锂的排泄,防止出现中毒反应。

(三)心理护理

护士应具有高度的耐心和爱心,当患者出现不适时,给予安慰;当患者情绪稳定时,鼓励其坚持治疗;当患者出现好的表现时,给予肯定和表扬。此外,还应对患者的心理状态进行分析,进行针对性的心理疏导,帮助患者制订可行的康复目标,增强治愈疾病的信心。

(四)安全护理

躁狂发作患者处于兴奋状态,自控力下降,对别人构成威胁,且多数患者存在易激惹。因此,安全护理尤为重要。具体应做到以下几点。

（1）提供安全的环境:病房内宜安静、整洁、光线柔和、温度适宜、避免拥挤。室内物品力求简单,清除所有危险物品。

（2）引导患者参与他喜爱的活动:如打球、唱歌、跳舞等,既能增强患者自信心,又能使过剩的精力以正确的途径发泄。

（3）密切观察患者病情,及时发现暴力行为的先兆症状:如表情紧张、拳头紧握、来回走动等,积极进行干预。一旦出现冲动行为,应及时进行隔离,并加强巡视,必要的时候采取保护性约束措施。

五、健康教育

在患者病情基本稳定时,护士应向患者及其家属介绍该病的常识,如常见发病因素、症状、治疗情况、用药后常见的不良反应及不良反应的识别，让患者及其家属对该病有一个正确的认识。

此外，该病有周期性发作的倾向，一定要维持用药，并避免不良因素的刺激。教育患者及其家属及时发现疾病复发的征兆，及时就诊。

（贾文华）

第三节　抽动障碍

一、概述

（一）概念和分类

抽动障碍（tic disorder）是一组主要发病于儿童时期，表现为运动肌肉或发声肌肉抽动的疾病。本病多见于男孩，临床上主要有三种类型：短暂性抽动障碍、慢性抽动障碍和 Tourette综合征。

（二）病因

抽动障碍的病因和发病机制尚不明了，与遗传因素、神经递质失衡、发育因素、躯体因素和心理因素等有关，可能是多种因素在发育过程中相互作用所致的结果。短暂性抽动障碍可能以生物学因素或心理因素之一为主要发病原因，也可能两者皆有。若以生物学因素为主，则容易发展成慢性抽动障碍或 Tourette 综合征。若以心理因素为主，则可能是暂时性应激或情绪反应，在短期内自然消失。国内报道 7～16 岁人群中抽动障碍患病率为 1.04%，男性儿童患病危险性高于女性，男、女性患病比率为（3～4）：1。

（三）临床表现

抽动主要表现为运动抽动和发声抽动，有简单抽动和复杂抽动两种形式。运动抽动包括眨眼、皱鼻、点头、摆头、斜颈、耸肩、吸吮、呃逆、咀嚼、打哈欠、握拳、跳跃、甩手、拍打自己、踩脚等。发声抽动包括咳嗽、清嗓子、抽鼻子、喷鼻息、吼叫、犬吠声、重复语言、模仿语言、秽语等。抽动障碍多以运动抽动为首发症状，起病年龄平均 7 岁，发声抽动一般在 11 岁出现。抽动症状一般先见于头面部，然后向躯干、四肢扩展。抽动可以在短时间内受意志控制，在情绪紧张、躯体疾病或其他应激情况下发作较频繁，放松、专注于某一活动时减轻，睡眠时减轻或消失。

（四）诊断

抽动障碍的诊断目前仍以临床症状为主，要进行常规的躯体、神经系统检查和必要的辅助检查排除其他疾病才可以诊断。鉴别诊断主要是和神经系统疾病（如亨廷顿舞蹈病、肝豆状核变性、癫痫性肌阵挛等）、强迫性障碍和分离（转换性）障碍相鉴别。

二、抽动障碍患者的护理

（一）护理评估

1. 生活史

生活史包括母孕期情况、出生时状况、发育情况、父母的教养方式、学习情况、与同龄人的交往情况、有无躯体疾病史、家族史等。

2.生理评估

评估患者的身体发育情况,营养状况,饮食、睡眠情况,有无躯体疾病等。患者辅助检查的各项指标情况,如颅脑 CT、MRI、脑电图、心电图、各种化验检查等。

3.心理社会评估

(1)心理功能:主要包括情绪、动作行为两方面。情绪:患者有无焦虑、抑郁等情绪,是否有自尊心低下、自卑心理。动作行为:评估患者抽动的形式、表现、频率等,是简单抽动还是复杂抽动,还是两者都存在;是发声抽动还是运动抽动,还是两者都存在;抽动每天出现还是间隔一定的时间出现;是否有冲动、自伤行为。

(2)社会功能:主要是评估患者的人际交往能力。患者由于抽动症状感到耻辱、自卑或者合并其他疾病,如注意缺陷与多动障碍、品行障碍或强迫障碍等而影响其人际交往能力,所以要进行人际交往能力的评估。

(二)护理诊断/问题

(1)动作行为障碍。

(2)情绪障碍。

(3)人际交往障碍。

(4)存在潜在的自伤危险。

(5)睡眠障碍。

(三)护理目标

(1)患者的抽动症状改善。

(2)患者的情绪问题改善。

(3)患者的人际交往能力改善。

(4)患者的睡眠改善。

(四)护理措施

1.生活和安全护理

(1)密切观察病情,注意防范患者出现自伤行为,保证患者的安全。

(2)合理安排患者的作息时间,保证充分的睡眠,培养良好的生活习惯。

2.用药护理

病情较重的患者需要服用药物治疗,要求患者和家属了解服药的目的、可能出现的不良反应等,以取得他们的配合。

在服药过程中护士要督促患者按时服药,并且密切观察药物疗效与不良反应,及时向医生汇报。

3.心理护理

(1)建立良好的护患关系:对患者要有足够的耐心,不要训斥患者,积极鼓励他们。

(2)尽量避免加重抽动的因素:比如精神紧张、过度兴奋、过度疲劳等。

(3)做好支持性心理护理:患者经常存在自卑心理,或者抑郁焦虑情绪,护士要求患者了解自身疾病的性质和特点,耐心帮助他们,尽量减轻情绪问题。

(4)配合医生做好其他的心理治疗,如认知疗法、行为疗法包括放松训练、习惯逆转训练、自我监督法等。

4.训练护理

(1)行为训练:教会患者放松自己,当抽动症状出现时把抽动症状转化为有意义的行为。

(2)人际交往能力训练:训练患者克服自卑心理,积极与他人特别是同龄人交往。在交往中如果因为抽动而受到嘲笑时要学会处理等。

5.健康教育

(1)疾病知识教育:使家长和教师了解抽动障碍的相关知识,抽动症状的出现如频繁眨眼、皱眉、做鬼脸等不是儿童调皮,而是一种病态,改变家长的误解,教育他们使用正性强化的方式代替惩罚教育。让家长了解疾病加重和缓解的因素,在生活当中要尽量使患者避免加重因素。教育家长要积极和医务人员配合,并保持联系。对于学龄儿童,还必须向其教师讲解有关的医疗知识,并通过教师教育其他同学不要取笑或歧视患者,因此帮助患者消除疾病引发的紧张、自卑心理,以保持正常的生活与学习。另外,家长还要与教师保持密切的联系,了解孩子在学校的表现。

(2)干预措施指导:抽动障碍的治疗是一个长期的过程,需要家长在家庭中和教师在学校中配合医生进行干预。让家长和教师学会如何与患者相处、学会制订训练目标和计划、学会使用正性和负性强化的方式训练患者的行为、帮助患者合理安排时间、提高患者的自尊心、改善与他人的交往等。

(3)用药指导:症状严重的抽动障碍患者需要服药治疗,而且服药的时间较长。要使家属了解患者所用药物的作用、用法、常见的不良反应以及处理办法,并且要定期和医务人员联系。如果病情波动明显或者出现家长不能处置的不良反应要及时和医务人员联系。

(五)护理评价

(1)患者的抽动症状是否改善。

(2)患者的情绪是否改善。

(3)患者的人际交往能力是否改善。

(4)患者的睡眠是否改善。

(5)患者是否发生自伤行为。

(6)患者的家庭功能是否改善,如家属对疾病的认识、对待患者的态度、对治疗的配合程度、家庭的教养方式、家庭对患者的行为训练情况等。

(刘亚丽)

第六章 普外科疾病护理

第一节 肠梗阻

肠梗阻(intestinal obstruction)系指肠内容物在肠道中不能顺利通过和运行,是外科常见的急腹症之一,不但可引起肠管本身形态和功能的改变,还可引起全身性生理功能紊乱。

一、护理评估

(一)术前评估

1.健康史

(1)个人情况:了解患者就诊原因、发病情况。

(2)既往史:有无腹部手术及外伤史、各种急慢性肠道疾病史。

(3)家族史:是否有结直肠肿瘤家族史等。

2.身体状况

(1)主要症状与体征:评估生命体征的变化情况,腹痛、腹胀、有无进行性加重;呕吐物、排泄物、胃肠减压抽出液的量及性状;腹部体征的变化及是否出现腹膜刺激征及其范围。

(2)辅助检查:评估腹部 X 线片是否有气液平面。

3.心理-社会状况

评估患者的心理情况,有无过度焦虑或紧张,是否了解围术期的相关知识;了解患者的家庭、社会支持情况,对患者心理和经济的支持情况等。

(二)术后评估

1.术中情况

了解患者采取的麻醉、手术方式及术中情况。

2.身体状况

评估患者回病房后生命体征及切口情况。

3.切口与引流管情况

评估是否通畅有效,引流液的颜色、性状和量。

4.并发症的发生

评估患者术后有无发生肠粘连、腹腔内感染或肠瘘等并发症。

二、常见护理诊断/问题

1.疼痛

疼痛与肠蠕动增强或肠壁缺血有关。

2.体液不足

体液不足与频繁呕吐、腹腔及肠腔积液、胃肠减压等有关。

3.焦虑

焦虑与发病较急、腹部不适等有关。

4.潜在并发症

潜在并发症有术后肠粘连、腹腔感染、肠瘘等。

三、护理措施

(一)术前护理

1.严密观察病情变化

定时测量体温、脉搏、呼吸和血压,以及腹痛、腹胀和呕吐等变化,及时了解患者各项实验室指标,及早发现绞窄性肠梗阻。给予患者对症处理。

2.缓解疼痛与腹胀

(1)禁食、胃肠减压:目的是清除肠腔内积气、积液,有效缓解腹痛及腹胀,有利于肠壁血液循环的恢复,减轻肠壁水肿,还可以降低腹内压,改善因膈肌抬高而导致的呼吸与循环障碍。胃肠减压期间应注意保持负压吸引装置的通畅,妥善固定,密切观察并记录引流液的颜色、性状及量,若抽出血性液体,应高度怀疑绞窄性肠梗阻。

(2)安置体位:取低半卧位,有利于患者的呼吸,减轻腹肌紧张。

(3)应用解痉剂:在明确诊断后,可应用阿托品、山莨菪碱等抗胆碱类药物,以解除胃肠道平滑肌的痉挛,抑制胃肠道腺体的分泌,缓解腹痛。

(4)按摩或针刺疗法:若为痉挛性、不完全性或单纯蛔虫所致的肠梗阻,遵医嘱配合应用针刺疗法,并适当顺时针轻柔按摩腹部,以缓解疼痛。

3.维持体液与营养平衡

(1)补液:结合患者脱水情况及有关的血生化指标为患者合理安排输液计划,严密监测病情及生命体征的变化,准确记录液体的出入量。

(2)饮食与营养支持:肠梗阻应禁食水,给予胃肠外营养治疗。若经积极治疗解除梗阻,肠蠕动已恢复正常,则可经口进流质饮食,以后逐渐过渡为半流质饮食及普食。

4.呕吐护理

呕吐时头偏向一侧,及时清除口腔内呕吐物,以免误吸引起吸入性肺炎或窒息。呕吐后协助患者漱口,保持口腔清洁,并观察和记录呕吐物的颜色、性状和量。

5.术前准备

慢性不完全性肠梗阻,需肠切除手术者,除一般术前准备外,应按要求进行肠道准备。

(二)术后护理

1.体位

全麻术后暂时取平卧位,头偏向一侧;血压平稳后取半卧位。鼓励患者术后早期活动,防止肠粘连。

2.饮食

术后暂禁食,禁食期间给予静脉补液。待肠蠕动恢复、肛门排气后开始进少量流质;进食后若无不适,可逐步过渡至半流食到普食。

3.术后并发症观察和护理

(1)肠粘连:可由广泛性肠粘连未能分离完全,或手术后胃肠道处于暂时麻痹状态,加上腹腔炎症,重新引起粘连而导致。鼓励患者术后早期活动,如病情平稳,术后24 h即可开始床上活动,3 d后下床活动,以促进机体和胃肠道功能的恢复,预防肠粘连。一旦出现阵发性腹痛、腹胀、呕吐等,应积极采取非手术治疗措施,多可缓解,及时报告医师并协助处理,做好再次手术的准备。

(2)腹腔内感染及肠瘘:监测生命体征变化及切口情况,若术后3～5 d出现体温升高、切口红肿及剧痛时,应警惕切口感染及肠瘘的可能。一旦发生,应根据医嘱进行全身营养支持和抗感染治疗,同时进行腹腔冲洗及局部双套管负压引流。

4.心理护理

肠梗阻患者会出现焦虑、恐惧等心理,担心疾病的预后,应给予理解和同情,耐心安抚患者,解除患者心理压力,应耐心倾听患者及其家属的诉说,向患者及其家属讲解肠梗阻相关知识、本病的特点及治疗方法等,取得患者及其家属的配合。

(张吉平)

第二节　急性阑尾炎

急性阑尾炎(acute appendicitis)是指阑尾发生的急性炎症反应,可在各个年龄层发病,多发生于青壮年,以20～30岁多见,男性发病率高于女性,是最常见的外科急腹症之一。

一、护理评估

(一)术前评估

1.健康史

了解患者性别、年龄,女性患者有无妇产科疾病史及手术治疗史;评估有无不洁饮食史、急性胃肠炎病史;既往有无胃十二指肠疾病等。老年人还需了解是否有心血管、肺部等方面的疾病以及有无肾功能不全的病史。

2.身体状况

(1)症状:评估有无转移性右下腹痛,有无胃肠道及全身症状。

(2)体征:有无右下腹固定压痛、腹膜刺激征、腹部包块及辅助诊断的其他体征。

3.辅助检查

评估血白细胞计数和中性粒细胞比例;了解影像学检查结果等。

(二)术后评估

评估患者麻醉和手术方式、术中失血、补液情况。留置引流管的患者,了解引流管放置的位置、是否通畅,评估引流液的颜色、量、性质,评估切口敷料是否清洁干燥,有无渗血、渗液情况等。评估术后切口愈合情况,有无并发症发生等。

(三)心理-社会状况评估

了解患者及其家属对阑尾炎的认知及对手术的认知程度;患者及其家属术前与术后配合治疗和护理相关知识的了解程度;患者及其家属的心理、经济承受能力。

二、主要护理诊断/问题

1.急性疼痛

急性疼痛与阑尾炎症刺激腹膜及手术创伤有关。

2.体温过高

体温过高与阑尾炎症有关。

3.潜在并发症

潜在并发症有腹腔脓肿、门静脉炎、出血、切口感染、阑尾残株炎、粘连性肠梗阻及粪瘘等。

三、护理措施

(一)术前护理

1.病情观察

严密观察患者的生命体征、腹部的症状和体征,尤其是腹痛的变化。如体温升高,脉搏、呼吸增快,提示炎症较重或炎症已有扩散;如腹痛加剧,范围扩大,腹膜刺激征更明显,提示病情加重。在非手术治疗期间,出现右下腹痛加剧、发热;血白细胞计数和中性粒细胞比例上升,应做好急诊手术的准备。

2.避免肠内压增高

非手术治疗期间,给予禁食,必要时行胃肠减压,同时给予肠外营养;禁服泻药及灌肠,以免肠蠕动加快,增高肠内压力,导致阑尾穿孔或炎症扩散。

3.控制感染

遵医嘱及时应用有效的抗生素;脓肿形成者可配合医师行脓肿穿刺抽液,根据脓液的药敏结果选用有效的抗生素。高热患者给予物理降温。

4.缓解疼痛

协助患者安置舒适的体位,如半卧位,可放松腹肌,减轻腹部张力,缓解疼痛。对明确诊断或已决定手术的患者疼痛剧烈时,遵医嘱给予解痉镇痛药,以缓解疼痛。

5.心理护理

了解患者及其家属的心理反应,适时地向其讲解阑尾炎治疗及护理的相关知识,减轻患者对手术的焦虑与恐惧,使其能够积极配合治疗及护理。

6.并发症的观察和护理

(1)腹腔脓肿:是阑尾炎未经有效治疗的结果。可在盆腔、膈下及肠间隙等处形成脓肿,其中以阑尾周围脓肿最常见。典型表现为压痛性肿块,麻痹性肠梗阻所致腹胀,也可出现直肠、膀胱刺激症状和全身中毒症状等。B超和CT检查可协助定位,并可在B超引导下穿刺抽脓、冲洗或置管引流。必要时做好急诊手术的准备。

(2)门静脉炎:较少见。急性阑尾炎时细菌栓子脱落进入阑尾静脉,并沿肠系膜上静脉至门静脉而引起门静脉炎。主要表现为寒战、高热、剑突下压痛、肝大、轻度黄疸等。如病情加重会发生感染性休克或脓毒症,治疗不及时可发展为细菌性肝脓肿。一经发现,应立即做好急诊手术的准备,并遵医嘱大剂量应用抗生素治疗。

7.急诊手术前准备

拟急诊手术者应紧急做好备皮、配血、输液等术前准备。

（二）术后护理

1.加强病情观察

定时监测生命体征并准确记录；加强巡视，注意倾听患者的主诉，观察患者腹部体征的变化，发现异常及时通知医师并配合处理。

2.体位与活动

患者术后采取去枕平卧位，全麻术后清醒或硬膜外麻醉平卧 6 h 后，血压、脉搏平稳者可取半卧位，以降低腹壁张力，减轻切口疼痛，有利于呼吸和引流。鼓励患者术后早期在床上翻身、活动肢体，待麻醉反应消失后即下床活动，以促进肠蠕动恢复，减少肠粘连的发生。

3.引流管的护理

阑尾切除术后很少留置引流管，只在局部有脓肿、阑尾包埋不满意和处理困难或有肠瘘形成时采用。护理人员应每日观察引流管情况，妥善固定引流管，避免打折、扭曲或堵塞；注意观察引流液的性状、颜色及量。

4.饮食

肠蠕动恢复前暂禁食，在此期间可予静脉补液。肛门排气后，逐步恢复经口进食。先进流食，避免甜饮料或牛奶。进流食后无不适反应，可改为半流食，如粥、米糊等，以后逐渐过渡为普食。

5.抗生素的应用

术后应用抗生素，控制感染，防止并发症发生。

6.并发症的观察和护理

（1）出血：多因阑尾系膜的结扎线松脱，引起系膜血管出血。主要表现为腹痛、腹胀、失血性休克等；一旦发生，应立即遵医嘱输血、补液，并做好紧急手术止血的术前准备。

（2）切口感染：为阑尾切除术后最常见的并发症，多见于化脓性或穿孔性阑尾炎。表现为术后 3 d 左右体温升高，切口局部胀痛或跳痛、红肿、压痛，甚至出现波动等。感染伤口先行试穿抽出脓液，或在波动处拆除缝线敞开引流，排出脓液，定期换药，保持敷料清洁、干燥。

（3）粘连性肠梗阻：多与局部炎性渗出、手术损伤、切口异物和术后长期卧床等因素有关。故急性阑尾炎患者宜早期手术，术后早期离床活动。

（4）阑尾残株炎：阑尾切除时若残端保留过长超过 1 cm，术后残株易复发，症状表现同阑尾炎，X 线钡剂检查可明确诊断。症状较重者再行手术切除阑尾残株。

（5）粪瘘：较少见。原因有残端结扎线脱落、盲肠原有结核、癌肿等病变致盲肠组织水肿脆弱，术中损伤等。临床表现类似于阑尾周围脓肿，一般经换药等非手术治疗后，多可自行闭合，仅少数需手术治疗。

（张吉平）

第三节　门静脉高压症

门静脉高压症（portal hypertension）是由于门静脉系统血流受阻、血液淤滞而造成门静脉及其分支压力增高，导致脾大伴有脾功能亢进、食管-胃底静脉曲张破裂大出血、腹腔积液等一系列临床综合征。

一、护理评估

（一）术前评估

1.健康史

①一般情况：了解患者年龄、性别及有无大量饮酒史等；②病因及相关因素：发病诱因是否与腹内压增高有关，及与饮食的关系；③既往史：询问患者既往是否有肝炎病史与血吸虫病史及诊疗经过；对没有肝炎或血吸虫病史且肝功能检查正常的患者，应注意询问有无急性阑尾炎、胰腺炎等腹腔感染史。

2.身体状况

（1）症状及体征：①评估局部体征，脾大、脾功能亢进情况，有无黏膜及皮下出血情况；②患者生命体征，意识状态、有无出血性休克、呕血和黑便，呕吐物或排泄物的色、质、量；③腹腔积液情况，有无腹胀、气急、食欲减退；④黄疸、肝掌、蜘蛛痣及皮下出血点和肝性脑病的症状。

（2）辅助检查：血常规、肝功能的变化，影像学检查结果。结合临床情况判断出血部位及食管静脉曲张程度。

3.心理-社会状况

了解患者心理情况，评估患者是否感到焦虑、恐惧、悲观失望，评估患者及其家属对疾病的诊疗、护理、转归、预后的了解程度，家属是否理解并有能力提供心理和经济的双重支持。

（二）术后评估

（1）术中情况：评估麻醉、手术方式，术中出血、输血、输液情况。

（2）身体状况：评估患者的生命体征、意识、尿量、肝脏功能等。了解有无并发症发生。

（3）心理-社会状况：了解患者及其家属术后心理应激反应，对于术后护理相关知识的了解程度。

二、主要护理诊断/问题

1.恐惧

恐惧与大量呕血、便血，肝性脑病造成精神刺激和对治疗效果及担心预后有关。

2.体液不足

体液不足与食管静脉曲张破裂出血造成血容量不足有关。

3.体液过多

体液过多与肝功能损害致低蛋白血症、血浆胶体渗透压降低及醛固酮分泌增加有关。

4.营养失调：低于机体需要量

营养失调与肝功能减退、营养摄入不足、消化吸收障碍有关。

5.潜在并发症

潜在并发症有肝性脑病、门静脉血栓形成、肝肾综合征、出血、感染。

6.知识缺乏

缺乏预防上消化道出血、肝脏疾病的有关知识。

三、护理措施

(一)术前护理

1.改善贫血及凝血功能

贫血及凝血功能障碍者,应予以纠正,可输注新鲜血、肌内注射维生素 K。

2.肠道准备

拟行分流术者,术前 2～3 d 口服肠道不吸收的抗生素,减少氨的产生,预防术后肝性脑病的发生,术前 1 d 晚清洁灌肠,避免术后肠胀气压迫血管吻合口。

3.完善相关检查及术前准备

脾-肾静脉分流术前应明确肾功能是否正常,行脾切除术者应测定血小板计数,便于与术后对比。术前一般不放置胃管,必要时可选择细软胃管并充分润滑后轻柔插入,避免置管过程中发生食管-胃底曲张静脉破裂出血。食管-胃底曲张静脉破裂出血的患者若行急诊手术治疗,应在积极抗休克的同时做好手术准备。

(二)术后护理

1.卧位与活动

术后生命体征平稳可取半卧位。患者分流术后不宜过早下床活动,以防血管吻合口破裂出血;48 h 内,取平卧位或 15°低坡卧位,2～3 d 后改半卧位,一般需卧床 1 周,翻身时动作要轻柔,避免过多活动。

2.营养支持

禁食期间给予肠外营养,保证摄入足够的热量,术后肠蠕动恢复后给予流质饮食,逐步改为半流质和软食。分流术后患者应限制蛋白质摄入,避免诱发肝性脑病。

3.病情观察

密切观察患者的神志,监测生命体征、尿量、面色、引流液的变化,记录 24 h 液体出入量。术后吸氧,禁用吗啡等对肝脏有损害的药物。

4.并发症的观察与护理

(1)术后出血:密切观察胃肠减压和腹腔或膈下引流液的性状、颜色及量。若引流出较多新鲜血液,患者出现面色苍白、血压下降、脉快、尿量减少等情况,应考虑术后出血。给予输液、输血、止血等非手术治疗,必要时手术止血。

(2)肝性脑病:术后除限制蛋白质摄入外,忌用肥皂水灌肠,可采用弱酸性溶液灌肠,减少肠道氨的吸收;术后遵医嘱输入谷氨酸钾,降低血氨水平;动态监测患者的血氨水平。若患者出现神志淡漠、性格改变、定向力减退、嗜睡、谵妄等改变时,应高度怀疑出现肝性脑病,需及时处理。

(3)静脉血栓形成:术后 2 周内每日或隔日查血小板计数,若血小板超过 $600 \times 10^9/L$,须应用抗凝药,动态监测血常规和凝血功能的变化。

(4)感染:脾切除后膈下血肿继发感染最为常见,可见患者高热 39 ℃以上持续 2 周左右,遵医嘱及时使用有效的抗生素治疗。术后应保持膈下引流管的通畅,注意无菌操作,观察和记录引流液的情况,引流逐日减少、颜色清凉、少于 10 mL/d 则可拔管。

(张吉平)

第七章 肛肠科疾病护理

第一节 痔

痔(hemorrhoid)是肛垫的病理性肥大、移位及肛周皮下血管丛血流淤滞形成的团块。是一种常见病、多发病,其发病率占肛门直肠疾病的首位,约为 80.6%。随着年龄的增长,发病率逐渐增高。任何年龄皆可发病,但以 20~40 岁为最多。主要表现为便血、肿物脱出及肛缘皮肤突起三大症状。

一、病因

痔的确切病因尚不完全明了,可能与以下学说有关。

1. 肛垫下移学说

1975 年 Thomson 提出肛垫病理性肥大和下移是内痔的原因,亦是目前临床上最为接受的痔的原因学说。肛垫具有协助肛管闭合、节制排便功能。若肛垫发生松弛,导致病理性肥大、移位,从而形成痔。

2. 静脉曲张学说

早在 18 世纪 Huter 在解剖时发现痔内静脉中呈连续扩张为依据,认为痔静脉扩张是内痔发生的原因。但现代解剖已证实痔静脉丛的扩张属生理性扩张,内痔的好发部位与静脉的分支类型无直接联系。

3. 血管增生学说

认为痔的发生是由于黏膜下层类似勃起的组织化生而成。

4. 慢性感染学说

直肠肛管区的感染易引起静脉炎,使周围的静脉壁和周围组织纤维化、失去弹性、扩张而形成痔。

此外,长期饮酒、嗜食刺激性食物、肛周感染、长期便秘、慢性腹泻、妊娠分娩及低膳食纤维饮食等因素都可诱发痔的发生。

二、临床表现

临床上,痔分为内痔、外痔、混合痔及环形痔 4 种。

1. 内痔

临床上最多见,占 64.1%。主要临床表现是无痛性便血和肿物脱出。常见于右前、右后和左侧。根据内痔的脱出程度,将内痔分为 4 期:Ⅰ期,便时带血、滴血或喷射状出血,色鲜红,便后自行停止,无肛内肿物脱出;Ⅱ期,常有便血,色鲜红,排便时伴有肿物脱出肛外,便后可自行还纳;Ⅲ期,偶有便血,便后或久站、久行、咳嗽、劳动用力、负重远行增加腹压时肛内肿物脱出,不能自行还纳,需休息或手法还纳;Ⅳ期,痔体增大,肛内肿物脱出肛门外,不能还纳,或还纳后又脱出。

2.外痔

平时无感觉,仅见肛缘皮肤突起或肛门异物感。当排便用力过猛时,肛周皮下静脉破裂形成血栓或感染,出现剧烈疼痛。

3.混合痔

兼有内痔和外痔的症状同时存在。

三、辅助检查

1.直肠指诊

内痔早期无阳性体征,晚期可触到柔软的痔块。其意义在于除外肛管直肠肿瘤性疾病。

2.肛门镜检查

肛门镜检查是确诊内痔的首选检查方法。不仅可见到痔的情况,还可观察到直肠黏膜有无充血、水肿、溃疡、肿块等,以及排除其他直肠疾病。

3.直肠镜检查

图文并茂,定位准确,防止医疗纠纷,可准确诊断痔、直肠肿瘤等肛肠疾病。

4.肠镜检查

对于年龄超过 45 岁便血者,应建议行电子结肠镜检查,除外结直肠肿瘤及炎症性肠病等。

四、治疗要点

痔的治疗遵循三个原则:①无症状的痔无须治疗,仅在合并出血、痔块脱出、血栓形成和嵌顿时才需治疗;②有症状的痔重在减轻或消除其主要症状,无须根治;③首选保守治疗失败或不宜保守治疗才考虑手术治疗。

五、护理评估

(一)术前评估

1.健康史和相关因素

(1)了解患者有无长期饮酒的习惯,有无喜食刺激性食物或低纤维素饮食的习惯。

(2)有无长期便秘、腹泻史,长期站立、坐位或腹压增高等因素。或有痔疮药物治疗、手术史;有无糖尿病、血液疾病史。

(3)了解患者有无肛隐窝炎、肛周感染、营养不良等情况促进痔的形成。

(4)家族中有无家族性息肉、有无大肠或其他肿瘤患者。

(5)既往是否有溃疡性结肠炎、克罗恩病病史、手术治疗史及用药情况。

2.身体状况

(1)注意观察患者的生命体征、神志、尿量、皮肤弹性等。

(2)排便时有无疼痛及排便困难,大便是否带鲜血或便后滴血、喷血,有无黏液,有无脓血、便血、发作次数等。

(3)注意患者的营养状况,有无消瘦、头晕、眼花、乏力等贫血的体征。

(4)肛门有无肿块脱出,能否自行回纳或用手推回,有无肿块嵌顿史。

(5)直肠指诊肛门有无疼痛、指套退出有无血迹、直肠内有无肿块等。

3.心理-社会状况

(1)疾病认知:了解患者及其家属对疾病相关知识的认知程度,评估患者及其家属对所患疾病及站立方法的认识,对手术的接受程度,对痔传统手术或微创手术知识及手术前配合知识的了解和掌握程度。

(2)心理承受程度:患者和家属对接受手术及手术可能导致的并发症带来的自我形象紊乱和生理功能改变的恐惧、焦虑程度和心理承受能力。

(二)术后评估

1.手术情况

了解麻醉方式、手术方式,手术过程是否顺利,术中有无出血、出血部位、出血量,有无输血及输血量。

2.病情评估

观察患者神志和生命体征变化,生命体征是否平稳,切口敷料是否渗血,出血量多少,引流是否通畅,引流液的颜色、性质和引流量,切口愈合情况,大便是否通畅,有无便秘或腹泻等情况。

3.切口情况

切口渗出、愈合情况,有无肛缘水肿、切口感染,引流是否通畅,有无假性愈合情况。定期进行血常规、血生化等监测,及时发现出血、切口感染、吻合口出血、吻合口瘘等并发症的发生。

4.评估手术患者的肛门直肠功能

有无肛门狭窄、肛门失禁,包括排便次数、控便能力等。

5.心理-社会状况

患者对手术后康复知识的了解程度。评估患者有无焦虑、失眠,家庭支持系统等。

六、护理措施

(一)非手术治疗护理/ 术前护理

1.调整饮食

嘱患者多饮水,多进食新鲜蔬菜、水果,多食粗粮,少食辛辣刺激性食物,忌烟酒。养成良好生活习惯。适当增加运动量,促进肠蠕动,切忌久站、久坐、久蹲。

2.热水坐浴

便后及时清洗,保持局部清洁舒适。必要时用 1∶5 000 高锰酸钾溶液或复方荆芥熏洗剂熏洗坐浴,控制温度在 43 ℃,每日 2 次,每次 20～30 min,可有效改善局部血液循环,减轻出血、疼痛症状。

3.痔块还纳

痔块脱出时应及时还纳,嵌顿性痔应尽早行手法复位,防止水肿、坏死;不能复位并有水肿及感染者用复方荆芥熏洗剂坐浴,局部涂痔疮膏,用手法再将其还纳,嘱其卧床休息。注意动作轻柔,避免损伤。

4.纠正贫血

缓解患者的紧张情绪,指导患者进少渣食物,术前排空大便,必要时灌肠,做好会阴部备皮及药敏试验,贫血患者应及时纠正。贫血体弱者,协助完成术前检查,防止排便或坐浴时晕倒受伤。

5.肠道准备

术前 1 日予全流质饮食,手术当日禁食,术前晚口服舒泰清 4 盒,饮水 2 500 mL 或术晨术前2 h甘油灌肠剂110 mL灌肠,以清洁肠道。

(二)术后护理

1. 饮食护理

术后当日应禁食或给无渣流食,次日半流食,以后逐渐恢复普食。术后6 h内尽量卧床休息,减少活动。6 h后可适当下床活动,入厕排尿、散步等,逐渐延长活动时间,并指导患者进行轻体力活动。

2. 疼痛护理

因肛周末梢神经丰富,痛觉十分敏感,或因括约肌痉挛、排便时粪便对创面的刺激、敷料堵塞过多导致大多数肛肠术后患者创面剧烈疼痛。疼痛轻微者可不予处理,但疼痛剧烈者应给予处理。指导患者采取各种有效止痛措施,如分散注意力、听音乐等,必要时遵医嘱予止痛药物治疗。

3. 局部坐浴

术后每次排便或换药前均用1:5 000高锰酸钾溶液或痔疾洗液熏洗坐浴,控制温度在43 ℃~46 ℃,每日2次,每次20~30 min,坐浴后用凡士林油纱覆盖,再用纱垫盖好并固定。

4. 保持大便通畅

术后早期患者有肛门下坠感或便意,告知其是敷料压迫刺激所致;术后3 d内尽量避免解大便,促进切口愈合,可于术后48 h内口服阿片酊以减少肠蠕动,控制排便。术后第2日应多吃新鲜蔬菜和水果,保持大便通畅。如有便秘,可口服液体石蜡或麻仁软胶囊等润肠通便药物,宜用缓泻剂,忌用峻下剂或灌肠。避免久站、久坐、久蹲。

5. 避免剧烈活动

术后7~15 d应避免剧烈活动,防止大便干燥,以防痔核或吻合钉脱落而造成继发性大出血。

6. 并发症的观察与护理

(1)尿潴留:因手术、麻醉刺激、疼痛等原因造成术后尿潴留。若术后8 h仍未排尿且感下腹胀痛、隆起时,可行诱导、热敷或针刺帮助排尿。对膀胱平滑肌收缩无力者,肌内注射新斯的明1 mg(1支),增强膀胱平滑肌收缩,可以排尿。必要时导尿。

(2)创面出血:术后7~15 d为痔核脱落期,因结扎痔核脱落、吻合钉脱落、切口感染、用力排便等导致创面出血。如患者出现恶心、呕吐、头昏、眼花、心慌、出冷汗、面色苍白等并伴肛门坠胀感和急迫排便感进行性加重,敷料渗血较多,应及时通知医师行相应处理。

(3)切口感染:直肠肛管部位由于易受粪便、尿液等的污染,术后易发生切口感染。应注意术前改善全身营养状况;术后2 d内控制好排便;保持肛门周围皮肤清洁,便后用1:5 000高锰酸钾液坐浴;切口定时换药,充分引流。

(4)肛门狭窄:术后观察患者有无排便困难及大便变细,以排除肛门狭窄。术后15 d左右应行直肠指诊如有肛门狭窄,定期扩肛。

(付晓青)

第二节　肛　裂

肛裂(anal fissure)是指齿状线以下肛管皮肤全层破裂形成的慢性溃疡。主要表现为便后肛门疼痛、便血、便秘三大症状。其发病率仅次于痔位居第二位,可发生于任何年龄,但多见于青壮年。具有"四最"特点:病变最小、痛苦最大、诊断最易、治法最多。

一、病因

1. 解剖因素

肛门外括约肌浅部在肛门后方形成肛尾韧带,较硬,伸缩性差,并且皮肤较固定,肛直角在此部位呈 90°,且肛门后方承受压力较大,故后正中处易受损伤。

2. 外伤因素

大便干硬,排便时用力过猛,可损伤肛管皮肤,反复损伤使裂伤深及全层皮肤,形成溃疡。肛门镜等内镜检查或直肠指检方法不当,也容易造成肛管后正中的皮肤损伤,形成肛裂。

3. 感染因素

齿状线附近的慢性炎症,如发生在肛管后正中处的肛窦炎,可向下蔓延而致肛管皮下脓肿,脓肿破溃后形成溃疡,加之肛门后正中的血供较其他部位差,肛管直肠的慢性炎症易引起内括约肌痉挛又加重了缺血,致使溃疡不易愈合。

二、临床表现

肛裂患者的典型临床表现是疼痛、便秘和便血。

1. 疼痛

肛裂可因排便引起肛门周期性疼痛,这是肛裂的主要症状。排便时,粪块刺激溃疡面的神经末梢,立刻感到肛门灼痛或剧痛,便后数分钟疼痛缓解,此期称疼痛间歇期。

2. 便血

排便时常在粪便表面或便纸上有少量新鲜血迹或滴鲜血。出血的多少与裂口的大小、深浅有关,但很少发生大出血。

3. 便秘

因肛门疼痛不愿排便,久而久之引起便秘,粪便变得更为干硬,排便时会使肛裂进一步加重,形成恶性循环。这种恐惧排便现象可导致大便嵌塞。

三、辅助检查

(1)用手牵开肛周皮肤视诊,可看见裂口或溃疡,应避免强行直肠指诊或肛门镜检查。

(2)若发现侧位的慢性溃疡,应想到有否结核、癌、克罗恩病及溃疡性结肠炎等罕见病变,必要时行活组织病理检查。

四、治疗要点

(一)非手术治疗

1. 调整饮食

对于急性新鲜肛裂,通过调整饮食、软化大便,可以缓解肛裂症状,促使裂口愈合。增加多纤维食物如蔬菜、水果等,增加每日饮水量,纠正便秘。

2.局部坐浴

用温热盐水或中药坐浴,温度 43 ℃～46 ℃,每日 2～3 次,每次 20～30 min。温水坐浴可松弛肛门括约肌,改善局部血液循环,促进炎症吸收,减轻疼痛,并清洁局部,以利创口愈合。

3.口服药物

口服缓泻剂如福松或石蜡油,使大便松软、润滑,以利排便。

4.外用药物

通过局部用药物如太宁栓可缓解内括约肌痉挛以达到手术效果。新近用于临床的奥布卡因凝胶可有效缓解肛管括约肌痉挛性疼痛,改善局部血液循环,促进肛裂愈合,疼痛剧烈者可以选用。必要时局部应用长效麻药封闭治疗,可有效缓解疼痛,部分病例可以使溃疡愈合。

5.扩肛疗法

扩肛疗法适用于急性或慢性肛裂不伴有肛乳头肥大及前哨痔者。优点是操作简便,不需要特殊器械,疗效迅速。

(二)手术治疗

对经久不愈,非手术治疗无效的慢性肛裂可采用以下手术方法治疗。目前国内常用的术式有:①肛裂切除术;②肛裂切除术加括约肌切断术;③V-Y 肛门成形术;④肛裂切除纵切横缝术等。实践证明,肛裂切除术加括约肌切断术的效果较好,可作为首选术式。

五、护理评估

(一)术前评估

1.健康史及相关因素

了解患者疼痛部位多与病灶位置及疾病性质有关。注意询问患者疼痛的部位、持续的时间、急缓、性质及病程长短,有无明确的原因或诱因;了解患者有无长期便秘史,便秘发生的时间、病程长短、有无便意感,起病原因或诱因;排便的次数和量;有无便血、肛门疼痛、腹痛、腹胀、嗳气、食欲减退、肛门坠胀、排便不尽、反复排便等伴随症状,甚至用手挖便的情况;有无用药史,效果如何。

有无焦虑、烦躁、失眠、抑郁,乃至性格改变等精神症状。评估患者有无肛窦炎、直肠炎等诱发肛管溃疡的因素。

2.身体评估

(1)便秘的原因很多,有功能性便秘和器质性便秘两种,应加以区分。

(2)有无便后肛周出现烧灼样或刀割样剧烈疼痛,缓解后又再次出现剧痛,持续 30 min 至数小时不等。

(3)因惧怕肛周疼痛而不敢排便。便后滴新鲜血,或便中带新鲜血。

(4)肛裂便秘,多伴便后手纸染血、肛门剧痛,呈周期性。

(5)了解肛门局部检查结果,有无发现裂口、肛乳头肥大、哨兵痔、肛窦炎、皮下瘘、肛门梳硬结。

3.心理-社会状况

评估患者及其家属对肛裂相关知识的了解程度及心理承受能力,以及对治疗、护理等的配合程度。

（二）术后评估

1.手术情况

了解患者术中采取的麻醉方式、手术方式,手术过程是否顺利,术中有无出血及其量。

2.康复状况

观察患者生命体征是否平稳,手术切口愈合情况,有无发生出血、肛门狭窄、排便失禁等并发症。

3.心理-社会状况

评估患者有无焦虑、失眠,家庭支持系统等。了解患者及其家属对术后康复知识的掌握程度;是否担心并发症及预后等。

六、护理措施

（一）非手术治疗护理/术前护理

1.心理支持

向患者详细讲解有关肛裂知识,鼓励患者克服因害怕疼痛而不敢排便的情绪,配合治疗。

2.调理饮食

增加膳食中新鲜蔬菜、水果及粗纤维食物的摄入,少食或忌食辛辣和刺激性食物,多饮水,以促进胃肠蠕动,防止便秘。

3.热水坐浴

每次排便后应热水坐浴,清洁溃疡面或创面,减少污染,促进创面愈合,水温43 ℃~46 ℃,每日2~3次,每次20~30 min。

4.肠道准备

术前3日少渣饮食,术前1 d流质饮食,术前日晚灌肠,尽量避免术后3 d内排便有利于切口愈合。

5.疼痛护理

遵医嘱适当应用止痛剂,如肌内注射吗啡、消炎栓纳肛等。

（二）术后护理

1.术后观察

有无渗血、出血、血肿、感染和尿潴留并发症发生,如有立即报告医师,并协助处理。

2.保持大便通畅

鼓励患者多饮水,多进食新鲜蔬菜、水果、粗纤维食物,指导患者养成每日定时排便的习惯,进行适当的户外锻炼,防止便秘。便秘者可服用缓泻剂或液体石蜡等,也可选用蜂蜜、番泻叶等泡茶饮用,以润滑、松软大便利于排便。

3.局部坐浴

术后每次排便或换药前均用1：5 000高锰酸钾溶液或痔疾洗液熏洗坐浴,控制温度在43 ℃~46 ℃,每日2次,每次20~30 min,坐浴后用凡士林油纱覆盖,再用纱垫盖好并固定。

(1)切口出血:多发生于术后7~12 d,常见原因多为术后大便干结、用力排便、换药粗暴等导致创面裂开、出血。预防措施包括:保持大便通畅,防止便秘;避免腹内压增高的因素如剧烈咳嗽、用力排便等;切忌换药动作粗暴,轻轻擦拭。密切观察创面的变化,一旦出现创面大量渗血,紧急压迫止血,并报告医师处理。

（2）肛门狭窄：大便变细或肛门狭窄者，遵医嘱可于术后 10～15 d 行扩肛治疗。

（3）排便失禁：多由于术中不慎损伤肛门括约肌所致。询问患者排便前有无便意，每日的排便次数、量及性状。若为肛门括约肌松弛，可于术后 3 日开始指导患者进行提肛运动，每日 2 次，每次 30 min；若发现患者会阴部皮肤常有黏液及粪便污染，或无法随意控制排便时，立即报告医师，及时处理。

（付晓青）

第三节　肛周脓肿

肛周脓肿（perianal abscess）是肛门直肠周围脓肿的简称，是由于细菌感染所致的软组织急性化脓性疾病。属肛肠外科最常见的急症。任何年龄均可发病，多见于 20～40 岁的青壮年，男性多于女性。临床上多数起病急骤，疼痛剧烈，伴有恶寒发热，脓肿破溃或切开引流后易形成肛瘘。

一、病因

绝大多数是由肛腺感染所致，常见的致病菌有大肠埃希菌、金黄色葡萄球菌等，其次是肛周皮肤感染、损伤、异物、药物注射和手术后并发感染引起，极少部分可继发于糖尿病、白血病、Crohn 病、溃疡性结肠炎等。肛瘘性脓肿可分以下四个阶段。

（1）肛窦炎阶段。

（2）肛管直肠周围间隙脓肿阶段。

（3）脓肿破溃阶段。

（4）肛瘘形成阶段。

按脓肿部位以肛提肌为界分为低位脓肿和高位脓肿两类。

（1）低位脓肿：①肛周皮下脓肿；②坐骨直肠间隙脓肿；③肛管后间隙脓肿；④低位肌间脓肿；⑤低位蹄铁形脓肿。

（2）高位脓肿：①骨盆直肠间隙脓肿；②直肠黏膜下脓肿；③直肠后间隙脓肿；④高位肌间脓肿；⑤高位蹄铁形脓肿。

二、临床表现

主要症状为肛门周围持续性疼痛，活动时加重。因脓肿的部位不同，临床表现也不尽一致。

1. 肛门周围皮下脓肿

肛门周围皮下脓肿最常见，约占 80%。部位局限、浅在，局部疼痛明显，而全身症状不明显。病变部明显肿胀，有压痛，可触及明显波动感。

2. 坐骨肛管间隙脓肿

坐骨肛管间隙脓肿较常见。此处间隙较大，形成的脓肿范围亦较大，容量为 60～90 mL。疼痛较剧烈，常可有直肠刺激症状，并伴有明显的全身症状，如发热、头痛、乏力、寒战等。早期体征不明显，随着炎症的加重，脓肿增大时局部大片红肿，明显触痛，排便时剧烈疼痛，有时影响排尿。穿刺时抽出脓液,处理不及时可导致肛瘘。

3.骨盆直肠间隙脓肿

骨盆直肠间隙脓肿少见。早期就有全身中毒症状,如高热、寒战、疲倦不适等,严重时出现脓毒血症表现。常伴有排便不畅、排尿困难,但局部表现不明显。位置较深,临床上常常易被误诊。

4.直肠后间隙脓肿

直肠后间隙脓肿以全身症状为主,有寒战、发热、疲倦不适等中毒表现,直肠内有明显重坠感,骶尾部有酸痛。直肠内指诊时直肠后壁饱满,有触痛和波动感。

三、辅助检查

1.直肠指诊

肛周可触及一肿块,压痛(＋),波动感(＋),皮温升高。

2.局部穿刺抽脓

诊断性穿刺抽得脓液即可诊断。可同时将抽出的脓液做细菌培养及药敏试验。

3.血常规检查

白细胞计数及中性粒细胞比例增高。

4.其他

少数深部脓肿需要依靠直肠腔内超声可明确诊断,必要时需做盆腔 CT 和 MRI 检查可协助诊断。

四、护理评估

(一)术前评估

1.健康史和相关因素

了解患者的一般情况,发病前有无饮食不当、大量饮酒、过度劳累等诱因;了解患者是否存在易引发肛腺感染的因素,如有无长期便秘、腹泻史,或有无外伤、肛裂、痔疮药物治疗史;有无糖尿病、恶性肿瘤史。

2.身体状况

(1)评估患者肛周局部有无红肿、硬结、肿块,皮肤破溃后有无脓液排出、排出量的情况。

(2)有无恶寒、高热、乏力、恶心等全身症状,有无出现排尿困难或里急后重。

(3)有无持续高热、恶心、头痛等,会阴和直肠坠胀感,排便不尽感,有无二便困难。

(4)是否伴有精神紧张、情绪焦虑等精神症状,除外肛门直肠神经症。

(5)评估患者生命体征变化,有无面色苍白、出冷汗、脉搏细速、血压不稳等休克的早期征象;有无体温升高、脉搏增快等全身中毒症状。

(6)直肠指诊肛周肿胀部位有无压痛、波动感、皮温高,指套退出有无血迹、直肠内有无肿块等。

(7)了解辅助检查情况:红细胞计数、白细胞计数、血红蛋白和血细胞比容等数值的变化;其他辅助检查,如腹腔穿刺/腹腔灌洗、X 线、B 超、CT、MRI 等影像学检查的结果。

(8)了解患者既往有无结核病、糖尿病、高血压等病史;有无酗酒、吸烟和吸毒史;有无腹部手术史及药物过敏史等。

3. 心理-社会状况

了解患者及其家属对肛周脓肿相关知识的认知程度及心理承受能力。了解有无过度焦虑、恐惧等影响康复的心理反应；了解能否接受制订的治疗护理方案，对治疗是否充满信心等，以及对治疗和护理的期望程度。

（二）术后评估

1. 手术情况

了解患者术中采取的麻醉方法、手术方式、病变部位及深浅程度，手术过程是否顺利，术中有无脓汁及其量的多少。

2. 康复状况

观察患者生命体征是否平稳，手术切口愈合情况，有无发生出血、切口感染、假性愈合等并发症，注意保持伤口引流通畅，防止假性闭合。注意观察挂线橡皮筋松紧度，术后 15 d 定期紧线，使其脱落。评估患者有无发生再次发作、肛瘘、肛门失禁等并发症。

3. 心理-社会状况

评估患者有无焦虑、失眠，家庭支持系统等。了解患者及其家属对术后康复知识的掌握程度；是否担心并发症及预后等。

五、治疗要点

早期炎症浸润尚未形脓肿时，可口服或注射广谱抗生素，防止炎症扩散，但有的抗生素不仅不能控制炎症，反而会使脓肿向深部蔓延，并易导致感染加重。无论何种类型和何种部位的肛周脓肿，一旦确诊，尽早手术。脓肿若治疗不及时或方法不恰当，易自行破溃或切开引流后形成肛瘘。常用手术方式如下。

1. 切开引流术

适应于坐骨直肠间隙脓肿、骨盆直肠间隙脓肿、蹄铁形脓肿及高位脓肿、无切开挂线条件者，也是各种术式的基础。

2. 切开挂线术

适应于坐骨直肠间隙脓肿、骨盆直肠间隙脓肿、直肠后间隙脓肿、前位脓肿、高位蹄铁形脓肿及婴幼儿脓肿。于脓肿波动明显处先做切开引流，然后，一手示指伸入肛内做引导，另一手持探针从切口插入脓腔，沿脓腔最高处探查内口。将橡皮筋引入内口，再从切口牵出肛外。切开自切口至内口之间的皮肤。内外两端合拢，轻轻拉紧并以丝线结扎。

3. 内口切开术

适应于低位肛瘘性脓肿。

六、护理措施

（一）非手术治疗护理/ 术前护理

1. 保持大便通畅

告知患者多饮水，多进食含膳食纤维丰富的蔬菜、水果和蜂蜜等，忌食辛辣刺激食物，避免饮酒。也可遵医嘱给予麻仁丸或液体石蜡口服。

2. 应用抗生素

根据医嘱全身应用抗生素，有条件时穿刺抽取脓液，并根据药敏试验结果合理选择抗生素,控制感染。

3.热水坐浴

局部用 1:5 000 高锰酸钾溶液 3 000 mL 或痔疾洗液熏洗坐浴,控制温度在 43 ℃～46 ℃,每日 2 次,每次 20 min,可有效改善局部血液循环,减轻出血、疼痛症状。

4.卧床休息

急性炎症期应卧床休息,协助患者采取舒适体位,避免局部受压加重疼痛。

5.降温

高热患者给予物理降温或遵医嘱药物降温,嘱患者增加饮水。

(二)术后护理

1.饮食护理

术后 6 h 进流质,术后第一日给半流质,以清淡、易消化食物为主,保持排便通畅。

2.有脓液形成时,及时切开引流

早期分泌物较多,应定时观察敷料有无渗出,一旦渗出应及时更换敷料,可每日更换 2 次,防止切口感染。

3.脓肿切开引流术的护理

对脓肿切开引流者,应密切观察引流液的颜色、量、性状,并记录。定时冲洗脓腔,保持引流通畅。

4.脓肿切开挂线术的护理

(1)皮肤护理:保持肛门皮肤清洁,嘱患者局部皮肤瘙痒时不可搔抓,避免皮肤损伤感染。

(2)挂线橡皮筋护理:嘱患者术后 7～15 d 至门诊收紧橡皮筋,直到橡皮筋脱落。脱落后局部创面可外敷中药生肌散,以促进创面愈合。

5.热水坐浴

便后局部创面用 1:5 000 高锰酸钾溶液 3 000 mL 或痔疾洗液熏洗坐浴,每日 2 次。既可缓解局部疼痛、清洁肛门周围皮肤,又有利于局部炎症的消散、吸收,促进创面愈合。

6.后期创面护理

表浅可定时坐浴使其自然愈合。排便后应先坐浴再换药。创面愈合应由内向外,避免皮肤假性愈合形成肛瘘。指导患者注意个人卫生,勤洗、勤换内裤。

(卢　放)

第四节　肛　瘘

肛瘘是指肛门直肠因肛门周围间隙感染、损伤、异物等病理因素形成的与肛门周围皮肤相通,形成异常通道的一种疾病。是常见的直肠肛管疾病之一,发病年龄以 20～40 岁青壮年为主,男性多于女性。

一、病因

大多数肛瘘由直肠肛周脓肿发展而来。由内口、瘘管和外口三部分组成。内口即原发感染灶,外口为脓肿破溃处或手术切开引流部位,内外口之间由脓腔周围增生的纤维组织包绕的管道即瘘管,近管腔处有炎性肉芽组织。其内口多在肛窦内及其附近,外口位于肛门周围的皮肤上,内、外口既可为单个,也可以为多个。由于致病菌不断由内口进入,而瘘管迂曲,少数存在分支,常引流不畅,且外口皮肤生长速度较快,常发生假性愈合并形成脓肿。脓肿可从原外口溃破,也可从他处穿出形成新的外口,反复发作,发展为有多个瘘管和外口的复杂性肛瘘。

二、临床表现

肛门周围流脓水、潮湿、瘙痒,甚至出现湿疹。外口处有脓性、血性、黏液性分泌物流出,有时有粪便及气体排出。外口因假性愈合或暂时封闭时,脓液积存,形成脓肿,可出现肛周肿痛、发热、寒战、乏力等症状。脓肿破溃或切开引流后,脓液排出,症状缓解,上述症状反复发作是肛瘘的特点。

三、辅助检查

1.直肠指诊

在内口处有轻压痛,瘘管位置表浅时可触及硬结内口及条索样肛瘘。

2.探针检查

探针检查是最常用、最简便、最有效的方法。自外口处插入,沿瘘管轻轻探向肠腔,可找到内口的位置。

3.染色检查

自外口注入 1‰亚甲蓝溶液,检查确定内口位置。

4.实验室检查

发生肛周脓肿时,血常规中可出现白细胞计数及中性粒细胞比例增高。

5.X 线造影

碘油造影或 70%泛影葡胺造影,适用于高位复杂性肛瘘的检查。检查自外口注入造影剂,可判定瘘管的分布、多少、位置、走行和内口的位置。

6.MRI 检查

MRI 检查可清晰显示瘘管位置及括约肌间的关系,明确肛瘘分型。另外,特别注意复杂性肛瘘青年患者是否合并炎症性肠病可能,必要时行肠镜检查。

四、治疗要点

肛瘘一般不能自愈,必须手术治疗。手术成败的关键在于以下几点。

(1)准确寻找和处理内口。

(2)切除或清除全部瘘管和无效腔。

(3)合理处理肛门括约肌。

(4)创口引流通畅。

1.堵塞法

堵塞法适用于单纯性肛瘘。瘘管用 1‰甲硝唑、生理盐水冲洗后,自外口注入生物蛋白胶。治愈率较低。

2.手术治疗

(1)肛瘘切开术:主要应用于单纯性括约肌间型肛瘘和低位经括约肌间型肛瘘。用探针自外口进入瘘管,沿瘘管到达位于齿状线附近的内口。将探针上方的组织切开,将肉芽组织用刮匙刮除,若存在高位盲道或继发分支,则需彻底清除。

(2)肛瘘切除术:在瘘管切开的基础上,将管壁全部切除,直至健康组织,并使创面呈内小外大,以利引流。

(3)肛瘘切开挂线术:适用于距肛缘 3～5 cm,有内外口的单纯性肛瘘、高位单纯性肛瘘,或坐位复杂性肛瘘切开、切除的辅助治疗。利用橡皮筋或有腐蚀作用药线的机械性压迫作用,使结扎处组织发生血运障碍而坏死,以缓慢切开肛瘘。

(4)经肛直肠黏膜瓣内口修补术:是治疗复杂性肛瘘的一种保护括约肌的技术,切除内口及其周围约 1 cm 的全厚直肠组织,然后游离其上方的直肠瓣,并下移修复内口处缺损。通过清除感染灶,游离内口上方直肠黏膜肌瓣或内口下方肛管皮瓣覆盖缝合于内口上,阻碍直肠内容物使之不能进入瘘管。

五、护理评估

(一)术前护理评估

(1)了解有无肛管直肠周围脓肿自行溃破或切开引流的病史。

(2)病情评估

1)肛门皮肤有无红、肿。

2)肛周外口有无反复流脓及造成皮肤瘙痒感。

3)了解直肠指检、内镜及钡灌肠造影等检查结果。

(3)对肛瘘的认知程度及心理承受能力。

(4)自理能力。

(二)术后护理评估

(1)肛门皮肤有无红、肿、疼痛,肛周外口有无反复流脓及造成皮肤瘙痒感。

(2)了解辅助检查结果及手术方式。

(3)患者的饮食及排便情况。

(4)评估患者对术后饮食、活动、疾病预防的认知程度。

六、护理措施

(一)术前护理措施

(1)观察患者有无肛门周围皮肤红、肿、疼痛,流脓或排便困难。症状明显时,嘱其卧床休息,肛门局部给予热水坐浴,以减轻疼痛,利于大便的排出。

(2)鼓励患者进高蛋白、高热量、高维生素、易消化的少渣饮食,多食新鲜蔬菜、水果及脂肪类食物,保持大便通畅。

(3)急性炎症期,遵医嘱给予抗生素,每次排便后用清水冲洗干净,再用 1:5 000 高锰酸钾溶液温水坐浴,每次 20 min,3 次/日。

(4)术前 1 d 半流质饮食,术前晚进食流质,视所采取的麻醉方式决定术前是否禁食禁饮。术前晚按医嘱给予口服泻药,但应具体应用时视患者有无长期便秘史进行调整。若排便不充分时,可考虑配合灌肠法,洗至粪便清水样,肉眼无粪渣为止。

(5)准备手术区域皮肤,保持肛门皮肤清洁,予修剪指甲。

（二）术后护理措施

（1）腰麻、硬膜外麻醉,术后需去枕平卧 6 h,避免脑脊液从蛛网膜下隙针眼处漏出,致脑脊液压力降低引起头痛。监测脉搏、呼吸、血压 6～8 h,至生命体征平稳。

（2）加强伤口换药,避免假性闭合。伤口距离肛门近,有肠黏液或粪便污染时,需拆除敷料,温水冲洗、1:5 000 的高锰酸钾溶液或中药熏洗坐浴,洗净沾在伤口上的粪渣和脓血水;伤口换药要彻底、敷料填塞要达深部,保证有效引流,避免无效腔。如行挂线术的患者创面换药至挂线脱落后 1 周。

（3）做好排便管理,术前给予口服泻药或清洁灌肠,术后给予轻泻软便药乳果糖或麻仁丸及纤维增加剂,使粪便松软,易于排出。排便后及时坐浴和换药,以保持伤口和肛门周围皮肤清洁。

（4）肛门括约肌松弛者,术后 3 d 可指导患者进行提肛运动。

（三）日常护理

1.饮食指导

术后 1～2 d 少渣半流质饮食,之后正常饮食,忌辛辣刺激性食物如辣椒及烈性酒等,多食粗纤维富营养的食物,如新鲜蔬菜、水果等,切忌因惧怕疼痛而少吃饭或不吃饭。鼓励患者多饮水,防止便秘。

2.肛门伤口的清洁

每日排便后用 1:5 000 高锰酸钾溶液或痔疮洗液坐浴,坐浴时应将局部创面全部浸入药液中,药液温度适中。平时排便后,可用温水清洗肛门周围,由周边向中间洗净分泌物。

3.术后活动指导

手术创面较大,而伤口尚未完全愈合期间,应尽量少走路,避免伤口边缘因用力摩擦而形成水肿,延长创面愈合时间。创面愈合后 3 个月左右不要长时间骑自行车,以防愈合的创面因摩擦过多而引起出血。如发现排便困难或大便失禁,应及时就诊。

（卢 放）

第八章 泌尿外科疾病护理

第一节 肾损伤

肾损伤(injury of kidney)多见于 20～40 岁男性。肾脏的解剖位置隐蔽,受到腰肌、脊柱、肋骨、腹壁及腹腔脏器的保护,加之其本身有一定的活动度,故不易受伤。

但肾实质质地较脆,一旦邻近肾脏的背部、腰部、下胸或上腹部受到暴力打击时也会发生肾损伤。

一、护理评估

(一)术前评估

1.健康史

了解患者的性别、年龄、职业及运动爱好等;致伤因素、时间、部位、姿势、暴力性质及强度,受伤至就诊前的病情变化及就诊前采取的急救措施。

2.身体状况

(1)症状:评估患者有无血尿,是否有腹痛、腰痛及疼痛的性质、程度和持续时间。

(2)体征:评估患者伤处有无皮肤擦伤或瘀斑,腰、腹部有无包块。

(3)辅助检查:了解患者血、尿常规变化情况及影像学检查结果。

(二)术后评估

了解患者采取的麻醉、手术方式及术中输血、输液情况;评估患者的神志、生命体征及切口情况;观察引流管是否通畅有效,引流液的颜色、性状和量;了解患者尿量及肾功能情况。

(三)心理-社会状况

肾损伤常在意外情况下突然发生,患者在心理上难以承受,担心预后,应评估患者及其家属对伤情的认知程度、对突发事故及预后的心理承受能力、对治疗及护理措施的知晓程度等。

二、主要护理诊断/问题

1.焦虑

焦虑及恐惧与外伤打击、担心预后有关。

2.自理能力缺陷

自理能力缺陷与疼痛、卧床有关。

3.体液不足

体液不足与大出血有关。

4.潜在并发症

潜在并发症有感染、出血或再出血、下肢深静脉血栓等。

三、护理措施

(一)术前准备和非手术治疗患者的护理

1.心理护理

及时向患者解释伤势情况、相应临床表现及检查结果,说明治疗及护理措施的必要性及注意事项,鼓励患者表达自身感受,教会患者自我放松,并争取患者家属及朋友的支持与帮助。

2.卧床休息

绝对卧床休息,非手术治疗患者需绝对卧床 2~4 周,待病情稳定后方可离床活动。

3.维持体液平衡

遵医嘱及时输液,保持足够尿量,在病情允许情况下鼓励患者经口摄入。应用止血药物,及时补充血容量,以预防休克发生。

4.病情观察

①定时测量血压、脉搏、呼吸,直到生命体征稳定;②严密观察尿量、尿色,及时发现进行性血尿;③准确测量并记录腰腹部肿块,若肿块逐渐增大,提示有活动性出血或尿外渗;④观察腹部症状和体征,如出现腹痛加重、腹膜刺激征,提示病情加重;⑤动态监测血红蛋白及红细胞比容,以了解出血情况及其变化;⑥定时观察体温和血白细胞计数,以判断有无继发感染。

5.饮食护理

非手术治疗期间指导患者进食高蛋白、高热量、高维生素、易消化、富含粗纤维的蔬菜、水果,适当多饮水。

保持排便通畅,避免腹压增高导致继发性出血。对肾粉碎伤、肾蒂损伤及有严重合并伤者,应禁饮禁食,静脉补充水、电解质、热量及其他营养物质。

6.术前准备

有手术指证者,在抗休克治疗的同时,紧急做好各项术前准备。完善术前检查,除常规检查外,应注意患者凝血功能是否正常。术前应禁食、禁饮,并行肠道准备。

(二)术后护理

1.卧位与活动

麻醉作用消失且血压平稳者,取半卧位以利于呼吸和引流。肾修补术、肾部分切除术后患者绝对卧床 1~2 周;肾切除术后 24~48 h 鼓励下床活动。卧床期间应给予患者下肢按摩,预防下肢血栓形成。

2.伤口及引流管护理

保持手术切口清洁干燥。妥善固定导尿管和肾周引流管,保持各引流管的通畅和无菌,及时更换引流袋。鼓励患者多饮水,保持尿量>2 000 mL/d。

3.病情观察

注意观察生命体征、引流量及色、血尿情况。肾切除患者应注意观察尿量,若术后 6 h 无尿或 24 h 尿少,提示健侧肾功能不良,应及时报告医生。

(三)健康教育

非手术治疗的肾损伤患者需长期卧床,应定时改变体位和翻身,预防压疮。对带引流管回家患者,说明留置引流管的意义和注意事项,教会患者引流管自我护理方法。2~3 个月内不宜从事体力劳动或竞技运动,避免挤压、碰撞腰部,以防继发出血。

严重损伤致肾脏切除者,应注意保护对侧肾脏,避免服用损害肾功能的药物,如氨基糖苷类、抗结核药物等。术后1个月复查肾脏形态和功能,观察血压变化情况,如出现腰痛及血尿,应及时就诊。

(裴玉莹)

第二节 肾及输尿管结石

肾脏是大多数泌尿系统结石的原发部位,输尿管结石多由肾脏移行而来。肾结石位于肾盂和肾盏中。输尿管结石常停留或嵌顿于生理狭窄处,即肾盂输尿管连接处、输尿管跨越髂血管处及输尿管膀胱连接处,以输尿管下1/3处最为多见。肾及输尿管结石多发生于单侧,双侧占10%。

一、护理评估

(一)术前评估

1.健康史

了解患者的年龄、职业、生活环境、饮食饮水习惯;既往发病情况,家族史,有无泌尿系梗阻、感染史;有无长期卧床、甲状旁腺功能亢进、痛风等病史及用药情况。

2.身体状况

(1)症状:评估与活动有关的疼痛及血尿的特点,其程度是否与结石部位、大小、活动及损伤、感染和梗阻等有关。

(2)体征:评估有无合并疾病的体征。

(3)辅助检查:评估实验室及影像学等检查结果,了解治疗前后结石情况及对尿路的影响。

(二)术后评估

评估手术方式、麻醉方式及术中情况,患者结石排出情况;尿路梗阻是否解除;肾功能恢复情况;感染、"石街"等并发症发生情况。

(三)心理-社会状况

急性期患者可因剧烈疼痛而烦躁不安;疗效不佳或结石复发时,患者可能产生焦躁心理。故应评估患者及其家属对相关知识的掌握程度及对治疗效果的期望。

二、主要护理诊断/问题

1.疼痛

疼痛与结石刺激引起的炎症、损伤、平滑肌痉挛及排石过程有关。

2.知识缺乏

缺乏有关结石病因、治疗及预防复发的知识。

3.潜在并发症

潜在并发症有出血、感染、"石街"形成。

三、护理措施

（一）术前准备和非手术患者的护理

1. 疼痛护理

发作期指导患者卧床休息，采用分散注意力、深呼吸等非药物性方法缓解疼痛，不能缓解时，遵医嘱应用解痉、止痛药物，必要时静脉补液，使用抗生素等。鼓励患者多饮水，病情允许的情况下可适当做跳跃等改变体位的活动，以利于结石排出。

2. 病情观察

观察患者腰部症状、排尿及体温情况，及早发现感染征象；观察结石排出情况，嘱患者每次排尿于玻璃瓶或金属盆内，以便及时发现排出的结石并进行成分分析，从而为结石的防治提供依据。

3. 术前准备

（1）ESWL：术前指导患者练习手术配合及固定体位，以确保碎石定位的准确性，术晨再次复查以了解结石是否移动或排出。手术当日空腹禁食。

（2）内镜碎石术：协助做好术前检查，注意患者凝血功能是否正常；指导患者做俯卧位练习以提高对术中体位的耐受性；术前晚行肠道准备。

（二）术后护理

1. 体位

行碎石术后，患者若全身反应及疼痛明显，应指导其经常变换体位帮助排石。适当的运动如跳跃、慢跑等亦可帮助碎石颗粒排出。

巨大肾结石碎石行 ESWL 术后应采用患侧在下的侧卧位，使碎石随尿液逐渐排出以防止"石街"形成。

2. 病情观察

严密观察和记录尿液颜色、尿量及患侧肾功能情况；非开放性手术可能会发生肾、输尿管和周围脏器损伤等并发症，应注意观察血压、脉搏及造瘘管引流情况，及时发现肾内出血；碎石术后用纱布过滤尿液，收集结石碎渣做成分分析，定时摄腹部 X 线片观察结石排出情况。

3. 引流管护理

术后常见引流管有伤口引流管、导尿管、肾盂造瘘管、双 J 管（输尿管支架管）等。应妥善固定并保持各引流管通畅，同时密切观察引流液性状及有无出血、感染等发生。

（裴玉莹）

第三节　良性前列腺增生

良性前列腺增生（benign prostatic hyperplasia，BPH）简称前列腺增生，是老年男性常见的疾病。

男性在 35 岁以后前列腺可有不同程度的增生，多在 50 岁以后出现临床症状。

一、护理评估

(一)术前评估

1. 健康史

了解患者年龄和生活习惯,有无吸烟、饮酒嗜好和性生活状况;饮食、饮水和排尿情况;既往有无高血压、糖尿病及其他心肺疾病史和家族史。

2. 身体状况

(1)症状:评估排尿困难的程度、夜尿次数,有无急性尿潴留、血尿、膀胱刺激症状。

(2)体征:评估前列腺增生结节的大小和质地,尿路梗阻的程度及逼尿肌功能情况,有无腹股沟疝、痔疮、脱肛等。

(二)术后评估

评估手术方式、麻醉方式及术中情况;膀胱引流管是否通畅,膀胱冲洗液的颜色、血尿程度及持续时间,切口愈合情况;是否出现膀胱痉挛;水、电解质平衡情况;有无出血、尿失禁、TUR综合征等并发症发生。

(三)心理-社会状况

前列腺增生对患者心理-社会状况的影响可来自症状,如夜间尿频对休息和睡眠的影响,严重时出现血尿,给身心造成的压力;亦可来自担心手术并发症带来的不良后果,如术后可能会出现尿失禁、性功能障碍等。应评估患者对疾病的认知情况,对术后并发症的认识和接受程度,患者的经济状况和家庭支持现状等。

二、主要护理诊断/问题

1. 排尿障碍

排尿障碍与膀胱出口梗阻有关。

2. 睡眠型态紊乱

睡眠型态紊乱与尿频、夜尿增加有关。

3. 急性疼痛

急性疼痛与逼尿肌功能不稳定、导管刺激及血块阻塞引起膀胱痉挛有关。

4. 潜在并发症

潜在并发症有 TUR 综合征、出血、感染、尿失禁。

三、护理措施

(一)术前准备和非手术治疗患者的护理

1. 一般护理

根据前列腺增生患者年龄和疾病特点,创造舒适、安全、便捷的环境,协助患者做好生活护理。

2. 观察用药效果

观察记录用药后症状改善的时间、排尿次数、每次尿量等。

3. 保护膀胱功能

(1)控制发病诱因:避免着凉、劳累、便秘及饮酒等不良刺激导致前列腺突然充血、水肿而发生急性尿潴留。

(2)饮食指导：指导患者合理饮水，避免短时间内大量饮水或饮用有利尿作用的饮料如咖啡、茶等，使膀胱急剧扩张。

(3)排泄指导：指导患者改变憋尿的习惯，有尿意时及时排尿，防止膀胱高度扩张。

(4)观察排尿情况：观察并记录患者每日排尿的次数、量及性质，出现急性尿潴留时应及时导尿，必要时行耻骨上膀胱穿刺或造瘘术，以尽快恢复膀胱功能。

4.术前准备

前列腺增生多为老年患者，常有不同程度的心脑血管疾病或其他合并症。应协助患者做好各项辅助检查，配合医生实施诊疗措施，纠正全身状况，提高手术的安全性。

(二)术后护理

1.病情观察

患者多为高龄人群，麻醉及手术的刺激容易诱发心、肺疾患，应加强术后巡视，注意观察患者的意识、呼吸、血压和脉搏变化。

2.膀胱冲洗的护理

术后需生理盐水持续冲洗膀胱，目的是防止血凝块形成堵塞尿管。护理：①冲洗的速度要根据出血量的多少调节，血色深需快速冲洗，血色变浅则减慢冲洗速度；②及时处理管腔阻塞的相关因素，如血块、黏液分泌物、连接管的折曲、导管移位等，保证冲洗系统的畅通；③鼓励患者摄取足够水分，使尿液稀释，减少感染和导尿管阻塞的机会；④观察并记录引流液的性质、颜色、量；⑤冲洗液温度控制在 25 ℃～30 ℃，可有效预防膀胱痉挛发生。

3.并发症的观察与护理

(1)TUR 综合征：患者在术后几小时内出现烦躁不安、恶心、呕吐、抽搐、昏迷，严重者出现肺水肿、脑水肿、心力衰竭等。因此，TURP 术后应加强病情观察，注意监测电解质变化。一旦出现上述症状，应立即报告医生，并迅速减慢输液速度，给予脱水剂、利尿剂等对症措施。

(2)出血：前列腺术后可利用导尿管的水囊压迫前列腺窝以止血。导尿管需施以一定的牵引力，告知患者不可自行移开，并保持卧床体位，防止因坐起或肢体活动导致气囊移位；保持排便通畅，避免用力排便导致伤口出血；术后早期禁止灌肠或肛管排气；停止膀胱冲洗后应逐渐离床活动。

(3)感染：患者因手术创伤及年老体弱，机体免疫力低下，加之留置导尿管，容易发生尿路和精道感染。应加强尿管和会阴部护理，注意观察体温及血白细胞变化，改善全身营养状况，促进伤口愈合。

4.缓解疼痛

术后疼痛是由于逼尿肌不稳定收缩、血块阻塞、导管刺激等引起膀胱痉挛所致。患者表现为阵发性剧痛、强烈尿意、肛门坠胀等，观察可见膀胱冲洗速度减慢、冲洗液颜色加深。护理：①在术中留置的硬膜外镇痛泵内定时注入小剂量吗啡等麻醉药；②口服镇静剂；③维拉帕米加入生理盐水进行膀胱冲洗；④指导患者放松紧张心情、变换体位或离床做短暂步行。

5.拔管护理及功能训练

依据病情及手术方式的不同，确定引流管、导尿管留置时间的长短，注意拔管后患者会有暂时性尿路刺激症状，需指导患者有尿意时及时排尿。拔管后常出现两种情况：①患者仍然排尿困难，并有尿潴留，可采用物理疗法，通过听流水声诱导排尿或放松疗法等协助排尿；②患者出现暂时性尿频或滴尿现象甚至尿失禁,应帮助患者放松紧张情绪,术后 2～3 d 指导患者呼吸时收缩腹肌、肛提肌及肛门括约肌,亦可配合针灸、理疗等措施,一般在 2 周后可逐渐恢复。

6.饮食护理

术后 6 h,无恶心、呕吐、腹胀等不适,可给流质饮食,逐渐过渡到正常饮食。合理膳食,注意营养搭配,适量进富含纤维的食物,鼓励患者多饮水、防止便秘。

(疏　燕)

第四节　肾　癌

肾癌(renal carcinoma)又称肾细胞癌(renal cell carcinoma,RCC),是起源于肾实质泌尿小管上皮系统的恶性肿瘤,占原发肾脏恶性肿瘤的 85% 左右,占成人恶性肿瘤的 3%。高发年龄为 50～70 岁,男女之比为 2∶1。

一、护理评估

(一)术前评估

1.健康史

了解患者的年龄、性别、体型、饮食习惯和职业环境,有无烟酒嗜好;既往有无高血压、糖尿病及肾脏病史;家族中有无肾癌发病者及其他病史。

2.身体状况

(1)症状:评估患者血尿及排尿形态的改变;是否有经常性腰痛及肾外症候群的表现,如发热、高血压、高钙血症、红细胞增多、红细胞沉降率快等。

(2)体征:评估肿块的位置、大小、是否有触痛;男性患者在病变同侧阴囊内是否可见精索静脉曲张。

(3)辅助检查:了解实验室和影像学检查结果。

(二)术后评估

了解患者采取的麻醉、手术方式及术中输血、输液情况;评估患者的切口疼痛情况,是否清洁、干燥;腹腔引流管是否通畅,引流液的颜色、性状及量;尿量、颜色及性状;肾功能情况等。

(三)心理-社会状况

肾癌缺乏早期临床表现,多在体检或进行其他疾病检查时发现,患者往往难以接受现实,产生恐惧、悲伤、萎靡不振等心理反应,甚至有轻生的想法。护士应注意评估患者心理承受程度,患者及其家属对病情、拟采取的手术方式、术后并发症的认知情况,以及家庭经济状况等。

二、护理诊断

1.焦虑

焦虑及恐惧与患癌症和手术有关。

2.营养失调:低于机体需要量

营养失调与长期血尿、肿瘤消耗、手术创伤有关。

3.潜在并发症

潜在并发症有出血、感染、气胸、深静脉血栓形成。

4.知识缺乏

缺乏肾脏保护及肿瘤早期发现、复发、治疗等方面的知识。

三、护理措施

（一）术前护理

1.心理护理

针对患者突然得知患癌症及即将面临手术产生的恐惧和焦虑,护士应主动与患者沟通,了解其心理变化和心理需求,鼓励患者倾诉自我感受并给予疏导;适当解释病情和治疗方法,使患者了解手术的必要性和较为肯定的疗效;鼓励患者之间增加沟通,以缓解心理压力,树立共同战胜疾病的信心。

2.改善营养状况

指导患者选择高热量、高蛋白、高维生素、低脂、少渣易消化的食品,提供适宜配餐和就餐的环境,以增进食欲。不能进食者可遵医嘱静脉补充热量及其他营养。

3.病情观察

观察患者生命体征、尿量、尿色和使用止血药物的效果,以及肾功能和电解质的情况等。

（二）术后护理

1.饮食护理

术后胃肠功能恢复后开始进流食、半流食,逐渐过渡到普食。如进食后腹胀明显,可给予热敷、足三里穴位注射或胃肠动力药物等方法,必要时肛管排气。

2.并发症的观察和护理

（1）出血:定时监测血压、脉搏及引流液量和颜色的变化。若引流管突然有新鲜血液流出,引流量由少变多,伤口敷料渗血,腰腹部饱满,同时伴有血压下降、脉搏增快,常提示有急性出血,应立即报告医生。

（2）感染:观察体温和血白细胞的变化,保持引流管通畅,保持手术切口敷料清洁干燥,合理应用抗生素,防止感染的发生。

（3）气胸:发生在肾上极的肿瘤切除时,容易损伤患侧胸膜导致气胸。注意观察呼吸的频率、节律,有无憋气、呼吸困难等。若出现呼吸异常及时报告医生并行床边 X 线检查,确诊后协助排出气体,必要时行胸腔闭式引流。

（4）深静脉血栓形成:术后早期协助患者活动双下肢,病情允许条件下尽早下床活动;观察患者肢体肿胀、疼痛、活动情况及皮温变化,如出现异常应立即报告医生,同时嘱患者平卧和制动患肢。

（三）健康教育

1.保护肾脏

不吸烟、酗酒,不过多进食高蛋白、高钠饮食;注意个人卫生、规律排尿、洁身自好,防止尿路感染;定期检查身体,及早诊治各种肾脏疾病。

2.康复指导

调整自我情绪,保持乐观心态接受治疗。保证充分休息和睡眠;合理膳食,补充营养;适度锻炼身体,增强体质;加强对健肾的保护,防止意外损伤;保证摄入足够的水分,以利健肾的正常排泄。

3.用药指导及定期复查

术后多采用生物治疗,讲解用药的必要性及注意事项;严格在医生的指导下用药,出现不良反应及时就诊;避免使用对肾脏有损害的药物等。肾癌的复发率较高,应定期来院复查,以便及早发现复发或转移病灶。

（疏　燕）

第九章 神经外科疾病护理

第一节 颅内压增高

颅内压增高是指颅脑疾病致颅腔内容物体积增加或颅腔容积缩小,超过颅腔可代偿容量,导致颅内压持续升高,成人在 200 mmH$_2$O(1.96 kPa)、儿童在 100 mmH$_2$O(0.98 kPa)以上,并出现头痛、呕吐及视盘水肿"三主征"者。处理原则:对症治疗和处理原发病,后者是治疗的根本方法。颅内占位性病变需行病变切除术、脑积水行脑脊液分流术、颅内血肿行血肿清除术、颅内脓肿应用抗菌药物和清除脓肿等。

一、护理评估

(一)术前评估

1.健康史

(1)个人情况:患者的年龄、性别、性格及职业等。

(2)既往史:①既往有无颅脑损伤、脑肿瘤、脑脓肿、颅内血肿、颅内炎症、脑积水、狭颅症及颅底凹陷症等疾病;②有无呼吸道梗阻、癫痫发作、用力排便、剧烈咳嗽、情绪激动及发热等诱因,有无高血压病、高血脂、动脉粥样硬化、糖尿病、冠心病、房颤、尿毒症、毒血症及酸碱平衡失调等病史,是否吸烟、饮酒;③患者是否接受过治疗以及治疗效果等。

(3)用药史:患者有无长期服用抗血小板的药物。

2.身体状况

①头痛的部位、性质、程度、持续时间、疼痛规律、诱因及加重因素;②呕吐的性质、程度、诱因及伴随症状;③有无视力、视野障碍、瞳孔大小、形状,对光反射有无改变;④生命体征的变化特点,有无意识障碍、偏瘫及失语;⑤有无水电解质紊乱、营养不良、呕血、黑便、呼吸困难及高热等并发症;⑥婴幼儿是否出现头皮静脉怒张、囟门饱满、颅缝变宽及头颅叩诊呈"破壶音"等;⑦实验室和影像学检查有哪些异常发现。

3.心理社会状况

①有无烦躁不安、焦虑等心理反应,是否担心颅内压增高的预后;②患者和家属是否知晓颅内压增高的治疗方法。

(二)术后评估

①麻醉、手术类型、术中情况;②患者的生命体征、瞳孔、意识状态、神经系统症状和体征、伤口及引流情况,判断颅内压变化情况;③有无颅内出血、脑疝等并发症的发生。

二、常见护理诊断/问题

1.疼痛

疼痛与颅内压增高有关。

2.有脑组织灌注无效的危险

脑组织灌注无效与颅内压增高导致的脑灌流量下降有关。

3.有体液不足的危险

体液不足与颅内压增高引起的剧烈呕吐及应用脱水剂有关。

4.潜在并发症

潜在并发症包括脑疝。

三、护理措施

(一)术前准备

协助做好术前检查;术前1 d备皮、配血,术前晚常规禁食禁水;急诊手术者应即刻禁饮、禁食;协助术前手术部位定位。

(二)术后护理

1.体位

①全麻清醒前,去枕仰卧,头偏向一侧,意识清醒、血压平稳后抬高床头15°～30°;②幕上开颅者应卧向健侧,避免切口受压;③幕下开颅者早期头下垫一软枕,保持头、枕、肩在一条水平线上,防止颈部扭曲;④经口鼻蝶窦入路者取半卧位,后组脑神经受损、吞咽功能障碍者取侧卧位;⑤体积较大的肿瘤切除术后,因颅腔留有较大空隙,24～48 h内手术部位应保持高位,以免突然翻动患者致大脑上静脉撕裂、硬脑膜下出血或脑干功能衰竭,注意搬动患者或翻身时,应有人扶持头部,使头颈成一直线,防止头颈部过度扭曲或震动。

2.病情观察

持续多功能心电监测,密切观察患者的意识、生命体征、瞳孔变化及四肢的肌力。

3.保持呼吸道通畅

及时清除呼吸道分泌物并给予氧气吸入,定时协助患者翻身、拍背,防止呕吐物误吸引起窒息和呼吸道感染。痰液黏稠不易排出者给予雾化吸入,必要时协助医生行支气管镜吸痰或气管切开,并做好气管切开的护理。

4.补液与营养

意识清醒者术后无恶心、呕吐,可进流质饮食,进食前进行患者吞咽功能评估,第2、3天给半流质饮食,逐步过渡到普通饮食。有恶心、呕吐或消化道出血时,术后可禁食1～2 d,给予静脉补液,成人补液量每天应控制在1 500～2 000 mL。术后长期昏迷者,应做胃或空肠造瘘行肠内营养,必要时肠外营养辅助。

5.脑室引流管的护理

①安置引流管:妥善固定引流管和引流瓶(袋),使引流管开口高于侧脑室平面10～15 cm,搬动患者时将引流管暂时夹闭,防止脑脊液逆流引起颅内感染;若引流管不慎脱出,不能自行安置,应立即通知医生处理。②控制引流速度和量:正常脑脊液每日分泌400～500 mL,故早期应适当抬高引流瓶(袋)的位置,以减慢流速,每日引流量以不超过500 mL为宜,待颅内压力平衡后再降低引流瓶(袋);颅内感染患者脑脊液分泌增多,引流量增加。③保持引流通畅:引流管不可折叠和受压,适当限制患者头部活动范围,头部活动和翻身时避免牵拉引流管;若引流管内不断有脑脊液流出、管内的液面随患者呼吸、脉搏上下波动,表明引流管通畅;若引流管内无脑脊液流出,应查明原因;引流不畅的原因有:引流管过细,被凝血块、破碎

脑组织堵塞;引流管放置过深,盘旋于创腔内;引流管的侧孔贴附于脑组织;或者脑组织水肿、颅内血肿,压迫包裹引流管或颅内压过低,应针对以上原因配合医生对症处理。④观察并记录脑脊液的颜色、量及性状:正常脑脊液无色、透明、无沉渣;术后 1~2 d 脑脊液可略呈血性,以后转为橙黄色;若脑脊液中有大量血液、颜色逐渐加深,常提示脑室内出血;若脑脊液混浊呈毛玻璃状或有絮状物,提示有颅内感染。⑤拔管:一般放置 3~4 d,应尽早拔管;拔管前行 CT 检查,并试行抬高引流瓶(袋)或夹闭引流管 24 h,若出现颅内压增高的临床表现,立即放低引流瓶(袋)或开放夹闭的引流管,并告知医生;拔管时应先夹闭引流管,以免管内液体逆流进入脑室内引起感染。

6. 硬脑膜外引流管的护理

开颅术后在颅骨与硬脑膜之间放置引流管,引流血性液体,防止形成硬脑膜外血肿。①安置引流管:引流管的高度与血肿腔处于同一水平或低于切口;②保持引流通畅,并观察、记录引流液的颜色、量及性状,硬脑膜外引流排液通常在术后 6~12 h 停止;③拔管:术后 24~48 h 可拔管。

7. 硬脑膜下引流管的护理

慢性硬脑膜下血肿行颅骨钻孔冲洗引流术,术后放置硬脑膜下引流管,利于冲洗和引流。①安置引流管:妥善固定引流管和引流瓶(袋),引流瓶(袋)应低于创腔 30 cm;②保持引流通畅,观察并记录引流液的颜色、量及性状;③拔管:术后 3 d 行 CT 检查,证实血肿消失后拔管。

8. 头痛护理

切口疼痛多发生于术后 24 h 内,给予一般止痛药物即可;颅内压增高引起头痛多发生在术后 2~4 d 脑水肿高峰期,常为搏动性头痛,严重时有呕吐、烦躁不安、意识障碍、生命体征改变及肢体肌力下降。应遵医嘱给予脱水药、糖皮质激素等降低颅内压;血性脑脊液刺激脑膜引起头痛,应配合医生行腰椎穿刺引流血性脑脊液。头痛者可给予镇痛药,但应忌用吗啡或哌替啶等药物,以防止抑制呼吸中枢。

(三)术后并发症的观察与护理

1. 颅内出血

观察:出血是术后最危险的并发症,多发生在术后 24~48 h 内。大脑半球术后出血常有幕上血肿或小脑幕切迹疝的表现;颅后窝术后出血具有幕下血肿的特点,常有呼吸抑制甚至枕骨大孔疝征象;脑室内出血可有高热、抽搐、昏迷及生命体征紊乱。

护理:一旦发现患者有颅内出血迹象,应配合医生行 CT 检查,若幕上血肿量>20 mL,幕下血肿量>10 mL,应做好再次手术的准备。

2. 感染

观察:包括切口感染、肺部感染、脑膜脑炎及泌尿系感染等。表现为术后 3~4 d 外科热消退后再次出现高热,或术后体温持续升高,伴头痛、呕吐、意识障碍,甚至出现谵妄和抽搐,脑膜刺激征阳性。

护理:预防感染的护理措施是严格遵循无菌原则,加强营养和基础护理,一旦出现感染,应遵医嘱使用抗菌药物。

3. 上消化道出血

观察:手术可引起应激性胃黏膜糜烂、溃疡、出血。

护理:一旦发生,应遵医嘱给予禁食、持续胃肠减压、输液、输血、静脉注射止血药,必要时胃内注入止血药物。

4. 中枢性高热

观察：下丘脑、脑干及上颈髓病变和损害致体温调节中枢功能紊乱，出现高热达 40 ℃以上，偶有体温过低，多出现于术后 12～48 h。

护理：一般物理降温效果差，可持续使用冰毯和冰帽降温，持续监测患者腋温；患者体温 38 ℃以下，停止使用冰毯和冰帽降温。

5. 癫痫发作

观察：多发生在术后 2～4 d 脑水肿高峰期，当脑水肿消退、脑循环改善后，癫痫常可自愈。

护理：对皮层运动区及其附近区域手术的患者，术前术后常规给予抗癫痫药物预防。

(四)健康教育

1. 知识宣教

向患者和家属讲解颅内压增高的相关知识、原因及症状，指导患者避免颅内压增高因素，如便秘、剧烈咳嗽、发热、呼吸道梗阻及癫痫发作等。

2. 功能锻炼

术后遵医嘱坚持功能锻炼，以减少或减轻并发症和后遗症。

3. 预防癫痫

遵医嘱规律服用抗癫痫药物，不可随意停药或改变药物剂量。遵医嘱定期监测血药浓度，在医生指导下调整药物。

4. 按时复诊

遵医嘱按时复诊，行 CT 或 MRI 检查，若再次出现颅内压增高的症状或原有症状加重，应立即复诊。

（李树萍）

第二节　颅内肿瘤

颅内肿瘤又称脑瘤，包括胶质瘤、脑膜瘤、听神经瘤、原发中枢神经系统淋巴瘤、生殖细胞肿瘤、颅咽管瘤、垂体腺瘤、表皮样囊肿及转移性肿瘤等。病因尚不清楚，其临床表现因肿瘤的组织生物学特性和原发部位不同而异，主要表现为颅内压增高和局灶症状，如意识障碍、癫痫及进行性运动和感觉障碍等。

CT 或 MRI 检查是诊断颅内肿瘤的首选方法。治疗原则主要以手术切除肿瘤为主，辅以放疗和化疗。

一、护理评估

(一)术前评估

1. 健康史

①个人情况：患者的年龄、性别、性格，是否有吸烟和饮酒等不良生活习惯；②既往史：既往有无颅脑损伤和病毒感染史，是否有电离辐射和非电离辐射的暴露史，有无恶性肿瘤家族史。

2.身体状况

①有无颅内压增高和脑疝的临床表现;②有无癫痫发作、肌肉抽搐、偏瘫、失语及感觉障碍等;③有无视力和视野改变、原发性视神经萎缩及内分泌功能紊乱等;④有无眩晕、耳鸣、进行性听力减退及平衡障碍等;⑤影像学检查有哪些异常发现,实验室检查是否提示激素分泌异常。

3.心理-社会状况

①患者和家属是否了解颅内肿瘤的治疗方法,是否担心颅内肿瘤的预后;②患者的家庭社会支持情况如何。

(二)术后评估

①麻醉、手术方式,术中情况;②评估患者的生命体征、瞳孔、意识状态、神经系统症状和体征、伤口及引流情况;③有无颅内出血、颅内压增高、脑疝、尿崩症、电解质紊乱及视力、视野障碍等并发症的发生。

二、常见护理诊断/问题

1.自理缺陷

自理缺陷与视力减退、视野缺损、肢体功能障碍、颅内压增高有关。

2.潜在并发症

潜在并发症包括颅内出血、颅内压增高、脑疝、尿崩症、电解质紊乱及视力视野障碍等。

三、护理措施

(一)术前护理

1.安全护理

(1)有精神症状、癫痫大发作、视野缺损、视力减退、肌张力下降、共济失调及幻觉者,术前应留陪护并根据患者情况采取恰当的安全措施,如使用床栏、保持地面干燥、物品放在患者容易取到的位置等。

(2)偏瘫和感觉障碍者,常规给予床栏保护,必要时约束四肢,避免患者发生坠床、跌倒、压疮及烫伤等不良事件。

2.术前准备

协助做好术前检查和术前手术部位定位。若行经鼻蝶入路蝶鞍区肿瘤切除术,术前应练习张口呼吸,术前 3 d 起,用氯霉素或泰利必妥(氧氟沙星)滴鼻液滴鼻,预防感染,术前 1 d 剪鼻毛。

(二)术后护理

1.病情观察

①密切观察患者的生命体征、意识状态、瞳孔及四肢肌力等。②观察患者有无感觉障碍、运动障碍、精神障碍、癫痫发作、视力下降及视野缺损等。③经鼻蝶入路蝶鞍区肿瘤切除,术后应注意观察患者鼻腔填塞纱条位置,若脱出,不可自行塞回,应通知医生处理;观察纱条渗血、渗液情况,及早发现有无脑脊液鼻漏。

2.体位

①全麻清醒前,取去枕仰卧位,头偏向一侧;意识清醒、血压平稳后抬高床头 15°~30°。

②幕上开颅者应健侧卧位,避免切口受压。③幕下开颅者早期头部可枕水垫。④经口鼻蝶窦入路术后取平卧位,若无脑脊液漏,2～3 d 可取半卧位。⑤后组脑神经受损、吞咽功能障碍者取侧卧位。⑥体积较大的肿瘤切除,术后 24～48 h 内手术部位应保持高位,避免突然翻动患者致大脑上静脉撕裂、硬脑膜下出血或脑干功能衰竭。注意:搬动患者或翻身时,应有人扶持头部,使头颈成一直线,防止头颈部过度扭曲或振动。

3. 饮食与补液

意识清醒者,术后第 1 天可进流质饮食,第 2、3 天给半流质饮食,逐步过渡到普通饮食;进食前需进行吞咽功能评估。术后有恶心、呕吐或消化道出血时,可禁食 1～2 d,给予静脉补液,成人补液量每天应控制在 1 500～2 000 mL。术后若无后组脑神经损伤,可分次少量缓慢进食流质,无呛咳后再逐渐过渡到普食。术后若有后组脑神经损伤,应给予鼻饲流质。

(三)术后并发症的观察与护理

1. 颅内出血

观察:大脑半球术后出血常有幕上血肿或颞叶钩回疝的表现,早期患者出现颅内压增高的表现,意识障碍程度加深,由清醒变为模糊,脑疝侧瞳孔先缩小,对光反射迟钝,同时出现对侧肢体肌力减弱,病理征阳性;颅后窝术后出血具有幕下血肿的特点,常有呼吸抑制甚至枕骨大孔疝征象;脑室内出血可有高热、抽搐、昏迷及生命体征紊乱。

护理:一旦发现患者有颅内出血迹象,应及时通知医生,行 CT 检查,若幕上血肿量＞20 mL,幕下血肿量＞10 mL,应做好再次手术准备。

2. 颅内压增高和脑疝

观察:若患者出现头痛、呕吐及视盘水肿"三主征",血压升高、心跳和脉搏缓慢、呼吸节律紊乱及体温升高库欣反应,意识状态和瞳孔出现变化时,须警惕出现颅内压增高甚至脑疝。

护理:一旦发生颅内压增高和脑疝,应及时通知医生,遵医嘱进行脱水和激素治疗,并给予抬高床头 15°～30°、吸氧等处理。

3. 尿崩症

观察:严密观察尿量、尿比重,准确记录 24 h 出入量和每小时尿量。若患者每小时尿量大于 250 mL 或 24 h 尿量大于 4 000 mL,尿比重低于 1.005,排除进食、进饮、使用脱水药物,则提示患者出现尿崩。

护理:若出现尿崩症,遵医嘱给予垂体后叶素皮下注射,或去氨加压素口服或静脉注射;保证患者出入量的平衡,同时监测血电解质浓度。

4. 电解质紊乱

观察:密切观察电解质紊乱的临床表现。警惕有无因尿钠、氯排出过多导致的"脑性耗盐综合征"。

护理:高钠者鼓励其多饮白开水以促进钠离子排出,输液中尽量不用含钠溶媒;低钠者,进食含钠高的食物,按医嘱及时补充高渗氯化钠;水分过度潴留必须严格限制水的摄入。

5. 脑脊液漏

观察:伤口、鼻及外耳道等处敷料是否干燥,有无脑脊液漏。

护理:经鼻蝶入路蝶鞍区肿瘤切除术后,应避免剧烈咳嗽,以防脑脊液漏;若出现脑脊液漏,应做好相应护理。

(薛 云)

第十章 骨科疾病护理

第一节 肱骨干骨折

肱骨干骨折是指肱骨髁上与胸大肌止点之间的骨折。其发生率约占全身骨折的 2.6%，多见于青壮年。肱骨滋养动脉自肱骨中段穿入肱骨下行，中下段骨折时，常伤及滋养动脉而影响骨折的愈合。

一、护理评估

1.病史

①评估患者受伤的原因、时间；受伤的姿势；外力的方式、性质；骨折的轻重程度。②评估患者受伤时的身体状况及病情发展情况。③了解伤后急救处理措施。

2.身体状况评估

①评估患者全身情况：评估意识、体温、脉搏、呼吸、血压等情况，观察有无休克和其他损伤。②评估患者局部情况。③评估牵引、石膏固定或夹板固定是否有效，观察有无胶布过敏反应、针眼感染、压疮、石膏变形或断裂，夹板或石膏固定的松紧度是否适宜等情况。④评估患者自理能力、患肢活动范围及功能锻炼情况。⑤评估开放性骨折或手术伤口有无出血、感染征象。

3.心理及社会评估

由于损伤发生突然，给患者造成的痛苦大，而且患病时间长，并发症多，就需要患者及其家属积极配合治疗。

因此应评估患者的心理状况，了解患者及其家属对疾病、治疗及预后的认知程度，家庭的经济承受能力，对患者的支持态度及其他的社会支持系统情况。

4.临床特点

上臂疼痛、肿胀，功能障碍。移位明显时多有畸形，患者常用健手托扶患肢，贴紧胸廓，以减少患肢摆动引起的疼痛。局部压痛，可发现假关节活动及骨擦感。肱骨干中下 1/3 段骨折时，常合并桡神经损伤，表现为垂腕，伸拇指及伸掌指关节的功能丧失，前臂旋后障碍，手背桡侧皮肤感觉减退或消失。

5.辅助检查

X 线正侧位片可显示骨折的部位和类型。X 线片内应包括肩关节及肘关节，以排除关节内的骨折及脱位。还应常规检查上肢神经功能及肱动脉有无损伤。病理性骨折的患者，应行 CT 或 MRI 检查，以便进一步了解病变的性质及范围。

二、护理问题

1.有体液不足的危险

体液不足与创伤后出血有关。

2.疼痛

疼痛与损伤、牵引有关。

3.有周围组织灌注异常的危险

周围组织灌注异常与神经血管损伤有关。

4.有感染的危险

感染与损伤有关。

5.躯体移动障碍

躯体移动障碍与骨折脱位、制动、固定有关。

6.潜在并发症

潜在并发症包括脂肪栓塞综合征、骨筋膜室综合征、关节僵硬等。

7.知识缺乏

缺乏康复锻炼知识。

8.焦虑

焦虑与担忧骨折预后有关。

三、护理措施

（一）手术治疗及术前护理

1.心理护理

肱骨干骨折特别是伴有桡神经损伤时，患肢伸腕、伸指功能障碍，皮肤感觉减退，患者心理压力大，易产生悲观情绪。应向患者介绍神经损伤修复的特殊性，告知骨折端将按每天 1 mm 的速度由近端向远端生长，治疗周期长，短期内症状改善不明显，使患者有充分的思想准备，以预防不良情绪的产生。关注患者感觉和运动恢复的微小变化，并以此激励患者，使其看到希望。

2.饮食

给予高蛋白、高热量、高维生素、含钙丰富的饮食，以利于骨折愈合。

3.体位

U 形石膏托固定时可平卧，患侧肢体以枕垫起，保持复位的骨折不移动。悬垂石膏固定 2 周内只能取坐位或半卧位，以维持其下垂牵引作用。但下垂位或过度牵引，易引起骨折端分离，特别是中、下 1/3 处横行骨折，其远折端血供差，可致骨折延迟愈合或不愈合，需予以注意。

4.皮肤护理

桡神经损伤后，引起支配区域皮肤营养改变，使皮肤萎缩干燥，弹性下降，容易受伤，而且损伤后伤口易形成溃疡。预防：①每日用温水擦洗患肢，保持清洁，促进血液循环；②定时变换体位，避免皮肤受压引起压疮；③禁用热水袋，防止烫伤。

5.观察病情

①夹板或石膏固定者，观察伤口及患肢的血运情况，如出现患肢青紫、肿胀、剧痛等，应立即报告医生处理。②伴有桡神经损伤者，应观察其感觉和运动功能恢复情况；通过检查汗腺功能，可了解自主神经恢复情况。③如骨折后远端皮肤苍白、皮温低，且摸不到动脉搏动，在排除夹板、石膏固定过紧的因素外，应考虑有肱动脉损伤的可能；如前臂肿胀严重，皮肤发绀、湿冷，则可能有肱静脉损伤。出现上述情况应及时报告医生处理。

6.功能锻炼

(1)早、中期:骨折固定后立即进行,上臂肌肉的早期舒缩活动,可加强两骨折端在纵轴上的压力,以利于愈合。握拳、腕屈伸及主动耸肩等动作每日3次,并根据骨折的部位,选择相应的锻炼方法。

(2)晚期:去除固定后第1周可进行肩摆动练习,站立位上身向患侧侧屈并略前倾,患肢做前后、左右摆动,垂直轴做绕环运动;第2周用体操棒协助进行肩屈、伸、内收、外展、内旋、外旋练习,并做手爬墙练习,用拉橡皮带做肩屈、伸、内收、外展及肘屈等练习,以充分恢复肩带肌力。

(二)术后护理

1.体位

内固定术后,使用外展架固定者,以半卧位为宜。平卧位时,可于患肢下垫一软枕,使之与身体平行,并减轻肿胀。

2.疼痛的护理

①找出引起疼痛的原因:手术切口疼痛在术后3 d内较剧烈,以后逐日递减;组织缺血引起的疼痛,表现为剧烈疼痛且呈进行性,肢体远端有缺血体征;手术3 d后,如疼痛呈进行性加重或搏动性疼痛,伴皮肤红、肿、热,伤口有脓液渗出或有臭味,则多为继发感染引起。②手术切口疼痛可用镇痛药;缺血性疼痛须及时解除压迫,松解外固定物;如发生骨筋膜室综合征须及时切开减压;发现感染时报告医生处理伤口,并应用有效抗生素。③移动患者时,对损伤部位要重点托扶保护,缓慢移至舒适体位,以免引起或加重疼痛。

3.预防血管痉挛

行神经修复和血管重建术后,可能出现血管痉挛。①避免一切不良刺激:严格卧床休息,石膏固定患肢2周;患肢保暖,保持室温25 ℃左右;不在患肢测量血压;镇痛;禁止吸烟。②1周内应用扩血管、抗凝药,保持血管的扩张状态。③密切观察患肢血液循环的变化:检查皮肤颜色、温度、毛细血管回流反应、肿胀或干瘪、伤口渗血等。

(三)康复与健康指导

1.饮食

多食高蛋白、高维生素、含钙丰富的饮食。

2.体位

对桡神经损伤后行外固定者,应确保外固定的稳定,以保持神经断端于松弛状态,有利于恢复。

3.药物

对伴有神经损伤者,遵医嘱口服营养神经药物。

4.进行功能锻炼

防止肩、肘关节僵硬或强直而影响患肢功能。骨折4周内,严禁做上臂旋转活动。

5.复查指证及时间

U形石膏固定的患者,在肿胀消退后,石膏固定会松动,应复诊;悬吊石膏固定2周后,更换长臂石膏托,继续维持固定6周左右。伴桡神经损伤者,定期复查肌电图,了解神经功能恢复情况。

(郝　英)

第二节　股骨干骨折

股骨干骨折是指转子下 2~5 cm 的股骨骨折,青壮年和儿童常见,约占全身骨折的 6%,多由强大的直接暴力或间接暴力造成,直接暴力包括车辆撞击、机器挤压、重物击伤及火器伤等,引起股骨横断或粉碎骨折;间接暴力多是高处跌下,产伤等所产生的杠杆作用及扭曲作用所致,常引起股骨的斜形或螺旋形骨折。

一、护理评估

1. 病史

①评估患者受伤的原因、时间;受伤的姿势;外力的方式、性质;骨折的轻重程度;②评估患者受伤时的身体状况及病情发展情况;③了解伤后急救处理措施。

2. 身体状况评估

①评估患者全身情况:评估意识、体温、脉搏、呼吸、血压等情况,观察有无休克和其他损伤。②评估患者局部情况。③评估牵引、石膏固定或夹板固定是否有效,观察有无胶布过敏反应、针眼感染、压疮、石膏变形或断裂,夹板或石膏固定的松紧度是否适宜等情况。④评估患者自理能力、患肢活动范围及功能锻炼情况。⑤评估开放性骨折或手术伤口有无出血、感染征象。

3. 心理及社会评估

由于损伤发生突然,给患者造成的痛苦大,而且患病时间长,并发症多,就需要患者及其家属积极配合治疗。因此应评估患者的心理状况,了解患者及其家属对疾病、治疗及预后的认知程度,家庭的经济承受能力,对患者的支持态度及其他的社会支持系统情况。

4. 临床特点

成人股骨干骨折多由强大暴力引起,内出血可达 500~1 000 mL,出血多时,可引起休克,应注意及时诊治。患肢剧烈疼痛、肿胀、成角、短缩、旋转畸形,髋及膝关节活动障碍,可出现假关节活动和骨擦音。股骨干下 1/3 骨折时,骨折远端因受到腓肠肌的牵拉而向后移位,有压迫或损伤腘动脉、腘静脉和腓神经、腓总神经的危险。

5. 辅助检查

(1)X 线片:包括髋、膝关节的股骨全长正、侧位 X 线片可明确诊断并排除股骨颈骨折。

(2)血管造影:如末梢循环障碍,应考虑血管损伤的可能,必要时做血管造影。

二、护理问题

1. 有体液不足的危险

体液不足与创伤后出血有关。

2. 疼痛

疼痛与损伤牵引有关。

3. 有周围组织灌注异常的危险

周围组织灌注异常与神经血管损伤有关。

4. 有感染的危险

感染与损伤有关。

5.躯体移动障碍

躯体移动障碍与骨折脱位、制动、固定有关。

6.潜在并发症

潜在并发症包括脂肪栓塞综合征、骨筋膜室综合征、关节僵硬等。

三、护理措施

(一)非手术治疗及术前护理

1.心理护理

由于股骨干骨折多由强大的暴力所致,骨折时常伴有严重软组织损伤,大量出血、内脏损伤、颅脑损伤等可危及生命安全,患者多恐惧不安,应稳定患者的情绪,配合医生采取有效的抢救措施。

2.饮食

高蛋白、高钙、高维生素饮食,需急诊手术者则禁食。

3.体位

抬高患肢。

4.保持牵引的有效性

不能随意增、减牵引重量,以免导致过度牵引或达不到牵引效果。小儿悬吊牵引时,牵引重量以能使臀部稍稍悬离床面为宜,且应适当约束躯干,防止牵引装置滑脱至膝下而压迫腓总神经。在牵引过程中,要定时测量肢体长度和进行床旁X线检查,了解牵引重量是否合适。

5.病情观察

(1)全身情况:包括神志、瞳孔、脉搏、呼吸、腹部情况以及失血征象。创伤初期应警惕颅脑、内脏损伤及休克发生。

(2)肢体情况:观察患肢末梢血液循环、感觉和运动情况,尤其对于股骨下1/3骨折的患者,应注意有无刺伤或压迫腘动脉、静脉和神经征象。

6.指导、督促患者进行功能锻炼

(1)伤后1~2周内应练习患肢股四头肌等长收缩;同时被动活动髌骨(左右推动髌骨);还应练习踝关节和足部其他小关节,乃至全身其他关节活动。

(2)第3周健足踩床,双手撑床或吊架抬臀练习髋、膝关节活动,防止股中间肌和膝关节粘连。

(二)术后护理

1.饮食

鼓励进食促进骨折愈合的饮食,如排骨汤、牛奶、鸡蛋等。

2.体位

抬高患肢。

3.病情观察

监测生命体征、患肢及伤口局部情况。

(三)康复与健康指导

股骨中段以上骨折患者下床活动时应始终保持患肢的外展位,以免因负重和内收肌的作用而发生继发性向外成角突起畸形。由于股骨干骨折后的愈合及重塑时间延长,因此需较长时间扶拐锻炼。扶拐方法的正确与否与发生继发性畸形、再损伤,甚至臂丛神经损伤等有密切关系。因此,应教会患者正确使用双拐。2～3个月后行X线片复查。若骨折已骨性愈合,可酌情使用单拐而后弃拐行走。

(郝　英)

第三节　胫骨平台骨折

胫骨平台骨折是指胫骨上端与股骨下端接触的面发生骨折,可由间接暴力或直接暴力引起。高处坠落时,足先着地,再向侧方倒下,力的传导由足沿胫骨向上,坠落的加速度使体重的力向下传导,共同作用于膝部,由于侧方倒地产生的扭转力,导致胫骨内侧或外侧平台塌陷骨折。当暴力直接打击膝内侧或外侧时,使膝关节发生外翻或内翻,导致外侧或内侧平台骨折或韧带损伤。其发病率为0.5%,多发于成年人。胫骨平台骨折的特点:属于关节内骨折,易引起膝关节功能障碍。

一、护理评估

1.病史

①评估患者受伤的原因、时间;受伤的姿势:外力的方式、性质;骨折的轻重程度。②评估患者受伤时的身体状况及病情发展情况。③了解伤后急救处理措施。

2.身体状况评估

①评估患者全身情况:评估意识、体温、脉搏、呼吸、血压等情况,观察有无休克和其他损伤;②评估患者局部情况;③评估牵引、石膏固定或夹板固定是否有效,观察有无胶布过敏反应、针眼感染、压疮、石膏变形或断裂,夹板或石膏固定的松紧度是否适宜等情况;④评估患者自理能力、患肢活动范围及功能锻炼情况;⑤评估开放性骨折或手术伤口有无出血、感染征象。

3.心理及社会评估

由于损伤发生突然,给患者造成的痛苦大,而且患病时间长,并发症多,就需要患者及其家属积极配合治疗。因此应评估患者的心理状况,了解患者及其家属对疾病、治疗及预后的认知程度,家庭的经济承受能力,对患者的支持态度及其他的社会支持系统情况。

4.临床特点

(1)受伤膝关节肿胀疼痛,压痛,活动障碍,关节内积血。

(2)为关节内骨干骨折,严重者还可合并半月板及关节韧带损伤,易造成膝关节功能障碍。

5.辅助检查

膝关节前后位和侧位X线片常可以清楚地显示平台骨折。若怀疑有骨折,但上述X线片未能显示,可以拍摄内旋40°和(或)外旋40°X线片。内旋斜位相可显示外侧平台,而外旋斜位相可以显示内髁。必须仔细地判定骨折的塌陷和移位,以便正确地理解损伤特点和选择理想的治疗方法。当无法确定关节面粉碎程度或塌陷的范围或考虑采用手术治疗时,可行CT或MRI检查。

二、护理问题

1.自理缺陷

自理缺陷与受伤后活动受限有关。

2.焦虑

焦虑与担心疾病的愈合有关。

3.有废用性综合征的危险

废用性综合征与患肢制动有关。

4.潜在并发症

有腓总神经损伤、膝关节僵直和创伤性关节炎的可能。

三、护理措施

（一）非手术治疗及术前护理

1.心理护理

老年人意外致伤，常常自责，顾虑手术效果，担忧骨折预后，易产生焦虑、恐惧心理。应给予耐心的开导，介绍骨折的特殊性及治疗方法，并给予悉心的照顾，以减轻或消除心理问题。

2.饮食

宜高蛋白、高维生素、高钙、粗纤维及果胶成分丰富的食物。品种多样，色、香、味俱全，且易消化，以适合于老年骨折患者。

3.体位

抬高患肢，预防肢体外旋，以免损伤腓总神经。

4.病情观察

密切观察患肢末梢血液循环情况，警惕并发腘动脉损伤。一旦出现肢体苍白、皮温降低、足背动脉扪不到时，应立即报告医生，必要时紧急探查。

（二）术后护理

1.体位

抬高患肢，严禁肢体外旋。如为内侧平台骨折，尽量使膝关节轻度外翻；外侧平台骨折，尽量使膝关节轻度内翻。腘动脉损伤血管吻合术后给予屈膝位，以防血管再破裂。

2.功能锻炼

功能锻炼原则是早锻炼、晚负重，以免因重力压迫使骨折再移位。术后 2 d 开始做股四头肌收缩和踝关节屈伸的锻炼，4～6 周后逐步做膝关节屈伸锻炼，骨折愈合后才开始负重行走。

（三）康复与健康指导

6 个月内进行扶拐下床不负重活动。随着骨折愈合的程度，肢体逐步增加负重，并加做小腿带重物的伸膝抬举操练，以加强股四头肌肌力，增加膝关节的稳定度。非手术治疗者若出现患肢血液循环障碍时，应及时就医。手术治疗者，根据骨折愈合情况，确定取内固定时间，一般为 6～8 个月。

（郝　英）

第十一章 急诊科疾病护理

第一节 急性心肌梗死

急性心肌梗死(acute myocardial infarction,AMI)是指由于冠状动脉供血急剧减少或中断,引起相应的心肌细胞发生严重而持久的急性缺血性坏死。

一旦明确诊断,应及时抢救,以挽救濒死心肌,防止梗死范围扩大,缩小心肌缺血范围,及时处理各种并发症,防止猝死。

一、病因

1.基本病因

急性心肌梗死是冠状动脉粥样硬化,造成一支或多支血管管腔狭窄和心肌血供不足,而侧支循环未充分建立。在此基础上,一旦血供急剧减少或中断,使心肌严重而持久地急性缺血达1 h以上,即可发生心肌梗死。绝大多数心肌梗死是由于不稳定的粥样斑块破溃、出血和管腔内血栓形成,而使管腔闭塞。少数情况下粥样斑块内或其下发生出血或血管持续痉挛,也可使冠状动脉完全闭塞。偶为冠状动脉痉挛、冠状动脉栓塞、炎症、先天畸形所致。

2.诱因

(1)心排出量骤降:休克、脱水、出血、严重心律失常或外科手术等引起心排出量骤降,冠状动脉灌流量严重不足。

(2)心肌血氧需求量骤增:重体力劳动、情绪激动、饱餐、用力排便或血压剧升时,左心负荷增加,心肌血氧需求量骤增。

二、病情评估

1.病史收集

询问患者有无胸闷、心慌、呼吸困难、头晕、昏厥等不适,有无引起心排出量骤降和心肌需氧量骤增等的诱因;询问患者既往有无高血压、高甘油三脂和高胆固醇等病史。

2.临床表现

(1)先兆症状:约40%患者有频繁发作的心绞痛。

(2)胸痛:是AMI中最早和最突出的症状。表现为胸骨后心前区压榨样疼痛、发闷、不适或紧缩感,可放射至下颌、颈、背部,持续约半小时以上,常误诊为骨关节病;部分患者疼痛位于上腹部,被误认为胃穿孔、急性胰腺炎等急腹症。但也有15%~20%的患者无胸痛症状,特别是高龄患者。

(3)恶心、呕吐:多见于下壁梗死的患者。

(4)其他症状:如头晕、心悸、呼吸费力、大汗和濒死感觉等。

3.体征

一般可有不同程度的低血压,并出现心律失常、心力衰竭和心源性休克的体征,此外,还可出现心包摩擦音及收缩期杂音,常提示心脏组织结构受损。

4.辅助检查

(1)血液检查。血液常规检查:心肌梗死时血液常规检查显示与组织坏死相对应的异常,12 h后红细胞沉降率加快,白细胞中度升高。血清心肌酶升高,肌酸磷酸激酶(CPK)在6~8 h开始升高,24 h达最高峰,2~3 d下降至正常。

(2)心电图检查

1)特征性改变:①在面向心肌坏死区的导联上出现宽而深的 Q 波;②在面向坏死区周围心肌损伤区的导联上出现 ST 段抬高呈弓背向上型;③在面向损伤区周围心肌缺血区的导联上出现 T 波倒置。心内膜下心肌梗死无病理性 Q 波。

2)动态性改变:①超急性期,发病数小时内,可出现异常高大两支不对称的 T 波;②急性期,数小时后,ST 段明显抬高,弓背向上,与直立的 T 波连接,形成单向曲线,1~2 d 内出现病理性 Q 波,同时 R 波减低,病理性 Q 波或 QS 波常持久不退;③亚急性期,ST 段抬高持续数天至 2 周左右,逐渐回到基线水平,T 波变为平坦或倒置;④恢复期,数周至数月后,T 波呈"V"形对称性倒置,此可永久存在,也可在数月至数年后恢复。

(3)超声心动图:可了解心室各壁的运动情况,评价左心室梗死面积,测量左心室功能。

(4)放射性核素心肌显影:可判断心肌梗死的部位和范围。

三、护理诊断

1.疼痛

疼痛与心肌缺血缺氧有关。

2.心排血量减少

心排血量减少与心肌梗死有关。

3.恐惧

恐惧与胸闷不适、疼痛的程度和持续的时间有关。

4.焦虑

焦虑与身心异常感觉、生活的改变和社会经济状况的影响有关。

5.自理缺陷

自理缺陷与疼痛、活动无耐力、医疗受限有关。

6.活动无耐力

活动无耐力与疼痛、虚弱、氧的供需失调及心律失常等有关。

7.知识缺乏

缺乏疾病及危险因素、治疗等相关知识。

四、护理措施

急救原则:改善心肌血液供应,挽救濒死心肌,缩小心肌梗死范围,保护和维持心脏功能;处理并发症,防止猝死。

(一)现场救护

1.体位护理

立即平卧,禁止搬运,以减轻心脏负荷。

2.心理护理

安慰患者,倾听其主诉。救护过程保持镇定,忙而不乱,动作迅速,使患者减轻紧张、疑虑、恐惧心理,使之信任感增加,解除濒死感,从而减轻血管痉挛,减少心肌耗氧量。

3.快速检测

进行心电图检查,测量血压。

4.减轻症状

吸氧、硝酸甘油舌下含服。

(二)院内救护

1.吸氧

立即给予氧气吸入,以提高动脉氧分压,限制梗死扩大范围,并间接起到止痛、镇静的作用。可采用鼻塞或面罩给氧,氧流量一般为 3～4 L/min,重者可达 6～8 L/min,浓度为 40% 左右。由于吸氧能迅速改善心肌缺氧,所以首要措施应是让患者得到充足的氧气。

2.使用硝酸甘油

硝酸甘油具有直接扩张冠状动脉,解除动脉痉挛,增加侧支循环血流,降低左心室前负荷的作用。因此,应尽早根据医嘱使用。可在建立静脉通路前,立即舌下含服 0.3～0.6 mg,若 5 min 后不缓解,可再同量含服 1 次,总共可以含 3 次;待建立静脉通路后,用硝酸甘油 20 mg 加入 5% 葡萄糖溶液中缓慢静脉滴注,但遇心动过速或血压下降,应停用此药。

3.镇痛、止痛

患者因疼痛会有不同程度的精神紧张、恐惧、焦虑,并伴濒死感。如不及时给予解除疼痛,将使心肌缺血坏死进一步加重,因此,应根据医嘱给予镇痛药,方法为:①吗啡 2～5 mg 肌内注射,如无缓解,30 min 后重复使用;②哌替啶 50～100 mg 肌内注射。

4.立即建立静脉通路

护士在现场抢救工作中,尽快建立静脉通路对抢救患者生命尤为重要,必要时建立 2 条静脉通路。

5.处理并发症

严重的并发症是导致心肌梗死患者死亡的原因。因此,能否及时正确处理并发症是抢救患者生命的重要措施。

(1)处理心律失常:心律失常是急性心肌梗死发生猝死的主要原因,以室颤最为常见。有资料显示,其死亡时间多数出现在发病后第 1 h 以内,占 65%～80%。利多卡因治疗室性期前收缩疗效确切,常用 1 mg/kg 静脉推注,每次 5 mg,每 5～10 min 可重复 1 次,总量可达 200 mg,病情缓解后给予静脉滴注 1～4 mg/min,或根据心电图的改变调整输液速度,待病情稳定后可改用口服药。

(2)控制休克:心肌梗死伴休克纯属心源性,且伴有周围血管舒缩障碍或血容量不足等因素,故应分别处理。

6.密切观察病情

密切观察患者生命体征及胸痛症状的改变,并对以上观察及急救处理做好记录。持续心电监护,发现并发症的先兆及时报告医生。

7.心理护理

急性心肌梗死的患者可表现出恐惧、焦虑、忧虑、悲观失望、无奈、无助等心理。首先,护理人员要做到工作有条不紊、忙而不乱,以娴熟的护理技术打消患者的不安情绪。其次,要在患者接受的情况下,用通俗易懂的语言解释病情,使患者情绪稳定,同时积极提供有关心肌梗死的医学知识及心理卫生、心理治疗知识。再次,要针对不同患者的心理进行个性化的护理,同时根据病情指导听音乐、读报等,以分散其注意力,并认真做好生活护理,用心倾听患者的诉说,理解患者,同情患者。有一部分患者开朗乐观,属于较为自信的人,对疾病亦有一定的了解,能积极配合治疗,但由于过分自信,常对疾病的危险性认识不足或虽有认识却不以为然。对此类患者,心理护理的重点是进行健康教育,向患者详细解释疾病的发生机制,使患者了解急性心肌梗死瘢痕组织修复、侧支循环建立所需的时间,认识到即使在恢复期间或康复期,工作及活动均需量力而行,对高危因素如肥胖、吸烟、高胆固醇、糖尿病等应特别注意,以防诱发心肌梗死。

(三)健康指导

1. 改变不良的生活方式

引导患者回忆发病经过及主要病史,共同探讨冠心病发病的主客观因素,重视心理行为因素与发病的关系。

针对患者具有的多种危险因素,进行以下教育。①培养和谐的性情及生活,戒烟戒酒,保持理想体质量(BMI<24 kg/m^2),每天有适当的运动,减少食物的含盐量,采取低热量、低脂肪、低胆固醇的饮食,保持排便通畅、性生活规律等;②避免诱发因素:劳累、精神紧张、饱餐、活动过量等。

2. 坚持治疗

指导患者学习和掌握所服药物的使用方法、疗效及不良反应,可帮助制订一个服药时间表,让患者能了解和记录自己所服药物的种类、剂量、时间和有关不良反应;应强调正规降压、降脂治疗的重要性,使患者充分认识到不遵从治疗的危害,并重视和担负起自我照顾的责任。

3. 定期复查

教会患者及其家属辨认病情变化和紧急自救措施,例如停止活动就地休息,含服硝酸甘油片等。如有突发心绞痛,胸痛时间延长,疼痛部位变化,疼痛不能忍受,静息状态下出现胸痛,含服硝酸甘油片不易缓解,不明原因的血压下降等情况,应及时报告和就医。

4. 指导患者进行康复锻炼

①最大活动量需逐渐增加,以不引起不适症状为原则;②避免重体力劳动,适当减轻工作量及精神负担;③避免剧烈劳动或竞赛性的运动;④在任何情况下,心绞痛发作时应立即停止活动、就地休息。经常参加一定量的体力劳动及进行适当的身体锻炼,有助于侧支循环的建立,能加强对心血管系统的锻炼,患者可以参加社会活动。

(刘　慧)

第二节　休　克

休克是指机体在各种严重致病因素作用下引起有效循环血量急剧减少、组织血液灌注不足和急性微循环障碍,细胞缺血、缺氧、代谢障碍和器官功能受损为特征的综合征。休克并不是某一种独立的疾病,而是一组综合征。有效循环血量急剧减少、组织血液灌注不足及产生炎症介质是各类休克共同的病理生理基础,其最终结果是引起多系统器官功能障碍综合征(multiple organ dysfunction syndrome,MODS)。

一、病因与分类

根据休克的原因,分为低血容量性休克、感染性休克、心源性休克、过敏性休克、神经源性休克。

二、病情评估

(一)病史

收集、注意询问休克症状的发生时间、程度及经过,是否进行抗休克治疗等。

(二)病情观察

虽然不同类型或不同阶段的休克表现均有所不同,但都存在一些相似的临床症状和体征,应重点观察以下内容。

1.神志

休克早期表现为精神紧张、烦躁不安,随着休克加重,可转变为表情淡漠、反应迟钝、神志不清,甚至发生昏迷。虽然脑组织对缺血、缺氧最敏感,但是在休克早期由于大脑血液供应的自主调节,可保持脑血供的稳定。而由于交感神经兴奋的原因表现为中枢神经系统兴奋。当休克加重,动脉血压低于 70 mmHg 时,自主调节不足以维持大脑血供,则意识可很快消失,出现中枢神经系统抑制。

2.末梢循环

末梢循环表现为皮肤黏膜苍白或发绀,四肢湿冷、毛细血管充盈时间延长。末梢循环的表现代表了体内微循环的改变。休克早期由于神经内分泌作用,大量小静脉和小动脉收缩。其中皮肤黏膜小动脉的收缩,致使灌流减少。表现为皮肤黏膜苍白,皮温下降,压迫指甲后再充盈时间超过 2 s。而小静脉的收缩在后期表现为组织局部的淤血,因此后期皮肤黏膜可出现发绀或花斑。

3.心血管系统

心血管系统表现为脉搏细速、血压下降、脉压减小。

4.呼吸系统

呼吸系统表现为早期呼吸深快,后期呼吸浅促。休克早期由于呼吸中枢的兴奋作用,可出现过度通气,甚至可能存在呼吸性碱中毒。

但后期由于肺损伤的加重,出现典型的休克肺,表现为进行性呼吸困难,呼吸频率超过 30 次/分钟。严重时呼吸抑制,呼吸频率低于 8 次/分钟。

5.排尿

排尿表现为尿量减少,尿比密下降。肾脏是高血流量器官,对缺血非常敏感。休克时肾灌注减少,肾小球滤过也减少,故而尿量减少,每小时少于 30 mL。同时,由于肾小管缺血坏死,其重吸收水分和排泄废物能力下降,使得尿比密低于正常。

6.其他

出现酸中毒、电解质紊乱、弥散性血管内凝血(DIC)和多系统器官衰竭。

（三）辅助检查

1. 血常规检查

红细胞计数、血红蛋白和血细胞比容测定可了解血液稀释或浓缩程度；白细胞总数与中性粒细胞计数可了解是否存在感染；血小板计数及凝血指标可判断是否存在 DIC。

2. 血清电解质测定

常见血钠、血氯增高，血钾也常增高，但若发生非少尿型肾衰竭时，血钾也可降低。

3. 肾功能检查

尿量、尿比重可提示是否存在休克；血尿素氮、肌酐提示肾功能状态。

三、护理诊断

1. 体液不足

体液不足与失血或失液、感染、过敏等因素有关。

2. 组织灌注量改变

组织灌注量改变与有效循环血量锐减、微循环障碍有关。

3. 生活自理缺陷

生活自理缺陷与机体重要器官功能减退有关。

4. 躯体移动障碍

躯体移动障碍与体能下降、运动系统损伤有关。

5. 皮肤完整性受损

皮肤完整性受损与躯体活动受限、末梢循环差有关。

6. 焦虑

焦虑与突然发病、症状危重、担心预后有关。

四、护理措施

（一）急救原则

1. 恢复有效循环血量

无论是哪种原因造成的休克，或是哪种病理状态的休克，其共同的特点是循环灌注不良。为防止休克发展并逆转病情，首要措施就是恢复有效循环血量，改善循环灌注。

2. 积极消除病因

休克患者存在组织灌注不良与代谢障碍，是抢救休克的关键。但也应迅速解除引起休克的原因。如大量失血造成的休克患者必须尽早止血；严重感染造成的休克应该尽快找到感染病灶并予以清除；过敏引起的休克应立即脱离致敏源，立即注射肾上腺素等急救药。但许多原发病的治疗，尤其是通过外科手术完成的治疗，需要以稳定的血压作为保障。因此，一般而言对于休克患者应先行液体复苏等方法扩充血容量，升高血压后再行手术治疗，以免术中由于血压过低而致死亡。但某些过于严重的原发疾病造成休克发展迅速，病情凶险，单纯扩容病情仍有恶化趋势。此时应在扩充血容量、抗休克的同时施行手术，才可有效治疗休克。如急性肝脾破裂患者严重失血性休克，应在积极输血、补液的同时迅速做好手术准备并施行手术。

3. 纠正代谢紊乱

休克早期，由于机体代偿机制可不出现代谢紊乱。随着休克的进展，微循环灌注严重不足,组织无氧代谢产生较多酸性物质而发生代谢性酸中毒。纠正休克患者酸碱紊乱的根本措施是液体复苏,而非直接给予碱液治疗。当酸中毒严重时,才考虑碱液治疗,常用药物为 5％碳酸氢钠,目前,对酸碱失衡的处理多主张"宁酸勿碱"。

4.维护重要脏器功能

休克过程中组织和脏器功能逐渐受损,进而衰竭。在改善循环和对因治疗的同时,采取各种手段维护重要脏器功能也是休克治疗的重要方面。常用药物有糖皮质激素、三磷酸腺苷、辅酶 A、细胞色素 C、利尿剂、抗凝剂。

(二)护理措施

1.体位

如遇患者俯卧或非平卧于现场时,应在适当保护头部并保证躯体成一直线的基础上翻转患者,使其恢复平卧位。或取休克卧位,即患者头部和腿均抬高 20°～30°,可增加回心血量,减轻呼吸负担。尽量避免过多搬动患者,以免加重出血以及引起血压波动。

2.保持气道通畅

检查口腔有无松动义齿,若有应取出;同时清除口鼻腔内分泌物或异物,以防呼吸道阻塞。在排除了患者存在颈部损伤及骨折可能性的情况下,将患者头偏向一侧,以防在抢救中突发呕吐引起窒息。休克患者宜早氧疗,一般可采用鼻导管或面罩吸氧,氧浓度 40％～50％,氧流量 4～6 L/min。

3.立即开放两条静脉通道

一路保证快速扩容输液;另一路保证各种药物按时、按量滴入。遵循先晶体后胶体的输液原则,一般先大量输入平衡盐溶液,再输入适量血浆,待交叉配血后可输全血;各种药物注意配伍、浓度、滴速等;纠正酸中毒应先用平衡盐溶液,休克严重时才考虑使用 5％碳酸氢钠。输液时注意对静脉的保护,遵循先难后易、先远后近的原则。给药应尽量选用静脉通路输液,避免使用皮下或肌内注射。密切观察血压和中心静脉压的变化,以便随时调整输液量及速度,快速输液时需警惕肺心病、心力衰竭等;静脉滴注升压药时应避免药液外渗,防止发生组织坏死;应用升压药时应注意监测血压,尤其是开始时应每 5～10 min 监测血压 1 次,直至平稳。

4.去除病因

有外伤者应同时检查是否存在其他复合伤,如颅脑损伤、颈部损伤、胸部损伤、骨盆及四肢骨折、活动性出血等。如有开放性伤口,并大量出血,应立即止血、固定。

5.及时观察和监测

休克的病程发展非常快,针对休克引起的各脏器功能状态的改变进行各项监测,把握其发展趋势,有助于对治疗方案的调整,也有助于保护各脏器功能。应做到每 15～30 min 测生命体征及意识状态,每小时测尿量、尿比重,每 4～6 h 测血流动力学指标、呼吸功能及血气分析 1 次,每 12～24 h 测出入液量。做到每时每刻专人护理,是抢救成功的重要保证。主要监测项目包括:①意识表情;②肢体温度、色泽;③血压、脉压与中心静脉压;④脉搏;⑤呼吸;⑥浅静脉、颈静脉充盈情况;⑦瞳孔;⑧尿量。通过严密观察,发现病情变化线索,利于病情判断。如四肢湿冷是外周阻力改变的线索;中心静脉压是血容量的线索;脉压变化是心排血量的线索;尿量变化作为了解内脏血流灌注的线索。

6.保暖

以衣物或被褥覆盖,从而减少体温流失,但不必在体表加温,不用热水袋,以免减少重要生命器官的血液供应。但感染性休克高热时,可行降温,以减少机体对氧的消耗。

7. 计出入量

给患者插导尿管留置导尿,以便能准确记录出入液量,一方面了解肾血流灌注量和肾功能,另一方面可作为补液计划的重要依据,决定补液量的多少。

8. 心理护理

保持安静、整洁、舒适的环境,减少噪声,保证患者休息;护士积极主动配合救治,做到忙而不乱,快而有序,以稳定患者及其家属情绪,取得其信任和合作;及时做好安慰和解释,指导患者配合治疗,树立其战胜疾病的信心;将患者病情危险性和治疗、护理方案及预期治疗前景告诉家属,让其心中有数,并协助医护人员做好患者的心理支持。

(刘　慧)

第三节　有机磷农药中毒

有机磷酸酯类农药是一类广谱杀虫剂,对人畜均有毒性,多呈油状液体,具有大蒜样特殊臭味,遇碱性物质能迅速分解、破坏,可通过皮肤、胃肠道及呼吸道进入人体。根据其毒性大小可分为以下 4 种。①剧毒类:如甲拌磷(3911)、内吸磷(1059)和对硫磷(1605)等;②高毒类:如甲基对硫磷、甲胺磷、氧化乐果和敌敌畏等;③中毒类:如乐果、碘依可酯、美曲膦酯等;④低毒类:如马拉硫磷等。

一、病因与中毒机制

1. 病因

(1)生产及使用过程不当:如生产设备陈旧,密封不严,或在农药的制作、出料和包装过程中,手套破损或衣服和口罩污染;在农药配制过程中用手直接搅拌;夏日在身体裸露较多的情况下进行喷洒,使杀虫剂经皮肤和呼吸道吸收所致。

(2)生活性中毒:主要由于自服、误服或摄入被污染的水源和食物、水果等;也有因误用有机磷杀虫药治疗皮肤病或驱虫、杀蚊蝇而发生中毒的情况。

2. 中毒机制

有机磷农药的中毒机制主要是抑制了体内胆碱酯酶的活性。有机磷农药进入人体后与体内胆碱酯酶迅速结合形成磷酰化胆碱酯酶,使胆碱酯酶失去水解乙酰胆碱的能力,导致组织中的乙酰胆碱过量蓄积,发生胆碱能神经过度兴奋的一系列临床表现。

二、病情评估

1. 接触史

生产性中毒,接触史比较明确。非生产性中毒有的为误服,有的为间接接触摄入,有的可能隐瞒服药史。应注意询问陪伴人员有机磷农药的种类、服毒时间、服毒的量,有无呕吐及呕吐物气味,患者近来情绪、生活及工作情况等。

2. 临床表现

急性中毒的临床表现与有机磷杀虫药的种类、侵入途径和剂量等有密切关系。口服中毒可在 10 min 至 2 h 内出现症状,如大剂量口服中毒可在 5 min 内出现症状,经皮肤吸收者一般在接触后 2～6 h 发病。发病越早病情越重,敌敌畏中毒发病最快,乐果中毒发病较慢,有时可延至 2～3 d。一旦出现中毒症状,病情可迅速发展。

(1)有机磷农药急性中毒时的主要表现为三大综合征。即毒蕈碱样症状、烟碱样症状、中枢神经系统症状。

(2)急性中毒程度分级。①轻度中毒:以毒蕈碱样症状为主,全血胆碱酯酶活力为 50%～70;②中度中毒:出现典型毒蕈碱样症状和烟碱样症状,全血胆碱酯酶活力为 30%～50%;③重度中毒:除上述症状外,出现肺水肿、昏迷、呼吸衰竭或脑水肿等表现,全血胆碱酯酶活力为 30% 以下。

3.辅助检查

全血胆碱酯酶活力(CHE)测定,是诊断中毒程度的重要指标;尿中有机磷杀虫药分解产物测定,有助于有机磷杀虫药中毒的诊断。

三、护理诊断

1.功能性尿失禁

功能性尿失禁与意识障碍及类毒蕈碱样作用有关。

2.清理呼吸道无效

清理呼吸道无效与呼吸道分泌物增多、支气管痉挛及意识障碍有关。

3.气体交换受损

气体交换受损与呼吸肌麻痹有关。

4.自理缺陷

自理缺陷与活动无耐力及意识障碍有关。

5.有皮肤完整性受损的危险

皮肤完整性受损与中毒、大小便失禁及意识障碍有关。

四、护理措施

(一)维持呼吸功能

呼吸衰竭是首要死因。一旦呼吸衰竭,患者将迅速面临死亡危险,故保持呼吸道通畅,维持呼吸功能至关重要。应立即给予吸氧或进行气管插管呼吸机辅助呼吸,心脏停搏者应立即行心肺复苏术,同时迅速用大号静脉留置针开放两条静脉通路,以保证抢救成功。

(二)迅速清除毒物

1.接触中毒者

立即将患者撤离出有毒环境,脱去染毒衣物,用清水、肥皂水或 2% 碳酸氢钠溶液彻底清洗染毒皮肤、毛发和指、趾甲。毒物侵入眼内时,用 2% 碳酸氢钠或生理盐水清洗,至少 10 min。禁用热水冲洗或酒精擦洗,以免皮肤血管扩张,加速毒物吸收。

2.口服中毒者

应立即给予及时有效的洗胃,排出胃中毒物,阻止毒物吸收。常用的洗胃液有清水、生理盐水和 2%～4% 碳酸氢钠溶液(敌百虫禁用)。

有机磷中毒首次洗胃应反复彻底,直至洗出液无农药味为止。洗胃后,从胃管中注入硫酸钠导泻。胃管应保留一段时间，必要时再次洗胃，如患者有喉头水肿或痉挛，无法插管，必要时应行紧急手术切开洗胃。

（三）解毒剂的应用

1. 抗胆碱药物的应用

阿托品是最常使用的药物，可缓解毒蕈碱样症状，对抗呼吸中枢抑制亦有效，对烟碱样症状和恢复胆碱酯酶活力无作用。轻度中毒者可单独使用，中、重度中毒患者需配合使用胆碱酯酶复能剂。阿托品的用药原则是必须早期、足量和反复给药，直至达到阿托品化后，减量维持3～5 d。阿托品化的指征为瞳孔较前散大、颜面潮红、皮肤干燥无汗、口干、心率增快以及肺部啰音明显减少或消失。用于救治有机磷中毒的抗胆碱药还有盐酸戊乙奎醚（长托宁），该药是具有选择性的抗胆碱药，有较强的中枢和外周抗胆碱作用，有效量小，持续时间长，毒副作用小，不使心率增快，与胆碱酯酶复能剂合用，对重度中毒患者有显著疗效。

2. 胆碱酯酶复能剂的应用

临床常用的药物有碘解磷定、氯解磷定、双复磷和双解磷等，对解除烟碱样症状作用明显。这类药物能使磷酰化胆碱酯酶在未发生老化前恢复水解乙酰胆碱的活性，而对已老化的胆碱酯酶无复能作用，故应尽早应用，一般认为中毒72 h后再用复能剂疗效较差或无明显的重新活化作用。

3. 解磷注射液的应用

解磷注射液是一种复方制剂，一般供肌内注射，应用方便，适用于现场急救，对毒蕈碱样、烟碱样作用和中枢神经系统症状有较好的对抗作用，对中毒的胆碱酯酶也有较好复活作用，起效速度，作用时间持久。轻度中毒首次剂量为1～2 mL；中度中毒首次剂量2～4 mL，必要时重复应用2 mL；重度中毒首次剂量为4～6 mL，必要时重复应用2～4 mL。一般采用肌内注射，必要时可静脉注射。

（四）病情观察

（1）密切观察患者生命体征、瞳孔及意识的变化，特别是呼吸的变化。

（2）洗胃时应注意观察洗胃液及腹部情况，注意有无消化道出血或穿孔等症状。

（3）应用阿托品时应观察阿托品化的表现，注意与阿托品中毒的区别。阿托品中毒量与阿托品化相近，治疗过程中应密切观察患者的神志、瞳孔大小以及体温和心率的变化，一旦出现神志恍惚、瞳孔极度散大、高热或心动过速等临床表现时，应考虑阿托品中毒的可能，应酌情减量。

（4）密切观察，防止反跳的发生。反跳发生前多有先兆症状，如食欲缺乏、恶心呕吐、精神萎靡、皮肤湿冷、胸闷气短、轻咳、肺部啰音、血压升高、瞳孔缩小及流涎等，若出现上述症状迅速通知医师进行处理。

（5）心理活动的观察与护理。了解引起中毒的具体原因，根据不同的心理特点予以心理疏导。如为自杀所致，护理人员应以诚恳的态度为患者提供情感上的帮助，让家属陪伴患者，不能歧视患者，并为患者保密。

（五）健康教育

（1）普及预防有机磷农药中毒的有关知识，向生产者、使用者特别是农民要广泛宣传使用时的注意事项，如喷洒时应遵守操作规程，加强个人防护，穿长袖衣裤和鞋袜，戴口罩、帽子及手套，下工后用碱水或肥皂洗净手和脸，方能进食，污染衣物要及时洗净。农药盛具要专用，严禁装食品、牲口饲料等。

（2）患者出院后，仍需要在家休息 2～3 周，按时服药，不可单独外出，以防发生迟发性神经症。急性中毒除个别出现迟发性神经症外，一般无后遗症。

（3）因自杀而中毒者出院后，患者应学会如何应对应激原的方法，树立生活的信心，并应争取获得社会多方面的情感支持。

（刘　慧）

第四节　急性一氧化碳中毒

一氧化碳（CO）为无色、无味、无刺激性气体，比密为 0.967。一氧化碳中毒俗称煤气中毒，是由于含碳物质燃烧不完全，或煤气管道泄漏溢出一氧化碳，人体吸入后与血液内血红蛋白（Hb）结合，形成稳定的碳氧血红蛋白（HbCO），丧失传递氧的能力，引起组织缺氧。

一、病因与中毒机制

经呼吸道吸入的 CO，经过肺泡膜进入血液。85％与血液中的血红蛋白结合，形成稳定的 HbCO。CO 与 Hb 的亲和力比 O_2 与 Hb 的亲和力大 240 倍，而解离速度是 HbO_2 解离速度的 1/3 600，故一氧化碳与氧争夺血红蛋白，与血红蛋白形成不易分离的碳氧血红蛋白。碳氧血红蛋白无携氧功能，它的存在影响 HbO_2 解离，并且随着它在血中浓度增高，使 HbO_2 氧解离曲线左移，阻碍了氧的释放和运输，导致低氧血症。当 CO 浓度较高时还可与细胞色素 C 氧化酶中的二价铁结合，抑制组织细胞的呼吸等，CO 阻断了氧的运输、吸入和利用，使机体处于严重缺氧状态。

二、病情评估

1. 病史收集

（1）职业病史：在炼钢、炼焦和烧窑等生产过程中炉门或窑门关闭不严，煤气管道泄漏溢出大量 CO；煤矿瓦斯爆炸时有大量 CO，现场人员来不及撤离等工业性 CO 接触病史。

（2）生活病史：有家中使用煤炉、煤气、燃气热水器和煤气红外线取暖器等过程中通风不良病史，形成 CO 中毒的生活来源。

2. 临床表现

病情轻重与血液中 HbCO 浓度有密切关系，也与中毒前健康状况有关，可分为三级。

（1）轻度中毒：血液 HbCO 浓度可高达 10％～30％，出现剧烈头疼、头晕、心悸、眼花、恶心、呕吐和全身乏力等症状，甚至意识模糊，但不昏迷。脱离现场、呼吸新鲜空气或吸入氧气，一般可很快恢复。

（2）中度中毒：血液 HbCO 浓度可高达 30％～40％，除上述症状外，表现为面部潮红、唇呈樱桃红色、脉快、多汗、烦躁、血压下降和意识模糊，甚至昏迷。但昏迷时间不长，及时脱离现场进行抢救，可很快苏醒，一般无明显并发症和后遗症。

（3）重度中毒：血液 HbCO 浓度可高于 50％，患者呈深昏迷状态，四肢冰冷，大小便失禁，脉搏微弱，呼吸短浅，可出现抽搐、双侧瞳孔缩小、对光反射迟钝或消失，病理征阳性以及去大脑皮层状态(患者可以睁眼,但无意识,不语、不动,不主动进食或大小便,呼之不应,推之不动,上肢屈曲,下肢伸直)。有时可见视神经盘水肿。如不及时抢救,出现脑疝,会导致循环和呼吸衰竭而死亡。部分病例可出现心律紊乱,肺水肿,水、电解质及酸碱平衡失调和氮质血症等。抢救后存活者常有去大脑皮层状态、瘫痪等神经系统后遗症。

(4)急性 CO 中毒迟发性脑病:部分急性 CO 中毒患者于昏迷苏醒、神志恢复正常后,经历 $2\sim60$ d(一般为 2 周)的假愈期,又突然出现一系列神经精神症状,这种现象称之为神经精神后发症或迟发性脑病。迟发性脑病与后遗症不同,后者的神经精神症状是由 CO 中毒急性期迁延而来,病程中无假愈期。迟发性脑病主要表现为突然发生一系列精神症状,如言语减少,精神呆滞,注意力涣散,反应迟钝,定向力丧失,或傻笑,精神错乱,打人损物,幻觉错觉等;同时可出现面部表情减少或呈面具样,齿轮样肌张力增高,静止样震颤,单瘫,偏瘫,截瘫,腱反射亢进,病理征阳性,失语等表现。

3.辅助检查

(1)血 HbCO 测定:必须在脱离中毒环境后 8 h 内进行,其结果不仅反应 CO 接触情况,而且常与中毒程度呈一致关系。

(2)脑电图:多数患者可出现异常脑电图,表现为低波幅慢波、不规则慢波及平坦波。

三、护理诊断

1.急性意识障碍

急性意识障碍与急性中毒有关。

2.气体交换受损

气体交换受损与 CO 竞争 Hb 致 O_2 不能与 Hb 结合有关。

3.清理呼吸道无效

清理呼吸道无效与肺部继发感染、肺水肿及意识障碍有关。

4.自理缺陷

自理缺陷与活动无耐力和重度中毒有关。

5.有皮肤完整性受损的危险

皮肤完整性受损与长期卧床、大小便失禁、意识障碍等有关。

四、护理措施

1.现场急救

迅速打开门窗通风,断绝煤气来源。应将患者抬离现场,移到新鲜空气处,解开领口、裤带,清除口、鼻分泌物,保持呼吸道通畅。

2.保暖

保暖,这是过去容易忽视的环节。由于本病多发于冬春季节,将患者由室内转移到室外寒冷的环境时,寒冷的刺激导致外周血管收缩,加重机体的缺氧。

严重者诱发休克及呼吸、心搏骤停。因此到达现场后在转移患者、吸氧、输液等抢救工作的同时注意给患者穿衣、盖被等保暖,寒战者用毛巾包裹热水袋放在四肢,水温保持在 50 ℃为宜,严防烫伤。

3.迅速氧疗

立即给氧,对重症昏迷患者可高浓度流量或高压氧治疗。高压氧疗越早越好,最好在中毒后4 h内进行,可减少神经、精神后遗症和降低病死率。

4.降低颅内压

患者绝对卧床休息,高热者物理降温,可增加脑组织对缺氧的耐受性并降低颅内压;促进脑细胞功能恢复,重症中毒伴有脑水肿、颅内压增高者,可用脱水剂,20%的甘露醇250 mL快速静脉滴注,6~8 h一次。心力衰竭患者可用速尿(呋噻米)利尿;同时肾上腺皮质激素地塞米松有助于缓解脑水肿,使用三磷酸腺苷增加组织能量,使用脑细胞激活剂,可适当使用中枢兴奋剂纳洛酮静脉推注,以促进昏迷的患者清醒和呼吸恢复,对脑功能的恢复起着积极作用,可明显缩短昏迷时间,降低重度一氧化碳中毒患者的致残率和病死率。

5.预防和控制感染

酌情使用有效抗生素,积极防治肺部感染和压疮的发生,定时翻身拍背,促进痰液排出。做好皮肤护理、口腔护理和泌尿道的护理;抽搐躁动者,约束带固定要正确,防止皮肤擦伤,并保持肢体功能位置

6.加强整体护理,密切观察病情

预防、治疗因一氧化碳中毒引起的精神症状。

7.健康指导

(1)煤气热水器或煤气、燃煤、燃油设备等不应放置于家人居住的房间或通风不良处。

(2)经常保持室内良好通风状况,尤其是冬天、雨天气压低时更应注意;注意热水器或煤气等正确的使用方法及保养,并随时注意是否呈完全燃烧状态,煤气具应放在不燃烧材料上面,周围切勿放置易燃品。

(刘 慧)

第五节 低血糖危象

一般正常人血糖浓度饱餐后很少超过 8.89 mmol/L(160 mg/dL),饥饿时很少低于3.33 mmol/L(60 mg/dL),此为血糖内环境稳定性。当某些病理和生理原因使血糖降低,引起交感神经兴奋和中枢神经异常的症状及体征时,称为低血糖危象。

一、病因

引起低血糖的病因有很多,根据低血糖发作的特点可分为空腹低血糖、餐后低血糖、药物引起的低血糖三类。

二、病情评估

1.临床表现

(1)交感神经兴奋的表现:患者心动过速、心悸、烦躁、震颤、面色苍白、出冷汗等。

(2)中枢神经功能障碍的表现:患者表现为意识模糊、头晕、头痛、焦虑、精神不安以致精神错乱、癫痫发作,甚至昏迷、休克和死亡。

2.实验室检查

血糖<2.8 mmol/L。

3.诊断要点

存在低血糖危险因素的患者,突然出现交感神经系统过度兴奋症状(冷汗、心悸、饥饿感、面色苍白、手颤)、脑功能障碍(视物模糊、躁动不安、意识障碍、偏瘫失语、昏迷)、血糖<2.8 mmol/L。

三、护理诊断

1.活动无耐力

活动无耐力与低血糖所致软弱、手足抽搐、步态不稳有关。

2.急性意识障碍

急性意识障碍与低血糖所致神经系统能量缺少有关。

3.有受伤的危险

受伤与脑细胞供能不足而致的脑功能下降有关。

4.自理缺陷

自理缺陷与脑功能障碍有关。

四、急救处理

1.血糖测定

凡怀疑低血糖危象的患者,应立即做血糖测定,并在治疗过程中动态观察血糖水平。

2.升高血糖

如患者尚清醒,有吞咽运动时,可饲以糖水;如患者昏迷或抽搐时,立即静脉注射50%葡萄糖溶液50 mL,并继以10%葡萄糖溶液500～1 000 mL 静脉滴入,视病情调整滴速和输入液量,患者清醒后,应尽早进食果汁及食物。必要时可静滴氢化可的松和(或)肌内注射胰高血糖素。

3.病情监护

监测患者的生命体征,尤其是血压的变化。

4.治疗原发病

寻找病因,治疗原发病。

五、护理措施

(1)采取头高脚低位,头部抬高15°～30°,并偏向一侧。抬高头部有利于脑水肿的消除,头偏向一侧可防止舌后坠和误吸。

(2)保持呼吸道通畅:有假牙者,取出假牙,痰多者,使用吸痰器吸痰,有舌根后坠者,可使用口咽管,或使用舌钳。如呼吸道不通畅,缺氧严重时,可配合医生行气管插管。密切观察患者的神志、瞳孔、生命体征及病情变化,并做好记录,持续多功能心电监护。

(3)病情观察:①密切观察生命体征及神志变化,观察尿、便情况,记录出入量,观察治疗前后的病情变化,评估治疗效果;②对于抽搐患者,除补糖外可酌情用适量镇静剂,并注意保护患者,防止外伤;③昏迷患者应按昏迷常规护理,临床上可见到低血糖症抢救成功后再度发生昏迷的病例,因此患者清醒后,仍需要观察12～48 h,以便及时处理。

(4)健康教育:①定期监测血糖,防患于未然;②寻找低血糖原因,治疗原发病,消除诱因;③正确掌握胰岛素注射技术或合理口服降糖药,合理控制饮食;④发病时,及时测血糖,及时正确地采取急救措施,及时挽救生命。

(刘　慧)

第六节　高血压危象

高血压危象是发生在高血压病或症状性高血压过程中的一种特殊临床危象,是指在高血压病程中,由于某种诱因,使外周小动脉发生强烈痉挛,血压急剧升高,收缩压可达 250 mmHg 或更高,舒张压可达 140 mmHg 或更高,并伴有重要器官不同程度的功能障碍所引起的一系列临床表现。损害未能在短期内逆转,则致残率和病死率均很高,是心脑血管疾病的急重症之一。

一、病因与发病机制

1.病因

本病可发生于缓进型或急进型高血压、各种肾性高血压、嗜铬细胞瘤及妊娠高血压综合征、头颅外伤等,也可见于主动脉夹层动脉瘤和脑出血的患者。

2.诱因

①精神创伤、寒冷刺激、过度疲劳、情绪激动等;②高血压患者突然停用降压药物;③绝经期和月经期所致的内分泌功能紊乱;④应用拟交感神经药物,均为高血压危象的诱发因素。

二、病情评估

1.高血压危象的早期发现

高血压危象起病急,发展快,但一般历时短暂,可逆性强,及时采取有效降压措施后可转危为安,故应早期发现,及时救护。凡是血压急剧增高,伴头疼、恶心、呕吐或视力模糊等症状时,均应警惕高血压危象的发生。

2.病史收集

通过病史收集,可发现患者有高血压病史和导致高血压危象发生的诱因。

3.临床表现

患者血压在原来高血压基础上,显著增高,收缩压大于 26.7 kPa(200 mmHg),舒张压大于 16.0 kPa(120 mmHg)。伴发自主神经失调表现:可有口干、手足震颤、多汗、心率增快及烦躁不安等表现。

靶器官急性损害表现如下。①中枢神经系统受损:剧烈头痛、头晕、恶心、呕吐、视力模糊、抽搐或昏迷,眼底检查可见视网膜小动脉痉挛和视神经乳头水肿等;②心脏受损:胸闷、呼吸困难、咳嗽、咳泡沫样痰、心绞痛甚至心肌梗死;③肾脏受损:尿频、尿少或无尿、排尿困难以及血尿或蛋白尿等。

三、护理诊断及预期目标

1.疼痛

头痛与血压急剧增高、颅内压升高有关。

2.有受伤的危险

受伤与头晕、视力模糊、意识障碍有关。

3.焦虑和(或)恐惧

焦虑和(或)恐惧与患者担心疾病预后有关。

4.知识缺乏

缺乏与本病防治相关的知识。

四、护理措施

(一)妥善安置,初步处理

(1)绝对卧床休息,取半卧位或将床头抬高30°,以达到体位性降压作用。

(2)保持呼吸道通畅,吸氧。

(3)做好心理护理和生活护理,保持安静,避免诱发因素。

(二)迅速降压

1.降压幅度

降压的幅度取决于临床情况,可依基础血压、病情、血压升高速度及严重程度而不尽相同。但总的治疗方针是尽快将血压降至安全水平,收缩压为 21.3～24 kPa(160～180 mmHg),舒张压为 13.3～14.6 kPa(100～110 mmHg)。

2.降压药的选择

由于临床表现不同,各种降压药作用迥异,故应强调个体化原则。一般选用降低外周血管阻力而不影响心排出量的强效、速效药物。

(三)严密观察病情

1.严密观察生命体征

严格按要求定时测量血压并做好记录,最好进行 24 h 动态血压监测并进行心电监护,注意观察脉搏、呼吸、神志、瞳孔及尿量的变化。

2.严密观察用药效果

用药过程中注意观察药物的疗效与不良反应,严格按规定和临床情况调节药物剂量和用药速度,严防血压下降过快。使用利尿剂时,要注意观察有无电解质紊乱,如低血钾、低血钠等表现。硝普钠应用的注意事项:①本品对光敏感,注意避光保存,现配现用,新配溶液为淡棕色,如变为暗棕色、橙色或蓝色,应弃去;②溶液内不宜加入其他药品;③用药过程中,应经常测血压,根据血压情况调整剂量;④出现眩晕、大汗、头痛、肌肉抽搐、神经紧张或焦虑、烦躁等症状时为血管过度扩张征象应停止输液;⑤本药在体内被代谢为氰化物,故不可长时间使用(一般不超过 1 周),以免引起神经系统中毒反应。

(四)对症救护

1.防治抽搐

如有烦躁不安、抽搐者给予地西泮、巴比妥钠类等镇静药,并加强护理,防止坠床或意外伤。

2.防治脑水肿

高血压脑病时及时给予脱水剂,如甘露醇、山梨醇等快速静脉滴注,亦可注射快速利尿剂以降低颅内压,防止并发症。

(五)加强基础护理

保持安静、舒适的环境,避免不良刺激。给予清淡、易消化饮食。限制钠盐摄入。多吃蔬菜、水果,保持大便通畅。

(六)健康教育

(1)指导患者养成良好的生活习惯,戒烟限酒,进食清淡、低脂、低盐饮食,控制体质量,适当安排休息与活动,避免过度劳累。

(2)保持情绪稳定,避免精神刺激。

(3)遵医嘱定时服用降压药物,即使血压降至正常也不能擅自停药。服药的剂量应遵医嘱,不可随意增加。学会自我监测血压,如出现头痛、恶心、呕吐、视力模糊等及时到医院就诊。

(李晓倩)

第七节 甲状腺功能亢进危象

甲状腺功能亢进危象简称甲亢危象,是甲状腺功能亢进未进行适当治疗,在各种诱因的刺激下产生大量甲状腺激素释放入血,使病情突然加重而产生的威胁患者生命的严重急症,必须及时抢救,否则患者可因高热、心力衰竭、肺水肿及水电解质紊乱而死亡。

一、病因

甲亢危象的发病机制及病理生理尚未完全阐明,目前认为可能与下列因素有关,其发病机制可能是综合性的。其中多种原因诱发血中甲状腺激素含量急剧增加,是本危象发病的病理生理基础、血游离甲状腺激素浓度增加、并由此加重了已经受损的肾上腺皮质及心脏等器官功能的损害,再加上应激因素引起儿茶酚胺增加或敏感性增高,从而出现甲亢危象的一系列症状和体征。

二、病情评估

1.甲亢危象的早期发现

甲亢患者在发生危象前常有一些先兆症状,如明显乏力、出汗增多、中度发热、活动后心慌、心率每分钟 120 次以上及脉压增大。部分患者心律不齐,心脏扩大。少数患者出现神志模糊、嗜睡等。均应警惕甲亢危象的发生。

2.详细了解病史

患者有甲亢病史但未得到适当治疗,在感染、精神刺激等诱因作用下导致原有的甲亢症状和体征加重。

某些甲亢危象以躁动、谵妄、剧烈呕吐和腹泻为主要表现,常被某些诱发疾病的症状所掩盖,容易误诊,应予警惕。

3.临床表现

甲亢危象的典型临床表现为高热、大汗淋漓、心动过速、频繁呕吐及腹泻、极度消耗、谵妄、昏迷。最后死于休克、心肺功能衰竭、黄疸及电解质紊乱。

4.实验室检查

(1)血常规:感染时白细胞显著增多,中性粒细胞多达 80%。

(2)甲状腺功能检查:血清甲状腺激素水平明显升高,以游离 T_3、T_4 增高为主,但一般在甲亢范围内,故认为甲亢危象时甲状腺功能检查对其诊断帮助不大,加上危象时病情危重,不宜等待该结果,应及时抢救。

(3)肝功能:血清谷丙转氨酶升高,结合与游离胆红素升高。

三、护理诊断

1.体温过高

体温过高与甲状腺素升高引起的高代谢症候群有关。

2.有体液不足的危险

体液不足与甲状腺素升高引起的水、电解质紊乱有关。

3.焦虑

焦虑与甲状腺素升高引起的中枢神经系统功能紊乱有关。

4.营养失调:低于机体需要量

营养失调与基础代谢率增高、蛋白质分解加速有关。

四、护理措施

(一)妥善安置,初步处理

1.休息

绝对卧床休息,保持安静、舒适环境,避免不良刺激。

2.吸氧

建立静脉通道以及做好各种抢救准备。

(二)降低血循环中甲状腺激素水平

1.抗甲状腺药物

如碘制剂、硫脲类药物,用以抑制甲状腺激素的合成和释放。

2.血液净化

通过腹膜或血液透析法,或者通过换血、血浆置换术等方法消除血循环中过高的甲状腺激素。

(三)降低组织对甲状腺激素的反应

碘和抗甲状腺药物只能减少甲状腺激素(TH)的合成和释放,但对甲亢危象的症状作用不明显。

应使用 β 肾上腺能受体阻断剂以及利血平和胍乙啶等抗交感神经药物,以阻断周围组织对儿茶酚胺的反应,从而达到控制甲亢危象的目的。

(四)严密观察病情

严密监测生命体征、观察神经系统和消化系统的表现、观察药物疗效及不良反应。

(五)对症支持疗法

1.积极物理降温

冰袋、酒精溶液擦浴、冷生理盐水灌肠。

2.糖皮质激素的使用

糖皮质激素可以抑制组织中 T_4 转变为 T_3，并能改善机体反应性，提高应激能力，可迅速减轻临床症状，尤其是对高热患者。可用地塞米松 $20\sim30$ mg/d 静脉滴注，也可用甲泼尼龙 400 mg/d 静脉滴注。

3.纠正水电解质紊乱

在监护心、肾及脑功能条件下，迅速纠正水、电解质平衡紊乱。及时补充维生素和能量。

4.镇静

有狂躁、抽搐者可给予镇静剂，如地西泮、氯丙嗪等。

5.控制感染

如有感染，应用抗生素控制感染。

(六)加强基础护理

做好患者的心理护理及做好生活护理，保持口腔、皮肤清洁和呼吸道通畅，预防并发症。

(七)健康教育

①应指导患者按时按量规则服药，不可自行减量或停服。②教育患者及其家属知道感染、严重精神刺激、创伤等是诱发甲亢的重要因素，应学会避免诱因，患者学会进行自我心理调节，增强应对能力，家属病友要理解患者现状，应多关心、爱护患者。③减少不良刺激，合理安排生活。保持居室安静和轻松的气氛，限制访视，避免外来刺激，满足患者基本生理及安全需要。忌饮酒、咖啡、浓茶，以减少环境和食物中对患者的不良刺激。帮患者合理安排作息时间，白天适当活动，避免精神紧张和注意力过度集中，保证夜间充足睡眠。④指导患者保护眼睛。戴深色眼镜，减少光线和灰尘的刺激。睡前涂抗生素眼膏，眼睑不能闭合者覆盖纱布或眼罩，将角膜、结膜损伤、感染和溃疡的可能性降至最低限度。眼睛勿向上凝视，以免加剧眼球突出和诱发斜视。高枕卧位和限制钠盐摄入可减轻球后水肿，改善眼部症状；每日做眼球运动以锻炼眼肌，改善眼肌功能。⑤教育患者有关甲亢的临床表现、诊断性试验、治疗、饮食原则和要求以及眼睛的防护方法。上衣宜宽松，严禁用手挤压甲状腺，以免甲状腺受压后甲状腺激素分泌增多，加重病情。强调抗甲状腺药物长期服用的重要性，服用抗甲状腺药物者应每周查血常规一次。每日清晨卧床时自测脉搏，定期测量体质量，脉搏减慢、体质量增加是治疗有效的重要标志。每隔 $1\sim2$ 个月门诊随访做甲状腺功能测定。出现高热、恶心、呕吐、大汗淋漓、腹痛、腹泻、体质量锐减、突眼加重等提示甲亢危象可能，应及时就诊。

(李晓倩)

第八节　脓毒症

脓毒症是指因感染引起机体反应失调而导致威胁生命的器官功能障碍。该定义强调了感染导致机体产生内稳态失衡、存在潜在致命风险，需要紧急识别和干预。脓毒症患者如经充分液体复苏后仍存在持续的低血压，需要使用升压药物维持平均动脉压 ≥65 mmHg 且血清乳酸水平 >2 mmol/L 时应考虑患者发生了脓毒性休克。

一、临床表现

脓毒症临床症状、体征的轻重和病程的发展速度在不同患者之间差异较大,特异性差。

1. 常伴有严重感染基础

如创伤、中毒、出血、肺炎、坏死性胰腺炎、化脓性胆管炎、严重营养不良、免疫功能低下等。

2. 全身表现

可表现为高热/低体温、心动过速、呼吸急促、外周血白细胞升高等。

3. 脓毒症进展后出现脓毒性休克和进行性多器官功能障碍表现

(1)血流动力学:脓毒性休克的血流动力学表现为体循环阻力下降、心排血量正常或升高、肺循环阻力增加。

(2)组织灌注障碍:可出现意识改变、皮肤湿冷、尿量减少等。

(3)器官功能障碍:各系统或器官功能受损(如少尿或无尿、动脉血氧分压和氧饱和度降低、心律失常、应激性溃疡、胆红素升高、血小板降低等)。

二、诊断要点

有细菌学证据或有高度可疑的感染灶,同时序贯性器官衰竭评分(sequential-related organ failure assessment,SOFA)≥2 分可诊断为脓毒症。如患者尚无 SOFA 评分所需数据,可行快速序贯器官功能衰竭评分(quick SOFA,qSOFA)进行快速评估:①呼吸>22 次/分钟;②神志改变(GCS 评分<13 分);③收缩压(systolic blood pressure,SBP)≤100 mmHg。满足上述三个指标中的两项及以上者可初步诊断脓毒症,并进一步行 SOFA 评分确认。

三、治疗原则

脓毒症的治疗主要包括以下几个方面:早期液体复苏、控制感染灶、抗感染治疗、高血糖管理、合并器官损伤的支持治疗。

四、护理措施

(一)病情观察

1. 监测生命体征

患者出现脉搏快而弱、血压不稳定、脉压差降低时应该考虑患者处于休克早期;当患者体温过高(>38.5 ℃)或过低(<35.5 ℃)时应及时采取相应的护理措施。

2. 患者有无意识改变

休克早期患者可表现为烦躁不安,如进一步发展,患者则表现为抑郁、淡漠,休克晚期患者可表现为嗜睡或昏迷。

3. 皮肤颜色及肢端温度

患者面色苍白、皮肤湿冷、末端皮肤发绀等均是休克的表现。若全身皮肤出现花纹、瘀斑等提示患者已发生弥散性血管内凝血。

4. 尿量

注意观察患者尿液的颜色、透明度,监测尿比重及血中尿素氮、肌酐水平。患者 24 h 尿量少于 400 mL 或每小时尿量少于 17 mL 常提示患者存在体内血液循环不足或存在心、肾功能损害。

5.血流动力学监测

根据患者病情监测中心静脉压(CVP)、中心静脉血氧饱和度(oxygen saturationin central venous blood,ScvO$_2$)、心脏指数(CI)、平均动脉压(MAP)、体循环阻力指数(systemic vascular resistance index,SVRI)等,并进行动态血气分析,了解患者乳酸和剩余碱水平。在连续性血流动力学监测下进行充分液体复苏,6 h 内液体复苏目标为:①CVP 8~12 mmHg;②MAP≥65 mmHg;③尿量≥0.5 mL/(kg·h);④上腔静脉血氧饱和度≥0.70 或混合静脉血氧饱和度≥0.65。

6.动态监测血糖

对于重度脓毒症合并高血糖患者,1~2 h 监测一次血糖,连续两次血糖>10 mmol/L 时应给予胰岛素控制血糖。目标血糖≤10 mmol/L,血糖水平及胰岛素用量稳定后每4 h 测一次血糖。

7.实时、动态地了解患者各项检查结果

实时了解患者血及分泌物培养结果,血常规,肝、肾功能,电解质,心功能,凝血指标以及感染相关指标,发现异常应及时告知医生。

(二)用药护理

1.应用抗生素

尽早处理感染灶,在使用抗生素进行治疗前尽快采集血液、尿液、粪便、伤口渗液、呼吸道分泌物等体液标本并送检。在应用抗生素前应详细了解患者既往过敏史并进行抗生素皮试,抗生素应用过程中严格遵医嘱,定时、定量给药以维持有效血药浓度并每日评估抗生素治疗效果;当获得细菌培养结果后应及时告知主管医生,以根据药敏结果尽快改为靶向治疗,过渡到有效的窄谱抗生素;注意部分抗生素如青霉素、苯唑西林、环丙沙星、万古霉素等可加重脓毒症症状,使用时除常规监测肝、肾功能之外应注意监测脓毒症患者病情变化。

2.应用血管活性药物

应用血管活性药物期间应保持平均动脉压(MAP)≥65 mmHg,以维持机体有效组织灌注。为保证单位时间内给药浓度和剂量准确,可应用注射泵或输液泵进行输注,同时严密监测血压变化,防止血压骤降或骤升,并严防液体外渗。

3.输注血液制品

对组织灌注不足、且无心肌缺血、重度低氧血症或急性出血的患者,可在血红蛋白(hemoglobin,Hb)<70 g/L 时遵医嘱输注红细胞并注意观察输血效果,使血红蛋白维持在 70~90 g/L。当严重脓毒症患者血小板(platelet,PLT)≤10×10^9/L,无论是否有出血,都应输注血小板;当血小板介于(10~20)×10^9/L 并有出血风险时,可考虑输注血小板;当存在活动性出血或需要手术、有创操作的患者需要使血小板≥20×10^9/L。

(三)饮食护理

确诊严重脓毒症和(或)感染性休克后第一个 48 h 内,若无禁忌证,应鼓励患者经口进食或尽早开始肠内营养。

(四)心理护理

向患者讲解本病相关知识,及时告知患者及其家属病情变化及治疗策略,做好沟通交流及护理操作等解释工作,鼓励患者积极配合治疗、树立战胜疾病的信心。

(庞秋云)

第十二章　妇产科疾病护理

第一节　异位妊娠

正常妊娠时,受精卵着床于子宫体腔内膜。受精卵在子宫体腔以外着床称异位妊娠,又称宫外孕。按受精卵着床部位不同可分为输卵管妊娠、卵巢妊娠、腹腔妊娠、阔韧带妊娠和宫颈妊娠。异位妊娠是妇产科常见的急腹症之一,发病率约2%,以输卵管妊娠最常见,占异位妊娠的95%左右,本节主要阐述输卵管妊娠。

一、护理评估

(一)健康史

详细询问月经史,以推断停经时间,注意辨别不规则阴道流血,重视不孕症、盆腔炎、放置宫内节育器、绝育术、输卵管吻合术等高危因素。

(二)身体状况

1. 症状

流产的主要症状为停经后腹痛和阴道流血。

2. 体征

(1)一般情况:腹腔内出血较多时,患者可出现面色苍白、脉搏快而细弱、心率增快和血压下降等休克表现。

(2)腹部检查:输卵管妊娠破裂时,下腹有明显压痛及反跳痛,尤以患侧最为明显,但腹肌紧张轻微。出血多时,腹部叩诊有移动性浊音。

(3)盆腔检查:阴道内常有少量血液。输卵管妊娠未发生流产或破裂者,除子宫略大较软外,可触及胀大的输卵管并有轻度压痛。输卵管妊娠流产或破裂者,阴道后穹隆饱满、有触痛,宫颈举痛或摇摆痛明显,子宫稍大而软,内出血多时检查子宫有漂浮感。子宫一侧或其后方可触及肿块,边界多不清楚,触痛明显。

(三)心理-社会状况

由于输卵管妊娠流产或破裂后,腹腔内急性大量出血及剧烈腹痛,患者和家属有对死亡的恐惧和焦虑,或因妊娠终止而产生自责、失落、抑郁、无助等情绪反应。

(四)辅助检查

辅助检查包括阴道后穹隆穿刺、尿或血 hCG 测定、B 超检查、腹腔镜检查、诊断性刮宫等。

(五)治疗原则

异位妊娠治疗包括药物治疗和手术治疗。

1. 药物治疗

采用化学药物治疗,也可结合中药进行治疗,主要适用于早期输卵管妊娠、要求保留生育功能的年轻患者,需注意严格掌握适应证和禁忌证。常用药物为甲氨蝶呤,常用剂量为

0.4 mg/(kg·d),肌内注射,5 d 一疗程。应用化学药物治疗,未必每例都能成功,若病情无改善,甚至发生急性腹痛或输卵管破裂症状,应立即进行手术治疗。

2.手术治疗

根据情况行保留患侧输卵管的保守手术和切除患侧输卵管的根治手术。输卵管妊娠手术可经腹或腹腔镜完成,其中腹腔镜手术是异位妊娠诊断和治疗的主要方法。有内出血并发休克的患者应在积极纠正休克的同时迅速手术。输卵管妊娠行保守手术后,残余滋养细胞有可能继续生长,再次发生出血、引起腹痛等,称为持续性异位妊娠。

二、护理诊断/问题

(1)潜在并发症:出血性休克。

(2)疼痛与输卵管妊娠破裂或手术有关。

(3)恐惧与担心疾病威胁生命、手术失败有关。

三、护理措施

1.手术治疗患者的护理

(1)心理护理:讲解疾病相关知识及手术的重要性,保持环境整洁、安静、有序,减少和消除患者紧张、恐惧心理,协助患者及其家属了解和接受手术治疗方案。术后帮助患者接受妊娠失败的现实,以健康的心态积极配合治疗。

(2)一般护理:密切观察生命体征变化,观察患者尿量,对于严重内出血致休克患者立即开放静脉通路,给予吸氧、交叉配血,做好输血输液准备,配合医生抗休克治疗,同时按急诊手术要求做好术前准备。

2.非手术治疗患者的护理

(1)严密观察病情:密切观察患者的生命体征及阴道流血情况;重视腹痛的变化,有无突然加重;有无肛门坠胀感。

(2)加强化学药物治疗的护理:应用化学药物治疗,未必每例都能成功,在甲氨蝶呤治疗期间,应用 B 超和血 β-hCG 进行严密监护,并注意患者的病情变化及药物毒副反应。若治疗后 4~7 d,血 β-hCG 下降<15%,应重复剂量治疗,然后每周复测血 β-hCG,直至降至 5 IU/L,一般需 3~4 周。若用药后 14 d 血 β-hCG 下降并连续 3 次阴性,腹痛缓解或消失,阴道流血减少或停止者为显效。

(3)休息与饮食:患者应绝对卧床休息,减少活动,保持大便通畅,避免增加腹压,以免诱发破裂。指导患者摄取足够营养物质,尤其富含铁蛋白的食物,以促进血红蛋白的增加,增强患者的抵抗力。

3.健康指导

做好卫生宣教,注意经期卫生,预防产后、流产后及宫腔手术后感染,积极预防、治疗盆腔炎症。术后加强营养,注意保持会阴清洁,禁止性生活 1 个月,告知患者再次妊娠应及时就诊。

(吴红玉)

第二节　妊娠期高血压疾病

妊娠期高血压疾病是妊娠与血压升高并存的一组疾病,发病率为 5%～12%,包括妊娠期高血压、子痫前期、子痫、慢性高血压并发子痫前期和慢性高血压合并妊娠。该组疾病严重影响母婴健康,是孕产妇及围生儿死亡的主要原因。

一、护理评估

(一)健康史

详细询问是否存在妊娠期高血压疾病的高危因素,本次妊娠后血压的变化情况,是否伴有蛋白尿、水肿,有无头痛、视力改变及上腹部不适等症状,以及出现异常现象的时间及治疗经过等。

(二)身体状况

评估一般健康状况外,需要重点评估孕妇的血压、尿蛋白、水肿、自觉症状以及抽搐或昏迷等情况。

1. 血压

初测血压升高,应让患者休息 1 h 后再测,并与基础血压相比较。

2. 尿蛋白

应指导孕妇清洁外阴后,取中段尿进行尿蛋白的检测。

3. 水肿

(1)水肿的范围,用"＋"来表示:凹陷性水肿开始仅限于膝以下为"＋";水肿延及大腿者为"＋＋";水肿延及外阴和腹部者为"＋＋＋";全身水肿或伴腹腔积液者为"＋＋＋＋"。

(2)水肿的轻重并不完全反应病情的严重程度,水肿不明显者也有可能迅速发展为子痫,应严密观察。如果孕妇体重一周内增加超过 0.5 kg,应警惕隐性水肿。

4. 自觉症状

孕妇出现头痛、眼花、恶心、呕吐等症状时,提示已发生子痫前期。

5. 子痫典型发作表现

孕妇突然出现眼球固定、瞳孔放大,瞬即头转向一侧,牙关紧闭,面色青紫;继而口角与面部肌肉颤动,数秒后全身肌肉强直,双手握拳,双臂屈曲,迅速发生强烈抽动;持续 1 min 左右,抽搐强度减弱,全身肌肉松弛,随即深长吸气,发出鼾声后恢复呼吸。发生抽搐前和抽搐期间,患者神志丧失。轻者抽搐后短期即可苏醒;抽搐频繁持续时间较长者,往往陷入深昏迷状态。在抽搐过程中易发生唇舌咬伤、摔伤,呕吐可造成窒息或吸入性肺炎。

(三)心理-社会状况

轻度患者因无明显不适常误认为是高血压或肾病而没有给予足够的重视;随着病情加重,孕妇常对自身及胎儿预后的担忧和恐惧而表现出自责、悲观、失望、焦虑、忧郁。孕妇及家属均需要程度不同的心理疏导。

(四)辅助检查

1. 常规检查

血常规;尿常规;肝、肾功能;凝血功能;心电图;胎心监测;B超检查胎儿、胎盘、羊水。

2.子痫前期

眼底检查;凝血功能系列检查;B超等影像学检查肝、胆、胰、脾、肾等脏器;电解质;动脉血气分析;心脏彩超及心功能测定;脐动脉血流指数、子宫动脉等血流变化;头颅 CT 或 MRI检查。

(五)治疗原则

基本治疗原则是休息、镇静、解痉,有指证的降压、利尿,密切监测母儿情况,适时终止妊娠。妊娠期高血压疾病的治疗目的是控制病情、延长孕周、确保母儿安全。

1.妊娠期高血压

应休息、镇静、监测母胎情况,酌情降压治疗。可门诊处理,加强孕期监测,密切观察病情,保证休息、采取左侧卧位,合理调节饮食。

2.子痫前期

需住院治疗,防止子痫及并发症。应镇静、解痉、有指证的降压及利尿,密切监测母胎情况、适时终止妊娠。

常用的治疗药物如下。

(1)解痉药物:硫酸镁,可预防和控制子痫发作。

(2)降压药物:硝苯地平、拉贝洛尔、肼屈嗪等。

(3)镇静药物:地西泮、冬眠合剂。

(4)利尿药物:呋塞米、甘露醇。

3.子痫

治疗原则为控制抽搐、纠正缺氧和酸中毒,在控制血压、抽搐的基础上终止妊娠。

4.终止妊娠的时机

(1)妊娠期高血压、轻度子痫前期的孕妇可期待至足月。

(2)重度子痫前期:妊娠<26 周经治疗病情不稳定者建议终止妊娠;妊娠 26～28 周根据母儿情况及当地诊治能力决定是否期待治疗;妊娠 28～34 周,若病情不稳定,经积极治疗 24～48 h病情仍加重,促胎肺成熟后终止妊娠;如病情稳定,可期待治疗;妊娠≥34 周,胎儿成熟后可终止妊娠;妊娠 37 周后的重度子痫前期应终止妊娠。

(3)子痫:控制 2 h 后可考虑终止妊娠。

5.终止妊娠的方式

妊娠期高血压疾病患者,如无产科剖宫产指征,原则上考虑阴道试产。但如果短时间内不能阴道分娩,病情有可能加重,可考虑放宽剖宫产指证。

二、护理诊断/问题

1.体液过多

水肿与水钠潴留、低蛋白血症有关。

2.有受伤的危险

受伤与发生抽搐有关。

3.潜在并发症

胎盘早剥、肾衰竭、脑水肿、心力衰竭。

三、护理措施

1.心理护理

耐心倾听患者主诉，了解其心理变化；向患者及其家属解释本病的治疗、护理方法和目的，教会患者自我放松的方法，以减轻紧张、忧虑的情绪，积极配合治疗和护理。如果此次妊娠失败，要协助患者及其家庭度过哀伤期，增强其再次妊娠的信心。

2.一般护理

(1)保证休息：保证充足的睡眠，每日休息不少于 10 h，取左侧卧位为宜，以改善子宫胎盘的血供。必要时可睡前口服地西泮 2.5～5 mg。

(2)调整饮食：保证足够的蛋白质、维生素、纤维素、钙、铁和锌等营养的摄入，减少过量脂肪的摄入，水肿不明显者不必严格限盐。

(3)密切监测病情：注意孕妇是否有头痛、上腹部不适、视力改变等症状。每日测血压及体重，每日或隔日复查尿蛋白；注意监测胎心、胎动和宫缩等情况，及时发现胎儿异常。

(4)间断吸氧：可增加血氧含量，以改善全身主要脏器和胎盘的氧供。

3.硫酸镁的用药护理

(1)用药指征：①控制子痫抽搐和防止再抽搐；②防止重度子痫前期发展为子痫；③子痫前期临产前用药预防抽搐。

(2)用药方法：静脉给药结合肌内注射。

1)控制子痫：①静脉给药，荷剂量硫酸镁 2.5～5 g，溶于 10％葡萄糖 20 mL 静脉推注（15～20 min），或溶于 5％葡萄糖 100 mL 快速静脉滴注，继而 1～2 g/h 静脉滴注维持；或夜间睡前停用静脉给药，改为肌内注射。②肌内注射用法，25％硫酸镁 20 mL 加 2％利多卡因 2 mL 臀部深部肌内注射，24 h 硫酸镁总量 25～30 g，疗程 24～48 h。

2)预防子痫发作：负荷和维持剂量同控制子痫处理。用药时间长短依病情而定，一般每日静脉滴注 6～12 h，24 h 总量不超过 25 g。用药期间每日评估病情变化，决定是否继续用药。

(3)毒性反应：硫酸镁的治疗浓度和中毒浓度相近，故在硫酸镁治疗时应严密观察其毒性反应，控制硫酸镁的入量。硫酸镁中毒可表现为膝腱反射减弱或消失，全身肌张力减退和呼吸抑制，严重时心跳停止。

(4)注意事项：每次硫酸镁用药前后和用药期间，均应注意：①膝腱反射必须存在；②呼吸不少于 16 次/分钟；③尿量≥17 mL/h 或≥400 mL/24 h；④备有 10％葡萄糖酸钙。一旦出现中毒反应，立即停用硫酸镁并静脉缓慢推注（5～10 min）10％葡萄糖酸钙 10 mL。条件许可，用药期间可监测血清镁离子浓度。如患者同时合并肾功能不全、心肌病、重症肌无力等疾病，硫酸镁应慎用或减量使用。

4.子痫患者的护理

(1)协助医生控制抽搐：遵医嘱采取药物控制抽搐，首选药物为硫酸镁，必要时考虑应用地西泮、苯妥英钠或冬眠合剂。子痫患者产后需继续应用硫酸镁 24～48 h。

(2)专人护理，防止受伤：发生子痫时，使患者取头低、左侧卧位，以防引起窒息或吸入性肺炎，必要时用吸引器吸出喉部黏液或呕吐物。立即给氧，用开口器或在上、下磨牙之间放置一缠好纱布的压舌板，用舌钳固定舌头以防舌咬伤或舌后坠。拉起床档，以免患者坠床受伤。在患者昏迷或未完全清醒时，禁止给予一切饮食和口服药，防止误入呼吸道而致吸入性肺炎。

(3)严密监护:密切监测生命体征变化,观察尿量,可留置尿管,同时记录出入量,并按医嘱及时做血、尿检查和各项相关检查,及早发现脑出血、肺水肿、急性肾衰竭等并发症。

(4)减少刺激,以免诱发抽搐:将患者安排于单人暗室,避免声、光刺激;治疗护理集中操作且动作轻柔,避免诱发抽搐。

(5)做好终止妊娠的准备:一般抽搐控制后 2 h 可考虑终止妊娠。对于妊娠 34 周之前发病的早发型子痫前期治疗效果较好者,可适当延长孕周,但须严密监护孕妇和胎儿。

5. 分娩期护理

如经阴道分娩,应加强各产程的监测及护理。第一产程应密切监测患者的血压、脉搏、尿量、胎心及子宫收缩情况,及时了解患者有无头痛、恶心、视力模糊等自觉症状,如有异常及时通知医生并做好抢救准备。尽量缩短第二产程,避免产妇过度用力,做好接产与会阴切开、手术助产的准备。第三产程高度重视预防产后出血,注意胎盘及胎膜及时娩出,在胎儿前肩娩出后立即静脉或肌内注射缩宫素并按摩宫底。胎儿娩出后在产房继续监测血压及阴道出血情况,病情稳定者 2 h 后可送回病房。

6. 产褥期护理

重度子痫前期患者产后应继续使用硫酸镁 24～48 h 预防产后子痫。子痫前期患者产后 3～6 d 是产褥期血压高峰期,高血压、蛋白尿等症状仍可能反复出现甚至加剧,故仍应每日监测血压及尿蛋白。使用大量硫酸镁的孕妇,产后易发生子宫收缩乏力,故应密切观察子宫复旧及恶露情况。注意监测及记录产后出血量,患者应在重要器官功能恢复正常后方可出院。

7. 健康指导

使孕妇及其家属了解妊娠期高血压疾病的知识及其危害,自觉进行产前检查,有自觉症状及时就医。指导孕妇注意休息和合理饮食,自数胎动进行胎儿监护。产后进行产褥期卫生指导与母乳喂养指导,定期复查血压、尿蛋白。指导家属的支持和协助能力,使患者得到全面的家庭支持,同时应使患者及其家属了解她们属于高危人群,在下次妊娠时应予以重视并随诊,尽早接受孕期保健指导。

(吴红玉)

第三节　前置胎盘

正常妊娠时胎盘附着于子宫体部的前壁、后壁或侧壁。妊娠 28 周后若胎盘附着于子宫下段,下缘达到或覆盖宫颈内口,位置低于胎儿先露部,称为前置胎盘。前置胎盘是妊娠晚期阴道流血最常见的原因,是妊娠晚期严重并发症之一。

一、护理评估

(一)健康史

询问孕妇是否高龄,了解其孕产史、产次及既往分娩情况,有无多次刮宫、剖宫产史、子宫内膜炎等前置胎盘的易发因素。此次妊娠期间,特别是孕 28 周后,是否出现无痛性、无诱因、反复阴道流血症状。

(二)身体状况

1. 症状

妊娠晚期或临产时,发生无诱因、无痛性、反复阴道流血,为前置胎盘的典型症状。阴道流血发生时间的早晚、反复发生的次数、出血量的多少与前置胎盘的类型有关。完全性前置胎盘初次出血时间早,多在妊娠 28 周左右,出血反复次数频繁,量较大,有时一次大量出血即可使患者陷入休克状态。边缘性前置胎盘指胎盘初次出血发生较晚,多在妊娠晚期或临产后,出血量较少。

部分性前置胎盘初次出血时间、出血量和反复出血次数介于完全性前置胎盘和边缘性前置胎盘之间。胎盘下缘与宫颈内口的关系可随着临产后宫颈管消失和宫口扩张而改变,通常按处理前最后一次检查结果决定分类。

2. 体征

患者大量出血时出现面色苍白、脉搏快而细弱、血压下降等休克表现。腹部检查:子宫软,无压痛,大小与停经周数相符;胎先露部高浮,易并发胎位异常,反复出血或大量出血可使胎儿宫内缺氧,严重者胎死宫内;可在耻骨联合上方听到胎盘杂音;临产后宫缩有间歇,间歇期子宫完全松弛。

(三)心理-社会状况

前置胎盘孕妇及其家属可因突然阴道流血而感到恐惧或担忧,既担心孕妇的健康,更担心胎儿的安危,可能表现为恐慌、紧张、束手无策等。

(四)辅助检查

B 超可诊断前置胎盘并分型,但需注意妊娠周数。妊娠中期 B 超检查发现胎盘前置者,不宜诊断为前置胎盘,而应称为胎盘前置状态。产后检查胎盘及胎膜,若胎盘的前置部分母体面见陈旧性黑紫色血块附着,或胎膜破口处距胎盘边缘<7 cm,则为前置胎盘。

(五)治疗原则

前置胎盘的治疗原则是抑制宫缩、制止出血、纠正贫血和预防感染。根据孕妇的阴道流血量、有无休克、妊娠周数、胎儿是否存活、产次、胎位、前置胎盘类型、是否临产等进行综合分析。

1. 期待疗法

期待疗法适用于妊娠<34 周、胎儿体重<2 000 g、胎儿存活、阴道流血不多、一般情况良好的孕妇。

2. 终止妊娠

终止妊娠指证为反复多量出血甚至休克,无论胎儿是否成熟;胎龄达 36 周以上;胎儿成熟度检查提示胎儿成熟者;胎龄 34~36 周,出现胎儿窘迫征象或胎心异常,监测胎肺未成熟者,经促胎肺成熟处理后;胎儿已死亡或出现难以存活的畸形(如无脑儿)。剖宫产可于短时间内娩出胎儿,又能迅速止血,是前置胎盘终止妊娠的主要手段。

二、护理诊断/问题

1. 有感染的危险

感染与出血多、机体抵抗力下降及胎盘剥离面大且距宫口近有关。

2. 有胎儿受伤的危险

胎儿受伤与阴道大量出血有关。

3.潜在并发症

出血性休克、产后出血。

三、护理措施

1.心理护理

向患者讲解前置胎盘的有关知识,鼓励患者及其家属说出心中疑虑,耐心解答她们的提问,并适当运用沟通的技巧,为其提供心理支持。

2.需立即终止妊娠之孕妇的护理

立即开放静脉通道,做好输血准备。在抢救休克的同时,按照腹部手术患者的护理做好术前准备,监测母儿生命体征,做好抢救和护理。

3.接受期待疗法孕妇的护理

(1)保证休息,减少刺激:嘱患者绝对卧床休息,取左侧卧位,必要时给予地西泮等镇静剂。给予间断吸氧,每日3次,每次30 min,以增加胎儿血氧供应。为了避免扩大胎盘剥离面、凝血栓脱落而引起大出血,应禁止性生活、肛查及阴道检查。

(2)纠正贫血:鼓励患者进食高蛋白及含铁丰富的食物,补充铁剂,血红蛋白低于70 g/L时应输血,以维持正常血容量。

(3)监测生命体征,及时发现病情变化:密切观察并记录孕妇生命体征、阴道流血量及时间,监测胎心率、宫缩情况,遵医嘱及时完成各项实验室检查项目,并配血备用。发现异常及时报告医生并配合处理。

(4)预防感染:纠正贫血,指导患者保持会阴部清洁。产后严密观察与感染有关的体征,例如体温、血白细胞计数及分类、恶露的性状及气味等。

(5)预防产后出血:胎儿娩出后及早使用宫缩剂,以预防产后大出血。注意观察产妇的生命体征、宫缩情况及恶露的量、性状,以早期发现产后出血。对新生儿严格按照高危儿护理。

4.健康指导

加强对孕妇的管理和宣教,指导其定期产前检查,做到疾病早期发现。向患者及其家属宣传前置胎盘的预防保健知识,避免多产、多次刮宫、引产或宫内感染,减少子宫内膜损伤或子宫内膜炎。妊娠期间若有阴道流血应及时就医,做到及时诊断和正确处理。

(吴红玉)

第四节　子宫收缩乏力

子宫收缩乏力是指宫缩的极性、对称性和节律性正常,但宫缩弱而无力,持续时间短,间歇时间长或不规则。使胎先露对子宫下段及宫颈口压迫无力,即不足以使宫颈口以正常的速度扩张,造成产程延长或停滞,而导致母儿出现一系列并发症。本病在具有胎位不正、头盆不称及多次妊娠、双胎、羊水过多等子宫局部因素者发病率较高,同时也见于精神紧张者,如能及时正确地处理孕期及临产过程,则可减少子宫收缩乏力的发生。

一、护理评估

(一)健康史

首先要评估产前检查的一般资料,了解产妇的身体发育状况、身高与骨盆测量值、胎儿大小、有无头盆不称等;同时还要注意既往病史、妊娠及分娩史,并评估产妇的社会支持系统。

(二)身体状况

1.宫缩异常

(1)协调性宫缩乏力:产程开始时产妇无特殊不适,精神好,进食正常,仅表现为子宫收缩力弱,在宫缩的高峰期,宫体隆起不明显,用手指压宫底部肌壁仍可出现凹陷。宫缩时,宫腔压力<15 mmHg,持续时间短,间歇期长且不规律,宫缩<2 次/10 分钟。

(2)不协调性宫缩乏力:多见于初产妇,表现为临产后持续腹痛,产妇烦躁不安,休息不好,疲乏无力。宫缩时宫底部不强,而是子宫下段强,宫缩间歇期子宫壁也不能完全松弛,表现为子宫收缩不协调。产妇自觉宫缩强,持续腹痛,拒按。

2.产程异常

分娩过程中,动态监护宫口扩张及胎先露下降情况,从产程图可以观察到宫缩乏力导致的产程曲线异常有以下 7 种。

(1)潜伏期延长:从规律宫缩开始至宫口开大 3 cm 称为潜伏期。初产妇潜伏期正常需要 8 h,最大时限 16 h,超过 16 h 称为潜伏期延长。

(2)活跃期延长:从宫口开大 3 cm 开始至宫口开全称为活跃期。初产妇活跃期正常需要 4 h,最大时限 8 h,超过 8 h 称为活跃期延长。

(3)活跃期停滞:进入活跃期后宫口停止扩张超过 4 h 称为活跃期停滞。

(4)第二产程延长:第二产程初产妇超过 2 h,经产妇超过 1 h,硬膜外麻醉镇痛分娩时初产妇超过 3 h 尚未分娩,称为第二产程延长。

(5)胎头下降延缓:活跃期晚期或第二产程,胎头下降速度初产妇每小时<1 cm,经产妇每小时<2 cm,称为胎头下降延缓。

(6)胎头下降停滞:活跃期晚期胎头不下降达 1 h 以上,称为胎头下降停滞。

(7)滞产:指总产程超过 24 h 者。

(三)心理-社会状况

因产程延长,产妇易焦虑。产妇及家属对阴道分娩方式失去信心,通常要求手术分娩。不协调性子宫收缩乏力者,产妇因持续腹痛,易焦虑、恐惧,家属担心母儿的安危。

(四)治疗原则

尽可能做到产前预测,产时及时准确诊断,针对原因适时处理。无论出现哪种产程异常,均需仔细评估子宫收缩力、胎儿大小与胎位、骨盆以及头盆关系等,综合分析决定分娩方式。

二、护理诊断/问题

1.疲乏

疲乏与产程延长、孕妇体力消耗有关。

2.有体液不足的危险

体液不足与产程延长、孕妇体力消耗、过度疲乏影响摄入有关。

三、护理措施

(一)协调性宫缩乏力

首先应寻找原因,检查有无头盆不称或胎位异常,阴道检查了解宫颈扩张和胎先露下降情况。若不能经阴道分娩者,应及时做好剖宫产术前准备。若估计可经阴道分娩者,应做好以下护理。

1.第一产程的护理

(1)改善全身情况。①保证休息,心理疏导:要关心和安慰产妇,消除其精神紧张与恐惧心理,增强对分娩的信心;对产程长、产妇过度疲劳或烦躁不安者按医嘱给予镇静剂,如地西泮或哌替啶等。②补充营养、水分、电解质:鼓励产妇多进食易消化、高热量食物,同时注意纠正产妇电解质紊乱状态。③开展陪伴分娩:让有经验的助产士陪伴指导产妇,同时家属陪伴在产妇身边,以便消除其紧张情绪,减少因精神紧张所致的宫缩乏力。④鼓励排尿排便。

(2)加强子宫收缩:无胎儿窘迫、无剖宫产史者,如诊断为协调性宫缩乏力,产程无明显进展,则根据以下方法,按医嘱加强子宫收缩。①人工破膜:宫口扩张≥5 cm,无头盆不称,胎头已衔接而产程延缓者,可行人工破膜。破膜前必须检查有无脐带先露,破膜应在宫缩间歇期进行;破膜后观察羊水量、性状和胎心变化。②缩宫素静脉滴注:适用于产程延长且协调性宫缩乏力、胎心良好、胎位正常、头盆相称者。原则以最小浓度获得最佳宫缩,一般将缩宫素 2.5 U加入 0.9% 的生理盐水 500 mL 内,从 4~5 滴/分钟开始,根据宫缩强弱进行调整。每隔15 min观察并记录 1 次宫缩、胎心、血压、脉搏及产程进展。若宫缩不强,可逐渐加快滴速,最大剂量通常不超过 60 滴/分钟(20 mU/min),以子宫收缩达到持续 40~60 s,间隔 2~3 min为佳。若 10 min 内宫缩≥5 次、宫缩持续 1 min 以上或胎心率异常,应立即停止滴注缩宫素,避免因子宫收缩过强而发生子宫破裂或胎儿窘迫等严重并发症。③针刺穴位:针刺合谷、三阴交、太冲、关元、中极等穴位。④刺激乳头可加强宫缩。⑤地西泮静脉推注:地西泮能使子宫颈平滑肌松弛,软化宫颈,促进宫口扩张,而不影响宫体肌纤维收缩,适用于宫口扩张缓慢及宫颈水肿者,常用剂量为 10 mg,缓慢静脉推注,与缩宫素联合应用效果更佳。

(3)剖宫产术前准备:若经上述处理,试产 2~4 h 产程仍无进展,甚至出现胎儿宫内窘迫、产妇体力衰竭等情况时,应立即做好剖宫产术前准备。

2.第二产程的护理

应做好阴道助产和抢救新生儿的准备,密切观察宫缩、胎心与胎先露下降情况。若无头盆不称,第二产程期间出现宫缩乏力时,也应加强宫缩,可静脉滴注缩宫素加快产程进展。若胎头双顶径已通过坐骨棘平面,则等待自然分娩或行阴道助产结束分娩;若胎头还未衔接或出现胎儿窘迫征象时,应行剖宫产术。

3.第三产程的护理

预防产后出血及感染。按医嘱于胎儿前肩娩出时静脉推注缩宫素 10 U,并同时静脉滴注缩宫素 10~20 U。凡破膜时间超过 12 h、总产程超过 24 h、肛查或阴道助产操作多者,应给予抗生素预防感染。

4.提供心理支持

产妇的心理状态是影响子宫收缩的重要因素,要及时给予解释和支持,指导产妇进行适当的室内活动,并学会在宫缩间歇期休息。鼓励产妇及家属表达出他们的担心和不适感,护士随时向产妇及家属解答问题,不断对分娩进程作出判断并将产程的进展和护理计划告知产妇及家属,树立自然分娩的信心。

(二)不协调性宫缩乏力

医护人员要关心患者,向产妇解释疼痛的原因,指导产妇宫缩时深呼吸、做腹部按摩及放松,缓解其不适,减轻疼痛。遵医嘱给予镇静剂,如哌替啶、地西泮等,确保产妇充分休息。在协调性宫缩恢复之前,严禁应用缩宫素。若宫缩仍不协调或出现胎儿窘迫征象,或伴有头盆不称、胎位异常等,应及时通知医师,并做好剖宫产术和抢救新生儿的准备。若不协调性宫缩已被纠正,但宫缩较弱时,按协调性宫缩乏力处理。

(吴红玉)

第五节　产后出血

产后出血指胎儿娩出后 24 h 内阴道出血量超过 500 mL,剖宫产出血超过 1 000 mL,是分娩期严重的并发症之一,是引起孕产妇死亡的首位原因。产后出血发生率占分娩总数 2%～3%,其中 80% 以上发生在产后 2 h 之内。产后出血严重危及产妇生命。因此,临床上高度重视产后出血的防治工作,以降低产妇的病死率。

一、护理评估

(一)健康史

了解产妇年龄、孕产次、评估胎儿大小,有无难产、死产等病史,是否有血液系统疾病、先兆子痫、胎盘早剥、羊水过多、羊水栓塞等;分娩过程中产妇有无精神过度紧张,使用过多镇静剂、麻醉剂;有无产程延长、助产操作不当、急产、软产道损伤等情况。

(二)身体状况

1. 全身表现

开始出血阶段产妇尚有代偿能力,失血的临床表现不明显,随着失血量逐渐增多,出现失代偿且很快进入休克状态,患者表现为眩晕、口渴、打哈欠、烦躁不安等,随之出现面色苍白、出冷汗、脉搏细弱、血压下降、呼吸急促等表现。

2. 阴道流血

根据出血发生的时间、出血量,以及与胎儿、胎盘娩出的时间来判断产后出血的原因:子宫收缩乏力、胎盘因素、软产道损伤、凝血功能障碍。

3. 失血量的测定及估计

失血量的测定及估计方法有面积法、容积法及称重法。

(三)心理-社会状况

发生产后出血时,产妇情绪高度紧张、恐惧、有濒死感,担心自己的生命是否安全,家人会异常惊慌、手足无措,寄全部希望于医护人员。

(四)辅助检查

(1)检测患者血型、交叉配血试验,做好输血前准备。

（2）检测血常规，了解贫血程度及失血量。

（3）测定出凝血时间、凝血酶原时间、血小板计数、血浆鱼精蛋白副凝试验，了解是否有凝血功能障碍。

（五）治疗原则

针对出血原因，制订治疗方案，迅速止血，补充机体血容量，纠正休克，预防感染。

二、护理诊断/问题

1.组织灌注量不足

组织灌注量不足与阴道大量流血，血容量减少有关。

2.有感染的危险

感染与失血量过多，机体抵抗力下降有关。

3.恐惧

恐惧与阴道大量出血，担心生命安全有关。

4.失血性休克

失血性休克与大量失血有关。

三、护理措施

（一）预防产后出血

1.加强孕期保健

有血液系统疾病者，应在妊娠前治愈，如有必要早孕时终止妊娠。定期进行产前检查，能早期发现并发症。重视高危孕产妇的监护，必要时提前住院待产。

2.正确处理产程

（1）第一产程：保证产妇的饮食、休息，防止产程延长，做好输血、输液及急救准备。合理使用镇静剂及麻醉剂。

（2）第二产程：保护好会阴组织，阴道助产手术时应规范；胎儿娩出时指导产妇正确使用腹压且娩出速度不宜过快；可能发生产后出血时，在胎儿前肩娩出后即刻肌内注射或静脉推注缩宫素 10 U。

（3）第三产程：胎盘剥离前不宜按揉子宫及过早牵拉脐带，胎儿娩出后 15 min，如无胎盘剥离征象，应即刻查明原因并及时处理；胎盘娩出后仔细检查胎盘、胎膜是否完整，检查软产道有无裂伤及血肿，按摩子宫促进其收缩。

3.产后 2 h 严密观察

大多数产后出血发生在产后 2 h 之内，产妇分娩后应在产房观察 2 h，密切观察生命体征、阴道流血及宫缩情况。督促产妇及时排空膀胱。新生儿早吸吮乳头，促进子宫收缩。

（二）针对出血原因迅速止血

1.子宫收缩乏力

加强宫缩是最迅速且有效的止血方法，止血方法如下。

（1）按摩子宫：术者一手在腹部按摩宫底（大拇指在前，其余四指在后），同时按压宫底，将宫腔内积血挤出，按摩需均匀而有节奏。如效果差，可用腹部-阴道双手按摩子宫法，双手相对按压子宫，并作节律性按摩，直到子宫恢复正常收缩为止，按摩时应注意无菌操作。

（2）应用宫缩药物：①首选缩宫素，在胎盘娩出后用缩宫素 10 U 加入 5％葡萄糖液 500 mL 中静脉滴注，亦可缩宫素 10 U 肌内注射或注射于子宫体；②米索前列醇 0.2 mg 舌下含服；③卡前列甲酯 1 mg 置于阴道后穹隆处，止血效果较好。

（3）宫腔内填塞纱条：经按摩、缩宫剂等处理无效时，用特制的 4～6 层无菌不脱脂纱布填塞入宫腔内止血。填塞时助手在腹部固定子宫，术者用卵圆将纱布条自宫底由内向外紧填于宫腔，如果留有空隙或填塞不紧都造成隐性出血。宫腔填塞纱后应密切观察患者生命体征及宫底高度的变化。24 h 后将纱条取出，取出前静脉滴注缩宫素 10 U，同时预防感染发生。

（4）结扎盆腔血管或行子宫次全切除术：经上述处理仍无效时，可结扎子宫动脉或髂内动脉止血，亦可行子宫动脉或髂内动脉栓塞术。如止血效果仍不满意，为挽救患者生命，可考虑次全子宫切除术，同时配合医生做好术前准备。

（5）子宫压缩缝合法：常用 B-Lynch 缝合法。适用于子宫乏力性产后出血，在剖宫产时使用更方便。手术中将子宫从腹壁切口托出，用两手捧住子宫挤压，观察出血情况，如果挤压后出血减少或停止，缝合后止血成功率高。具体缝合方法，此法止血快，易于操作，手术时间短，安全性大且有保留子宫的优点。

2.胎盘因素

应立即检查阴道或宫腔，明确胎盘是否剥离完整。胎盘已剥离但滞留于宫腔时，应立即取出胎盘。术者一边牵拉脐带，一边轻压宫底使胎盘娩出。胎盘剥离不全或粘连时，无菌条件下行徒手剥离胎盘术。胎盘或胎膜部分残留时，可钳刮术清除残留组织。如疑胎盘植入时，应及时做好子宫切除准备。

3.软产道损伤

检查软产道有无损伤，并按解剖层次缝合伤口。

4.凝血功能障碍

明确病因，配输新鲜血液，补充血小板、纤维蛋白原、凝血因子。如并发 DIC，应进行抗凝血及抗纤溶治疗。

（三）失血性休克护理

①给产妇提供安静的环境，嘱产妇平卧，给予吸氧及保暖；②立即开通静脉通路，及时输液补充血容量，输血，正确使用宫缩剂、升压药物等，给予抗生素预防感染；③严密观察并记录患者的意识变化、生命体征、皮肤颜色、尿量，准确测量阴道出血量，发现病情变化及时向医生报告；④严密观察子宫收缩情况，按摩子宫时有无阴道大量流血。及时排空膀胱，必要时给予留置尿管导尿。

（四）心理护理

医护人员应陪伴产妇，使患者有安全感，并能以熟练的技术及责任心赢得产妇及家属的信任。关爱、安慰产妇，向患者及其家属耐心解释病情和抢救情况，以便能与医护人员积极主动配合。鼓励其说出内心感受，使产妇能放松心情，消除紧张情绪。

（五）健康指导

（1）指导产妇合理安排休息，加强营养，协助体力恢复。

（2）教会患者自己按摩子宫，了解子宫恢复情况，护理好会阴伤口。

（3）明确产后复查的目的和意义，产妇按时进行复查，及时调整产后健康指导方案。

（吴红玉）

第六节　子宫颈癌

子宫颈癌习称宫颈癌,是女性生殖器官最常见的恶性肿瘤之一,在女性恶性肿瘤中发病率仅次于乳腺癌。

平均发病年龄为 52.2 岁,原位癌高发年龄为 30～35 岁,浸润癌为 50～55 岁。随着子宫颈细胞学筛查的普遍应用,使疾病在癌前病变阶段即得到了诊断和治疗,因此子宫颈癌的发病率及病死率已呈下降趋势。

一、护理评估

(一)临床表现

1. 症状

宫颈癌早期常无明显症状,随病情进展,可出现不规则阴道流血、阴道分泌物增多和疼痛。这些症状的轻重与临床分期、肿瘤的生长方式、组织病理类型、患者的身体状况有关。

2. 体征

妇科检查早期局部无明显病灶,随着病程的发展,宫颈浸润癌可表现为不同的局部体征。

(二)辅助检查

辅助检查主要包括子宫颈癌筛查、阴道镜检查、宫颈活组织检查、病理检查。

(三)与疾病相关的健康史

1. 了解患者的婚育史、性生活史以及月经情况

有无阴道不规则流血史及异常白带,特别是接触性阴道出血;有无慢性宫颈炎及 HPV 感染史,是否进行过检查及治疗等。

2. 主要病因

目前研究显示高危型人乳头瘤病毒(HPV)的持续感染是子宫颈上皮内瘤变和宫颈癌的主要病因,宫颈鳞状细胞癌中 HPV16 型最多见,其次是 HPV18、45、31 和 33 型;宫颈腺癌中 HPV18 和 45 亚型较常见。

(四)心理-社会状况

当患者被确定癌症后,常表现为恐惧和绝望,迫切希望能采取各种方法减轻痛苦,延长生命;宫颈癌手术范围大、留置尿管时间长、恢复慢,使患者较长时间不能正常地生活、工作,常出现担心、焦虑情绪。

(五)治疗原则

目前国内外对子宫颈癌的治疗强调治疗的个体化,常采用以手术和放疗为主、化疗为辅的综合治疗。手术范围根据患者的临床分期、年龄和生育要求、全身情况、经济状况等综合考虑。

二、护理诊断/问题

1. 焦虑

焦虑与子宫颈癌可危及生命或子宫颈癌手术有关。

2. 营养失调:低于机体需要量

营养失调与长期的阴道流血及癌症的消耗及术后营养不当有关。

3. 舒适的改变

舒适的改变与宫颈癌浸润转移、异常的阴道排液、流血及手术创伤有关。

4. 排尿异常

排尿异常与子宫颈癌侵犯膀胱及输尿管或子宫颈癌根治术干扰膀胱正常功能有关。

5. 潜在的并发症

潜在的并发症包括感染、下肢血栓性静脉炎。

三、护理措施

(一)一般护理

提供舒适环境。指导患者保持外阴清洁,同时加强会阴护理。鼓励患者摄入高蛋白、高维生素饮食,改变营养状态。

(二)术前、术后护理

1. 手术前护理

每日可冲洗外阴 1～2 次。行阴道冲洗时,动作要轻柔,以免损伤子宫颈癌组织引起阴道大出血。

2. 手术后护理

注意观察病情,促进舒适,预防并发症。①遵医嘱给予抗生素,以预防感染;②有淋巴囊肿形成时,遵医嘱给予湿热敷,以促使消散防止感染;③注意观察有无如疼痛、发热、腹胀等症状,及时采取相应的护理措施;④注意预防下肢血栓性静脉炎的发生,可采取术后初期指导患者进行床上肢体活动,协助患者翻身,定时间断压迫患者的下肢;⑤有明显伤口疼痛者,遵医嘱给予止痛药物;⑥保持引流管的通畅,一般引流管于手术后 48～72 h 取出;⑦促进膀胱功能的恢复,预防泌尿系感染,术后尿管需留置 7～14 d,术后第二日指导患者进行骨盆底肌肉群的训练,以强化膀胱外括约肌的张力;⑧术后需接受放化疗患者,按有关护理程序护理。

3. LEEP 刀治疗护理措施

①术前患者准备:阴道分泌物检查,除外妇科炎症;心理疏导,解除紧张情绪,老年患者除外内科并发症。②手术时间:选择月经干净 3～7 d 进行。③术后指导:嘱患者一周内避免骑车等剧烈活动;术后服用抗生素 3～5 d;术后禁性生活直至创面愈合;注意阴道出血情况,如出血多随时就诊;定期妇科检查。

(三)心理护理

加强护患之间的沟通,建立良好的护患关系。向患者及其家属做好宣传解释工作,介绍各种诊治过程中可能出现的不适及有效的应对措施,以帮助其消除顾虑。

(四)出院指导

嘱咐患者加强营养,促进身体恢复:手术后 3～6 个月内避免体力劳动和性生活,康复以后应逐步增加活动强度,适当地参加社交活动及正常的工作等。治疗后 2 年内每 3 个月随访 1 次;第 3～5 年,每 6 个月 1 次;第 6 年开始,每年复查 1 次。如有症状随时到医院检查。

(王　谊)

第七节 葡萄胎

葡萄胎(hydatidiform mole,HM)是由于妊娠后胎盘绒毛滋养细胞增生、间质水肿,形成大小不一的水泡,水泡间借蒂相连成串,形如葡萄而得名,也称水泡状胎块。葡萄胎可分为完全性葡萄胎和部分性葡萄胎两类。

一、护理评估

(一)临床表现

1.完全性葡萄胎

由于诊断技术的进步,患者常在未出现症状或仅有少量阴道流血时就已得到诊治,所以症状典型的患者已少见。临床症状主要有停经后阴道流血、子宫异常增大变软、妊娠呕吐、子痫前期征象、卵巢黄素化囊肿、腹痛、甲状腺功能亢进征象等。

2.部分性葡萄胎

大多没有完全性葡萄胎的典型症状,程度也常较轻。阴道流血常见,一般无子痫前期、卵巢黄素化囊肿等,妊娠呕吐也较轻。子宫多数与停经月份相符或者更小。

(二)辅助检查

辅助检查主要包括人绒毛膜促性腺激素(hCG)测定、超声检查、DNA 倍体分析。

(三)与疾病相关的健康史

询问患者的月经史、生育史、停经史、本次妊娠反应发生的时间及程度,了解患者及其家族既往有无葡萄胎病史。

(四)心理-社会状况

患者常因不能正常分娩而自责,也会出现对清宫手术的恐惧和对今后生育的担心。对滋养细胞疾病知识的缺乏及预后的不确定性会增加患者的焦虑情绪。

(五)治疗原则

1.清宫

一经确诊,应及时清宫。由于葡萄胎子宫大而软,清宫时出血较多,也容易穿孔,因此应在输液、备血的准备下在手术室内进行。为减少出血和预防子宫穿孔,可在术中应用缩宫素静脉滴注。

2.卵巢黄素囊肿

一般不需要处理,葡萄胎清宫后随着 hCG 的下降会自行消退。

二、护理诊断/问题

1.焦虑

焦虑与担心清宫手术和预后有关。

2.自尊紊乱

自尊紊乱与分娩的期望不能满足及担心将来的妊娠有关。

3.有感染的危险

感染与反复阴道不规则流血造成免疫力下降有关。

4.知识缺乏

缺乏葡萄胎治疗及随访的知识。

三、护理措施

(一)一般护理

指导患者摄取高蛋白、富含维生素 A、易消化饮食。注意休息,保证充分的睡眠,适当活动,改善机体的免疫功能。

(二)病情观察

观察和评估患者腹痛和阴道流血的量、色、性质及排出物,一旦发现有水泡状组织要及时送病理检查。出血多的患者应注意观察血压、脉搏、呼吸等生命体征的变化。

(三)清宫术前护理

清宫前应完善各项检查,如血常规、血型、出凝血时间、肝肾功能等。如有贫血、休克、水电解质紊乱、子痫前期、甲状腺功能亢进等,应先对症处理,稳定病情。护士应指导患者正确留取尿液标本,注意保持外阴部清洁,防止逆行性感染。

(四)清宫术中护理

1.术前准备

清宫前建立静脉通道,准备好血液、缩宫素、抢救药品及物品。为防止葡萄胎组织堵塞吸管,应准备大号吸管负压吸引。

2.术中配合

术中密切观察患者一般情况,安慰和关心患者,消除其紧张情绪,使手术能够顺利进行。护士应注意观察患者有无面色苍白、出冷汗、口唇发绀的表现,及时测量血压、脉搏,防止出血性休克发生。

3.术后送检

刮出物选择靠近宫壁的葡萄状组织送病理检查。对于子宫大于妊娠 12 周或术中一次清宫有困难者,可于 1 周后再次清宫并送病理检查。

(五)清宫术后护理

严密观察患者腹痛及阴道流血情况。清宫手术后指导患者注意休息,适当活动,保持心情愉快。清宫手术后禁止性生活及盆浴 1 个月,并注意保持外阴清洁,以防感染。

(六)心理护理

评估患者及其家属对疾病的心理反应,并了解其对疾病和治疗手段的认知情况。通过日常护理活动与患者建立良好的护患关系,鼓励患者表达内心感受,以减轻负面心理对其产生的影响。为患者讲解疾病的相关知识及治疗过程,及时纠正患者对疾病的错误认识。护士应与家属密切配合,帮助患者消除顾虑和恐惧,增强其治疗的信心。

（王　谊）

第十三章 儿科疾病护理

第一节 急性上呼吸道感染

急性上呼吸道感染简称上感,俗称"感冒",是小儿最常见的疾病,主要侵犯鼻、鼻咽和咽部。

一、病因

各种病毒和细菌均可引起,以病毒多见,占90%以上,主要有呼吸道合胞病毒、腺病毒、流感病毒、鼻病毒、柯萨奇病毒、埃可病毒、冠状病毒等。病毒感染后,可继发细菌感染,常见的细菌有溶血性链球菌、肺炎链球菌、流感嗜血杆菌。支原体亦可引起。

二、临床表现

症状轻重不一,与年龄、病原体和机体抵抗力有关。

(一)一般类型上感

一般类型上感多发于冬春季节,年长儿症状较轻。以呼吸道局部表现为主;婴幼儿则较重,以发热等全身症状为突出表现。局部症状主要是流涕、鼻塞、喷嚏、咽部不适、轻咳与不同程度的发热。全身症状有畏寒、高热、头痛、食量减退、乏力,婴幼儿可伴有呕吐、腹泻、腹痛、烦躁,甚至高热惊厥。体检可见咽部充血,扁桃体肿大,颌下淋巴结肿大、触痛。部分患儿出现不同形态皮疹。肺部体征阴性。

(二)特殊类型上感

1.疱疹性咽峡炎

疱疹性咽峡炎由柯萨奇A组病毒引起,好发于夏秋季,急起高热,咽痛,咽充血,咽腭弓、悬雍垂、软腭等处有疱疹,周围有红晕,疱疹破溃后形成小溃疡。病程1周左右。

2.咽-结合膜热

病原体为腺病毒,春夏季发病多,可在集体儿童机构中流行。表现为发热、咽痛、一侧或双侧眼结合膜炎及颈部或耳后淋巴结肿大。病程1~2周。

(三)并发症

急性上呼吸道炎症可并发中耳炎、鼻窦炎、咽后壁脓肿、颈淋巴结炎、喉炎、气管支气管炎、肺炎、病毒性心肌炎、病毒性脑炎等。年长儿若患溶血性链球菌性上感可引起急性肾炎、风湿热等疾病。

三、辅助检查

病毒感染者血白细胞计数偏低或在正常范围内;细菌感染者血白细胞计数及中性粒细胞比例明显增多。

四、治疗原则

以支持疗法及对症治疗为主。注意预防并发症。抗病毒药物常用利巴韦林,抗病毒的中药治疗有一定效果。原则上不用抗菌药物,但如病情较重,有继发细菌感染或发生并发症者,可选用抗菌药物。如确为链球菌感染或既往有肾炎或风湿热病史者,可用青霉素,疗程宜10～14 d。

五、护理评估

(一)健康史

询问病前有无受凉及患病后鼻塞、流涕,发热情况,有无高热惊厥。询问患儿的精神状态、饮食情况及用药情况,是否患维生素 D 缺乏性佝偻病、营养不良、贫血等疾病,有无居住环境不良及护理不当等因素存在。

(二)身体状况

评估患儿有无发热及发热程度,咽部有无充血,扁桃体有无肿大,年幼儿有无精神萎靡、呕吐、腹泻,高热患儿有无惊厥,有无眼结膜充血、咽峡部疱疹等特殊表现。了解血常规检查的结果及其意义。

(三)心理-社会状况

家长在患儿病初多不重视,当患儿出现高热等严重表现时便担心病情变化,产生焦虑、抱怨等情绪。

六、护理诊断

1.体温过高

体温过高与上呼吸道炎症有关。

2.不舒适

不舒适与咽痛、鼻塞等有关。

3.潜在并发症

潜在并发症为高热惊厥。

七、护理措施

1.维持体温正常

(1)保持室内温度 18 ℃～20 ℃,湿度 50%～60%,每日通风 2 次以保持室内空气清新。

(2)保证患儿营养和水分的摄入,鼓励患儿多喝水,给予易消化和营养丰富的清淡饮食,必要时按医嘱静脉补液。

(3)密切监测体温变化,体温 38.5 ℃以上时应采用有效的降温措施,如头部冷湿敷、枕冰袋,在颈部、腋下及腹股沟处放置冰袋,或用酒精擦浴,冷盐水灌肠。也可以按医嘱用降温药,如口服对乙酰氨基酚或肌内注射柴胡注射液等。衣服和被子不宜过多、过紧,及时更换汗湿衣服,保持口腔及皮肤清洁。

2.促进舒适

(1)各种治疗护理操作尽量集中完成,保证患儿有足够的休息时间。

(2)及时清除鼻腔及咽喉部分泌物,保证呼吸道通畅。

（3）鼻塞严重时应先清除鼻腔分泌物后用 0.5％麻黄素液滴鼻，每天 2～3 次，每次 1～2 滴，对因鼻塞而妨碍吸吮的婴儿，宜在哺乳前 15 min 滴鼻，使鼻腔通畅，保证吸吮。

（4）注意观察咽部充血、水肿、化脓情况，及时发现病情变化。咽部不适时可给予润喉含片或雾化吸入。

3.病情观察

密切观察病情变化，警惕高热惊厥的发生。在护理患儿时应经常检查口腔黏膜及皮肤有无皮疹，注意咳嗽的性质及神经系统症状等，以便能早期发现麻疹、猩红热、百日咳及流行性脑脊髓膜炎等急性传染病。

在疑有咽后壁脓肿时，应及时报告医师，同时要注意防止脓肿破溃后脓液流入气管引起窒息。

4.健康教育

指导家长掌握上呼吸道感染的预防知识，懂得相应的应对技巧；在集体儿童机构中，应早期隔离患儿，如有流行趋势，可用食醋熏蒸法将居室消毒；对反复发生上呼吸道感染的患儿应注意加强体育锻炼，多进行户外活动；穿衣要适当，以逐渐适应气温的变化，避免过热或过冷；另外，要积极防治各种慢性病，如佝偻病、营养不良及贫血。

（李向荣）

第二节　急性感染性喉炎

急性感染性喉炎为喉部黏膜急性弥散性炎症，好发于声门下部。以犬吠样咳嗽、声音嘶哑、喉鸣、吸气性呼吸困难为特征，多发生在冬春季节，婴幼儿多见。

一、病因

急性感染性喉炎常由病毒或细菌感染引起，常为上呼吸道感染的一部分。有时可在麻疹、百日咳和流感等急性传染病的病程中并发。

常见的病毒为副流感病毒、流感病毒和腺病毒，常见的细菌为金黄色葡萄球菌、链球菌和肺炎链球菌。由于儿童喉部解剖特点，炎症时易充血、水肿而出现喉梗阻，如处理不当可造成死亡。

二、临床表现

（一）症状

起病急，症状重，可有不同程度的发热，声音嘶哑、犬吠样咳嗽、吸气性喉鸣和三凹征。一般白天症状轻，夜间入睡后喉部肌肉松弛，分泌物阻塞导致症状加重。严重者迅速出现烦躁不安、吸气性呼吸困难、青紫、心率增快等缺氧症状。

（二）体征

间接喉镜检查可见黏膜弥散性充血，尤其是声带充血，声带由白色变为粉红色或红色。有时可见声带黏膜下充血，声带因肿胀而变厚，但两侧声带运动正常。

（三）喉梗阻分度

临床上按吸气性呼吸困难的轻重,将喉梗阻分为 4 度。

1. Ⅰ度

安静时无症状,活动后出现吸气性喉鸣和呼吸困难,肺部听诊呼吸音清晰,心率无改变。

2. Ⅱ度

安静时有喉鸣和吸气性呼吸困难,肺部听诊可闻及喉传导音或管状呼吸音,心率增快(120～140 次/分钟)。

3. Ⅲ度

吸气性喉鸣和呼吸困难,患儿因缺氧而出现烦躁不安,口唇及指(趾)发绀,双眼圆睁,面容惊恐,头面出汗,肺部听诊呼吸音明显减弱,心音低钝,心率快(140～160 次/分钟)。

4. Ⅳ度

患儿呈衰竭状态,昏睡或昏迷、抽搐,面色苍白或发灰,由于无力呼吸,三凹征可不明显,肺部呼吸音几乎消失,仅有气管传导音,心音低钝,心律失常。

三、辅助检查

1. 血常规检查

病毒感染者血白细胞计数正常或偏低,淋巴细胞计数相对增高。细菌感染者血白细胞计数增高,中性粒细胞比例增高。

2. 血氧饱和度测定

血氧饱和度测定可明确是否缺氧。

3. X 线片

摄颈部后前位及侧位 X 线片,以排除会厌炎及气管异物。

四、治疗原则

1. 保持呼吸道通畅

吸氧、雾化吸入,消除黏膜水肿。

2. 控制感染

细菌感染者选择敏感抗生素及时静脉输入,常用青霉素类、氨基糖苷类、大环内酯类或头孢菌素类等,有气急、呼吸困难时,及时静脉输入足量广谱抗生素。病毒感染者可选用利巴韦林、阿昔洛韦等。可根据药敏试验或咽拭子培养,选用对致病菌敏感的抗生素。

3. 应用肾上腺糖皮质激素

糖皮质激素有抗感染和抑制变态反应作用,应用抗生素同时给予肾上腺糖皮质激素,以减轻喉头水肿,缓解症状。

病情轻者口服泼尼松,1～2 mg/(kg·d),分次口服;Ⅱ度以上喉梗阻患儿给予地塞米松、氢化可的松或甲泼尼龙静脉滴注。地塞米松静脉推注,每次 2～5 mg;继之 1 mg/(kg·d)静脉滴注,用 2～3 d,至症状缓解。

4. 对症治疗

缺氧者给予吸氧;烦躁不安者给予镇静药异丙嗪。除镇静外尚有减轻喉头水肿的作用;痰多者应给以祛痰药;不宜用氯丙嗪和吗啡。

5.气管切开

有严重缺氧征象或有Ⅲ度喉梗阻者,应及时行气管切开。

五、护理评估

1.健康史

询问患儿有无因护理不当而受凉的病史;有无居住拥挤、通风不良、空气污浊的情况;是否患过营养缺乏性疾病、先天性心脏病、贫血等;是否患过麻疹、百日咳等传染病;有无发热、打喷嚏、声嘶、犬吠样咳嗽等。

2.身体评估

了解患儿症状出现和加重的时间;评估患儿精神、神志、体温、呼吸心率、血压等生命体征,了解有无窒息的危险等情况。

3.心理-社会状况

评估家长有无心理压力,是否具备护理患儿的知识。

六、护理诊断

1.有窒息的危险

窒息与急性喉炎所致的喉梗阻有关。

2.低效性呼吸形态

低效性呼吸形态与喉头水肿、分泌物增多有关。

3.舒适度减弱

舒适度减弱与咳嗽、呼吸困难有关。

4.体温过高

体温过高与喉部感染有关。

5.恐惧

恐惧与呼吸困难有关。

6.潜在并发症

潜在并发症为热性惊厥。

7.知识缺乏

患儿及家长缺乏有关急性感染性喉炎的护理和预防知识。

七、护理措施

1.一般护理

(1)保持室内空气清新,温、湿度适宜,减少对喉部的刺激,减轻呼吸困难。

(2)促进舒适,置患儿舒适体位,及时吸氧,保持患儿安静,尽可能将所需要的检查及治疗集中进行,以保证患儿的休息。

(3)补充足量的水分和营养,喂饭、喝水时避免患儿发生呛咳,必要时静脉补液。

2.改善呼吸功能,保持呼吸道通畅

(1)依据缺氧程度及时吸氧,血氧饱和度<92%时遵医嘱及时给予吸氧,可采用面罩或氧气罩吸入湿化的氧气;用1%～3%的麻黄碱和肾上腺糖皮质激素超声雾化吸入,可消除喉头水肿,恢复气道通畅。

(2)按医嘱给予抗生素、激素治疗,以控制感染,减轻喉头水肿,缓解症状。

3.体温护理

维持正常体温,观察体温变化,体温超过 38.5 ℃时给予物理降温或药物降温。

4.用药护理

慎用镇静药,若患儿过于烦躁不安,遵医嘱给予异丙嗪或水合氯醛,以达到镇静和减轻喉头水肿的作用。避免使用氯丙嗪,以免使喉头肌松弛,加重呼吸困难。禁止使用有呼吸抑制作用的药物如地西泮(安定)、吗啡等。

5.病情监测

密切观察病情变化,监测生命体征、血气分析变化,根据患儿三凹征、喉鸣、青紫及烦躁等表现正确判断缺氧的程度,发生窒息后及时抢救,随时做好气管切开的准备,以免因吸气性呼吸困难而窒息致死。

6.心理护理

多巡视,缓解患儿及家长的紧张情绪。

7.健康教育

(1)向家长解答患儿病情,讲解该病一般医学知识,减轻其紧张和恐惧心理。

(2)指导家长正确护理患儿,如加强体格锻炼,适当进行户外活动,增强体质,提高抗病能力。

(3)保持口腔清洁,养成晨起、饭后和睡前刷牙漱口的习惯。

(4)注意气候变化,及时增减衣服,避免受凉。在感冒流行期间,尽量减少外出,以防感染。

(5)积极预防上呼吸道感染和各种传染病,定期预防接种。

(李向荣)

第三节　急性支气管炎

急性支气管炎是指由于病毒、细菌等致病原引起的支气管黏膜的急性炎症,气管常同时受累,又称为急性气管支气管炎,婴幼儿多见。常继发于上呼吸道感染,或为一些急性呼吸道传染病(麻疹、百日咳等)的一种临床表现。

一、病因及发病机制

病原体为各种病毒、细菌或为病毒和细菌的混合感染。凡能引起上呼吸道感染的病原体均可引起支气管炎。免疫功能低下、特异性体质、营养不良、佝偻病和支气管局部结构异常(慢性鼻窦炎等)等患儿易反复发生支气管炎。空气污染、气候变化、化学因素的刺激也是本病的诱发因素。

二、临床表现

急性支气管炎起病急缓不一,大多先有上呼吸道感染症状,咳嗽为主要症状,起初为刺激性干咳,1～2 d后支气管分泌物增多,为阵发性湿咳,痰液由黏液变为黏液脓性。3～5 d后痰液量逐渐减少,咳嗽逐渐消失。婴幼儿全身症状较明显,常有发热、食欲缺乏、乏力、呕吐、腹泻等症状,一般无气促和发绀。体征随疾病时期而异,双肺呼吸音粗,或有不固定、散在的干、湿啰音。啰音常在体位改变或咳嗽后减少或消失。婴幼儿可发生一种特殊类型的支气管炎,称为哮喘性支气管炎,又称喘息性支气管炎,指一组以喘息为主要表现的婴幼儿急性支气管感染。患儿除有上述一般支气管炎症状外,主要特点有:①常见于 3 岁以下,有湿疹或过敏史的婴幼儿;②有类似哮喘的临床表现,如频繁咳嗽,呼气性呼吸困难伴喘息,夜间或清晨较重,或活动、哭闹后加重,肺部叩诊呈鼓音,听诊两肺布满哮鸣音和少量粗湿啰音;③部分病例反复发作,大多与感染有关;④近期预后大多良好,3~4 岁后发作次数逐渐减少渐趋康复,4~5 岁停止发作。但少数(40%左右)可发展为支气管哮喘。

三、辅助检查

病毒感染者血白细胞计数正常或偏高,细菌感染者血白细胞计数增高。胸部 X 线检查多无异常改变,或有肺纹理增粗,肺门阴影加深。

四、治疗原则

主要是控制感染和止咳、化痰、平喘等对症治疗。细菌感染者使用抗生素,如青霉素。常口服祛痰剂如复方甘草合剂、急支糖浆等,一般不用镇咳剂或镇静剂,以免抑制咳嗽反射,影响痰液咳出。口服氨茶碱止喘,也可行超声雾化吸入。

五、护理评估

1.致病因素

询问患儿有无上感史,既往有无湿疹或其他过敏史,支气管炎反复发作史,有无营养不良、佝偻病和支气管局部结构异常等疾病,是否是特异性体质等。

2.身体状况

患儿表现出发热、咳嗽、气促或呼吸困难症状,查体肺部有湿啰音等临床表现。

3.心理-社会状况

患儿因本病反复发作,特别是哮喘性支气管炎,少数患儿可发展为支气管哮喘,常出现呼吸困难而烦躁不安,因住院治疗易产生焦虑、恐惧感,家长因缺乏疾病相关知识(病因、治疗和护理、预防)而产生恐惧和担忧。

六、常见护理诊断/问题

1.舒适的改变

舒适的改变与频繁咳嗽、胸痛有关。

2.体温过高

体温过高与感染有关。

3.清理呼吸道无效

清理呼吸道无效与痰液黏稠不易咳出有关。

七、护理措施

1.保持呼吸道通畅

(1)保持室内空气清新,避免对流风,温湿度适宜,室温18 ℃~22 ℃,湿度55%~65%,减少对支气管黏膜的刺激,以利于排痰。

(2)注意休息,避免剧烈活动或游戏防止加重咳嗽。保证充足的水分及营养的供给。多饮水稀释痰液,以利于排痰。

(3)卧位时可抬高患儿头胸部,并经常变换患儿体位,减轻腹胀,以免肺的扩张受限而影响呼吸;鼓励并指导教会患儿有效咳嗽,定时为患儿拍背以利于排痰,保持呼吸道通畅。

(4)采用超声雾化吸入或蒸汽吸入,以湿化呼吸道,促进排痰。痰液较多,可用吸引器吸痰,以免影响呼吸。

(5)哮喘性支气管炎的患儿,注意观察有无缺氧症状,必要时给予吸氧。

(6)按医嘱使用抗生素、止咳祛痰及平喘剂,并注意观察药物疗效及不良反应。如口服止咳糖浆后不要立刻饮水,可使药物更好地发挥疗效;静脉使用氨茶碱止喘时,速度不宜过快,且密切观察患儿有无心悸、烦躁不安,甚至惊厥症状等。

2.维持体温正常

(1)密切观察体温变化,体温超过 38.5 ℃时采取物理降温或按医嘱给予药物降温,以防发生惊厥。

(2)保证充足的水分和营养供给。鼓励患儿少食多餐,给予高蛋白、高热量、高维生素、清淡的食物。因患儿发热、咳嗽、咳痰,咳嗽剧烈时会引起呕吐,故保持口腔清洁可增加患儿舒适感和食欲。

3.健康指导

向家长及患儿介绍本病的病因、主要表现及治疗原则,告知家长本病易反复发作,强调预防的重要性。指导患儿及家长积极开展户外活动,进行体格锻炼,增强机体对气温变化的适应能力;积极预防营养不良、佝偻病、贫血和各种传染病,按时预防接种,增强机体的免疫能力。

(李向荣)

第四节　毛细支气管炎

毛细支气管炎的病变主要发生在肺部的细小支气管,也就是毛细支气管,所以病名为"毛细支气管炎",通常是由普通感冒、流行性感冒等病毒性感染引起的并发症,也可能由细菌感染所致,是小儿常见的一种急性下呼吸道感染。是 2 岁以下婴幼儿特有的呼吸道感染性疾病,与该年龄毛细支气管的解剖特点有关。

一、病因

毛细支气管炎的病原主要为呼吸道合胞病毒,可占 80% 或更多;其他依次为腺病毒、副流感病毒、鼻病毒、流感病毒等;少数病例可由肺炎支原体引起。感染病毒后,细小的毛细支气管充血、水肿,黏液分泌增多,加上坏死的黏膜上皮细胞脱落而堵塞管腔,导致明显的肺气肿和肺不张。炎症常可累及肺泡、肺泡壁和肺间质,故可以认为它是肺炎的一种特殊类型。

二、临床表现

典型的毛细支气管炎常发生在上呼吸道感染 2～3 d 后,出现持续性干咳和发热,体温以中、低度发热多见,发作喘憋为其特点,病情以喘憋发生后的 2～3 d 较严重,喘憋发作时呼吸明显增快,可达每分钟 60 次以上,并伴有呼气延长和呼气性喘鸣;重症患儿明显表现出鼻翼扇动和"三凹征"(即吸气时出现锁骨上窝、胸骨上窝及上腹部凹陷),脸色苍白,口周发青,或出现发绀,患儿常烦躁不安、呻吟不止;病情更重的患儿可合并心力衰竭或呼吸衰竭,大部分病例治疗后均可缓解,极少发生死亡。

三、辅助检查

1. 血常规

白细胞总数及分类多在正常范围。中性粒细胞常在 60% 以下,嗜酸性粒细胞正常。

2. 血气分析

病情较重的小婴儿血气分析检查可有代谢性酸中毒,约 1/10 的病例可有呼吸性酸中毒。血气检查可见血 pH 降低,PaO_2 及 SaO_2 下降;$PaCO_2$ 可降低或增高。

3. 病原学检查

病毒快速诊断用免疫荧光技术、酶标抗体染色法或酶联免疫吸附测定(ELISA)等法进行,有条件的单位可进行病毒分离及双份血清检查,以确定各种病毒感染。鼻咽拭子细菌培养与健康儿无明显不同(二者均可有带菌情况)。

4. X 线检查

X 线检查可见全肺有不同程度的梗阻性肺气肿,摄片可见支气管周围炎症改变,或有肺纹理增粗。不少病例肺泡亦明显受累,有小的点片状阴影,但无大片实变,与腺病毒肺炎不同。

5. 心电图

心率增快,可有心肌受损表现。

6. 胸部 X 线片

检查有明显的肺气肿征象,应用抗生素治疗无效,故与其他急性肺炎较易区别。

四、治疗原则

由于毛细支气管炎多是由病毒感染引起,故发病早期一般不需用抗生素治疗。如发病后期怀疑继发细菌感染时可用抗生素治疗,以对症治疗为主。此外,良好的护理也很重要,尤其注意不要打扰患儿,使之安静休息,室内要保持一定的湿度,补充足够水分,重症患儿可配合雾化吸入,并及时吸痰。保持呼吸道通畅,也可用中药治疗。

五、护理评估

1. 健康史

询问及评估患儿生长发育情况,评估发病前有无流感、麻疹、百日咳等接触史。

2. 症状、体征

小儿常常有不同程度的发热、咳嗽、喘憋、喘息等毛细支气管炎表现。

3. 心理-社会

评估患儿及家长的心理状态,对疾病的了解程度。

六、常见的护理问题

1. 舒适的改变

舒适的改变与咳嗽、喘憋有关。

2.体温过高

体温过高与感染有关。

3.潜在并发症

潜在并发症为心力衰竭。

七、护理措施

1.保暖

温度变化,尤其是寒冷的刺激可降低支气管黏膜局部的抵抗力,加重支气管炎病情,因此,家长要随气温变化及时给患儿增减衣物,尤其是睡眠时要给患儿盖好被子,使体温保持在36.5 ℃以上。

2.多喂水

毛细支气管炎时有不同程度的发热,水分蒸发较大,应注意给患儿多喂水。可用糖水或糖盐水补充,也可用米汤、蛋汤补给。饮食以半流质为主,以增加体内水分,满足机体需要。

3.营养充分

小儿患毛细支气管炎时营养物质消耗较大,加之发热及细菌毒素影响胃肠功能,消化吸收不良,因而患儿体内营养缺乏是不容忽视的。对此,家长对患儿要采取少量多餐的方法,给予清淡、营养充分、均衡、易消化吸收的半流质或流质饮食,如稀饭、新鲜蔬菜、水果汁等。

4.保持呼吸道通畅、翻身拍背

患儿咳嗽、咳痰时,表明支气管内分泌物增多,为促进分泌物顺利排出,可用雾化吸入剂帮助祛痰,每日 2~3 次,每次 5~20 min。如果是婴幼儿,除拍背外,还应帮助翻身,每 1~2 h 1 次,使患儿保持半卧位,有利于痰液排出。

5.高热的护理

毛细支气管炎时多为中低热,如果体温在 38.5 ℃以下,一般无须给予退热药,主要针对病因治疗,从根本上解决问题。如果体温高,较大儿童可予以物理降温,即用冷毛巾头部湿敷或用温水擦澡,但幼儿不宜采用此方法,必要时应用药物降温。

6.健康教育

(1)患儿所处居室要温暖,通风和采光良好,并且空气中要有一定湿度,防止过分干燥。如果家中有吸烟者最好戒烟或去室外吸烟,防止烟雾对患儿的不利影响。

(2)要注意患儿冷热,不要穿得太热,要让他有适当的耐寒锻炼。随时要注意不要让小孩穿着过热,免得汗湿衣服更容易引起感冒。如果孩子感冒,要尽可能早地给予药物治疗。

(李向荣)

第五节　肺　炎

肺炎系由不同病原体或其他因素所引起的肺部炎症。以发热、咳嗽、气促、呼吸困难以及肺部固定湿啰音为共同临床表现。肺炎是儿科常见病,也是我国城乡婴儿及 5 岁以内儿童死亡的第一位原因,故加强对小儿肺炎的防治十分重要。临床上如病原体明确,则按病因分类,以便指导治疗,否则按病理分类。本节重点讨论支气管肺炎。支气管肺炎是小儿时期最常见的肺炎,以冬、春寒冷季节多见,营养不良、佝偻病、低出生体重儿等易患本病。

一、病因

肺炎的病原微生物为细菌和病毒,发达国家中小儿肺炎病原体以病毒为主,常见病毒主要为呼吸道合胞病毒、副流感病毒、流感病毒、疱疹病毒、肠道病毒等。发展中国家则以细菌为主,细菌感染中肺炎链球菌多见,近年来肺炎支原体和流感嗜血杆菌感染有增多趋势。

二、临床表现

(一)一般症状

大多起病较急,发病前数日多有上呼吸道感染症状。发热较高,热型不定,多为不规则发热,亦可为弛张热或稽留热,新生儿、重度营养不良儿可不发热或体温不升。患儿还常有精神不振、食欲减退、烦躁不安、轻度腹泻或呕吐等全身症状。

(二)呼吸系统

咳嗽较频,在早期为刺激性干咳,以后咳嗽有痰。新生儿、早产儿则表现为口吐白沫。重者呼吸急促,并有鼻翼煽动、点头状呼吸、三凹征、唇周发绀等,严重者可出现呼吸衰竭。肺部体征在早期可不明显或仅有呼吸音粗糙,以后可闻及固定的中、细湿啰音,以背部两肺下部及脊柱旁较多。当病灶融合扩大累及部分或整个肺叶时,则出现相应的肺实变体征,叩诊浊音,听诊呼吸音减弱或出现支气管呼吸音。

(三)循环系统

常见心肌炎和心力衰竭。前者表现为面色苍白、心动过速、心音低钝、心律不齐,心电图显示 S-T 段下移和 T 波低平、倒置。如出现以下表现应考虑心力衰竭:①呼吸突然加快,大于60 次/分钟;②心率突然大于 180 次/分钟;③骤发极度烦躁不安,明显发绀,面色发灰,皮肤苍白、发灰、发凉;④心音低钝,奔马律,颈静脉怒张;⑤肝脏迅速增大;⑥尿少或无尿,颜面、眼睑或双下肢水肿。

(四)神经系统

轻度缺氧表现为烦躁不安或嗜睡。合并中毒性脑病时可出现不同程度的意识障碍、惊厥、呼吸不规则、前囟隆起、脑膜刺激征及瞳孔对光反应迟钝或消失等。脑脊液检查除压力增高外,其余均在正常范围内。

(五)消化系统

消化系统常有食量减退、吐泻、腹胀等。若发生中毒性肠麻痹,则肠鸣音减弱或消失,而腹胀明显,加重呼吸困难。消化道出血时呕吐咖啡样物,大便隐血试验阳性或排柏油样便。

三、实验室检查

细菌性肺炎时血白细胞总数和中性粒细胞数目增高,甚至可见核左移,胞浆中可见中毒颗粒。但幼婴、体弱儿及重症肺炎者,白细胞总数可正常或反而降低。病毒性肺炎白细胞总数正常或降低,有时可见异形淋巴细胞。应于起病 7 d 内取鼻咽或气管分泌物标本做细菌培养或病毒分离,阳性率高,但需时较长,不能用作早期诊断。目前病毒病原学快速诊断技术已普遍开展,可以直接测定标本中的病毒病原或病毒颗粒,或者直接测定感染急性期出现的特异性

IgM、IgG 抗体以判断抗原。X 线检查早期可见肺纹理增粗,以后出现小斑片状阴影,以两肺下野中内带及心膈区多见,斑片状阴影亦可融合成大片,甚至波及节段,常伴有肺不张或肺气肿。

四、治疗

应采取综合措施,积极控制炎症以改善肺的通气功能,防止并发症。

(一)一般治疗

保持室内空气流通,室温以 20 ℃左右为宜,相对湿度为 60%。及时清除上呼吸道分泌物,变换体位,以利痰液排出,从而保持呼吸道通畅。加强营养,饮食应富含蛋白质和维生素,少量多餐。重症不能进食者,可给予静脉营养。病情严重的患儿还可给予静脉免疫球蛋白输注,以增强免疫能力。

(二)病原治疗

1.抗生素

绝大多数重症肺炎是由细菌感染引起,或在病毒感染的基础上合并细菌感染,故需采用抗生素治疗。使用原则如下:①根据病原菌选用敏感药物;②早期足量;③联合用药;④静脉给药。WHO 推荐的一线抗生素有复方新诺明、青霉素、氨苄青霉素和羟氨苄青霉素,其中青霉素是治疗肺炎的首选药;氨苄青霉素和羟氨苄青霉素为广谱抗生素;复方新诺明不能用于新生儿。金黄色葡萄球菌所致肺炎者可用氨苄青霉素、苯唑青霉素或邻氯青霉素等。对革兰氏阴性杆菌可选用氨基糖苷类抗生素,但要注意其不良反应。我国卫生部对轻症肺炎推荐使用头孢氨苄(先锋霉素Ⅳ)。从抗菌作用看,第一代头孢菌素对革兰氏阳性球菌作用较强;第二代比第一代抗菌谱广,包括革兰氏阳性和阴性菌;第三代有较强的抗革兰氏阴性杆菌的作用。对支原体肺炎、衣原体肺炎可选用红霉素等。用药时间应持续至体温正常后 5~7 d,临床症状基本消失在后 3 d。

2.抗病毒治疗

常用的有:①三氮唑核苷(病毒唑),每日 10 mg/kg,肌内注射或静脉滴注,亦可超声雾化吸入,对合胞病毒、腺病毒有效;②干扰素,人 α-干扰素治疗病毒性肺炎有效,雾化吸入局部治疗比肌内注射疗效好,③其他尚有聚肌胞、乳清液等。

(三)对症治疗

(1)氧疗。对病情重,有呼吸困难、喘憋者应立即给氧。一般采取鼻前庭导管给氧,氧流量为 0.5~1 L/min,氧浓度不超过 40%,氧气应湿化。三凹征及明显发绀者可用面罩给氧,氧流量为 2~4 L/min,氧浓度为 50%~60%,若出现呼吸衰竭,则应使用人工呼吸机。

(2)保持呼吸道通畅。①祛痰剂:氯化铵、复方甘草合剂、羚羊清肺散(金振口服液)等,痰多时可吸痰;②雾化吸入:地塞米松、庆大霉素和糜蛋白酶等;③支气管解痉剂:如 α 受体激动剂沙丁胺醇、特布他林等对喘憋严重者可选用;④保证液体摄入量,有利于痰液排出。

(3)镇静。对烦躁不安或有惊厥的患儿,可给镇静剂,常用苯巴比妥钠、异丙嗪或地西泮等。

(4)心力衰竭的治疗。除镇静、给氧外,还要增强心肌的收缩力,减慢心率,增加心搏出量;必要时可使用利尿剂和血管扩张剂减轻体内水、钠潴留,以减轻心脏负荷。

(5)腹胀的治疗。严重者肛管排气或胃肠减压,若为中毒性肠麻痹应禁食,皮下注射新斯的明,每次 0.04 mg/kg;亦可联用酚妥拉明(0.5 mg/kg)及阿拉明(0.25 mg/kg)加入 10% 葡萄糖 20~30 mL 静脉滴注,2 h 后可重复应用,一般 2~4 次可缓解。伴低钾血症者应及时补钾。

(6)中毒性脑病。主要是纠正低氧,减轻脑水肿,可静脉注射甘露醇每次 0.5~1 g/kg,每 4~8 h 可重复,一般不超过 3 d。必要时可使用地塞米松,每次 2~5 mg。其他还可用利尿剂、冬眠药物和能量合剂等。

(7)纠正水、电解质与酸碱平衡失调。

(四)糖皮质激素的应用

一般肺炎不用糖皮质激素,适应证为:①中毒症状明显;②严重喘憋;③伴有脑水肿、中毒性脑病、感染性休克、呼吸衰竭等。常用地塞米松,每日 2~3 次,每次 2~5 mg,疗程 3~5 d。

五、护理评估

1.健康史

询问患儿的发病情况,有无上呼吸道感染和急性气管、支气管炎病史,既往有无反复呼吸道感染及先天性心脏病史,是否患营养不良、维生素 D 缺乏性佝偻病、贫血等疾病。了解治疗经过和用药情况。

2.身体状况

评估患儿的发热、咳嗽、气促、呼吸困难、肺部啰音等情况,评估有无缺氧及缺氧的程度,注意痰液的情况。观察有无循环、神经、消化系统受累的临床表现,有无脓胸、脓气胸等并发症发生。及时了解血常规、X 线、病原学检查的结果及意义。

3.心理-社会状况

评估患儿及家长对疾病的心理反应,家长是否因担心疾病预后而会出现紧张、焦虑等心理,患儿是否因住院治疗而产生分离性焦虑和恐惧心理;了解家长对疾病的病因和防护知识的了解程度,患儿家庭的经济状况及家长对患儿的照顾能力。

六、常见护理诊断

1.清理呼吸道无效

清理呼吸道无效与呼吸道分泌物过多、黏稠、不易排出有关。

2.气体交换受损

气体交换受损与肺部炎症有关。

3.体温过高

体温过高与肺部感染有关。

4.潜在并发症

潜在并发症包括心力衰竭、中毒性脑病、中毒性肠麻痹。

七、护理措施

(一)保持呼吸道通畅

(1)及时清除患儿口腔内的分泌物。分泌物黏稠者给予超声雾化吸人,以稀释痰液;分泌物过多者,应用吸引器吸痰。

(2)经常协助患儿更换体位,同时轻拍背部,边拍边鼓励患儿咳嗽,以促进痰液排出,病情许可的情况下可进行体位引流。

(3)遵医嘱给予祛痰剂,如复方甘草合剂等;对憋喘严重者,遵医嘱给予支气管解痉剂。

(4)给予易消化,营养丰富的流质、半流质饮食,少量多餐,避免过饱影响呼吸;哺喂时应耐心,防止呛咳引起窒息;重症不能进食者给予静脉营养。保证液体的摄入量,以湿化呼吸道黏膜,利于分泌物排出。

(二)改善呼吸功能

(1)保持室内空气流通,温湿度适宜。尽量使患儿安静,减少氧气的消耗。做好呼吸道隔离,防止交叉感染。

(2)给氧。如呼吸困难、口唇发绀、烦躁、面色灰白等情况时应立即给氧。一般采用鼻前庭给氧,氧流量为 0.5～1 L/min,氧浓度不超过 40%,湿化后给氧。缺氧明显者,可用面罩给氧,氧流量为 2～4 L/min,氧浓度为 50%～60%。若出现呼吸衰竭,则使用人工呼吸机。

(3)正确留取标本,以指导临床用药;遵医嘱给予抗生素,以消除肺部炎症,改善通气;注意观察用药后的反应。

(三)维持正常体温

监测体温变化,警惕高热惊厥的发生。对高热者给予物理或药物降温。做好口腔护理,保持皮肤清洁。

(四)密切观察病情

(1)若患儿出现烦躁不安、面色苍白、呼吸加快、心率增快(160～180 次/分钟)、肝脏在短时间内急剧增大等心力衰竭的表现,应及时通知医生,立即给予吸氧,并减慢输液速度。

(2)若患儿出现烦躁或嗜睡、惊厥、昏迷、呼吸不规则等,提示颅内压增高,立即通知医生并配合医生进行抢救。

(3)若患儿腹胀明显伴低血钾症时,及时补钾;若有中毒性肠麻痹,应禁食,予以胃肠减压,遵医嘱皮下注射新斯的明,以促进肠蠕动,消除腹胀,缓解呼吸困难。

(4)若患儿病情突然加重,体温持续不降或退而复升,咳嗽和呼吸困难加重,面色青紫,应考虑脓胸或脓气胸的可能,及时报告医生,配合医生进行胸腔穿刺或胸腔闭式引流。

(五)健康教育

(1)向家长和患儿讲解疾病的有关知识和护理要点。

(2)指导家长合理喂养,加强体格锻炼,多进行户外活动,注意气候变化,及时增减衣服。

(3)定期健康检查,按时预防接种。

(4)教育患儿不要随地吐痰,咳嗽时应用手帕或纸巾捂住嘴,防止病原菌污染空气而传染给他人。

(李向荣)

第六节　支气管哮喘

支气管哮喘简称哮喘,是由多种炎症细胞(如嗜酸性粒细胞、肥大细胞、T 淋巴细胞、中性粒细胞、气道上皮细胞等)和细胞组分参与的气道慢性炎症性疾病。这种慢性炎症导致气道高反应性的增加,并引起反复发作性的喘息、气急、胸闷或咳嗽等症状,常在夜间和(或)清晨发作、加剧,通常出现广泛多变的可逆性气流受限,多数患儿可自行缓解或经治疗缓解。哮喘是当今世界威胁公共健康最常见的慢性肺部疾病。

一、病因

1.遗传因素

哮喘具有多基因遗传倾向,发病具有一定的家族集聚现象,即亲缘关系越近,患病率越高,但其发病往往由多个基因和外源因素共同作用而形成。

2.环境因素

病原性因素如室内变应原(家养宠物、蟑螂等)、室外变应原(花粉、草粉等)、职业性变应原(油漆、活性染料等)、食物(鱼、虾、蛋类、牛奶等)、药物(阿司匹林、抗生素等)等因素刺激引起。非病原性因素,如大气污染、吸烟、运动、肥胖等也可能会引发哮喘。

二、临床表现

(一)症状

1.一般症状

起病较急,反复发作咳嗽和喘息,有过敏性鼻炎者发作前可先有鼻痒、打喷嚏、干咳,然后出现喘憋、气急、胸闷。

2.分期症状

根据临床表现哮喘可分为急性发作期、慢性持续期和临床缓解期。

(1)哮喘急性发作期:喘息、气促、咳嗽、胸闷等症状突然发生,或原有症状急剧加重,常有呼吸困难,常因接触变应原、刺激物或呼吸道感染诱发。其程度轻重不一,病情加重可在数小时或数天内出现,偶尔可在数分钟内即危及生命。

(2)慢性持续期:每周不同频度和(或)不同程度地出现症状(喘息、气急、胸闷、咳嗽等)。

(3)临床缓解期:症状、体征消失,肺功能恢复到急性发作前水平,并维持 3 个月以上。

3.哮喘发作

哮喘发作以夜间更为严重,一般可自行或用平喘药物后缓解。若哮喘急性严重发作,经合理应用拟交感神经药物仍不能缓解,称作哮喘持续状态。

4.其他

患儿在呼吸极度困难时,哮喘最主要体征——喘息可以不存在。年幼儿常伴有腹痛。

(二)体征

(1)中重度哮喘发作时胸廓饱满呈吸气状,颈静脉怒张。严重呼吸困难时呼吸音反而减弱,哮鸣音消失。叩诊两肺呈鼓音,心浊音界缩小,提示已发生肺气肿,并有膈下移,致使可触及肝脾。

(2)听诊全肺布满哮鸣音,可闻及干啰音。

(3)严重持续哮喘、气道阻塞可出现桶状胸。无并发症时较少有杵状指。

(三)分类

根据 1998 年全国儿科哮喘协作组制订的儿童哮喘防治常规将儿童哮喘分为婴幼儿哮喘

和儿童哮喘、咳嗽变异性哮喘。

1.儿童哮喘

3 岁以上哮喘反复发作,平喘药有明显疗效,发作时肺部闻及哮鸣音。

2.婴幼儿哮喘

3 岁以下,有其他过敏史,哮喘发作≥3 次,发作时肺部闻及哮鸣音,父母有哮喘病史。

3.咳嗽变异性哮喘

咳嗽变异性哮喘又称隐性哮喘。咳嗽反复或持续一个月以上,常在夜间和(或)清晨发作,运动后加重,痰少,临床无感染征象,或经长期抗生素治疗无效而平喘药可使咳嗽发作缓解,有个人或家族过敏史,变应原测试阳性。

三、辅助检查

(1)痰液嗜酸性粒细胞(EOS)上升,血清免疫球蛋白 IgE 上升。

(2)胸部 X 线检查多数患儿在发病期呈单纯过度充气及血管阴影增加。

(3)支气管舒张试验阳性,可助哮喘诊断。

四、护理评估

1.健康史

询问发病史,有无过敏源接触史,有无呼吸道感染现象,家庭成员有无呼吸道疾病,一、二级亲属中有无过敏性鼻炎、荨麻疹、哮喘等变态反应疾病史,以及患儿的以往发病史。

2.症状、体征

检查患儿,评估呼吸困难的症状、体征和严重程度。

3.心理-社会

评估患儿及家长对本病的认识程度及有无焦虑和恐惧,评估家庭社会支持系统。

4.辅助检查

了解外周血白细胞、血气分析、肺功能、过敏原测定等检查结果。

五、常见护理问题

1.低效性呼吸形态

低效性呼吸形态与气道狭窄、阻力增加有关。

2.清理呼吸道无效

清理呼吸道无效与气道水分丢失、分泌物黏稠有关。

3.焦虑、恐惧

焦虑、恐惧与疾病的痛苦、环境的改变有关。

4.有体液失衡的危险

体液失衡与进食少、出汗多、呼吸快有关。

六、护理措施

(一)消除呼吸窘迫,维持气道通畅

1.用药护理

支气管扩张剂(如拟肾上腺素类、茶碱类及抗胆碱药物)可采用吸入疗法、口服、皮下注射

或静脉滴注等方式给药,其中吸入治疗具有用量少、起效快、不良反应小等优点,是首选的药物治疗方法。使用吸入疗法时可嘱患儿在按压喷药于咽喉部的同时深吸气,然后屏气 10 s。

目前常用的拟肾上腺素类药物有硫酸沙丁胺醇气雾剂、硫酸特布他林气雾剂等。拟肾上腺素类药物的不良反应主要是心动过速、血压升高、虚弱、恶心、过敏反应及反常的支气管痉挛,每周用药不能超过 10 mL。常用茶碱类药物有氨茶碱,注射剂一般用于哮喘发作严重时,每日用量不超过 1.2 g 为宜,一般不静脉推注,以免引起心律失常,其不良反应主要有胃部不适、恶心、呕吐、头晕、头痛、心悸及心律不齐等。另外由于氨茶碱的有效浓度与中毒浓度很接近,故宜做血药浓度监测,使之维持在 $10\sim15$ $\mu g/mL$ 的最佳血药浓度。如和拟肾上腺素类药物联合应用时,两药均应适当减量,因两药合用易诱发心律失常。发热、患有肝脏疾病、心脏功能或肾功能障碍及甲状腺功能亢进者尤需慎用。合用西咪替丁、喹诺酮类、大环内酯类药物等可影响氨茶碱代谢而排泄缓慢,应减少用量。布地奈德是一种非卤代化糖皮质激素,它具有很强的局部抗炎作用,雾化吸入后可以以较高浓度快速到达靶器官,直接作用于支气管的固有细胞,如上皮细胞、内皮细胞、平滑肌细胞和分泌腺细胞等,以及局部炎性细胞,抑制炎症损伤,从而降低气道高反应性,减少腺体分泌,改善呼吸功能,缓解哮喘症状。

2.吸氧

哮喘时大多有缺氧现象,故应给予氧气,以减少无氧代谢,预防酸中毒。氧气浓度以 40% 为宜。哮喘严重时常并发呼吸性酸中毒,应给予持续低流量吸氧,同时密切观察患儿呼吸频率、节律、深浅度的变化及缺氧改善情况和生命体征、神志变化,并密切监测动脉血气分析值。严重呼吸困难、呼吸音降低甚至哮鸣音消失,吸氧后仍有发绀,血气分析 $PaCO_2$ 大于 8.65kPa (65 mmHg)应考虑机械通气。

3.体位

采取使肺部扩张的体位,可取半坐卧位或坐位。

4.呼吸道护理

补充足够的水分,定时翻身拍背,雾化吸入,湿化气道,稀释痰液,防止痰栓形成,病情许可时采用体位引流,痰多、无力咳嗽者及时吸痰。

(二)保证休息

过度的呼吸运动、低氧血症使患儿感到极度的疲倦,给患儿提供一个安静、舒适的环境利于休息,病房内空气流通、新鲜,无灰尘、煤气、油雾、油漆味及其他一切刺激性物质及花鸟等过敏源。护理操作应尽可能地集中进行。采取措施缓解恐惧心理,确保安全,促使患儿放松。

(三)心理护理

进行耐心的解释,指出哮喘是完全可以控制的,同时请哮喘控制较好的患儿现身说法,树立战胜疾病的信心。对容易接受消极暗示的人,应给予积极暗示,保持情绪稳定、心情愉快,必要时可帮助患儿转移注意力。家庭成员应尽力创造和谐、温馨的环境,不要过于关心或疏忽患儿。

(四)提高活动耐力

协助日常生活,指导患儿活动,尽量避免情绪激动及紧张的活动。活动前后,监测其呼吸和心率情况,活动时如有气促、心率加快可给予吸氧并给予休息。依病情而定,逐渐增加活动量。

（五）密切监测病情

观察哮喘发作情况,当呼吸困难加重时有无呼吸音及哮鸣音的减弱或消失、心率加快等。另外,应密切监测患儿是否有烦躁不安、气喘加剧、心率加快、神志模糊等情况。警惕呼吸衰竭及呼吸骤停等并发症的发生,同时还应警惕哮喘持续状态的发生。

（六）哮喘持续状态的护理

1.给予半坐卧位或端坐卧位

保持病室安静,避免有害气体及强光刺激。

2.改善缺氧,保持呼吸道通畅

温湿化面罩给氧,浓度以 40% 为宜,流量约 $4\sim5$ L/min,使 PaO_2 保持在 70 mmHg (9.3 kPa)以上,及时清除呼吸道分泌物,必要时做好机械通气准备。

3.遵医嘱用药

遵医嘱应用支气管扩张剂和抗感染药物,并观察药物疗效。

4.镇静

极度烦躁时酌情应用镇静剂,如 10% 水合氯醛灌肠。禁用吗啡与盐酸哌替啶(度冷丁)和氯丙嗪(冬眠灵)。

5.其他

(1)守护并安抚患儿,教会患儿做深而慢的呼吸运动。

(2)维持水和电解质平衡,保持静脉通路。

七、健康教育

（一）饮食指导

尽量避免食入会激发哮喘发作的食物,如蛋、牛奶、肉、鲜鱼、虾、蟹。但也不要过分小心谨慎,在忌食方面,婴幼儿应警惕异体蛋白,儿童应少吃生痰的食物,如鸡蛋、肥肉、花生、油腻食品等。在哮喘发作期,应注意多补充水分,进清淡流质,避免脱水或痰稠难以咳出而加重呼吸困难。

（二）指导呼吸运动

呼吸运动可以强化横膈肌,在进行呼吸运动前,应先清除患儿鼻通道的分泌物。避免在寒冷干湿的环境中运动。

1.腹式呼吸

①平躺,双手平放在身体两侧,膝弯曲,脚平放;②用鼻连续吸气,但胸部不扩张;③缩紧双唇,慢慢吐气直到吐完,重复以上动作 10 次。

2.向前弯曲运动

①坐在椅上,背伸直,头前倾,双手放在膝上;②由鼻吸气,扩张上腹部,胸部保持直立不动,由口将气慢慢吹出。

3.侧扩张运动

①坐在椅上,将手掌放在左右两侧的最下肋骨上;②吸气,扩张下肋骨,然后由嘴吐气,收缩上胸部和下肋骨;③用手掌下压肋骨,可将肺底部的空气排出。

4.重复

重复以上动作 10 次。

（三）介绍有关用药及防病知识

告诫患儿必须严格遵守医嘱用药，不能突然停药，以免引起疾病复发。

（四）出院指导

（1）协助患儿及家长确认导致哮喘发作的因素，评估家庭及生活环境中的变应原，避免接触变应原，去除各种诱发因素，如避免患儿暴露在寒冷空气中，避免与呼吸道感染的人接触，不养宠物，不种花草，被褥保持清洁干燥，禁用阿司匹林、普萘洛尔、吲哚美辛等药物。

（2）使患儿及家长能辨认哮喘发作的早期征象（如鼻痒、咳嗽、打喷嚏等）及适当的处理方法。

（3）提供出院后用药资料，不能自行停药或减药。

（4）教会患儿在运动前使用支气管扩张剂（预防性药物）预防哮喘发作。

（5）介绍呼吸治疗仪的使用和清洁。

（6）出院后适当参加体育锻炼，多晒太阳，增强机体抗病能力。

（7）指导心理卫生，保持良好的心境，正确对待疾病，不宜过分地轻视或重视，并积极与其交流沟通。避免过度劳累和情绪激动，消除不良刺激。

（李向荣）

第七节　原发性心肌病

原发性心肌病是指原因不明的心肌疾病，可分为扩张型、肥厚型（梗阻性、非梗阻性）、限制型及不能列入上述各组的未分类心肌病。其中扩张型心肌病为最常见（占 70％～80％），肥厚性心肌病也较常见（占 10％～20％），限制型心肌病较少见。

一、临床要点

（一）临床表现

1. 扩张型心肌病

病理上以心肌变性、纤维化、心腔扩张为突出表现，患儿多有心悸、气急、胸闷、心前区憋痛不适等症状。重者出现水肿、端坐呼吸、肝大伴压痛等充血性心力衰竭的表现。

2. 肥厚型心肌病

心肌以非对称性肥厚、心室腔缩小为特征。患儿可有心悸、气促、胸闷、胸痛以及劳力性呼吸困难等症状，重者发生头晕及昏厥。

3. 限制型心肌病

以心内膜纤维增生为主，致使心脏的收缩及舒张功能都受影响。患儿以右心回流障碍为主，右心衰竭显著，可出现心悸、呼吸困难、水肿、颈静脉怒张、肝大及腹腔积液等表现。

（二）辅助检查

1. X 线检查

三种类型心肌病均有不同程度心脏扩大，同时可观察有无肺淤血、肺纹理增多、胸腔积液的发生。

2.心电图检查

扩张型心肌病以窦性心动过速、左室肥厚及 ST-T 改变最为常见,肥厚型心肌病可显示左室肥厚、ST 段下降、T 波倒置、左室肥大、异常 Q 波等,扩张型心肌病最常见心室肥大、室性期前收缩、心室颤动等。

3.超声心动图检查

超声心动图检查对诊断肥厚型心肌病有重要意义。

4.心内膜活检

心内膜活检对心肌炎、遗传性心肌病及线粒体病诊断有帮助。

5.分子遗传学检查

分子遗传学检查可确诊家族性心肌病的基因异常及线粒体遗传性心肌病。

(三)治疗措施

现代医学对心肌病只能采取对症治疗的方法,治疗原则为控制心律失常,控制心力衰竭,强心、利尿、扩血管治疗。

二、护理措施

(一)专业照护

1.病情观察

(1)观察循环状态:密切观察病情,监测生命体征及外周血管循环情况。

(2)关注并发症的发生。①呼吸衰竭:气促、发绀时及早给氧,出现呼吸衰竭或发绀严重时需做好气管插管、心肺复苏等抢救准备;②心力衰竭:出现心力衰竭、心律失常等并发症者按相应的护理常规护理,备好除颤仪、临时起搏器等抢救物品。

2.提高药物疗效,减少不良反应

(1)输液速度:根据病情、年龄控制输液速度和输液总量,小婴儿或合并心力衰竭者用输液泵严格控制输液速度和量,以免引起和加重心力衰竭。

(2)长期使用洋地黄类药物的患儿,服药前测脉搏,若年长儿脉搏数<80 次/分钟,婴幼儿脉搏数<100 次/分钟,或发生脉搏不规则或骤然增快,应停药。当有恶心、呕吐、腹痛、黄视等毒性反应时,应及时报告医师并停药。

(3)长期使用利尿剂如呋塞米、氢氯噻嗪等,应注意补钾,多食含钾丰富的食物如橘子、香蕉、韭菜等。

(二)健康指导

1.住院指导

(1)指导家长喂养及预防感染的措施。

(2)教会家长自我病情观察,如患儿突然出现烦躁不安、精神反应差、面色苍白或发绀、突然意识丧失等情况,应立即呼叫医护人员。

2.出院指导

(1)指导患儿避免过度劳累,适当休息,病情严重时应卧床休息。

(2)饮食宜清淡,有心力衰竭时应控制水、钠摄入。

(3)生活规律,避免受寒而诱发疾病加重。

(李向荣)

第八节　先天性心脏病

先天性心脏病(congenital heart disease,CHD)简称先心病,是胎儿期心脏及大血管发育异常而致的先天畸形,是小儿最常见的心脏病,各类先天性心脏病的发病情况以室间隔缺损最多,其次为房间隔缺损、动脉导管未闭和肺动脉瓣狭窄。法洛四联症是存活青紫型先天性心脏病中最常见者。

一、护理评估

(一)健康史

了解患儿家族中有无遗传性疾病及先心病患者,母亲在妊娠最初 3 个月有无病毒感染,是否接受放射线,尤其是腹部及盆腔部,是否用过某些可能影响胎儿发育的药物,是否患过代谢性疾病及引起宫内缺氧的慢性疾病。

(二)临床表现

1.症状和体征

(1)房间隔缺损:房间隔缺损的症状随缺损大小而有区别。缺损小的可无症状,仅在体检时发现。缺损较大时分流量也大,导致体循环血流量不足而影响生长发育,表现为消瘦、面色苍白、乏力、多汗、活动后气促、喂养困难等。由于肺循环血流增多而易反复呼吸道感染,严重者早期发生心力衰竭。

多数患儿在婴幼儿期无明显体征,2～3 岁后心脏增大,心前区隆起,心尖搏动弥散,一般无震颤,少数分流量大者可出现震颤。胸骨左缘第 2～3 肋间可闻及Ⅱ～Ⅲ级喷射性收缩期杂音,肺动脉瓣区第 2 心音增强或亢进,并呈固定分裂。

(2)室间隔缺损:临床表现取决于缺损大小和心室间压差,小型缺损可无症状,一般活动不受限制,生长发育不受影响。仅体检发现。缺损较大时左向右分流量多,体循环血流量相应减少,患儿多生长迟缓,体重不增,有消瘦、喂养困难、活动后乏力、气短、多汗。同时肺循环增多而易并发反复呼吸道感染、充血性心力衰竭等。大型缺损伴有明显肺动脉高压时(多见于儿童或青少年期),右室压力显著升高,逆转为右向左分流,出现发绀,并逐渐加重。肺动脉逐渐扩大并压迫喉返神经,可出现干咳及声音嘶哑。

(3)动脉导管未闭:动脉导管细小者临床上可无症状。导管粗大者可有咳嗽、气急、喂养困难及生长发育落后等。动脉导管未闭因某些原因出现右向左分流时所表现的青紫为差异性青紫,即以下半身青紫为主,右上肢无青紫,左上肢可有轻微青紫。

左向右分流型先天性心脏病,因肺循环血量增多,肺动脉压力逐渐增高,并继发肺动脉血管壁增厚,严重时形成梗阻性肺动脉高压且超过体循环压力,血流出现右向左分流;患儿出现持续性青紫,此为艾森曼格综合征。

(4)法洛四联症:法洛四联症(tetralogy of fallot,TOF)是婴儿期后最常见的发绀型先天性心脏病,法洛四联症由四种畸形组成:右室流出道梗阻(肺动脉狭窄)、室间隔缺损、主动脉骑跨、右心室肥厚。

主要临床表现包括:发绀、蹲踞现象、杵状指(趾)、阵发性缺氧发作。体格生长发育一般均较迟缓,智能发育亦可能稍落后于正常儿。心前区略隆起,胸骨左缘第2~4肋间可闻及Ⅱ~Ⅲ级粗糙喷射性收缩期杂音,多伴有震颤,肺动脉第2心音减弱或消失。主动脉瓣第2心音增强。常见的并发症为脑血栓、脑脓肿及感染性心内膜炎。

2.心理状态

年长患儿正常生活、活动均受到限制;周围人的歧视而产生抑郁、自卑;家长因心脏畸形小儿的出生而自责、担忧、焦虑,生活中因喂养困难、体弱多病、生长发育落后等产生紧张、焦虑、恐惧、抱怨,如果家长对患儿过度呵护,则可使患儿发展成为依赖、脆弱及以自我为中心的个性。

(三)辅助检查

1.X线检查

左向右分流型先心病可见:左右心房、心室不同程度地增大,肺动脉段凸出,肺门阴影增粗、肺野充血、肺门舞蹈。法洛四联症可见:右心室增大、肺动脉段凹陷、心尖上翘呈靴形心,肺门血管影缩小、肺纹理减少、透亮度增加。

2.超声波检查

超声波检查为无痛、非侵入性检查,能显示心脏内部结构的图像,确定缺损部位、分流方向及分流量。

3.心导管检查

心导管检查是明确诊断和决定手术前的重要检查方法。明确有无分流和分流的部位。导管若进入异常通道更可以提供重要的诊断资料。

4.其他

心血管造影、磁共振成像等。

二、治疗原则

(1)内科治疗的目的在于维持患儿正常生活、防治并发症,使之能安全地达到手术年龄。

(2)外科治疗:常见的左向右分流型及无分流型先心病大部分可施行根治手术。手术的恰当年龄一般以4~6岁为宜。分流量小的房间隔缺损和动脉导管未闭患儿,可采用心导管介入疗法。

右向左分流型先心病,大多数于3岁以上施行根治手术。若重度发绀、肺血管发育不良,应先做姑息性分流术,到适宜年龄再做选择性根治术。

三、主要护理诊断与合作性问题

(1)活动无耐力与缺氧及循环血量减少有关。

(2)营养失调与组织缺氧及喂养困难有关。

(3)感染与机体免疫力下降有关。

(4)潜在并发症:心力衰竭、脑缺氧发作、脑血栓。

(5)焦虑与担心手术及患儿状况差有关。

四、护理措施

1.一般护理

(1)环境:病室保持安静、整洁,维持适宜的温度、湿度,有利于患儿休息。患儿应与其他感染性疾病患儿隔离,随时增减衣服。

(2)饮食:保证营养供给,提供高蛋白、维生素丰富、易消化的食物以及适量的蔬菜类粗纤维食品,以保证大便通畅。有水肿时应采用低盐或无盐饮食。

小婴儿喂哺时应抱起,取斜抱位间歇喂乳。喂哺要细心、耐心,每次喂乳时间可适当延长,乳头孔可稍大。亦可采用滴管哺养,必要时可在喂哺前先吸氧。喂哺应少量多餐。喂乳后取右侧卧位,以免呕吐窒息。

(3)休息:活动前测量生命体征,活动时密切观察患儿有无缺氧的表现,活动后立即测量生命体征。休息 3 min 再测量,如呼吸、血压恢复到活动前水平,脉率增快不超过 6 次/分钟,则说明活动适度。依据评估结果制订适合患儿活动量的生活制度。法洛四联症患儿出现蹲踞时不要强行拉起,应让患儿自然蹲踞和起立。

2.对症护理

(1)预防感染:做小手术(如拔牙、扁桃体切除术)时,应予抗生素预防感染。除严重心力衰竭外,均应按时接受预防接种。仔细观察患儿口腔黏膜、皮肤有无充血及破损,每日做口腔护理 2 次。一旦发生感染应积极治疗。

(2)预防急性脑缺氧发作:严格活动管理,防止活动过度。观察患儿在啼哭、活动后、喂哺及排便时有无因青紫或呼吸困难加重而发生突然昏迷、惊厥等脑缺氧表现。一旦发现应将患儿置于膝胸卧位,给予吸氧,并立即报告医生,同时准备普萘洛尔、吗啡等急救药品。

3.用药护理

对合并肺炎、慢性心力衰竭患儿,遵医嘱应用抗生素、洋地黄制剂,并密切观察药物不良反应及中毒反应。

4.病情观察

(1)心力衰竭:并发肺炎的患儿宜取半卧位休息,保持病室和患儿安静,避免哭闹。严格控制输液量和速度(每小时 5 mL/kg)。密切观察病情,若出现心力衰竭的早期表现,应立即吸氧,报告医生,并按心力衰竭护理。

(2)感染性心内膜炎:做好安全管理,避免创伤。先心病患儿小手术前用抗生素预防感染。手术或创伤后应密切观察,如出现寒战、发热、皮肤瘀点、胸痛、咳嗽、咯血等,提示感染性心内膜炎,遵医嘱进行抗感染治疗。

(3)脑血栓形成:法洛四联症患儿在夏季、多汗、发热或吐泻时应供给足够的液体。密切观察有无偏瘫等脑栓塞的表现。一旦出现,立即报告医生,及时处理。

5.心理护理

护理人员应有爱心和耐心,多拥抱、抚摸患儿,建立良好的护患关系,消除患儿的紧张心理;对家长和年长患儿解释病情和检查、治疗经过、心脏外科手术的进展及同类疾病治愈的病例,使他们了解本病是可以通过手术治愈或部分矫治,以解除其焦虑。

6.健康教育

指导家长根据患儿不同年龄做好家庭护理,正确喂养。制订适合患儿活动量的生活制度,合理安排患儿生活,做到劳逸结合。防寒保暖。按期预防接种。注意饮食卫生,避免腹泻、呕吐。加强安全,防止受伤。

(李向荣)

第九节　病毒性心肌炎

心肌炎是由感染或其他原因引起的弥散性或局灶性心肌间质的炎性细胞浸润和邻近的心肌纤维坏死或退行性变,导致不同程度的心功能障碍的疾病。病毒性心肌炎是指病毒侵犯心肌,出现心肌细胞的变性、坏死和间质炎症,有时病变也可累及心包或心内膜。本病临床表现轻重不一,轻者预后大多良好,重者可发生心力衰竭、心源性休克甚至猝死。

一、护理评估

(一)健康史

(1)了解患儿近期有无呼吸道、肠道感染史,有无应用心脏毒性药物。有无传染病接触史。既往是否患有先天性心脏病,是否曾经做过心脏检查。

(2)了解患儿患病期间,与同龄儿相比活动耐力是否下降,有无心前区不适、胸闷心悸、头晕,有无尿量减少及身体水肿等。

(二)身心状况

1.临床表现

(1)症状表现轻重不一,取决于年龄和感染的急性或慢性过程,预后大多良好。在起病前数日或1～3周多有上呼吸道或肠道等前驱病毒感染史,常伴有发热、全身不适、咽痛、肌痛、腹泻和皮疹等症状。部分患者起病隐匿,有乏力、心悸、胸痛、腹痛症状,少数重症患者可发生心力衰竭并发严重心律失常、心源性休克,甚至猝死。新生儿患病时病情进展快,突然出现反应低下、呼吸困难和发绀,常有神经、肝和肺的并发症。

(2)体征:心脏大小正常或有轻度扩大,伴心动过速、心音低钝及奔马律,伴有心包炎者可听到心包摩擦音。心力衰竭患者呼吸急促、心率增快,心脏明显扩大,肺部出现湿啰音及肝、脾大。随病情进展,出现烦躁不安、皮肤发花、脉搏细弱、血压下降提示心源性休克。

2.辅助检查

(1)实验室检查。①心肌损害生化指标:磷酸激酶(CPK)及其同工酶(CK-MB)、血清谷草转氨酶(AST)、乳酸脱氢酶(LDH)同工酶增高,心肌炎早期诊断有提示意义;心肌肌钙蛋白(cTnI 或 cTnT)的变化对心肌炎诊断的特异性更强。②病毒学检测:血清病毒抗体测定对明确病毒感染有意义;心肌活检或心包穿刺液检查发现特异性病毒抗体阳性或病毒核酸探针查到病毒核酸可作为相应病毒存在的依据,并可作为确诊疾病的依据。

(2)心电图:低电压为心肌炎常见图形,心肌受累明显时可见 T 波降低、ST-T 段的改变,可见期前收缩、室上性心动过速和室性心动过速、Ⅱ度或Ⅲ度房室传导阻滞等心律失常。

(3)影像学检查:超声心动图检查可显示心房、心室的扩大,心室收缩功能受损程度,探查有无心包积液以及瓣膜功能。胸部 X 线检查可发现不同程度的心脏扩大,心力衰竭时可见肺淤血表现。

3.心理-社会评估

评估患儿有无因惧怕医院陌生环境或对疾病不良预后的担心而产生烦躁、恐惧或抑郁情绪;了解父母文化程度和家庭经济情况;评估患儿及其家长对疾病的了解程度,对各项检查及治疗的配合程度,有无焦虑及抱怨情绪。

二、护理诊断/合作性问题

(1)活动无耐力与心肌受损导致心排出量下降、组织供氧不足有关。

(2)舒适的改变:胸闷、胸痛、心悸等,与心肌受损有关。

(3)潜在并发症:心律失常、心力衰竭、心源性休克。

(4)焦虑/恐惧与疾病的威胁和对环境或治疗过程陌生,担心疾病预后有关。

三、护理措施

(一)一般护理

保证休息及充足睡眠,减轻心脏负担,减少心肌耗氧量,促进心肌功能恢复。强调急性期卧床休息,逐渐增加活动量,恢复期继续限制活动量,一般总休息时间不少于6个月,重症患儿有心力衰竭者,应延长卧床时间。给予易消化、富含维生素及蛋白质饮食,心功能不全者给予低盐饮食。保持大便通畅,必要时给予开塞露通便。保持室内通风,预防交叉感染,长期卧床者避免坠积性肺炎、压疮。

(二)对症护理

1.胸痛、胸闷

卧床休息,给予吸氧,烦躁不安者应安慰患儿及其家属,保持病房环境安静,必要时使用镇静药。

2.心律失常

了解常见心律失常的类型,心电图或心电监护出现室性心动过速、室上性心动过速或心动过缓等严重情况及时通知医师。如患儿出现血压下降、发绀、意识状态改变、周围循环不良提示病情加重。遵医嘱应用抗心律失常药物。

3.心功能不全

绝对卧床休息,详细记录出入量,每日测量体重以发现液体潴留。严格控制输液速度,以免发生心力衰竭或加重心力衰竭。

(三)病情观察

密切观察和记录患儿精神状态、面色、心率、心律、呼吸、体温、血压变化及出入量。有明显心律失常者应进行连续心电监护,发现期前收缩、室上性心动过速或室性心动过速、Ⅱ度或Ⅲ度房室传导阻滞、心动过速、心动过缓时立即报告医师,采取紧急处理措施。

(四)用药护理

1.洋地黄类药物

心肌炎患儿剂量应偏小,严格按时间给药,注意观察有无中毒表现如心率过慢、出现新的心律失常和恶心、呕吐等消化系统症状,并详细记录,做好交接班。

2.抗心律失常药物

了解各类药物的性能、特点及不良反应,有危及生命的心律失常或有明显症状、治疗效益明显大于不良反应时才需用药,同时注意心率、心律、血压改变,出现休克或心搏骤停立即抢救。

3.血管活性药物

要准确控制滴速,最好能使用微量泵,以避免血压、心率过大的波动。保持液路通畅,注意避免药物外渗。

4.大剂量丙种球蛋白

注意控制输注速度,初始速度不超过每分钟 1 mL,持续 15 min 后无不良反应可逐渐加快速度。输注全程监测生命体征,观察有无过敏、发热、头痛、恶心,必要时减慢滴速或暂停输注。

5.其他

1,6-二磷酸果糖注射局部疼痛感与滴速有关,同时注意观察有无过敏反应。大剂量维生素 C 可引起腹泻、皮肤红而亮、头痛、尿频、恶心呕吐,并导致尿糖及大便隐血假阳性。

(五)心理护理

安慰并鼓励患儿,以减少其焦虑和恐惧心理,避免情绪紧张、烦躁而加重病情。患儿的各项治疗、护理操作集中进行,以减少刺激。

(六)健康教育

对患儿及其家长介绍本病的治疗过程和预后,使其能自觉配合治疗。强调休息对心肌炎恢复的重要性,急性期卧床休息,恢复期要逐渐恢复日常活动。注意气候变化,防止受凉、感冒,疾病流行期间,尽量避免去公共场所。带药出院的患儿,应使其了解药物的名称、剂量、用法及不良反应,不可随意服药或自行增加或减少药量。

(李向荣)

第十节　充血性心力衰竭

充血性心力衰竭(congestive heart failure,CHF)是指在静脉回流正常的前提下,心肌收缩力下降使心排出量不能满足机体代谢的需要,组织器官灌注不足,同时出现肺循环和(或)体循环淤血的一种临床综合征,是小儿时期常见的危重急症之一。

一、病因

(1)心血管疾病:主要为先天性心血管畸形(房或室间隔缺损、动脉导管未闭、法洛四联症、肺动脉狭窄、主动脉缩窄、三尖瓣闭锁等)及心内膜心肌疾病,如心肌病、心肌炎、心内膜弹力纤维增生症、细菌性(感染性)心内膜炎、乳头肌功能失调等。

(2)肺部疾病:如重症支气管肺炎和毛细支气管炎、呼吸窘迫综合征、哮喘、肺栓塞等。

(3)肾疾病:肾血管性高血压、肾血管畸形等。

(4)其他疾病:如重度贫血、大量失血、高血压、结缔组织病、甲状腺功能亢进症、维生素 B_1 缺乏病以及不适当的输血、输液等。

二、临床表现

(1)年长儿心力衰竭的症状与成人相似,主要有以下表现。①心排出量不足:乏力、多汗、食欲减退、心率增快、呼吸浅快等;②体循环淤血:颈静脉怒张,肝大,压痛,肝颈静脉回流征阳性;③肺静脉淤血:呼吸困难、气促、端坐呼吸、肺部湿啰音。

(2)婴幼儿常出现喂养困难、烦躁多汗、哭声低弱。

(3)心力衰竭的临床诊断指症为：①安静时心率加快，婴儿＞180 次/分钟，幼儿＞160 次/分钟，不能用发热或缺氧解释者；②呼吸困难、青紫突然加重，安静时呼吸＞60 次/分钟；③肝大达肋下 3 cm 以上，或肝在短时间内增大，不能以横膈下移等原因解释者；④心音明显低钝或出现奔马律；⑤突然烦躁不安，面色苍白或发灰，不能用原有疾病解释者；⑥尿少和下肢水肿，除外其他原因者。

三、辅助检查

(1)胸部 X 线检查：心影增大，心脏搏动减弱，肺纹理增多，肺淤血。

(2)心电图检查：有助于诊断和指导洋地黄的应用。

(3)超声心动图检查：可见心房和心室腔扩大。

四、治疗

(一)一般治疗

(1)保证患儿休息，取半卧位或垫高枕部，吸氧，供给湿化氧并做好护理工作。避免劳累和排便用力。

(2)给予容易消化及富有营养的食品，防止躁动，必要时用镇静药，如苯巴比妥、吗啡等皮下或肌内注射，但需警惕抑制呼吸。急性心力衰竭或严重水肿者，应限制水和钠盐的摄入，液量应控制在生理需要量的 80％，液体应 24 h 内匀均补充。

(二)药物治疗

1.洋地黄类药物

洋地黄能有效增强心脏收缩功能，增强心排出量，降低心室舒张末期压力，改善组织的灌流及静脉淤血的周围循环障碍，临床应用广泛。

洋地黄类药物可分为：①作用缓慢类，如洋地黄毒苷，目前应用极少；②作用迅速类，如地高辛、毛花苷丙及毒毛花苷 K。地高辛可口服，也可静脉注射，口服吸收良好，起效快，蓄积少，并可通过胎盘到达胎儿循环，是儿科治疗心力衰竭的主要用药；毛花苷丙及毒毛花苷 K 仅可用于静脉注射，肌内注射吸收不良。

2.利尿药

可减少血容量与心脏前负荷，当使用洋地黄类药物而心力衰竭未完全控制，或伴显著水肿者，宜加用利尿药。对急性心力衰竭、肺水肿者，应选用作用迅速、强效的利尿药，如呋塞米，剂量为每次 1～2 mg/kg 静脉注射，每 6～12 h 用药 1 次；也可口服，剂量为每天 1～4 mg/kg。此类利尿药主要不良反应有脱水、低钠血症、低钾血症、代谢性酸中毒及听神经毒性反应等。婴儿应慎用。

3.血管扩张药

血管扩张药可扩张静脉降低心脏前负荷，扩张动脉减低心脏后负荷。常与儿茶酚胺类药物合用，用于急性心力衰竭、严重慢性心力衰竭一般治疗无效者。常用的有硝普钠、卡托普利。

4.血管紧张素转换酶抑制药(ACEI 类)

血管紧张素转换酶抑制药可减少心脏前、后负荷，改善心功能。

5.儿茶酚胺类药物

多巴胺多在心力衰竭伴血压下降时应用，常用中、小剂量，静脉输入后，可使心脏指数增高,尿量增多,尿钠排泄增多,但对周围血管阻力及心律无影响。

6.β受体阻滞药

可减慢心率和降低心脏前、后负荷,常与洋地黄类药物联合应用治疗慢性心力衰竭。此类药物起效时间较长,常在2~3个月后才可发挥效应,因此应用多从小剂量用起,视病情逐渐增加用量。哮喘、慢性支气管炎、心动过缓、血压过低及二度房室传导阻滞者禁用。

（三）对症治疗

1.抗心律失常的治疗

心力衰竭时患儿出现的心律失常主要为室性期前收缩、室性心动过速等室性心律失常。需特别提出的是,因多种抗心律失常药物在本身的应用中即可造成心律失常的出现,因此对心力衰竭导致的心律失常应慎重用药。

2.急性左心衰竭的处理措施

①体位:患儿取坐位,双下肢下垂床边,以利呼吸,并可减少静脉回流;②吸氧:维持动脉血氧分压在60 mmHg以上,严重者可用机械通气;③镇静:静脉或皮下注射吗啡0.1~0.2 mg/kg,必要时间隔2~4h后可重复应用;④利尿:静脉注射强效利尿药,如呋塞米每次1~2 mg/kg,静脉滴注,可有效减少循环血量,减轻心脏的负荷;⑤硝酸甘油:为降低心脏的前、后负荷,尤其是前负荷时,可静脉注射硝酸甘油,剂量为每分钟1~5 μg/kg。

3.手术治疗

同心脏移植术、基因治疗和心肌细胞移植等,可用于心力衰竭的治疗。

五、护理评估

1.健康史

评估可能引起患儿急性心力衰竭的原因,了解既往病史。

2.身体状况

监测患儿的血压、心率、呼吸频率及深度、有无气促及肺部啰音等。观察患儿是否咳粉红色泡沫痰,评估患儿的出入水量是否平衡等。评估患儿缺氧的程度,如有无烦躁不安等意识障碍、皮肤黏膜颜色有无发绀等。

3.心理-社会状况

评估患儿对疾病的认知度和心理状态,有无紧张、恐惧等情绪。

六、护理诊断

(1)心排出量减少与心肌收缩力下降有关。

(2)气体交换受损与肺淤血有关。

(3)体液过多与心力衰竭后水、钠潴留有关。

(4)潜在并发症:心源性休克、药物不良反应。

七、护理措施

（一）一般护理措施

1.休息

病室应安静,避免各种刺激,协助患儿取端坐位或半坐位,双腿下垂,以利于呼吸和减少静脉回心血量。必要时可行四肢轮流三肢结扎法减少静脉回流。

2.保持大便通畅

鼓励患儿多吃水果,必要时用开塞露,避免用力大便。

3.合理营养

轻者给予低盐饮食;重者给予无盐饮食;尽量减少静脉输液或输血。

4.病情观察

持续心电监护,严密观察血压、心率、呼吸、血氧饱和度、神志、皮肤颜色及温度、肺部啰音的变化等。观察患儿的咳嗽、咳痰、喘憋情况,协助患儿咳嗽、排痰,保持呼吸道通畅。

5.日常护理

注意为患儿保暖,做好口腔护理、皮肤护理,预防压疮发生。

6.准确记录出入量

根据患儿症状限制水分摄入,严格控制输液速度,尿量低于 30 mL/h 要及时报告给医生,注意记录呕吐物和汗液量。

(二)对症护理措施

1.吸氧

给予高流量氧气吸入(6~8 L/min),严重者给予面罩吸氧或机械通气。可在湿化瓶内加入 20%~30%酒精抗泡沫剂,保证足够的血氧分压。

2.用药护理

应用呋塞米 20~40 mg 静脉推注要在 2 min 以上推完并要严格记录尿量;用血管扩张药要注意调节输液速度,最好用输液泵控制滴速,监测血压变化,防止低血压发生。硝普钠和硝酸甘油要现用现配,避光输注;洋地黄制剂推注速度宜缓慢,同时观察心电图变化。

(三)健康指导

(1)针对患儿可能发生心力衰竭的原因,给予针对性预防指导。

(2)指导患儿在药物治疗的过程中,有头痛、恶心、出汗等,应及时报告医护人员。

(3)指导患儿遵医嘱服药,定期复查。

(李向荣)

第十一节　婴儿腹泻

婴儿腹泻或称腹泻病,是一组由多病原、多因素引起的以大便性状改变和大便次数增多为特点的消化道综合征,是婴幼儿最常见的疾病之一,尤其以 6 个月至 2 岁的婴幼儿发病率高,1岁以内者约占 50%,四季均可发病,但夏、秋季节发病率最高。

一、病因

(一)易感因素

(1)消化系统发育不成熟:胃酸及消化酶分泌不足,酶活力低,不能适应食物质和量的较大变化。

(2)生长发育快:对营养物质的需求相对较多,消化道功能经常处于紧张状态,易发生消化系统功能紊乱。

(3)机体防御功能较差:婴儿胃酸偏低,胃排空较快,对进入胃内的细菌杀灭能力较弱;血清免疫球蛋白(尤其是 IgM、IgA)及胃肠分泌型 IgA(SIgA)水平低,免疫功能较差。

(4)肠道菌群失调:新生儿生后尚未建立正常肠道菌群、改变饮食使肠道内环境改变,或因长期大量使用广谱抗生素导致肠道正常菌群失调而引起肠道感染。

(5)人工喂养:由于不能从母乳中获得体液因子(SIgA、乳铁蛋白等)、巨噬细胞和粒细胞、溶菌酶和溶酶体等抗肠道感染的物质,而且牛乳加热过程中上述成分会被破坏,加上食物、食具易被污染,故人工喂养儿肠道感染的发生率明显高于母乳喂养儿。

(二)感染因素

1.肠道内感染

可由病毒、细菌、真菌、寄生虫引起;以前两者多见,尤其是病毒。

2.肠道外感染

如患中耳炎、上呼吸道感染、肺炎、泌尿系感染、皮肤感染或急性传染病时,可由于发热、感染原释放的毒素、抗生素治疗、直肠局部激惹(膀胱感染)作用而并发腹泻。

(三)非感染因素

1.饮食因素

(1)喂养不当:如喂养不定时、饮食量不当,突然改变食物品种,过早给予大量淀粉或脂肪类食品;果汁(特别是那些含高果糖或山梨醇的果汁)可产生高渗性腹泻;肠道刺激物(调料、富含纤维素的食物)也可引起腹泻。

(2)过敏性腹泻:如对牛奶或大豆(豆浆)过敏而引起腹泻。

(3)原发性或继发性双糖酶(主要为乳糖酶)缺乏或活性降低,对糖的消化、吸收不良而引起腹泻。

2.气候因素

气候突然变化、腹部受凉使肠蠕动增加;天气过热使消化液分泌减少或由于口渴饮奶过多,都可能诱发消化功能紊乱而致腹泻。

二、治疗原则

调整饮食;预防和纠正水、电解质和酸碱平衡紊乱;强调继续进食;合理用药,加强护理,预防并发症的发生。

三、护理评估

(一)健康史

(1)详细了解喂养史(喂养方式、人工喂养儿代乳品的种类及配制方法、喂哺次数和量、添加辅食及断奶情况)、腹泻开始时间、大便情况(颜色、次数、性状、量、气味)。

(2)询问有无发热、呕吐、腹胀、腹痛、里急后重等症状,既往有无腹泻史;有无不洁饮食史和食物过敏史;有无其他疾病及长期使用抗生素史。

(二)身心状况

1.临床表现

不同病因引起的腹泻常各具不同的临床特点和临床过程。根据病程不同,可将腹泻分为急性腹泻(病程在 2 周以内)、迁延性腹泻(病程 2 周至 2 个月)、慢性腹泻(病程在 2 个月以上)。

2.辅助检查

(1)血常规:细菌感染时白细胞总数及中性粒细胞增多,过敏性疾病或寄生虫感染时嗜酸性粒细胞增多。

(2)血液生化:电解质测定血钠水平反映脱水性质,血钾水平可反映体内有无缺钾;血气分析测定可了解酸碱平衡状况。

(3)大便常规:无或偶见白细胞多为病毒和非侵袭性细菌感染,有较多的白细胞多见于各种侵袭性细菌感染。

(4)病原学检查:细菌性肠炎,大便培养可检出致病菌;真菌性肠炎,大便镜检可见真菌孢子及假菌丝;病毒性肠炎可做病毒分离等检查。

3.社会心理评估

评估患儿和(或)其家长的心理状况,家长对疾病的认识程度,家长的文化程度,对儿童喂养知识的掌握程度;评估患儿家庭的卫生状况、卫生习惯、生活环境及经济状况等。

四、护理诊断/合作性问题

(1)腹泻与感染、喂养不当、肠道功能紊乱等有关。

(2)体液不足与腹泻、呕吐使体液丢失过多和摄入不足有关。

(3)营养失调:低于机体需要量与腹泻、呕吐丢失过多和摄入不足有关。

(4)皮肤完整性受损与大便次数增多刺激臀部皮肤有关。

(5)体温过高与肠道感染有关。

(6)家长缺乏喂养知识及腹泻患儿的护理知识。

五、护理措施

(一)控制腹泻

1.调整饮食

如限制饮食过严或禁食过久常造成营养不良,并发酸中毒,以致病情迁延不愈影响生长发育,故应强调继续进食,以满足生理需要,补充疾病消耗,缩短康复时间。应根据疾病的特殊病理生理状况、个体消化吸收功能和平时的饮食习惯进行合理调整。呕吐严重者,可暂禁食 4～6 h(不禁水),尽快恢复母乳及原来已经熟悉的饮食,原则为由少到多、由稀到稠,喂给与患儿年龄相适应的易消化饮食。

病毒性肠炎多有双糖酶缺乏,不宜用蔗糖,并暂停乳类喂养,改为豆类、淀粉类食品或去乳糖配方奶粉喂养。腹泻停止后,逐渐恢复营养丰富的饮食。如适应良好,可每日加餐 1 次,共2 周。

2.药物治疗

遵医嘱给予抗生素、微生态制剂和黏膜保护剂等药物治疗。

3.严格消毒隔离,防止交叉感染

对感染性腹泻的患儿实施消化道隔离。护理患儿前后需认真洗手,对患儿的衣物、尿布、用具、玩具及便盆进行分类消毒。

（二）维持水、电解质及酸碱平衡

遵医嘱给予口服和（或）静脉补液，根据病情及时调整补液方案。

1.口服补液

口服补液盐（ORS）适用于预防脱水及纠正轻、中度脱水且无明显呕吐的患儿，新生儿及有明显呕吐、腹胀、心肾功能不全的患儿不宜使用。轻度脱水口服液量为 50~80 mL/kg，中度脱水为 132 80~100 mL/kg，少量频服，于 8~12 h 将累计损失量补足，脱水纠正后，可将 ORS 用等量水稀释，根据病情需要随时口服。重度脱水口服液量为 100~120 mL/kg。

2.静脉补液

静脉补液适用于中度以上脱水或吐泻严重或腹胀的患儿。迅速建立静脉通路，根据患儿的脱水程度和性质，结合年龄、营养状况等决定补给溶液的总量、种类和输液速度。

（1）第 1 天补液。输液总量：包括累积损失量、继续损失量和生理需要量 3 部分。液体总量一般为轻度脱水 90~120 mL/kg，中度脱水 120~150 mL/kg，重度脱水 150~180 mL/kg。

输液种类：根据脱水性质而定。低渗性脱水补充 2/3 张含钠液，等渗性脱水补充 1/2 张含钠液，高渗性脱水补充 1/5~1/3 张含钠液。如临床判断脱水性质有困难，可先按等渗性脱水处理。

输液速度：主要取决于累计损失量（脱水程度）和继续损失量，原则上先快后慢。累积损失量常在 8~12 h 补足。伴有循环不良和休克的重度脱水患儿，应首先迅速输入 2：1 等张含钠液 20 mL/kg，于 30~60 min 静脉输入，总量不超过 300 mL，以补充血容量。余量准确调整输液速度，保证液体按计划输入。见尿后及时补钾。若呕吐、腹泻缓解，可酌情减少补液总量或改为口服补液。根据患儿情况遵医嘱纠正酸中毒、低血钾、低血钙、低血镁等酸碱平衡紊乱。记录第 1 次排尿时间及 24 h 出入量，作为调整补液方案的依据，补钾时注意控制输液速度和液体含钾浓度，切忌静脉注射。

（2）第 2 天及以后补液：主要是补充继续损失量和生理需要量，继续补钾，供给热量。继续损失量按"丢多少补多少""随时丢随时补"的原则进行补充，常用 1/3~1/2 张含钠液。生理需要量常用 1/5~1/4 张含钠液补充。这两部分液体相加于 12~24 h 静脉均匀滴注。病情好转能口服者尽量给予口服补液。

（三）维持皮肤的完整性

指导家长保持患儿臀部皮肤清洁、干燥，勤换尿布，尿布宜选用柔软、吸水性强的棉织品，松紧合适，勤更换，避免使用不透气塑料布或橡皮布。每次便后用温水清洗臀部及会阴部并拭干。局部皮肤发红处涂以 5％鞣酸软膏或 40％氧化锌油并按摩片刻，促进局部血液循环。局部皮肤糜烂或溃疡者，可采用红外线灯或鹅颈灯局部照射，每日 2 次，每次 20~30 min，照射时由专人看护，避免烫伤，照射后局部涂以油膏。局部皮肤发红、糜烂、溃疡者亦可采取暴露法，使臀部皮肤暴露于空气中或阳光下。

（四）维持体温正常

密切监测患儿体温变化，发热时应给患儿多饮水，做好口腔护理。高热时给予物理降温，必要时遵医嘱给予药物降温。

（五）密切观察病情

（1）严密监测生命体征，如神志、体温、脉搏、呼吸、血压等。

(2)观察并记录大便颜色、次数、气味、性状、量,做好动态比较,为制订输液方案和治疗提供可靠依据。

(3)观察脱水纠正情况:评估脱水情况及其程度,如患儿的精神状态、皮肤弹性、前囟和眼眶的凹陷程度、尿量、末梢循环等;准确记录 24 h 出入量,为补液方案的调整提供依据。

(4)观察酸中毒、低血钾、低血钙、低血镁等电解质和酸碱平衡紊乱表现。

(六)健康教育

1.护理指导

向患儿家长介绍腹泻的病因、临床表现、治疗及护理措施;指导家长正确洗手,正确处理污染的尿布及衣物,正确观察脱水的表现及监测出入量;指导患儿家长正确配制和使用 ORS 溶液;讲解臀部皮肤护理的方法,解释调整饮食的重要性及原则。

2.预防知识宣教

(1)指导合理喂养,提倡母乳喂养,避免在夏季断奶,合理添加辅食。

(2)养成良好的卫生习惯,食物要新鲜,食具、奶具及玩具等要定期消毒,教育儿童饭前便后要洗手,勤剪指甲。

(3)加强体格锻炼,适当参加户外活动,注意气候变化,防止受凉或过热。

(4)避免长期滥用广谱抗生素。

(李向荣)

第十二节　消化性溃疡病

小儿消化性溃疡病是一种较常见的上消化道疾病。病因尚未完全阐明,一般认为是多种因素引起的组织损伤。

一、病因病理

①胃酸、胃蛋白酶分泌增多,小儿胃酸、胃蛋白酶原及促胃液素的分泌达到或高于成人水平,这是小儿消化性溃疡病发病的重要内在因素;②精神因素,学习紧张、考试或突发的精神刺激等;③遗传因素,儿童患者有家族史者占 25％～60％;④幽门螺旋杆菌(Hp)感染,Hp 的感染途径至今不明,比较多的研究证明,Hp 是人到人进行传播的,并且,随着年龄的增长 Hp 的感染率也在增加。

小儿消化性溃疡病理改变:显微镜下观察,溃疡基底可分四层,外层是由红、白细胞和纤维素构成的覆盖膜,其下是纤维蛋白坏死组织;包括血管在内的炎性肉芽组织,最下层是厚度不等的纤维和瘢痕组织。临床依病因可分为原发性溃疡和继发性溃疡;依发病部位可分为胃溃疡、十二指肠溃疡、食管溃疡等;依病程可分为急性溃疡和慢性溃疡。

二、临床表现

(一)常见症状

呕吐、胃肠道出血、腹痛。症状无定型,年龄越小,表现愈不典型。不同年龄各有特点。

1.新生儿期

起病较急,以消化道出血为主要表现。常有严重的原发病存在。

2.婴幼儿期(1 个月至 3 岁)

主要表现为反复的呕吐、生长停滞及消化道出血。早期出现哭闹、拒食,很快发生呕吐、呕血及黑便、腹胀等。

3.学龄前期

常呈不典型的脐周痛,进食后加重,常见反复呕吐及肠道出血。

4.学龄期

临床表现与成人相似,主要为消化不良及急性或慢性消化道出血。消化不良时常伴有反复的上腹痛、泛酸、嗳气、呕吐、便秘、消瘦等。上腹痛可分为隐痛、钝痛、烧灼样痛,部位常局限在胃、十二指肠区。胃溃疡大多数于进食后 $0.5\sim2$ h 疼痛;十二指肠溃疡大多数为饥饿痛或夜间痛,进食后可缓解。

(二)体征

多不明显,可于上腹部出现局限性轻压痛。

三、治疗

(一)一般治疗

饮食以容易消化、少刺激性食物为主。饮食要有节制,按时定量。过去主张少量多餐。近年发现所有食物,包括牛奶,进食后均可刺激胃酸分泌,多次进食有时反而有害。症状发作严重时,白天可每 2 h 进食 1 次,症状减轻时改为 1 日 3 餐。不宜暴饮暴食,要细嚼慢咽。少吃冷饮、糖果和油炸食物。人工着色的饮料、浓茶、咖啡、酸辣的调味品都有强烈刺激性。生活要有规律,睡眠充足,避免过度疲劳及精神紧张。忌用阿司匹林类药物。

(二)药物治疗

消化性溃疡的药物治疗包括抑制胃酸分泌,强化黏膜防御能力,根治 Hp 感染。

(三)治疗实施

初期治疗:H_2 受体拮抗剂或奥美拉唑作为首选药物,硫糖铝也可作为第一线治疗药物。Hp 阳性患儿应同时进行抗 Hp 治疗。

维持治疗:抗酸药物停用后可用柱状细胞稳定剂、丙谷胺维持治疗。对多次复发、症状持久不缓解,伴有并发症,合并危险因素如胃酸高分泌,持续服 NSAID 或 Hp 感染等可予 H_2 受体拮抗剂或奥美拉唑维持治疗。

四、护理评估

(一)临床症状评估与观察

1.询问患儿病史及起病原因

婴儿期主要症状为反复呕吐、生长缓慢和胃肠道出血,早期患儿易哭闹、拒食,很快发生呕吐、呕血及便血。儿童期主要表现脐周及上腹部疼痛,疼痛较弥散,时间不固定,进食可使疼痛加重。或以反复呕吐、食欲差,发育不良或消瘦为主要表现。大部分患儿多以呕血、便血就诊。

2.评估患儿腹痛特点

观察腹痛情况时要注意与外科急腹症、肠发育不良及内科疾病鉴别,如急性阑尾炎、过敏性紫癜(腹型)等。

(1)溃疡性疼痛:学龄前和学龄儿童,90%患儿可诉说腹痛,疼痛部位多位于上腹部或脐周部。

(2)急性阑尾炎:初起表现胃痛、恶心、呕吐,但数小时疼痛转移至右下腹部,并呈持续性疼痛,有局限性右下腹固定压痛,局部肌紧张,多数有发热,外周血检查白细胞升高。

(3)过敏性紫癜腹型:最常见的胃肠道症状为阵发性腹部绞痛,可反复发作,疼痛部位常见于脐周或下腹部,也可无固定部位,腹部可有压痛,但无腹肌紧张或反跳痛,常伴皮肤紫癜,有时有血便。

3.评估患儿呕血特点

(1)应注意来自非消化道的假性呕血,例如,鼻咽部等呼吸器官的出血颜色较新鲜,多含有泡沫。

(2)大致估计出血量多少:呕出的血液为咖啡色,表明出血量较少;如呕出的血液为暗红色则表明出血量较大,出血量达全身血容量的20%时,可出现失血性休克。

4.评估患儿血便特点

血便是消化系统常见症状,小量出血只能靠大便潜血来确定,而大量出血可以引起严重的后果。出血部位往往与血便颜色有关,回盲瓣以上部位的出血多为黑色柏油样便。结肠出血多为暗红色。直肠或肛门部位出血多为鲜红色。

(二)辅助检查评估

(1)病原学检查:幽门螺旋杆菌(Hp)检查。

(2)内镜检查是目前检查消化道溃疡最好的方法,它可以肉眼直观黏膜病变,同时还可取活检做组织病理学检查。

(3)大便潜血试验:是一项很有意义的检查,对判断小量慢性出血或消化道出血的活动状况有实用价值。

(三)体格检查评估

(1)疼痛评估。

(2)一般情况评估。

五、护理问题

(1)疼痛与胃部炎症有关。

(2)营养失调,低于机体需要量。

(3)潜在并发症:上消化道大出血。

(4)焦虑与疾病的威胁和陌生的环境有关。

(5)患儿家长缺乏溃疡相关护理知识。

六、护理措施

1.观察患儿病情变化

年长儿腹痛发生率高,十二指肠溃疡患儿多为上腹中线有局限性压痛,饭前或夜间发作,进食后缓解。胃溃疡则在中上腹或偏左有压痛,往往在进食后痛。观察腹痛情况可以为诊断提供材料。

2.掌握正确饮食知识

(1)改善饮食:以软食或易消化食物为主,少量多餐,忌刺激性食物。急性期饮用豆浆、牛奶、米汤等,缓解期可食用面条、馒头、粥类等。

(2)饥饱适宜,勿暴饮暴食。饥饿时胃酸、胃蛋白酶相对过多,过饱则胃壁过度扩张及食物停留时间过长,都会使胃损伤。

(3)睡前不要进食,不仅造成睡眠不实,还可导致肥胖,甚至夜间刺激胃酸分泌过高而诱发溃疡。

(4)避免服用对胃有刺激的药物和饮料。如因其他疾病需服用对胃有刺激的药物时,必须严格遵照医嘱,按规定服药。

3.患儿发生胃、十二指肠溃疡大出血

表现为突然发生呕血或排柏油样大便,并出现出汗、皮肤湿冷、脉搏微弱、血压下降、呼吸急促以及焦虑、恐惧等失血性休克表现时,提示出血量增多,应积极抢救,输液扩充血容量,同时需要禁食。

4.帮助患儿解除思想负担

生活起居要有规律,保证充足的睡眠和休息,不能让孩子过于疲劳。当考试过于紧张时应消除忧虑与紧张不安的情绪,使孩子在一个心情舒畅的良好环境中学习生活,这也是治疗和预防溃疡病不可忽视的重要方面。

5.培养饮食卫生习惯

辅导家长培养患儿良好的饮食卫生习惯,家庭中有明确的幽门螺杆菌感染者,应实行分餐制。

(李向荣)

第十三节 肠套叠

肠套叠为部分肠管及其肠系膜套入邻近肠腔所致的一种绞窄性肠梗阻,是婴幼儿时期最常见的急腹症之一,以4～10个月大的婴儿最为多见,2岁以后逐渐减少。

一、病因

肠套叠的病因尚不完全清楚。仅5%的患儿有明显的机械性因素,如梅克尔憩室、肠息肉、肿瘤等,多为年长儿,亦称继发性肠套叠。约95%的患儿病因不清,主要为婴幼儿,亦称原发性肠套叠。婴幼儿的回盲部系膜固定不完善,活动度大,回肠与回盲瓣的比例较年长儿大,均可能是易发因素。婴幼儿的肠蠕动容易紊乱,饮食改变和腹泻等可能是促进因素。有报道腺病毒感染引起肠套叠。

二、护理评估

(一)身心状态

多为平素健康的婴儿,突然发病。年长儿的发病稍缓,症状不如婴儿典型。

1. 腹痛

突然发生剧烈的阵发性肠绞痛,哭闹不安,屈腿,两臂乱动,或以手抓按腹部,面色苍白,出汗。持续数分钟后腹痛消失,间歇 10～20 min 后又反复发作。较大儿童发作的间隔时间较长。阵发性腹痛是由于肠系膜受牵拉和鞘部强烈收缩所致。

2. 呕吐

早期呕吐为肠系膜被牵拉所致。吐出物为奶块或食物残渣等胃内容物、次数不多。随后吐出物含胆汁,晚期可为粪样物。

3. 便血

便血为婴儿肠套叠的特征。在腹痛发作后可有 1～2 次正常大便,约 85% 的病例在发病后 6～12 h 排出果酱样黏液血便。小肠型肠套叠和儿童肠套叠的便血率较低,出现也较晚。

4. 腹部肿块

早期腹部平软,无压痛。多数病例可扪及肠套叠的肿块,小肠结肠型肠套叠沿结肠框分布,常位于右上腹部或脐上,呈腊肠样,表面光滑,中度硬,略有弹性,稍可移动。以后随套叠的进展,肿块可循结肠移至左腹部。晚期病例发生肠坏死或腹膜炎时,出现腹胀、腹腔积液、腹肌紧张及压痛,不易扪及肿块,有时腹部扪诊及直肠指诊双合检查可触及肿块。

5. 全身情况

早期患儿一般状况尚好,体温正常,但有面色苍白、食欲缺乏或拒乳。随着病程延长,病情渐重,精神萎靡或嗜睡,阵发性哭闹等腹痛症状反而不明显。发病二、三天后的晚期患儿,由于肠坏死或伴腹膜炎,全身情况恶化,常有严重脱水和高热、昏迷及休克等中毒症状。

(二)辅助检查

X 线检查,做空气或钡剂灌肠 X 线检查。

三、治疗原则

(一)非手术疗法

适用于病程在 48 h 以内的原发性回结型和结肠型肠套叠,一般状况较好,无明显腹胀及腹膜刺激症状者。方法简便、经济,效果良好,复位率达 95% 以上。绝大多数均一次治愈。包括空气灌肠和钡灌肠复位两种方法。

(二)手术治疗

空气或钡灌肠失败或发生肠穿孔、肠套叠超过 48～72 h,或虽然时间不长而病情严重、疑有肠坏死者,以及小肠型肠套叠均需手术治疗。

四、护理诊断

(1)疼痛与肠系膜受牵拉和鞘部强烈收缩有关。

(2)体液不足与呕吐、禁食有关。

(3)营养失调,低于机体需要量与呕吐、禁食及肠道吸收能力差有关。

(4)有感染的危险。

(5)潜在并发症:肠坏死与肠血运障碍有关;切口裂开。

(6)焦虑与疾病的威胁及陌生的环境有关。

五、护理措施

(一)腹痛的护理

(1)观察记录腹痛的性质、程度、时间、发作规律、伴随症状及诱发因素。

(2)手术前后持续胃肠减压,保持管道通畅,注意观察引流物的色、质、量。

(3)手术前严格执行胃肠道准备,按要求禁食、禁饮。

(4)手术后患儿取半卧位。

(5)肠道功能恢复、肛门排气后方可进食,循序渐进,避免产气、胀气食物如牛奶等。

(6)监测血清电解质的含量,缺钾者及时补充,应以预防为主。

(7)术后出现腹胀,可行肛管排气。

(二)维持体液及电解质平衡

(1)观察记录患儿皮肤的弹性、前囟及眼眶有无凹陷,末梢循环及尿量等情况。

(2)密切注意生命体征变化,定时监测血压、脉搏、呼吸,有条件最好使用监护仪。

(3)准确记录 24 h 出入水量,包括呕吐、胃肠减压及尿量等出量,入量为每天输液或饮水等进水量,同时注意尿的颜色、量及引流液的颜色、量和性质。

(4)禁食期间,遵医嘱补充液体和电解质。

(5)监测血清电解质。

(三)给予适当的热量和摄食量

(1)评估和记录患儿体重和皮下脂肪的厚薄,每周测体重 2 次。

(2)禁食期间遵医嘱静脉补充水分和电解质。

(3)禁食者遵医嘱给予完全胃肠外营养。

(4)给予患儿高营养、易消化的食物:①肛门排气、排便后,遵医嘱进流质饮食,如无腹胀则逐渐过渡到普食,以少食多餐、细嚼慢咽为宜,有助于肠道吸收;②提供患儿喜爱的食物;③为患儿提供愉快的就餐环境。

(5)少量多餐。

(四)预防感染

(1)保持环境温、湿度适宜,每周病房空气消毒 2 次。

(2)接触术后患儿前后应洗手。

(3)进行静脉穿刺及切口换药时应严格执行无菌操作。

(4)加强引流管的护理:①密切观察引流液的量、颜色、性质;②妥善固定引流管,防止脱出、打结,保持引流管通畅,敷料清洁、干燥;③按要求及时更换引流袋。

(5)遵医嘱使用抗生素或退热剂。

(五)行空气灌肠复位和手术复位患儿的护理

1.行空气灌肠复位的患儿

(1)空气灌肠复位成功的患儿腹部肿块消失,症状消失、患儿感觉舒适,并很快入睡。

(2)空气灌肠复位后,立即口服活性炭末,并观察排出情况,如炭末排出,可开始进食冷开水,无不适时改正常饮食。

(3)对复位成功的患儿仍需密切观察有无复发症状,如有则表示再次发生肠套叠,应做好手术前准备。

2.经手术复位的患儿应注意

(1)维持胃肠减压的正常效能,减轻胃肠张力,有利于吻合处愈合。

(2)指导正确饮食,术后肠蠕动恢复,肛门排气、排便,做夹管试验饮水观察 6 h 无腹痛、腹胀后,即可拔管。

(3)密切观察生命体征及腹部体征,术后 5～7 d,如患儿出现上腹痛、发热、切口红肿和破溃或形成肠瘘,应立即通知医师,并按急诊手术做好准备。

(六)预防切口裂开

(1)每日测体温 3 次,监测有无发热征象。

(2)协助家长护理好患儿的大、小便,防止污染切口,如不慎污染切口,应及时更换敷料。

(3)避免患儿剧烈哭吵,必要时术后用腹带包扎。

(4)积极防治引起腹压增高的因素,如尿潴留、便秘、咳嗽、腹胀等。

(5)对部分切口裂开者,嘱患儿卧床休息,并用蝶形胶布固定切口,更换敷料后用腹带加压包扎。

(6)切口全层裂开伴有肠管脱出者,应安慰患儿及家长不要紧张,同时用无菌生理盐水纱布覆盖脱出的肠管,立即送手术室重新缝合。

(7)遵医嘱使用抗生素。

(8)加强营养,必要时给予静脉高营养。

(七)做好心理护理

(1)鼓励患儿家属说出他们的焦虑。由于肠套叠患儿一向健康良好,而突发性出现此症须立即手术。对父母而言完全没有心理准备,或是在求诊中因患儿所出现的临床表现不够明确,致使医师延迟治疗,而使父母对医护人员感到不满。因此,护理人员应针对患儿家长顾虑的原因给予解释或指导,如向患儿家长介绍疾病的发生发展过程、主要治疗手段、术前、术后监护要点等。

(2)鼓励他们尽可能与患儿在一起,以降低孩子的分离焦虑。

(3)协助他们了解患儿的病情及解释手术的原因,以配合治疗。

(4)让同种疾病的患儿家长对治疗护理情况进行交流,以增加其战胜疾病的信心。

(李向荣)

第十四节　肠吸收不良综合征

肠吸收不良综合征(malabsorption syndrom,MAS)是指小肠消化和(或)吸收功能减退,造成多种营养素吸收障碍的慢性功能性疾病。主要是对脂肪和糖的消化和吸收功能减弱。据其病因可分为原发性和继发性,我国绝大多数为继发性,常继发于肠道病变如急性肠炎、慢性腹泻等。

一、病因与分类

MAS 的病因很复杂,营养物质消化吸收过程中的任何一个环节出现障碍均能导致 MAS。

其分类方法很多:有的按吸收障碍的营养物质分类,如糖吸收不良、脂肪吸收不良;有的按发病机制分类,如肠道慢性感染、肝胆系统疾病、胰腺疾病等;有的简单地分为原发性、继发性。

MAS 的常见病因又可因种族、地区、年龄而异。国外报道的 MAS 中以麸质过敏性肠病及胰腺纤维囊性变引起的较多见,该两种病好发于欧、美白种人,国内该两种病均较罕见,而以感染性慢性腹泻及乳糖吸收不良引起的较为常见。此外,小肠大段切除,小肠细菌过度繁殖,牛奶或大豆蛋白过敏性肠病,炎症性肠病,肝内外胆汁淤积、先天性丙种球蛋白缺乏小肠淋巴管扩张症、麸质性肠病等导致的 MAS 亦有散在发病。

二、临床特点

(一)糖吸收不良

双糖酶缺乏的患儿仅有实验室检查异常,无临床症状。因糖吸收不良引起临床症状者,称糖耐受不良。临床主要表现为腹泻,水样便,粪便含泡沫,具有酸臭味。因酸性粪便刺激而发生臀红,重者糜烂。因腹泻而导致脱水、酸中毒等水、电解质紊乱。病程迁延可发生营养不良。

(二)脂肪吸收不良

主要表现为脂肪泻。

(1)腹泻:粪便量及次数增多,典型粪便色淡,臭味重,灰白色,所含脂肪能漂浮于水面,伴腹胀、腹痛、精神倦怠、好哭。

(2)腹部胀满:由于肠腔内积存不消化食物和积气所致。

(3)食欲缺乏,发育落后,身材瘦小,营养不良。

(4)脂溶性维生素缺乏:病程迁延者常出现维生素 A 缺乏性眼病、维生素 D 缺乏性佝偻病、维生素 K 缺乏引起出血等。

(5)微量元素缺乏,营养不良性水肿及贫血。

(三)辅助检查

(1)糖吸收不良:糖耐受不良儿新鲜粪便 pH 多<6,且常<5.5。粪便还原糖测定阳性:$\geqslant$0.5 g/dL。呼气氢试验呼气氢增高。

(2)脂肪吸收不良:显微镜检查粪便脂肪阳性。血清胡萝卜素下降至 $1\sim2$ μg/L,通过测定食物和粪便的脂肪含量计算脂肪吸收系数下降(1 岁以上正常儿的系数为 95% 或更高)。

三、治疗

针对病因予停用不耐受的饮食,补充缺乏的消化酶。有慢性肠炎或小肠细菌过度增生时酌情应用抗生素或微生态制剂。贾第虫病应用甲硝唑治疗。保证患儿的热量供应,补充必需的维生素。对贫血或营养不良,水肿者可小量多次输血和血浆。

四、护理评估

(一)健康史

了解患儿喂养史,腹泻发生的时间,每日大便的次数,有无肠炎、小肠手术等病史,生长发育情况。

(二)症状、体征

评估有无脱水、酸中毒表现,有无臀红,有无营养不良,有无维生素缺乏症表现。观察大便性状、颜色。

（三）心理-社会状况

父母及患儿对疾病的认识和态度，抚养能力。

（四）辅助检查

了解糖吸收不良患儿粪便 pH，粪便还原糖测定结果，呼气氢是否增高。注意脂肪吸收不良患儿粪便脂肪镜检情况，血清胡萝卜素含量，脂肪吸收系数。

五、常见护理问题

(1)腹泻与食物消化障碍有关。

(2)营养不良与糖、脂肪吸收障碍有关。

(3)皮肤黏膜完整性受损与酸性粪便刺激有关。

(4)潜在并发症：脱水、酸中毒、脂溶性维生素缺乏、贫血。

六、护理措施

（一）饮食管理

(1)糖吸收不良：继发性双糖酶缺乏患儿只需暂时限食乳糖或给低乳糖奶，如发酵奶或低乳糖奶粉。原发病恢复后2～3周内多数患儿双糖酶功能逐渐恢复，即可逐步恢复正常饮食。继发性单糖吸收不良者，需在饮食中去除所有糖，待疾病好转可逐渐恢复正常饮食。先天性乳糖酶缺乏患儿禁食乳糖，包括各种乳类及含乳的食品，婴儿可用不含乳糖的奶粉。

(2)脂肪吸收不良：给高热量、高蛋白、低脂肪饮食。避免粗糙的高渣食物，如坚果、葡萄干等。较重患儿饮食控制效果不理想时，可暂禁食，应用全静脉营养，以使肠道休息并保证足够的营养和热量。

营养不良患儿引起的脂肪吸收不良应用全静脉营养，饮食应少量多餐，逐步增加。乳糜泻应限制进食麦类食物。

(3)饮食中注意补充维生素和矿物质。

(4)注意选择柔软、易消化食物，少量多餐，逐步增加，减轻肠道负担。

（二）皮肤护理

勤换尿布，每次便后清洗臀部，并涂上润滑油，以保护臀部皮肤免受大便刺激。

（三）病情观察

注意大便的次数、量、性状的改变。注意有无脱水和酸中毒的表现。注意有无维生素缺乏的相关表现，如维生素 A 缺乏性眼病，维生素 D 缺乏性佝偻病，维生素 K 缺乏引起的出血等。

（四）健康教育

(1)简单讲解该疾病的发病机制、治疗过程及可能发生的并发症。

(2)向家长和患儿解释饮食管理的意义。

(3)根据吸收不良的不同类型给予相应的饮食指导。

(4)指导臀部皮肤护理方法。

（五）出院指导

1.饮食管理的原则

满足生长发育营养需求、减轻小肠负担，有利于消化吸收。

2.饮食指导

(1)介绍相应的特殊饮食如低乳糖和不含乳糖饮食,低脂饮食等。低乳糖饮食有发酵奶、低乳糖奶粉,不含乳糖饮食有豆奶粉、豆浆及不含乳糖的奶粉。为保证营养,豆浆中每 500 mL 需加食盐 0.5 g、乳酸钙 1.5 g、葡萄糖 30 g。低脂食物有低脂奶粉、鸡蛋白、鱼、瘦肉、虾、豆类及各种蔬菜。稻米、玉米可替代麦类的食物。

(2)介绍维生素和矿物质含量高的饮食。

(3)添加食物应循序渐进,由少到多。

(4)购买食品前注意阅读食品标签。

(5)要做好长时间应用特殊饮食的打算,保证特殊饮食的供给,直至疾病恢复后再逐步过渡到正常饮食。继发性双糖酶缺乏者,在原发病恢复后 2~3 周内多数患儿双糖酶功能逐渐恢复,即可逐渐恢复正常饮食。

(6)与医院保持联系,适时调整饮食,保证营养,满足患儿生长发育之需。

3.饮食耐受与否的观察方法

主要观察大便的性状。糖不耐受时,大便次数多,水样便,粪便棕色,含泡沫,具有酸臭;脂肪不耐受者,粪便为淡黄色,量及次数增多,发亮,臭味重,伴腹胀、腹痛,精神倦怠,好哭。

4.生长发育正常与否的评估

告之体重、身高正常值的计算方法,头围、胸围、腹围的测量方法等。

(李向荣)

第十五节　小儿贫血

一、缺铁性贫血

缺铁性贫血(iron deficiency anemia,IDA)是由于体内铁缺乏而致血红蛋白合成减少引起的一种小细胞低色素性贫血,是小儿贫血中最常见的类型。可由早产、喂养不当、摄入不足、偏食、吸收障碍、失血等原因引起。多发于 6 个月至 2 岁的婴幼儿,多数铁剂治疗效果良好。

(一)临床表现

1.典型症状

大多起病缓慢,开始常有烦躁不安或精神不振,易疲劳,不爱活动,食欲缺乏,体重不增或增长缓慢;逐渐出现面色苍白,以唇、口腔黏膜和甲床最明显;新生儿或小婴儿可有呼吸暂停发作;年长儿可诉头晕、目眩、耳鸣、乏力等;少数患儿可出现呕吐、腹泻、口腔炎、舌炎或舌乳头萎缩、异食癖、反甲等症状。

2.体征

肝、脾、淋巴结轻度肿大。年龄愈小、病程愈长、贫血愈重,肝脾大愈明显;贫血明显时心率增快。

3.并发症

并发症包括感染、智力低下、心力衰竭等。

（二）辅助检查

1. 血常规检查

红细胞、血红蛋白低于正常，血红蛋白减少比红细胞减少更明显。红细胞体积小、含色素低。

2. 骨髓细胞学检查

增生活跃，以中、晚幼红细胞增生为主，各期红细胞均较小，胞质量少，边缘不规则，染色偏蓝，胞质成熟落后于胞核。

3. 铁代谢检查

血清铁蛋白（SF）较敏感地反映体内储存铁的情况，<12 $\mu g/L$ 时提示缺铁；血清铁（SI）减低<10.7 $\mu mol/L$，总铁结合力（TIBC）增高>62.7 $\mu mol/L$，运铁蛋白饱和度（TS）降低$<15\%$；红细胞游离原卟啉（FEP）增高>0.9 $\mu mol/L$。

4. 其他检查

若有慢性肠道失血，大便潜血阳性，需行胃肠钡餐或 B 超检查；病情严重且长的，颅骨 X 线可见有辐射样条纹改变。

（三）治疗措施

治疗原则：去除病因、补充铁剂。

1. 去除病因

合理喂养，及时添加含铁丰富的食物，纠正不良饮食习惯；积极治疗原发病如驱虫、手术治疗消化道畸形、控制慢性失血等。

2. 铁剂治疗

一般以每天 $4\sim6$ mg/kg，分 3 次口服，每次剂量不超过 $1.5\sim2$ mg/kg；口服不能耐受或吸收不良、胃肠道疾病、胃肠手术不能口服者可采用注射铁剂，如右旋糖酐铁肌内注射。

3. 输血治疗

一般不必输血，重度贫血者可输注浓缩红细胞，以尽快改善贫血症状，但应注意输血速度过快、量过大可致心力衰竭。

（四）专业照护

1. 病情观察

（1）观察患儿皮肤、黏膜颜色及毛发、指甲情况；观察患儿精神、面色，密切监测生命体征、尿量变化；观察患儿有无乏力、烦躁或萎靡、记忆力减退、成绩下降等症状；观察患儿胃纳、进食情况；贫血严重者注意输液滴速，防止速度过快导致心力衰竭；观察药物疗效及不良反应，监测血常规、骨髓细胞学检查的结果及动态变化。

（2）关注并发症的发生：①严重贫血患儿出现烦躁不安、面色苍白、呼吸>60 次/分钟、心率>180 次/分钟、心音低饨、奔马律、肝脏迅速增大，提示出现心力衰竭；②患儿出现食欲减退等消化系统症状，严重者可出现萎缩性胃炎或吸收不良综合征，导致机体营养失调或营养不良；③因细胞免疫功能降低，常合并感染。

2. 提高药物疗效，减少不良反应

口服铁剂应从小剂量开始；两餐之间服用，可与维生素 C、果糖、氨基酸等同服以利吸收，忌与抑制铁吸收的食品，如牛奶、茶、咖啡、蛋类、植物纤维及抗酸药等同服；注射铁剂时应精确计算剂量，分次深部肌内注射，每次应更换注射部位，以免引起组织坏死；服用液体铁剂可使牙齿黑染,可用吸管或滴管服之,大便颜色变黑或呈柏油样,停药后恢复;铁剂治疗1周后可见血红蛋白逐渐上升,血红蛋白正常后继续服用铁剂2个月,以增加储存铁。

(五)健康指导

1.住院指导

(1)喂养指导:遵守饮食护理原则,合理安排饮食;提倡母乳喂养,足月儿生后6个月后应逐渐减少每天奶类摄入量,以便添加含铁丰富的固体食物。按时添加含铁丰富的辅食,如大豆制品、黑木耳、海带、动物血、精肉、内脏、鱼等以促进造血或补充铁强化食品,如铁强化奶、铁强化食盐,并注意膳食合理搭配。早产儿和低体重儿自2个月左右给予铁剂进行预防;牛、羊乳应加热处理后喂养,避免因过敏引起肠出血。

(2)教育和培训:①告知哺乳期母亲应食用含铁丰富的食品,如有贫血时应及时纠治;②对于智力低下、身材矮小、行为异常的患儿应耐心教育,不应歧视和谩骂,帮助其过正常儿童的生活,养成良好的性格和行为。

2.出院指导

(1)用药指导:评估家长用药知识,使家长掌握服用药物正确剂量、方法和疗程,按医嘱定时服药,不随意增加药量。

(2)就诊指导:建议遵医嘱药物治疗2周后及时复查血常规,如出现较严重的药物不良反应、面色苍白、烦躁不安或精神不振、头晕、乏力等情况,应及时来院咨询就诊。

二、巨幼红细胞性贫血

巨幼红细胞性贫血是由于缺乏维生素B_{12}和(或)叶酸所引起的一种大细胞性贫血,用维生素B_{12}和(或)叶酸治疗有效。好发于6个月至2周岁的婴幼儿,病程进展缓慢。

(一)临床表现

1.典型症状

多呈虚胖或伴轻度水肿,毛发纤细、稀、黄,严重者皮肤有出血点或瘀斑;皮肤常呈蜡黄色,结膜、口唇、指甲苍白;维生素B_{12}缺乏者表现为表情呆滞、嗜睡、反应迟钝、少哭不笑,智力、动作发育落后甚至退步,严重者可见肢体、躯干、头部或全身震颤,甚至抽搐、共济失调、踝阵挛及感觉异常;叶酸缺乏者不发生神经系统症状,但可导致神经精神异常。

2.体征

肝、脾轻度肿大。年龄愈小、病程愈长、贫血愈重,肝脾大愈明显;贫血明显时心率增快。

3.并发症

心功能不全、智力障碍等。

(二)辅助检查

1.血常规检查

红细胞数减少较血红蛋白量降低更为明显。呈大细胞性贫血,血涂片可见红细胞大小不等,以大细胞为多,易见嗜多色性和嗜碱点彩红细胞,可见巨幼变的有核红细胞,中性粒细胞呈分叶过多现象。网织红细胞、白细胞、血小板计数常减少。

2.骨髓细胞学检查

增生明显活跃,以红细胞系增生为主,粒、红系均巨幼变,胞体变大,核浆发育不一,中性粒细胞和巨核细胞核分叶过多。

3.血清

维生素 B_{12} 和叶酸测定血清维生素 B_{12}＜100 ng/L（正常值为 200～800 ng/L），叶酸＜3 μg（正常值为 5～6 μg/L）。

（三）治疗措施

治疗原则：去除病因、合理饮食，使用维生素 B_{12} 和叶酸治疗，必要时输血。

1.去除病因

加强营养，及时添加换乳食物；对引起维生素 B_{12} 和叶酸缺乏的原因应予去除，如慢性腹泻、小肠疾病、小肠切除等。

2.维生素 B_{12} 和叶酸治疗

（1）维生素 B_{12} 治疗：维生素 B_{12} 500～1 000 μg 一次肌内注射；或每次肌内注射 100μg，每周 2～3 次，连用数周，直至临床症状好转，血常规恢复正常为止。

（2）叶酸治疗：口服剂量为 5 mg，每天 3 次，连续数周至临床症状好转，血常规恢复正常为止。

先天性叶酸吸收障碍者，口服剂量应增至每天 15～50 mg。

3.输血治疗

重度贫血者可输注红细胞制剂，以尽快改善贫血症状，但应注意输血速度过快、量过大可致心力衰竭。

（四）专业照护

1.病情观察

关注并发症的发生：①患儿表现为烦躁不安、疲乏无力、食欲差、嗜睡，脉搏快、心脏叩诊心界扩大，心前区闻及吹风样收缩期杂音，肝脾大，提示出现心功能不全；②严重巨幼红细胞贫血患儿在治疗开始 48 h，可出现低钾血症，甚至发生低血钾性婴儿猝死，应预防性补钾；③维生素 B_{12} 缺乏患儿常有生长发育倒退现象，注意评估及观察精神神经症状、智力、运动发育等情况，及时加强训练和教育。

2.提高药物疗效，减少不良反应

单纯维生素 B_{12} 缺乏者，有神经精神症状者，应以维生素 B_{12} 治疗为主，如单用叶酸有加重症状的可能；维生素 B_{12} 治疗时，出现神经系统受累表现，可予每天 1 mg，连续肌内注射 2 周以上；由于维生素 B_{12} 吸收缺陷所致的患儿，每月肌内注射 1 mg，长期应用；同时口服维生素 C 有助于叶酸吸收；因使用抗叶酸代谢药物而致病者，可用亚叶酸钙（甲酰四氢叶酸钙）治疗。

（五）健康指导

1.住院指导

（1）喂养指导：单纯母乳喂养而未及时添加换乳期（婴儿 4～6 月龄）食物的婴儿，可导致维生素 B_{12} 缺乏；单纯牛奶或羊奶喂养而未及时添加换乳期食物的婴儿，可导致叶酸缺乏；故换乳期应及时添加辅食，并注意膳食合理搭配。

（2）教育和培训：对于智力低下、身材矮小、行为异常的患儿应耐心教育和训练，不应歧视和谩骂，帮助患儿提高学习成绩，过正常儿童的生活，养成良好的性格和行为。

2.出院指导

（1）饮食指导：遵守饮食护理原则，多吃富含叶酸及维生素 B_{12} 的食物，如肝、肾、肉等动物食品可补充维生素 B_{12}，绿叶蔬菜、肝、肾、酵母含叶酸较丰富，乳类次之；应用叶酸时需补充铁剂及含钾丰富的食物。

（2）监测生长发育：评估患儿体格、智力、运动发育情况，落后者加强训练和锻炼。

（3）就诊指导：遵医嘱药物治疗2周后及时复查血常规，如出现面色苍白、烦躁易怒、反应迟钝、抽搐、共济失调、厌食、恶心、呕吐等情况，应及时来院咨询就诊。

三、获得性再生障碍性贫血

再生障碍性贫血（AA，简称再障），是一组由化学物质、生物因素、放射性物质或不明原因引起的骨髓造血功能衰竭，以造血干细胞损伤、骨髓脂肪化、外周血全血细胞减少为特征的一组综合征。可分为急性再障（重型再障-Ⅰ型，SAA-Ⅰ）、慢性重型再障（重型再障-Ⅱ型，SAA-Ⅱ）及一般慢性再障（CAA）。

（一）临床表现

1. 典型症状

急性再障患儿贫血呈进行性加重，感染时症状严重，皮肤黏膜广泛出血，重者内脏出血。慢性再障患儿贫血症状轻，感染轻，皮肤黏膜散在出血，内脏出血少见。

2. 体征

急性再障1/3患儿可有肝轻度肿大（肋下1～2 cm），脾、淋巴结不肿大，慢性再障肝、脾、淋巴结均不肿大。

3. 并发症

感染性休克、内脏出血等。

（二）辅助检查

1. 血常规检查

急性再障除血红蛋白下降较快外，须具备以下三项之中二项：①网织红细胞<1％、绝对值<15×10^9/L；②白细胞总数明显减少，中性粒细胞绝对值<0.5×10^9/L；③血小板<20×10^9/L。慢性重型再障血常规缓慢进展到上述标准。

2. 骨髓细胞学检查

急性型多部位骨髓细胞学检查提示增生减低，慢性型至少一个部位增生不良，巨核细胞减少。均有三系血细胞不同程度减少，造血干细胞减少。

3. 其他

淋巴细胞亚群改变，出现$CD4^+$/$CD8^+$比值下降或倒置（$CD4^+$↓、$CD8^+$↑），慢性型主要累及B淋巴细胞。

（三）治疗措施

治疗原则：免疫抑制治疗、分型治疗、对症支持治疗等。

1. 免疫抑制治疗（IST）

免疫抑制治疗如抗胸腺细胞免疫球蛋白（ATG）、环孢素（CsA）、大剂量免疫球蛋白等。

2. 分型治疗原则

SAA首选异基因造血干细胞移植（allo-SCT），如无条件，应尽早采用免疫抑制（IS）治疗；CAA采用雄性激素为主的传统药物治疗，如治疗3～6个月无效，应及时加用IS治疗。

3. 对症支持治疗

预防和控制感染，输血或血小板，止血治疗。

(四)专业照护

1.病情观察

(1)密切观察患儿神志、面色、生命体征,观察皮肤瘀点(斑)变化,监测血小板数量变化,对血小板极低者,应严密观察有无其他内脏出血情况。

(2)关注并发症的发生:①患儿出现烦躁、头痛、喷射性呕吐、血压突然升高、心率变慢等提示出现早期颅内出血;②患儿出现高热或体温不升,意识模糊或烦躁不安,心率加快,脉搏细速,血压下降,尿量减少,皮肤和黏膜苍白、潮湿,肢端冰冷,毛细血管充盈时间延长,提示感染性休克,严重者出现昏迷。

2.防治感染

(1)感染的预防:保持环境整洁,空气新鲜,减少陪护,限制探视人员。接触患儿前洗手,患儿外出检查时佩戴口罩。保持口腔清洁,防止口腔黏膜破损。严格执行无菌操作,有创操作后加强按压,防止血肿形成。血白细胞低下时做好环境保护,及时遵医嘱使用粒细胞集落刺激因子。

(2)感染的护理:当患儿出现发热,伴有牙龈红肿、口腔溃疡、肛周脓肿、呼吸道感染、腹泻等感染迹象时,除做好相应的症状护理外,应遵医嘱早期使用抗生素,抽取血培养,为抗生素选用提供依据。及时清除口腔、牙龈、肛周等感染灶,促进感染愈合。呼吸道感染时加用氧气雾化治疗,腹泻时做好肛周皮肤护理。

3.提高药物疗效,减少不良反应

抗胸腺细胞免疫球蛋白(ATG)适用于血小板$>10\times10^9/L$的病例(如患儿血小板低于$10\times10^9/L$,应先输注血小板再用药)。常见的不良反应有过敏反应和血清病样反应。在应用ATG时应注意以下几点:①静脉输注ATG前,应遵医嘱先用日需要量的皮质醇和静脉抗组胺类药物,如氢化可的松或甲泼尼龙、异丙嗪等;②静脉滴注开始时速度宜慢,根据患儿对药物的反应情况调节速度,使用蠕动泵控制输液速度,使总滴注时间不少于6 h;③密切观察患儿面色、生命体征、有无寒战、高热、心跳过速、气急、血压下降等,如有不适及时通知医师并处理;④选择中心静脉置管或粗大的外周静脉,避免血栓性静脉炎的发生;⑤初次使用后7~15 d,患儿若出现发热、瘙痒、皮疹、关节痛、淋巴结肿大,严重者出现面部及四肢水肿、少尿、喉头水肿、哮喘、头痛、谵妄甚至惊厥,应考虑血清病样反应;⑥输注过程中避免同时输注血液制品,防止加重不良反应,如果必须输血,应先停止输注ATG。

(五)健康指导

1.住院指导

(1)观察疗效:向家长及患儿讲解疾病相关知识和治疗措施,解释疾病发生发展的过程,指导家长识别化疗药物常见不良反应,掌握基本应对措施。

(2)防止感染:教会家长如何预防感染及识别早期感染、出血的征象,如有不适及时告知医护人员。控制陪护,减少人员进出病房,接触患儿前洗手,患儿使用的物品必须保持清洁或消毒,食品须清洁煮熟。

(3)防止出血:血小板低于$20\times10^9/L$时,绝对卧床休息,保持安静,改变体位动作宜慢,防止头晕跌倒;不玩尖锐坚硬玩具,不吃块状等难消化的食物等。

2.出院指导

(1)饮食指导:适量多吃红枣、带衣花生、黑木耳等食物促进造血,多食菌类食物及大蒜,应用糖皮质激素时多吃含钙含钾丰富的食物,如牛奶、香蕉、橘类水果等。

(2)用药指导:按医嘱正确服用 CsA、糖皮质激素和雄激素,不能自行减量或停药。注意长期服用激素类药物不良反应,如高血压、高血糖、应激性溃疡、骨质疏松、精神兴奋等。

(3)就诊指导:告诉家长出院后前 8 周内 1～2 周来院复诊 1 次,以后每个月复诊 1 次,1 年后每 3～6 个月复诊 1 次至 2 年结束。有再次感染而发热者,应及时来院就诊。

四、溶血性贫血

溶血性贫血是由于红细胞破坏增多、增快,超过了造血代偿能力的一组疾病。按发病机制可分为红细胞内异常和红细胞外异常所致的溶血性贫血。红细胞葡萄糖-6-磷酸脱氢酶(G-6-PD)缺乏症是一种常见 X 性染色体连锁不完全显性遗传性红细胞膜酶缺陷病,因缺乏 G-6-PD 致红细胞膜脆性增加而发生红细胞破坏,男性多于女性。此病在我国广西壮族自治区、海南岛黎族、云南省傣族为最多。免疫性溶血性贫血是由于免疫因素如抗体、补体等参与导致红细胞损伤、寿命缩短而过早地破坏,产生溶血和贫血症状者称为免疫性溶血性贫血。常见为自身免疫性溶血性贫血(以下简称自免溶)。

(一)红细胞葡萄糖-6-磷酸脱氢酶缺乏症

1.典型症状

发病年龄越小,症状越重。患儿常有头晕、厌食、畏寒、发热、恶心、呕吐、腹痛和背痛等,尿呈酱油色、浓茶色或暗红色。血红蛋白迅速下降,多有黄疸。

2.体征

腹部膨隆,肝脾大,肾区叩击痛。

3.并发症

急性肾衰竭、胆红素脑病。

4.辅助检查

(1)血常规检查:溶血发作时红细胞与血红蛋白迅速下降,白细胞可增高,血小板正常或偏高。

(2)骨髓细胞学检查:粒系、红系均增生,粒系增生程度与发病年龄呈负相关。

(3)尿常规检查:尿隐血试验 60%～70% 呈阳性。严重时可导致肾功能损害,出现蛋白尿、红细胞尿及管型尿,尿胆原和尿胆红素增加。

(4)血清游离血红蛋白增加,结合珠蛋白降低,抗人球蛋白试验 Coombs 试验阴性,高铁血红蛋白还原率降低,G-6-PD 活性减低。

(二)免疫性溶血性贫血

1.典型症状

典型症状多见于 2～12 岁的儿童,男多于女,常继发于上呼吸道感染,起病大多急骤,伴有乏力、苍白、黄疸、发热、血红蛋白尿等。病程呈自限性,通常 2 周内自行停止,最长不超过 6 个月。

2.体征

腹部膨隆,肝脾大,肾区叩击痛。

3.并发症

急性肾衰竭。

（三）辅助检查

1. 血常规检查

大多数病例贫血严重，血红蛋白＜60 g/L，网织红细胞可高达50％。

2. 红细胞脆性试验

病情进展时红细胞脆性增加，症状缓解时脆性正常。

3. Coombs 试验

大多数直接试验强阳性，间接试验阴性或阳性。

（四）治疗措施

治疗原则：去除病因、合理饮食、药物控制、对症治疗，必要时手术治疗。

1. 去除诱因

避免该病可能的诱发因素，如停止摄入蚕豆、避免服用氧化性药物、避免接触化学毒物等，加强输血管理，避免血型不合输血后溶血，避免感染。

2. 药物治疗

免疫性溶血性贫血患儿采用糖皮质激素和（或）免疫抑制剂治疗。

3. 对症治疗

纠正水、电解质失衡；碱化尿液；输血。

4. 手术治疗

药物治疗无效或频繁复发的患儿可行脾切除手术。

（五）专业照护

1. 病情观察

（1）观察患儿精神、意识、面色、皮肤巩膜黄染情况。溶血严重时要密切观察生命体征、尿量、尿色的变化。

（2）关注并发症的发生：若出现少尿（每天尿量少于 250 mL/m²，或学龄儿童每天＜400 mL，学龄前儿童＜300 mL，婴幼儿＜200 mL）、氮质血症、电解质紊乱，应警惕急性肾衰竭的可能。

2. 提高药物疗效，减少不良反应

（1）自免溶贫血患儿应遵医嘱及时应用免疫抑制剂，并观察免疫抑制剂如糖皮质激素、环孢素（CsA）、环磷酰胺（CTX）等药物的不良反应。

（2）输液速度：贫血严重者注意输液滴速［一般控制在 5 mL/(kg·h)］，观察患儿有无胸闷、气急、乏力症状，防止输液过快导致心力衰竭。

（六）健康指导

1. 住院指导

（1）避免诱因、观察疗效：向家长讲解引起溶血性贫血的各种可能因素，避免再次溶血。出现腹痛、腰酸、背痛、尿色变化时，应及时告知医务人员。

（2）饮食指导：给予营养丰富、富含造血物质的食品（如红枣、花生衣），多饮水，促排尿。

2. 出院指导

（1）用药指导：免疫性溶血性贫血患儿应按要求正确用药，注意激素类药物的不良反应；避免应用氧化类的药物，避免接触樟脑丸。

(2)安全指导:脾切除患儿免疫功能较低,应注意冷暖,做好自身防护,少去公共场所,避免交叉感染。G-6-PD 缺陷症的患儿要随身携带禁忌药物卡。

(3)就诊指导:遵医嘱治疗 2 周后及时复查血常规(包括网织细胞计数),如发现面色苍黄、尿色改变应及时来院复诊。

(李向荣)

第十六节　出血性疾病

一、免疫性血小板减少症

免疫性血小板减少症(ITP)是小儿最常见的出血性疾病,过去称特发性血小板减少性紫癜。常见于病毒感染,偶见于疫苗接种后数天或数周内起病,其特点是皮肤黏膜自发性出血,血小板减少,出血时间延长、血块收缩不良和束臂试验阳性为特征,儿童 ITP 是一种良性自限性疾病。

根据病情持续时间分型:新诊断 ITP 指血小板减少持续时间小于 3 个月;持续性 ITP 指血小板减少持续时间小于 12 个月;慢性 ITP 指血小板减少持续时间大于 12 个月。

(一)临床表现

1.典型症状

多以皮肤或黏膜出血点、瘀斑或瘀点为主要表现,少见严重出血,失血过多时可有贫血表现,对血小板输注无效。

2.体征

少数患儿可有肝脾轻度肿大。

3.并发症

并发症有内脏出血、失血性休克等。

(二)辅助检查

1.血常规检查

外周血涂片检查提示血小板计数<$100×10^9$/L(至少两次),可低于 $20×10^9$/L,出血严重者血红蛋白轻度降低,网织红细胞升高。

2.凝血检查

出血时间延长,凝血时间正常,血块退缩不良,束臂试验可阳性。

3.骨髓细胞学检查

骨髓细胞学检查是针对不典型 ITP 或排除骨髓性疾病的必要检查。典型改变提示骨髓增生活跃,巨核细胞数量正常或增多,并伴有成熟障碍。

(三)治疗原则

治疗原则:预防创伤出血、积极控制出血、防止和控制感染、防治并发症。

1.预防创伤出血

急性期卧床休息、避免外伤;避免应用影响血小板功能的药物,如阿司匹林等。

2.积极控制出血

明确诊断后积极控制出血,采取一线治疗药物,早期、大量、短程应用肾上腺皮质激素、丙种球蛋白等。对一线治疗无效重新评估后,酌情应用二线治疗药物,如大剂量地塞米松、利妥昔单抗、免疫抑制剂等;必要时输注血小板和红细胞。慢性 ITP 治疗效果不佳、出血极严重且危及生命、应用其他方法治疗无效时,可行脾切除。

3.防止和控制感染

明确为细菌或病毒感染者,根据不同病原体选择敏感抗生素。

(四)专业照护

1.病情观察

(1)密切观察皮肤黏膜出血情况,及时了解患儿血小板动态变化,血小板$<20\times10^9$/L 者,应警惕有无自发性内脏出血情况发生。出血严重时,如大量鼻出血、黑便、血尿等,应定时监测血压、脉搏、呼吸,观察面色、神志变化,正确记录出血量。

(2)关注并发症的发生:①面色苍白加重,呼吸、脉搏增快,出汗、血压下降提示失血性休克,应及早采取抢救措施;②密切观察有无内脏出血情况,如血压升高、脉搏减慢、头痛、剧烈呕吐呈喷射状,视物模糊、神志改变等提示可能出现颅内出血;消化道出血常伴腹痛、便血;肾出血伴血尿、腰痛等。

2.提高药物疗效,减少不良反应

(1)避免应用引起血小板减少或抑制其功能的药物,如阿司匹林、双嘧达莫、吲哚美辛等。

(2)肾上腺皮质激素的应用要求剂量准确,注意激素的不良反应,适当应用胃黏膜保护剂,口服给药时应饭后服用,并要发药到口,避免少服漏服。

(3)大剂量丙种球蛋白输注时要注意减慢速度,观察有无过敏情况,如发热、胸闷、气促、皮疹等,出现以上情况应及时报告医师进行处理。

(五)健康指导

1.住院指导

(1)向家长讲述本病的有关知识、主要治疗手段,主要诊疗技术如腰穿、骨穿的目的、操作过程,减少其顾虑。

(2)用药指导:评估患儿及家长用药知识,告知患儿及家长用药的注意事项,按医嘱使用药物,不随意更改使用时间、剂量,向家长及患儿说明激素药物应用的重要性及应用过程中会产生短暂的不良反应,如外貌、体型变化,胃口增加以及易感染等。

2.出院指导

(1)预防感染:做好自我保护,服药期间不与感染患儿接触,避免去人多的地方,去公共场所需戴口罩,预防感冒,以免引起病情加重或复发。

(2)防止出血:告知家长避免患儿剧烈活动;不玩尖利的玩具;不吃坚硬、多刺的食物;选择软毛牙刷,剪短指甲,不挖鼻孔,用液状石蜡涂鼻腔防止鼻黏膜干燥出血,并多饮水,不用力搔抓皮肤。

(3)就诊指导:选择儿童血液专科医师诊治,出院后每 1～2 周来院复诊 1 次,直至口服激素减停。教会家长识别出血征象,学会压迫止血,一旦发现出血,立即就诊。

二、血友病

血友病是一组遗传性凝血功能障碍的出血性疾病,包括:①血友病 A,即因子Ⅷ(抗血友病球蛋白,AHG)缺乏症;②血友病 B,即因子 IX(血浆凝血活酶成分,PTC)缺乏症。发病率为(5~10)/10 万,以血友病 A 较为常见(占 80%~85%),血友病 B 次之。其共同特点为均由相应的凝血因子基因突变引起,终生在轻微损伤后发生长时间出血。

(一)临床表现

1.典型症状和体征

主要表现为出血症状,终生于轻微损伤或小手术后长时间出血。常有皮肤瘀斑,黏膜出血,皮下及肌肉出血,关节腔出血、积血,深部组织出血。关节出血以膝、踝关节最常受累,且在同一部位反复发生。急性期,关节腔内积血,关节周围组织出血,出现关节红、肿、疼痛、活动受限;反复发作可致慢性关节炎,最终导致关节强直畸形、假肿瘤,功能丧失。也可表现为其他部位的出血,如鼻出血、咯血、呕血、黑便、血便、血尿和颅内出血等,其中颅内出血是最常见的致死原因。

2.并发症

关节畸形等。

(二)辅助检查

1.实验室检查

凝血时间延长(轻型者正常),凝血酶原消耗不良,活化部分凝血活酶时间延长,凝血活酶生成试验异常,出血时间、凝血酶原时间和血小板正常。

2.试验异常

当凝血酶原消耗试验和凝血酶活性生成试验异常时,行纠正试验。患儿凝血酶原消耗时间和凝血酶生成时间被硫酸钡吸附后的正常血浆所纠正,而不被正常血清纠正,则为血友病 A;如以上两个试验被正常血清所纠正而不被经硫酸钡吸附的正常血浆纠正,则为血友病 B。

3.测定凝血因子

FVIII 或 FIX 促凝活性减少或极少,有助于判断血友病的类型、病情的轻重及指导治疗。

(三)治疗措施

治疗原则:预防出血、局部止血、替代疗法。

1.局部止血凝血

活酶纱布或棉球局部应用,加压包扎,冰袋冷敷等。

2.替代疗法

凝血因子替代治疗,治疗原则为早期(出血 2 h 内)、足量、足疗程。

(四)专业照护

1.病情观察

(1)密切观察生命体征及神志的变化,观察皮肤黏膜有无新鲜瘀点、瘀斑及血肿消退情况;观察颅内出血的早期症状如血压升高、脉搏减慢、神志改变如烦躁或嗜睡,喷射性呕吐等;观察关节腔出血情况,如关节红、肿、疼痛、活动受限等。

(2)关注并发症的发生:关节腔反复多次出血后,表现为关节僵硬、肿胀、活动障碍,提示发生关节畸形,及时进行康复锻炼。

2.防治出血

(1)预防出血:①养成安静的生活习惯,避免重体力活动,防止外伤;②尽量避免肌内注射、深部组织穿刺,必须穿刺时,须选用小针头、拔针后延长按压时间,以免出血和形成深部血肿;③尽量避免手术,必须手术时,应在术前、术中、术后补充所缺乏的凝血因子。

(2)关节肌肉出血处理:遵循 RICE 原则。①"R"休息:明显出血患肢至少休息 3 d;②"I"冰敷:出血 24 h 内进行,15～20 min 一次,间隔 1～2 h 重复一次;③"C"压迫:局部绷带包扎,注意患肢血液循环;④"E"抬高:坐、躺时抬高患肢。

3.疼痛护理

疼痛主要发生在出血的关节和肌肉部位,急性出血期可用冰袋冷敷,卧床休息,限制出血部位的活动,保持关节功能位。根据疼痛评分进行干预,1～3 分采取非药物干预措施,如听音乐、讲故事等分散患儿注意力;≥4 分时,及时采取药物干预,如口服百服宁、芬必得(布洛芬缓释胶囊)等,并注意观察止痛药物疗效,禁用阿司匹林、吲哚美辛等药物镇痛。

4.提高药物疗效,减少不良反应

输注凝血因子Ⅷ(AHG)浓缩剂、凝血酶原复合物时应认真阅读说明书,按要求输注;输注时严密观察有无不良反应,一旦发生,需停止输注,并将制品和输血器保留送检。

(五)健康指导

1.住院指导

(1)止血方法指导:做好自我防护,活动时应注意避免碰撞,以免损伤引起出血;指导家长和患儿皮肤、关节腔、口腔和鼻腔出血的止血方法,用液状石蜡涂鼻腔防止黏膜干燥出血。

(2)防止关节畸形:关节出血早期(48 h 内)应予冷敷、制动,弹力绑带加压包扎止血,关节保持功能位;出血停止后 48 h 开始理疗,促进血肿吸收;反复关节出血致慢性关节损害者,应尽早进行功能锻炼,以主动运动为主,被动运动为辅,活动量由小到大,时间由短到长,活动范围逐渐加大,防止关节僵硬。

2.出院指导

(1)用药指导:血友病 A 或 B 患儿根据经济条件每周 1～2 次输注相应因子给予预防治疗。

(2)休息和活动指导:鼓励患儿规律、适度的体格锻炼和活动,增强关节周围肌肉的力量和强度,延缓出血或使出血局限化。

(3)优生指导:血友病 A、B 为 X-连锁隐性遗传,通常由女性传递,男性发病。多数有家族史,约 30％无明确家族史,可能为基因突变或家族中轻型病例未被发现。应向家长讲解引起血友病的遗传知识及发病规律,宣传筛查基因携带者的重要性,做好优生优育工作,对基因携带者孕妇应行产前基因诊断,如确定为血友病胎儿,可及时终止妊娠。

(李向荣)

第十七节　白血病

白血病是造血组织中某一系造血细胞滞留于某一分化阶段并克隆性扩增的恶性增生性疾病。小儿白血病绝大多数为急性。

一、临床要点

(一)临床表现

1. 典型症状

贫血、发热、出血、浸润为白血病的主要临床表现。小儿白血病多数起病急,少数相对缓慢。早期多表现为倦怠、无力或烦躁、食欲缺乏、偶有呕吐等。

(1)发热:常为首发症状。半数以上患儿有发热,热型不定。发热的主要原因是白血病本身所致,抗生素无效,其次是感染。

(2)贫血:早期即出现进行性苍白,以皮肤和口唇黏膜较明显。随着贫血的加重可出现活动后气促、虚弱无力等症状。

(3)出血:以皮肤黏膜出血多见,可有鼻出血、牙龈出血及皮肤紫癜和瘀点、瘀斑,偶见颅内出血。

(4)浸润:有腹腔淋巴结浸润者常诉腹痛;约有 1/4 的患儿出现骨、关节红肿与疼痛症状;出现中枢神经系统浸润者可表现为颅内压增高症状;睾丸浸润者可致睾丸无痛性肿大。

2. 体征

约 2/3 患儿出现肝、脾、淋巴结肿大;纵隔淋巴结肿大或胸腺浸润者可产生呼吸困难、咳嗽等症状;中枢神经系统浸润可出现脑神经麻痹,脊髓浸润可出现截瘫等。

3. 并发症

感染、感染性休克、内脏出血、出血性休克、肿瘤细胞溶解综合征等。

(二)辅助检查

1. 血常规检查

白细胞计数增多是本病的特点。白细胞总数可高于 $100 \times 10^9/L$,亦可低于 $1.0 \times 10^9/L$,外周血中可见幼稚细胞,贫血一般为正细胞正色素性,网织红细胞正常或低下,贫血程度轻重不一。血小板大多减少,约 25% 在正常范围。

2. 骨髓细胞学检查

骨髓检查是确立诊断和评定疗效的重要依据。骨髓增生活跃或极度活跃,少数可表现为增生低下。分类以原始和幼稚细胞为主≥25%。

3. 组织化学染色

组织化学染色主要用于研究骨髓细胞的生物化学性质,有助于鉴别不同类型的白细胞。

4. 其他检查

出血时间延长,白血病发病时可造成凝血酶原和纤维蛋白原减少,从而导致凝血酶原时间延长而出血。

胸部 X 线检查 5%~15% 的患儿可见纵隔肿块。长骨片可见广泛骨质疏松,骨干骺端近侧可见密度减低的"白血病线"。

(三)治疗措施

治疗原则:以化疗为主的综合疗法。早期诊断、早期治疗、严格区分白血病类型、按类型选化疗方案、重视对症支持治疗和移植治疗。早期预防中枢神经系统白血病和睾丸白血病。

1. 联合化疗

按类型选药,采用联合、足量、间歇、交替、长期用药维持治疗的化疗方法。

2.移植

骨髓移植、异基因外周血造血干细胞移植、脐血干细胞移植、自身干细胞移植等。

3.其他治疗

出血、感染的防治和对症支持治疗。

二、护理措施

(一)专业照护

1.病情观察

(1)密切观察患儿生命体征变化,观察感染的早期征象,发热患儿遵医嘱予物理或药物降温(忌用安乃近、忌酒精擦浴以免增加出血倾向),并注意降温疗效;观察白血病细胞浸润症状如胸闷、气急、咳嗽、腹痛、骨关节疼痛等,动态监测血常规,注意白细胞、血红蛋白、血小板、幼稚细胞的变化,观察化疗药对白血病细胞的治疗效果。观察腰穿后有无发热、头痛、腰痛、恶心呕吐、抽搐等不良反应。

(2)观察出血情况:观察全身皮肤黏膜出血情况,观察大小便的颜色、性状,观察患儿有无头痛、恶心、呕吐、血压升高、心率减慢等,及早发现因凝血因子及血小板减少而引起的内脏出血、颅内出血。

(3)关注并发症的发生:①如出现高尿酸血症、高钾血症、高磷血症和低钙血症,肾衰竭等应考虑肿瘤溶解综合征;②颅内出血;③感染性休克。

2.防治感染

参见获得性再生障碍性贫血。

3.提高药物疗效,减少不良反应

刺激性及发疱性化疗药需经中心静脉使用,避免药物外渗,除观察化疗药的共性不良反应如骨髓抑制、脱发、胃肠道反应、肝肾功能损伤外,还需预防及观察各种化疗药的特殊不良反应。

(1)长春新碱(VCR):可引起末梢神经炎,表现为四肢皮肤肌肉关节麻木、疼痛、牙痛、腹痛等,可口服甲钴胺片(弥可保)治疗。

(2)大剂量甲氨蝶呤(MTX):可出现口腔及胃肠道黏膜广泛水肿、糜烂、溃疡,肝肾毒性。应做好口腔及肛周皮肤黏膜护理。需水化、碱化尿液,观察血药浓度和肝肾功能情况,中毒者及时应用亚叶酸钙解救。

(3)左旋门冬酰胺酶(L-Asp):可引起过敏、继发性糖尿病、急性胰腺炎、腮腺炎、低蛋白血症,出凝血功能紊乱而致静脉血栓形成,精神症状等,应观察相应的症状并及时汇报处理。

(4)大剂量环磷酰胺(CTX):可出现出血性膀胱炎,可用美司钠静脉推注保护膀胱黏膜,并予大剂量水化碱化治疗,嘱患儿多饮水、勤排尿。

(5)蒽环类化疗药:柔红霉素(DNR)、阿霉素、表柔比星、伊达比星、米托蒽醌等。可引起不可逆性心脏毒性,应密切监测心功能,遵医嘱使用心肌保护药。

(6)依托泊苷(VP-16):可引起体位性低血压,应注意监测血压,改变体位动作宜慢。

(7)阿糖胞苷(Ara-c):可引起发热、皮疹等,可用小剂量糖皮质激素预防治疗。

(8)糖皮质激素:长期使用可引起柯氏综合征、高血压、高血糖、应激性溃疡、低钾血症、骨质疏松、继发感染等,应注意观察,及时对症处理。

(二)健康指导

1.住院指导

参见获得性再生障碍性贫血。

2.出院指导

(1)用药指导:评估患儿及家长用药知识,告知患儿及家长用药的注意事项,按医嘱定时用药,正确掌握用药方法,不随意增减药量,注意观察化疗药物及糖皮质激素类药物的不良反应,病情稳定时可予中医中药辅助调理,使用免疫抑制剂期间忌预防接种。

(2)生活指导:居室及周边环境空气新鲜,定时通风换气,温湿度适宜,远离诱发白血病的电离辐射、化学污染的环境;适当运动,劳逸结合;不用指甲挖鼻,不用力搔抓皮肤;患儿按疗程治疗后血常规基本接近正常,病情稳定,在化疗间歇期可以上学或上幼儿园,但应防止交叉感染。

(3)就诊指导:选择儿童血液专科医师(熟悉患儿病史的医师更佳)诊治。告诉家长休疗期间每2个月来院行骨穿、腰穿(包括鞘内注射)复查骨髓常规、脑脊液常规,同时复查血常规;疗程结束后每3～6个月来院复查1次骨髓常规和血常规,至5年后结束。

(李向荣)

第十八节　化脓性脑膜炎

化脓性脑膜炎是各种化脓性细菌引起的脑膜炎症,是小儿时期常见的神经系统感染性疾病之一。其临床表现以发热、头痛、呕吐、惊厥、烦躁、嗜睡、脑膜刺激征及脑脊液改变为主要特征。随着以抗生素为主的综合治疗的临床应用,化脓性脑膜炎的预后已大为改观,但仍有较高的病死率,神经系统后遗症也较为常见。

一、临床要点

(一)临床表现

1.典型症状

(1)典型表现:全身中毒症状、颅内压增高、脑膜刺激征。

(2)非特异性表现:发热、食欲下降、喂养困难、上呼吸道症状、疲倦、关节痛等。小婴儿在早期表现为易激惹、烦躁和哭闹。

2.体征

(1)脑膜刺激征:为特征性体征,包括颈抵抗、布氏征及克氏征阳性。

(2)颅内压增高:表现为剧烈头痛和喷射性呕吐。婴幼儿可出现前囟膨隆、紧张或颅缝增宽。

(3)惊厥:因脑实质炎症、梗死或电解质紊乱引起。

(4)意识障碍:表现为嗜睡、谵妄、昏迷。

3.并发症

硬膜下积液、脑室管膜炎、脑积水、抗利尿激素异常分泌综合征。

（二）辅助检查

1.外周血常规

(1)白细胞总数明显增高,可高达$(20\sim40)\times10^9/L$。

(2)分类以中性粒细胞增加为主占 80％以上,伴有明显核左移。

2.脑脊液

(1)压力升高,外观混浊或呈脓性,白细胞数明显增多达$(500\sim1\,000)\times10^6/L$以上,以中性粒细胞为主;蛋白多升高＞1 g/L,糖和氯化物下降。

(2)涂片革兰染色找菌(阳性率 70％～90％)。

(3)特异性细菌抗原测定:利用免疫学方法检查患儿的脑脊液、血、尿等标本中的细菌抗原,是快速确定致病菌的特异方法,常见有对流免疫电泳、乳胶凝剂试验、免疫荧光试验等。

3.血培养

病程早期未使用抗生素,阳性率较高。

（三）治疗措施

治疗原则:早期用药、联合用药、坚持用药、对症处理。

1.抗生素治疗

及早采用敏感的且能通过脑脊液屏障的药物。病原菌明确前选用脑脊液透过率较高的第三代头孢菌素。常用药物为头孢噻肟、头孢曲松。病原菌明确后,治疗应参照细菌药物敏感实验的结果,选用病原菌敏感的抗生素。疗程:不少于 2～3 周,或治疗至临床症状消失,复查脑脊液,如正常时可按规定停止。

2.肾上腺皮质激素

肾上腺皮质激素应用可降低血管通透性,减轻脑水肿和颅内压高症状。地塞米松 0.6 mg/(kg·d),每天分四次静脉给药,连用 2～3 d。

3.对症及支持治疗

保持水、电解质的平衡;给予 20％甘露醇降低颅内压,防止脑疝的发生;对症处理:降温、止惊及纠正休克。

4.并发症的治疗

(1)硬膜下积液:少量液体不必穿刺及处理,积液量大时,出现明显的颅内压增高、局部刺激症状,应穿刺放液,并根据病情需要注入对病原菌敏感的抗生素。

(2)脑室管膜炎:可做侧脑室引流,以减轻脑室压力,并局部注入抗生素。

(3)脑性低钠血症:适当限制液体入量,逐渐补充钠盐,纠正低钠血症。

二、护理措施

（一）专业照护

1.病情观察

(1)观察生命体征及意识状态:详细记录观察结果,早期预测病情变化。如出现呼吸节律不规则、瞳孔不等大等圆、对光反射减弱或消失、头痛、呕吐、血压升高,应警惕脑疝及呼吸衰竭发生。

(2)观察患儿皮肤情况,防止压疮形成。

(3)关注并发症的发生:①若治疗中出现体温不退,或热退数天后复升,病程中出现进行性前囟饱满、颅缝分离、意识障碍者考虑存在硬脑膜下积液;②若患儿出现烦躁不安、嗜睡、昏迷、惊厥、血清钠<130 mmol/L,考虑抗利尿激素异常分泌综合征;③若患儿出现头疼、呕吐、视力模糊、视盘水肿,偶伴复视、眩晕等症状考虑患儿出现脑积水。上述情况发生,应立即报告医师,给氧并备好吸引器、硬膜下穿刺包及侧脑室引流包等各种急救物品的准备工作,配合急救处理。

2.提高药物疗效,减少不良反应

(1)药物治疗:抗生素应按药物血浓度的周期给药,保持血浆中药物的有效浓度。抗生素疗程要足,不得随意停药。

(2)输液速度:①抗生素输液治疗要按照各自说明书上的输液速度进行输注,不可过快,以免引起输液反应;②脱水药,应在30 min进入体内,有利于迅速提高血浆渗透压,降低颅内压力,防止脑疝发生,注意防止液体渗漏;③应用激素类药物时不可随意减量停药,以免发生"反跳"现象,激素类药物最好在上午输注,避免由于药物不良反应引起睡眠障碍。

(二)健康指导

1.住院指导

(1)安全指导:强调偏瘫的患儿必须要有人陪伴,及时拉好床旁防护栏,防止坠床,地面保持平整干燥。

(2)喂养指导:给予高热量、清淡、易消化的流质或半流质饮食,按照患儿的热量需要制订饮食计划,保证足够的热量的摄入。频繁呕吐不能进食者,给予静脉输液,维持水、电解质平衡。

2.出院指导

(1)生活指导:出院后预防感染,保证患儿充足睡眠,避免到人多的公共场所。合理安排患儿的生活、学习,保证充分的休息。

(2)安全指导:保证患儿安全,防止外伤、意外,惊厥发作时将患儿头偏向一侧,避免躁动及惊厥时受伤或坠床,及时清理呕吐物,保持呼吸道通畅。

(3)药物治疗:按时按量服药,不可自行减药减量。

(4)康复指导:去除影响患儿情绪的不良因素,创造良好的环境,提供保护性照顾。鼓励并帮助患儿逐渐进行肢体的被动或主动功能锻炼,注意循序渐进。

(5)定期复查:需定期到医院复查,注意药物的毒副作用,定期检查血常规、肝功能、肾功能。出院后2~3周常规第一次随访,以后第1、第3、第6、第12个月复诊。

(李向荣)

第十九节　癫　痫

癫痫是神经系统常见疾病之一,是由于大脑神经元异常过度或同步化放电所引起的发作性的、突然的、一过性的体征和(或)症状。

癫痫发作是指大脑神经元过度异常放电引起的突然的、短暂的症状或体征,临床表现为意识、运动、感觉、精神或自主神经功能障碍。

一、病因及发病机制

1.病因

（1）特发性（原发性）癫痫：是指除可能与遗传性有关外，无其他可寻的病因，如儿童及少年失神性癫痫、少年肌阵挛性癫痫、儿童良性癫痫伴中央颞区棘波等。

（2）症状性（继发性）癫痫：即具有明确脑部损害或代谢障碍的癫痫。如脑发育异常、中枢神经系统感染、脑血管病、颅脑外伤、缺氧性脑损伤、代谢紊乱、中毒等。

（3）隐源性癫痫：是指虽疑为症状性癫痫但尚未找到病因者。这类癫痫约占癫痫人数的 60%。

2.诱发因素

年龄、内分泌、发热、疲劳、睡眠不足、饥饿、饮酒、情绪激动、过度换气、过度饮水、过敏反应、预防接种以及声、光刺激等均可诱发某些癫痫发作。

二、临床表现

癫痫发作的表现形式取决于其病灶起源的位置和定位于大脑的某一部位。我国小儿神经学术会议将癫痫发作分为局灶性发作和全面性发作。

1.局灶性发作

神经元过度放电始于一侧大脑半球内，临床发作和脑电图均于局部开始。

（1）单纯局灶性发作：发作中无意识和知觉损害。

1）运动性发作：多表现为一侧某部位的抽搐，如肢体、手、足、口角、眼睑等处。

2）感觉性发作：表现为发作性躯体感觉异常及特殊感觉异常，如针刺感、幻视、发作味觉异常等。

3）自主神经症状性发作：自主神经症状，如心悸、腹部不适、呕吐、面色苍白或潮红、大汗、竖毛、瞳孔散大或大小便失禁等。

4）精神症状发作：可表现为幻觉、记忆障碍、语言障碍、认知障碍、情感障碍或恐惧、暴怒等。

（2）复杂局灶性发作：这类发作都有不同程度的意识障碍，往往有精神症状，常伴反复刻板的自动症，如吞咽、咀嚼、舔唇、拍手、自言自语等。多见于颞叶和部分额叶的癫痫发作。

（3）局灶性发作继发全身性发作：由单纯局灶性或复杂局灶性发作泛化为全身性发作，也可由单纯局灶性发作发展为复杂局灶性发作，然后继发全身性发作。

2.全身性发作

神经元过度放电起源于两侧大脑半球，临床发作和脑电图均呈双侧异常。

3.分类不明的发作

由于资料不足，无法归为全身性发作和部分性发作的。其中包括新生儿发作时的节律性眼运动、咀嚼式动作、游泳动作、呼吸暂停等。癫痫发作 30 min 以上，或反复发作 30 min 以上，发作期间意识不恢复者，称为癫痫持续状态。临床多见强直-阵挛持续状态。

三、辅助检查

1.脑电图检查

脑电图检查可以诊断癫痫和确定发作类型，为癫痫手术提供术前定位。

2.头颅影像学检查

头颅影像学检查能清楚显示灰质、白质和基底节等脑实质结构。

3.其他

遗传代谢检查、基因分析等。

四、诊断

诊断小儿癫痫主要根据病史及脑电图检查。体格检查及神经影像学检查可以帮助判断病因。

五、治疗

1.病因治疗

若有明确病因,应积极治疗,如脑瘤、某些可治疗的代谢病。

2.抗癫痫药物治疗

合理使用抗癫痫药物治疗是当前治疗癫痫的最主要手段。先选择单种药物,从小剂量开始直至完全控制发作。

如单药物控制不理想,可多种药物联合治疗。根据患儿发作类型选取药物,常用抗癫痫药物:丙戊酸钠、托吡酯、卡马西平、氯硝西泮、左乙拉西坦等。

3.手术治疗

手术治疗适用于有明确局部致病灶的症状部分性癫痫,常用手术方法如颞叶病灶切除术、病变半球切除术等。

4.生酮饮食

生酮饮食对难治性癫痫及部分癫痫综合征有效。

六、护理措施

(一)护理评估

(1)评估患儿意识及精神状态、生命体征、身高、体重、头围、智力运动发育水平、饮食、睡眠、大小便、自理能力的情况。

(2)评估患儿既往史(围产期情况、母亲妊娠史、感染、中毒、外伤史)、手术史、过敏史(尤其是抗癫痫药)、家族史(重点询问)。

(3)评估患儿癫痫发作情况,包括起病年龄、有无诱因、发作频率、持续时间、发作时有无乏氧征、发作后表现。询问患儿用药史,包括剂型、剂量、血药浓度。

(4)询问相关检查及结果:脑电图、头颅影像学、血尿代谢筛查癫痫基因结果。

(5)评估心理-社会状况:评估家属对疾病认识、经济状况、配合程度、心理状态等。

(二)护理措施

1.一般护理

(1)休息与活动:保持病房良好秩序,给患儿创造安静、舒适的环境,避免不良刺激;对患儿各项治疗和护理工作要集中进行;保证患儿充足的睡眠和休息,避免过度的兴奋和疲劳。

(2)饮食:合理安排饮食,营养全面均衡,定时定量,不要暴饮暴食,忌辛辣等刺激性食物,不饮酒、咖啡、浓茶等兴奋性饮料。

(3)预防感染:病室定时开窗通风;严格限制探视人数;与感染患儿分室居住,防止交叉感染。

(4)根据评估患儿的癫痫发作情况,提前备好吸氧及吸痰装置,必要时建立静脉通路。

2.病情观察

(1)观察生命体征:对于有高热惊厥史和热敏感的患儿应注意观察体温的变化,以防发热诱发癫痫发作;观察患儿有无乏氧征,注意患儿有无呼吸急促、面色青紫、口唇及甲床发绀等症状,必要时予低流量吸氧;注意观察瞳孔大小、对光反射及神志改变。

(2)观察患儿癫痫发作状态:发作时伴随症状、持续时间。

(3)观察患儿经抗癫痫治疗后,癫痫发作、智力和运动发育等情况的转归。

3.用药护理

(1)抗癫痫药物:发放口服抗癫痫药应剂量准确,按时发放,并协助家属给患儿服药;用药期间定时监测血药浓度,避免药物剂量不足导致发作控制不理想或过量引起中毒;服药期间定时监测血常规、肝肾功能;督促患儿按时服药,不可自行减量、停药;观察患儿用药期间的不良反应,如有异常,立即通知医师。

(2)镇静剂:静脉推注镇静剂时,应剂量准确,缓慢推注,并观察患儿的呼吸情况。

4.辅助检查的护理

(1)脑电图检查。

(2)影像学检查:①根据患儿情况,给予剥夺睡眠,告知家属剥夺睡眠的重要性,并严格执行;②检查时应保持患儿心情平静,尽量保持身体各部位的静止不动;③不能配合检查、较小患儿、躁动患儿应携带镇静剂;④必要时摘下一切金属物品;⑤应由家属陪同检查。

5.癫痫发作时的急救

(1)保证患儿安全:当发现患儿发作有摔倒危险时,应迅速扶住患儿,顺势使其缓慢倒下,置患儿于床上,拉起床档防止坠床。不可强行按压肢体,以免引起骨折。同时呼叫旁人通知医生。

(2)保持呼吸道通畅:使患儿平卧,解开衣领,头偏向一侧,清理口腔分泌物,必要时吸痰,防止误吸及窒息;牙关紧闭时,不应强行撬开;观察患儿有无口唇发绀,必要时给予低流量吸氧。

(3)观察患儿神志、瞳孔、呼吸、脉搏及面色变化,记录患儿发作的时间、形式、持续时间。

(4)如癫痫发作不缓解,应立即建立静脉通路,准备遵医嘱给药。遵医嘱静脉注射地西泮时,应剂量准确,缓慢推注,推注速度为 1 mg/min,同时注意患儿的呼吸变化;用脱水药物时,应快速静脉滴入,防止脑水肿引起脑疝。

(5)癫痫发作后患儿可有头痛、身体酸痛和疲乏等不适感,应让其充分休息。

6.心理护理

在护理患儿过程中,应给予患儿及家属充分的关心、理解、尊重。鼓励癫痫患儿参加社会活动,增强自我意识及独立能力,扩大兴趣范围,建立乐观情绪,改善人际关系,促进患儿的身心健康。

父母是儿童个性形成的最重要的社会因素,父母的心理行为可影响儿童的个性发展。家属的焦虑情绪和过分保护患儿是引起和加重患儿心理障碍的原因。因此,要重视家属的心理帮助及支持,让家属认识到癫痫是一种可以治疗的疾病,通过系统正规的治疗,$80\% \sim 90\%$ 的患儿可完全控制发作,且能与正常人一样生活、学习和工作。改变对癫痫的不正确态度,消除无知和误解,减轻家属及患儿的心理负担。

7.健康教育

(1)向家属进行疾病知识的普及,介绍患儿目前的病情及治疗。

(2)指导家属合理安排患儿生活,培养良好的生活习惯,保证充足的睡眠和休息。精神要愉快,情绪要稳定,避免过度的兴奋和疲劳。适度参加体育活动,对学龄儿童应与学校老师取得联系,得到老师与同学的配合,避免刺激、强度大的运动,如上体育课、军训等。外出旅游时应随身携带足量的抗癫痫药,并坚持服药。在癫痫未控制前,尽量避免去危险的场所,不要独自游泳、骑车、登高等。

(3)预防感染,不到人口密集的地方,锻炼身体,增强免疫力。癫痫患儿出现高热应及时就诊,进行相应的治疗。

(4)饮食均衡,定时定量。注意合理配餐,保证营养供应。抗癫痫药能引起维生素 K、叶酸、维生素 D、钙和镁等物质的缺乏,平时应多补充含有这些物质的食物。要避免暴饮暴食,忌辛辣刺激性食物,尽量不饮含兴奋剂的饮料,如茶、咖啡等。

(5)坚持服药,按时服药,是癫痫病治愈和好转的关键。要做好家属及患儿的思想工作,使其对服药有正确的认识,自觉坚持服用药物。同时,在服药期间,要定期监测血常规、肝肾功能、药物血浓度等,防止药物不良反应的发生。同时还将药品的保管、切分方法等情况向家属做具体介绍。

(李向荣)

第二十节　　脑性瘫痪

脑性瘫痪简称脑瘫,是由于各种原因造成的发育期胎儿或婴儿非进行性脑损伤,主要表现为中枢性运动障碍,有时伴有智力缺陷、癫痫、行为异常、感知觉障碍。

一、病因及发病机制

引发小儿脑瘫的原因有很多,具体归纳为以下几点。

1.出生前

胎儿期的感染、出血、发育畸形以及母亲妊娠期患糖尿病、高血压等。

2.出生时

早产、双胎或多胎等、宫内感染、宫内窘迫、脐带绕颈、产钳分娩。

3.出生后

缺氧缺血性脑病、核黄疸、颅内出血、感染、中毒及营养不良等。受孕前后孕母的身体内外环境变化、遗传以及孕期疾病所致妊娠早期胎盘羊膜炎症等均可影响胎儿早期阶段神经系统发育,以致围产期发生缺血缺氧等危险状况,导致脑性瘫痪。

二、临床表现

1.基本表现

(1)运动发育落后、主动运动减少:精细运动及大运动均落后于同龄儿。

(2)肌张力异常:肌张力增高或低下,也可表现为变异性肌张力不全。

(3)姿势异常:可出现多种肢体异常姿势。

(4)反射异常:多种原始反射消失延迟,如拥抱反射、颈强直反射、握持反射。

2.临床类型

(1)痉挛型:最常见,表现为上肢肘腕关节屈曲、拇指内收、手紧握呈拳状。下肢内收交叉呈剪刀腿和尖足。

(2)手足徐动型:难以用意志控制的不自主运动。

(3)肌张力低下型:肌张力低下,四肢呈瘫软状,自主运动少。常为脑瘫的暂时阶段,大多数会转为痉挛型或手足徐动型。

(4)强直型:全身肌张力显著增高、僵硬。

(5)共济失调型:步态不稳,摇晃,走路时两足间距加宽,四肢动作不协调。

(6)震颤型:多为静止性震颤。

(7)混合型:以上某几种同时存在。

3.伴随症状

伴随症状有智力低下、癫痫、语言功能障碍、视力听力障碍、流涎等。

三、辅助检查

(1)智力测试。

(2)影像学及脑电图检查,可确定脑损伤的部位。

四、诊断

主要依据病史和体格检查,CT、MRI 及脑电图等可辅助诊断。

五、治疗

早发现,早治疗,按小儿发育规律实施综合治疗和康复。包括躯体、技能、语言锻炼等的功能训练;理疗、针灸、按摩、推拿等物理学治疗方法,改善姿势异常及运动障碍。使用一些辅助矫形器,帮助完成训练和矫正异常姿势。运用手术治疗以矫正肢体畸形,减轻肌肉痉挛。

六、护理措施

(一)护理评估

(1)评估患儿意识及精神状态、生命体征、身高、体质量、饮食、睡眠、大小便、皮肤等情况。

(2)评估患儿既往史(围产期情况、母亲妊娠史、感染等)、手术史、过敏史、家族史。

(3)评估患儿语言、智力运动发育水平、生活自理能力;评估患儿癫痫发作情况。

(4)询问相关检查及结果:脑电图、头颅影像学等。

(5)心理-社会状况:评估家属的心理状态、对疾病认识、经济状况、配合程度等。

(二)护理措施

1.一般护理

(1)休息和活动:保证患儿充足的睡眠,适当的运动,避免过度兴奋和疲劳。

(2)专人陪护,防止坠床或摔伤;癫痫发作时勿强行按压患侧肢体;保证环境安全,移开周围阻挡物体。

(3)饮食:合理膳食,营养全面均衡,易消化饮食。

(4)生活护理:①协助患儿进食时,喂食速度不可过快,保证患儿有充分的咀嚼时间;切勿在患儿牙齿紧咬情况下将勺硬行抽出,以防损伤牙齿;喂食时应保持患儿头处于中线位,患儿头后仰进食可致异物吸入。如患儿进食的热量无法保证,可进行鼻饲。保持口腔卫生,做好口腔护理。②皮肤护理:保持床单位整洁干净,无皱褶;对患肢加以保护,防止不自主运动时损伤;及时更换尿布,预防红臀。③帮助患儿克服依赖心理,能自己做的尽量让患儿自己去做,培养其独立意识,使其生活能够自理。

2.病情观察

(1)观察患儿生命体征。

(2)观察患儿癫痫发作、运动障碍、姿势异常情况。

(3)观察患儿进食情况,必要时记录出入量。

3.功能训练

功能训练要从简单到复杂、从被动到主动的肢体锻炼,以促进肌肉、关节活动和改善肌张力。同时配合理疗、针刺、按摩、推拿和必要的矫形器等,纠正异常姿势,抑制异常反射。

(1)体能运动训练:针对运动障碍和异常姿势进行的物理学手段训练。

(2)对伴有语言障碍的患儿,应按正常小儿语言发育的规律进行训练,要给予患儿丰富的语言刺激,鼓励患儿发声,矫正发声异常,并持之以恒地进行语言训练。

(3)技能训练:根据患儿年龄制订各种功能训练计划,并选择适当的康复方法,帮助训练患儿上肢和手的精细动作。

4.心理护理

与脑瘫患儿交流要耐心、细心、语调轻柔、语速放慢、使用简单明确的语言,耐心、充分地倾听,尽量解答患儿提出的问题。多安慰和鼓励患儿,帮助其克服依赖心理,能自己做的尽量让患儿自己去做,培养其独立意识,使其生活能够自理,减轻家属负担。脑瘫患儿的治疗是一个漫长的过程,需要长期的康复训练,家属承受着巨大的心理压力和沉重的经济负担,应耐心倾听家属的顾虑,帮助家属克服悲观的情绪,讲解疾病知识及治疗新进展,介绍成功病例,帮助家属建立信心。同时取得社会、家庭、学校全方位的支持,共同关爱脑瘫患儿,促进其康复。

5.健康教育

(1)介绍疾病知识及治疗新进展。

(2)指导家属合理安排患儿生活,保证患儿安全。

(3)饮食方面应提供营养全面均衡的饮食。如患儿不能进食需鼻饲喂养,应教会家属鼻饲喂养的正确方法。

(4)对于运动障碍、姿势异常或卧床的患儿注意皮肤护理。

(5)向家属强调康复训练对患儿疾病转归的重要性,通过康复师的指导使其掌握一定的康复训练方法。

(6)指导家属正确地教育和引导患儿,尽量克服患儿心理障碍,培养其生活自理能力,减轻家庭及社会负担。

(7)康复训练:康复训练是以最大限度改善患儿功能并提高其生活质量为目标,尽可能减少继发性残损,尽量推迟或避免有创性治疗。儿童康复的主要目的是促进功能发育、矫正异常、预防畸形和继发损害。康复治疗主要包括物理治疗、作业治疗和矫形器应用,必要时补充语言、心理治疗及特殊教育。无论用什么治疗方法,应针对患儿的异常功能。许多病损是不可治愈或仅部分可治,治疗师和家属应充分认识到这一点,制订切实可行的治疗目标。以下介绍几种常用的康复治疗。①物理治疗:是通过增加关节活动度,调整肌张力,改善运动功能,增强生活自理能力。常用技术包括体位性治疗、软组织牵伸、功能性运动强化、平衡和协调控制、物理因子治疗。②作业治疗:包括手的精细功能训练、日常生活活动能力训练、支具和辅助具的制作及生活环境设施的简单改造等。③矫形器的应用:关键在于根据患儿的个体情况选择最佳佩戴时期和类型。④言语治疗:根据不同言语障碍类型进行治疗。⑤心理行为治疗。⑥家庭训练计划:包括对患儿生活的安排;针对性的肌力和关节活动度训练。痉挛肌的牵伸治疗;功能性活动的强化训练;辅助用具的使用等。⑦特殊教育。

(李向荣)

第二十一节　急性感染性多发性神经根炎

急性感染性多发性神经根炎,又称格林-巴利综合征(GBS),是小儿时期常见的急性周围神经系统病变的一种疾病。其主要临床特点为急性、对称性、弛缓性肢体瘫痪,伴有周围感觉障碍,病情严重者可引起呼吸机麻痹而危及生命。好发于学龄前及学龄期儿童。

一、病因及发病机制

本病是一种急性免疫性周围神经病,多种因素均能诱发本病。

(1)感染因素:空肠弯曲菌是格林-巴利最主要的前驱感染病原体;巨细胞病毒也是感染因素之一。

(2)免疫遗传因素。

(3)疫苗接种主要是狂犬病病毒疫苗。

二、临床表现

1.运动障碍

四肢,尤其下肢迟缓性麻痹是本病主要特征。一般从下肢开始,逐渐波及躯干、双上肢和颅神经,两侧基本对称。通常在1~2周内病情发展至高峰。瘫痪一般近端较远端重,肌张力低下。如呼吸、吞咽和发音受累时,可引起自主呼吸麻痹、吞咽和发音困难而危及生命。

2.感觉障碍

感觉障碍一般较轻,多从四肢末端的麻木、针刺感开始。也可有袜套样感觉减退、过敏或消失,以及自发性疼痛、压痛以前臂肌和腓肠肌明显。偶尔可见节段性或传导束性感觉障碍。

3.自主神经功能障碍

初期或恢复期常有多汗、汗臭味较浓,少数患儿初期可有短期尿潴留;大便常秘结;部分患儿可出现血压不稳、心动过速和心电图异常等。

4.颅神经症状

半数患儿有颅神经损害,表现为不能抬头、吞咽困难、进食呛咳,患侧眼裂大。

三、辅助检查

1.脑脊液检查

80％～90％患儿出现脑脊液特征性表现：蛋白增高，但白细胞计数和其他均正常。这种细胞-蛋白分离现象一般要到起病后第 2 周才出现。

2.肌电图检查

以髓鞘脱失为主者，神经传导速度减慢；以轴索变性为主者，神经传导速度正常。

3.脊髓磁共振

典型患儿脊髓核磁共振检查可显示神经根强化。

四、诊断

凡具有急性或亚急性起病的肢体迟缓性瘫痪，两侧基本对称，瘫痪进展小于 4 周，起病时无发热，无传导束型感觉缺失和持续性尿潴留者，应考虑本病。若证实脑脊液细胞-蛋白分离和(或)肌电图异常，即可诊断。

五、治疗

大剂量免疫球蛋白静脉输注，剂量为 400 mg/(kg·d)，连用 5 d。

六、护理措施

(一)护理评估

(1)评估患儿生命体征、身高、体质量；目前饮食情况，能否自行进食，有无呕吐；睡眠、大小便情况；皮肤黏膜有无破损；自理能力；肌力、运动能力等。

(2)评估患儿有无前驱感染史、过敏史。

(3)询问相关检查及结果：神经肌电图、脑脊液各项检查结果。

(4)心理-社会状况：评估家属对疾病认识、经济状况、配合程度、心理状态等。

(二)护理措施

1.一般护理

(1)生活护理：保持室内空气新鲜，温湿度适宜。预防感染，减少人员探视。保证患儿安全，固定床档，防止坠床。协助生活护理，满足患儿日常生活需要。保持患儿肢体在功能位上，防止足下垂等并发症的发生。

(2)饮食护理：保证足够的热量摄入，根据患儿的热量需求制订饮食计划，给予高蛋白、高热量、高维生素的饮食，根据患儿咀嚼吞咽能力，选择流食或半流食，防止误吸。吞咽困难者，给予鼻饲喂养，并做好口腔护理。记录 24 h 出入量，必要时，给予静脉输液补充热量。

(3)皮肤护理：保持床单位整洁无褶皱，给予患儿定时翻身，减轻局部皮肤压力。每日评估皮肤的完整性。

2.病情观察

观察患儿面色、心率、呼吸、血压及胸廓起伏幅度，若出现呼吸极度困难、呼吸浅慢、咳嗽无力时应做好气管插管、机械通气的准备。

3.用药护理

免疫球蛋白为血制品，输注时应用输血器；开始滴注速度为 0.01～0.02 mL/(kg·min)

（1 mL 约为 20 滴），持续 15 min 后若无不良反应，可逐渐加快速度。不良反应有皮疹、发热、寒战、恶心、头痛、胸闷等，一旦发现立即停止输液，并更换输液器及生理盐水，通知医生给予处理；发热患儿慎用；低温保存。

4. 改善呼吸功能

评估患儿后准备吸氧吸痰装置。鼓励患儿咳嗽，及时清理呼吸道分泌物。呼吸困难者给予低流量吸氧。对出现呼吸极度困难、呼吸浅慢、咳嗽无力时做好气管插管、机械通气准备。对已采取机械通气的患儿，应定时雾化、拍背、吸痰，做好呼吸道管理。

5. 促进肢体运动功能恢复

保持患儿于功能位，防止足下垂、爪形手；帮助患儿做肢体被动运动，手法轻柔缓慢，幅度由小到大，注意安全。恢复期鼓励指导督促患儿自主运动，注意强度适中，循序渐进，持之以恒。

6. 心理护理

由于长期卧床、呼吸困难，使年长儿产生了紧张、恐惧、焦虑的情绪，应该向患儿及其家属耐心讲解疾病的知识，治疗方法，治疗此病目前的医疗技术水平，教会患儿自我放松的方法，争取家属的配合、理解和支持，减轻患儿的心理压力，保持愉快的心情去战胜病魔。

7. 健康教育

向家属解释疾病知识，患儿当前的病情、主要治疗及护理措施。指导其对卧床患儿进行翻身、更换体位，按摩受压部位。教会家属帮助患儿进行功能锻炼的方法，保持关节的活动度，鼓励恢复期的患儿进行康复锻炼，使其早日回归社会。

（董洁景）

第二十二节　病毒性脑炎

病毒性脑炎是由多种病毒引起的颅内急性炎症。若病变主要累及脑膜，临床表现为病毒性脑膜炎；若累及脑实质，则以病毒性脑炎为特征。若脑膜和脑实质同时受累，则称为病毒性脑膜脑炎。大多数患儿病程呈自限性。

一、病因及发病机制

多种病毒可引起病毒性脑炎和脑膜炎，其中 80% 为肠道病毒，其次为虫媒体病毒、腮腺炎病毒。病毒感染人体大多通过皮肤、呼吸道、胃肠道传播。病毒经肠道或呼吸道进入淋巴系统繁殖，然后经血流感染颅外某些脏器；若病毒在脏器内进一步繁殖，即可能入侵脑或脑膜组织，出现中枢神经症状。

二、临床表现

一般情况下，病毒性脑炎的临床症状较脑膜炎重，重症脑炎更易发生急性期死亡或后遗症。

（1）病毒性脑膜炎急性起病，多先有上呼吸道或肠道感染病史，表现为发热、恶心、呕吐、嗜睡；年长儿诉头痛，婴幼儿则易激惹、烦躁不安。一般少有严重意识障碍和惊厥。

(2)病毒性脑炎起病急,临床表现因脑实质受累部位的病理改变、范围和严重程度而有所不同。除可表现全身感染症状,如发热、呕吐、头痛等,还有以下中枢神经系统症状:①惊厥,反复发作,严重者呈惊厥持续状态;②不同程度意识障碍:淡漠、嗜睡、烦躁、昏睡、昏迷;③颅内压增高:头痛、喷射性呕吐;④偏瘫、不自主运动;⑤精神情绪异常:躁狂、幻觉、失语、记忆力障碍等。

三、辅助检查

1.脑脊液检查

脑脊液压力正常或增高,白细胞正常或轻度增多,早期以中性粒细胞为主,之后以淋巴细胞为主,蛋白质轻中度增高,糖和氯化物一般正常。

2.脑电图

脑电图均有异常改变,主要为高波幅慢活动,呈弥散性分布。疱疹病毒脑炎时,脑电图可记录到特征性异常改变,如周期性一侧癫痫样放电。

3.神经影像学检查

神经影像学检查对急性脑炎的诊断与评价具有重要的意义。

四、诊断

大多数病毒性脑炎的诊断有赖于排除颅内其他非病毒性感染。

五、治疗

本病无特异性治疗。急性期正确的支持和对症是治疗的关键。

(1)维持水、电解质平衡,合理营养。

(2)控制脑水肿和降颅内压:严格限制液体入量,静脉注射甘露醇。

(3)惊厥发作时,给予地西泮止惊。

(4)抗病毒治疗可予阿昔洛韦、更昔洛韦治疗。

六、护理措施

(一)护理评估

(1)评估患儿意识及精神状态、生命体征、身高、体质量、头围;目前饮食情况,能否自行进食,有无呕吐;睡眠、大小便情况;皮肤黏膜有无破损;自理能力等。

(2)评估患儿有无前驱感染史、过敏史。

(3)查看患儿是否有留置管路,如胃管、尿管、脑室引流管,检查各管路的放置时间、是否通畅以及引流液颜色。

(4)询问相关检查及结果:头颅影像学、脑脊液各项检查结果。

(5)心理-社会状况:评估家属对疾病认识、经济状况、配合程度等。

(二)护理措施

1.一般护理

(1)生活护理:患儿绝对卧床休息,治疗及护理工作应相对集中,减少不必要的干扰。协助患儿洗漱、进食、大小便及个人卫生等生活护理。保持患儿肢体在功能位上,防止足下垂等并发症的发生。预防感染,减少探视的人员及探视次数。

（2）饮食护理：保证足够的热量摄入，根据患儿的热量需要制订饮食计划，给予高蛋白、高热量、高维生素的清淡流质或半流质饮食，少量多餐。记录24 h出入量，必要时，给予静脉输液补充热量。对意识障碍者，给予鼻饲喂养，并做好口腔护理。

（3）高热的护理：病房开窗通风，保持病室的温度在18 ℃～22 ℃，湿度50％～60％。鼓励患儿多饮水，体温小于38.5 ℃时，给予物理降温（头枕冰袋、温水浴），超过38.5 ℃给予药物降温，如对乙酰氨基酚、布洛芬混悬液等，每4 h测体温一次，并记录。退热出汗时及时更换衣物，保持皮肤、床单、被套的干燥清洁。

（4）皮肤护理：保持皮肤清洁、干燥，大小便不能控制者应及时更换床单位并冲洗肛周，及时更换污染的衣服，防止皮肤溃烂。每1～2 h翻身一次，并用减压贴粘贴骨隆突出，保护皮肤。翻身时避免拖、拉、抻等动作防止擦伤。

2.观察病情

（1）密切观察患儿生命体征、意识状态、瞳孔、神志、囟门的变化，并详细记录观察结果，早期预测病情变化。如出现呼吸节律不规则、瞳孔不等大等圆、对光反射减弱或消失、头痛、呕吐、血压升高，应警惕脑疝及呼吸衰竭发生。

（2）观察患儿皮肤情况，防止压疮形成。

（3）观察患儿进食、有无呕吐，出入量情况。

3.用药护理

（1）抗病毒药应注意输液速度，静脉滴注时间大于1 h，滴速过快可引起肾衰竭。

（2）脱水药，应在30 min进入体内，有利于迅速提高血浆渗透压，降低颅内压力，防止脑疝发生，注意防止液体渗漏。

4.肢体功能训练

保持肢体功能位，病情稳定后做康复训练。

5.心理护理

安抚关心患儿，给予心理支持。因患儿病情重，恢复时间长，家属精神及经济压力大，应及时对家属做好心理疏导，帮助家属树立战胜疾病的信心，取得家属的配合及信任。

6.健康教育

向家属介绍病情，用药指导及护理方法；向家属提供日常生活护理及保护患儿的一般知识；鼓励家属坚持智力训练和瘫痪肢体的功能训练。

（董洁景）

第二十三节　儿童糖尿病

儿童糖尿病（DM）是由于胰岛素缺乏所造成的糖、脂肪、蛋白质代谢紊乱症。分为原发性和继发性两类。原发性糖尿病又可分为：①Ⅰ型糖尿病，由于胰岛β细胞破坏，胰岛素绝对分泌不足所造成，必须使用胰岛素治疗，故又称胰岛素依赖性糖尿病；②Ⅱ型糖尿病，由于胰岛细胞分泌胰岛素不足或靶细胞对胰岛素不敏感（胰岛素抵抗）所致；③青少年成熟期发病型，是一种罕见的遗传性β细胞功能缺陷症，属常染色体显性遗传。继发性糖尿病大多由一些遗传综合征和内分泌疾病所引起。98%的儿童糖尿病为1型糖尿病,2型糖尿病较少,但随着儿童肥胖症的增多而有增加趋势。

一、病史要点

(1)多饮、多尿、多食和体质量下降(即三多一少)发生的时间和进展程度。是否伴倦怠乏力、精神不振、反复感染。是否伴神志改变、恶心、呕吐、腹痛、关节或肌肉疼痛。

(2)详细询问有无糖尿病家族史。

(3)了解有无流行性腮腺炎病史及胰腺炎病史。

(4)既往治疗情况,是否用过胰岛素,有无突然中断胰岛素治疗。

二、体检要点

(1)消瘦程度,生长发育有无落后。

(2)有无脱水征,有无呼吸深长,呼吸有无酮味,有无神志改变。

(3)体格发育、肝脏大小、有无腹胀、腹压痛。

(4)血压、呼吸、心率、心音,四肢末端循环。

三、辅助检查

(1)尿液检查:尿糖、尿酮体、尿蛋白。

(2)血液检查:血糖、血脂、血气分析、糖化血红蛋白、电解质、肝肾功能。

(3)葡萄糖耐量试验。

(4)胰岛素C肽释放试验。

四、诊断要点及鉴别诊断

典型病例症状为多饮、多尿、多食和体质量下降(即三多一少)。空腹血糖≥7.0 mmol/L,随机血糖≥11.1 mmol/L,尿糖阳性。对有多饮、消瘦、遗尿症状的患儿;或有糖尿病家族史者;或有不明原因的脱水、酸中毒的患儿都应考虑本病的可能性,避免误诊。胰岛素、C肽释放试验有确诊意义。本病应与下列情况相鉴别。

1.婴儿暂时性糖尿病

病因不明,可能与患儿胰岛β细胞功能发育不够成熟有关。多在出生后6周内发病,表现为发热、呕吐、体质量不增、脱水等症状。血糖增高,尿糖及酮体阳性,给予小剂量的胰岛素即可恢复。需进行葡萄糖耐量试验和长期随访。

2.糖尿病高渗性非酮症性昏迷

糖尿病昏迷伴高血糖(血糖往往达41.7 mmol/L以上),但无酸中毒,血、尿酮体无明显增高者要考虑。患者血浆渗透压>310 mmol/L,有时可达371 mmol/L。

五、病情观察及随访要点

(1)注意精神、食欲、生长发育情况、有无合并感染。

(2)每日监测血糖或尿糖,根据血糖或尿糖结果,可每2天调节1次胰岛素,避免发生低血糖。

(3)运动前减少胰岛素用量或加餐,避免发生运动后低血糖。

(4)积极预防微血管继发损害所造成的肾功能不全、视网膜和心肌等病变。

六、治疗

1.胰岛素治疗

糖尿病初治患者先用短效胰岛素(RI)治疗,初始剂量每天 0.5～1.0 U/kg,分 4 次,于早、中、晚餐前 30 min 皮下注射,晚睡前再注射一次(每天总量分配:早餐前 30%,中餐前 30%,晚餐前 30%,睡前 10%),病情控制后可取消晚睡前的一次。病初患者也可一开始就用中效胰岛素(NPH)加短效胰岛素(RI)治疗,按 2∶1 混合,每日皮下注射两次:早餐前 30 min,2/3 总量,晚餐前 30 分钟 1/3 总量。

应根据血糖检测调整胰岛素用量,具体方法如下:如果早餐后 2 h 血糖高或午餐前血糖高,则增加早餐前的 RI;如果午餐后 2 h 或晚餐前血糖高,则增加早餐前的 NPH;如果晚餐后 2 h 或睡前血糖高,则增加晚餐前的 RI;早上空腹血糖高可增加晚餐前的 NPH。

2.糖尿病酮症酸中毒的治疗

(1)体液治疗:体液治疗主要针对脱水、酸中毒和电解质紊乱。在治疗过程中,应仔细检测生命体征、电解质、血糖和血气分析,以避免酮症酸中毒治疗过程产生并发症,如脑水肿其表现为头痛、呕吐、意识不清和嗜睡等。

(2)胰岛素治疗:糖尿病酮症酸中毒时多采用小剂量胰岛素静脉滴注治疗。将正规胰岛素(短效)25 U/kg 加入等渗盐水 250 mL 中,按每小时 0.1 U/kg,从另一静脉通道缓慢匀速输入。输入 1～2 h 后,复查血糖以调整输入量。当血糖<17 mmol/L 后,改用含有 0.2% 氯化钠的 5% 葡萄糖液静脉滴注,并停止静脉滴注胰岛素,改为皮下注射,每次 0.25 U/kg,每 6 h 1 次;直至患儿进食、血糖稳定为止。

(3)控制感染:酮症酸中毒常并发感染,应在治疗的同时采用有效的抗生素治疗。

3.饮食治疗

(1)每日总热量需要量:每日总热量的需要量应满足正常生长发育。按下列公式计算:每日总热量 kal(千卡)=1 000+[年龄×(80～100)],对年幼儿宜稍偏高,此外还要考虑体质量、食欲及运动量。

(2)食物的成分和比例:饮食中能量的分配为:蛋白质 15%～20%,碳水化合物 50%～55%,脂肪 30%。蛋白质成分在 3 岁以下应稍多,其中一半以上应为动物蛋白,因其含有必需的氨基酸。碳水化合物则以含纤维素高的如粗粮为主,因其造成的血糖波动较小。应避免蔗糖等精制糖。脂肪应以含多价不饱和脂肪酸的植物油为主。蔬菜选用含糖较少的蔬菜。

4.运动治疗

运动可减少胰岛素用量,坚持每天运动有利于摄入热量和胰岛素用量的调节,并能控制体质量及促进心血管功能。

七、护理措施

(一)专业照护

1.病情观察

监测患儿血糖、尿糖的变化;有无低血糖和高血糖的症状,低血糖常见的症状有嗜睡、饥饿、出汗、苍白、癫痫发作甚至昏迷;高血糖常见的症状有:带水果味的呼吸、脱水、呕吐、腹痛、昏迷,如果患儿呼吸中有水果味并出现严重脱水的症状和体征时,应警惕出现酮症酸中毒。

2.饮食控制

饮食控制以能保持正常体质量、减少血糖波动、维持血脂正常为原则。食物热量要适合患儿的年龄、生长发育和日常活动的需要,每天所需热卡为 1 000+[年龄×(80~100)],年幼儿宜稍偏高。饮食成分配比为:碳水化合物 50%、蛋白质 20%、脂肪 30%。全天热量分 3 餐,早、午、晚分别占 1/5、2/5、2/5,每餐留少量食物作为餐间点心。当患儿游戏增多时可给少量加餐或适当减少胰岛素的用量。选择含丰富蛋白质和纤维素的食物,限制纯糖和饱和脂肪酸的入量。每天进食应定时、定量,勿吃额外食品。

3.运动疗法

经胰岛素治疗和饮食控制,糖尿病患儿应做适当运动,运动时间以进餐 1 h 后、2~3 h 以内为宜,空腹时避免运动,运动后有低血糖症状时可加餐。

4.胰岛素使用

指导患儿遵医嘱注射胰岛素,包括类型、高峰时间、剂量、抽吸胰岛素、给药方法、更换注射部位、针头处理和胰岛素的贮存。

5.糖尿病酮症酸中毒的护理

(1)病情观察:密切观察病情变化,监测血气、电解质以及血和尿中糖和酮体的变化。

(2)纠正水、电解质、酸碱平衡紊乱,保证出入量的平衡。

(3)辅助胰岛素治疗:常规采用小剂量胰岛素滴注,推荐使用微量泵,严密监测血糖波动,随时调整治疗方案。

(4)控制感染:酮症酸中毒常并发感染,必须在急救的同时应用有效的抗生素治疗。

(二)健康指导

1.胰岛素治疗

1 型糖尿病患儿由于胰岛素绝对不足必须每天使用胰岛素。患儿的血糖易受情绪、摄入饮食、活动、疾病等的影响,故胰岛素剂量应根据血糖监测情况及时调整。

(1)注射方法:通常使用标准的胰岛素注射器皮下注射;也可以使用喷射注射装置进行喷气推进式注射;必要时可使用胰岛素泵,将胰岛素持续释放到皮下组织。

(2)注射胰岛素注意事项。①胰岛素理想的吸收区域为皮下组织层,如果进针过深误入肌层,会造成胰岛素吸收过快,增加低血糖发生的风险;儿童应采用 45°角进针,腹部注射前用拇指和示指捏起皮肤。②皮下注射胰岛素时,应更换注射部位,每次注射部位与上次注射点距离在 1 cm 以上。③为了减轻患儿的疼痛,选择尽量小的针头,注射针头严禁重复使用。④使用胰岛素笔完成注射时,一定要卸下针头、盖上笔帽。⑤胰岛素的储存方法:使用中的胰岛素可在不超过 30 ℃的室温下保存,未开封的胰岛素在 2 ℃~8 ℃的冰箱冷藏室里储存。

2.饮食指导

(1)儿童糖尿病患者需终生饮食治疗,平时既要按治疗饮食要求摄取营养素,又要兼顾饮食习惯与年龄特点。在食物烹调过程中不加糖、少用或尽量不用煎炸烹调法,要多采用炒、蒸、煮、炖、煨等方法,葱、姜、酱油、醋等调料不加限制。

(2)吃"健康的糖":"健康的糖"指的是全麦谷物、水果、蔬菜和低脂牛奶。选新鲜的食物,少食用罐头、盒装食品和冷冻食品。

(3)严格限制蜂蜜、蔗糖、麦芽糖、果糖等纯糖制品,如一定要吃甜食,可用甜叶菊、木糖醇、阿斯巴糖等甜味剂代替蔗糖;高糖分水果如柿子、荔枝、红果、甘蔗等尽量不食用,可选用含糖量低的西瓜、桃、苹果、枇杷,也可用西红柿、黄瓜、青萝卜代替。食用水果时,应适当减掉部分主食,最好放在两餐之间食用。

3. 运动指导

运动适合稳定的 1 型糖尿病患儿。运动时间以进餐 1 h 后、3 h 以内为宜。当胰岛素适量时,短时间运动可以提高机体对葡萄糖的敏感性,有助于控制血糖。但是延长运动时间时需要预防低血糖症。当胰岛素不足时,运动可进一步增加骨骼肌葡萄糖的产生,升高血糖,还可诱发酮症酸中毒,因此,必须正确理解运动对血糖的影响。

4. 出院指导

对于低血糖风险较高或尚无低血糖风险意识的儿童患者,可适当放宽血糖控制标准。当患儿感觉不舒服时,应监测血糖及尿酮体水平。

当患儿出现口干、烦渴、多饮、多尿;腹泻或呕吐、不能进食时;发热;持续高血糖;呼吸有水果味,口唇颜色呈樱桃红色时应立即到医院就诊。

(董洁景)

第二十四节 风湿热

风湿热是一种具有反复发作倾向的全身结缔组织病,其发病与 A 组乙型溶血性链球菌感染密切相关。临床表现以心肌炎、关节炎、舞蹈病、皮下小结及环形红斑为主,如治疗不彻底可形成慢性风湿性心瓣膜病。

目前病因和发病机制尚不完全清楚,多认为与 A 组乙型溶血性链球菌感染后的两种免疫反应(变态反应和自身免疫)相关。其基本病变为炎症和具特征性的"风湿小体"(Aschoff 小体)。主要累及心脏、关节和皮肤而产生相应的临床表现。

一、临床表现

发病年龄以 5～15 岁多见,发病前 1～4 周常有上呼吸道感染史,一般呈急性起病。主要表现如下。

1. 心脏炎

心肌、心内膜、心包均可受累。心肌炎时出现心动过速、心音减弱、心脏扩大及心律失常。严重病例出现心力衰竭。

2. 关节炎

关节炎为游走性、多发性的大关节受损,局部有红、肿、热、痛,愈后不留畸形。

3. 舞蹈病

女童多见,系椎体外系受累,表现为以四肢和面部为主的不自主、无目的的快速运动,入睡后消失。

4. 皮下结节

皮下结节为位于肘、腕、膝、踝等关节伸面、骨隆起处或肌腱附着处皮下、粟米至绿豆大小、活动无压痛的硬节。

5. 环形红斑、结节性或多形性红斑

以环行红斑多见，常位于躯干及四肢屈侧，呈淡红或暗红色，环内肤色正常。次要表现为发热，关节酸痛，风湿热既往史，瓣膜病史及实验室改变：红细胞沉降率增快、C反应蛋白阳性、周围血白细胞增多、心电图P-R间期延长。同时伴有链球菌感染证据，抗链球菌溶血素"O"、抗链球菌激酶、抗透明质酸酶增高。

二、治疗原则

控制感染灶，用青霉素不少于2周。抗风湿用阿斯匹林、肾上腺皮质激素，激素控制症状迅速，尤其严重病例伴心肌炎者。继发性预防用长效青霉素或磺胺制剂。

三、护理措施

(一)心肌炎的护理

1. 病情观察

注意心率、心律及心音，有无烦躁不安、面色苍白、多汗、气急等心力衰竭表现。详细记录，及时处理。

2. 绝对卧床休息

无心肌炎者2周，有心肌炎时轻者4周，重者6～12周，伴心力衰竭者待心功能恢复后再卧床3～4周；血沉接近正常时方可逐渐下床活动，活动量应根据心率、心音、呼吸、有无疲劳而调节。一般恢复至正常活动量所需时间是无心脏受累者1个月，轻度心脏受累者2～3个月，严重心肌炎伴心力衰竭者6个月。

3. 加强饮食护理

给予易消化、高蛋白、高维生素食品，有心力衰竭者适当地限制盐和水，少量多餐，详细记录出入水量，并保持大便通畅。

4. 遵医嘱

用泼尼松抗风湿治疗，有心力衰竭者加用洋地黄制剂，同时配合吸氧、利尿、维持水电解质平衡等治疗。

(二)关节炎的护理

关节痛时，可令其保持舒适的体位，避免痛肢受压，移动肢体时动作轻柔。做好皮肤护理。

(三)心理护理

关心爱护患儿，耐心解释各项检查、治疗、护理措施的意义，争取合作。及时解除患儿的各种不适感，如发热、出汗、疼痛等，增强患儿战胜疾病的信心。指导家长学会病情观察，对患有舞蹈病的患儿应做好安全防护，防止跌伤。指导家长做好患儿日常生活安排，以利静养。指导家长学会预防风湿热复发的各种措施，坚持每月肌内注射长效青霉素120万单位进行"继发性预防"，防止受凉、过劳，定期门诊复查，及时控制各种链球菌感染，改善居住条件，避免寒冷潮湿等。只要能坚持治疗和预防，就能改善疾病的预后。

(四)正确用药并观察其不良反应

抗风湿治疗疗程较长，重症病例泼尼松总疗程8～12周，轻症病例用阿司匹林的总疗程3～6周。服药期间应注意不良反应。阿司匹林可引起胃肠道反应、肝功能损害和出血。饭后服用或同服氢氧化铝可减少对胃的刺激。加用维生素K防止出血。阿司匹林引起多汗时应及时更衣防受凉。泼尼松可引起满月脸、肥胖、消化道溃疡、肾上腺皮质功能不全、精神症状、血压增高、电解质紊乱、抑制免疫等。应密切观察，避免交叉感染及骨折。心力衰竭患儿需用洋地黄治疗，心肌炎时对洋地黄敏感且易出现中毒，剂量应为一般剂量的 1/3~1/2，注意有无恶心呕吐、心律不齐、心动过缓等不良反应，并应注意补钾。

(1)一般治疗，卧床休息，注意饮食。

(2)控制链球菌感染，首选青霉素，对青霉素过敏者，可选用红霉素。

(3)发热和关节炎的治疗。①治疗以非甾体类抗炎药物为主，其中以阿司匹林为首选，剂量为成人 2.0~3.6 g/d，儿童 80~100 mg/(kg·d)。亦可选用布洛芬、双氯芬酸等非甾体类药物；②对顽固的发热和关节炎可选用激素治疗。

(4)心肌炎的治疗。以激素治疗为主，中等剂量，疗程在 12 周左右。

(5)舞蹈症及其他症状。以对症治疗为主。

(五)饮食护理

多摄取清淡的、高蛋白、高糖饮食来维持足够的营养，以对抗发热和感染，并补充维生素与矿物质。鼓励患者多喝水，预防发热导致的脱水。患儿如果有充血性心力衰竭的征象，应摄取低钠饮食、限制水分。

(六)出院指导

(1)避免接触有上呼吸道感染或链球菌感染的患儿。

(2)如有感染链球菌引起的咽喉疼痛，应及早就医接受治疗。

(3)注意口腔卫生，对于齿龈炎与蛀牙要及早治疗。

(4)遵医嘱按时服药，苄星青霉素是预防风湿热的有效药物，急性风湿热患者痊愈后仍需预防用药，每月 120 万单位肌内注射能降低风湿热的复发率，患儿可以坚持应用到成年。

(5)加强体育锻炼，提高抗病能力。

(董洁景)

第二十五节　过敏性紫癜

过敏性紫癜是小儿时期最常见的一种血管炎，以累及皮肤最常见，其次是胃肠道、关节及肾脏，起病较急，症状多变。好发于 3 周岁以上小儿，以臀部和下肢对称分布的出血性皮疹为特征，有时伴有腹痛、便血和(或)关节肿痛，易致肾脏受累。本病是以毛细血管变态反应性炎症为病理基础的结缔组织病，主要见于学龄期儿童，男女发病比例为 2∶1，发病前 1~3 周常有上呼吸道感染史，四季均有发病，但冬、春季多见。病程多在 1 个月左右，偶有延长，但复发率高，约 30% 的患者有复发倾向。

一、病因

可能导致本病发生的物质比较多，但真正能确定为直接致病因素较难。一般认为与下列因素有关：细菌和病毒感染、寄生虫感染、食物因素、药物因素等。其他诱发因素包括寒冷刺激、花粉吸入、外伤、昆虫叮咬、结核杆菌试验、预防接种、更年期以及精神因素等。春秋两季发病者居多。本病以儿童及青少年为多见。

二、临床表现

根据过敏性紫癜的表现可分为皮肤紫癜型、胃肠型、关节型、肾型四种。

三、护理观察

1. 做好心理护理，消除紧张恐惧心理

该病起病较急，病情易复发，不易彻底治愈，给患儿及家长带来不安和痛苦。入院后护士应该关心体贴患儿，耐心细致，帮助患儿及家属稳定情绪。在治疗操作中动作轻柔，多给患儿表扬及鼓励，以取得患儿合作，帮助患儿树立战胜疾病的信心，向患儿家长详细介绍有关本病可能的发病诱因、临床表现、怎样治疗及如何预防复发等知识，同患儿家长一起，积极寻找发病诱因，配合治疗，控制病情发展，避免复发，提高治愈率。

2. 观察饮食并进行严格管理

饮食宜进清淡、易消化的食物，避免进食刺激性食物（生葱、干姜、辣椒等）及热性食物（蛋、奶、海鲜等）。病初应该禁食动物蛋白类食物，详细向患儿及家长交代所禁食物的种类，有消化道症状及出血者，应立即禁食或酌情进少量无渣、软、流质饮食。合并肾脏损害，水肿、高血压者应进食低盐饮食。出现大量蛋白尿期间应该给予低蛋白饮食。

3. 观察皮肤的完整性并做好皮肤护理

保持皮肤清洁，床单整洁，皮肤应防擦伤，如有破溃应立即处理，避免刺激和压迫受损的皮肤部位。宜穿宽松、舒适的棉质内衣裤。观察肾脏系统症状。

4. 详细观察皮肤紫癜出现的部位及数量变化并做好记录

发现紫癜增多且皮肤出现水肿，应做好预防感染处理，进行注射时应避开紫癜部位，以防止出血感染。

5. 密切观察消化道症状的变化

临床可出现不同程度的腹痛、腹泻、呕吐、呕血及便血等症状，亦可导致肠套叠、肠坏死及肠穿孔等严重并发症。护士应严密观察病情变化，一旦出现腹痛，应确定疼痛部位及性质，观察大便色泽。腹痛者注意禁止腹部热敷，以防止肠出血。对腹痛严重、便血量多者，应立即报告医生，并做好止血、输血等抢救工作。

四、护理措施

1. 心理护理

应根据具体情况尽量予以解释或介绍疾病的相关知识，使患儿及家属消除恐惧心理，减轻心理负担，保持乐观情绪，赢得患儿及家属的信任，使其积极配合治疗，树立战胜疾病的信心。

2. 皮肤护理

观察皮疹形态、数量、部位，是否反复出现，可绘人体图形记录皮疹逐日变化情况。皮疹有痒感，应保持皮肤清洁，防擦伤抓伤，如有破溃及时处理，防止出血和感染，穿柔软、透气性良好、宽松的棉质内衣，并经常换洗，保持床铺清洁、干燥，无碎屑，避免使用碱性肥皂。

3. 饮食护理

过敏性紫癜患儿勿食致敏性食物，如果是食物过敏引起的紫癜，则需要终生严格禁用这种食物。常见的过敏动物性食物有鱼、虾、蟹、蛋、牛奶等，植物性食物有蚕豆、菠萝、植物花蕾等。

要注意不可使用与过敏物质接触的炊具和餐具。多食富含维生素 C、维生素 K 的食物,维生素 C 是保护血管和降低血管通透性的必需物质,维生素 K 可增加凝血因子的水平,有利于凝血和止血,故应给予富含维生素 C 和维生素 K 的食物。富含维生素 C 的食物有新鲜蔬菜、水果,特别是西红柿、橘子、苹果、鲜枣等;富含维生素 K 的食物有菠菜、猪肝等。维生素 C、维生素 K 均不耐高温,故烹调时不宜高温和时间过长。忌食辛辣食品,要注意避免进食粗糙、坚硬和对胃肠道有刺激的食物,如带刺的鱼、带壳的蟹、带骨头的鸡、肉等,以免刺伤口腔黏膜和牙龈,引起或加重出血。肾型紫癜患儿,应给予低盐饮食。

4. 关节肿痛的护理

对关节型病例应观察疼痛及肿胀情况,保持患肢功能位置,协助患儿选用舒适体位,做好日常生活护理。使用肾上腺皮质激素,对缓解关节痛效果好。

5. 腹痛的护理

患儿腹痛时应卧床休息,尽量守护在床边。观察有无腹绞痛、呕吐、血便。注意大便性状,有时外观正常但潜血阳性。有血便者应详细记录大便次数及性状,留取大便标本。腹痛者禁止腹部热敷以防肠出血。腹型紫癜患儿应给予非动物蛋白、无渣的流质饮食,严重者禁食,经静脉供给营养。

6. 紫癜性肾炎的护理

患儿住院后应定期做晨尿检查,有水肿的患者要记录尿量,出院时要嘱家属追踪尿检 3～6 个月。

五、健康教育

过敏性紫癜可反复发作,给患儿和家长带来不安和痛苦,应根据具体情况尽量予以解释,树立战胜疾病的信心。

(一)住院的健康教育

1. 疾病知识宣教

入院时向患儿及家长介绍过敏性紫癜是儿童常见的以毛细血管变态反应性炎症为病理基础的血管炎。表现为皮肤紫癜、过敏性皮疹、关节肿痛、腹痛、便血和蛋白尿等,可能与某些致敏因素引起的自身免疫反应有关。告之此病易反复,让患儿及家长了解疾病的相关知识,以便配合住院期间的治疗和护理。

2. 饮食宣传

告知患儿及家长,此病与某些致敏因素有关,而高蛋白饮食易引起过敏,饮食上应忌鱼、虾、蟹、蛋、奶、鸡肉等食物,应给予富有营养而易消化的非动物蛋白饮食患儿出现腹痛、呕吐、便血等消化道症状时,应在医生指导下禁食。患儿一般情况好转,腹痛、呕吐减轻,大便潜血转阴后可开始进食,先为流质软食(如米汤),无不适后改为无渣半流质软食(如面条、稀饭等),避免食用刺激性食物及药物,避免进食硬食和带刺食物(如鱼、排骨、瓜子、硬面饼等),以保护胃黏膜。患儿适应后再给予软食,进食时应细嚼慢咽。

限制饮食会使患儿出现饥饿感,家长常有焦急紧张情绪,要耐心解释,反复宣传教育患儿及家长,说明饮食对治疗的重要性。

3. 皮肤护理宣教

住院期间,告之家长保持患儿皮肤清洁,每日用清水清洗皮疹部位皮肤,忌用碱性肥皂,勤更换柔软、干净、宽松的衣服,选用棉质布料,避免穿化纤类及动物毛类衣服。如皮疹处有痒感,嘱患儿禁用手抓痒,防止抓破皮肤而继发感染。嘱家长注意观察皮肤紫癜形态、分布、消退情况,若出现异常情况,及时通知医护人员。对于新出现的紫点或紫癜要标记,以便与原有紫点区分。

4. 腹痛的护理

紫癜患儿腹痛时常并发呕吐、呕血、便血,因此患儿及家长易出现急躁、不安、恐惧、紧张等情绪,护理人员要重视对患儿及家长的解释工作,告知他们腹痛是因肠道血管炎症出血所致。腹痛时嘱患儿应卧床休息,应取适宜的体位。若伴呕吐时,应迅速清除口鼻呕吐物,嘱家长给患儿漱口,注意观察呕吐物的量、颜色,要及时通知医生。禁止腹部热敷,以防肠出血。告知患儿及家长饮食上需要注意的问题。

5. 关节疼痛的护理

部分患儿出现关节症状,多累及大关节。当关节疼痛时,嘱患儿卧床休息,保持患肢功能位,协助患儿选用舒适体位,可局部热敷和轻轻按摩疼痛的肢体,避免下床活动。同时告知家长运用肾上腺皮质激素有助于缓解关节症状。

6. 大小便观察

嘱家长注意观察患儿的大小便颜色与性状。大便如有肉眼血便呈柏油样、暗红色或鲜红色,应迅速通知医生,同时注意观察患儿面色是否有苍白、出冷汗、烦躁不安等出血性休克症状。多数患儿会出现血尿、管型、尿蛋白阳性。告知家长,根据尿液的颜色及时做尿常规检查,以便及时发现紫癜肾的情况及治疗。

(二)出院指导

对即将出院的患儿,均要求家长注意以下几点。①合理调配患儿的饮食,出院后食素食1～2周,添加动物蛋白要以逐样少量为原则,切勿过急,以免引起复发;②患儿出院后要劳逸结合,注意休息,随季节变化及时增减衣服,防止因上呼吸道感染诱发本病;③肾型紫癜患儿更要注意休息定时服药,定期复查尿常规。

(董洁景)

第二十六节　川崎病

黏膜皮肤淋巴结综合征(mucocutaneous lymph node syndrome,MCLS)又称川崎病,是1967年日本川崎富作医师首先报道,并以他的名字命名的疾病。本病是一种以全身血管炎为主要病变的急性发热出疹性小儿疾病。高发年龄为5岁以下婴幼儿,男多于女,成人及3个月以下小儿少见。

一、病因

1. 感染

一般认为可能是多种病原,包括 EB 病毒、逆转录病毒,或链球菌、丙酸杆菌感染。1986年曾报道患者外周血淋巴细胞培养上清液中逆转录酶活性增高,提示该病可能为逆转录病毒引起。但多数研究未获得一致性结果。以往也曾提出支原体、立克次体、尘螨为该病病原,亦未得到证实。

2.免疫反应

机体对感染源的过敏反应参与了发病机制,唯尚缺乏确切依据。

3.其他

环境污染、化学药品。

二、临床表现

早期症状:突然发热,呈弛张热或持续性发热,持续 5～11 d 或更久(2 周至 1 个月),平均体温常达 39 ℃以上,抗生素治疗无效。常见双侧结膜充血,口唇潮红,有皲裂或出血,见杨梅样舌。发热 1～4 d 后,躯干尤其会阴部出现多形性红色斑疹,亦可呈荨麻疹样皮疹,有瘙痒感,但无水疱或结痂。

晚期症状:约在发热后第 10 d,当皮疹、发热和其他急性期症状开始消退时,往往出现心脏损害,发生急性心肌炎、心包炎、心内膜炎、心律失常等症状。患者面色苍白、发绀、乏力、胸闷、心前区痛,听诊时可闻收缩期杂音、心动过速、奔马律、心音低钝。

三、护理措施

(一)症状护理

1.体温

患儿以发热为首发症状。入院后测体温每日 4 次,直到体温正常后改为每日 2 次。由于该病反复高热不退,患儿家属易急躁、焦虑、情绪不稳定,应耐心劝说解释。出现高热时不应自己给患儿服退热药,应向医生报告。体温 38.5 ℃以下采用物理降温、温水擦浴、冰袋降温、多饮温开水,如体温不降,持续升高达 38.5 ℃以上应采用药物治疗,如莫丁舒、普菲特达到降温目的。

保持空气清新,室温 20 ℃～22 ℃,湿度 50％～60％,每日通风卧床休息,多喂水,给予营养丰富的流质,补充 B 族维生素和维生素 C 监测体温,观察热型及伴随症状并及时处理降温,体温＞39 ℃时头部冰敷,畏寒、肢体寒冷者温水擦浴,保暖,避免受凉,物理降温效果不明显采取药物降温。

2.四肢末端变化

患儿在 1 周内可能出现手指、足趾硬肿、手掌面皮肤发红,部分患儿指趾关节呈梭形肿胀、触痛,肢端、肛周、躯干等处脱皮,指甲脱落。应对患儿加强护理,注意局部皮肤黏膜清洁,避免搔抓皮肤,注意防止发生皮肤撕伤。

3.皮疹

发病后 1～5 d 部分患儿可出现皮肤多形性红斑,以猩红热样皮疹最常见,但无水泡及结痂,约 1 周可消退,在此期间应注意与其他传染病性皮疹及药物引起的过敏皮疹现象相鉴别,此时嘱家长给患儿穿柔软的衣物避免患儿用手抓痒,减少刺激。

4.口腔及口唇潮红、干燥、皲裂、出血、结痂

口腔咽部黏膜弥散性充血,舌乳头突出呈杨梅舌,扁桃体呈轻度或重度肿大。要协助家长做好口腔护理,注意口腔卫生。尽量避免食用生、硬类食物,以流食、软食为主。

5.淋巴结改变

多数患儿都可出现淋巴结肿大,以颈部淋巴结非化脓性肿大为主,黄豆至蚕豆粒大小,单侧多发,可有压痛,无波动感,在1周后多可自行消退。

6.眼部改变

发病后1~6 d患儿有眼结膜充血或球结膜充血,不伴有分泌物及肿胀,可用氯霉素滴眼液滴眼,避免直接强光刺激、疲劳过度。

7.冠状动脉改变部分

患儿心脏彩超检查出现冠状动脉扩张,冠状动脉瘤样扩张,冠状动脉最大内径<4 mm(轻度),4~8 mm(中度),>8 mm(重度);冠状动脉狭窄、血栓,较重时可出现猝死,必须减少心脏负荷,密切观察生命体征。

(二)饮食护理

患儿由于发热、口腔黏膜充血糜烂而影响食欲,甚至不肯进食。了解患儿平时的饮食习惯以及特别喜爱的食品,将其烹调成美味可口、蛋白质含量较高、营养丰富、易消化的低盐流质或半流质。食物宜温凉,不会自己进食的患儿请家长给予耐心喂食。尚在哺乳期的患儿,则要求其母亲多进营养丰富的食品,特别要增加每天所进的液体量(肉汤、鸡汤、鱼汤等),以求增加奶量和提高奶的质量。患儿体温恢复正常后,食欲多有改善,此时给予高热量、高蛋白、高维生素饮食,有利于机体迅速康复。

(三)预防并发症的指导

急性期患儿绝对卧床休息,避免增加心脏负担,恢复期可适当活动。告知家长饮食宜富含纤维,保持大便通畅。冠状动脉病变是最严重的并发症,要反复多次向家长宣教解释,教会他们观察患儿面色、呼吸、脉搏,有无烦躁不安、胸腹部疼痛、恶心、呕吐,以便早期发现心血管系统病变。

注意保持皮肤清洁,勤换内衣,不可强撕拉脱屑皮肤,擦浴、穿衣服动作要轻,每晚温开水清洁肛周,便后及时清洗,擦干后涂锌氧油。1%~2%碳酸氢钠或生理盐水清洗口腔,每日2次,年长患儿可用含漱液漱口,鼓励患儿多饮水。口唇黏膜干裂者涂石蜡油。川崎病患儿发热3~5 d时会结膜充血,此时要护理好眼睛,遵医嘱滴眼水,预防眼结膜感染。

(四)药物治疗护理

(1)阿司匹林(ASP)能较好地控制患儿的体温且能有效地抑制血小板聚集而发挥良好的抗凝作用,对预防和治疗冠状动脉血栓形成有显著效果,本病需长期服用ASP,要及时告知家长随意减量和停药的危害性。

长时间口服ASP可引起消化系统损害和应激性溃疡,应在饭后1~3 h服用,同时加服氢氧化铝,以减轻胃肠道反应。指导家长注意观察患儿大便颜色、性状,以及有无皮肤黏膜、牙龈出血,并定期复查血常规,及早发现、预防药物不良反应。

(2)大剂量静脉用丙种球蛋白是目前治疗本病最有效的药物,它可中和IgG抗体及阻止自身抗体的产生,防止血管损伤。IVIG为血液制品,在使用过程中不可与其他药物混合输入,同时观察有无血清学反应发生。输液速度不宜过快,开始输入速度为0.5~1.0 mL/min持续15 min无不良反应可逐渐增快,最快不超过3 mL/min。密切观察患儿有无呼吸困难、发绀等过敏反应,一旦出现过敏症状,轻者减慢速度,使用抗过敏药物治疗,重者停用并给予相应措施。

(五)心理护理

年龄小的患儿，常因缺乏生活自理能力，加上疾病困扰和生活环境的改变，出现哭闹、拒食、反抗等反常现象；学龄前儿童由于生活环境的改变，可产生恐惧及不安全感；学龄期儿童住院后因不能上学耽误功课，可产生焦虑、烦躁或忧虑情绪，以上的一些改变以及担心患儿预后情况均会使家长感到焦虑不安。再者，由于 IVIG 的价格偏高，使部分家长还有经济上的顾虑。因此，要了解患儿的生活习惯、爱好、性格特点后，对年长儿进行安慰、心理疏导、听儿童音乐，对幼儿采取听儿歌、讲故事等分散注意力，引导患儿安心养病，对家长更是耐心疏导，因为家长的情绪直接影响患儿的心理活动。要了解每个患儿家长受教育的程度，文化风俗背景，家庭经济情况等，对其提供了个性化的健康指导，同时，向家长介绍本病的相关知识，提高家长对疾病的认知，及时解释病情给予心理支持。在进行治疗护理时操作熟练，动作轻柔，从而减轻家长的顾虑，使其积极配合治疗。

(六)出院指导

向家长说明服药的长期性，树立信心，按正规疗程、剂量服用药物，注意观察药物不良反应，定期来院复诊。讲解坚持服药的重要性，不可擅自减量、停药。按医嘱定期查血常规。预防感染，保持有规律的生活节奏，定制患儿活动及休息原则。合理饮食，给予高蛋白、高热量、易消化食物。接受 IVIG 治疗的患儿如需预防接种麻风疹疫苗的应至少间隔 11 个月，其余的预防接种可在 3 个月后正常进行。合并冠状动脉瘤者长期服用 ASP，需限制活动，每月复诊 1 次，半年检查 1 次超声心动图，直至冠状动脉扩张消失。

（邵盼盼）

第二十七节　泌尿系感染

泌尿系感染(urinary tract infection,UTI)又称尿路感染，在小儿较常见，是指细菌直接侵入尿路所引起的炎症，包括从无症状的菌尿至急性肾盂肾炎。

一、病因

任何入侵尿路致病菌均可引起尿路感染，最为常见的是大肠杆菌，占 80% 以上，其他少见的有奇异变形杆菌、肺炎球菌、绿脓杆菌及肠球菌、葡萄球菌、粪链球菌等。其中大肠杆菌感染最常见于无症状性菌尿或是首次发生的尿路感染。器械检查之后绿脓杆菌引起的尿路感染发生率最高，变形杆菌常伴有尿路结石者，金黄色葡萄球菌则多见于血源性引起的尿路感染。尿路感染的致病菌多为一种，也有两种以上细菌的混合感染，多见于长期大量应用抗生素之后，或是尿路器械检查之后成为长期留置导尿者。某些病毒如腮腺炎、柯萨奇病毒也可引起尿路感染，通常无症状。

二、临床表现

1. 急性尿路感染

病程 6 个月以内，不同年龄组症状不同。

(1)新生儿:多由血行感染引起。一般局部泌尿系统症状不明显,以全身症状为主,症状轻重不一,可有发热、体温不升、体质量不增、拒奶、腹泻、黄疸、嗜睡和惊厥等。

(2)婴幼儿:仍以全身症状为主,局部症状轻微或缺失。主要表现为发热、呕吐、腹痛、腹泻等。部分幼儿可有尿路刺激症状,如尿线中断、排尿时哭闹、夜间遗尿等。由于尿频致尿布经常浸湿可引发顽固性尿布皮炎。

(3)年长儿:表现与成人相似,下尿路感染以膀胱刺激症状如尿频、尿急、尿痛为主,全身症状轻微。上尿路感染多有发热、寒战、腰痛、肾区叩击痛,有时也伴有尿路刺激症状。急性尿路感染经合理抗生素治疗后多于数日内症状消失而治愈,有近50%的患儿可有复发或再感染,如不及时纠正,易于频繁复发或慢性感染,最终发展为肾功能不全,预后不良。

2.慢性尿路感染

病程多在6个月以上。轻者可无明显症状,也可间断出现发热、脓尿或菌尿,反复发作者可有贫血、乏力、腰痛、生长发育迟缓,重症者常出现肾功能不全及高血压。

三、辅助检查

(1)尿液检查:尿常规及尿培养检查在尿路感染的诊断中必不可少。尿沉渣中白细胞>5个/高倍视野,可初步诊断为尿路感染,若尿中菌落计数>10^5/mL,即可确诊(菌落计数10^4~10^5/mL为可疑,<10^4/mL为污染)。

尿液标本采集过程十分重要,清洁外阴和尿道口周围,留中段晨尿15~20 mL,置于无菌尿杯中,标本收集后30 min内送检。

(2)对明确有诊断尿路感染的和(或)反复发作尿路感染的小儿,均应做进一步的影像学检查,如肾、膀胱B超,排尿性膀胱尿道造影(VCUG)及放射性核素检查,以明确是否有肾瘢痕、膀胱输尿管反流或其他泌尿系畸形存在。

四、治疗原则

1.一般治疗

急性感染时应卧床休息,鼓励饮水,勤排尿,供给足够营养以及降温,减轻尿路刺激症状等对症治疗;女童应注意清洁外阴。

2.抗生素治疗

早期积极应用抗生素治疗,是防止肾纤维化和其他并发症最有效的方法。

3.抗生素治疗疗程

急性期一般应用敏感药物7~10 d,定期随访1年;复发者,急性症状控制后,可用复方新诺明、呋喃坦啶、氟哌酸或吡哌酸中的一种小剂量(治疗量的1/4~1/3)每晚睡前服用1次,疗程持续3~4个月。

五、主要护理问题

(1)体温异常与细菌侵入尿道所引起的炎症有关。

(2)舒适的改变与排尿困难有关。

(3)有误吸的危险与患儿呕吐有关。

(4)体液不足与疾病所致的呕吐和摄入量不足有关。

(5)潜在并发症:急性肾衰竭、肾周围脓肿、败血症。

六、护理措施

1.心理护理

尿路感染药物治疗时间较长,多种抗生素治疗效果不佳,且易反复发作,有的还需手术治疗,患儿及家属易产生紧张、恐惧、焦虑心理,应针对个体情况予以心理疏导,帮助患儿及家属积极配合治疗。

2.饮食与休息

(1)卧床休息,多饮水、勤排尿(2～3 h 排尿一次),以促进细菌和炎性物质的排出。

(2)给予高蛋白、高热量、富含维生素易消化、清淡、富含水分饮食,加强营养,忌辛辣刺激食物。

3.症状护理

(1)急性期需卧床休息,鼓励患儿大量饮水,通过增加尿量起到冲洗尿道作用,减少细菌在尿道的停留时间,促进细菌和其毒素排出;多饮水还可降低肾髓质及乳头部组织的渗透压,不利于细菌生长繁殖。

(2)监测体温变化,高热者给予物理降温或药物降温。

(3)婴幼儿哭闹、尿道刺激症状明显者,可应用 654-2 等抗胆碱药。膀胱痉挛时可行膀胱区热敷或温水坐浴。

(4)按医嘱应用抗菌药物,注意药物不良反应。口服抗菌药物可出现恶心、呕吐、食欲减退等现象,饭后服药可减轻胃肠道症状;服用磺胺药时应多喝水,并注意有无血尿、尿少、尿闭等。

(5)定期复查尿常规和进行尿培养,以了解病情的变化和治疗效果。

4.基础护理

保持会阴部清洁,尤其女孩每晚要用温开水冲洗外阴,防止感染;新生儿便后要及时洗净臀部及外阴。

5.健康指导

(1)让孩子养成良好的卫生习惯,勤洗手,特别是饭前便后,勤洗澡,勤换内裤。教育孩子不要用手抓摸生殖器官,以减少感染的可能性。保持外阴部的清洁,特别是女孩,由于阴道靠近肛门,大便后应用干净卫生纸从前向后擦拭,或用热水清洗,先洗外阴再洗肛门,毛巾及盆要专人专用,防止细菌侵入尿道口。多饮水,2～3 h 排尿一次,能避免细菌在尿路的繁殖,可降低尿路感染的发病率。

(2)孩子的衣着应宽松透气,避免穿紧身衣物。穿透气好、吸湿性强的棉织品内裤。婴儿不需垫尿布时,也不宜穿开裆裤。新内裤或长久不穿的内裤,穿之前要清洗晾晒。

(3)告知孩子有尿意时,应及时排尿,不能长时间地憋尿,每次排尿宜排尽,不让膀胱有残余尿。避免使用器械和插管引起尿路感染。尿路器械易把尿道远端的细菌带入膀胱和上尿路,尿路插管后易发生持续性菌尿,因此,应尽量避免使用。在必须使用时,要严格消毒,在尿路器械使用 48 h 后,宜做尿培养,以观察是否发生尿路感染。用尿路器械检查之前,已经有细菌尿的患儿,应先控制感染。

6.并发症观察及护理

(1)急性肾衰竭:炎症严重时容易向肾实质扩散,造成广泛肾实质坏死。应卧床休息,加强营养,维持水、电解质和酸碱平衡,控制氮质血症,治疗原发病和防止各种并发症。

（2）肾周围脓肿：肾包膜穿破，炎症侵犯肾周围会引起肾周围脓肿，表现为剧烈腰痛、患侧皮肤发红和灼烧感、肾区叩击痛明显。应卧床休息，输液，多饮水，维持每日尿量达 1 500 mL 以上，有利于炎症产物排出，注意饮食宜消化，富含热量和维生素，抗菌药物治疗，必要时行肾周脓肿切开引流术。

（3）败血症：大量细菌侵入血液并大量繁殖。使患儿体温保持正常范围，获得充足的营养，避免交叉感染。

（邵盼盼）

第二十八节　蛋白质能量营养不良

蛋白质-能量营养不良（PEM）是由于多种原因引起的能量和蛋白质长期摄入不足，不能维持正常新陈代谢而导致自身组织消耗的营养缺乏性疾病。多见于 3 岁以下婴幼儿。临床上常见 3 种类型：以能量供应不足为主的消瘦型、以蛋白质供应不足的水肿型以及介于两者之间的消瘦-水肿型。

一、病因及发病机制

1.膳食供给不足（原发性营养不足）

可因战争、贫穷、饥荒等原因造成儿童营养缺乏，导致营养不良。我国儿童营养不良主要是因为喂养不当。

2.疾病因素（继发性营养不良）

消化道畸形、迁延性腹泻、急慢性传染病、严重心、肝、肾疾病造成营养素吸收不良或消耗增加。

二、临床表现

营养不良症的临床表现呈现多样化，并随蛋白质和能量缺乏的比例、程度、原因、时间、其他营养素缺乏的性质程度、患儿年龄、并发症和伴发病的存在等因素而异。

三、辅助检查

1.血清蛋白测定

血清清蛋白浓度降低是其特征性改变，但因为其半衰期长，故不够灵敏。胰岛素样生长因子－1（IGF－1）不仅反应灵敏且受其他因素影响较小，是诊断蛋白质营养不良的较好指标。

2.酶活性测定

血清淀粉酶、脂肪酶、胆碱酯酶等活力下降，经治疗可迅速恢复正常。

3.其他

胆固醇、各种电解质及微量元素浓度皆可下降，生长激素水平升高。

四、诊断

根据患儿年龄及喂养史、体质量下降、皮下脂肪减少、全身各系统功能紊乱及其他营养素缺乏的临床症状和体征,诊断并不困难。

五、治疗

早发现,早治疗,采取综合性治疗措施,包括调整饮食及补充营养物质;消除病因,改进喂养方法;积极治疗原发病;控制继发感染;促进消化和改进代谢功能。

六、护理措施

(一)护理评估

(1)测量患儿身高、体质量、皮下脂肪厚度;检查有无精神改变、水肿、肌张力下降等情况。

(2)评估患儿喂养史、患病史及生长发育史。注意是否有母乳不足、喂养不当及不良饮食习惯;是否存在消化道解剖功能上的异常;是否为早产或双胎等。

(3)评估患儿相关检查如血清蛋白、清蛋白、维生素及微量元素等浓度有无下降,血清酶活性、血浆胆固醇有无降低。

(4)心理-社会状况:评估患儿的心理个性发育情况、家庭经济状况、家属育儿知识水平及对疾病的认识程度。

(二)护理措施

1.一般护理

(1)活动与休息:病室环境安静舒适,减少不良刺激。患儿应适当休息,减少消耗。患儿活动应有专人陪护,防止跌倒。

(2)调整饮食,补充营养物质:饮食调整的原则是由少到多、由稀到稠、循序渐进,逐渐增加饮食,直至恢复正常。①能量的供给:对于轻度营养不良患儿,开始供给能量为 250.8～334.4 kJ(60～80 kcal/(kg・d);以后逐渐递增;对于中、重度营养不良患儿,开始供给能量为 188～229.9 kJ(45～55 kcal)/(kg・d),逐步少量增加。待体质量恢复,体质量与身高(长)比例接近正常后,恢复供给正常需要量。②蛋白质供给:摄入量从每日 1.5～2.0 g/kg 开始,逐步增加到 3.0～4.5 g/kg。③维生素及微量元素补充:每日给予新鲜水果及蔬菜。④尽量保证母乳喂养。⑤如果胃肠功能好,应尽量选择经口进食;若患儿吞咽困难、吸吮能力差,可鼻饲喂养;如肠内营养明显不足或胃肠功能严重障碍,则应选择静脉营养。

(3)预防感染:保持病室环境清洁卫生,防止交叉感染;保持皮肤清洁干燥,防止皮肤受损;做好口腔护理。

(4)记录 24 h 出入量。

2.病情观察

观察患儿有无低血糖、酸中毒、维生素 A 缺乏等临床表现并及时通知医师;定期测量身高、体质量及皮下脂肪厚度,以判断治疗效果。

3.并发症护理

(1)水和电解质紊乱:本症患儿常有低蛋白血症,全身总液体量增多,使细胞外液呈低渗性,出现呕吐、腹泻,引起低渗性脱水及电解质严重紊乱,产生低血钾、低血钠、低血钙和低血镁,引起相应症状。要定时监测患儿的电解质情况,做好预防工作。

(2)常伴有其他营养素缺乏症:尤多见维生素 A 缺乏症,可出现眼角膜干燥软化,甚至穿孔。也常伴有 B 族维生素缺乏引起的口角炎。因生长发育滞缓,故少见佝偻症,常伴发营养性贫血。

(3)全身免疫功能低下：极易并发各种急慢性感染和传染病，特别多见肠道和呼吸道感染，易传染麻疹、结核等传染病和寄生虫病，消化道或全身真菌感染也不少见。一旦发生感染常迁延不愈。做好消毒隔离护理工作，预防感染的发生。

4.心理护理

告知家属有关蛋白质-能量营养不良的相关知识，消除其紧张情绪，促进患儿的健康成长。

5.健康教育

向患儿家属介绍科学喂养知识，纠正患儿不良的饮食习惯；保证充足睡眠，坚持户外活动；预防感染；按时进行预防接种；先天畸形患儿应及时手术治疗；做好发育的监测。

(邵盼盼)

第十四章 传染病护理

第一节 水 痘

水痘是由水痘－带状疱疹病毒（varicella-zoster virus，VZV）引起的急性传染病，原发感染为水痘，多见于儿童。当潜伏于感觉神经节的水痘－带状疱疹病毒再激活后则表现为带状疱疹。水痘以轻度的全身症状和分批出现的斑疹、丘疹、疱疹及结痂为主要临床特征。

一、护理评估

（一）健康史

1. 流行病学资料

（1）传染源：水痘患者是唯一的传染源。发病前 1～2 d 至皮疹完全结痂为止均有传染性。人是已知的自然界唯一的宿主。

（2）传播途径：主要通过呼吸道飞沫和直接接触传播。因病毒在外界抵抗力弱，间接传播机会小。

（3）易感人群：人群普遍易感，常见 10 岁以下儿童发病。易感儿童接触水痘患者后 90％ 发病。病后可获持久免疫。

（4）流行特征：本病全年均可发生，呈散发性，以冬春季高发。

2. 患病及治疗

经过询问患者的起病经过，如发病前是否有接触史、起病时间、主要症状及其特点、病情的进展情况。询问患者的食欲与摄入量，有无发热及皮疹发展特点等；起病后经过何种处理、服药情况及其效果如何等。

（二）身体状况

潜伏期 10～24 d，一般为 14 d 左右。典型表现如下。

1. 前驱期

婴幼儿常无症状或症状轻微，皮疹和全身表现常同时出现。年长儿童和成人可有畏寒、低热、头痛、乏力、咳嗽、咽痛及食欲减退等症状，持续 1～2 d 后才出现皮疹。

2. 出疹期

皮疹先见于躯干和头部，后延及面部和四肢，其特点呈向心性分布。最初皮疹为粉红色小斑疹，数小时后变为丘疹并发展成疱疹。从斑疹→丘疹→疱疹→结痂，短者仅 6～8 h。皮疹发展迅速是本病特征之一。水疱 3～5 mm 大小，周围有红晕。壁薄易破，疱液透明，后变混浊，常伴瘙痒。1～2 d 后疱疹从中心开始干缩，迅速结痂，红晕消失。1 周左右痂皮脱落愈合，一般不留瘢痕。继发感染时，将发展成脓疱，结痂、脱痂时间延长。皮疹分批出现，故病程中在同一部位可见斑丘疹、水疱和结痂不同形态的皮疹同时存在。部分患者可在口腔、咽、眼结膜、生殖器等处发生疱疹，易破溃形成溃疡。后期出现的斑丘疹未发展成水疱即隐退。水痘为自限性疾病,10 d左右可自愈。儿童症状和皮疹均较轻,成人症状较重,易并发水痘肺炎。妊娠期感染水痘,可致胎儿畸形、早产或死胎。产前数日内患水痘可致新生儿水痘,病情常较危重。免疫功能低下者,易出现播散性水痘,皮疹融合形成大疱。

此外,可有疱疹内出血的出血型水痘,病情极严重。此型全身症状重,皮肤、黏膜有淤点、淤斑和内脏出血,是因血小板减少或弥散性血管内凝血所致。还有因继发细菌感染所致的坏疽型水痘,皮肤大片坏死,可因败血症死亡。

(三)心理社会状况

了解患者对该疾病的认知程度以及疾病给其带来的心理焦虑;了解患者对高热、皮疹等症状的心理反应、应对措施及效果;水痘一般预后良好,但成年患者可担心皮疹之后遗有瘢痕。

二、护理诊断及医护合作性问题

(1)皮肤完整性受损与水痘病毒引起的皮疹及继发感染有关。

(2)体温过高与病毒血症有关。

(3)舒适的改变与瘙痒有关。

(4)潜在并发症:皮肤继发感染、水痘肺炎、出血性水痘、病毒性脑炎等。

三、护理措施

1.隔离

采取呼吸道隔离,隔离至出疹后7 d,或全部疱疹干燥、结痂为止。

2.生活护理

(1)休息与环境:室内温湿度适宜,经常通风换气。疾病早期需绝对卧床休息,避免过多活动而加重血浆外渗及脏器出血。病情好转可逐步恢复活动与工作。

(2)饮食护理:多饮水,饮食宜清淡,给予易消化及营养丰富的流质或半流质饮食,如绿豆汤、粥、面片等。避免食用辛辣、油腻食物。

3.病情观察

观察生命体征,注意体温的变化;观察皮疹的性质、范围、分布及有无继发感染;注意观察并及早发现有无咳嗽、胸痛、呼吸困难等并发症的表现。

4.用药护理

遵医嘱早期应用抗病毒药,首选阿昔洛韦。剂量每次5～10 mg/kg,每8 h 1次,口服或静脉滴注,疗程7 d或至48 h无新的皮疹出现。注意胃肠道反应,监测肾功能。避免使用肾上腺皮质激素,防止出现严重皮疹,使病情加重。因其他疾病已用激素者,尽快减量或停用。避免使用阿司匹林,防止引起脑炎、Reye综合征。

5.对症护理

(1)皮肤的护理:每日用温水清洗皮肤,禁用肥皂、其他化学洗洁剂及乙醇等擦洗,保持皮肤清洁干燥。衣服、被褥要勤换洗,要保持清洁、柔软、干燥。翻身时动作宜轻柔。剪短患者指甲,婴幼儿可用手帕包裹双手,避免搔抓皮肤。如有皮肤瘙痒,可用炉甘石洗剂、2%甲紫溶液涂擦。皮疹消退脱皮时,禁止强行撕扯,可用消毒剪刀进行修剪。如有皮肤坏死,可用海绵垫、气垫圈进行保护,防止发生继发细菌感染。如有淤斑破溃,可用无菌生理盐水清洗患处,辅以红外线灯局部照射,同时还可使用抗生素软膏涂抹并覆盖无菌纱布。

（2）发热的护理：根据患者具体情况，合理选择降温方法。常用的降温措施有：①物理降温，如对于中枢神经系统传染病，可采用戴冰帽、冰袋冷敷头部与大动脉所在处的方法降低温度；对于高热四肢温暖的患者，可用 25%～50% 的乙醇擦浴；对于高热而四肢厥冷的患者，可用 32 ℃～35 ℃ 的温水擦浴；高热惊厥患者可采用冬眠疗法或亚冬眠疗法降温；对中毒性痢疾患者，可采用冷盐水灌肠进行降温等；②必要时遵医嘱选用退热药物进行降温。

（3）水痘肺炎的护理：①保持呼吸道通畅，指导患者进行有效的咳嗽，以促进排痰，鼓励并协助患者翻身、拍背；痰液黏稠者可给予雾化吸入，必要时吸痰；床旁备气管插管、气管切开等急救物品，必要时可行机械通气。②氧疗：患者出现气促、发绀时遵医嘱给予鼻导管或面罩吸氧，监测血氧饱和度及动脉血气分析结果，观察氧疗效果。③用药护理：遵医嘱给予抗生素、抗病毒治疗等对症支持处理，密切观察药物疗效及不良反应。

6.心理护理

由于皮疹可引起患儿烦躁不安、焦虑、睡眠障碍等心理反应，要注意加强心理安慰，分散注意力，白天可安排一些有利于身心健康的娱乐活动，保持心情愉快和足够的睡眠。

四、健康教育

1.预防疾病指导

对水痘患者应予呼吸道隔离至疱疹全部结痂为止，易感儿童接触后应隔离观察 3 周；避免与急性期患者接触，消毒患者呼吸道分泌物和污染用品。流行期间水痘易感儿童尽量避免出入公共场所；对使用大剂量激素、免疫功能受损、严重疾病患者以及孕妇，如有接触史，可肌内注射水痘带状疱疹免疫球蛋白预防发病。对易感儿童可接种水痘疫苗。

2.对患者的指导

向患者及其家属讲解疾病的相关知识，患者在家休养期间指导注意消毒、隔离，注意皮肤护理，防止搔破皮疹引起继发感染或留下瘢痕。

（肖清清）

第二节　流行性腮腺炎

流行性腮腺炎是由腮腺炎病毒引起的急性呼吸道传染病。临床上以腮腺非化脓性炎症、腮腺区肿痛为特征，腮腺炎病毒除侵犯腮腺外，可累及全身多个腺体和器官，引起脑膜炎、脑膜脑炎、睾丸炎、卵巢炎和胰腺炎等。

一、护理评估

（一）健康史

1.流行病学资料

（1）传染源：患者及隐性感染者是本病的主要传染源。患者腮腺肿大前 7 d 到肿大后 9 d，或更长的时间内均可从唾液中分离出病毒，此时传染性最强。

（2）传播途径：主要通过空气飞沫传播。

（3）易感人群：人群普遍易感，1～15 岁儿童是主要的易感者。

（4）流行特征：呈全球性分布，一年四季均可发病，以冬春季为主。患者主要是学龄儿童，无免疫力的成人亦可发病，感染后可获终生免疫。

2.患病及治疗

经过了解患者的发病过程，如发病前是否有接触史、起病时间、主要症状及其特点、病情的进展情况。询问患者发热及腮腺肿痛发展特点等，起病后经过何种处理、服药情况及其效果如何等。

（二）身体状况

潜伏期为 14～25 d，平均 18 d。大部分患者无前驱期症状，少部分病例有发热、头痛、乏力、食欲缺乏等。典型病例常以腮腺肿大为首发症状。通常先一侧腮腺肿大，2～4 d 后累及对侧，双侧腮腺肿大者约占 75%。局部疼痛，张口咀嚼或吃酸性食物促使唾液分泌时疼痛加剧。腮腺肿大以耳垂为中心，向前后下发展，边缘不清，表面灼热但多不发红。触之有疼痛及感觉过敏，腮腺肿大 2～3 d 达高峰，持续 4～5 d 后逐渐消退。腮腺导管开口在早期有红肿，腮腺肿胀时，常波及邻近的颌下腺和舌下腺，并出现吞咽困难。

腮腺炎病毒有嗜腺体和嗜神经性，常侵入中枢神经系统和其他腺体或器官而出现相应症状。①脑膜脑炎：一般发生在腮腺炎发病后 4～5 d，脑膜脑炎患者常表现为发热、头痛、呕吐、抽搐、昏迷、脑膜刺激征，严重者可导致死亡；②睾丸炎：常见于腮腺炎肿大开始消退时，出现发热、睾丸明显肿胀和疼痛，多为单侧，是男孩最常见的并发症，急性症状持续 3～5 d，10 d 左右逐渐消退；③急性胰腺炎：常于腮腺肿大数天后发生，可有恶心、呕吐和中上腹疼痛和压痛；④其他：可在腮腺炎发生前后出现心肌炎、乳腺炎和甲状腺炎等。

（三）心理-社会状况

了解患者对该疾病的认知程度以及疾病给其带来的心理焦虑；了解发热、腮腺肿痛等症状对患者学习、生活的影响；了解家庭及亲友对患者的态度及对消毒隔离的认识程度等。

二、护理诊断及医护合作性问题

（1）疼痛与腮腺非化脓性炎症有关。

（2）体温升高与病毒感染致病毒血症有关。

（3）营养失调与腮腺肿大不能张口进食有关。

（4）潜在并发症：脑膜炎、睾丸炎、胰腺炎。

三、护理措施

（一）一般护理

急性期应卧床休息，保持病室空气清新，温度湿度适宜，定时通风，进食清淡易消化含维生素丰富的流质、半流质或软食，避免酸、辣、硬等刺激性食物，多饮水。

（二）病情观察

观察患者有无脑膜脑炎、睾丸炎、急性胰腺炎等并发症的临床征象，若有变化立即通知医生，给予相应治疗和护理。

（三）对症护理

高热时除用物理或药物降温外，可给小剂量激素治疗。常用盐水漱口，保持口腔清洁。剧烈头痛时可应用脱水剂及镇痛药。剧烈腹痛时可暂禁食水,静脉补充水、电解质和营养。睾丸胀痛可用棉花垫和丁字带托起,疼痛较重时,可在阴囊处间歇冷敷。

(四)健康教育

1.疾病知识指导

向患者及其家属介绍流行性腮腺炎有关知识,在家隔离期间应做好隔离、饮食、用药指导,介绍减轻疼痛的方法,使患者及其家属能配合治疗及护理。

2.预防指导

患者应按呼吸道隔离,隔离至腮腺肿大完全消退,需3周左右。由于潜伏期已开始排出病毒,因此预防的重点是应用疫苗对易感者进行预防接种。目前国内外应用腮腺炎减毒活疫苗皮下注射,90%以上可产生抗体。潜伏期患者接种可以减轻发病症状。由于有可能有致畸作用,故孕妇禁用。

(肖清清)

第三节　手足口病

手足口病(hand foot and mouth disease,HFMD)是由肠道病毒引起的传染病,多发生于婴幼儿。临床特征是发热、口腔黏膜溃疡和皮肤疱疹。

肠道病毒为小RNA病毒科、肠道病毒属的一组单股亚链RNA病毒。多种肠道病毒都可引起HFMD,最常见为柯萨奇病毒A组16型(CoxA16)和肠道病毒71型(EV71)。

肠道病毒对紫外线及干燥敏感;各种氯化剂(高锰酸钾、漂白粉等)、甲醛、碘酒能灭活病毒;加热至50℃可被迅速灭活。在4℃环境下可存活一年,在−20℃环境下可长期保存。

一、护理评估

(一)健康史

1.流行病学资料

(1)传染源:人是肠道病毒唯一宿主,患者和隐性感染者为传染源。

(2)传播途径:主要经粪—口和(或)呼吸道传播,亦可经接触患者皮肤、黏膜疱疹液而感染。

(3)易感人群:人群普遍易感,感染后可获得持久免疫力。不同病原型别感染后抗体缺乏交叉保护力。以3岁和3岁以下年龄组发病率为最高。

(4)流行特征:无明显的地区性。

传染性强,传播途径复杂,在短时间内可造成较大流行。流行期间,幼儿园和托儿所易发生集体感染,家庭亦可发生集聚现象。

2.患病及治疗

经过了解患者的发病过程,如发病前是否有接触史、起病情况、发热及手足口等部位皮疹特点,是否伴有咳嗽、流涕、食欲缺乏等症状,病情进展情况。询问患者的食欲与摄入量。发病后经过何种处理、服药情况及其效果如何等。

（二）身体状况

潜伏期 3～7 d。

1.一般表现

初期表现为低热、食欲下降、咽喉痛、呕吐、腹泻等。口腔黏膜出现小疱疹,常分布于舌、软腭、硬腭、口腔内侧。

同时,手、足和臀部出现斑丘疹、疱疹,疱疹周围有炎性红晕,疱内液体较少,质地稍硬,2～3 d 自行吸收,不留痂。

2.重症患者表现

（1）神经系统表现:一般表现为阵挛、呕吐、共济失调、眼球震颤及感情淡漠等。

（2）呼吸系统表现:呼吸浅促、困难,口唇发绀,咳嗽,咳白色、粉红色泡沫样痰液,肺部可闻及湿啰音或痰鸣音。

（3）循环系统表现:面色苍白,脉搏浅速或减弱甚至消失,四肢发凉,指（趾）发绀,血压下降。

3.并发症

病毒侵犯心、脑、肺等重要器官,可引起心肌炎、脑膜炎、无菌性脑炎和肺水肿等并发症。

二、护理诊断及医护合作性问题

（1）皮肤完整性受损与肠道病毒引起的皮疹及继发感染有关。

（2）体温过高与病毒血症有关。

（3）舒适的改变与口腔黏膜溃疡引起疼痛有关。

（4）营养失调与发热、口腔黏膜疱疹疼痛、明显摄入不足有关。

（5）潜在并发症:心肌炎、脑炎、肺水肿等。

三、护理措施

1.隔离

执行消化道、呼吸道及接触隔离,从发病开始隔离 7～10 d。保持病室空气新鲜,温度适宜,定期通风换气。

2.生活护理

（1）休息与环境:卧床休息,减少患者体力消耗。

（2）饮食护理:给予高热量、高维生素、清淡、易消化、无刺激性的流质或半流质,避免饮用牛奶、豆浆等不易消化且加重肠胀气的食物。严重吐泻时应暂停进食。

3.病情观察

观察体温变化和皮疹出现的部位、大小、颜色等;注意观察心、脑、肺等重要脏器功能,及早发现心肌炎、脑膜炎、肺水肿等并发症。

4.用药护理

遵医嘱用药。①阿昔洛韦:具有明显的缩短发热及皮损愈合时间,减轻口腔疱疹疼痛的作用,且在治疗期间未见不良反应。剂量为 20 mg/kg,每天 1 次静脉滴注,或者每天 5～10 mg/kg,每天 3 次口服,疗程 5 d。②利巴韦林:剂量为 10 mg/kg,每天 1～3 次静脉滴注,疗程 3 d。不良反应为出汗、食欲下降及低血糖等。③双八面体蒙脱石:与消化道黏液蛋白相结合,提高黏膜屏障对攻击因子的防御功能,促进上皮组织恢复和再生。温开水搅成糊状,分别于早、中、晚饭后及睡前涂于口腔溃疡局部,可明显缩短口腔溃疡的愈合时间,未见明显不良反应。

5.对症护理

(1)口腔护理:对发热、因口腔疼痛拒食、流涎等患者应保持口腔清洁,饭后用生理盐水漱口,用双八面体蒙脱石糊状或维生素 B_2 粉剂直接涂于口腔溃疡处,以减轻疼痛,促进溃疡愈合,预防继发感染。

(2)皮肤护理:每日用温水清洗皮肤,禁用肥皂、其他化学洗洁剂及乙醇等擦洗,保持皮肤清洁干燥。衣服、被褥要勤换洗,要保持清洁、柔软、干燥。翻身时动作宜轻柔。剪短患者指甲,婴幼儿可用手帕包裹双手,避免搔抓皮肤。如有皮肤瘙痒,可用炉甘石洗剂、2%甲紫溶液涂擦。皮疹消退脱皮时,禁止强行撕扯,可用消毒剪刀进行修剪。如有皮肤坏死,可用海绵垫、气垫圈进行保护,防止发生继发细菌感染。

如有淤斑破溃,可用无菌生理盐水清洗患处,辅以红外线灯局部照射,同时还可使用抗生素软膏涂抹并覆盖无菌纱布。

(3)发热的护理:根据患者具体情况,合理选择降温方法。常用的降温措施有:①物理降温:如对于中枢神经系统传染病,可采用戴冰帽、冰袋冷敷头部与大动脉所在处的方法降低温度;对于高热四肢温暖的患者,可用 25%～50% 的乙醇擦浴;对于高热而四肢厥冷的患者,可用 32～35 ℃ 的温水擦浴;高热惊厥患者可采用冬眠疗法或亚冬眠疗法降温;对中毒性痢疾患者,可采用冷盐水灌肠进行降温等;②必要时遵医嘱选用退热药物进行降温。

(4)并发症的护理。①脑炎的护理:观察生命体征、意识、瞳孔变化,注意颅内高压表现。遵医嘱应用脱水剂、激素等。②肺水肿的护理:严密观察呼吸频率、节律,注意有无呼吸困难及咳粉红色泡沫痰。端坐位,双腿下垂。遵医嘱应用镇静剂、利尿剂、强心剂、扩血管药等;保持呼吸道通畅,高流量氧气吸入,并在湿化瓶内加入 20%～30% 乙醇。③心肌炎的护理:密切观察生命体征,尤其是心率、节律,注意观察有无心悸、面色苍白、四肢湿冷、意识障碍、尿量减少、血压下降等休克表现。遵医嘱抗休克治疗和维持心脏功能。

6.心理护理

医护人员应以高度的责任心、同情心给予关心与照顾,并鼓励患者积极配合治疗,树立战胜疾病的信心。告知患儿家长只要细心观察,早期发现,及时就诊,积极配合医师治疗。

四、健康教育

1.预防疾病指导

对患者进行消化道、呼吸道、接触隔离,直至体温正常三天、皮疹基本消失方能解除隔离。养成良好的个人卫生习惯,餐前便后洗手,不食生冷、不洁饮食,外出需戴口罩。本病尚无特异性预防方法。流行期间,家长应尽量少让孩子到拥挤的公共场所,减少感染的机会。在伴有严重并发症的手足口病流行地区,密切接触患者的体弱婴幼儿可肌内注射丙种球蛋白。

2.对患者的指导

及时隔离和治疗,加强对呼吸道分泌物、大便的消毒。向患者说明该病的发生、发展及预防;指导患者遵医嘱按时用药;加强锻炼,保持规律的生活,加强营养,提高机体免疫力。

(肖清清)

第十五章 结核病护理

第一节 肺结核

肺结核是结核分枝杆菌引起的肺部慢性传染性疾病。结核分枝杆菌可侵及全身几乎所有脏器，但以肺部最为常见。结核病是全球流行的严重危害人类健康的主要传染性疾病之一，其为全球成年人传染性疾病的首要死因。据 WHO 报告，全球约 20 亿人曾受到结核分枝杆菌感染，现有肺结核患者约 2 000 万，每年新发病例 800 万～1 000 万人，每年死于结核病约 300 万人，其中 90％的结核病患者在发展中国家。

据卫生部公布的数字，我国是世界上结核病最严重的 22 个国家之一，结核分枝杆菌年感染率为 0.72％，全国约有 5.5 亿人受结核分枝杆菌感染，估计有活动性肺结核人数 500 多万，每年约有 13 万死于结核病，是我国十大死因之一。由此可见，结核病的防治是我国当前重要的公共卫生问题之一，应引起高度重视。肺结核的主要传染源是排菌的肺结核患者，尤其是未经治疗者，传染性大小取决于痰内菌量的多少。肺结核最重要的传播途径是飞沫传播、排菌肺结核患者在咳嗽、打喷嚏、大笑或高声说话时飞沫中附着结核分枝杆菌，接触者吸入飞沫而感染。较为少见的传播途径是尘埃传播，带菌痰液干燥后结核分枝杆菌随尘埃飞扬而吸入感染。其他传播途径如消化道、皮肤、血行等已属罕见。

肺结核的易感人群主要为婴幼儿、老年人、HIV 感染者、免疫抑制剂使用者、慢性疾病等免疫功能低下者。另外，生活贫困、居住拥挤、营养不良等社会因素也可成为肺结核的促发因素。人体对结核分枝杆菌的反应性包括免疫反应和变态反应，二者常同时存在。①免疫力：免疫力可防止结核发病或减轻病情，其分非特异性（先天或自然）免疫力和特异性（后天性）免疫力两种，后者是通过接种卡介苗或感染结核分枝杆菌获得，其免疫力强于自然免疫，但二者对防止结核病的保护作用都是相对的；②变态反应：变态反应为结核分枝杆菌侵入人体后 4～8 周，身体组织对结核分枝杆菌及其代谢产物所产生的敏感反应，为第 IV 型（迟发型）变态反应，可通过结核菌素试验来测定。入侵结核分枝杆菌的数量、毒力与人体的免疫力和变态反应的高低，决定着结核病的发生、发展和转归。其基本病理变化是炎性渗出、增生和干酪样坏死，以坏死与修复同时进行为特点，三种病理变化同时存在并可相互转化。

一、护理评估

（一）健康史

询问患者是否接种卡介苗，是否服用糖皮质激素、免疫抑制剂等药物，有无接触开放性肺结核患者，既往有无营养不良、麻疹、糖尿病、艾滋病等免疫低下疾病，了解患者的生活环境。

（二）身心状况

1.症状

(1)全身症状：发热最常见，多为长期午后低热。部分患者有乏力、食欲减退、盗汗和体质量减轻等全身毒性症状。若肺部病灶进展播散时,可有不规则高热、畏寒等。育龄女性可有月经失调或闭经。

(2)呼吸系统症状。

1)咳嗽、咳痰:是肺结核最常见症状。多为干咳或有少量白色黏液痰。有空洞形成时,痰量增多;合并细菌感染时,痰呈脓性且量增多;合并厌氧菌感染时有大量脓臭痰;合并支气管结核表现为刺激性咳嗽。

2)咯血:1/3~1/2 患者有不同程度咯血,咯血量不等,多为小量咯血,少数严重者可大量咯血,甚至发生失血性休克。咯血与病情的严重程度不一定成正比,咯血后出现持续高热多提示病灶播散。

3)胸痛:病变累及壁层胸膜时有胸壁刺痛,并随呼吸和咳嗽而加重。

4)呼吸困难:多见于干酪样肺炎和大量胸腔积液患者,也可见于纤维空洞性肺结核的患者。

2.体征

体征取决于病变的性质和范围。病变范围小或位置深者多无异常体征。渗出性病变范围较大或干酪样坏死时可有肺实变体征,如触诊语颤增强、叩诊浊音、听诊闻及支气管呼吸音和细湿啰音;肺有广泛纤维化或胸膜粘连增厚者,对侧可有代偿性肺气肿体征,如触诊语颤减弱、叩诊过清、听诊呼吸音减弱;结核性胸膜炎有胸腔积液体征,如气管健侧移位、患侧胸廓饱满、触诊语颤减弱、听诊呼吸音消失;支气管结核可有局限性哮鸣音。

3.临床分型

2004 年我国实施新的结核病分类标准,突出了对结核分枝杆菌检查及其化学史的描述,取消了按活动性程度及转归分期的分类,使其更符合结核病控制的概念和实用性。

(1)原发型肺结核:多见于儿童及从边远山区、农村初到城市的成人。多有结核病家庭接触史,症状多轻微而短暂,原发病灶、引流淋巴管炎和肿大的肺门淋巴结形成典型的原发综合征。结核菌素试验多为强阳性,X 线表现为哑铃型阴影。原发病灶一般吸收较快,不留任何痕迹。

(2)血行播散型肺结核:根据结核分枝杆菌侵入的数量和毒力、机体免疫力及临床表现的不同,分为急性血行播散型肺结核(急性粟粒型肺结核)及亚急性、慢性血行播散型肺结核。

急性粟粒型肺结核常见于婴幼儿和青少年,近年老年人发病有增长趋势,特别是营养不良、患传染病或长期应用免疫抑制剂导致免疫功能低下时,大量结核杆菌在短时间内、多次侵入血循环,血管通透性增加,结核分枝杆菌进入肺间质,并侵犯肺实质形成典型的粟粒大小的结节。起病急,全身毒血症状重,持续高热,常伴发结核性脑膜炎,出现头痛、呕吐、脑膜刺激征表现。X 线显示全肺满布粟粒状阴影,其大小、密度和分布均匀,结节直径在 2 mm 左右。

人体抵抗力较强时,少量结核分枝杆菌分批经血液循环进入肺部,形成大小不均、新旧不同的病灶,对称性分布于上、中肺野,则为亚急性或慢性血行播散型肺结核,其以成人多见,病情进展缓慢,可无明显的全身毒性症状,或中毒症状轻,X 线检查双肺上中野有大小不等、分布不均、密度不同的粟粒状或斑点状阴影。

(3)继发型肺结核:成人中最常见的肺结核类型,病程长,易反复。临床表现视其病变性质、范围及人体反应性而定。X 线检查呈多态性,好发于上叶尖后段或下叶背段,痰结核分枝杆菌检查常为阳性。

1)浸润性肺结核:浸润渗出性结核病变和纤维干酪增殖病变多发生在肺尖和锁骨下。X线显示为小片状、絮状阴影,可融合形成空洞。渗出性病变易吸收,纤维干酪增生病变吸收很慢,可长期无变化。

2)空洞性肺结核:空洞形态不一,由干酪渗出病变溶解形成,为洞壁不明显、含多个空腔的虫蚀样空洞。空洞性肺结核多有支气管播散,临床表现为发热、咳嗽、咳痰和咯血。空洞性肺结核患者痰中经常排菌。

3)结核球:干酪样坏死灶部分消散后周围形成纤维包膜,或空洞的引流支气管阻塞,空洞内干酪物质不易排出,凝成球形病灶,称为结核球,此为结核病的重要特征之一。

4)干酪样肺炎:发生于免疫力低下、体质衰弱、大量结核分枝杆菌感染的患者,或发生于有淋巴结支气管瘘的患者,其淋巴结内大量干酪样物质经支气管进入肺内。病情呈急性进展,可有高热、剧烈咳嗽、大量咳痰、发绀、呼吸困难等明显毒血症状。大叶性干酪样肺炎X线呈大叶性密度均匀的磨玻璃状阴影,逐渐出现溶解区,呈虫蚀样空洞,可有播散灶,痰中能查出结核分枝杆菌。小叶性干酪样肺炎的症状和体征比大叶性干酪样肺炎的轻,X线呈小叶斑片播散病灶,多发生在双肺中下部。

5)纤维空洞性肺结核:肺结核未及时发现或治疗不当,使空洞长期不愈,出现空洞增厚和广泛纤维化;随机体免疫力的高低,病灶吸收、修复与恶化交替发生,形成纤维空洞。其特点是病程长、反复进展恶化、肺组织破坏严重、肺功能严重受损,结核分枝杆菌检查阳性且耐药,为结核病控制和临床治疗难题。胸部X线片可见一侧或两侧有单个或多个纤维厚壁空洞,多伴有支气管播散病灶和明显胸膜肥厚。由于肺组织广泛纤维增生,造成肺门抬高,肺纹理呈垂柳样,纵隔向患侧移位,健侧呈代偿性肺气肿。

(4)结核性胸膜炎:包括结核性干性胸膜炎、结核性渗出性胸膜炎、结核性脓胸等。结核性胸膜炎多见于青年人,常有胸部刺痛、发热、干咳、呼吸困难等表现。结核性渗出性胸膜炎少量积液X线检查可见肋膈角变钝,中量积液可见中下肺野大片均匀致密阴影、上缘呈外高内低凹面向上的弧线,大量积液见大量浓密阴影,纵隔推向健侧。

(5)其他肺外结核:按部位和脏器命名,如骨关节结核、肾结核、肠结核等。

(6)菌阴肺结核:菌阴肺结核为3次痰涂片及1次培养阴性的肺结核。

4.心理-社会状况

结核病是慢性传染病,人们对结核病往往缺乏正确的认识,患者害怕病后影响生活、工作等,患者家属及其他社会关系可能会由于本病的传染性而疏远患者;此外,由于本病需要隔离治疗且病程长,故患者常出现多虑、自卑、悲观等。当出现咯血甚至大咯血时,患者又会因此而感到恐惧、紧张等。

5.辅助检查

(1)痰结核分枝杆菌检查:其是确诊肺结核,制定化学治疗方案和考核治疗效果的主要依据。检查方法有涂片法、集菌法、培养法等,应连续多次送检。近年来采用的聚合酶链反应(PCR)、核酸探针检测特异性DNA片段等检查技术,使结核病的诊断更为快捷简单,但还需进一步改善和发展。

(2)影像学检查:胸部X线检查可以早期发现肺结核,判断病变的部位、范围、性质、有无空洞及空洞大小、洞壁厚薄等。胸部CT检查能发现微小或隐蔽的病变,了解病变范围和性质。

（3）结核菌素试验：用于检测是否为结核分枝杆菌感染，不能检出结核病。阳性仅见于结核菌感染，并不表示患病。

（4）其他检查：纤维支气管镜检查对支气管结核的诊断有重要价值。活动性肺结核血沉可增快，部分病例有红细胞、血红蛋白降低。

二、主要护理诊断/医护合作性问题

（1）营养失调（低于机体需要量）：与机体消耗增加、食欲减退有关。

（2）活动无耐力：与营养不良、贫血有关。

（3）体温过高：与结核菌感染有关。

（4）知识缺乏：缺乏配合结核病药物治疗的相关知识。

（5）潜在并发症：窒息。

三、护理措施

（一）一般护理

1.休息与活动

肺结核患者症状明显，有咯血、高热等严重结核病毒性症状，或结核性胸膜炎伴大量胸腔积液者，应卧床休息。恢复期可适当增加户外活动，如散步、打太极拳、做保健操等，加强体质锻炼，充分调动人体内在的自身康复能力，增进机体免疫功能，提高机体的抗病能力。轻症患者在坚持化学治疗的同时，可进行正常工作，但应避免劳累和重体力劳动，保证充足的睡眠和休息，做到劳逸结合。

2.体位

患者卧床休息时宜取患侧卧位，以利于健侧的通气，同时减少患侧胸廓的活动度，降低病灶向健侧扩散的危险。

3.饮食护理

肺结核是一慢性消耗性疾病，病程长者营养状态往往较差，影响化疗疗效及疾病的康复。

（1）制定全面的饮食营养计划：为肺结核患者提供高热量、高蛋白、富含维生素的饮食。蛋白质不仅能提供热量，还可增加机体的抗病能力及机体修复能力，患者饮食中应有鱼、肉、蛋、牛奶、豆制品等动植物蛋白，成人每天蛋白质为 1.5～2.0 g/kg，其中优质蛋白应占一半以上。食物中的维生素 C 有减轻血管渗透性的作用，可以促进渗出病灶的吸收；B 族维生素对神经系统及胃肠神经有调节作用，可促进食欲，患者每天摄入一定量的新鲜蔬菜和水果，可以补充维生素。鼓励多饮水，以补充因发热、盗汗等而丢失的水分，保证机体代谢所需；有心、肾功能障碍者，液体入量应严格遵医嘱执行。

（2）增进食欲：增加食物的品种，注意食物的不同搭配，采用患者喜欢的烹调方法，保证食物的色、香、味；提供安静、清洁、舒适的就餐环境，增加进食的兴趣；患者进食时心情愉快、细嚼慢咽，促进食物的消化吸收。

4.消毒隔离

肺结核合并咯血患者应隔离治疗，做好地面、墙壁和用物的消毒，咯血患者使用过的体温表用 2 000 mg/L 的含氯消毒液浸泡；血压计用紫外线照射消毒 60 min；被咯血患者的血渍污染的衣物、被褥等物品用 2 000 mg/L 的含氯消毒液浸泡 45～60 min，再做清洁消毒处理；地面特别是被血渍污染的地面用 2 000 mg/L 的含氯消毒液浸湿 60 min 后进行清洁消毒处理；房间每日循环风消毒机照射消毒 60 min；出院或死亡患者的床单位要做好终末消毒。定期做好细菌培养，防止交叉感染。

5. 保持排便通畅

肺结核咯血患者避免用力排便或做屏气动作，向患者说明发生便秘的可能性和危害性，鼓励患者多食纤维素多的食物，如水果、蔬菜等。对便秘者应及时给予缓泻药，如口服酚酞（果导）或番泻叶代茶饮，亦可外用开塞露灌肠。

（二）心理护理

医护人员充分理解和尊重患者，主动与患者及患者家属沟通，建立良好的医患关系，耐心地介绍本病的相关知识，告诉患者肺结核可以治愈，帮助患者解除心理压力，使其树立战胜疾病的信心，以科学乐观的态度治疗疾病。痰涂阴性和经有效抗结核治疗 4 周以上的患者，没有传染性或只有极低的传染性，应鼓励患者参加正常的家庭和社会生活，引导他们选择合适的娱乐活动以分散患者对疾病的过分关注，减轻他们的社会隔离感和自卑情绪。

（三）病情观察

监测患者的基础生命体征，尤其注意观察和记录体温变化；动态观察患者各临床症状的变化，如发热、咳嗽、咳痰、盗汗变化；咳痰患者观察痰量、颜色、性状；咯血的患者注意观察咯血的诱因、咯血的量、颜色及伴随的症状，有无窒息表现等。

（四）对症护理

1. 发热护理

嘱患者卧床休息，多饮水，必要时给予物理降温（冰袋、酒精拭浴、温水擦浴等）或小剂量解热镇痛药，重症结核患者伴高热时可遵医嘱在抗结核治疗的同时加用糖皮质激素。

2. 盗汗护理

室内温湿度适宜，定期通风换气，棉被厚薄合适，大量出汗时及时用干毛巾擦干，并更换汗湿的衣服、被单。

3. 胸痛护理

胸痛时嘱患者卧床休息，取患侧卧位。

4. 咯血护理

（1）一般护理：安排专人护理，保持环境安静，避免不必要的交谈；关心体贴患者，以消除其紧张情绪；及时清理患者咯出的血块及污染的衣被，以减轻对患者的视觉刺激，稳定患者情绪，增加安全感；咯血以后及时为患者漱口、擦净血迹，以保持口腔清洁舒适，以防口咽部异味刺激致剧烈咳嗽而诱发再度咯血；如果患者精神高度紧张或剧烈咳嗽，可遵医嘱给予小量镇静剂、止咳剂，但禁用吗啡、哌替啶，以免引起呼吸抑制。年老体弱、肺功能不全者应用镇静剂和镇咳药后，注意观察呼吸中枢和咳嗽反射受抑制的情况。

（2）休息与卧位：小量咯血者以静卧休息为主，尽量避免搬动患者，以减少肺的活动度。大量咯血患者绝对卧床休息，取患侧卧位，以减少患侧活动度，既防止病灶向健侧扩散，同时有利于健侧肺的通气功能。

（3）饮食护理：大量咯血者应禁食；小量咯血者宜进少量温、凉流质饮食，防过冷或过热食物诱发或加重咯血；多饮水，多食富含纤维素食物，以保持大便通畅，避免排便时腹压增加而引起再度咯血。

(4)保持呼吸道通畅:鼓励患者轻轻咳出气管内痰液和积血,在患者咯血时轻拍健侧背部,以利于血块咳出;嘱患者不要屏气,以免诱发喉头痉挛,引起血液引流不畅而诱发或加重窒息;痰液黏稠无力咳出者,可经鼻腔吸痰,重症患者吸痰前后应适当提高吸氧浓度,以防吸痰引起低氧血症。

(5)监测病情:密切观察患者咯血的量、颜色、性质及出血的速度,观察生命体征及意识状态的变化;观察有无咯血突然停止(或咯血不畅)、呼吸急促、面色苍白、唇指发绀、烦躁不安、大汗淋漓等窒息征象;观察有无阻塞性肺不张、肺部感染及休克等并发症表现。

(6)窒息的抢救:对大咯血及意识不清的患者,应在病床旁备好急救药品和器械。一旦患者出现窒息征象,立即取头低脚高45°俯卧位,头侧向一边,轻拍背部,迅速排出气道和口咽部的血块,或直接刺激咽喉以咳出血块,必要时用吸痰管进行机械吸引,有条件者协助进行气管插管或气管切开,以迅速解除呼吸道阻塞。呼吸道通畅后给予高浓度吸氧。

(7)遵医嘱止血:少量咯血遵医嘱给氨基己酸、氨甲苯酸(止血芳酸)、酚磺乙胺(止血敏)、卡络柳钠(安络血)等药物止血,大量咯血时遵医嘱给垂体后叶素止血。若咯血量多,可酌情适量输血。垂体后叶素主要通过收缩小动脉,减少肺循环血量而止血,但能引起冠状动脉、肠道平滑肌和子宫收缩,故冠心病、高血压患者及孕妇忌用,静脉滴注时速度切勿过快,以免引起恶心、便意、心悸、面色苍白等不良反应。

(五)用药护理

(1)介绍用药知识:有计划、有目的向患者及其家属逐步介绍抗结核药物治疗的知识,并借助科普读物、电视录像等手段帮助患者加深理解,使患者掌握药物治疗的原则、方法、常用药物的剂量及不良反应。

(2)强调用药原则:反复向患者强调并解释抗结核药物治疗的原则,使患者充分认识早期、联合、适量、规律、全程化学治疗的重要性,指导患者养成遵医嘱按时、按量、按疗程用药的习惯,防止因漏服、减量、停药、不按时服药等导致治疗失败而产生耐药结核分枝杆菌,从而增加治疗的困难和经济负担。

(3)督导化疗全程:WHO积极推行全程督导短程化疗,要求患者每次用药必须在医务人员的直接监督下进行,因故未服药时必须采取补救措施,以确保按时用药。其目的是提高治疗依从性,保证规律用药,提高治愈率,减少复发率和耐药病例的产生。因此,在肺结核的治疗过程中,医护人员应督导整个化疗过程,准时提醒、督导患者服药,或指导家属提醒、督导患者服药,有条件者配用吃药提醒器。目前一般抗结核药每日一次顿服为提高患者的服药依从性提供了方便。

(4)防止不良反应:一方面,告知患者抗结核药物发生不良反应的可能性,以引起患者高度重视并采取措施积极预防,如定期复查肝、肾功能,出现巩膜黄染、肝区疼痛、胃肠不适、耳鸣等及时与医师联系;另一方面,告知患者不良反应发生的可能性较小,大部分不良反应经相应处理可以完全消失,以激励患者坚持全程化学治疗,防止患者因此而自行停药,影响治疗效果。

四、健康教育

(一)预防指导

1.控制传染源

加强卫生宣教,建立和健全各级结核病防治机构,早期发现结核患者并登记管理,及时给予合理化学治疗和良好护理,是预防结核病疫情的关键。

2.切断传播途径

(1)呼吸道隔离:患者单居一室,室内通风良好,每日用 15 瓦紫外线照射消毒 2 h,或用 1%的过氧乙酸 1~2 mL 加入空气清洁剂溶液内进行空气喷雾消毒。患者外出时戴口罩。

(2)讲究卫生:与人说话保持一定距离,不面对他人打喷嚏或咳嗽,以防飞沫传播,在咳嗽或打喷嚏时用双层纸巾遮住口鼻,并将纸巾焚烧;严禁随地吐痰,应将痰吐在卫生纸上或纸盒内焚烧,此为最简单有效的方法,或将痰液吐在专用痰杯中,经灭菌处理后弃去;不饮用未消毒的牛奶,最好采取分餐制,与他人共餐时应使用公筷;接触痰液后用流水清洗双手。

(3)物品消毒:被褥、书籍、衣服在烈日下暴晒 6 h 以上,餐具煮沸或用消毒液浸泡消毒后洗涤。

3.保护易感人群

(1)接种卡介苗:为未受过结核分枝杆菌感染的新生儿、儿童及青少年接种卡介苗,使其身体产生对结核分枝杆菌的获得性免疫力。卡介苗不能预防感染,但可减轻感染后的发病与病情。

(2)预防性化学治疗:对受结核分枝杆菌感染易发病的高危人群,如 HIV 感染者、长期应用免疫抑制剂或糖皮质激素者、吸毒者、糖尿病者等,可行预防性化学治疗,常用异烟肼 300 mg/d,顿服 6~8 个月。涂阳肺结核密切接触者定期到医院进行有关检查,必要时行预防性化学治疗。

(二)生活指导

住院患者的生活指导:告诉患者应加强营养,多吃蛋白质丰富的食物,多吃水果、蔬菜,以补充维生素,满足机体的营养需求。教育患者养成规律的生活习惯,保证足够的睡眠。让患者每日进行适量的户外活动,同样有利于机体的康复。

(三)用药指导

指导患者规律、全程、合理用药,顺利完成化学治疗疗程。

(四)复查指导

肺结核病程长、易复发、具有传染性,因此应指导患者长期随访,指导患者定期复查肝功能、胸部 X 线片,及时了解病情变化,以利调整治疗方案并彻底治愈。

(王美玉)

第二节　骨与关节结核

骨与关节结核(bone and joint tuberculosis)曾是非常多见的感染性疾病,与生活贫困有直接关系。随着科学技术的进步、生活水平的提高以及抗结核药物的出现,近百年来骨与关节结核的发病率明显下降。但是随着人口的快速增长、流动人口的大量增加及耐药菌的出现,骨与关节结核的发病率有回升的趋势。骨与关节结核好发生于儿童与青少年,30 岁以下患者占 80%。骨与关节结核好发生于一些负重、活动多、易于发生创伤的部位,其中脊柱结核约占 50%,其次是膝关节、髋关节和肘关节结核。

一、病因

多为继发性结核病。原发病灶常为肺结核或消化道结核，我国绝大多数继发于肺结核。骨、关节结核大多发生于原发性结核的活动期，但也可出现在原发病灶静止，甚至痊愈多年后。在原发病灶活动期，结核杆菌经血循环到达骨或关节部位，不一定立即发病，可在骨关节内潜伏多年，在机体抵抗力下降，如外伤、营养不良、过度劳累时被诱发。如果机体的抵抗力加强，潜伏的结核杆菌可被抑制甚至被消灭。

二、临床表现

1. 全身症状

起病缓慢，患者常有低热、疲乏、盗汗、食欲缺乏、消瘦、贫血等慢性中毒症状。也有起病急骤，有高热及毒血症状，多见于儿童患者。重度混合感染者，慢性消耗、贫血、中毒症状明显，甚至可因肝、肾功能衰竭而致死。

2. 局部症状和体征

(1)症状：病变部位疼痛，起初不严重，活动后加剧。儿童患者常有夜啼。单纯骨结核者因髓腔内压力增高，脓液大量积聚而疼痛剧烈。

(2)体征：

1)一般体征：压痛、局部肿胀或关节积液。

2)寒性脓肿：病灶部位常积聚多量脓液、肉芽组织、死骨和干酪样坏死物质。因无红、热等急性炎性反应，称之为冷脓肿或寒性脓肿。寒性脓肿破溃后出现混合性感染，局部炎症反应加重。

3)窦道与瘘管：脓肿可经过组织间隙向体表溃破形成窦道。窦道经久不愈，可流出米汤样脓液，有时有死骨及干酪样物质排出。脓肿也可以与空腔内脏器官相通成为内瘘，再经皮肤穿出体外，形成外瘘管。脓腔与食管、肺、肠管或膀胱相通，患者可咳出、大便排出或尿出脓液。

4)截瘫：脊柱结核形成的寒性脓肿可压迫脊髓而发生截瘫。

5)病理性脱位或病理性骨折：患者可出现病理性关节脱位与病理性骨折。

3. 后遗症

病变静止后可出现各种后遗症，常见后遗症如下。

(1)关节腔的纤维性粘连、强直而产生不同程度的关节功能障碍。

(2)关节挛缩于非功能位，最常见的畸形为屈曲挛缩与椎体破坏形成脊柱后凸畸形。

(3)儿童骨骼破坏后发生肢体长度不等。

三、辅助检查

1. 实验室检查

血细胞比容下降；白细胞计数一般正常，有混合感染时增高；红细胞沉降率在结核活动期明显增快；从寒性脓肿获得脓液的结核杆菌培养阳性率约为70%。

2. 影像学检查

(1)X线检查：有助于诊断骨与关节结核。

(2)CT检查：可以发现普通X线片不能发现的病灶，特别能显示病灶周围的寒性脓肿、死骨和病骨。

(3)MRI 检查:可以在炎性浸润阶段时显示出异常信号,具有早期诊断的价值。脊柱结核的 MRI 图像还可以观察脊髓有无受压与变性。

(4)核素骨显像:可以早期显示病灶,但不能作定性诊断。

3.超声波检查

可以探查深部寒性脓肿的位置和大小。

4.关节镜检查及滑膜活检

对诊断滑膜结核有价值。

四、处理原则

1.非手术治疗

(1)全身治疗

1)支持疗法:①注意休息,必要时遵医嘱严格卧床休息;②加强营养,保证摄入足够的蛋白质和维生素;③贫血者予以纠正贫血。

2)抗结核治疗:第一线抗结核药物包括异烟肼、利福平和乙胺丁醇。以异烟肼与利福平为首选药物。为了提高疗效和防止长期单个抗结核药物所产生的耐药性,一般都为联合用药,主张异烟肼+利福平,或异烟肼+乙胺丁醇。严重患者可以 3 种药物同时应用。

抗结核治疗满 2 年后,可以根据以下标准停药:①全身情况良好,体温正常;②局部症状消失,无疼痛,窦道闭合;③X 线片示脓肿消失,或已经钙化,无死骨,病灶边缘轮廓清晰;④测 3 次血沉,结果均正常;⑤起床活动已 1 年,仍能保持上述 4 项指标者。

3)控制细菌感染:伴有混合感染者,急性期可给予抗生素治疗。

(2)局部治疗

1)局部制动:①石膏、支架固定,目的是为保证病变部位的休息和减轻疼痛,固定时间要足够,一般小关节结核固定期为 1 个月,大关节结核延长至 3 个月;②牵引,主要用于解除肌痉挛,减轻疼痛,防止病理性骨折、脱位,并可纠正关节畸形。骨牵引主要用于纠正成人重度关节畸形。

2)局部注射抗结核药物:优点是药量小、局部药物浓度高和全身反应小。最适用于早期单纯性滑膜结核病例。常用药物为异烟肼,剂量视关节积液的量而定。应避免对寒性脓肿反复抽脓和注入抗结核药物,因多次操作会增加混合性感染的机会和穿刺针孔处形成窦道。

2.手术治疗

(1)切开排脓:适用于寒性脓肿有混合感染、体温高、中毒症状明显者。因全身状况差、不能耐受病灶清除术者可做切开排脓。切开排脓后可使全身状况好转,但易形成慢性窦道,为以后的病灶清除术带来困难。

(2)病灶清除术:是通过合适的手术切口途径,直接进入骨关节结核病灶,将脓液、死骨、结核性肉芽组织和干酪样坏死物质彻底清除,并加入抗结核药物。在全身性抗结核药物治疗下做病灶清除术疗效好、疗程短。

1)病灶清除术的指证:①骨与关节结核有明显的死骨及大脓肿形成;②窦道流脓经久不愈;③单纯性骨结核髓腔内积脓、压力过高者;④单纯性滑膜结核经药物治疗效果不佳,即将发展为全关节结核者;⑤脊柱结核有脊髓受压表现者。

2)禁忌证:①同时有其他器官结核性病变,尚处于活动期;②有混合性感染,体温高,中毒症状明显者;③患者合并有其他重症疾病,难以耐受手术者。病灶清除术后有可能造成结核杆菌的血源性播散,如急性粟粒性肺结核。为提高手术的安全性,术前应用抗结核药物2～4周。

(3)关节融合术:用于关节不稳定者。

(4)截骨术:用以矫正畸形。

(5)关节成形术:用以改善关节功能。

五、护理

1.护理评估

(1)术前评估

1)健康史和相关因素。了解患者的年龄、饮食、活动和居住环境,此次发病情况,有无诱因,疼痛的部位、性质和持续时间,是否向其他部位放射;有无长期低热、盗汗、乏力、消瘦、营养不良等;有无结核病史或与结核患者密切接触史;采用的治疗方法和用药情况;有无药物过敏史和手术史等。家庭成员中有无结核病史。

2)身体状况。①局部状况:有无压痛、肿胀;脊柱和关节有无畸形;是否出现寒性脓肿,寒性脓肿的部位;是否形成窦道,窦道的部位,有无分泌物,分泌物的性状、颜色、气味和量。②全身状况:患者的体温、脉搏、血压、呼吸及营养状态;患者站立或行走时有无姿态异常等;评估肢体的感觉、运动及括约肌功能有无改变,是否合并截瘫。③辅助检查:评估患者的实验室及影像学检查结果,如血沉是否升高,X线等检查有无异常发现。

3)心理和社会支持状况:患者及其家属对长期治疗的心理承受程度和期望,家属对患者的态度,患者的家庭和经济承受能力等。

(2)术后评估:①局部切口愈合及引流情况;②局部制动及固定效果;③肢体的感觉、运动及括约肌功能;④抗结核治疗后的反应。

2.常见护理诊断

(1)疼痛:与骨或关节结核和手术有关。

(2)营养失调(低于机体需要量):与食欲缺乏和结核有关。

(3)低效性呼吸形态:与颈椎结核及咽后壁寒性脓肿有关。

(4)躯体移动障碍:与结核、石膏固定、手术或截瘫有关。

(5)潜在并发症:抗结核药物不良反应。

3.护理目标

(1)缓解患者疼痛。

(2)患者营养状况改善,维持体质量在正常范围。

(3)患者呼吸功能正常。

(4)患者病变部位功能逐渐恢复。

(5)患者未发生抗结核药物中毒的症状。出现不良反应,能得到及时发现和处理。

4.护理措施

(1)缓解疼痛:①轻度疼痛者,指导其采取合适的体位,减少局部压迫和刺激,以缓解疼痛;②局部制动;③药物止痛;④抗结核治疗,控制病变发展。

(2)饮食指导:①饮食,给予高热量、高蛋白、高维生素饮食,注意膳食结构的均衡、多样化及色、香、味,以增进患者食欲。每日热量在 8 368～12 552 kJ(2 000～3 000 kcal),蛋白质

1.5～2 g/(kg・d);②营养支持,若患者食欲差,经口摄入明显不足,可根据医嘱提供肠内外营养支持。对有严重贫血或低蛋白血症的患者,根据医嘱予以输血或人血白蛋白。

(3)维持有效的气体交换:加强病情观察,定时测定体温、脉搏、呼吸和血压。若胸椎结核患者在病灶清除术后出现呼吸困难或发绀,应及时通知医师,协助医师处理。

(4)加强术后伤口引流护理:对因颈椎或胸腰椎结核的手术患者,做好术后各引流管的护理,胸腔闭式引流者的护理参照相应内容的护理措施。

(5)康复护理:①休息,卧硬板床休息,翻身时协助轴式翻身;②局部制动,以防止病理性骨折、关节畸形、脊髓损伤和截瘫的发生及发展;石膏背心及石膏床固定时,应松紧适宜,防止局部受压;注意观察周围组织的血供。③功能锻炼,视患者能力而定,循序渐进,持之以恒。术后长期卧床者,应主动活动非制动部位。合并截瘫或脊柱不稳制动者,鼓励患者作抬头、扩胸、深呼吸和上肢活动。

(6)加强用药指导和护理:①观察抗结核治疗的效果,患者用药后是否体温下降、食欲增进、体质量增加、局部疼痛减轻、血沉正常或接近正常;②观察有无药物不良反应,用药过程中患者若出现眩晕、口周麻木、耳鸣、听力异常、肢端疼痛、麻木、恶心、胃区不适、肝功能受损等改变,应及时通知医生调整用药方案。

5.护理评价

(1)患者是否维持正常呼吸。

(2)患者营养状况是否恢复正常,并维持体质量在正常范围。

(3)患者是否按预期目标逐渐康复。

(4)患者有无抗结核药物中毒的症状。

(姜 博)

第三节 肾结核

肾结核(renal tuberculosis)好发于 20～40 岁的青壮年,男性多见。

一、病理

结核杆菌由原发病灶经血行进入肾小球血管丛,在双侧肾皮质形成多发性微结核病灶,即病理肾结核,若患者免疫状况良好,可全部愈合。若患者免疫力较低,肾皮质结核病灶不愈合则发展为肾髓质结核,即临床肾结核,多数为单侧病变。病理改变主要是结核结节、溃疡、干酪样坏死、空洞、纤维化等。

肾髓质结核不能自愈,并进行性发展,肾乳头发生溃疡、干酪样坏死,病变蔓延至肾盏并扩散累及全肾。纤维化可使肾盏颈或肾盂出口狭窄,形成局限的闭合性脓肿或无功能的结核性脓肾。结核钙化可以是愈合的结核病灶,呈散在的结核斑块,也可使全肾成为弥散性钙化肾。

结核病变经肾盏黏膜表面、黏膜下层和结核杆菌尿液的直接接触扩散至输尿管、膀胱和尿道。纤维化的输尿管呈僵硬条索样,管腔狭窄可致肾积水和结核性脓肾。有时输尿管完全闭合,含菌的尿液不能再进入膀胱,膀胱病变反见好转,膀胱刺激症状缓解,尿中亦无明显改变,即为临床所谓的"自截肾"(autonephrectomy)。膀胱结核继发于肾结核,始于输尿管开口周围,后扩散至膀胱其他地方。起初膀胱黏膜充血、水肿,可有浅黄色结核结节,而后形成溃疡、肉芽肿或纤维化,使患侧输尿管口狭窄或呈"洞状",引起上尿路积水或反流。病变严重,广泛纤维化时,可形成挛缩性膀胱,容量不足 50 mL;还可引起健侧输尿管口狭窄或"闭合不全",从而形成肾结核对侧肾积水。尿道结核形成的溃疡、纤维化可导致尿道狭窄。

二、治疗原则

根据患者肾脏病变和全身情况,选择治疗方法。

(一)药物治疗

适用于早期肾结核,病变较轻或局限,无空洞性破坏及结核性脓肿。常用药物:异烟肼 300 mg/d、利福平 600 mg/d、吡嗪酰胺 1.0~1.5 g/d(两个月后改用乙胺丁醇 1 g/d)、维生素 C 1.0 g/d,顿服。一般至少治疗半年以上,服药期间注意药物的肝毒性。

(二)手术治疗

手术前服用抗结核药不少于 2 周,术后继续服药。

1.肾切除手术

肾切除手术适用于肾结核破坏严重,对侧肾功能正常或对侧结核病变较轻且经药物治疗一段时间后。肾结核对侧肾积水,肾功能不良应先引流肾积水,挽救肾功能,而后再切除结核肾。

2.保留肾组织的肾结核手术

保留肾组织的肾结核手术适用于局限的结核性脓肿或闭合性空洞。如结核病灶清除术、部分肾切除术可作为药物治疗的补充。

3.挛缩膀胱的手术治疗

肠膀胱扩大术适用于结核病肾切除、膀胱结核已愈合、无尿道结核的患者。尿流改道手术(输尿管皮肤造口术、回肠膀胱术等)适用于有尿道梗阻的挛缩膀胱患者。

三、护理评估

(一)健康史

健康史包括性别、年龄、发病时间,既往有无肺结核、骨关节结核病史。

(二)身体状况

了解病变程度,包括膀胱刺激症状,单侧或双侧病变,是否合并非特异性感染、男性生殖系统结核。肾功能损害情况和营养状况,有无肾外结核,抗结核药物治疗的效果。肾结核病灶在肾,症状在膀胱。早期临床肾结核,仅尿中有少量白细胞和结核杆菌,逐渐发展可有明显症状。

1.膀胱刺激症状

尿频是肾结核患者最早出现的症状,起初是含结核杆菌的酸性脓尿刺激膀胱所致,不久膀胱结核病变引起溃疡,尿频加重,并同时有尿急、尿痛。膀胱病变愈严重,这些现象愈明显。晚期膀胱挛缩,尿频次数显著增多,甚至尿失禁。

2.血尿

多在膀胱刺激症状发生之后出现。常因结核性膀胱炎、溃疡出血所致,多为终末血尿。膀胱或肾血管被破坏,也可为全程血尿。

3. 脓尿

表现为显微镜下脓尿至肉眼脓尿,甚至呈洗米水状,并含有碎屑或絮状物。

4. 肾区疼痛和肿块

少数结核病变波及肾包膜或继发感染时出现腰部酸痛。结核性脓肾时可出现腰部肿块。

5. 全身症状

常不明显,晚期肾结核可有发热、盗汗、贫血、虚弱、消瘦、食欲减退等症状和红细胞沉降率增快。双侧肾结核或肾结核对侧积水时,可出现恶心、呕吐、水肿、贫血、少尿或无尿等。

(三)辅助检查

1. 尿液检查

尿呈酸性,有脓细胞、少量蛋白及红细胞,连查三次晨尿结核杆菌,若结果为阳性对诊断肾结核有决定意义。

2. 影像学检查

可判断病变在哪侧肾及肾损害程度,是确定肾结核治疗方案的主要手段,以 X 线检查最为重要。

(1)X 线检查:泌尿系统 X 线片可见到病肾钙化,甚至全肾钙化。排泄性尿路造影及逆行性肾盂造影,早期肾结核表现为肾盏边缘不光滑如虫蛀状,继而肾盏、肾盂不规则地扩大或模糊变形,形成空洞。输尿管僵硬呈虫蛀状,管腔狭窄。若全肾广泛被破坏,肾功能低下或完全丧失,肾盏、肾盂不明显。

(2)超声检查:对严重肾结核可确定病变部位、明确对侧肾有无积水、膀胱是否挛缩。

(3)CT 和 MRI:一般不用于诊断肾结核,多在泌尿系统造影图像不清时采用。MRI 水成像在肾结核对侧肾积水可有良好显示。

3. 膀胱镜检查

早期可见黏膜充血水肿、结核结节;后期可见有溃疡,检查时易出血,以膀胱三角区、病侧输尿管口为显著,必要时取活组织检查。

(四)心理-社会状况

肾结核病程较长,患者担心病肾切除以及并发症等因素导致焦虑、恐惧心理。评估患者及其家属心理状态和承受能力,了解患者和家属对该病的治疗方法及其预后的认知程度,家庭经济状况及社会支持系统等。

四、主要护理诊断

(一)恐惧焦虑

恐惧焦虑与病程长、病肾切除、晚期并发症有关。

(二)排尿形态异常

排尿形态异常与结核性膀胱炎、膀胱挛缩有关。

(三)有感染的危险

有感染的危险与机体抵抗力降低、肾积水、置管引流有关。

(四)潜在并发症

肾功能不全。

五、护理目标

患者恐惧、焦虑减轻;能维持正常的排尿形态;感染的危险性下降或未发生感染;肾功能不全的危险性下降。

六、护理措施

(一)手术前护理

1.一般护理

鼓励患者进营养充分、富含维生素饮食,多饮水以减轻结核性脓尿对膀胱的刺激,保证休息,改善并纠正全身营养状况。

2.药物护理

患者术前均进行一定时间的抗结核治疗,定期协助尿常规和尿结核杆菌检查、泌尿系造影,以观察药物治疗效果。及早发现药物的不良反应和对肝肾的损害,及时处理。

3.心理护理

临床肾结核为进行性疾病,不经治疗不能自愈。向患者讲明全身治疗可增强抵抗力,合理的药物治疗及必要的手术治疗可消除病灶、缩短病程。

(二)术后护理

1.病情观察

注意观察患者的血压、脉搏及有无发生术后出血的迹象。当肾部分切除或肾病灶切除的患者出现大量血尿;肾切除患者伤口内引流血性液体 24 h 未减少,每小时超过 100 mL 并达到 300～500 mL;术后 7～14 d 因咳嗽、便秘等情况突然出现虚脱、血压下降、脉搏加快等症状时,均提示有内出血可能,应尽快通知医生并协助处理。

2.体位

肾切除患者血压平稳后可取半卧位。保留肾组织的手术患者,应卧床 7～14 d,减少活动,以避免继发性出血或肾下垂。

3.饮食

因手术刺激后腹膜,患者多腹胀,待肛门排气后开始进食易消化、营养丰富饮食。

4.引流管护理

观察并记录各引流管引流液的量、质、色变化。

5.观察健肾功能

一侧肾切除,另一侧肾能否完成代谢需要,是肾手术后护理观察最关键的一点。因此要连续 3 日准确记录 24 h 尿量,且观察第一次排尿的时间、尿量、颜色。

6.预防感染

结核病灶使人体免疫力降低,更因尿路梗阻或手术创伤等因素,均可能引起感染。术后须注意观察体温及血白细胞计数变化,保证抗生素的正确应用,切口敷料渗湿及时更换,充分引流,适时拔管,减少异物刺激及分泌物增加等,预防感染发生。

(三)健康教育

1.康复指导

加强营养、注意休息、适当活动、避免劳累,以增强机体抵抗力,促进恢复。有肾造瘘者注意自身护理,防止继发感染。

2.用药指导

(1)术后继续抗结核治疗 6 个月以上,以防结核复发。

(2)用药要坚持联合、规律、全程,不可随意间断或减量、减药,不规则用药可产生耐药性而影响治疗效果。

(3)用药期间须注意药物不良反应,定期复查肝肾功能、测听力、视力等。若出现恶心、呕吐、耳鸣、听力下降等症状,及时就诊。

(4)勿用和慎用肾毒性药物,如氨基糖苷类、磺胺类抗菌药物等,尤其是双肾结核、孤立肾结核、肾结核对侧肾积水的患者更应注意。

3.定期复查

单纯药物治疗者必须重视尿液检查和泌尿系造影的变化。术后也应每月检查尿常规和尿结核杆菌,连续半年尿中无结核杆菌称为稳定转阴。5 年不复发可认为治愈。

4.预后

早期正规治疗肾结核,防止膀胱产生严重的结核病变及肾积水,无肾功能不良及继发感染,可有较好的预后。

若并发膀胱挛缩症,须正规抗结核治疗,待膀胱病变治愈后才能再次手术治疗,同时应加强支持疗法、保护肾功能。

七、护理评价

患者焦虑是否减轻,情绪是否稳定;排尿形态是否正常,有无膀胱刺激征;有无发生感染;肾功能是否正常或有无好转。

(周　昕)

第四节　肠结核

肠结核是结核分枝杆菌引起的肠道慢性特异性感染。

一、临床表现

本病一般见于中青年,女性稍多于男性。

1.腹痛

腹痛多位于右下腹或脐周,间歇性发作,常为痉挛性阵痛伴腹鸣,于进餐后加重,排便或肛门排气后缓解。

2.腹泻与便秘

腹泻是溃疡型肠结核的主要临床表现之一。排便次数因病变严重程度和范围不同而异,一般每日 2～4 次,重者每日达 10 余次。粪便呈糊样,一般不含脓血,不伴有里急后重。有时患者会出现腹泻与便秘交替。

3.腹部肿块

腹部肿块常位于右下腹,一般比较固定,中等质地,伴有轻度或中度压痛。

4. 全身症状和肠外结核表现

结核毒血症状多见于溃疡型肠结核,表现为不同热型的长期发热,伴有盗汗。患者倦怠、消瘦、贫血,随病程发展而出现维生素缺乏等营养不良的表现。可同时有肠外结核,特别是活动性肺结核的临床表现。

二、诊断

(1)X线小肠钡剂检查发现跳跃征、溃疡、肠管变形和肠腔狭窄等征象。

(2)结肠镜检查发现主要位于回盲部的肠黏膜炎症、溃疡、炎症息肉或肠腔狭窄。

(3)PPD(结核菌素)试验强阳性。

三、治疗

(一)药物治疗原则

主要是抗结核药物治疗。

(二)常用抗结核病药物

1. 异烟肼

成人剂量每日 300 mg,顿服;儿童为 $5\sim10$ mg/(kg·d),最大剂量每日不超过 300 mg。结核性脑膜炎和血行播散型肠结核的用药剂量可加大,儿童 $20\sim30$ mg/kg,成人 $10\sim20$ mg/kg。

2. 利福平

成人剂量为 $8\sim10$ mg/(kg·d),体质量在 50 kg 及以下者为 450 mg,50 kg 以上者为 600 mg,顿服。

儿童 $10\sim20$ mg/(kg·d)。间歇用药为 $600\sim900$ mg,每周 2 次或 3 次。

3. 比嗪酰胺

成人用药为 1.5 g/d,间歇给药每周 3 次,用药为 $1.5\sim2.0$ g/d。儿童为 $30\sim40$ mg/(kg·d)。

4. 乙胺丁醇

成人剂量为 $0.75\sim1.0$ g/d,间歇给药每周 3 次,用药为 $1.0\sim1.25$ g/d。

5. 链霉素(Streptomycin,SMS)

肌内注射,用量为 0.75 g/d,每周 5 次;间歇用药每次为 $0.75\sim1.0$ g,每周 $2\sim3$ 次。

(三)其他治疗

1. 对症治疗

如伴有腹痛者,可用解痉药(阿托品等);便秘者可用开塞露或生理盐水低压灌肠;腹泻者,纠正水、电解质失衡等。

2. 糖皮质激素

糖皮质激素在结核病的应用主要是利用其抗感染、抗毒作用,仅用于结核毒性症状严重者,必须确保在有效抗结核药物治疗的情况下使用。

使用剂量依病情而定,一般用泼尼松口服 20 mg/d,顿服,$1\sim2$ 周,以后每周递减 5 mg,用药时间为 $4\sim8$ 周。

四、护理措施

（一）一般护理措施

1.休息

保持病室环境整洁、安静、舒适；患者应卧床休息，避免劳累；全身毒血症状重者应严格卧床休息，以降低机体消耗，待病情稳定后可逐步增加活动量。

2.饮食

患者应摄入高热量、高蛋白、高维生素、易消化的食物。

3.心理

主动关心、体贴患者，做好有关疾病及其自我护理知识的宣传教育。特别对于有精神、神经症状的患者，更应给予关照，关注其情绪变化，及时疏导其不良心理状态，使之安心疗养。

（二）重点护理措施

1.评估

（1）评估患者肠结核的临床症状。肠结核一般起病缓慢，早期症状不明显，易被忽视，全身症状表现为发热、盗汗、消瘦、乏力等结核病中毒症状以及腹胀、腹痛、腹泻与便秘等消化道症状。观察患者餐后有无腹胀，伴有消化不良、食欲减退、恶心、呕吐等肠结核早期症状。

（2）评估患者是否存在腹泻与便秘的症状。腹泻为肠结核最常见症状，粪便多为稀水样或糊状，一日数次或十几次，多在腹痛后出现。腹泻与便秘交替是肠道功能紊乱的结果。

（3）评估患者腹痛的部位和疼痛程度。腹痛为主要常见症状，占 80%～90%。为慢性腹痛，腹痛部位和病变部位相关。一般为隐痛，有时是绞痛，进食可以诱发或加重。

（4）肠梗阻、肠穿孔、肠出血、窦道形成等为肠结核的并发症。

2.病情观察

观察结核毒血症状及腹部症状体征的变化；观察患者大便性状、颜色；监测血沉变化，以判断肠结核的转归情况。

3.对症护理

腹痛时可采取分散患者注意力、腹部按摩、针灸等方法缓解疼痛，必要时遵医嘱应用阿托品等药物止痛；腹泻时应避免含纤维素多的食物；同时可适当使用止泻药物；便秘时嘱患者多食含纤维素高的食物，可使用开塞露、灌肠等通便方法。

4.药物治疗护理

（1）根据病情、疼痛性质和程度选择性地给予药物止痛，是解除胃肠道疾病疼痛的重要措施。

（2）一般疼痛发生前用药要比疼痛剧烈时用药效果好且剂量偏小。用药后应注意加强观察，防止不良反应、耐药性和成瘾性产生，如阿托品有加快心率、咽干、面色潮红等不良反应，哌替啶、吗啡有成瘾性，吗啡还可抑制呼吸中枢等，故疼痛减轻或缓解后应及时停药。

（3）观察抗结核药物毒副作用，使用链霉素、异烟肼（雷米封）、利福平等药物时，注意有无耳鸣、头晕、恶心、呕吐等中毒症状及过敏反应。

（三）治疗过程中可能出现的情况及应急措施

1.体温过高

（1）保持病室环境整洁、安静、舒适。

（2）患者应卧床休息，避免劳累；全身毒血症状重者应严格卧床休息，以降低机体消耗，待病情稳定后可逐步增加活动量。

（3）给予高热量、高蛋白、高维生素、易消化的流质或半流质饮食，鼓励多进食，多吃水果，多饮水，保证每日摄水量达 2 500～3 000 mL。不能进食者，应按医嘱从静脉给予补充营养与水分，同时监测患者的尿量和出汗情况以便调整补液量，并保持大便通畅。

（4）严密观察病情变化，体温高于 38.5 ℃时，应每 4 h 测量 1 次体温、脉搏、呼吸，处于体温变化过程中的患者应每 2 h 测量 1 次并做记录，或按病情需要随时监测。

（5）体温高于 39 ℃以上者，应给予物理降温，如冷敷、温水擦浴、冷生理盐水灌肠等，以降低代谢率、减少耗氧量。冷湿敷法是用冷水或冰水浸透毛巾敷于头面部和血管丰富处，如腘窝、大腿根部、腋下、颈部，每 10～15 min 更换 1 次；用冷生理盐水灌肠，婴儿每次 100～300 mL。

2.腹痛

（1）病情观察：①密切观察疼痛的部位、性质、程度及其变化，增生型肠结核注意有无并发肠梗阻；②急性腹痛者还应观察生命体征的变化；③溃疡型肠结核注意有无盗汗、发热、消瘦、贫血等症状；④腹痛发作时严禁随意使用镇痛药，以免掩盖症状；⑤观察腹泻程度、粪便的性状、次数、量、气味和颜色的变化。注意有无脱水征。

（2）一般护理：①急性起病、腹痛明显者予卧床休息，保持环境安静、舒适，温湿度适宜；②根据疼痛的性质、程度，按医嘱选择禁食、流质、半流质饮食。

（3）对症护理：①排便后用温水清洗肛周，保持清洁干燥，涂凡士林或抗生素软膏以保护肛周皮肤；②遵医嘱给予液体、电解质、营养物质输入，注意输入速度的调节；③全身毒血症状严重、盗汗多者及时更换衣服，保持床铺清洁干燥，加强口腔护理。

（4）向患者讲解有关缓解腹痛的知识：①指导和帮助其用鼻深吸气，然后张口慢慢呼气，如此有节奏地反复进行；②指导式的想象：利用一个人对某一特定事物的想象力从而达到预期效果，如通过回忆一些有趣的往事等使注意力转移、疼痛减轻；③局部热疗法：除急腹症外，可对疼痛的局部用热水袋热敷；④放松疗法：通过自我意识，集中注意力，使全身各部分肌肉放松，从而提高患者对疼痛的耐受力。

（5）用药护理：据病情、疼痛性质和程度选择性地给予药物止痛，是解除胃肠道疾病疼痛的重要措施。一般疼痛发生前用药要比疼痛剧烈时用药效果好且剂量偏小。

（6）心理指导：慢性腹痛患者因病程长、反复发作，且又无显著疗效，常出现焦虑情绪。疼痛发作时可通过心理疏导或转移注意力及介绍必要的疾病相关知识等方法，消除患者恐惧、焦虑、忧郁等心理，稳定患者的情绪，使患者情绪放松，增强对疼痛的耐受性，从而减轻疼痛。

3.腹泻护理

腹泻护理可用热敷，以减弱肠道运动，减少排便次数，并有利于腹痛等症状的减轻。慢性轻症者可适当活动，饮食以少渣、易消化食物为主，避免生冷、多纤维、刺激性食物。急性腹泻应根据病情和医嘱，给予饮食护理，如禁食或用流质、半流质、软食。排便频繁时，因粪便的刺激，可使肛周皮肤损伤，引起糜烂及感染。排便后应用温水清洗肛周，保持清洁、干燥。

4.失眠

（1）安排有助于睡眠和休息的环境，在患者睡眠时间关闭门窗、拉上窗帘，夜间睡眠时使用壁灯。

（2）保持病室内温度舒适，盖被适宜。

（3）尽量满足患者以前的入睡习惯和入睡方式，建立与以前相类似规律的活动和休息时间表。有计划地安排好护理活动，尽量减少对患者睡眠的干扰。

（4）提供促进睡眠的措施，睡前减少活动量。睡前避免喝咖啡或浓茶水。睡前热水泡脚或洗热水澡，可以做背部按摩、听轻柔的音乐或提供娱乐性的读物。

（5）指导患者使用放松技术，如缓慢地深呼吸，全身肌肉放松疗法等。

（6）限制晚饭的饮水量，睡前排尿，必要时，入睡前把便器放在床旁。

（7）遵医嘱给镇静催眠药，并评价效果。积极实施心理治疗。

（四）健康教育

1.简介疾病知识

肠结核是由于结核分枝杆菌侵犯肠管而引起的慢性特异性感染。继发于肠外结核病者称之为继发性肠结核，原发于肠道本身者为原发性肠结核。肠结核是消化道常见病之一，其发病年龄以中青年居多，女性比男性多。结核分枝杆菌侵犯肠道可有三条途径：肠源性即消化道感染、血源性即血行感染、直接蔓延。好发部位以回盲部为多见，可占肠结核的 $85\%\sim90\%$。继发于肠外结核病者称之为继发性肠结核，原发于肠道本身者为原发性肠结核。

2.饮食指导

（1）向患者解释营养对治疗肠结核的重要性。由于结核病是一种慢性消耗性疾病，只有保证营养的供给，提高机体抵抗力，才能促进疾病的痊愈。

（2）与患者及其家属共同制订饮食计划。

（3）应给予高热量、高蛋白、高维生素又易于消化的食物。

（4）腹泻明显的患者应少食乳制品、富含脂肪的食物和粗纤维食物，以免加快肠蠕动。

（5）肠梗阻的患者要严格禁食。严重营养不良者应协助医师进行静脉营养治疗，以满足机体代谢需要。

（6）每周测量患者的体质量，并观察有关指标，如电解质、血红蛋白，以评价其营养状况。

3.心理指导

肠结核治疗效果不明显时，患者往往对预后感到担忧。纤维结肠镜等检查有一定痛苦。因此，应注重患者的心理护理，通过鼓励来提高患者对配合检查和治疗的认识，稳定患者情绪。

4.出院指导

（1）肠结核的预后取决于早期诊断与及时正规治疗，一般预后良好。必须向患者强调有关结核病的防治知识，特别是肠结核的预防重在肠外结核，如肺结核的早期诊断与积极治疗对于防治肠结核至关重要。

（2）注意个人卫生，提倡公筷进餐或分餐制，鲜牛奶应消毒后饮用。

（3）患者的餐具及用物均应消毒，对患者的粪便也应进行消毒处理。

（4）嘱患者注意休息，要劳逸结合，避免疲劳、受凉。

（5）指导患者坚持抗结核药物治疗，说明规范治疗与全程治疗结核病的重要性，按时、按量服用药物，切忌自行停药。

（6）要注意观察药物的疗效和不良反应，了解抗结核药物毒副作用及如何预防，有不适立即到医院就诊，并遵医嘱定期门诊复查。

（王晓霞）

第十六章 手术室护理

第一节 手术室整体护理

一、手术室整体护理概念

(一)基本概念

1.整体护理

(1)概念:整体护理是一种护理思想观念。它体现的是以患者为中心,以现代护理为指导,以护理程序为基础框架,并把护理程序系统化地运用到临床护理中,为患者实施生理、心理、社会性的一种动态的、完整的、全面的综合护理过程。

(2)内涵:整体护理中涉及几个最基本的概念,包括人、健康、环境与护理。整体护理观中的人是生理、心理、社会、精神、文化的统一体,是动态的与开放的系统。人的基本目标是保持机体内部各自系统间平衡及与机体环境间的平衡。健康是动态变化的概念,与疾病是相对而不是截然分开的,而护理的任务就是帮助个人调节内环境,去适应外环境的变化。护理的任务不仅是疾病护理,还包括生命全过程的照顾,担负健康促进、健康教育等任务。因此,整体护理的实施,标志着现代的护理观已从简单的疾病护理提升到以人为中心对服务对象进行全面的、整体的护理阶段。

2.护理程序

(1)概念:护理程序是一种系统、科学地为护理对象确认问题和解决问题的工作方法,是为了达到护理目的,即增进或维持患者的健康而指定的一系列护理活动,是一个持续的、循环的、动态的过程。护理人员通过评估护理对象的健康状态,确认现存的或潜在的健康问题,制订合适护理对象的护理计划并采取适当的护理措施,以解决确认的问题,从而使护理对象恢复健康或达到最佳的健康状态。

(2)执行的基本步骤:护理程序是由5个子系统组成,即评估、诊断、计划、实施和评价。这5个步骤不是各自孤立的,而是互相联系、互为影响,有时重叠循环往复,有序地存在着。它与环境和其它系统持续不断地互相作用,以达到为护理对象提供系统的、适合个人的恰当护理。应用护理程序是符合逻辑、条理清晰的一种护理方法。

3.整体护理的宗旨、目标与理念

(1)宗旨:即主要的目的与意图。是组织的存在目的,表明了社会所赋予该组织的基本职能,而该组织通过贯彻宗旨得以生存和获取声誉。

(2)目标:是个体或群体想要达到的境地或标准。

(3)理念:是可指引一个人思考及行为的价值与信念。宗旨和理念都是抽象的概念,不是具体的行为,但能指导行为,指导具体目标的制订。每一个组织应该只有一个宗旨,宗旨可以包括多项理念,而每一项理念又可以有多个具体的目标,各级护理组织的整体护理宗旨应以围绕不断提高护理质量、不断提高患者对护理工作的满意度为主题,从而达到以患者为中心、满足患者的健康需要的目标。充分利用护理人力资源,寻求适合中国国情的护理方式,提高护理服务的质量和形象。护理理念是开展整体护理的基础,建立对护理的信念和价值观是整体护理的行动指南。护理理念的要素主要包括人、环境、健康与护理4个基本概念,每位护理人员都应该根据这4个要素来发展自己的护理理念。袁剑云博士认为"护理理念是护理专业的价值观和专业信念,是由护理部、病区直至护士个人共同参与制订的,这使之成为护理工作者必须遵循的行为准则和护理质量评价标准"。

(二)围术期整体护理

1.围术期的定义

1988年11月,中国人民解放军第一届普通外科围术期学术讨论会对围术期的概念解释是:围术期是指从确定手术治疗时起,至与这次手术有关的治疗基本结束为止的一段时间。根据时间不同可将围术期分为3个阶段:手术前期、手术中期和手术后期。

2.围术期整体护理范畴

围术期整体护理的基本内容是以现代护理观为指导,以患者为中心,以护理程序为基础,具体实施围术期的护理。有针对性地了解和解决患者的健康问题,满足患者身心两方面的需要,重视护理过程中的健康教育,协助患者进行诊断检查和接受治疗,做好充分的术前准备,术后给予精心护理和促进康复。

(1)入院时的护理:入院的护理工作包括患者一般资料收集、健康问题评估等,通过护理达到的主要目标是患者在一定时间内熟悉病房环境和规章制度,认识主管自己的护士和医师,按时进食休息等。

(2)手术前的护理:手术前的护理评估包括与手术相关的因素,如年龄、营养状况、生命体征、既往疾病史等,通过改善患者的心理状况、营养状况,纠正体液和电解质紊乱,各器官系统耐受手术的功能维护和训练,手术要求的患者身体准备,执行术前医嘱,使患者能以最佳的状态应对手术。

(3)手术中期的护理:主要任务是给予患者心理支持,监测术中生命体征,各项治疗与手术配合的护理,意外情况的防范与发现、处理,目标是确保手术的安全、顺利进行。

(4)手术后期的护理:评估患者手术后的生命体征、伤口与皮肤完整性、患者的心理状况、营养与排泄恢复情况等。诊断术后患者存在的健康问题,通过常规护理措施,对症处理存在的护理问题,做好患者及其家属的心理护理,给予出院指导。

(三)手术室整体护理

1.手术室整体护理范畴

手术室整体护理的范畴包括术前访视与健康教育、术中护理和术后随访。遵循整体护理的理论,运用科学的护理程序,根据外科患者发病急、病情变化快、抢救多的特点,不仅要配合医疗解决患者机体的损伤和疾病,而且要考虑患者的心理需求及影响疾病的社会因素,从整体观察处理患者。利用术前访视了解病情,收集资料,评估患者情况,制订护理计划,向患者提供有关手术、麻醉及护理方面的信息,进行手术前的健康教育,为手术做好所有准备;根据术前评估制订相应的护理措施,为患者提供全面的术中护理,使患者能够安全地耐受手术,并保障手术成功;在手术后随访手术患者,了解手术恢复情况,评估术中护理措施效果,给予有针对性的健康教育。完成这些工作需要手术室护士具备较强的认知能力、细致的观察能力、灵活的应变能力和熟练的操作能力。

2.舒适护理理念的运用

舒适护理是一种整体的、个性化的、创造性的、有效的护理模式,其目的是使患者在生理、心理、社会、灵魂上最大限度地达到最愉快。舒适护理理念包括4个方面,即生理舒适、心理舒适、社会舒适和灵魂舒适。把为患者提供舒适护理融入以人为本的手术室整体护理中,可使患者在接受手术时充满信心,感受到舒适及亲人般的温暖,在心理上获得满足感和安全感,为手术的顺利进行创造良好的条件。

3.手术室整体护理意义

手术是治疗外科疾病的重要手段,为获得更好的治疗效果,既要有满意的麻醉与优良的手术操作,也要有满意的围术期护理,患者在手术室停留时间虽然短暂,但却是整个疾病治疗中的关键的一环,也是患者身心最脆弱的时刻,整个手术过程是否顺利直接关系到手术患者的康复,因此手术室的整体护理是围术期整体护理的重要组成部分,是手术患者整个护理程序的延续与补充。美国护士协会《手术室护士基本纲领》规定,手术室护理实践基准的第一阶段是进行术前访视,掌握患者的生理、社会、心理状态。由此可见,手术室整体护理具有重要的实践意义。

二、手术室整体护理实践

(一)术前访视评估与护理措施

1.术前访视与评估的流程

(1)时间选择:根据次日手术安排,由器械护士和巡回护士组成整体护理小组,主要由巡回护士负责。访视时间一般安排在手术前一日下午,尽量避开患者休息、进餐、治疗时间。携带手术健康教育宣传资料及手术室整体护理记录单前往病房。

(2)阅读病历:了解患者情况,掌握患者各项资料。

1)一般了解内容:姓名、性别、年龄、病史(包括现病史、既往史、手术史等),有无义齿、松牙,女性患者是否在月经期,患者有无过敏史或过敏体质,患者的社会、文化、家庭背景等。

2)重点了解内容:术前诊断、手术名称、麻醉方法、术前讨论记录、常规化验结果,重点是血型、血糖值、肝炎系列等。

(3)联系主管医师与责任护士:了解手术方式、步骤,特殊手术体位,手术中所需的特殊器械及敷料,以及手术中可能出现的情况及应急措施。了解患者入院以来的基本情况和特殊需要。

(4)自我介绍:前往患者床前,核对无误后向患者先做自我介绍。说明前来访视的目的。简要介绍手术室环境、人员配备情况。

(5)交流:与患者面对面交流,了解其性格特点、对手术及麻醉的认知程度、心理焦虑程度、对疼痛的敏感程度及患者的营养状况等,准确做出判断和评估。

(6)心理护理:向患者详细介绍术前注意事项及术前的一些护理措施,并解释这样做的目的,对所提出的问题给予恰当满意的答复。并就其心理问题给予适当的安慰,做好心理护理。

(7)制订计划:根据术前访视资料,制订手术配合计划。

(8)调整手术用物:根据术前访视资料,及时调整手术用物,补充特殊手术用物及敷料。

(9)记录:手术整体护理记录单由巡回护士负责记录,记录完毕及时归档。

2.术前护理评估的内容

(1)患者的生命体征评估:婴幼儿及老年人对手术的危险性比儿童及成年人大,因此要特别注意其生命体征的变化情况。患者的营养状况:患者的营养状况与手术进行及术后恢复有直接的关系。在术中应引起特别的注意。

(2)患者的既往病史:目前的心血管功能、肺功能、肠胃功能和血液功能,有否药物过敏史,并了解目前用药情况。

(3)评估手术的大小、时间及手术的风险,患者是否有过手术经历及手术的种类、性质、时间。

(4)心理评估:患者的心理状态,了解是否有焦虑,程度如何,如轻度、中度、重度焦虑。因为轻度焦虑是一种正常的心理调适过程,对手术无碍。中度和重度焦虑可影响术后患者的心理调适。

3.术前护理措施

(1)观察手术患者生命体征和一般情况,如有异常情况报告主管医师。了解术前各项检查结果,为手术中采取相应措施做准备。

(2)与主管医师、护士沟通,了解术前医嘱执行情况,解决患者存在的护理问题。

(3)检查术野皮肤准备情况和静脉穿刺部位的血管充盈情况。对有引流管及肢体移动障碍等情况要在记录单中注明。

(4)根据术前访视的评估准备术中所需的特殊用物。

(二)手术中的整体护理实践

通过术前的访视,手术室护士已经与患者建立了一种相对熟悉的护患关系,患者对手术知识有了一定的了解。在术日晨护士应热情接待患者,器械护士和巡回护士密切协作,共同做好术中护理工作。

1.评估

(1)入室后手术开始前评估。①确认患者:认真核对患者姓名、年龄、性别等基本资料及诊断、手术名称、部位、时间、麻醉方式等;②评估患者的生命体征有无异常;③与患者沟通,了解其心理状态;④检查各项术前准备执行情况;⑤检查各类仪器、设备的性能。

(2)手术过程中评估。①观察患者对输液等操作及麻醉后的反应;②评估手术体位的舒适与安全;③密切观察手术进行过程中患者的各项监测指标变化;④评估手术间环境和执行无菌操作的情况。

(3)手术结束后评估。①观察患者的生命体征;②注意麻醉恢复过程中患者的安全;③评估患者皮肤完整性和肢体活动情况。

2.术中护理措施

(1)接待和问候患者,协助上手术床。根据术前评估,可以通过语言安慰、安抚触摸、注视等方法,利用一切机会与患者交流,解决患者存在的焦虑、紧张心理。

(2)进行各项护理操作之前向患者解释说明,操作要稳、准、轻、快,避免造成对患者的不良刺激。注意保护患者的自尊心,减少不必要的暴露,充分体现以患者为中心的护理理念。

(3)检查手术一切用物准备是否完善,仪器、设备性能是否良好。

(4)协助麻醉实施,执行医嘱时认真查对,麻醉后安置患者手术体位,判断患者末端神经、血管功能及皮肤的颜色、温度是否正常,检查支架、约束带、衬垫的使用是否合理。

(5)巡回护士和器械护士需熟练掌握手术配合常规，了解手术的特殊需要，以缩短手术时间，严格执行物品清点查对制度。

(6)术中不要谈论与手术无关的事情，可以与清醒的患者交谈或播放轻松的音乐，以消除患者的不安全感。

(7)执行并监督无菌操作规程。正确执行仪器、设备操作规程。

3.手术结束后护理

(1)观察患者的生命体征。

(2)协助包扎伤口，保持术区与覆盖敷料的清洁与干燥。

(3)麻醉恢复时注意患者的安全，做好约束与防护。

(4)检查皮肤的完整性与肢体的功能。

(5)安慰患者并告知手术的良好结果。

（王贝贝）

第二节　胃、肠手术护理配合

一、胃大部切除术

（一）应用解剖

(1)胃大部分位于左季肋区，小部分位于上腹区，它的形态随个体的年龄、性别和体型而异，可呈钩形、三角形或靴形。

(2)胃分为胃底、胃体和幽门3部分。与食管相连的部分称贲门，贲门左上方膨出部分为胃底，在胃小弯作为分界标志的角切迹的右方为幽门部。

(3)胃的左下部前面为腹前壁，右上前面为肝左叶覆盖，左前面为膈肌覆盖。胃后面与胰腺、左肾和横结肠系膜等毗邻。

(4)胃壁分4层，由里向外为黏膜层、黏膜下层、肌层、浆膜层。

(5)胃的血液供应极为丰富，主要来源于腹腔动脉干。沿大、小弯各有1条血管弓。

（二）手术适应证

(1)胃及十二指肠溃疡。

(2)胃多发性息肉、胃黏膜脱垂并大出血、胃结核。

(3)远端胃癌、胃中部局限癌。

（三）麻醉方式、手术体位与切口

(1)连续硬脊膜外隙阻滞麻醉或全身麻醉。

(2)患者取平卧位。行上腹正中或右侧旁正中切口，先做小切口探查，如可行根治性切除，再延长切口2～3 cm。

（四）器械、敷料与物品准备

1.器械

胃肠手术器械。

2.敷料

剖腹包、剖腹外加、剖腹盆。

3.物品

一次性无菌手术用品(手套、手术贴膜、吸引器皮管、可吸收缝线),标本盆。

4.特殊物品

100 mm 切割闭合器、55 mm 切割闭合器或 60 mm 切割闭合器。

(五)手术步骤及配合要点

1.探查

开腹之后首先探查肝、胆、胰等脏器有无病变,然后探查胃及十二指肠情况。探查时可先分离切断脾下极的大网膜,7 号丝线结扎,以免牵拉时撕裂脾脏。

2.游离

先游离胃大弯侧,后小弯侧,小出血点电凝止血,大出血点 1 号丝线缝扎止血,有条件时可直接使用立夹锁,一次性完成 7 mm 以下血管的切割与闭合。

3.游离切断十二指肠

将胃牵向左上方,分离十二指肠球部长约 2 cm,防止损伤胃十二指肠动脉。用一把敷料钳夹近端、十二指肠钳夹远端,夹住十二指肠,并在两钳之间切断(也可直接用 55 mm 或 60 mm切割闭合器切割及闭合),安尔碘、盐水棉球依次消毒残端,近端干纱布包裹。

4.关闭十二指肠残端

常用的有 Mayo 法、两层间断缝合法及双层荷包缝合法。Mayo 法是用丝线宽松绕钳连续缝合十二指肠残端(7 号丝线),残端上下角各置一针浆肌层(4 号丝线)缝合并打结,绕钳缝合完毕后,退出十二指肠钳拉紧缝线与上述浆肌层缝合线打结,残端两角各做一丝线半荷包缝合,在荷包线之间加缝数针浆肌层缝合,将十二指肠残端内翻包埋。

5.切胃

在预定切除部分的胃大弯侧夹一小胃钳,紧靠该钳右侧夹一把大胃钳,两钳之间切断胃。小弯侧用 7 号丝线连续缝合关闭,再用 1 号丝线间断加强浆肌层,或 100 mm 切割闭合器直接切断缝合。

6.胃肠道重建

将距 Treiz 韧带 8～12 cm 处空肠经横结肠前或横结肠后提至胃大弯侧,吻合口缝合时可先于两端各 6×14 圆针缝一牵引线,间断浆肌层缝合后,2-0 或 3-0 可吸收线连续缝合。第二个吻合口为空肠侧侧吻合,一般使用 3-0 可吸收线做连续缝合。

7.冲洗、关腹

冲洗腹腔,检查出血情况及吻合口,逐层关闭腹腔。

(六)手术护理重点

(1)切开胃壁前应准备好吸引器,以免胃内容物流入腹腔,造成污染。

(2)在做恶性肿瘤手术过程中,注意无瘤操作。

二、全胃切除术

(一)应用解剖

同"胃大部切除术"。

（二）手术适应证

（1）胃体癌、胃窦癌已侵及胃体者。

（2）全胃癌。

（3）皮革样胃癌。

（4）多发性胃癌。

（5）残胃癌。

（三）麻醉方式、手术体位与切口

气管内插管全身麻醉。患者取平卧位，背部剑突上 1～2 cm 处垫一长方形橡皮枕（70 cm ×20 cm×15 cm）。行上腹部正中切口或左上腹旁正中切口。

（四）器械、敷料与物品准备

1. 器械

全胃器械、备取肋骨器械。

2. 敷料

剖腹包、剖腹外加、剖腹盆。

3. 物品

一次性无菌手术用品（手套、手术贴膜、吸引器皮管、可吸收缝线），体位垫，标本盆。

4. 特殊物品

25 mm 消化道圆形吻合器、55 mm 或 60 mm 直线型切割闭合器、荷包钳、3-0 荷包线、3-0 可吸收缝合线、可吸收关腹线等。

（五）手术步骤及配合要点

1. 开腹、探查

探查腹腔内脏器，确定手术方式。

2. 游离、切断

游离胃下、中段，切除大网膜及胃结肠韧带均用 7 号丝线结扎。清除各淋巴结。游离十二指肠上段，切断，闭锁，方法同胃大部切除术的步骤。电刀切断肝左三角韧带，清除贲门右淋巴结。

3. 游离、切断食管

清除贲门左、胃上部大弯侧淋巴结。将食管拉下 5～6 cm，于贲门切迹上 3 cm 处夹 1 把心耳钳或荷包钳，此钳下再夹 1 把大直角钳，两钳之间剪断食管。

自荷包钳置入荷包线做荷包缝合，荷包缝合完毕，置入吻合器蘑菇头，并收紧荷包线，小蚊式钳固定于切口旁敷料上。

4. 消化道重建

全胃切除后，于空肠近端距 Treiz 韧带 15～20 cm 处切断空肠，在空肠远侧端放入吻合器，吻合器与蘑菇头对合准确无误后激发，停留 30 s 后取出吻合器，长持 1 号丝线加固浆肌层，再于食管空肠吻合口 50～60 cm 做端侧吻合，1 号丝线间断缝合，3-0 可吸收缝线连续全层缝合。

5. 冲洗、关腹

冲洗腹腔，检查是否出血及吻合口情况，逐层关闭腹腔。

(六)手术护理重点

(1)多数属恶性肿瘤患者,因此在术中要注意加强对患者的心理护理。

(2)根据情况选择 25 mm 直或弯形圆头吻合器,要加强对贵重器械的使用和保管。

(3)各种标本要标志清晰,不同部位淋巴结分袋放置,及时送检。

(4)凡是与胃、肠、食管腔内接触过的器械、敷料一律放入弯盘内,防止污染手术区。

三、小肠部分切除术

(一)应用解剖

(1)小肠是食物消化和吸收的主要场所,上起幽门,下接盲肠,成人小肠的全长为 5~7m。

(2)小肠分十二指肠、空肠与回肠 3 部分。

(二)手术适应证

(1)小肠的广泛性损伤或多数穿孔不宜修补。

(2)绞窄性小肠梗阻或小肠系膜血管栓塞,已发生肠坏死。

(3)小肠局部炎性改变,局限性肠炎、肠结核、小肠溃疡穿孔。

(4)小肠及其系膜上的良性及恶性肿瘤。

(5)各种胸部、腹部或泌尿外科手术需要利用小肠作为移植或转流手术者。

(6)小肠的先天畸形,如小肠闭锁与狭窄。

(三)麻醉方式、手术体位与切口

连续硬脊膜外隙阻滞麻醉或全身麻醉。患者取平卧位。行左侧或侧旁正中切口或腹直肌切口。

(四)器械、敷料与物品准备

1. 器械

胃肠器械。

2. 敷料

剖腹包、剖腹外加、剖腹盆。

3. 物品

一次性无菌手术用品(手套、手术贴膜、吸引器皮管、可吸收缝线),标本盆。

(五)手术步骤及配合要点

(1)开腹探查,观察腹腔内有无液体,液体的性状、量和颜色,并及时记录。提醒麻醉医生及手术医生。

(2)找到病变肠管后,确定切除范围,将要切除的肠管提出腹腔外,周围以盐水纱布垫隔开,在预定切除范围 V 形切开肠系膜。

(3)处理肠系膜及血管。提起预切除肠管,辨认肠系膜血管,在预切除线的无血管区呈扇形剪开肠系膜,分离肠系膜血管,分别钳夹、用 4# 或 7# 丝线结扎,或使用立夹锁切割闭合,最后切断小肠系膜。

(4)钳夹、切除病变肠管。在小肠预定切断处,分别以 1 把敷料钳和 1 把肠钳(健侧肠管)夹闭两端肠管。断端用碘伏纱球消毒。

(5)根据手术需要及手术医师的习惯,采用各种方式进行小肠吻合,常用方法有端端吻合、侧侧吻合及端侧吻合。用 1 号丝线缝合肠系膜裂孔。

(6)冲洗腹腔,检查出血及吻合口情况。

(六)手术护理重点

(1)分离肠系膜血管时,及时调整灯光,保持手术野视线清晰,保证肠系膜血液循环良好。

(2)保证输血、输液通道畅通,随时观察患者血压变化,调整输液、输血速度。

(3)保护好切口,以防肠内容物污染,肠内容物多时及时用吸引器吸净,并反复多次消毒,认真冲洗腹腔。

四、阑尾切除术

(一)应用解剖

(1)阑尾是一盲管,其根部位于盲肠末端3条结肠带交汇处,体表投影为麦氏点(髂前上棘与脐连线的中外1/3处)。一端与盲肠相通,长5~7 cm,管腔较窄。阑尾基底部位于盲肠内后壁,一般在右髂窝内,但可随盲肠移动而改变位置,高可至肝下,而其基底部不变。

(1)阑尾尖端游离,位置不固定,可伸向任何方向,常见的有盲肠后位、盲肠下位、盲肠外侧位及回肠前位或后位。

(2)供应阑尾的动脉是起源于回结肠动脉的终末分支,一旦血供受阻,极易发生阑尾坏疽。

(3)阑尾静脉经回结肠静脉、肠系膜上静脉流至门静脉,因此在阑尾炎症化脓时可引起门静脉炎或肝脓肿。

(4)阑尾的神经由肠系膜上的动脉周围的交感神经丛支配,因此阑尾炎发病特点是中上腹或脐周的牵涉性疼痛。

(二)手术适应证

(1)急性化脓性或坏疽性阑尾炎。

(2)急性阑尾穿孔并发腹膜炎。

(3)阑尾脓肿。

(4)慢性复发性阑尾炎。

(5)妊娠期急性阑尾炎、小儿及老年人的急性阑尾炎,应尽早手术切除,以免发生穿孔。

(三)麻醉方式、手术体位与切口

蛛网膜下隙与硬脊膜外腔联合麻醉。患者平卧位,行右下腹麦氏切口或右下腹探查切口。

(四)器械、敷料与物品准备

1. 器械

阑疝器械。

2. 敷料

剖腹包、剖腹外加、剖腹盆。

3. 物品

一次性无菌手术用品(手套、手术贴膜、吸引器皮管、可吸收缝线、引流管),标本盆。

(五)手术步骤及配合要点

(1)切开皮肤、皮下组织、腹外斜肌腱膜、腹膜,找到阑尾。用环钳夹住阑尾末端部系膜,用阑尾钳夹住阑尾末端部系膜,将其提出切口外。

(2)在阑尾根部的无血管区,用弯血管钳戳一小孔,用两把弯血管钳通过小孔夹住系膜和阑尾血管,两钳之间剪断,1号或4号丝线结扎,直至阑尾系膜根部全部游离。

（3）在阑尾根部做一荷包缝合，6×14 圆针、4 号线，用血管钳夹住阑尾根部，再用 7 号缝线结扎，线头用蚊式钳夹住，在距离结扎线 0.3～0.5 cm 处夹一血管钳，在靠近钳子下缘处将阑尾切断。用苯酚、乙醇、盐水棉球依次处理阑尾残端后，将残端翻入盲肠内，收紧荷包线结扎，再用邻近系膜组织覆盖。

（4）切口处理及引流。①单纯阑尾炎可一期缝合切口；②阑尾穿孔污染较严重者，放置引流于腹腔外，腹壁各层只做疏松缝合，以利引流；③腹腔内已有脓液或阑尾周围脓肿切开后，无论切除与否，均做腹腔引流。

（5）检查腹腔有无活动性出血、异物，清点器械、纱布后，逐层缝合切口。

（六）手术护理重点

（1）在阑尾切除前准备好苯酚、乙醇、盐水棉球，苯酚不要太多，以免灼伤其他组织。

（2）凡与阑尾及残端接触过的器械、敷料等一律放入弯盘内，防止污染手术区。

（商春燕）

第二十七章　生殖医学基础理论

第一节　生殖健康概述

一、生殖健康

生殖健康(reproductive health)是指人类在生殖系统、生殖功能和生殖过程的各个方面处于健康和良好的状态。生殖健康是为解决人类生殖功能与过程中涉及的所有问题而产生并逐渐发展起来的新型学科。生殖健康的概念在其发展的十几年中，随着充分的探讨和实践也被赋予了更宽泛、更深刻的内涵。1994年9月在开罗召开的国际人口与发展大会(ICPD)引用了WHO对生殖健康的定义，并正式将生殖健康的概念、策略与行动等列入了《行动纲领》中，这标志着国际社会对生殖健康概念的普遍认可与接受，并将其作为人类发展优先关注的领域和共同目标而越来越受到重视。

世界卫生组织根据健康的定义给予生殖健康的定义为：在生命所有阶段的生殖功能和过程中的身体、心理和社会适应的完好状态，而不仅仅是没有疾病和虚弱。其内涵主要强调人们能够进行负责、满意和安全的性生活，而不担心传染疾病和意外妊娠；人们能够生育，并有权决定是否、何时生育和生育间隔；女性能够安全地通过妊娠和分娩，妊娠结局是成功的，婴儿存活并健康成长；夫妇能够知情选择和获得安全、有效和可接受的节育方法。

从上述内涵可以看出，生殖健康较以往的妇幼保健和计划生育的内容更广泛更深刻，更重视保健服务的质量、服务对象的需求和参与程度、人的健康和保健权利、人们对性和生育的决策能力以及健康的社会性和科技整合性等方面。生殖健康不仅要达到降低病死率和人口出生率、提高出生人口素质的目的；更要实现人口与社会经济的全面的、可持续发展。

女性的生殖健康状况不仅反映女性本身的健康问题，还反映出整个社会人群的整体健康水平，也反映出整个国家的政治、经济、文化的整体水平。女性的生殖健康直接关系到社会的稳定、家庭的稳定、儿童的生存和发展。随着不断地实践和探讨，人们认识到生殖健康与社会、经济、文化、教育、环境等，特别是女性地位之间有着密切的联系。生殖健康强调通过增加对女性保健的需求服务、特别是通过增强女性权利、提高女性地位，达到保护人类生殖健康、降低病死率和人口出生率的目标。

生殖健康是人类健康的核心，新的生殖健康概念涵盖了母亲安全、计划生育、性健康与性传播疾病预防、儿童生存与发展等多个方面，涉及妇幼保健、妇产科、儿科、胚胎发育学、遗传学、流行病学以及社会学、心理学、法学、伦理学等许多学科。生殖健康不仅包括了女性从出生到死亡的各个年龄阶段的保健，即婴幼儿期、儿童期、青春期、育龄期、更年期及老年期保健，还涉及特殊目标人群的保健，即青少年的性健康和男性生殖健康及男性参与、责任与义务。因此，要促进和改善生殖健康，就必须为女性和男性提供贯穿其整个生命周期各阶段的优质生殖保健，也就是要为他们提供能满足其生殖健康需求的各种最广泛的信息技术和服务。

二、生殖健康的重要性

近十几年来,一方面与女性有关的妊娠、分娩、人工流产、不孕、避孕等健康问题普遍存在,另一方面由不安全性行为引发的非意愿妊娠,青少年初次性行为的提前和未婚性行为的增加,以及生殖道感染性传播疾病,特别是艾滋病在全球范围内的肆意蔓延等,都使得包括青少年在内的女性、男性的生殖健康面临着前所未有的严重威胁。就整个世界来看,尽管获得生殖健康是女性和男性的共同需求与权利,但女性在生命周期的各个阶段和生殖健康的各个方面均面临着比男性更大、更严峻的健康挑战,并且女性还要承受大部分与生殖有关的疾病负担和健康威胁。因此,通过提高女性地位和增强女性权力来促进以女性为中心的生殖健康已成为全球性的趋势。许多国际组织都致力于开展以女性为中心、以社区为基础的生殖健康项目,特别关注发展中国家贫困女性整个生命周期的健康需求,增加女性做出生育选择的机会;并从综合性学科的角度关注影响生殖健康的社会、经济及文化因素,提出相应的政策和干预措施。

在母亲安全方面,由于女性特殊的生育功能,只有履行生育功能的女性才可能受到与妊娠和分娩有关的健康威胁。目前全世界每年有近 60 万孕产妇死亡。世界各国孕产妇病死率相差悬殊,据统计,每年 14% 的婴儿出生在发达国家,发达国家的孕妇病死率只占 1%。发展中国家的孕产妇病死率占全世界的 99%,其中 90% 以上是可以避免的,因此母亲安全问题是生殖健康中的一个大问题。

计划生育方面在很多发展中国家,避孕普及率还存在很大差距,不能提供有效、满意和可接受的服务,知识和信息极为不足。尤其女性在绝大多数情况下承担着避孕措施的主要责任和负担,因此她们受到的避孕不良反应的危险也就更大,女性还要承担由于避孕失败造成的人工流产的后果。在世界范围内,不安全的人工流产还普遍存在,有些发展中国家孕产妇死亡的 30%~50% 是由于不安全人工流产的并发症所引起的。

以上种种均是世界范围所面临的最大的生殖健康问题,由此可见生殖健康紧紧地与社会、环境、文化、宗教,尤其是女性地位和权利等因素相联系。以改善生殖健康尤其是女性的生殖健康为主题的运动已成为世界范围的一大潮流,引起世界的广泛关注。

三、生殖健康的发展过程

生殖健康是 20 世纪 80 年代随着西方女权运动的发展在国际上提出的新概念。人类社会改善生育健康的努力自 20 世纪 50 年代随着全世界人口的急剧增长就已经开始。由于"人口爆炸"使得各国贫困人口大量涌现,造成对资源和环境的浩劫,对社会和经济的发展造成了严重的障碍,特别是对发展中国家的社会经济发展和人类的健康都构成了严重的威胁。从 20 世纪 60 年代开始,以控制人口数量为主要任务的计划生育服务成为生殖保健的重点,特别是在避孕节育技术的研究、开发与推广方面取得了一定的成就。20 世纪 70 年代后,发达国家女性的避孕率显著增加,总和生育率则随之下降。但同时发展中国家存在着避孕普及率极低的现象,人们尤其是女性不能知情选择避孕与否和避孕方法,还存在着避孕有效性、可靠性、安全性和可接受性不足等多方面的问题。在全球每天约 100 万的妊娠中,50% 是计划外妊娠,25% 是非意愿妊娠。结果导致每天 50 多万次的人工流产,其中 30% 的不安全流产,每天约有 500 例女性因不安全流产或并发症而死亡。因此,许多国际组织提出对避孕和计划生育问题的重新评估,不仅要重视避孕的数量,还要更加关注避孕服务的质量和其他与其相关的问题,以保证人们的生殖健康权利和女性的基本健康。生育控制和计划生育是生殖健康的核心。

进入20世纪80年代，随着社会学和人口学的发展，社会学家在对社会人口学资料分析中发现，全球每年有60万女性因妊娠和分娩而死亡，并伴随有30～50倍的女性遭受着由于妊娠和分娩并发症及遗留相关病残的痛苦。而且在世界范围内，不同地区孕产妇死亡和女性健康状况存在着极大的差异，发展中国家和贫困人口的死亡和疾病发生率明显高于发达国家与地区，在女性健康领域同样反映出极大的社会不平等。因此，与妊娠和分娩有关的疾病和死亡越来越受到人们的重视，国际社会开始倡导"母亲安全"行动，孕产妇健康与保健成为生育健康的最重要内容。随着各国社会经济的发展和人们生育调节能力的增强以及对女性、儿童保健措施力度的加大，尤其在发展中国家，全世界的孕产妇、婴儿和儿童病死率都相继有了大幅度的下降。1988年世界卫生组织（WHO）的Baizelma首先提出生殖健康应主要涉及计划生育、孕产妇保健、婴幼儿保健和性传播疾病控制四个方面。随着社会和经济的发展，女性在社会和经济发展中的作用也越来越引起重视。20世纪70到80年代，国际女权运动多次发起以减少性别歧视、提高女性社会地位为核心的运动，要求不仅关心围绕女性妊娠和分娩的健康，同时关注对女性的暴力、心理伤害、女童和青少年健康、老龄女性健康、职业女性健康、性别角色和性别歧视对健康的影响、政策、法律、伦理、宗教及其他一切影响女性健康的问题。经过不懈的努力，国际女权运动在许多领域促成了对女性健康的政策、法律、服务保障，促使许多国家都制订了女性健康政策和规划，进而在促成生殖健康和女性保健概念和体系的形成上也起到了重要作用。

到了20世纪90年代以后，人们对于"生殖健康"概念的理解进一步深入，从以往更多强调和评价保健服务的数量，到越来越重视保健服务的质量；从以孕产妇保健和计划生育为重点的狭隘的生物医学模式到较为宽泛的以人为本的生物-心理-社会医学模式；与生殖健康相关的性别意识、平等公正、女性权益与女性地位等问题也日益得到充分的重视与保障。

在1991年召开的第七届世界人类生殖会议上，WHO人类生殖特别规划署（HRP）前主任Fathalla提出了新的生殖健康概念。1994年4月世界卫生组织给生殖健康正式定义为：在生命所有阶段的生殖功能和过程中的身体、心理和社会适应的完好状态，而不仅仅是没有疾病和虚弱。1994年在埃及开罗召开的国际人口与发展大会（ICPD）引用了WHO对生殖健康的定义，并正式将生殖健康的概念、策略与行动等列入了《行动纲领》的第七章"生殖权利和生殖健康"中。1995年在北京召开的第四届世界女性大会也将生殖健康列为重要主题，这标志着国际社会对生殖健康的广泛重视，对生殖健康概念的普遍认可，并将其作为人类发展的优先关注领域和共同目标。

（董　玮）

第二节　生殖器官解剖与生理

一、女性内生殖器官与生理

女性内生殖器是指生殖器官的内脏部分，包括阴道、子宫、输卵管及卵巢，后两者常被称为子宫附件。

（一）阴道

阴道位于骨盆下部的中央，为性交器官，也是月经血排出与胎儿娩出的通道。其壁由黏膜、肌层和纤维层构成。上端包围子宫颈，下端开口于阴道前庭后部，前壁与膀胱和尿道邻接，后壁与直肠贴近。环绕子宫颈周围的部分称阴道穹隆，可分为前、后、左、右四部分。后穹隆较深，其顶端即子宫直肠陷凹，为腹腔的最低部分，在临床上具有重要意义，是某些疾病诊断或手术的途径。阴道上端比下端宽，后壁长 10～12 cm，前壁长 7～9 cm。平时阴道前后壁互相贴近。由于阴道壁有很多横纹皱襞及外覆弹力纤维，故有较大的伸展性，又有静脉丛，故局部受损伤易出血或形成血肿。阴道黏膜色淡红，由复层鳞状上皮细胞所覆盖，无腺体。阴道黏膜受性激素的影响，有周期性变化，但在幼女和绝经后女性，阴道黏膜上皮甚薄，皱襞少，伸展性小，局部抵抗力低，故易感染。

（二）子宫

子宫为一空腔器官，腔内覆以黏膜称为子宫内膜。从青春期到更年期，子宫内膜受卵巢激素的影响，有周期性的改变并产生月经。性交时，子宫为精子到达输卵管的通道；受孕后，子宫为胚胎发育、成长的所在；分娩时，子宫收缩，使胎儿及附属物娩出。子宫位于骨盆腔中央，呈倒置的梨形，前面扁平，后面稍凸出。成年的子宫长 7～8 cm，宽 4～5 cm，厚 2～3 cm；子宫腔容量约 5 mL。子宫上部较宽，称子宫体，其上端隆突部分，称子宫底，子宫底两侧为子宫角，与输卵管相通。子宫的下部较窄，呈圆柱状，称子宫颈。子宫体与子宫颈的比例，婴儿期为1：2，成年人为2：1。子宫腔为一上宽下窄的三角形，在子宫体与子宫颈之间形成最狭窄的部分，称子宫峡部，在非孕期长约 1 cm，其下端与子宫颈内腔相连。子宫峡部的上端，因为结构在解剖学上很狭窄，故又称解剖学内口。子宫颈内腔呈菱形，称为子宫颈管，成年女性长约3 cm，其下端称为子宫颈外口，连接阴道顶端，故子宫颈以阴道穹隆为界，分为两部分，即宫颈阴道上部与宫颈阴道下部。未产妇的子宫颈外口呈圆形；已产妇的子宫颈外口，由于受分娩的影响形成大小不等的横裂，而分为前后两唇。

1. 组织结构

子宫体壁由三层组织构成，外层为浆膜层，即脏层腹膜，中间层为肌层，内层为黏膜层，即子宫内膜。子宫内膜较软而光滑，为粉红色的黏膜组织。从青春期开始，子宫内膜受卵巢激素影响，其表面的 2/3 能发生周期性变化，称为功能层；余下 1/3 靠近子宫肌层的内膜，无周期性变化，称为基底层。子宫内膜在月经周期中及妊娠期间有很大的变化。子宫肌层为子宫壁最厚的一层，非孕时约厚 0.8 cm，肌层由平滑肌束及弹性纤维所组成。肌束排列交错，非孕时不易分清，大致可分为三层：外层多纵行，内层环行，中层多各方交织。肌层中含血管，子宫收缩时，血管被压缩，故能有效地制止产后子宫出血。子宫浆膜层即覆盖子宫体的底部及前后面的腹膜，与肌层紧贴，但在子宫前面近子宫峡部处，腹膜与子宫壁结合较疏松，且返转向前方并覆盖膀胱，形成膀胱子宫陷凹，覆盖此处的腹膜称膀胱子宫返折腹膜，与前腹壁腹膜相连续。在子宫后面，腹膜沿子宫壁向下至子宫颈后方及阴道后穹隆，再折向直肠，形成子宫直肠陷凹，并向上与后腹膜相连续。覆盖在子宫前后壁的腹膜并向两侧延展，而在子宫两旁会合，形成子宫阔韧带。子宫颈主要由结缔组织构成，亦含有平滑肌纤维、血管及弹力纤维。子宫颈管黏膜上皮细胞呈高柱状，黏膜层有许多腺体，能分泌黏液，为碱性，形成子宫颈管内的黏液栓，能将子宫颈管与外界隔开。子宫颈的阴道部分为鳞状上皮覆盖，表面光滑。在子宫颈外口柱状上皮与鳞状上皮交界处是子宫颈癌的易发部位。子宫颈黏膜受性激素的影响也有周期性变化。

2.子宫韧带

子宫共有四对韧带,借以维持子宫于正常位置,还受骨盆底肌肉及筋膜的支撑作用。

(1)圆韧带起于子宫双角的前面输卵管近端的下方,然后向前下方伸展达两侧骨盆壁,再穿过腹股沟而终于大阴唇前端。圆韧带呈圆柱形,故名。长12～14 cm,由结缔组织与平滑肌组成。圆韧带的肌纤维与子宫的肌纤维连接,表面为阔韧带前叶的腹膜层覆盖。其作用在使子宫底保持前倾的位置。

(2)阔韧带为一对翼形的腹膜皱襞,由子宫两侧开始,达到骨盆壁,将骨盆分为前后两部,前部有膀胱,后部有直肠。阔韧带分为前后两叶,其上缘是游离的,内侧2/3部包围输卵管(伞端无腹膜遮盖),外侧1/3部由伞端下方向外侧延伸达骨盆壁,称为骨盆漏斗韧带或卵巢悬韧带,卵巢的动静脉由此穿过。在输卵管以下,卵巢附着处以上的阔韧带称为输卵管系膜,其中有结缔组织及中肾管遗迹。卵巢与阔韧带后叶相接处称卵巢系膜,卵巢内侧与子宫角之间阔韧带稍有增厚,称子宫卵巢韧带或卵巢固有韧带。在子宫体两侧的阔韧带中有丰富的血管、神经、淋巴管及大量疏松结缔组织,称为子宫旁组织。子宫动静脉和输尿管均从阔韧带基底部穿过。

(3)主韧带在阔韧带下部,横行于子宫颈两侧和骨盆侧壁之间,为一对坚韧的平滑肌与结缔组织纤维束,又称子宫颈横韧带,为固定子宫颈位置的重要组织。

(4)子宫骶骨韧带从子宫颈后面的上侧方(相当于组织学内口水平),向两侧绕过直肠达到第2、3骶椎前面的筋膜。韧带含平滑肌和结缔组织,外有腹膜遮盖,短厚有力,将子宫颈向后向上牵引,间接地保持子宫于前倾的位置。由于这些韧带以及骨盆底肌肉和筋膜的支托作用,使子宫维持在正常位置,直立时,子宫底位于骨盆入口平面稍下,子宫颈外口接近坐骨棘水平,子宫体向前倾,子宫颈则向后,两者之间形成一钝角,使子宫体呈前屈,因此,正常的子宫位置是前倾前屈的。

(三)输卵管

输卵管为一对细长而弯曲的管,内侧与子宫角相通连,外端游离,而与卵巢接近,全长8～14 cm。输卵管为卵子与精子相遇的场所,受精后的孕卵由输卵管向子宫腔运行。根据输卵管的形态可分为四部分。①间质部或称子宫部,为通入子宫壁内的部分,狭窄而短;②峡部,为间质部外侧的一段,管腔也较窄,长3～6 cm;③壶腹部,又在峡部外侧,管腔较宽大,长5～8 cm;④漏斗部或伞部,为输卵管的末端,开口于腹腔,游离端呈漏斗状,有许多须状组织,有"拾卵"作用。输卵管壁由三层构成:外层为浆膜层、为腹膜的一部分,亦即阔韧带的上缘,已如前述;中层为平滑肌层,又分为内环、外纵两层肌纤维,当平滑肌收缩时,能引起输卵管由远端向近端的蠕动,以协助孕卵向子宫腔运行;内层为黏膜层,由单层高柱状上皮组成,上皮细胞分为纤毛细胞、无纤毛细胞及楔状细胞三种,纤毛细胞的纤毛可以摆动,无纤毛细胞有分泌作用。黏膜层有多数纵行皱襞,以壶腹部最多。输卵管黏膜受性激素的影响,也有周期性的组织学变化,但不如子宫内膜明显。

(四)卵巢

卵巢为一对扁椭圆形的性腺,产生卵子及激素。青春期前,卵巢表面光滑;青春期开始排卵后,表面逐渐凹凸不平,成年女子的卵巢约4 cm×3 cm×1 cm大小,重约5～6 g,呈灰白色;绝经期后卵巢萎缩变小、变硬。卵巢位于输卵管的下方,以卵巢系膜连接于阔韧带后叶的部位称卵巢门,卵巢血管与神经经此出入卵巢,故名。卵巢外侧以骨盆漏斗韧带连于骨盆壁,内侧以卵巢固有韧带与子宫相连。卵巢表面无腹膜,由单层立方形上皮覆盖称生发上皮,其内有一层纤维组织,称为卵巢白膜。再往内为卵巢组织,分为皮质与髓质两部分。皮质为外层,其中有数以万计的始基卵泡及致密的结缔组织;髓质位于卵巢的中心部分,含有疏松结构组织及丰富的血管、神经、淋巴管及少量与卵巢悬韧带相连续的平滑肌纤维,髓质内无卵泡,平滑肌纤维对卵巢的运动具有促进作用。

二、男性生殖器官与生理

男性生殖系统是由内生殖器和外生殖器组成,内生殖器有睾丸、附睾、输精管和附属性腺,外生殖器有阴茎和阴囊。男性生殖过程是在中枢神经系统、下丘脑、垂体、睾丸性腺轴的内分泌调控下,通过精子发生、成熟贮存运输、获能及顶体反应等一系列生理活动完成的。

(一)睾丸

1.睾丸的解剖特征

睾丸是一对稍扁的卵圆形器官,位于阴囊内,左右各一。成人睾丸长 $3\sim4$ cm,宽 $2\sim3$ cm,厚 $1\sim2$ cm,重 $10\sim15$ g。内侧面较平坦,贴附于阴囊中隔,外侧面稍隆凸,与阴囊外侧壁相贴附。睾丸的后缘较平直,连有系膜,称系膜缘,它与附睾及精索下部接触,有血管、淋巴管和神经在此出入。前缘较隆突,称游离缘。正常情况下,睾丸的上端稍向前外,后部被附睾遮盖,下端游离,略向后内。睾丸组织包白膜,其外为鞘膜。白膜和下方的血管膜在睾丸后缘处形成放射状的睾丸纵隔,将睾丸分成 $200\sim300$ 个睾丸小叶,每个小叶内有 $3\sim4$ 根曲细精管,精子就发生于此。曲细精管逐渐向小叶的尖端集中并相互融合成 $20\sim30$ 条直细精管,直细精管交织构成睾丸网,由睾丸网发生 $10\sim15$ 条睾丸输出小管,穿出睾丸,最后汇合成一根总的管道走向附睾和输精管。曲细精管又叫生精小管,管壁主要由生精上皮组成,生精上皮分两种细胞,一种是生殖细胞,另一种是支持细胞,在睾丸小叶间,曲细精管周围有疏松的结缔组织,间质内有间质细胞(leydig cell)。

2.睾丸的主理功能

(1)生精功能:曲细精管内的生殖细胞包括精原细胞、初级精母细胞、次级精母细胞、精子细胞和精子,它们都是生殖细胞发育分化过程中不同阶段的细胞。精原细胞紧贴在曲细精管的基底膜上,不断分裂、分化,并逐渐从基底部移向管腔。生殖细胞最终生成精子的过程是:精原细胞-初级精母细胞-次级精母细胞-精子细胞-精子。

(2)内分泌功能:睾丸的间质细胞是人体分泌雄激素睾酮的主要来源,也能产生少量的雌激素。睾丸每日总共向人体供应 7 mg 睾酮,以维持机体正常需要。

(3)血睾屏障:间质毛细血管和曲细精管腔之间,隔有毛细血管、淋巴管的内皮细胞和基底膜、肌样细胞、曲细精管基底膜和支持细胞等结构,可阻挡间质内一些大分子物质穿透精曲小管上皮细胞的间隙进入管腔,这些结构被称为血睾屏障。血睾屏障可屏蔽精子的抗原性,使之不与淋巴细胞接触,防止产生自身免疫反应;血睾屏障还可防止高温、辐射及多种有害物质干扰精子发生和损害已形成的精子,并可保证精子发生的高度特殊化的微环境,为精子发生创造条件。

(二)附睾

1.附睾的解剖特征

附睾位于睾丸后上方及睾丸后缘的外侧部,头大尾小。主要由附睾管与睾丸输出小管组成。附睾管是一条 4～6 cm 长的管道,高度弯曲,主要构成附睾的体和尾,末端与输精管相延续,管腔内经常含有大量的分泌物和精子。输出小管是由睾丸网发出的 10～15 条弯曲的小管,构成附睾头部,并与附睾管相通。输出小管通过纤毛摆动、管腔内液体流动及管壁平滑肌的共同作用,将精子向附睾管运送。

2.附睾的生理功能

附睾是储存精子与精子进一步成熟的场所。一般睾丸生产的精子并不成熟,需进入附睾并停留 21 日左右,才能成熟并具有受精能力。

(1)吸收功能:将来自睾丸支持细胞分泌的睾网液吸收,以利精子的正常运转。

(2)分泌功能:附睾上皮可分泌多种酸性物质,包括甘油磷酸胆碱、多种糖蛋白、肉毒碱、酸性磷酸酶、磷酸核苷酶、α-甘露糖苷酶、β-半乳糖苷酶等,都具有促进精子成熟、增加受精能力、促进精子运动的作用。

(3)浓缩功能:浓缩的主要物质是肉毒碱,是精子生成过程中脂肪酸和辅酶 A 代谢中的重要辅助因子,可产生 ATP 供应精子运动所需能量。此外,附睾上皮还参与锌的交换。

(4)附睾内环境的调节作用:将来自血液和附睾液的雄激素在附睾里集中,而且附睾上皮本身也有微量合成雄激素的作用;保证精子成熟,并可通过节律性收缩,将精子输送到输精管。

(5)血附睾屏障作用:血附睾屏障限制了血液与附睾管腔液之间的分子运动,甘油磷酸胆碱与肉毒碱等物质保持在附睾腔内以利精子储存。

(三)精索与输精管

1.精索的解剖特征与生理功能

精索是一对柔软的圆索状结构,起于腹股沟管的深环处,经腹股沟浅环降入阴囊,终止于睾丸后侧及上端,全长 11～15 cm,直径约 0.5 cm,由输精管、动脉、静脉、淋巴管、提睾肌和包围精索的被膜组成。精索提供了睾丸、附睾的血液供应、神经支配和淋巴回流,并保护睾丸免受损害,为睾丸精子发生提供了良好的环境。

2.输精管的解剖特征与生理功能

输精管是附睾尾部的直接延续,终止于射精管,全长 36～45 cm,左侧稍长于右侧,管壁厚,直径约 3 mm,质地坚硬,容易用手从体表触及。其体内行程为:通过腹股沟内环,越过腹部,在腹膜下跨越输尿管到达膀胱底部和前列腺上缘。输精管末端呈梭形放大,称输精管壶腹,长3～4 cm,管腔最宽处可达 0.7～1.0 cm,具有储存精子的功能,壶腹部末尾狭小,最后与旁边的精囊出口处一起合并成射精管。输精管管壁厚1～1.5 mm,分三层,内层由两层纤毛状立方上皮细胞组成,通过纤毛的活动可推进和运送精子;中间为三层平滑肌,使输精管具有一定硬度和韧性,以及良好的收缩能力,保证射精的顺利完成;外层是结缔组织、血管、淋巴和神经。

(四)精囊、前列腺和射精管

1.精囊的解剖特征与生理功能

精囊又叫精囊腺,是一种分叶状长形袋样结构,上宽下窄,前后稍扁,左右各一,长 4～5 cm,宽 1.5～2.0 cm,壁相当薄。精囊腺位于前列腺底的后上方,输精管壶腹的外侧,膀胱与直肠之间,开口与输精管下端的壶腹部合并后,一起构成射精管,通向尿道。精囊主要由弯曲的腺囊或腺管构成,如果将管道拉直,就可长达 10～15 cm,管道一端封闭,另一端开放并通向射精管。精囊壁由黏膜、肌层和外膜三层结构组成,中间为血管、淋巴管和神经。精囊壁虽然很薄,但是仍有一定收缩功能,射精时能将分泌的液体输送出体外。精囊分泌的液体叫精囊液,是一种白色或淡黄色黏稠的液体,略呈碱性,构成精液的70%,含有果糖、前列腺素、凝固因子,其中果糖含量很高(约315 μg/100 mL),作为能源供应精子活动之需;前列腺素可使子宫颈松弛,增加精子运动和穿透宫颈黏液的能力;凝固因子对精子的正常运转及精液的凝固和液化方面起重要作用。

2.前列腺的解剖特征与生理功能

前列腺位于膀胱下部和直肠前方,呈前后扁平的栗子形,底朝上,尖端向下,质较硬,底部横径约4 cm,纵径约3 cm,前后径约2 cm,重量约20 g。前列腺由管泡状的腺体组织和前列腺导管组成。腺体组织结构较简单,腺腔较大,外周是一圈腺上皮细胞,中间储存着很多分泌的液体。可分为内外两组,外组是真腺组,构成前列腺主体;内组为尿道组,集中在尿道黏膜及黏膜下层。前列腺导管共15～30条,由30～50个腺泡汇集而成,又叫前列腺排泄管,开口在尿道的精囊两侧。前列腺分泌前列腺液,是一种稀薄的乳白色浆性液体,呈弱酸性,组成精液的30%。其中含有钠、钾、钙和大量的锌和镁,此外还含有丰富的酸性磷酸酶和淡黄色的卵磷脂小体,以及一些特殊的酶类物质,如淀粉酶、葡萄糖醛酸酶、纤维蛋白溶解酶等,这些物质与精液凝固和液化有关,可使射出的处于凝固状态的精液转化成液体状态,以利于精液中的精子活动。前列腺液、精囊液和尿道球腺分泌的少量液体,共同组成精液的精浆部分,加上精子,成为精液。

3.射精管的解剖特征与生理功能

射精管长2 cm,左右各一,起自输精管末端与精囊出口合并处,下行通过射精管,在尿道嵴的精阜处两侧,开口于尿道。平时空虚,当有性生活时,来自睾丸、附睾、输精管的精子和来自精囊、前列腺的精浆,全部集中到射精管里,通过射精管壁肌肉有力的收缩,将精液射向尿道。

(五)阴茎

阴茎是男子性交合器官,长7～10 cm,勃起时增长增粗,可分为前端膨大的阴茎头、后部附着于耻骨及尿生殖隔的阴茎脚及两者之间圆柱状的阴茎体。头部呈菌状膨大,有尿道开口。头部与体部交界处有冠状沟,阴茎由前方两个较大的海绵体和位于腹侧中部一个较小的尿道海绵体构成,其内有尿道通过。阴茎脚是阴茎体的根部向左右两侧的分叉状结构,深入到骨骼,起支持阴茎的作用。阴茎的皮肤很薄,柔软,易活动且富有伸展性,至阴茎游离向前伸,在阴茎头上形成双层皱襞,称包皮。包皮内层皮肤薄而湿润,且不角化,内有包皮腺,其分泌物为包皮垢的成分之一。

(董　玮)

第三节　体外受精与胚胎移植

体外受精与胚胎移植(IVF-ET)是指从卵巢内取出卵子,经过体外培养,然后加入经体外处理获能的精子,使其在体外受精,将受精卵继续培养成早期胚胎或囊胚,再将它移植入子宫内并发育成胎儿。由于这一过程最早是在体外试管内进行的,故又称"试管婴儿"。

1978 年 7 月 25 日,世界上第一例试管婴儿在英国剑桥诞生;1980 年,澳大利亚又出生 1 例;1981 年 12 月,美国第一例试管婴儿诞生。我国大陆 1987 年由北京医科大学第三临床医学院获得 IVF-ET 临床妊娠,1988 年 3 月诞生首例试管婴儿。目前,IVF-ET 技术已在世界范围内迅速开展。由于其技术水平改进使妊娠率不断提高,除输卵管梗阻外,该技术已扩大应用于其他原因造成的不孕不育症。

影响体外受精—胚胎移植成功率的因素很多,临床促排卵和实验室胚胎培养是两个重要环节,故实验室应保持稳定、无毒性、无病原体的环境,以保证正常的卵子受精和胚胎发育。

一、适应证

(一)女方因素

(1)各种导致配子运输障碍的因素:如双侧输卵管梗阻、切除、积水、伞端粘连或输卵管炎症后丧失了蠕动功能,或盆腔内粘连隔绝了输卵管和卵巢间的联系,盆腔结核所致输卵管梗阻。

(2)排卵障碍:如顽固性 PCOS 经过一般促排卵治疗无效。

(3)子宫内膜异位症:经手术或药物治疗后未孕者。

(4)不明原因性不孕:各项检查均正常,其他助孕方法如宫腔内人工授精(IUI)多次失败。

(5)免疫性不孕:经其他方法治疗无效。

(6)缺乏正常卵子:如卵巢缺如或异常、卵巢早衰、遗传性疾病可考虑供卵或供胚移植。

(二)男方因素

少精症、弱精症,可采用卵细胞质内单精子显微注射的方法。

二、禁忌证

(1)男女任何一方患有严重的精神心理疾病、泌尿生殖系统急性感染、性传播疾病。

(2)患有《母婴保健法》规定的不宜生育者、目前无法进行胚胎植入前遗传学诊断的遗传性疾病患者。

(3)女方患有严重躯体疾病或传染病,不适合妊娠者;女方有严重生殖系统畸形,不能承受妊娠者。

(4)任何一方接触致畸量的射线、毒物、药品并处于作用期。

(5)任何一方有吸毒等严重不良嗜好。

三、主要技术

(一)超促排卵方案

IVF-ET 需要获得多个优质卵子和胚胎,才能达到较高的妊娠率,通过控制性超促排卵可以诱导多个卵泡同时发育,获得多个成熟卵子。一个典型的超促排卵方案通常包括降调节、促超排卵、诱发卵细胞的最后成熟,以及黄体功能支持。常规方案中,降调节多始于黄体中期,直至下一周期注射 hCG 时停药,根据不同的目的,降调节也可以从准备周期的第 2 天开始,或者从促排周期的第 2 天开始;超排卵的促性腺激素(Gn)由月经周期的第 3~5 天开始,直到卵泡成熟达到注射 hCG 的标准;在注射 hCG 后 36 h 取卵,注射 hCG 的目的是模拟排卵前的 LH 峰,从而诱发卵细胞的最后成熟;黄体期给予黄体酮补充黄体功能或 hCG 促进黄体功能,也可以两者同时应用。

1.使用 GnRHa 的目的

(1)引起垂体降调节,抑制或减少自发性 LH 峰的出现,避免自发排卵,可以主动地决定 hCG 的给予时间和取卵时间。

(2)在卵泡早期使用 GnRHa,利用其用药初期对 Gn 分泌的短期促进作用,形成一个短促的 Gn 高峰,从而增加卵泡募集的数量。

(3)改善卵泡发育的同步化,争取得到更多的同步发育的成熟卵泡。

2.降调节

一直采用促性腺激素释放激素激动药(GnRHa),促性腺激素释放激素拮抗药也开始用于临床;促排卵应用基因重组尿促卵泡素(r-FSH)、高纯度尿促卵泡素(HP-FSH)和人绝经后促性腺激素(HMG)。促排卵方案有五种,最常用的是长方案和短方案。

(1)长方案:是最常用的方案,适用于年轻者、FSH、LH 水平正常或稍高的患者。降调节于准备周期的第 21 天开始(也可以在准备周期排卵后 7 d 开始 GnRHa 降调节)。促性腺激素常规应用于治疗周期的第 2~3 d 开始促排卵。利用 GnRHa 如曲普瑞林 0.05 mg/d 或 0.1 mg/d 至 hCG 应用前。也可以应用缓释剂型单次应用曲普瑞林、达菲林 3.75 mg(全量)、1.8 mg(半量)或 1.3 mg(1/3 量),因人而异,以此达到降调节。促性腺激素包括尿源性与重组两种。用量需据卵泡直径、FSH、E_2 而定,一般开始剂量<35 岁者促性腺激素 150 IU/d,>35 岁 225 IU/d,>40 岁 300 IU/d 为宜。常用药:福特蒙、果纳芬、乐宝得等。注射 hCG 时机:主卵泡>18 mm 或至少 3 个卵泡直径>17 mm,取卵前 36 h 注射剂量为 5 000~10 000 IU。方案使用中,需隔时进行卵泡及雌激素等水平监测,酌情调整用药剂量(选药不同,剂量不同)。

(2)短方案:应用前规范处理同上,只是在促排卵周期的第 2 天才开始使用 GnRHa,用量酌情处置每天 1 次或隔日 1 次。月经第 2~3 d 应用促性腺激素药量同前。GnRHa 0.1 mg/d 或 0.1 mg/2 d,据情况 FSH/HM G75 IU/支(2~4 支)/d 至 hCG 日止。此方案适用年龄较大、反应不良或卵泡数少的患者。对反应不良、卵泡数目少者可以用超短方案。超降调节方案适用于子宫内膜异位症患者。

(二)穿刺取卵与拾卵技术

体外受精与胚胎移植重要步骤之一是行卵巢穿刺取卵与拾卵术,也是临床工作与实验室工作的最终结合之举。在实验室必须严格掌控培养液及其他需用物质、平衡矿物油与母体血液等。之所以强调培养液的准备是因为其是卵子在体外发育成熟,体外受精和胚胎发育的主要环境,培养液的成分应尽量与胚胎在体内的生存环境相似。而卵子的体外成熟发育、受精、胚胎发育必须依赖于卵巢穿刺取卵、拾卵技术的施行收集卵母细胞。只有通过穿刺取卵术与拾卵才能收集到卵母细胞。

穿刺取卵步骤以影像说明:患者取膀胱截石位,用生理盐水冲洗及擦洗外阴、阴道及宫颈,阴道探头外套装无菌乳胶套,用培养液冲洗之。B 超探查双卵巢位置,卵泡数目及大小。并注重探查周围大血管的分布。在心电监护下静脉丙泊酚全麻成功,用 5~10 mL HEPES 缓冲的 HTF 冲洗取卵穿刺针,将冲洗后的 16 G/17 G 穿刺针与取卵试管及负压吸引器相接,弃去冲洗的液体,以 12~16 kPa(100~120 mmHg)为卵泡液抽吸的负压。穿刺针沿阴道探头上的针架经阴道穹隆部进针,再沿穿刺线进入卵巢,由近至远依次穿刺≥15 mm 卵泡至缩小,抽取的卵泡液吸入 14 mL 的试管中,放置在 37 ℃恒温试管架上,或立即送至实验室专职人员。收集到的卵泡液置入 90 mm 培养皿内,肉眼观察卵-冠-丘复合物呈灰色的黏团,之后移入解剖镜下观察到卵母细胞评估分级并经规范处理后移至受精液中,最后置 5%CO_2、37 ℃培养箱内培养 4～6 h 使卵母细胞进一步成熟。

(三)卵泡浆内单精子注射技术(ICSI)

1992 年,Palermo 等取得了人类胞质内单精子注射首例妊娠成功。ICSI 的受精率与正常 IVF 相当,需要的精子数非常少,因此卵泡浆内单精子注射广泛应用于严重男性因素不育者的治疗,是体外受精技术中不可缺少的重要技术项目。

1. 适应证

目前还没有统一而明确的 ICSI 治疗标准,因各实验室之间掌握的指证差异较大,常常对增加或者取消 ICSI 治疗带来不同意见,多数情况下,ICSI 治疗适应证如下。①少弱精畸形精子症(精子密度<$2×10^6$/mL/次射精;精子密度低于 $20×10^6$/mL,而活动率<40%,Ⅱ级以上精子<25%或畸形精子率>85%等。②不可逆的梗阻性无精子症或生精功能障碍(排除遗传缺陷病所致)。手术获取附睾或睾丸精子。③射精障碍或逆行射精者。④免疫性不孕导致不受精;⑤精子顶体异常。⑥前次 IVF 失败或受精率低。⑦对体外成熟培养(IVM)的卵母细胞或冷冻保存后卵子进行受精。⑧胚胎移植前遗传学诊断,避免透明带上黏附精子影响 PCR 或 FISH 的结果。

2. 操作过程

①ICSI 操作系统的建立(倒置显微镜,显微操纵台,显微操作工具,体外显微镜和环境控制设备);②ICSI 所需试剂的准备;③显微操作系统的安装;④精子的分离;⑤卵母细胞处理;⑥ICSI 操作皿的准备:选择有第一极体的 MⅡ卵子供 ICSI 操作皿放置倒置显微镜载物台,挑选并制动正常活动精子后吸入注射针。移动载物台,使一个含有卵子的液滴进入视野,看清卵子后降低固定针进入液滴,施加负压轻轻吸住卵子,使第一极体位于 12 点或 6 点钟处;将精子推移到注射针内口处,调整注射针、固定针与卵子中心位于同一平面,从卵子 3 点刺入穿过透明带推进至卵子中央,略加回吸收,当见卵泡浆快速流入注射针时,表明卵膜已被穿过即停止回吸收,再将吸出的卵泡浆及精子注入卵泡浆,确认成功,轻轻退出注射针。注射后的卵子用不含 Hepes 的培养液冲洗数次放回培养箱继续观察、培养,受精后 16～24 h 除去卵细胞周围的颗粒细胞后利于观察受精程度。

3. 辅助孵化技术

卵子与胚胎外面有透明带,主要成分为糖蛋白,透明带在受精的主要作用是对胚胎起到保护作用并保持其完整性。发育到囊胚阶段的胚胎必须从透明带中孵化出来与滋养细胞及子宫内膜作用完成胚胎的植入。孵出囊胚需经过反复的收缩、扩张,受机械力的影响透明带变薄破裂。已有研究表明,孵出过程是由胚胎或子宫分泌胰蛋白酶活性物质溶解素(lysin)完成的。而体外受精培养的囊胚需足够的细胞数目才具备孵化能力,可能缺少来源于子宫的溶解因子及体外受精导致透明带的过度硬化。因而采用辅助孵化技术就是通过物理或化学的方法,在透明带上制造出一缺损或裂隙致使其整体薄弱,利于胚胎破壳而出完成孵化。

(四)胚胎移植

1. 移植时机

胚胎移植是将体外培养的胚胎移入子宫的步骤,根据胚胎的数目和发育情况,可以选择在第 2 天移植 2～6 细胞胚胎、第 3 天移植 4～8 细胞胚胎、第 4 天移植桑葚胚、第 5 天或第 6 天移植囊胚。如果有 5 个或少于 5 个可用的胚胎,建议在 2～4 细胞期移植;如果有超过 6 个可用的胚胎可以在第 3 天(第 1 天为原核期)8 细胞阶段移植。

2.移植胚胎选择

移植前选择具有发育潜力的胚胎非常重要。通过胚胎种植前遗传学诊断(PGD)来选择具有发育潜力的正常胚胎移植最好,但方法受到技术的限制。从卵子、合子到胚胎发育追踪评分,选择高质量胚胎移植,可以提高胚胎种植率和妊娠率。目前一般选择卵裂速度快、形态学为 1 级或 2 级的胚胎进行移植。透明带厚薄不均有明显的薄弱区域,卵裂球之间相互黏着的胚胎种植率非常高。每周期移植胚胎总数不得超过 3 个,其中 35 岁以下妇女第 1 次助孕周期移植胚胎数不得超过 2 个。

3.胚胎装管

通常使用单导管或双套管导管。首先将选择好移植的胚胎转移至含 15% 血清的移植液中,放入培养箱中待用,移植管后接 1 mL 注射器,用含有 15% 血清的移植液 1～2 mL 冲洗移植管,检查抽吸系统的灵活性,移植管内充满培养液,然后吸入约 2 mm 空气柱、10 mm 含有胚胎的培养液、2 mm 空气柱、2 mm 培养液,胚胎装管完毕,此步骤与宫腔内插入移植管同时进行,移植时针栓推到底。

4.移植方法

患者采取膀胱截石位,用生理盐水轻轻擦洗外阴、阴道及宫颈,用蘸有培养液的棉球擦洗宫颈,尽量擦净宫颈口黏液,最好不牵拉宫颈或轻轻牵拉宫颈后,超声下缓缓将移植管放入宫腔,离宫底约 1 cm 处,缓慢注入胚胎及移植液(20～30 μL),停留 30 s 保证胚胎进入宫腔。移植管旋转 90°缓慢退出宫颈。医师将移植管交回实验室医师,在显微镜下仔细观察培养皿的中央,并反复冲洗移植管几次检查是否有胚胎残留,记录有无黏液和血迹,如发现有胚胎存留,应立即行第二次移植术。胚胎移植后原位平卧休息 4 h(有报道,移植后是否平卧休息并不影响妊娠率)。

(五)黄体功能维持与随访

由于超促排卵时导致的卵巢过度刺激以及取卵时造成的卵泡液、颗粒细胞丢失,很容易引起黄体功能不足。维持黄体功能的治疗需规范用药。

(1)hCG:从移植日开始,每隔 2 d 给予 1 000 IU 共 7 次或 2 000 IU 共 3 次。OHSS 倾向者及出现卵巢过度刺激症状不能用。已用者应取消。

(2)黄体酮:从取卵日下午开始,每天给予肌内注射黄体酮 40～60 mg。

(3)随访:移植后第 14 天测尿妊娠试验或血 β-hCG,若阳性,继续给予维持黄体功能。

(六)囊胚培养与移植

体外受精—胚胎移植已有 20 多年的发展历史,虽然人类第一例体外受精妊娠是通过囊胚移植获得的,但由于延长人类胚胎体外培养时间存在困难,所以多年来常规进行卵裂期胚胎移植。近年随着对人类胚胎的研究越来越深入,胚胎的体外培养也有了长足进展,囊胚培养与移植又重新受到重视。

囊胚系 D5/D6 卵裂期胚胎。此时期的胚胎基因组已经激活,代谢明显活跃,适合宫腔发育种植。因为宫腔中液体成分与输卵管内成分有较大差异,因此在自然条件下,输卵管和子宫成分适合胚胎不同发育阶段的需要。尚若过早将卵裂期胚胎移植到子宫,可能影响胚胎发育与种植。故在 IVF 中移植到子宫腔内的 D3 卵裂早期胚胎发育种植受影响,而 D5/D6 胚胎移植使胚胎与子宫内膜更同步、更贴近自然妊娠,且可选择种植潜力最高的单个胚胎移植。囊胚移植是胚胎体外培养的自然演化,可能会被认为是一种更好的生理性选择。

1. 囊胚培养与移植的适宜条件

(1)卵子与胚胎的数目:一般来说,卵子与早期胚胎的数目越多,获得囊胚的可能性越大。虽然有报道第 3 天的优质胚胎与第 5 天的优质胚胎之间无相关关系,但目前仍以第 3 天的胚胎情况作为是否进行囊胚培养的指标,若第 3 天有多于 3 个评分 2 级以上的 8 细胞胚胎,可以继续进行培养,通常能获得囊胚。

(2)胚胎的质量:对发育慢与质量差的胚胎是否应该及早进行移植有不同的观点,而就临床观察总结,虽然在未经选择的患者中,第 5 天移植的妊娠率与种植率高于第 3 天移植,但由于无胚胎移植的发生率也明显增高,所以目前囊胚移植多用于对促性腺激素反应良好的患者。Langley(1999)的一项研究表明,若第 3 天的胚胎达到 8 细胞期且质量良好,则 80%能形成囊胚,而 6 细胞期的第 3 天胚胎只有 55%的囊胚形成率。因此,到了第 3 天,临床医师和实验室人员可以根据胚胎的情况估计能否形成囊胚,从而尽量避免患者到了第 5 天得不到胚胎移植,Milki(1999)在研究中实际应用了这种方法,获得了良好的效果。

(3)年龄与囊胚发育:观点不统一。但根据报道(Milki,2000)临床统计学研究对照,第 5 天移植胚胎数目减少。总而言之,着床与妊娠率随年龄的增长而降低,尤其是超过 40 岁的妇女着床率与妊娠率显著降低。

2. 囊胚评分系统

目前多采用 Gardner 囊胚评分标准。首先根据囊胚的扩张和孵出状态分为 1~6 级,此步评分可以在解剖镜下进行。

3. 囊胚培养与移植的意义

在 IVF 治疗中实施囊胚培养与移植的意义在于更符合生理,目前研究表明,在胚胎融合前移植入子宫获得的妊娠率不如移植囊胚高。

此技术有利于胚胎发育活力的评估与移植胚胎的选择,用于提高种植率及妊娠率的成功率。提高种植率是因为减少胚胎暴露于激素刺激后宫腔环境的时间。因为促性腺激素刺激后的子宫环境与自然环境不同,对胚胎的支持不如自然情况。胚胎在非自然环境中为适应环境而活力受到影响。而囊胚移植使胚胎与超促排卵后子宫环境接触时间缩短。4~8 细胞期胚胎移植时,子宫环境尚未从先前促排卵药的刺激(E_2 水平过高)中恢复,且孕激素(黄体酮)的作用时间还不够长,不利于胚胎的发育和着床,而在取卵后的第 5 天或第 6 天进行胚胎移植,子宫的接受度比较高;子宫腔内温度比输卵管内高,早期胚胎对温度的调节功能较差,而囊胚期的胚胎对温度的调节功能较好,因此在囊胚期时植回子宫,胚胎的存活率较高,考虑到子宫营养环境和子宫收缩活动减弱,子宫与囊胚有更好的同步性,能提供一个比输卵管更适合的环境。另外,给植入前遗传学诊断(PGD)提供时间,提高种植率并减少多胎妊娠。

四、培养方法

(一)培养液的选用

囊胚的培养方法有多种,单一培养液培养与辅助培养(co-culture)是以往多采用的方法,随着商品化序贯培养液的出现,培养过程得以简化,培养效率也有较大提高,所以,目前多采用序贯培养。通常选用的序贯培养液有 Vitrolif(IVF science)G Ⅱ 和 G Ⅲ 系列,Irvine 系列、

Quinne's Advantage 系列及 Medcult 系列等,通常添加 10％的清蛋白或代血清等蛋白质制剂后应用。

(二)培养条件

37 ℃,pH7.2,饱和湿度,液滴法培养。有条件者推荐用"三气"(如 5％CO_2、5％O_2、90％N_2)及单独的培养箱,以保证稳定的条件,可以提高培养效果。

(三)培养程序

所用培养液需提前 1 d 配制,取卵培养液应用只需要预温至 37 ℃。其他三种培养液应用前都需要预温及酸碱平衡,培养 48 h 后需更换新鲜培养液;取卵培养液中含有 HEPES,仅用于捡卵过程,防止捡卵时培养液变碱对卵子造成损害;受精培养液用于开始及第 1 天的培养;第 1 天检查卵子受精结果后即将受精卵转移入卵裂期胚胎培养液,培养 48 h 后(第 3 天)观察胚胎发育情况;选择 6~8 细胞胚胎于第 3 天转移入囊胚培养液,培养 48 h 后(第 5 天)若有囊胚形成,根据囊胚评分系统选取 1~2 个质量较好的囊胚行子宫内胚胎移植,若无囊胚形成,更换新鲜培养液培养至第 6 天再选取囊胚进行移植。

(四)囊胚移植

用囊胚培养液进行移植,移植方法同常规胚胎移植。

研究表明,目前囊胚可以用在 IVF 的患者,但仅一小部分胚胎可以发育到囊胚,但有诸多问题尚待进一步研究观察总结。深信不久的将来,人们将会准确判断可着床囊胚,可将 IVF 推向更高水平。

五、并发症处理

(一)卵巢过度刺激综合征

辅助生殖技术中,由于广泛应用超促排卵药物,卵巢对促性腺激素的刺激反应过度,表现为卵巢增大、腹胀、胃肠道不适合、腹腔积液、胸腔积液、少尿及低血容量所致的一系列临床综合征,称为卵巢过度刺激综合征(ovarian hyperstimulation syndrome,OHSS),其发生率约为 20％。在超促排卵过程中,轻度 OHSS 经常发生,并无危险,但对于中、重度 OHSS 应十分重视。近年来,由于促性腺激素释放激素激动药(GnRHa)在控制性超促排卵中的合理应用、取卵技术的提高及对 OHSS 的进一步了解和预防,使 OHSS 的发生率明显下降。

所有 OHSS 患者都应给予监护,避免病情进一步加重。

1.轻度

不需治疗,可自然缓解。鼓励患者多饮水,多小便,多进高蛋白饮食,适当限制活动。

2.中度

注意休息和少量多次进食,适量进水和补充体液,对症处理,尽早确诊妊娠,观察病情变化,对于有病情加重倾向者,及早给予扩容和清蛋白治疗。

3.重度

入院严密观察,积极治疗,防止严重的并发症。治疗包括以下几方面:①卧床休息,每日测腹围、体质量、血压,记出入量,尽早确诊妊娠,查血、尿常规,血液黏稠度,电解质,肝、肾功能,血浆蛋白水平和凝血机制。B 超检查卵巢和胸、腹腔积液情况。②保持胶体渗透压,静脉滴注清蛋白、新鲜血浆或血浆代用品,清蛋白每天给予 10~20 g。③补充液体,维持有效循环血量,防止血液浓缩及肾衰竭,保持水、电解质平衡。可用低分子右旋糖酐 500~1 000 mL、生理盐水、葡萄糖液。对于体液大量潴留者,限制盐分及液体入量,因为过多地输入晶体液会增加向腹腔和胸腔的移动量导致病情加重。酸中毒者可给予 5% 碳酸氢钠纠正。④降低毛细血管渗透性,阻止液体渗漏,可给予糖皮质激素,如泼尼松 5 mg,每日 3 次,或前列腺素拮抗药,吲哚美辛 25 mg,每日 3 次,妊娠期慎用。近年来提出,马来酸氯苯那敏,一种 H_1 受体阻断药,对维持膜通透性的稳定性有一定作用。⑤严重胸、腹腔积液,伴心肺功能障碍,可于 B 超引导下穿刺放液,以改善症状。可同时穿刺卵泡囊内液,减少血雌激素量,但要防止流产。⑥少尿处理,发病早期的少尿属肾前性,及时扩充血容量一般能维持正常尿量,病情严重有肾功能损害而发生少尿者,可采用甘露醇利尿。多巴胺可以增加肾灌注量而增加尿量。在未充分扩容前,禁用利尿药。⑦若血液呈高凝状态时,适当给予肝素化治疗。注意下肢活动,防止深部静脉血栓形成。⑧保守治疗无效时,可考虑终止妊娠。⑨若出现卵巢黄体囊肿破裂、出血或蒂扭转等急腹症,应剖腹探查,尽量保留卵巢组织。⑩全身情况不良者应预防感染。

(二)多胎妊娠处理

多胎妊娠引起母婴妊娠并发症的发生率高,而且新生儿围生期病死率也随之增高,是单胎的 3 倍。因此多胎妊娠被视为辅助生殖治疗的不良结局或并发症之一。但多胎妊娠在辅助生殖技术发生仍系难以避免的并发症。因此,生殖技术后必须做到追踪,B 超复查。以便尽早发现确诊多胎妊娠,及时采取必要的干预或监护措施。经阴道减胎时机多在妊娠 8～10 周(12 周内),11 周后多经腹施术。开展多胎减胎术是重要的补救方法。有人将其分为选择性减胎术和多胎妊娠减胎术。

选择性减胎术指多胎妊娠中,有异常胎儿同时存在,采取介入法减灭不良胎儿妊娠,有助于正常胎儿良好生存。此技术也安全用于妊娠各期。多胎妊娠减胎术是为了改善多胎妊娠的结局,采用人为的方法减灭一个或多个胚胎从而改善妊娠的产科及其他方面的不良结局。

B 超引导下经阴道行胚胎穿刺后抽吸的方法,可机械破坏胚胎体,钢丝绞杀胚体以及药物注射等方法。影像图示经阴道减胎术:术前受术者可酌情使用抗生素及黄体酮。必要时加用镇静药。排空膀胱,取截石位,碘伏消毒外阴、阴道,擦净残液,术前对患者以安慰并再次说明目前的手术操作步骤。安置外罩无菌橡胶套的阴道探头穿刺架,探测子宫及各妊娠囊相互关系及方位,选择所减妊娠囊,即在阴道 B 超引导下,穿刺针经由阴道穹隆部进针,经宫壁穿刺所要减灭的胚囊和胚胎。一般第一种方法即用机械破坏法穿刺针穿入胚胎加 15 kPa 负压,持续 1～2 min,同时在负压下于胚胎内反复绞动破坏直至胎心消失。第二种减胎法系抽吸胚胎法,手术结束可见抽吸出的穿刺液及胎芽。

临床分析:虽然移植胚胎数目增加,可以增加每次移植的妊娠率,但多胎妊娠率也随之增加。澳大利亚墨尔本大学皇家妇女医院生殖中心报道,以前无法进行胚胎冷冻保存的年代,一次可移植 4 个胚胎,多胎妊娠率为:双胞胎 30%、三胞胎约 5%,四胞胎 1%。现在移植 2 个胚胎,双胞胎的发生率为 13%。多胎妊娠可以增加母体流产、早产和孕前期并发症的发生率,增加围产儿的病死率,因此应限制移植胚胎数目。根据胚胎质量和患者年龄制订胚胎移植方案,胚胎质量好、年轻的妇女可以减少胚胎移植数目。延长胚胎体外培养时间,对于选择优质胚胎、减少胚胎移植数目具有重要意义。多胎(3 胎以上)可选择性使用减胎术,减胎术后保留 1～2 个健康存活的胚胎,既达到预期生育目的,又可消除多胎妊娠的诸多风险。

1. 减胎术时间

大多数主张妊娠 7～8 周进行,因此时胚胎坏变组织少,吸收快,超过 12 周减胎较困难,我们的经验是只要确定宫内胚芽均有心管搏动,应尽早减胎,此时减胎操作较容易,有时用 16 G 穿刺针可将胚芽吸出。

2.减胎术方法

常采用经阴道穿刺减胎术和经腹部穿刺减胎术两种方法。①经阴道穿刺减胎术:是最常用的方法。术前给予黄体酮和抑制宫缩的药物(如多力妈),先用生理盐水消毒冲洗阴道,B 超探头显示子宫,了解各孕囊排列位置,用 30 mm 长 1.6 mm 外径的穿刺针经阴道前穹隆或后穹隆穿刺,经子宫壁进入宫内最近的孕囊,有三种办法杀死胚胎,如果胚芽小,可以直接吸出胚芽和部分羊水;如果胚芽较大,则穿刺针直刺心脏搏动处,穿刺针针尖在小范围内活动,穿刺心搏位置,直到心搏消失;也可以将 $0.5\sim1$ mL15% 的氯化钾溶液注射入胎心搏动区,$5\sim10$ min 内胎心消失,胚胎死亡。如果需要减掉 2 胎,则同样操作。术后给予对胎儿无害的抗生素预防感染。②经腹部减胎术:已很少应用。③采用钢丝制成的绞杀器减胎,应用于孕周长,胚胎大的情况。当穿刺针进入胎心搏动区,拔出穿刺芯,将绞杀器插进套管并向针尖伸出,钢丝立即向两侧分开成叉状嵌刺在心搏区,转动钢丝将胸心腔及部分胎体绞烂,若接触脐带可使脐带绞断,此方法毁胎准确、安全、无并发症。

3.术后处理

术后用黄体酮保胎治疗,卧床休息和观察有无阴道流血、流水。术后可以用对胎儿无害的抗生素预防感染。B 超随访监测存活胎儿的生存和发育情况。

(三)流产和宫外孕处理

IVF-ET 妊娠中,流产发生率为 $18\%\sim29\%$,可能与胚胎遗传缺陷、胚胎质量问题、黄体功能不全有关。近年来随着 GnRHa 降调节的常规应用,流产率下降。1993 年 Balen 报道早期妊娠流产率在 CC/HMG/hCG 组为 31%,GnRHa/HMG/hCG 组为 19%。宫外孕的发生率为 $3\%\sim5\%$。移入子宫内的培养液尽管很少,有时胚胎也可能进入输卵管,如果输卵管功能异常,进入输卵管的胚胎不能再移向子宫内,因而造成宫外孕。盆腔粘连或因输卵管问题而行 IVF-ET 的患者,宫外孕发生率上升。

六、实验室建设

影响体外受精—胚胎移植成功率的重要环节除临床促排卵外,实验室的胚胎培养绝对重要。IVF 实验室是开始孕育生命的场地。

在这里要完成培养的准备,收集卵母细胞、精液的处理及精子的优选洗涤、观察受精结果和胚胎培养及胚胎的移植等,每一步的严谨完成均是患者获得健康之子的机会。所以,IVF 实验室的设计、设备较考究。为此,我国卫生部 2003 年重新修订《人类辅助技术规范》指出了体外受精—胚胎移植场所的标准及设备条件。

(一)主要场所要求

①超声室不小于 15 m²,环境符合卫生部医疗场所Ⅲ类标准;②取精室与精液处理室邻近,并有洗手设备,面积不小于 5 m²;③精液处理室不小于 10 m²;④取卵室供 B 超介导下经阴道取卵用,面积不小于 25 m²,环境符合卫生部医疗场所Ⅱ类标准;⑤体外受精室面积不小于 30 m²,并设有缓冲区,环境符合卫生部医疗场所Ⅰ类标准,建议设置空气净化层流室,胚胎操作区必须达到百级标准;⑥胚胎移植室面积不小于 15 m²,环境符合卫生部医疗场所Ⅱ类标准。

（二）设备条件

包括：①B 超机（配置阴道探头和穿刺引导装置）2 台；②负压吸引器及妇科床，超净工作台 3 台；③立体显微镜、生物显微镜及含恒温平台的倒置显微镜；④精液分析设备；⑤二氧化碳培养箱（至少 3 台）；⑥二氧化碳浓度测定仪；⑦恒温平台和恒温试管架；⑧实验室常规仪器和消耗品；⑨配子和胚胎冷冻设备，包括冷冻仪、液氮储存罐；⑩必须具备显微操仪 1 台（ICSI 机构所备）。

（三）培养液

目前可供选择的商品化培养液有多种，在 IVF 的不同发育阶段使用不同培养液，例如受精液、卵裂阶段培养液、囊胚培养液。培养液的储存要求装有培养液的瓶子，在用后密封（吸出后的液体不得再放入瓶中）放回 2 ℃～8 ℃冰箱中保存。不含蛋白的不使用培养液，2 ℃～8 ℃保存期限 4 周以内。实验室培养系统关键部分是培养液的配制、管理、应用的规范。

配制培养液一般在取卵前一天配置卵泡冲洗液、洗卵液、受精液、取卵当日下午配制生长液，移植前一天配制移植液。各培养液配好后均应放入 5% CO_2、37 ℃培养箱平衡 4 h，保证 pH 及渗透压稳定。

（董　玮）

第四节　显微受精技术（卵胞浆内单精子注射技术）

ICSI 是直接将精子注射入卵子内帮助卵子受精的显微生殖技术，无须发生顶体反应。ICSI 受精率高达 70% 以上，妊娠率与正常 IVF 相当；需要的精子非常少，精子数量、形态、活动度对受精无明显影响；多精受精率显著降低，理论上为零；精子来源广泛，自然射精的精子、附睾或睾丸精子、逆行射入膀胱的精子、冷冻精子，甚至睾丸精细胞均可采用 ICIS 获得受精，使无精子症患者也有了生育的可能。

一、适应证

理论上单个精子即可能通过 ICSI 受孕，一般情况下只需使用数条精子，因此 ICSI 可广泛用于严重男性因素不育的治疗。目前尚无统一标准，一般认为 ICSI 可用于以下情况。

（一）严重的少、弱、畸精子症

(1)严重少精子症，精子密度 $\leqslant 1 \times 10^6$/mL。

(2)少弱畸精子症，精子密度 $< 20 \times 10^6$/mL，同时 a＋b 级运动精子 $< 20\%$，畸形精子 $> 85\%$。

(3)弱畸精子症，精子密度 $\geqslant 20 \times 10^6$/mL，按严格标准进行精子形态学检查，正常形态精子 $< 10\%$，或 a＋b 级精子活动率 $< 50\%$。

(4)临界性少弱精子症很难选择常规 IVF 与 ICSI，ICSI 比常规 IVF 受精率高，可避免完全性体外受精失败，对这些患者可行 ICSI 治疗，但也有人认为后代可能存在潜在危险，应谨慎，不可滥用。

(5)精液处理后 a＋b 级运动活精子浓度 $< 1 \times 10^6$/mL，精子功能异常，如顶体反应异常

等。Abdulla 等提出以下标准可供参考:精子计数$\leqslant 1\times 10^6$/mL、活动率$<20\%$、活动力<1、活动精子数$\leqslant 1\times 10^6$/mL 采用 ICSI;精子计数$>5\times 10^6$/mL、活动率$>30\%$、活动力>2、活动精子数$>5\times 10^6$/mL 采用常规 IVF;精子参数介于两者之间,可考虑先行常规 IVF,或将卵子分两部分,分别行 IVF 和 ICSI。

(二)梗阻性无精子症

通过手术自附睾或睾丸获得精子行 ICSI。

(三)非梗阻性无精子症

即睾丸生精功能障碍,通过手术自睾丸曲细精管获取精子或精细胞行 ICSI,应排除遗传性疾病。

(四)射精功能障碍或逆行射精

可采集附睾或睾丸精子,或收集尿液精子行 ICSI。

(五)前次体外受精失败

前次 IVF 失败,第 2 次改行 ICSI 受精率较高;如无明显的男性因素时不建议 ICSI,但可考虑部分 ICSI,有利于防止不必要的受精失败;前次 IVF 受精率$<25\%$,再次应行 ICSI;2 次 IVF 受精失败应行 ICSI。

(六)免疫性不育

因免疫因素导致的不受精可行 ICSI。

(七)精子顶体异常(圆头精子)

ICSI 是可以使其受精的唯一方法,但常无法使卵子激活,受精率与妊娠率较低。

(八)不活动精子

不活动精子无自然受精能力,可通过低渗肿胀试验选择活精子,或经附睾、睾丸穿刺获取精子行 ICSI。

(九)体外成熟的卵母细胞或冻存卵子与精子

不成熟卵母细胞经过体外培养成熟,或卵子冷冻后透明带变厚或变硬,冷冻保存精子的活力与受精能力下降,常规受精方法受精率低,可行 ICSI 受精。

(十)胚胎植入前遗传学诊断

为避免透明带上黏附精子影响 PCR 或 FISH 等胚胎植入前遗传学检查,可采用 ICSI 受精。

(十一)补行 ICSI

IVF 不受精的成熟卵子,第 2 天补行 ICSI 受精,可达 70% 以上的受精率,但妊娠率极低。

(十二)不明原因不育

可能有目前尚无法检测出的精子与卵子受精能力的缺陷。采用 ICSI 可减少受精失败,如果卵子数量允许,可行部分 ICSI,部分常规 IVF。ICSI 最初用于严重的男性不育,随着 ICSI 技术不断成熟,适用范围越来越广,但不能取代常规 IVF。用正常精液进行 IVF 与 ICSI 比较两者妊娠率无显著性差异。ICSI 治疗昂贵、耗时,是一种侵入性操作,存在遗传缺陷潜在风险,因此 ICSI 应限于有适应证者。

二、禁忌证

染色体异常或有严重的先天性畸形者,女方不具备妊娠功能或有严重躯体疾病不能承受妊娠者。

三、ICSI 准备工作

(一)患者准备

与 IVF-ET 相同,包括病史询问、男方检查、女方检查,向男女双方说明情况,获取有关证明,签署知情同意书等。

(二)卵子处理

进行 ICSI 前需要去除卵母细胞周围的颗粒细胞,充分暴露卵子,以便检查成熟情况,避免周围细胞挡注射针进入卵子,常采用酶处理和机械方法相结合。准备四孔皿一个,一孔内分别加入约 1 mL 透明质酸酶(80 IU/mL),其他三孔内加入 1 mL 的 HEPES-HTF,覆盖液状石蜡,培养箱内预热备用。

将取卵后置 37 ℃、5%CO_2 培养箱孵育 4～6 h 的成熟卵子移入透明质酸酶液中轻轻吹打,每次 4～6 枚,处理时间不超过 40 s,可见到大部分卵丘颗粒细胞脱落。再用拉制的毛细吸管将卵母细胞依次移至第 1、2 个 HEPES-HTF 孔内漂洗数次,随后移至第 3 个 HEPES-HTF 孔内。改用内径 130 μm 左右的毛细吸管轻轻吹打,进一步去除颗粒细胞,直至暴露裸卵。将处理后的卵母细胞移入 HTF 培养皿内,置培养箱备用。显微镜下检查卵子成熟情况,选择有第 1 极体的 M Ⅱ卵子用于 ICSI。

(三)精子处理

精液样本质量不同,处理方法不同。对重度少弱精症可将液化后的精液加入 1～2 倍培养液混匀后离心,1 000 r/min 离心 10 min,弃去上清液,留沉淀备用。附睾穿刺抽吸取精者,先在注射器中吸入 0.5～1 mL 培养液,抽吸附睾液后连同培养液一起注入培养皿,如精子浓度较低,可离心后使用。睾丸精子提取时,先将曲细精管用 2 只针撕碎,再将此混悬液吸入离心管中,在培养箱内孵育一段时间,用前再反复吹打、混匀后静置数分钟,待大块组织沉淀后,将上层精液 1 000 r/min 离心 10 min 后使用。因精子活力极差、精液过度黏稠或碎片黏附等原因使精子不易上游,可将精子悬浮液加入一干净培养液中,用显微注射针直接选取活动精子移至干净的 10%聚维酮(PVP)液滴内进行精子制动。注意黏稠的精液和过多的碎片容易阻塞注射针口,或使精子黏附于注射针上影响 ICSI 操作,必要时应在干净 PVP 中反复抽吸清洗精子,确保精子不会黏附于针管后才能进行显微注射。

(四)显微操作仪器准备

将显微操作系统固定在显微工作台,固定针连接在显微操作系统左侧,注射针连在系统的右侧,相应的控制装置(微量注射器)放置于对侧。固定针和注射针通过聚乙烯管连接到微量注射器,油控系统需要用液状石蜡充满整个管道,并排出管道中的气泡,气压控制系统则不装油。将固定针和注射针装在金属固定器上,在低倍镜下调节固定针和注射针的位置和角度。

(五)ICSI 操作皿制备

若处理后有相当数量活动精子,则在培养皿中心用 PVP 制作两个微滴,一滴用于精子制动,一滴用于清洗注射针。在 PVP 液滴周围制作数滴 5 μL 的 HEPES-HTF 培养液滴覆盖液状石蜡。将 1～2 μL 处理后精液加入一滴 PVP,静置 10 min 使精子沉淀。若处理后精液中活动精子少,且其他成分细胞和碎片较多,直接用处理后精液制作 1～2 个微滴,在旁边做一个 PVP 微滴,周围制作数个 5 μL 的 HEPES-HTF 培养液滴,覆盖液状石蜡。

四、ICSI 操作方法

(一)精子制动

以干净 PVP 液滴边缘清晰为标准调节显微镜准焦,降下注射针,直至针尖清晰,轻轻摇动后可判断针尖是否触底。抽吸 PVP 数次洗针,将针移至含精子液滴。选择活动和形态正常的精子,将显微注射针稍稍调高,对准精子尾部中点,快速下压并垂直拉过精子尾部。正确制动的精子尾部应出现打折或卷曲、尾部停止摆动,否则应重复操作。操作中针尖严禁拉伤精子颈部。将制动的精子先尾后头吸入显微注射针,移至含一枚卵母细胞的 HEPES-HTF 微滴中。

(二)显微注射

用显微固定针轻轻固定卵母细胞,上下轻轻移动以确保卵母细胞与培养皿底接触,从而确保在注射过程中皿底可支持卵母细胞。用注射针轻轻接触透明带,通过上下左右旋转调整极体到 6 点或 12 点位置。亦有研究表明,极体置于 7 点或 11 点位置受精率更高。回吸固定针进一步固定卵母细胞。将注射针对准卵母细胞正中 3 点位置,缓缓推送精子至针尖,于 3 点位垂直进针,针尖超过卵母细胞中部,回吸部分胞质确保细胞膜破裂,然后将回吸的胞质和精子小心注入卵子内,退出注射针。观察精子是否停留于卵母细胞内,若精子随着胞膜回弹而被带出胞质,应重新制动精子进行注射。

五、注射后卵子培养与胚胎移植

行 ICSI 后 16~18 h 观察是否受精。如见两个清晰原核表明受精。异常的单原核可能是来自酶或注射操作导致的孤雌激活的结果。异常的多原核可能有以下原因:第二极体尚未排出,形成原核;第一极体并不能完全表示纺锤体位置,注射破坏了纺锤体,分散的染色体可能聚成多个小原核。异常受精卵不可用于移植。受精后培养 24~48 h,进行胚胎质量评分。选取质量较好的胚胎移植入子宫。胚胎移植及移植后的处理与 IVF-ET 相同。多余附睾或睾丸取出的精子应冷冻保存。

六、ICSI 结果及影响因素

(一)ICSI 治疗结果

文献显示,ICSI 治疗受精率为 50%~70%,妊娠率与常规 IVF 相当,与常规精液检查指标、精子来源无显著关系,多胎妊娠率为 29%~35%,提示 ICSI 可产生高质量的胚胎,应减少胚胎移植数。

(二)ICSI 治疗结果影响因素

1. 女方年龄

女方年龄对 ICSI 结局有重要影响,大于 35 岁妇女生育力明显下降,卵子非整倍体发生率显著升高,卵母细胞在线粒体功能、氧化应激、染色质结构、DNA 甲基化、基因组稳定性方面均发生显著变化。

2. 卵子激活

卵子激活是指精子进入卵周间隙接触卵子后,触发卵子的一系列反应,首先是卵子质膜内侧的皮质颗粒排出卵子外,在卵周间隙内或同透明带结合,保护透明带不再受顶体酶分解或直接抑制顶体酶作用,防止多精受精;其次,触发卵母细胞恢复第二次减数分裂,完成分裂过程,释放第二极体,形成完全成熟的卵子;然后精卵表面受体配体相互作用或一种来源于精子的可溶性因子在精卵融合时进入卵母细胞内,从而完成激活过程。ICSI 技术避开了透明带和卵膜两个屏障,但卵细胞仍然要经历一系列改变,包括卵母细胞激活、精子去浓缩、排出第二极体等。常规 IVF 与 ICSI 卵母细胞受精失败原因不同,IVF 受精失败主要原因是精子穿透失败(55%),卵母细胞激活失败只占 15.1%;而 ICSI 受精失败,卵母细胞激活不完全达到 39%,卵母细胞激活失败是 ICSI 受精失败的主要原因。

3. 卵子因素

未受精卵母细胞约 1/3 染色体异常。染色体异常多发生在生殖细胞减数分裂和早期胚胎发育中。ICSI 未受精卵与自然流产婴儿 13,18,21,X,Y 染色体非整倍体发生率很高。卵细胞外形不影响 ICSI 受精率及胚胎质量。有人认为异常的卵子外形(颗粒性或胞质内含物,如空泡、黑色颗粒、折光体等)不影响受精,却显著降低种植率。次级卵母细胞减数分裂停滞会造成不受精。将精子注入卵胞质,启动 Ca^{2+} 以一定方式释放,有利于卵母细胞完成受精过程,若卵胞质内 Ca^{2+} 震荡方式异常,将致受精失败。卵细胞成熟与皮质颗粒出胞能力、卵细胞活化能力及钙储备建立有关。在 ICSI 时,少数处于第二次减数分裂中期的卵并不受精,有人认为,卵细胞浆不成熟可能是造成受精失败的原因之一。

4. 精子因素

ICSI 与自然受精及 IVF 不同之处最关键是其只需一条精子即可能受孕,若此精子正常,从精子因素角度而言即可成功受孕。多数研究发现,ICSI 治疗时精子的来源、数量、活动力、形态等对 ICSI 后的受精率、胚胎质量和妊娠率均无显著性影响。射精精子、附睾精子、睾丸精子以及冷冻保存精子行 ICSI 受精率、卵裂率及妊娠率无显著性差异。也有研究表明,精子形态影响 ICSI 受精和妊娠,严重畸形精子行 ICSI 卵子可以受精,着床率明显下降。单纯畸精子症(精子活力正常)常规 IVF 和 ICSI 受精率无差别。严重形态学异常精子可能存在表面蛋白和染色质结构异常。不活动精子、圆头精子、次级精母细胞大大降低 ICSI 受精率。新鲜精子及冷冻解冻精子 ICSI 受精率及妊娠率无明显差异。ICSI 术前不同精子处理方法对 ICSI 受精率及卵裂率无明显影响,因此 ICSI 术前无须对精子进行特殊处理。ICSI 增加注入有损害DNA 精子风险性。DNA 碎裂可阻止精子去浓缩,碎裂可能与卵激活因子缺失有关,引起受精失败。

5. ICSI 操作

ICSI 操作过程温度和 pH 改变对卵母细胞有不利影响,熟练的 ICSI 操作对 ICSI 预后有利。显微注射前猛烈制动精子可增加受精率,此因制动损伤精子尾部,增加精子膜渗透性与膜两侧激活因子的流通,引起卵细胞内钙离子波动及卵细胞高度极化,有助于精子核解聚及雄原核形成。

显微注射损伤卵子结构可能发生卵子死亡,这可能与注射损伤卵膜结构或超微结构,减数分裂的纺锤体破坏,或(和)卵浆从针眼处外漏引起。损伤是否发生与卵子质量有关,有的卵子膜易破,卵膜不能包住注射针周围,易发生卵浆外漏,这样的卵子在 ICSI 后病死率达 14%。卵膜易破的卵子常见于大剂量应用促性腺激素、血 E_2 水平较低者,常有较多不成熟卵子,需体外培养成熟。PVP 有两个好处,活动精子可游至 PVP 滴边缘或液面,而杂质及死精停留原地,分离活精子;黏稠的 PVP 使精子运动减慢,易于观察精子活动和方便制动精子,但对受精、胚胎质量及囊胚形成有不利影响,应尽可能不用或使用低浓度 PVP。

6.实验室环境

IVF、ICSI 及胚胎培养时环境中空气质量、温度、pH 值及光线等都可能影响生殖细胞及其受精与胚胎发育。

七、ICSI 安全性

ICSI 绕过精子自然受精过程屏障，人为挑选精子注入卵母细胞，有可能将原本自然状态下不能受精的精子直接注射入卵细胞内，避开了自然受孕过程中优胜劣汰选择过程，有可能将遗传缺陷传给下一代；在显微注射过程中，可能损伤卵子细胞骨架或减数分裂中的纺锤体及微丝系统，引发卵子孤雌生殖、胚胎污染等；仅从形态学上判断精子优劣，不排除潜在遗传学风险，甚至有文献报道 ICSI 与转基因的发生可能有一定关系。但目前未有证据证明 ICSI 有高致畸率，初步观察资料说明，ICSI 导致的畸形、流产、早产、围产期死亡、低出生体质量等与IVF 相似。

在圆形精细胞卵浆内注射妊娠成功后，曾风行一时，但由于确认精细胞困难，未成熟精子受精可能带来基因缺陷难以预计，实际应用有很多困难和风险。ICSI 作为一项辅助生育技术开展时间还比较短，对后代影响尚待观察。对于非男性因素不孕不育，ICSI 并未体现良好的优越性，应严格把握 ICSI 指证。ICSI 技术为难以受孕夫妇带来生育希望，但同时又有令人担忧的问题，应该清醒认识到 ICSI 在帮助不可能穿越自然选择机制的精子受精的同时，有可能将男性遗传疾病传给子代。在 ICSI 之前必须进行遗传学检查，让治疗不孕夫妇了解可能存在的潜在风险，作好种植前诊断与产前诊断，尽可能避免遗传疾病与畸形出生。

（董　玮）

第五节　子宫内膜容受性

辅助生殖技术（assisted reproductive technology，ART）发展 34 年来，IVF-ET 已成为临床治疗不孕的主要手段之一。随着促排卵方案的成熟及胚胎培养技术的不断提高，目前IVF-ET 的临床妊娠率已高达 40％～60％，但胚胎着床率仅为 20％～30％。

许多研究认为，母体子宫内膜对胚胎的接受能力——子宫内膜容受性，与着床过程密切相关。据报道，60％的胚胎种植失败由不合适的子宫内膜容受性造成。增高子宫内膜容受性将有助于改善胚胎着床的微环境，从而提高试管婴儿的妊娠率。现将子宫内膜容受性的相关因素分述如下。

一、子宫内膜

（一）子宫内膜活检

通常情况下，于黄体期行子宫内膜活检术取子宫内膜组织进行病理学检查以了解子宫内膜的形态分期及分泌功能。但是，子宫内膜活检术是一个创伤性检查，且与胚胎着床是不同步的，因此进行激素环境的评估是不准确的。此外，子宫内膜活检术还潜在有不能排除意外妊娠而导致流产的风险。

(二)宫腔容积

宫腔容积是评价子宫内膜容受性的新指标,在三维超声下自宫底部与宫颈内口处的子宫肌层与子宫内膜交界处进行线条勾勒后即可测得。有数据显示,子宫内膜容积<2 mL 时胚胎着床率和临床妊娠率较低。子宫内膜容积在妊娠组明显高于未妊娠组,认为子宫内膜容积的变化是预测妊娠结局的早期指标之一。

(三)内膜厚度

子宫内膜是胚胎种植场所。子宫内膜的厚度、类型、容积与胚胎着床有着密不可分的关系。子宫内膜厚度是经阴道二维超声容易测得的超声参数,是 IVF-ET/ICSI 周期了解子宫内膜生长情况的主要方法。许多学者研究了子宫内膜厚度和子宫内膜容受性的关系,其结论存在争议。虽然有人认为超声测量子宫内膜厚度并不能预测 IVF-ET/ICSI 的结局,但 Orvieto 等研究证实子宫内膜厚度较高者,妊娠率较高。Zohav 等研究亦表明移植日和两周后子宫内膜体积和厚度的变化情况可以预测妊娠结局,且妊娠率和子宫内膜厚度在 6~17 mm 之间呈线性增高关系。子宫内膜是雌孕激素作用的最直接的靶器官,在适量的雌孕激素的共同作用下,子宫内膜快速增长,从而使子宫内膜厚度达到适宜胚胎着床的理想厚度,但是目前尚无足够资料说明内膜厚度与妊娠之间的线性关系。Child 等研究发现虽然在采卵日内膜厚度和妊娠率不相关,但在移植日两者却呈正相关。Yuval 等认为内膜厚度 7 mm 是成功妊娠所必需的。Hung 等还发现子宫内膜厚度在 9.0~12.0 mm 妊娠率最高。我们的前期研究也表明子宫内膜厚度是间接反映宫腔容积及子宫内膜容受性的指标。

(四)子宫内膜类型

目前对 hCG 日子宫内膜类型的研究较多。Puerto 等通过对 240 例不孕患者的超声研究发现妊娠组与非妊娠组内膜各种类型所占比例有差别,但两组之间内膜类型的分布有很多的重叠,研究认为,hCG 日 A 型子宫内膜最有利于胚胎着床。排卵后黄体期颗粒细胞和黄体细胞开始分泌黄体酮,子宫内膜发生相应的变化,为胚胎着床作准备。子宫腺体增长、弯曲,腺腔扩张并充满腺细胞的分泌物,在 B 超下显像即为 C 型内膜。因此在种植窗期 C 型子宫内膜在功能上更适合于胚泡的植入,可成为预测子宫内膜容受性的一个新的客观指标。

(五)子宫内膜血流

血流的相对速度可以通过血流向前流动的阻力进行评估,即流阻,可用以下几个参数表达。

(1)RI=(收缩期峰值流速-舒张末期流速)/收缩期峰值流速,其数值变化范围为0~1.0;其缺点在于如果舒张期为反向血流则不能测量。

(2)PI=(收缩期峰值流速-舒张末期流速)/平均流速,其优点是可对更多的波形进行测量,缺点是必须测量平均流速(超声仪内存可完成此过程)。

(3)S/D=收缩期峰值流速/平均流速,该方法虽简单但未考虑具体波形。综合运用这 3 种参数能很好地反映子宫内膜血供情况。

研究表明,妊娠者的子宫动脉随时间推移血流量增加 PI 显著下降,PI>3 时,妊娠率非常低。因此,内膜类型及内膜舒张期血流被认为是预测临床妊娠率的指标。内膜血运与内膜容积相关,但与内膜厚度无关,故内膜厚度稍欠佳,内膜血运较丰富的患者仍然具有较高的子宫内膜容受性和期望妊娠率。

由此,在内膜血运欠佳的患者可口服小剂量阿司匹林,以增加内膜容积和内膜血流减少血流阻抗提高妊娠率。这种观点已为生殖学家达成共识。

(六)子宫内膜运动波

近期一些研究表明,子宫内膜运动波对子宫内膜容受性具有重要影响。经阴道超声能够观察内膜运动的频率、方向及速度,具体有以下 5 种形式。1 型:CF 波,子宫颈内口起始向子宫底部;2 型:FC 波,子宫底部起始向子宫颈内口;3 型:OPP 波,同时从宫颈内口和子宫底部开始传播;4 型:Kandom 波,从子宫腔不同部位开始传播;5 型:No act,子宫内膜无明显运动。正向运动即 CF 波,内膜负向运动即 FC 波。排卵前期正向运动和负向运动多见,排卵后负向运动消失,卵泡期运动速度逐渐增加,而排卵后运动速度下降,可能是优化胚泡与内膜之间的运动,从而有利于着床。

有研究认为内膜负向运动可能是造成治疗成功率低的原因,因而尝试用小剂量山莨菪碱抑制内膜负向运动,从而提高了治疗成功率,证实内膜运动在一定程度上可反映内膜的功能状态。

(七)胞饮突

胞饮突(pinopode)是 1959 年由 Nilsson 通过电子显微镜观察鼠的子宫内膜,发现内膜上皮细胞表面的微绒毛在着床期消失取而代之的是一种形态较大的、光滑的突起。1973 年 Enders 和 Nelsson 发现内膜上皮细胞可以摄取注入鼠宫腔内的示踪剂,推测这种结构具有胞饮作用,进而命名 pinopode(胞饮突)。Nikas 等发现胞饮突出现在排卵后的 1 周左右,在 2 d 内发育并退化,平均出现在自然周期月经的第 20～21 天,且胞饮突持续时间不超过 48 h,与子宫内膜最大容受性出现的时间一致,而且其发展与黄体中期的白血病抑制因子(LIF)及其受体、黄体酮及整合素相联系。目前了解到胞饮突的作用有防止上皮细胞表面对胚胎的清除,介导上皮细胞对液体和大分子物质的摄入,使宫腔体积减小而闭合,从而有助于胚胎在子宫内膜的定位;增加黏附过程中内膜上皮细胞和胚胎滋养外胚层细胞的接触面,帮助胚胎与子宫上皮表面更接近。故目前胞饮突被认为是子宫内膜容受性形态学的标志。胞饮突的数量与胚泡着床存在正相关关系,是着床期子宫内膜的形态学标记,其发育依赖孕激素,雌激素则限制其发育。

二、性激素及其受体

(一)雌孕激素

生殖激素包括雌激素和孕激素,是引起子宫内膜周期性变化的主要激素。在内膜增生期雌激素可能通过与其受体结合促进内膜腺体的增生及间质的水肿。适量的雌激素使子宫内膜能接受和传递胚泡给予的信息;而孕激素能促进子宫内膜向分泌期的转化,使螺旋小动脉卷曲和糖原积聚。性激素不但影响内膜的厚度、超声形态,而且导致内膜组织结构的改变。Pimyadeera 等利用小鼠建立多种着床模型,证实雌激素是胚胎着床过程所必需的。在雌激素研究中发现雌激素的作用较复杂,小剂量雌激素能使子宫内膜接受胚胎的信息传递,且能控制种植窗期的长短。大剂量雌激素则可以缩短种植窗期。有学者研究显示移植日雌激素水平与妊娠无关,孕激素水平与妊娠率有显著性差异,$P<60$ ng/mL 时临床妊娠率达 44.4%。但最新研究证实,妊娠组黄体期 E_2 水平与不孕组有明显差异,黄体期 E_2 水平可作为成功临床妊娠标志。

近年来,有关促排卵周期增生末期血浆孕激素升高与生殖关系的研究较多。一般认为增生末期血浆孕激素>0.9 ng/mL 为升高是使子宫内膜发生分泌期变化的最低有效浓度。控制性超排卵（controlled ovarian hyperstimulation，COH）周期中增生末期血浆孕激素升高者，卵子受精率低流产率高。而血浆孕激素正常者则相反。研究也观察到，血浆孕激素升高组及血浆孕激素正常组卵子成熟度和卵裂率虽无差异，但血浆孕激素升高组植入率及继续妊娠率较正常组低，表明增生末期血浆孕激素升高使子宫内膜过早地呈分泌期变化，改变了子宫内膜的可容受性，使植入窗提前关闭，因而不利于受精卵植入。目前对 COH 中卵泡发育晚期血清黄体酮浓度对 IVF 的影响尚存争议，但多数学者认为与血清黄体酮浓度的临界值有关。究竟其临界值是多少，目前尚无统一意见。

合理的 P/E_2 比值是胚胎着床必需的，研究显示 P/E_2 的均数在 130 左右，更有利于胚泡植入。低 E_2 水平使内膜成熟障碍，导致植入相关基因的表达异常，而过高的 E_2、P 可能导致子宫内膜在接受和传递信息方面发生变化，从而降低了子宫内膜的容受性。因此在 IVF-ET 周期中黄体支持的剂量也应控制在一定的范围内才有利于提高胚胎种植率，而不是越多越佳。

（二）雌孕激素受体

子宫内膜是雌激素、孕激素作用的靶器官。而雌、孕激素通过雌激素受体（estrogen receptor，ER）、孕激素受体（progesterone receptor，PR）实现对子宫内膜的调节。有学者认为雌激素可以促进 ER、PR 及其他的因子的生成。分泌期黄体酮的升高及 PR 的降调是触发着床起始的关键因素，雌激素促进孕激素受体的表达，而孕激素抑制其表达。胚胎着床时，孕激素浓度升高对 PR 起降调作用，使子宫内膜在胚胎着床期呈现最大限度的可容受性。而 PR 的下调启动了子宫内膜的功能分化以及分泌蛋白的产生。在月经周期第 19 天，子宫内膜腺上皮的 ER、PR 突然消失，其降调与胞饮突同时发生，故认为 ER、PR 是胚胎着床的标记。研究表明在 COH 周期中，着床期子宫内膜组织发育成熟延迟使得 ER、PR 降调不良，从而围着床期子宫内膜容受性降低，导致临床妊娠率低。

三、相关细胞因子

子宫局部分泌的细胞因子及细胞黏附因子能控制子宫的多种功能及胚胎的发育过程，并参与着床过程子宫内膜容受性的调节。发育早期的胚胎和妊娠开始的母体，子宫均表达各类调控因子，它们对着床过程各阶段起诱发作用。各种因子的表达及相互协调是妊娠的关键。自 20 世纪 80 年代中期以来，细胞因子在着床过程中的调节作用，受到研究者广泛重视。

（一）白血病抑制因子

白血病抑制因子（leukemia inhibitory factor，LIF）是一种典型的多功能细胞因子，是影响子宫内膜容受性最关键的细胞因子之一。妊娠妇女的内膜活检发现 LIFmRNA 的表达在月经的 $18\sim28$ d，高峰期是 20 d。而妊娠妇女子宫内膜的 LIF 的表达是不孕妇女的 2 倍。在原因不明性不孕症患者中，LIF 的分泌从增生期到分泌期是逐渐减少的。Chen 等建立了 5 种 LIF 基因缺失小鼠模型发现，LIF 基因缺失小鼠胚胎发育正常，但却不能着床其子宫内膜无蜕膜反应。若将该基因缺失的小鼠胚胎移植到有 LIF 基因表达的小鼠子宫内，或在 LIF 基因缺失宫腔内注射重组 LIF，则胚胎可以发育到足月。试验已证实 LIFmRNA 和 LIF 蛋白的表达在人月经周期呈周期性，增生期表达低，分泌中晚期表达明显增高，这与胚胎着床一致，推测 LIF 促进胚泡着床并维持妊娠。体外试验发现，在植入窗口期，LIF 可上调整合素 B2 的表达，促进胚胎的黏附及着床。围着床期表达 LIF 是判断内膜对胚泡是否具有接受性或胚泡能否着床的主要标志之一，是胚胎正常发育的关键因子时也是着床启动调节因子。有充足证据表明 LIF 在人类生殖活动中扮演关键角色：若子宫内膜没有 LIF 的表达，则胚胎不能着床。

（二）表皮生长因子

表皮生长因子（eidermal growth fator，EGF）是一类连接特殊受体的蛋白质，有细胞分化和增生作用。与生殖有关的是 EGF 家族，包括 EGF、转化生长因子（transform growth factor，TGF）和双调蛋白等，均与 EGF 受体结合，其中 TGF 包括 TGF-A 和 TGF-B。TGF-B 对着床有直接作用，它通过刺激滋养层诱导的着床位点黏附蛋白的表达，调节胚泡滋养层的分化，有助于滋养层的黏附。正常月经周期中 TGF-B 高表达于胞饮突完全发展时期（即月经周期的第 21～23 天）的腔上皮和腺上皮细胞。研究发现在种植窗期 EGF 显示短暂的表达。肝素结合性表皮生长因子（heparin-binding epidermal growth factor，HB-EGF）是 EGF 家族中的新成员，1991 年 Higashiyama 等首先从人组织细胞淋巴瘤 U-937 巨噬细胞样细胞培养液中分离纯化出来，并鉴定其属于 EGF 家族，且具有一个特殊的肝素结合区，故命名为 HB-EGF 其生物活性与 EGF 类似，但促细胞分裂活性较 EGF 强。我们前期研究表明种植窗期妊娠组子宫内膜中 HB-EGF 的表达明显高于未妊娠组，提示种植窗期子宫内膜 HB-EGF 的表达有可能成为预测 IVF-ET 妊娠结局的新指标之一。

（三）血管内皮生长因子

血管内皮生长因子（vascular endothelium growth factor，VEGF）是重要的血管形成因子和血管通透因子，由内皮细胞和子宫内膜中的巨噬细胞产生。近来研究发现，VEGF 参与调节子宫内膜的生长、胚胎的发育、卵巢血管的生成，在女性生殖领域起着重要的作用。VEGF 与相应的受体结合后具有多种生物学功能，如血管内皮细胞的增生、血管生成、增加血管通透性、改变细胞质内的浓度、刺激磷酸肌醇形成、介导信号转导、改变内皮细胞基因的表达等。在分泌期，子宫内膜毛细血管密度增加，血管通透性增加，有利于胚胎的着床。Rabbani 等的研究发现，VEGF 在受精卵植入期对子宫内膜血管的通透性及血管的增生起关键作用，动物研究表明，VEGF 及其受体的表达部位存在从普遍表达到着床位点局部高表达的转变，同时还发现胚胎滋养细胞也表达 VEGF，提示 VEGF 可作为植入胚胎与接受态子宫内膜的血管结构之间的局部信号分子。

（四）整合素 3

整合素 3（AVB3）为一组二价阳离子依赖性的跨膜糖蛋白，由 A、B 两个亚单位以非共价键的形式构成异源二聚体，介导细胞与细胞、细胞与细胞外基质之间的黏附反应。在月经周期的不同时期，子宫内膜表面表达的整合素种类、数量均不同。在黄体中期，AVB3 表达有特殊变化，提示与子宫内膜的容受性、受精卵的植入有关。上皮在胚胎植入时的接受状态包括黏附分子的表达和再分布，推测子宫内膜的 AVB3 可能参与了植入的链级反应。当囊胚与子宫内膜接触时，滋养细胞须识别接触胞外网状组织如层粘连蛋白胶原、纤溶酶等，胚胎和子宫内膜的多糖蛋白与 AVB3 对胚胎的植入起作用。电镜下可以看到，胞饮突的出现与植入窗 0 期出现的时间吻合，而 AVB3 特异地出现于胞饮突上。不正常 AVB3 的表达与原因不明的不孕、内膜异位、输卵管积水、黄体功能不全及多囊卵巢综合征（polycystic ovary syndrome，PCOS）等有关。研究发现 AVB3 水平正常的妇女妊娠率高于不正常妇女的 2 倍，因此，AVB3 的表达是 IVF-ET 周期预测妊娠率的极有价值指标。

四、血清中的微量元素

微量元素是人体生长发育、维持正常生理功能必不可少的元素，与生殖关系极为密切。目前微量元素与生殖生理、病理之间的关系的研究已成为生育不育研究的新课题,子宫内膜酶作为生物催化剂与孕卵植入及植入后内膜的生长发育关系密切,而微量元素参与内膜酶的构成与激活。因此研究子宫内膜微量元素如锌(Zn)、铜(Cu)、铁(Fe)、锰(Mn)等,在生育和不育研究中尤显必要。

研究发现,正常妇女黄体期子宫内膜 Zn 高于卵泡期,而血清中则相反。黄体期 Zn 优先从血浆蛋白中游离出来而被子宫内膜摄取,从而调节内膜 E_2、P 与受体的结合。不孕妇女子宫内膜 Zn 和 Fe 低于正常妇女,而血清 Zn 和 Fe 高于正常妇女,表明微量元素在体内各组织中的形成和分布具有不均一性,提示体内微量元素异常分布和代谢紊乱,可能是原因不明性不孕因素之一。并且显示自排卵后 7～8 d 即黄体中期,正常妇女子宫内膜 Zn 与内膜厚度呈正相关,提示子宫内膜 Zn 可成为预测子宫内膜厚度的有力参数。资料表明,在子宫内膜中生殖激素与其受体的相互作用依赖于 Zn 其机制可能是以下方面。

(1)内膜中甾体激素的受体为含 Zn 蛋白质,Zn 参与其中形成"锌指"的环状结构影响子宫内膜激素受体的浓度和效应。

(2)子宫内膜核酶和蛋白质合成过程中的关键酶是含 Zn 金属酶,制约着子宫内膜的容受性。

(3)子宫内膜 Zn 通过协同、置换或拮抗作用干扰其他微量元素的代谢和生物学作用。

由此推测不孕妇女子宫内膜 Cu 和 Mn 增高可能是继发于 Zn 浓度的减低,因此低 Zn 可能与原因不明性不孕有关。

五、基因学研究

从基因水平研究子宫内膜容受性对生殖调控、生殖疾病防治及提高人类 ART 妊娠率具有重大意义,有望为众多不孕症患者带来新希望。基因芯片技术的应用为更全面了解子宫内膜动态改变和着床过程分子生物学机制提供了一个良好的技术平台。Popovici 等在 2000 年首次运用微阵列技术在体外研究人类子宫内膜间质细胞分化时的基因表达。到目前为止已经在子宫内膜发现了 5 611 个转录因子,很多基因在子宫内膜高表达,可能作为特异的内膜标志物。

(一)同源盒基因

同源盒基因(homeobox gene,HOX)是进化中相对保守的转录因子家族,是一类调节胚胎发育及细胞分化的主控基因,HOX 中的 HOXA10、HOXA11 与胚胎着床密切相关,HOXA10在决定子宫内膜容受性方面起着主导作用,研究发现其 mRNA 在正常女性子宫内膜上皮和基质中均有表达,它通过激活或抑制下游靶基因的转录来诱导子宫内膜成熟并介导胚胎着床。研究表明 HOXA10-/-小鼠可以存活,但表现为不孕,其能正常排卵并受精,但胚泡不能着床或植入后不久即死亡并被吸收。把 HOXA10-/-小鼠的胚胎移植到野生型假孕小鼠子宫,能正常妊娠,但将野生型小鼠胚胎移到 HOXA10-/-小鼠子宫中却不能正常植入存活,表明HOXA10-/-小鼠子宫内膜缺乏胚胎着床环境,子宫内膜不能达到容受状态,导致胚胎死亡和植入失败。有学者用透射电镜观察到,经转染 HOXA10 反义链以封闭小鼠子宫内膜HOXA10 的表达可导致胞饮突数量显著减少;反之,若在胞饮突正常形成之前使子宫表达HOXA10,则会增加胞饮突数量。说明 HOXA10 为胞饮突形成所必需,提示 HOXA10 参与子宫内膜基质细胞增生和上皮细胞形态变化,有助于子宫内膜容受性的形成,促进胚泡着床。

HOXA10 的蛋白产物可直接调节 AVB3 的表达,且 HOXA10 表达降低时,AVB3 mRNA 表达亦降低,表明 HOXA10 通过激活其下游基因发挥作用。HOXA10 具体作用机制尚有待于深入研究,目前其有可能会成为子宫内膜容受性的基因学标志物。

(二)肠三叶因子

Kao 等比较肠三叶因子(TFF3)在子宫内膜增生期和胚胎着床期的表达,发现其在增生期表达增强,认为 TFF3 通过促进内膜上皮迁移增加子宫内膜容受性。Borthwick 等发现 TFF3 在增生期表达增高,因此认为 TFF3 是反映内膜功能的良好标志物。

(三)其他基因

子宫腔上皮(luminal epithelium,LE)是种植的启动点,是胚胎诱导基质反应的中介,为建立子宫内膜容受性所必需。Campbell 等对假孕小鼠种植窗期 LE 基因表达进行研究发现有447 种转录产物在种植窗期的变化有统计学意义,其中 140 种可能成为 LE 标志物的基因,它们分别与 LIF 信号途径、前列腺素途径、雌二醇—黄体酮途径有关。Haouzi 等对患者同一月经周期的不同分泌期进行子宫内膜活检,首次证实层粘连蛋白-3、微管相关蛋白-5、血管生成素样因子-1、内分泌源性血管内皮生长因子、核局部因子-2 五种基因在种植窗期表达上调,有可能成为 IVF 或 ICSI 失败后的检测指标和子宫内膜容受性新的基因标志物。

正常子宫内膜通常在月经周期排卵后 6～10 d 允许胚胎着床,这一时期的子宫内膜容受性最高,称为种植窗期(window implantation)。此期的子宫内膜从形态学和功能上为胚泡的着床和早期受精卵的发育做好了充分的准备,子宫内膜只在种植窗期才允许胚胎植入,其容受性受多种因素调节。从 20 世纪 50 年代以来,人们已在组织学、细胞形态学乃至分子生物学等各层次对子宫内膜做了大量研究,用来评价子宫内膜容受性。但是至今没有一种指标能够直观准确地应用于临床实践。相信随着研究的深入,这些问题将逐渐得到解决并成功应用到人类辅助生殖技术中去,成为指导临床改善子宫内膜容受性的指标,并最终提高 IVF-ET 的妊娠率。

(董 玮)

第六节 黄体功能不全与黄体支持

一、自然周期黄体功能不全

黄体酮是卵巢分泌维持正常月经周期的女性激素,在月经周期黄体期高,滤泡期无或极低。其正常值在卵泡期为 0.6～4.7 nmol/L,黄体期为 5.3～86 nmol/L。黄体功能不全又称黄体期缺陷(luteal phase defect,LPD),通常是指黄体酮在黄体期低于正常值,由 Jone 于 1949年首次提出,它是指排卵后卵泡形成的黄体发育和功能不全。因黄体功能不全,合成和分泌黄体酮不足或黄体过早退化,以致引起子宫内膜分泌反应不良,难以维持胚胎的种植和早期发育而引起不孕、流产、月经紊乱等症候群。临床上以分泌期子宫内膜发育延迟,内膜发育与胚胎发育不同步为主要特征,与不孕或流产密切相关,据资料统计,不孕症中有3％～10％由 LPD引起,复发性早期流产中有35％～67％是由于黄体功能不全引起。

(一)病因

自然周期黄体缺陷的发生机制多与排卵前 LH 分泌的高峰呈脉冲节律性释放,调控卵泡排卵和颗粒细胞黄素化有关。因此,任何影响 LH 分泌的因素均可间接影响黄体酮的合成和分泌,导致黄体功能不全。

(二)诊断

1.基础体温测定法

此法常用来粗略地判断排卵时间及黄体功能。在正常排卵周期中,基础体温测定(BBT)往往在排卵后 2～3 d 内升高 0.3 ℃～0.4 ℃,且持续 10 d 以上,直到黄体正常退化时下降,随之月经来潮。一般认为若黄体期体温升高迟缓(＞2 d)、基础体温的高温期持续时间短于 10 d、平均升高温度低于 0.3 ℃、BBT 曲线呈"阶梯型"缓缓上升或不稳定等,则提示可能存在黄体功能不全。但是以 BBT 曲线变化估计黄体功能情况并不精确,BBT 测定误差较大,故不宜单独用以诊断 LPD,但在指导选择子宫内膜活检和激素测定时间方面,仍是一个较好的方法。所以,临床上应该以 BBT 为参考,选择合适的子宫内膜活检或激素测定时间。

2.子宫内膜组织活检

子宫内膜活检时间各家意见不一,有些医师主张在黄体早期、中期和晚期做内膜活检对判定子宫内膜的成熟度更为可靠。1950 年 Noyes 等描述了排卵后子宫内膜的时相变化,认为是月经周期的第 21～23 天活检,也有人认为在第 24～28 天较合适,因为这时组织学变化可反映黄体酮对子宫内膜的累积作用。目前有学者认为从排卵后至月经来潮前 1～3 d 或月经来潮 12 h 之内进行子宫内膜活检即被用作判断有无排卵及诊断黄体功能不全的金标准。虽然月经来潮时取内膜活检可以避免因意外妊娠而导致的流产,但是此时的子宫内膜已经失去成熟时的形态表现,只能报告月经期的子宫内膜有无分泌期改变。根据 Noyes 标准,确定内膜成熟程度,凡内膜组织时相落后于标准时相 2 d 者,为内膜成熟落后,即可作为判定黄体功能不全的依据。

3.激素测定

(1)黄体期血清黄体酮测定:BBT 易受睡眠情况、服药、疾病等因素的干扰;子宫内膜活检选取时间影响诊断且又属于创伤性手术不易被患者接受,尤其异相子宫内膜(指黄体分泌黄体酮功能正常,血清黄体酮水平正常,但子宫内膜发育分泌不良,成熟延迟现象)不是黄体功能不全特异性表现,所以测定黄体期黄体酮水平对诊断就显得尤为重要。单次血清 P 测定结果不足以真实提供诊断依据,故一般采用排卵后的第 5、7、9 d 统一时间测定,取其平均值。正常黄体期血清黄体酮平均值含量标准存在争议,目前公认标准是此平均值＜47.7nmd/L(15 μg/L)为黄体功能不足。

(2)24 h 尿孕二醇测定:在黄体中期即排卵周期第 18～26 天内尿孕二醇值低于 6.24μmol(2 mg)者,可认为黄体功能不全。此项检查方法存在收集标本较麻烦的弊端,目前使用者较少。

二、ART 中黄体功能不全的原因

(一)超促排卵

最早由 Edwards 和 Steptoe 提出,超促排卵会引起黄体功能不全,导致 IVF-ET 失败。其后的研究也证实在 IVF 周期中存在黄体功能缺陷其原因可能如下。

（1）卵巢刺激引起多个卵泡生长，使排卵后即黄体早期的血清雌激素浓度异常升高，黄体酮浓度提前升高，子宫内膜由增生期提前转为分泌期，"种植窗"提前开放和关闭，子宫内膜发育和胚胎发育不同步，子宫内膜容受性降低，胚胎不能种植。有研究表明，子宫内膜提前发育3 d，则无妊娠发生。

（2）黄体早期的雌激素和（或）黄体酮的异常升高，通过负反馈影响垂体黄体生成激素（LH）分泌，导致 LH 减少，溶黄体提早发生，黄体发育不良。

（3）大剂量外源性人绒毛膜促性腺激素（hCG）诱发排卵，可能通过负反馈降低黄体期 LH 浓度，导致黄体功能不全。

（4）在人类黄体中发现存在雌激素 α 和 β 受体，故推测雌激素可直接作用于黄体而影响其功能。

（5）卵泡穿刺术本身引起的卵泡结构损伤。颗粒细胞是黄体激素分泌的主要来源，随着每个卵泡抽吸掉的颗粒细胞可达 $1 \times 10^5 \sim 2 \times 10^6$ 因此使相关激素的分泌受损。卵母细胞吸出时部分颗粒细胞丢失将导致黄体期产生激素的细胞减少。

（二）促性腺激素释放激素激动剂

由于绝大多数 IVF-ET 周期中使用促性腺激素释放激素激动剂（gonadotropin releasing-hormone agonist，GnRHa）进行降调节，GnRha 引起垂体抑制，使得垂体功能恢复相对推迟，GnRHa 能抑制内源性 LH 峰，避免卵泡的过早黄素化防止卵泡提前成熟，可降低 ART 周期取消率，促进卵泡发育的同步化，改善卵细胞质量，提高妊娠率。1992 年的 meta 分析表明，对外源性促性腺激素反应正常的妇女，在 IVF 周期中使用 GnRHa 能提高妊娠率 80%～127%。但是另一方面，GnRHa 对垂体的抑制作用会导致内源性 LH 不足，从而使黄体期黄体酮水平低下。有报道，垂体功能在停止使用长效 GnRHa 后 16～22 d 才开始恢复。但此时 LH 浓度仍低于生理水平（0.09～1.9 IU/L），即使在卵泡早期就停用 GnRHa，使黄体期 LH 的分泌得到部分恢复，但是黄体酮的生成并未增加。子宫内膜活检证实在应用 GnRHa 后的黄体中期，子宫内膜发育落后腺体细胞发育停滞。黄体酮水平的降低不仅会影响子宫内膜发育，而且影响子宫收缩。用超声观察子宫收缩频率和方向，可发现在胚胎移植时高频率的子宫收缩可影响胚胎定位，干扰着床，降低妊娠率。

（三）促性腺激素释放激素拮抗剂

促性腺激素释放激素拮抗剂（gonadotropin releasing hormone antagonist，GnRHa）与 GnRHa 不同，垂体在数小时后就能恢复对 GnRH 的反应。正常妇女使用 GnRHa 后黄体期长度和黄体酮浓度均正常，表明其对自然周期黄体期无不良影响。故有学者主张卵泡晚期使用 GnRHa 不需要黄体支持。初步观察在宫腔内人工授精周期中，使用 GnRHa 时不加黄体支持是安全的。但体外实验显示，GnRHa 虽不影响人黄体颗粒细胞分泌类固醇激素，但减少血管内皮生长因子（VEGF）的分泌，而 VEGF 对维持黄体功能有重要作用，可增强卵泡的微血管网，促成正常黄体的形成。多项研究认为在 IVF 周期中使用 GnRHa 会导致黄体功能缺陷。Beckers 等证实在使用 GnRHa 的 IVF 周期中，没有黄体支持会导致黄体期 LH 水平低下，黄体酮浓度降低，溶黄体提早发生，妊娠率下降。Tavaniotou 等对赠卵者使用 GnRHa 超促排卵周期的黄体期与自然周期的黄体期进行比较，发现 LH 浓度降低，黄体期缩短，因此认为有必要进行黄体支持。总之，使用 GnRHa 的超促排卵（COH）会引起黄体功能异常，目前多数学者也支持对使用 GnRHa 的 COH 进行黄体支持。

三、黄体支持

黄体支持对妊娠的积极作用主要体现在诱导子宫内膜向分泌期转变,增加子宫内膜容受性以利于受精卵着床,以及作用于子宫局部,经一氧化氮等因子促使血管及平滑肌舒张而抑制宫缩。黄体支持的补充以天然黄体酮的研究及应用最广,不宜使用合成黄体酮,因为人工合成的黄体酮如甲羟孕酮、炔诺酮类有溶黄体作用,可抑制自身黄体激素的分泌。但随着多种给药方式的出现,单纯的天然黄体酮针剂已经不能满足临床需要。目前尚无公认的最佳黄体支持的方案,各个中心药物的选择、剂量、剂型和时间各异。使用的药物有人绒毛膜促性腺激素(human chorionic gonadotropin,hCG)、孕激素、雌激素等。

(一)黄体期支持的药物选择

1. 人绒毛膜促性腺激素

hCG 的黄体支持效应是间接发挥作用的,与黄体酮相比,其优点是不仅刺激雌激素、黄体酮持续分泌,而且可刺激其他尚未明确的影响胚胎种植的黄体产物的分泌,延长黄体寿命,改善超促排卵引起的黄体功能不足,其作用机制更符合生理需求,且不需要每天使用。多项资料分析结果已证明,hCG 的黄体支持作用与天然黄体酮具有同等的效果。

使用方法为在 hCG 诱发排卵后第 3 天、6 天和 9 天用 1 000/2 000 IU 或 2 000 IU 隔天使用。在应用 GnRHa 的 ART 周期,hCG 作为黄体支持能有效提高黄体酮浓度,延长黄体寿命,增加妊娠率,低流产率,改善 ART 的结局,其作用得到公认。但最近有研究表明,hCG 在妊娠率和流产率上与黄体酮无差异,没有优越性,反而增加卵巢过度刺激综合征(OHSS)的风险,而且会干扰妊娠试验,现多数已被黄体酮取代。至于在黄体酮基础上加用 hCG 的价值,有学者总结了 59 个研究后认为黄体酮联合 hCG 与单用黄体酮无差别。hCG 的主要缺点是增加 OHSS 发生的风险,并有可能使黄体期的 E_2 增加到不合适水平,颠倒 E_2/P 比例,影响胚胎植入。因此一般认为,当取卵前期患者血清 E_2 浓度 $>9.18nmol/L$(2500 ng/L)时,应尽量避免用 hCG 黄体支持治疗。

2. 孕激素

目前多数生殖医学中心以黄体酮为首选药物。有实验证实,天然黄体酮能通过自身受体生成一种称为黄体酮诱导阻断因子的中介蛋白 PIBF,其促使辅助性 T 细胞(Th)向 Th2 型转化并使 IL-4 等细胞因子增加,同时抑制 Th1 型细胞因子,与其他药物相比似乎更有利于胚胎植入。天然黄体酮剂型有口服、针剂、阴道制剂多种,最佳剂型仍未统一。

(1)口服制剂:微粒化黄体酮胶囊(Utrogest),常用剂量为 100 mg,3 次/天。由于肝脏首过效应,口服微粒化黄体酮 90% 以上被完全代谢,因此需要加大口服剂量才能达到使子宫内膜转变的组织最小黄体酮浓度。与其他剂型相比,口服制剂妊娠率低,效果较差,且会引起催眠、镇静、嗜睡、恶心、面色潮红等不良反应,故多不主张口服用药。

(2)针剂:常用剂量(20～100)mg/d。黄体酮针剂能提高血清黄体酮浓度,改善黄体功能,提高胚胎移植率和妊娠率,改善 IVF 结局,其疗效已较为肯定。但针剂需要每天给药,且因为是油剂,会引起疼痛、局部红肿、过敏,甚至无菌性脓肿,患者耐受性较差。卵巢黄体分泌的黄体酮为 17-α 羟孕酮,目前认为用 17-α 羟孕酮作为黄体支持更符合生理需求。Unfer 等比较 17-α 羟孕酮己酸盐(17-OHPC)针剂(341 mg/次,每 3 d 1 次)和黄体酮阴道制剂(90 mg/d)后,认为17-OHPC更优,且接受性好,可作为黄体支持更好的选择。

（3）阴道制剂：根据黄体酮阴道制剂的药代动力学，经阴道吸收可达到黄体期所需的血清黄体酮水平。并且由于黄体酮阴道吸收的子宫首过效应，在子宫内膜组织中可产生较高的局部效应，从而避免血清高药物浓度而引起的药物全身不良反应。虽有学者认为黄体酮肌内注射效果优于阴道给药，但是目前很多研究认为，黄体酮阴道制剂与针剂在黄体支持中具有相似的疗效。而阴道用药患者的全身反应小，可避免肌内注射带来的痛苦，耐受性好，但也有阴道分泌物增多、会阴不适等不良反应。目前临床使用的阴道制剂剂型有栓剂（Cyclogest）、胶囊（Utrogest）、凝胶（8％Crinone）、片剂（Endometrin）等。其中，凝胶制剂（8％Crinone）由于剂型特殊，可持续恒定剂量释放，避免每日多次用药的不便。Simunic 等比较了凝胶（8％Crinone）90 mg/次，1 次/d，与胶囊（Utrogestan）200 mg/d，3 次/天，发现两组的临床妊娠率无统计学差异。经阴道黄体酮凝胶制剂与胶囊或栓剂的不良反应无差异，但多数认为凝胶剂型使用简单阴道分泌物少，患者更容易接受。

3. 黄体酮衍生物

地屈黄体酮是黄体酮的立体异构体，具有内源性黄体酮的生物学活性及临床特性。但化学结构的微小改变，使得地屈黄体酮的代谢更稳定，口服后胃肠道吸收好，生物利用度高，而且地屈黄体酮的安全性好，在发挥促孕作用的同时，不产生雄激素或抗雄激素活性，对性别发育的影响小。Domitrz 等比较地屈黄体酮片剂（10 mg/次，3 次/天）和黄体酮针剂（25 mg/d）在 IVF-ET 中的疗效，发现两组的妊娠率和胚胎着床率相似，自然流产率在两组之间的差别也无显著性，认为地屈黄体酮使用简单方便，并且与黄体酮针剂的疗效相当。Chakmvarty 等比较了地屈黄体酮片剂（10 mg/次，2 次/天）和微粒化阴道栓剂（200 mg/次，3 次/天），发现妊娠率、流产率及出生率两组无显著差异且相对于阴道栓剂而言，地屈黄体酮片口服方便，无阴道局部不良反应，患者耐受性与依从性好，但是医疗费用较高。

4. 雌激素

最早在 20 世纪 90 年代提出 E_2 和黄体酮的联合用药。2002 年的 meta 分析认为，联合用药是在使用 GnRHa 的 IVF 周期中的最佳黄体支持方案，超促排卵的周期中，黄体期血清雌激素水平低下，因此有不少生殖医学中心联合雌孕激素行黄体支持，给予戊酸雌二醇（Estradiol valerate，E_2 valerate）口服（2～6）mg/d。有学者研究黄体酮加用不同剂量的 E_2（0 mg/d，2 mg/d，6 mg/d），认为较高剂量的 E_2（6 mg/d）最为合适，并建议黄体期 E_2 水平低的患者加用 E_2 行黄体支持。2002 年的 meta 分析也支持雌激素的使用。但 E_2 在黄体支持中的具体作用机制迄今仍不明确。E_2 与子宫内膜表面上皮、腺体、间质及血管的增生有关。但另有研究发现黄体期低水平的 E_2 并不影响内膜形态，在使用 GnRHa 的 IVF 周期中 E_2 是否参与黄体支持与妊娠结局没有相关性。体外实验亦证明，过量的雌激素有溶黄体的作用。在培养人黄体细胞中加入低浓度的 E_2 能直接刺激黄体酮的产生，当加入过量 E_2 时则明显抑制基础及 hCG 刺激下的黄体酮分泌。过量 E_2 还导致受精卵向宫腔运输加速，提早到达的胚胎与子宫内膜发育不同步导致着床失败、病理胚胎或随之流产。但是由于伦理学的原因，这种现象还没有在人类得到证实。以上种种结论使 E_2 与黄体酮联合用药仍处在研究阶段，需要进一步阐述的问题包括作用机制和最佳剂量等。

5. GnRHa

天然 GnRHa 曾被用于低促性腺激素及性腺功能减退患者的黄体支持，但是这需要每60～120 min 用携带式泵静脉注射或皮下注射，因而无法常规使用。长期以来，GnRHa 作为

IVF 周期中的首选降调节药物。近年发现其用于黄体支持治疗的潜在作用与降调节过程中的机制相似。GnRHa 刺激垂体使之加大分泌 LH 进行黄体支持,另有理论认为 GnRHa 亦可对子宫内膜局部的 GnRHa 受体发挥直接效应。GnRHa 作用时间较长,可望成为黄体支持的新选择。Tesarik等先后在赠卵研究和 ICSI 周期中,在受精后第 6 天单次给予 0.1 mg GnRHa (triptorelin)作为黄体支持,可提高移植率、妊娠率及出生率并认为可能归因于 GnRHa 对胚胎和黄体的联合作用。Pimrd 等先后在宫腔内人工授精和 IVF-ET 周期中使用 GnRHa (Buserelin,布舍瑞林)作为黄体支持,认为 GnRHa 在 ART 中提供黄体支持可能有效。GnRHa 制剂经鼻使用或单次使用比每天肌内注射黄体酮或阴道用药使用更为方便,与单纯提高黄体酮和 E_2 浓度相比,可提高血清 LH 浓度,并刺激其他与妊娠有关的黄体分泌的多肽,如松弛素。而 LH 可能直接作用于子宫内膜,刺激血管生长因子及细胞因子的释放,有益于胚胎着床。因滋养细胞有 GnRH 受体存在,故可能直接作用于胚胎,促进其发育。但是 GnRHa 能很快诱导垂体脱敏。20 年前就有研究发现,在黄体期单次或 2 次应用 0.5 mg Buserelin 均会引起黄体功能的损害。因为 GnRHa 的垂体脱敏与用药的剂量和时间有关,故有学者提出 GnRHa 按照一定的剂量和频率使用,则有可能在整个黄体期维持其"上调"效应,维持血清 LH 浓度,从而进行黄体支持。虽然 GnRHa 仍然存在诱发 LH 高峰可能对卵子及早期胚胎产生不利影响,但是仍有望成为一种新的黄体支持药物。

(二)黄体支持的给药方式及剂量

1.给药方式

(1)肌内注射:目前黄体支持的给药方式仍以肌内注射为主特别是使用黄体酮时。肌内注射能迅速达到一定的血药浓度,不存在首过消除的顾虑。但毫无疑问,这是一种创伤性的干预手段。

在 IVF 治疗后,长达 2～3 个月的肌内注射给患者造成极大的精神和肉体上的痛苦,且注射本身引发的疼痛、过敏、无菌性炎症反应等局部皮肤问题都是难以长期接受的原因。在通过不断改进药物剂型以使其他给药方式能达到相似的黄体支持效应下,肌内注射可能会被逐渐取代。

(2)口服给药:黄体支持的口服给药品种渐趋多样化。口服给药最方便,且不受地域条件限制,但肝脏首过效应大大降低了药物的生物学活性。地屈黄体酮则能有效克服此问题,达到期望的血药浓度。

(3)阴道制剂:阴道制剂药物溶解后直接经局部组织血管进行物质交换,使子宫局部的黄体酮浓度明显高于血浆浓度,与肌内注射方式相比兼有无创性和局部作用强的优点。由于阴道给药的舒适性及上述优点,许多发达国家都将其作为黄体支持的首选方式。但由于经济文化的限制,许多患者对于阴道给药的接纳程度不佳。随着人们对疾病的认识程度及接受能力改善,阴道使用药物正逐渐得到普及。

(4)其他:近来研究均提出采用 GnRHa 作为黄体支持,但样本十分有限。随着新的研究以 GnRHa 用作黄体支持喷鼻剂也可能成为另一种给药方式。

2.给药剂量

关于黄体支持药物的最适剂量目前仍无统一标准,近二十年来国际的研究多集中在对不同药物进行比较,但对支持剂量的研究颇少。Check 和 DiRenzo 等对 GnRHa 长方案周期中肌内注射不同剂量天然黄体酮进行比较,结果显示:25 mg/d 与 100 mg/d 之间,100 mg/d 与每 3 d 341 mg 之间的临床妊娠率和持续妊娠率均无统计学差异。阴道用药方面的剂量讨论亦有报道，研究认为 IVF 周期中使用 400 mg/d 或 600 mg/d 的孕酮安琪坦(Utrogestan)与 90 mg/d 的黄体酮塞剂快孕隆(Crinone)8% 在临床妊娠率上无差异。

如前所述，黄体酮联合 E_2 的黄体支持方案的有效性较大程度取决于其中 E_2 的剂量。在黄体期长方案的 ICSI 和常规 IVF 周期中，E_2 以 6 mg/d 给药较 2 mg/d 和 0 mg/d 能显著提高妊娠率，但在 GnRHa 周期中未发现这种差异。hCG 用于黄体支持时，考虑到引起 OHSS 的风险，各中心针对不同受者采用的剂量范围较大，一般为 1 000 U 至 5 000 U 之间，每 3 d 1 次，共 4 次注射。不同剂量间的黄体支持作用比较鲜有报道，但 Krause 等研究证明，1250 U 至最大 5 000 U 的给药对以 GnRHa 诱发排卵的 OHSS 高风险患者不增加 OHSS 发病。

(三)药物使用时间

1. 开始时间

许多涉及黄体支持的临床试验中，给药起始时间及持续时间都是根据各中心习惯随机制订的，从采卵前到胚胎移植后数日不等。这为不同研究项目之间的比较分析带来困难。不同用药起始时间进行比较的报道不尽相同，采卵前 12 h 时与采卵后 12 h 时开始用药相比，后者妊娠率更高；采卵后 3 d 较采卵后 6 d 的妊娠率更高。更多研究则认为，注射 hCG 日、采卵日及胚胎移植日分别开始用药，各组的妊娠率无差异。

目前，黄体酮作为黄体支持开始的时间从采卵前至移植后 4 d 不等。虽未达成一致，但由以上结论认为，黄体支持至少应在胚胎移植日开始，不应迟于采卵后 3 d。在 IVF 周期中，移植时高频率的子宫收缩可能影响胚胎定位，干扰着床，降低妊娠率，故有学者认为在移植前使用黄体酮能减少子宫收缩，从而改善 IVF 结局。在自然妊娠体内受精过程中，胚胎在排卵后 72～96 h 到达子宫腔，有足够的时间完成子宫内膜由增生期向分泌期转变，但是在 IVF 中，胚胎到达宫腔时间早(多在采卵后 72 h)。故早期开始黄体支持可以改善内膜。从赠卵中得出的经验是，移植前使用黄体酮准备内膜和移植时高的黄体酮浓度有利于胚胎着床。故建议在移植前开始使用黄体酮行黄体支持。

2. 终止的时间

黄体支持给药时间长短对妊娠结局的影响还没有明确结论。在 IVF-ET 周期，黄体期是指采卵后至妊娠建立前的一段时间，即外源性用于诱发排卵的 hCG 代谢完毕至妊娠期内源性 hCG 产生黄体支持作用之间的阶段。尽管缺乏研究数据，国外观点普遍认为，黄体支持只需给药到胚胎移植后 14 d，即检测到外周血 hCG 阳性为止。我国给药时间则趋于保守，多数会持续到妊娠期 70 d 左右。

研究表明，延伸至妊娠早期阶段的黄体支持一定程度上增加了临床妊娠率，但仅延迟了流产发生的时间，并不能有效提高活婴出生率。传统的黄体支持方案持续至妊娠 10～12 周，时间较长。

胎盘功能开始逐渐取代妊娠黄体的时间为妊娠 6～7 周，这成为早期停用黄体支持的理论基础，目前已有研究支持早期停用黄体支持。有学者比较黄体支持 2 周即妊娠试验阳性后停用与继续再支持 2 周或 3 周，发现两组的妊娠率、流产率、出生率，无显著差异，因此认为黄体支持持续 2 周即可。Proctor 等对使用黄体酮直至妊娠 12 周组与妊娠 4 周(即采卵后 2 周妊娠试验阳性)组的临床妊娠率和活婴出生率进行比较，认为妊娠前 3 月补充黄体酮可能延迟但不能避免流产的发生，不能改善活婴出生率且过长时间的黄体支持会给患者增加经济负担和身心痛苦。

综上所述,黄体支持的作用已得到肯定,但尚无公认的最佳方案,黄体酮目前应用最为广泛,GnRHa 有望成为新的黄体支持药物,但其疗效和安全性尚需进一步研究证实。更多的新药被引入,面对不同状态的患者,医生应当充分考虑到各种药物的优点及风险而谨慎选择。随着冻融技术的提高,冷冻胚胎移植周期比以往成功率更高,但其黄体支持与新鲜周期有何不同?这些都是将来需要继续探讨的问题。

黄体期缺陷的主要根源极可能来自降调节中的过度抑制。微刺激方案和(或)自然周期本身对患者伤害小、恢复快,治疗周期更接近生理周期,不但能减轻过度抑制对黄体功能的影响,使移植后黄体支持相对简单,同时还能避免卵巢过度刺激等一系列并发症的发生,因此目前有学者认为微刺激方案和(或)自然周期是试管婴儿的发展趋势。对于黄体支持问题,更深入的研究能为未来临床应用提供更多的参考佐证。

(董 玮)

第七节　夫精宫腔内人工授精

人工授精是通过非性交方式将精液放入女性生殖道内,按精液的来源不同分为夫精人工授精(artificial insemination with husband′sperm,AIH)和供精人工授精(artificial insemination by donor,AID)。

人工授精实施的前提是腹腔镜或子宫输卵管造影证实至少一侧输卵管通畅。人工授精方法包括阴道内人工授精、宫颈周围或宫颈管内人工授精(intracervical insemination,ICI)、子宫帽人工授精(intracervical insemination with cap,IIC)和宫腔内人工授精(intrauterine insemination,IUI)。

IUI 是将精液经洗涤优化,取 0.2~0.5 mL 精液,用导管通过宫颈注入宫腔。IUI 原理是为了减少妨碍精子前进的因素,如酸性环境和宫颈黏液的干扰,使经过浓缩、活力高、形态正常的精子尽可能地接近卵子,从而易于受孕。IUI 是人工授精中成功率较高且较常使用的方法。

一、IUI 的适应证

(一)男方因素

1.精子质量问题

(1)精子密度<20×10^6/mL。

(2)精子活动力<50%。

(3)严重的精液量减少,不足 1 mL 以致精液不能接触通过宫颈口与宫颈黏液。

(4)精液液化时间长或不液化。

2.解剖异常

严重尿道下裂、逆行射精。

3.精神神经因素

阳痿、早泄、不射精。

（二）女方因素

1.解剖异常

阴道宫颈狭窄、子宫高度屈曲。

2.宫颈因素

宫颈黏液少或宫颈炎症致宫颈黏液黏稠不利于精子穿透。

3.免疫性因素

女性通过抗精子抗体产生补体介导的精子的细胞毒性作用,干扰精子在宫颈黏液中的制动、顶体反应与获能直接妨碍受精。或因感染、创伤或突发性因素等可致生血精小管屏障受损诱导自身免疫。

4.不明原因不孕

在确诊不明原因性不孕之前,首先应排除男性因素、子宫、输卵管或排卵障碍等因素的影响。除典型的精液分析、排卵监测、子宫和输卵管通畅情况检查外,评估应视具体的患者而异。有盆腔粘连或子宫内膜异位症的症状或病史的妇女,应考虑进行腹腔镜检查,在排除免疫性因素不孕后,符合以下条件为不明原因不孕。

(1)证实女方有规律的排卵周期。

(2)性交后试验阳性。

(3)两次精液分析正常。

(4)腹腔镜检查盆腔正常。

二、IUI 的方案及授精时机

（一）自然周期人工授精

女方有规律的月经周期,既往监测有排卵证据。根据患者月经周期,于女方月经周期第 9～10 天开始 B 超监测卵泡,同时测尿黄体生成素(luteinizing hormone,LH)。当卵泡直径达 18～20 mm,尿 LH 峰出现,行 IUI 1 次,24 h 再次超声检查若优势卵泡消失,再次人工授精 1 次。

（二）促排卵周期人工授精

月经或黄体酮撤血后第 3～5 d 开始氯米芬(Clomiphene Citrate,CC)或来曲哩(Letrozole,LE)口服或人绝经期尿促性腺激素(human menopausal gonadotropin,HMG)注射促排卵。CC(50～100) mg/d,连用 5～7 d,LE(2.5～5) mg/d 连用 5 d;HMG75 IU/d,至人绒毛膜促性腺激素(human chorionic gonadotropin,hCG)日停药。月经周期第 10～11 天开始 B 超监测卵泡发育情况,同时测尿 LH。当卵泡直径达 18～20 mm,尿 LH 峰出现,予 hCG 5 000 IU～10 000 IU,注射 hCG 后 24 h 内行 IUI1 次,36 h 再次超声检查,若优势卵泡消失,再次行 IUI 1 次。

李海仙等人研究证实 IUI 使用促排卵的临床妊娠率明显高于自然周期,单纯口服药物(CC/LE)组妊娠率低于联合注射 HMG 组,这与促排卵后增加了排卵的数目和改善了卵泡的发育,hCG 诱导排卵后多个卵泡的不同步破裂增加了精卵结合的概率,使 IUI 妊娠率升高有关,而 HMG 促排卵数量多于单纯 CC 或 LE 这一结论与国内外大多数研究相一致,但是促排卵药物的使用也增加了多胎妊娠率和卵巢过度刺激综合征(ovarian hyperstimdation syndrome ,OHSS)的发生。如何既不降低妊娠率又不增加多胎妊娠率和 OHSS 的发生,这是目前辅助生殖技术助孕的难点。

IUI 促排卵周期至少要保证有大于 1 枚卵子排出,才能保证本周期有妊娠的可能性;同时促排卵过程中必须控制优势卵泡的数量减少、多胎妊娠及 OHSS 的发生。有学者比较不同促排卵方案在 IUI 治疗的效果,结果显示 LE 或 CC 联合 Gn 优势卵泡数显著多于单一用药组,差异有统计学意义,可能原因是 LE 或 CC 联合 HMG 促进卵泡生长,导致优势卵泡数增加。研究显示 CC 可导致 $15\%\sim50\%$ 的患者内膜薄,其机制可能是由于 CC 的抗雌激素效应和半衰期较长。LE 对子宫内膜发育及宫颈黏液无负面作用,促进单卵泡生长的特点,研究认为 LE 联合 HMG 优势卵泡数控制在 3 枚以内,且无子宫内膜薄等不良结果,在宫腔内人工授精是较理想的促排卵方案。

目前还有采用 CC 或 LE 联合 HMG 促排卵方案,即月经周期第 $3\sim5$ 天开始 CC 100 mg/d 或 LE$(2.5\sim5)$ mg/d,连用 5 d,第 9 天给予 HMG$(75\sim150)$ IU/d,至 hCG 日停药。联合用药方案与全程 HMG 促排卵方案比较,所需费用及 B 超监测减少,是一种有效的促排卵方案且可避免 OHSS。

三、IUI 的精液准备

(一)精液标本的收集

(1)通过手淫方式取精,收集在无菌、无毒的容器内,如不成功,可通过性交方式将精液收集于无毒的避孕套内。

(2)黏稠或有抗精子抗体的精液可以收集在一含有培养液的小瓶内。

(3)若精液少于 1 mL,最好分次收集射精的精液标本。

(4)逆行射精的精液必须先用碳酸氢钠碱化尿液,然后排空膀胱,通过手淫法射精,再排尿到一清洁无毒的容器,尿中可见精子并用 Percoll 收集。

(二)精液标本的处理

1.上游法

适用于精液质量较好的患者(密度$>60\times10^6$/mL,a+b$>50\%$)。

(1)取 3 支试管依次吸入 $0.5\sim1$ mL Quinn's 1020(试管上注明姓名)。

(2)以 1:1 的比例依次注入 $0.5\sim1$ mL 精液倾斜 45°放置入培养箱 1 h。

(3)依次将 3 管上游液吸入离心管内离心 300 g×10 min(标明患者夫妇姓名)。

(4)弃去上清液,在试管内加入 $0.5\sim0.8$ mL Quinn's 1020 后倾斜 45°放置入 CO_2 温箱 30 min 二次上游。

(5)将上游液再次吸入另一试管备用(标明姓名)。

2.PureCeption 梯度离心洗精法(也适用于轻度少、弱精患者)

(1)将 1.5 mL 40% upper phase 缓慢放置于 1.5 mL 80% lower phase 的离心管内。

(2)将孵化的精液 $1.5\sim3$ mL 加入离心管内。

(3)200 g 离心 20 min,弃上清液。将沉淀物转入另一装有 2 mL 含 10% SPS Quinn's 1006 培养基的离心管内混匀,200 g 离心 5 min。

(4)弃上清液将沉淀物转入另一装有 2 mL 10% SPS Quinn's 1020 培养基的离心管内混匀,200 g 离心 5 min。

(5)将沉淀物转入另一装有 2 mL 10% SPS Quinn's 1020 培养基的离心管内混匀,200 g

离心 5 min。

(6)弃上清液,将沉淀物打散混匀后加入装有 0.5mL 10%SPS Quinn's 1020 培养基的圆底管内,置于二氧化碳培养箱内孵化备用。

(三)特殊精液的处理

1.液化异常

精液液化时间较长向精液中加入等量的 Quinn's 1006 培养基。反复吹吸混合液使其充分混匀,再用 Pure Ception 梯度离心法处理,首次离心速度可提高至 400 g,时间延长到 20~25 min。之后的处理同 Pure Ception 梯度离心法(4)~(6)。

2.少、弱精

将精液置于培养箱中孵化 30 min 后用微量 Pure Ception 梯度离心法处理。

(1)在 15 mL 离心管内加入 80%、40% Pure Ception 各 0.3~0.5 mL。

(2)再加入 1~2 mL 精液离心(300 g×20 min),弃上清液。

(3)将沉淀转入另一装有 2 mL Quinn's 1020 培养基的离心管内混匀,300 g 离心 5 min。

(4)将底部含精子沉淀物转入另一装有 2 mL 10%SPS Quinn's 1020 培养基的离心管内混匀,300 g 离心 5 min。

(5)将离心管底部含精子沉淀物打散混匀,再缓慢贴管壁加入 10% SPS Quinn's 1020 培养基 0.3~0.5 mL,置二氧化碳培养箱内孵化备用。

3.冷冻精子的处理

同少、弱精的处理方法。

四、IUI 的操作方法及黄体支持

(一)IUI 的操作方法

(1)患者取膀胱截石位,保持膀胱适度充盈,无菌生理盐水擦洗阴道和宫颈,培养液清洁宫颈管内黏液。消毒干棉球将阴道多余液体吸净。

(2)实验室人员将处理好并标记患者夫妇双方姓名的精液标本,交手术室护士核对;由手术室护士与临床医生及患者再次核对精液标本上患者与其丈夫的姓名无误,由临床医师用带 1 mL 注射器的 IUI 管吸取精液标本。

(3)轻柔将 IUI 管置入宫腔,缓慢匀速推入处理好的精液 0.3 mL,缓慢注入宫腔内,时间不短于 3 min,取出导管。抬高臀部,休息 30 min,交代术后注意事项及随访要求后离院。

(二)黄体支持

(1)黄体支持治疗自末次 AIH 开始肌内注射黄体酮(20~40) mg/d,或口服孕激素连续应用至查血 hCG 日。

(2)如本周期未妊娠及则在确定后停止用药。如妊娠成功,则嘱患者继续黄体支持,待停经 60 d 时逐渐减量至停药。

五、IUI 的并发症

(一)卵巢过度刺激综合征(OHSS)

IUI 促排卵过程中仍有发生 OHSS 的可能,尤其多囊卵巢综合征的患者,其中重度 OHSS 的发生率为 1%。在使用促排卵药物时应根据患者年龄、体质量指数、卵巢储备状态合理选择药物剂量尽早能避免 OHSS 的发生。

(二)盆腔感染

IUI 将精液注入宫腔的过程可能会增加子宫输卵管感染的机会。为防止其发生,在采集精液及授精时注意无菌操作,受精者术前还要排除阴道的各种炎症。同时,精液处理也是一个重要环节,Percoll 与上游法比二次洗精法对减少精液中细菌更为有效。

(三)异常妊娠

IUI 将精液优化处理后注入宫腔,精卵结合及胚胎着床过程无法控制,在促排卵周期多个卵泡发育,多胎发生率随即增加。研究发现,IUI 周期多胎妊娠的发生率在 20%,宫外孕 2%~8%,自然流产率为 20%~30%。

(四)出血和损伤

宫腔屈度过大,宫颈内口过紧,插管困难或操作粗暴会导致宫颈管或子宫内膜出血和损伤。因此选择软硬适度授精管,操作者熟练规范手术技巧是避免这一情况发生的重要保障。

(五)其他

精液中含有前列腺素,使子宫平滑肌收缩,导致下腹部疼痛;如授精时注入精液过快、过量也会诱发下腹部痉挛性疼痛。故一般宫腔的精液量不超过 0.3 mL,同时注意控制注入速度。

六、影响 IUI 成功率的因素

(一)不孕年限

不孕年限是影响妊娠率的重要因素,随着不孕时间的延长,其受孕能力也逐渐下降,资料显示,不孕年限越长,IUI 成功率也越低,因此,不孕症患者应该及早治疗,多次 IUI 失败后应采取其他措施进一步治疗。

(二)夫妇双方的年龄

由于卵子质量的下降及子宫内膜容受性的降低,女性生育力随年龄增加而降低,而这种降低与之前的分娩无关。Plosker 等研究报道年龄为 25~39 岁的女性周期生育力为 0.11~0.14,而年龄>40 岁的女性仅为 0.04。男性年龄的增加也会降低妊娠率,这可能是由于精子不分裂的概率增加所致。

(三)IUI 适应证和时机

正确选择适应证是影响 IUI 成功的首要因素。资料显示在男性因素不孕、免疫因素不孕时可首选 IUI。对于不明原因不孕和轻度子宫内膜异位症也可行 IUI,如果多次失败则应尽早行其他辅助助孕治疗。IUI 的适应证如果选择不当,如女方存在盆腔粘连、黄素化卵泡未破裂综合征(luteinized unruptured follicle syndrome,LUFS)等,将会影响 IUI 的妊娠结局。

卵子与精子的结合发生在特定的时间,因此 IUI 的时机选择是妊娠率高低的基本条件。卵子排出后只能生存 24 h,一般排卵发生在注射 hCG 36 h 左右。而精子在女性生殖道内,尤其在宫颈黏液中可存活 3 d。

笔者的经验是在 IUI 操作中,尽可能在排卵前后 24 h 内行 IUI。这样既增加了受孕的概率,又可以尽可能避免给患者带来不必要的经济以及时间上的浪费。

(四)助孕方案

研究显示,促排卵周期妊娠率显著高于自然周期妊娠率。这是由于促排卵周期可以有多个卵泡生长发育增加受孕机会。IUI 的同时结合适当的促排卵治疗增加了卵子的数量,能使更多的卵子进入输卵管,注射 hCG 诱导排卵,可纠正轻微的排卵障碍。但是,在应用促排卵周期时应该注意药物用量及促排卵导致的并发症,如 OHSS、多胎妊娠等。一旦监测到卵泡数目过多,应取消该周期 IUI 或改为试管婴儿周期。

(五)精子密度

精子密度对获得满意的 IUI 周期妊娠率起着重要的作用。国内外有许多学者进行了相关研究,但到底致 IUI 妊娠的最低精子阈值为多少,文献报道不一。Robert W 等研究显示活动的精子密度为 5×10^6/mL 是行 IUI 的最低精子阈值。Braschd 等认为精子密度>30×10^6/mL 是 IUI 受孕的最低阈值,宋玮的研究结果显示处理前精子密度>20×10^6/mL 时 IUI 周期妊娠率显著提高,而处理前精子密度<20×10^6/mL 时 IUI 周期妊娠率明显下降。当患者严重少、弱精时,处理后精子密度>40 条/HP 组妊娠率较处理后精子密度<40 条/HP 组显著增高。因而,对于少、弱精患者,需要在 IUI 周期前预先行精液上游试验,以了解患者的精液情况,正确指导患者下一步的治疗方案。

由于严重少、弱精患者不仅仅表现为精子密度减少、活力降低,而且通常伴有染色体异常或精子功能的障碍,如精卵结合障碍。因而对于严重少、弱精且上游后精子密度仍然较差的患者可以考虑行 IVF 助孕。但是对于经上游后精子密度为 40 条/HP 的患者来说,行 IUI 助孕仍不失为一种经济、有效的手段,在 IUI 精液处理过程中要尽可能多收集全部精液中可利用精子。

(六)治疗的周期数

Remohi 等对 489 个周期的促排卵联合 IUI 进行,分析发现前 4 个周期的周期生育力为 0.07,而第 5 到 10 个周期为 0.03,其中 94% 的妊娠发生在前 4 个周期。Agarwal 和 Buyalos 报道绝大多数妊娠发生在前 4 个周期。大多数临床医生认为对于 4~6 个周期 IUI 未孕的夫妇,应当对患者重新评估并考虑 IVF 助孕。

(董 玮)

第八节 供精人工授精

供精者人工授精(artificial insemination by donor,AID)被称为异源人工授精,通过非性交的方法,于适宜的时间将供精置入女性生殖道内,以达到受孕的目的。对某些不可恢复性或无法治疗的男性不育症的夫妇来说是一种不可缺少的治疗方法。接受 AID 的夫妇在治疗前应当接受足够的医疗咨询,并告知其供精者选择、筛查和配对方法,治疗费用、成功率、并发症等。并围绕 AID 存在的一些心理问题,如男性觉得有失尊严;夫妇双方觉得有人介入他们的性生活并影响他们的亲密感等,应在治疗前与患者讨论并解决。

一、AID 的适应证

(一)绝对性男性不育

各种原因所致的无精子症,特别是非梗阻性无精子症,睾丸活检未发现成熟精子。

(二)男性有家族或遗传病

如血友病、精神病、癫痫、亨廷顿病等，及近亲结婚或已生育畸形儿并行染色体检查有异常者。

(三)重度 Rh 血型不合

二、女方条件

女方身体健康，完全能承受妊娠；卵巢功能正常，盆腔检查正常；输卵管检查证实至少一侧输卵管通畅。

三、供精者条件

(1)年龄为 25~45 岁。

(2)身体健康，体态匀称，五官端正，各器官发育及功能正常。

(3)无全身性急慢性病及传染病。

(4)无性传播性疾病，包括艾滋病、梅毒、淋病、尖锐湿疣、衣原体、支原体感染等。

(5)本人和直系血亲无遗传病，也无先天性缺陷，染色体核型检查正常。

(6)精液检查必须达正常标准以上。

四、AID 的操作方法及黄体支持

同 IUI 的操作方法及黄体支持。

五、卫生部 AID 的相关规定

(1)AID 实施机构必须是具有执业许可证的综合性医院或专科医院。

(2)实施 AID 必须获得卫生部的批准证书。

(3)实施 AID，必须同获得《人类精子库批准证书》的人类精子库签有供精协议，AID 只能从持有批准证书的精子库获得精源。

(4)AID 必须采用冷冻精液，用于 AID 的冷冻精子，复苏后活动率必须高于 35%。

(5)实施授精前不育夫妇必须签订《知情同意书》。

(6)供精人工授精的对象应向精子库反馈妊娠及子代情况，记录应永久保存。IUI 较 IVF 创伤小且经济，对某些不孕患者来讲是一种相对简单和有效的治疗。在考虑超排卵可获得较自然周期更高的妊娠率时，也应当权衡由此带来的药费和监测费用的增加及多胎妊娠和 OHSS 的风险。

（董　玮）

第九节　配子移植

人类配子是指男性的精子和女性的卵子。当这两种配子结合受精后即成为合子——孕卵，进一步发育成一个新个体。将精卵于配子期移植进女性体内的技术，称配子移植技术。配子移植技术是继 IVF-ET 之后发展起来的比较成熟的助孕技术之一。根据配子移植途径和部位的不同,目前国际上有以下几种成功的报道。

(1)配子输卵管内移植(GIFT)。

(2)配子腹腔内移植(POST)。

(3)配子宫腔内移植(GIUT)。

(4)配子经阴道输卵管内移植(TV-GIFT)。

一、配子输卵管内移植

1984 年首先由美国的 Asch 等报告 GIFT 成功,并于 1985 年获健康婴儿出生。GIFT 与 IVF-ET 相比,具有以下特点:①在输卵管壶腹部受精,使配子得以在正常生理条件下受精;②免除了体外授精和培养及卵细胞植入的复杂环节,生殖细胞在体外存放时间由 48 h 缩短到几个小时。故此程序在许多方面较 IVF 简单,特别对实验室的要求低。近年的研究表明,GIFT 妊娠成功率可高达 20%~48%,几乎接近自然受孕率。目前在国际上已广泛开展,并取得了很大的成绩。

1. 适应证

目前认为,除要求至少一条形态和功能都正常的输卵管外,其他适应证与 IVF 相同。但对盆腔有粘连的患者特别是中度和重度者,即使输卵管通畅也不宜行 GIFT,否则宫外孕发生的危险将明显增加。

(1)男性不育:对不适合做 IVF-ET 的男性因素患者有效。

(2)原因不明的不孕症:可能为精子的运输、受精能力异常;或输卵管伞的拾卵功能障碍;或卵泡未破裂黄素化综合征等。

(3)免疫性不孕:免疫球蛋白中的 IgG 可抑制受精,精子数量越多,抗原越多,越能激发免疫反应。

(4)子宫内膜异位症:药物或手术治疗失败后均可用 GIFT 或 IVF 治疗,轻、中度子宫内膜异位症较合适,而重度子宫内膜异位症成功率低。

(5)其他因素的不孕症:如宫腔的异常,宫颈不孕和不排卵等也可用 GIFT 治疗。

2. 技术步骤

GIFT 和 IVF 的步骤在取卵前是完全相同的,不同的是 GIFT 取卵后立即将精子和卵子植入输卵管内,受精发生在输卵管内,而 IVF-ET 是在试管内受精,然后将胚胎植入子宫内。GIFT 的主要步骤包括超排卵,取卵和精子处理及配子移植。

(1)超排卵:用药方案及监测同 IVF-ET。

(2)采精与洗涤处理:一般在取卵前 2 h 采精,以上游法处理精液,优选后的精子液调浓度为(10~30)×10^6/mL,置 CO_2 孵箱中待用。

(3)卵母细胞的采集:①腹腔镜下取卵:GIFT 最多用的是腹腔镜,在取卵后经识别和分级,于体外适时培养 3~12 h,待其进一步成熟后,由原穿刺点在腹腔镜下行配子输卵管内移植。取卵步骤:先行全身麻醉或节段阻滞麻醉,以 CO_2 5%、O_2 5% 和 N_2 90% 的混合气体输入腹腔,造成气腹。测气压不得超过 2.67 kPa,在脐下插入腹腔镜,用于照明和观察,另选下腹壁插入吸卵针和卵巢固定钳。吸卵针内芯为聚四氟乙烯导管,以"Y"型管为好,以便再次冲洗卵泡用。卵巢钳用于剥开腹膜和粘连并固定卵巢。选择卵泡集中表面又无血管处垂直进针,避免从卵泡顶部薄弱处进针以免裂口过大丢失卵母细胞,将吸卵导管连接抽负压的培养管内。

注意在每支培养管内预先要加入肝素 1 滴(50 万 U/L),防止抽出的卵泡液中出现血凝。抽吸负压掌握在 12~16 kPa。②在超声引导下经阴道穿刺取卵:此种穿刺取卵技术简便易行,无须麻醉和致气腹,患者痛苦小;卵母细胞前培养和配子移植术的时间便于掌握。③开腹取卵:局麻下于下腹壁做 3~4 cm 长的切口,进入腹腔直视下抽吸卵泡液,迅速识别和显微加工卵母细胞,立即由原切口处找到输卵管伞端行配子移植。此方法要求在短时间内连贯完成,目前已较少应用。采卵时间均掌握在注射 hCG 34~36 h。首次吸引未取到卵时要进行 2~3 次冲洗和抽吸,或旋转穿刺针改变角度以提高取卵率。

(4)卵子识别和显微加工。①卵子识别:同 IVF-ET,分级后的卵细胞置生长液中培养。②显微加工:移植前再将成熟卵置镜下,用清洁无菌针器剥除其周围的黏液及血块,以免植入体内影响受精。注意这种"显微加工"的动作要轻稳,不可损伤透明带。加工后将成熟卵吸入移植液(TM)中待用。移植液由 F10 培养液加 50%血清配制。部分研究者把经过前培养或显微加工的卵子,加入到处理后的精子液中,混合培养 1 h 再移植。但此时无法证实受精过程是否已经开始,精卵是否仍属配子期。

(5)配子移植。①吸取精卵移植液:目前国内多使用 Tom Catheter 移植管,或是美国 Cook 公司生产的 IVF-ET 移植管。先在导管尾端接一次性 TB 注射器,用 GM 液冲洗移植管 2~3 次,然后在移植管内依次吸入 25 μL 精液,5 μL 空气,25 μL 培养液内含 2~3 个卵母细胞,5 μL 空气培养液。经过混合培养的精卵则不需抽吸气柱。②配子输卵管内移植:重新进入手术室,再由原腹腔镜入口处或下腹小切口进入腹腔;吸尽子宫直肠窝内血性腹腔积液,持钳固定输卵管;将移植管自输卵管伞端向壶腹部插入 2~3 cm,缓慢注入精卵配子液,稍停 30 s 后退出移植管,立即在显微镜下检查移植管内是否有卵子遗留。再以相同方法行对侧移植。但也有医师认为以单侧移植为好,避免在进行对侧操作时,因牵拉、拨动或不顺利而影响已移植好的一侧,也可减少多胎妊娠的发生。他们比较两种方法的妊娠结果无差异。术后彻底放出腹腔内的气体,以减少 CO_2 与配子接触的时间。

移植的卵细胞数目与妊娠率有关,移植的卵细胞数越多,妊娠率越高,但为了防止多胎妊娠,目前大多数中心限制移植的卵母细胞为 3 个,仅对年龄较大、精子质量较差或以往反复失败的妇女移植 4 个或 4 个以上的卵母细胞。如移植 4 个或 4 个以上的卵母细胞,最好分别在两侧输卵管。严重的男性不育可增加活动精子的数量到 100 万。

(6)黄体支持:配子输卵管内移植后的黄体支持同 IVF-ET。

二、配子宫腔内移植(GIUT)

GIUT 是指将卵母细胞和洗涤后的精子直接移植入妇女宫腔内的一种助孕技术。这是在经典的 IVF-ET 基础上发展而来的一种更简易的助孕技术。

1. GIUT 的依据

GIUT 于取卵后几小时就把配子植入宫腔,并不意味着床时间提前,而是让卵子在宫腔内进一步成熟,受精和早期胚胎发育,待子宫内膜同步化,时机成熟后才完成着床过程。IVF-ET 程序于取卵后 2~3 d 移植,孕卵进入宫腔后也并非立即植入,同样要处于"等待植入"的状态 3~4 d。

虽然宫腔内与输卵管的环境有一定差别,但配子和孕卵对外界条件极为敏感,如光、温度、pH 及渗透压等。宫腔内则具备比体外培养更稳定、更利于生存的条件。因此宫腔有可能成为卵子成熟、受精和早期胚胎发育的良好场所。

2.适应证

同 IVF-ET 适应证,主要适应于双侧输卵管阻塞或功能丧失的不孕患者,也可治疗其他多种不孕症。

3.操作特点

(1)GIUT 与常规 IVF-ET 技术程序比较:两者在卵子体外培养前的技术程序是相同的,但 GIUT 省去了体外投精、培养这一最复杂、最精细的操作步骤,缩短了生殖细胞在体外的停留时间,大大减少了外界环境及人工操作对它们的损害。操作方法简捷,环境条件的要求相对低,适用于临床开展。取卵后数小时即行移植,手术费时短,患者不必焦虑等待多日。

(2)GIUT 与 GIFT 程序比较:两者在移植前的技术程序是相同的,配子在体外存留时间也相同,但 GIUT 与 GIFT 的根本区别在于:①GIFT 要求患者至少一侧通畅输卵管,而 GIUT 无此要求,因此 GIUT 的适用范围更广;②无须腹腔镜设备及技术,移植时不必经腹操作,痛苦小;③从基础医学研究的角度认识,GIFT 模拟了人类卵子受精、孕卵运输和胚胎着床的生理过程,而 GIUT 则是对人类生殖奥秘的挑战,对今后受精及着床机制的研究具有重要的价值。

三、配子经阴道输卵管内移植(TV-GIFT)

此项技术过程也要通过促排卵、取卵、精液处理及体外处理,再将配子经阴道-宫腔-输卵管途径移植,是配子移植中具有发展趋向的一种助孕技术。它既符合生理受孕部位的要求,又无须经腹操作,易于被接受,并且妊娠成功率较高。但是需要特殊移植导管,寻找和进入输卵管时较困难。

(董　玮)

第十节　未成熟卵体外培养

随着体外受精-胚胎移植技术的发展,未成熟卵细胞体外培养(IVM)成熟技术成为治疗不孕症的一种新途径,不仅降低 IVF-ET 的费用,而且还避免大剂量超排卵药物所带来的不良反应。目前,未成熟卵母细胞体外培养成熟技术具有广阔的应用前景,成为生殖医学领域的一个研究热点。

一、IVM 临床

(1)月经稀发或闭经:口服或肌内注射孕激素 5~7 天撤血。月经周期 2~4 天阴道 B 超了解子宫及双附件,排除卵巢囊肿,计数窦卵泡数。月经周期 6~9 天阴道 B 超监测排除主导卵泡,通常于周期第 10~14 天卵泡直径<1.0 cm 采卵。采卵前 36 h 注射 hCG 10 000 IU。

(2)月经周期规则:月经周期 2~3 天阴道 B 超了解子宫及附件,排除卵巢囊肿,计数窦卵泡数。周期第 6~9 天阴道 B 超监测排除主导卵泡,通常于月经周期第 9~10 天卵泡直径<10 mm 时采卵。采卵前注射 hCG 10 000 IU。

(3)采卵术:采用 17~19 G 单枪采卵针,56 mmHg 的负压下析出未成熟的卵母细胞,注意将所有可见的卵泡的卵泡液吸尽。

(4)子宫内膜的准备:根据采卵日子宫内膜厚度调整雌激素(补佳乐)剂量:子宫内膜厚度<4 mm,补佳乐 10~12 mg/d;内膜 0.4~0.6 cm,补佳乐 8 mg/d;内膜厚度>0.6 cm,补佳乐 6 mg/d。ICSI 日开始给予黄体酮 60 mg/d。妊娠后续用补佳乐及黄体酮至孕 12 周。若 ET 日内膜厚度<0.7 cm,取消胚胎移植,冷冻胚胎。

二、IVM 实验室操作

将采集的卵-冠-丘复合物(OCCC)放置于培养液含蛋白的输卵管液中孵育 2 h。再以机械法去除卵丘细胞,在倒置显微镜下观察卵母细胞成熟度。未成熟卵(MI、GV)立即转入 IVM 培养基中进行体外成熟培养。于 37 ℃、6%CO_2 及饱和湿度条件下单独培养 24 h、48 h,分别在显微镜下观察,排出第一极体者认为成熟,立即进行 ICSI。

(董 玮)

第十一节　多胎妊娠减胎术

多胎妊娠减胎术(multifetal pregnancy reduction)是为了改善多胎妊娠的结局,采用人为的方法减免一个或多个胚胎,从而改善妊娠的产科及其他方面的结局。减胎术分经阴道减胎术和经腹部减胎术。经阴道减胎术于妊娠 7~8 周进行,经腹部减胎术适合大于 9 周以上的妊娠。

一、适应证

(1)两个以上绒毛膜的多胎妊娠,为改善母儿围生期预后。

(2)多胎妊娠中有一个胚胎异常需要减灭者。

二、禁忌证

存在各器官系统特别是泌尿生殖系统的急性感染。

三、护理措施

1.术前准备

(1)向患者介绍减胎术的知识,减轻患者的恐惧心理。

(2)检查患者 B 超检查记录、血常规、凝血功能、β-hCG、AFP 等检验是否齐全。

(3)术前遵医嘱静脉应用抗生素,肌内注射黄体酮 40 mg,皮下注射苯巴比妥(鲁米那)0.2 mg。

(4)做好物品准备。

2.术中护理

(1)嘱患者排小便,取膀胱截石位。

(2)用碘伏消毒外阴和阴道,用 0.9%氯化钠注射液把消毒液彻底擦洗干净,避免消毒液带进宫腔。

（3）协助医生把无菌探头套套在阴道探头，安置穿刺架。

（4）穿刺针连接大试管和负压吸引器。

（5）记录各胚体大小、胚囊大小和位置关系。

（6）当穿刺针经阴道 B 超指引下、经子宫壁刺入胚体，先加负压至 40 kPa，如无任何吸出物吸出，再遵医嘱短时加大负压至 70～80 kPa，直至把胚体全部或部分吸出，胚胎心搏消失，避免吸出囊液。

（7）术中密切观察患者生命体征，并询问患者有何不适，给予安慰和鼓励，必要时吸氧。

（8）术后抹干净阴道并检查穿刺点有无渗血。

（9）术后观察患者有无腹痛和阴道出血。

3.术后护理

（1）留观 2～3 h，生命体征正常，无不适即可回家。

（2）嘱患者第 2 天回院行 B 超检查存活和被减灭的胚囊情况。

（3）继续静脉注射抗生素 2 d，继续安胎治疗。

（4）嘱禁止性生活至 12 周，不适随诊。

四、风险防范

（1）多胎妊娠的孕产妇其并发症及流产率、围生儿发病率、病死率均增高，故应防止多胎妊娠的发生。

（2）规范促排卵治疗，减少诱导排卵数以及减少 IVF-ET 的移植胚胎数等可降低多胎妊娠的发生率。一旦发生多胎妊娠，可通过减胎术减少多胎妊娠，降低多胎妊娠的并发症。

（3）及时减胎可减少减胎术的风险。

（4）术前检查负压吸引器的功能。

（5）用消毒液消毒外阴、阴道、宫颈后，必须用 0.9％氯化钠注射液把消毒液去除干净，避免消毒液带入宫腔。

（6）注意无菌操作，防止感染。

（7）术中按医嘱随时调整负压，避免抽吸羊水，影响 B 超观察。

（董　玮）

第十二节　不孕症概论

不孕症的临床定义：女性无避孕性生活至少 12 个月而未孕。对女性而言，不孕是指不能怀孕，不育是能怀孕却不能成功分娩，一般统称为不孕症；对男性则统称为不育症。育龄夫妇中不孕症发生率为 10％～15％，我国不孕症发病率为 7％～10％。

一、病因

自然受孕是一个复杂的生理过程，首先是女方有正常的卵子排出，男方有足够数量的正常精子，卵子和精子能够在输卵管内相遇结合成受精卵进而不断分裂形成胚胎，再通过输卵管的蠕动及纤毛的活动将胚胎顺利送达子宫，当胚胎在子宫内膜着床发育就获得妊娠。自然受孕过程中任何一个或几个环节异常均可造成不孕不育。不孕症女方因素约占40%,男方因素占30%～40%,男女双方因素约占20%,不明原因占5%～10%,具体原因应对男女双方进行全面的不孕检查后方能确诊。

(一)女性不孕因素

1.输卵管和盆腔因素

输卵管具有运送精子、拾卵及将受精卵运送至宫腔的功能,任何影响输卵管通畅和生理功能的因素都会引起不孕。

(1)炎症:输卵管和盆腔炎症是造成不孕的主要因素。输卵管炎可引起管腔阻塞并可形成瘢痕,致输卵管壁僵直与周围组织粘连,进而影响输卵管蠕动,使输卵管伞端抓拾卵子能力受限;同时输卵管内膜炎使纤毛活动受到影响,阻碍精子、卵子、受精卵和早期胚胎在输卵管内运送,最终导致不孕。

(2)输卵管和盆腔结核:输卵管和盆腔结核主要继发于肺结核,也可能继发于腹膜结核。结核侵犯输卵管早期表现为充血、水肿;病变加重则引起输卵管炎、输卵管积水等;晚期发展为慢性结核,输卵管变得僵直、管壁肥厚、并与周围卵巢、肠管、大网膜等粘连,失去正常的生理功能。

(3)子宫内膜异位症:多见于卵巢内、腹腔表面或阴道直肠隔,与不孕密切关联。异位的子宫内膜在每次月经来潮时反复剥脱出血,形成异位子宫内膜囊肿,导致输卵管阻塞、功能障碍或与周围组织发生粘连,影响输卵管和卵巢位置关系及伞端拾卵作用,使输卵管蠕动功能受限,导致精子和卵子遇合困难。

(4)输卵管发育异常:输卵管发育不良、先天性输卵管过度细长扭曲或缺损,其蠕动功能受到影响,不利于运送精子、卵子和受精卵。

(5)盆腹腔手术史:如化脓性阑尾炎、输卵管结扎术、输卵管切除术等,可能导致盆腔炎症,引起输卵管炎和(或)输卵管功能障碍、管腔阻塞。

2.卵巢因素

卵巢是女性的性腺器宫,主要作用是产生卵子并排卵及分泌性激素,其功能正常与否直接决定女性的生育功能。任何影响卵巢功能的因素均可导致不孕。

(1)多囊卵巢综合征(polycysticovary syndrome,PCOS):PCOS患者卵巢卵泡膜细胞良性增生,引起雄激素生成分泌过多,临床表现为月经稀发、闭经、不孕、多毛、肥胖,偶有排卵,但大多数没有排卵。

(2)黄素化未破裂卵泡综合征(luteinizedunruptured follicle syndrome,LUFS):患者黄体期3～5 d时,基础体温升高、血清孕酮升高、子宫内膜呈分泌期改变,而卵泡持续长大不破裂至下次月经来潮。

(3)黄体功能不足(lutealphase defect,LPD):LPD的特点是黄体期过短,即排卵后至下次月经来潮时间<12 d,可导致不孕和反复流产。黄体功能低下的原因可能和卵泡期的卵泡发育有关,如小卵泡排卵时,E_2水平低,黄体发育不良,血清P低,导致子宫内膜发育迟缓;另一方面与子宫内膜受体也有关,如孕激素受体低,即使P水平正常也不能使子宫内膜对P有正常反应。当内膜的发育与胚胎发育不同步时,则不利于胚胎的着床。

(4)其他:如先天性卵巢发育不全,各种原因引起的卵巢早衰(prematureovarian failure,POF)、卵巢功能性肿瘤、卵巢子宫内膜异位症等也可以造成排卵障碍导致不孕。

3.子宫因素

子宫是孕育胚胎、胎儿及产生月经的器官。

(1)子宫畸形:如双角子宫、单角子宫、纵隔子宫等均可影响怀孕,引起流产或早产。

(2)子宫肌瘤:可引起不孕或怀孕后流产。

(3)子宫内膜异常:子宫内膜炎、内膜结核、内膜息肉、内膜粘连或子宫内膜分泌反应不良等影响胚胎着床。

4.宫颈因素

宫颈是精子进入宫腔的途径,也是储存精子的部位,宫颈分泌的正常黏液有利于精子通过。宫颈的先天缺陷,如宫颈管发育不良、细长,先天性宫颈狭窄或闭锁,可妨碍精子进入宫腔;宫颈赘生物,如宫颈息肉、宫颈肌瘤阻塞宫颈管均可影响精子通过;宫颈炎症严重时,颈管内白带脓细胞增多、黏稠,也不利于精子通过。

5.外阴、阴道因素

(1)女性外阴、阴道发育异常:如两性畸形、处女膜闭锁,先天性全部或部分阴道闭锁、双阴道或阴道纵隔导致性交困难、性交痛、精子上游、获能、受精障碍而不孕。

(2)阴道炎症:主要有滴虫性阴道炎和真菌性阴道炎,轻者不影响受孕,严重时大量白细胞消耗精液中存在的能量物质,降低精子活力,甚至吞噬精子而影响受精。

6.免疫因素

(1)女方抗心磷脂抗体(anti cardiolipin antibody,ACA):组织炎症、损伤或粘连时,其细胞膜的心磷脂与 ACA 结合可产生一系列不良反应,引起蜕膜或胎盘血流不足而影响怀孕。

(2)女方血清内抗精子抗体(antisperm antibody,AsAb):AsAb 使精子和卵子不能结合或受精卵不能着床,并可降低精子的穿透性、抑制精子的顶体反应,进而妨碍受精。

7.其他

其他如下丘脑病变、垂体病变、肾上腺功能异常、甲状腺功能异常、胰岛功能异常、染色体异常、过度肥胖或消瘦、精神心理因素等均会影响女性生育能力。

(二)男性不育因素

1.精液异常

精液异常导致精液中无精子或精子数少、活动力弱、形态异常的原因是多方面的,主要是生精障碍与输精障碍。

(1)睾丸发育异常:如先天性睾丸发育不全不能产生精子,双侧隐睾导致曲细精管萎缩等妨碍精子产生。

(2)局部原因:腮腺炎并发睾丸炎导致睾丸萎缩;睾丸结核破坏睾丸组织;精索静脉曲张有时影响精子质量。

(3)病原体感染:沙眼衣原体(chlamydia trachomatis,CT)感染与急性附睾炎及慢性前列腺炎有密切的关系。解脲支原体(M. urealyicum,UU)感染可能影响精子的正常发生及精子的运动、产生自身抗体而影响受孕。

(4)输精管道阻塞及精子运送受阻:先天性的输精管道结构畸形、阙如,或者因为炎症、肿瘤、手术、非手术的创伤等导致的输精管阻塞,均会阻碍精子通过。

(5)内分泌功能障碍:男性内分泌受下丘脑-垂体-睾丸轴调节,垂体、甲状腺及肾上腺功能障碍可能影响精子的产生而引起不孕。

(6)遗传因素：染色体核型异常，如克氏综合征、嵌合型、Y染色体微缺失等，可导致无精或严重少、弱、畸精症。

2.免疫因素

精子自身免疫：精子本身有特异抗原，当输精管受损或发生睾丸炎、附睾炎时会引起精子的自身免疫产生抗体，妨碍精子发生，引起精子聚集和制动，损伤精子细胞膜，干扰受精，影响胚胎着床。

3.勃起异常

勃起异常表现为勃起功能障碍、阴茎异常勃起，导致的原因很多，可分为精神心理性勃起功能障碍和器质性勃起功能障碍两类。

(三)男女双方因素

1.缺乏性生活的基本知识

个别夫妇性知识极度缺乏，致无性生活或不能正常性生活。

2.精神因素

精神紧张影响受孕，有些不孕患者的不育症可能是心理因素引起的，对大多数患者而言，紧张、焦虑等心理因素又可加重不孕症。

3.免疫因素

(1)同种免疫：指男方的精子、精浆作为抗原，在女方体内产生抗体，使精子凝集或使精子失去活动力，会导致免疫性不孕的形成。

(2)自身免疫：自身免疫是男性精子、精浆或女性卵子、生殖道分泌物等溢出生殖道进入自身的周围组织，造成自己身体的免疫反应，在体内产生相应的抗体物质，可能妨碍精卵结合而影响受孕。

4.不明原因不孕

不明原因不孕指双方通过系统的检查，仍然不能明确不孕的原因。这部分患者可能也存在某些方面的异常，只是目前的检测手段还不能发现

二、常见检查方法与诊断

(一)常见检查方法

1.女方检查

(1)妇科内外生殖器检查：了解子宫大小、位置、硬度、活动度，有无举痛等；宫颈大小、硬度，有无糜烂，有无举痛及摇摆痛等；阴道是否通畅，黏膜情况，分泌物量、色、性状，有无异味等；附件有无肿块、增厚、压痛等，此外，还应检查第二性征发育状况，毛发分布，乳房有无溢乳等。

(2)卵巢功能检查：通过抽血检查激素和监测有无排卵了解卵巢功能情况。①激素检查：月经第 $2\sim5$ 天抽取空腹血测定内分泌激素雌二醇(E_2)、孕酮(P)、卵泡刺激素(FSH)、黄体生成素(LH)、睾酮(T)、催乳素(PRL)等六项，可以了解卵巢功能，FSH$\geqslant$10IU/L 表明卵巢储备功能减退。月经前一周采血查 E_2、P，可以了解排卵和黄体功能，WHO制订的排卵标准为 P>18 nmol/L。②监测排卵：可通过测试基础体温、观察宫颈黏液变化、B超检查等了解排卵情况。

1)基础体温：是患者自行监测有无排卵的最简单方法，排卵一般发生在月经来潮前14 d，

患者黄体期每日晨起前测试体温,若体温升高 0.3～0.5 ℃并持续至月经来潮日下降,即为基础体温双相,常提示有排卵。

2)子宫颈黏液变化:子宫颈黏液在排卵前期黏液量增多、稀薄,拉丝性增加可长达 10 cm;在排卵期黏液清亮,有利于精子穿透;在排卵后受孕激素影响,黏液量减少,逐渐变得黏稠。

3)子宫内膜活检:月经来潮的 12～24 h 之内取子宫内膜组织做检查,如果呈分泌期改变可确认有过排卵,但活检是有创操作,不建议作为常规检查方法。

4)阴道 B 超:一般在月经第 10 d 左右开始连续监测,时以观察卵泡发育、子宫内膜厚度及形态。正常情况下可见优势卵泡,长至直径 18～22 mm 时破裂,排出卵子。B 超示优势卵泡不破裂且长速增快,一般提示卵泡黄素化;卵泡不长或反而缩小提示卵泡闭锁。

(3)输卵管通畅试验:常见的检查方法有子宫输卵管通液、碘油造影。①子宫输卵管通液术:月经干净后 3～7 d 不同房进行,宫腔注入液体时感觉无明显阻力,少有液体漏出或回流,即表明输卵管通畅。通液结果不够客观,没有他人核对,一般作为初筛。②子宫输卵管碘油造影:月经干净后 3～7 d 不同房,碘油过敏试验阴性后进行。碘油造影可显示子宫及输卵管形态、内部结构,X 线片可供他人分析,如碘油在盆腔内弥散局限表明盆腔内有粘连,输卵管伞端增大表明伞部有粘连,水油珠表明输卵管内有积液。

(4)宫腔镜检查:月经干净后 3～7 d 进行,通过宫腔镜可以直接观察到子宫腔形态、子宫内膜、输卵管开口等,宫腔有无粘连、息肉、黏膜下肌瘤及输卵管开口可否明示等,并做相应的治疗。同时在宫腔镜下还可以行输卵管插管通液明确输卵管的通畅情况,对输卵管不畅进行导丝疏通治疗。

(5)腹腔镜检查:月经干净后 2～7 d 不同房进行,其优越之处在于可以直视观察子宫、输卵管、卵巢的情况而得出诊断结果,可以行输卵管插管通液确定输卵管是否通畅。

(6)性交后精子穿透力试验:是指在接近排卵期时夫妇进行性交,性交后数小时内采取宫颈黏液进行镜检,观察活动的精子数,根据镜检结果获知精子是否能穿透宫颈黏液,是否具有较好的活动率和活动力等。

(7)免疫检查:目前较为广泛的免疫学检查 AsAb、抗子宫内膜抗体(antiendometriumantibody,AEM)、抗绒毛膜促性腺激素抗体(anti human chorionic gonadotropin antibody,Ah-CG)、抗卵巢抗体(antiovarian antibodies,AOV)等。

(8)超声影像检查:可以了解子宫及双附件情况,包括子宫位置、形态、有无畸形、是否合并子宫肌瘤;子宫内膜厚度与月经周期是否吻合;双卵巢大小及基础卵泡数的多少;双侧输卵管是否有明确积水、积液及与周围组织的关系。

(9)遗传学检查:对有不良孕产及异位妊娠史的患者进行染色体的检查。

2.男方检查

(1)外生殖器检查:一般应处直立位进行,检查包括有无生殖器畸形,阴茎长度、有无弯曲、尿道开口等,睾丸的位置、质地和大小,附睾、输精管有无结节或阙如,阴囊内有无精索静脉曲张、鞘膜积液等。

(2)精液检查:精液分析重复异常,才能诊断为男方因素不育。①精液常规检查:应在排精后 2～7 d 范围内进行。正常精液常规检查结果为精液量大于 1.5 mL;精子密度计数$\geqslant$ $15\times10^6/mL$;前向运动精子$\geqslant$32％;pH$\geqslant$7.2;白细胞$<1\times10^6/mL$;精子活动率$\geqslant$40％。精液异常情况有无精子、精子数量少、精子活动力弱等。②精子形态分析:精子包括头、颈、中段、

主段和末段,光学显微镜下难以观察到精子末段,因此头和尾都正常的精子被认为是正常的。精液形态分析正常结果为精子形态染色≥4%;精子形态不染色≥30%。

(3)免疫检查:采用混合抗球蛋白反应(mixedanliglobulin reaction,MAR)试验,进行表面抗原定位及定量测定抗精子抗体,正常结果为阴性。

(4)内分泌检查:主要指标有 FSH、LH、PRL、T 等,可为评估男性整体生育能力提供依据。FSH、LH、T 均正常可能因逆行射精(retrograde ejaculatimi)或射精系统堵塞所致;FSH 和 LH 升高、T 降低提示原发性睾丸功能衰竭;FSH 升高、LH 和 T 正常见于精子缺乏或严重少精患者;FSH、LH 低下,PRL 明显升高,有垂体微腺瘤的可能。

(5)病理学检查:对于无精症的患者,通过睾丸活检获取少量曲细精管进行组织学分析,以判断输精管是否梗阻并了解精子生成的问题。

(6)遗传学检查:确定为无精症、少弱精症、畸精症的患者,需进行染色体核型和 Y 染色体的微缺失检查。

(7)超声影像学检查:直肠超声检查可了解前列腺和附属腺体的基本情况,也可用于精子抽吸术;阴囊超声检查可评估阴囊异常情况;彩色多普勒超声检查可协助诊断触诊难以分辨的精索静脉曲张;体检发现输精管阙如的患者,应该进行肾脏的超声检查。

(二)诊断

不孕症有原发性和继发性之分,从未有过妊娠的称为原发不孕;曾有过生育或流产又超过 1 年未再孕,则称为继发不孕。

1.女性不孕的诊断

(1)输卵管性不孕:凡是引起输卵管拾卵、运送配子或受精卵障碍的因素均可导致不孕或不育,包括输卵管炎症、子宫内膜异位症、各种可能影响输卵管的手术、输卵管周围的病变、输卵管发育异常等。

(2)排卵障碍:无排卵、卵泡发育障碍等引起的不孕。

(3)子宫性不孕:先天性子宫发育不良、始基子宫、先天性子宫畸形、子宫黏膜下肌瘤、内膜息肉、内膜结核、宫腔粘连、子宫内膜炎、子宫内膜创伤、子宫内膜分泌不足、子宫内膜局部免疫细胞异常等。

(4)宫颈性不孕:宫颈息肉、宫颈肌瘤、重度的宫颈炎症、宫颈黏液分泌异常。

(5)阴道因素:阴道畸形或狭窄,如阴道横隔、先天性无阴道、处女膜闭锁、阴道粘连瘢痕性狭窄、严重的阴道炎等。

(6)免疫性不孕:是由于生殖系统的自身免疫或同种免疫所引起的。

2.男性不育的诊断

(1)男子性功能障碍:包括性欲唤起、阴茎勃起、阴茎插入阴道、性欲高潮-射精和性满足发生的障碍。

(2)免疫性不育:精液检查至少有 50%的活动精子被免疫珠所包被或经抗体生物学检测确诊。

(3)先天性或遗传学异常:如隐睾或睾丸发育不全、染色体核型异常、先天性疾病导致的无精子症(azoospermia)。

(4)无精症:精液经离心沉淀后检查 3 次均未发现精子,可诊断为无精症。

(5)少精子症(oligospermia):一次取精的精子总数少于 3 900 万为少精子症,在临床上伴有精子活率低、前向运动能力差以及精子畸形率高等改变时,称为少弱精子症或少弱畸精子症。

(6)弱精子症(asthenospermia):前向运动精子(forwardmovement sperm,PR)<32%,又称精子活力低下。弱精子症所致的男性不育约占30%。

(7)畸形精子症:正常形态小于4%。

(8)死精子症:是指40%的精子已发生死亡,但从死亡精子的形态和数量上看并无明显异常。

(9)精液液化异常:射精后30 min未能完全液化或超过1 h才开始液化。

3.不明原因不育

男方无勃起功能异常和射精障碍,精液分析正常,同时女方无明显的不孕原因时可诊断。

(战晓宇)

第十三节　不孕症患者的心理特征

一、国人特有的生育心理

生育心理,包含了人们在生育活动过程中的价值观、情绪情感和行为决策,容易受到文化背景、经济条件等因素的影响。

生育观是生育心理的核心。所谓生育观是人们对生育问题的看法。其主要内容包括:生育动机,主要有传宗接代、养儿防老、巩固夫妻感情、增加家庭乐趣等;对生育数量和质量及性别上的要求;生育的年龄及间隔;生育方式是计划生育还是盲目无计划生育。

社会经济、文化水平是影响人们生育心理的重要因素。在不同的地区、不同的环境、不同的人群及不同的时期,经济文化存在的差距决定了人们的生育心理也有所不同。中国人的生育心理同样受上述因素的影响,受同样的因果逻辑支配。但是,中国人口众多,是一个发展中国家,人们受千百年来传统封建文化思想的影响,因而有其特有的生育心理。

(一)中国特有生育观念产生的根源

中国传统的生育观念是"不孝有三、无后为大"。由孔丘提出、孟轲又加以发展的,以"孝"为主旨的生育动机是我国封建社会几千年来最具驱动力的生育动机。由于历代统治者的提倡,"多生多育,多子多福"的生育意愿在我国的历史悠远,深入人心。生育性别偏好是人们在生育活动中对子女性别的一种选择性期望,我国古代社会重男轻女的生育性别偏好的历史几乎可以追溯到父权制确立的时代。

(二)传统生育观念对家庭社会的影响

受传统生育观的影响,传宗接代、延续子嗣、多子多福、重男轻女的观念已成为中国民众的一种道德规范,成为一种决定个体生育行为的社会共同法则,其影响延续至今。我国是一个以家庭组合式为一体的传统的农业国家,传统礼教思想在人们的脑海中已经根深蒂固,并通过支配民众的生育行为,影响着社会人口的数量和质量,制约着社会的进步和发展。

目前我国医疗、保险、教育、福利制度还不健全,令国人对自己生病或不能劳作时的生活担忧,没有安全感。尤其是在农村,不能劳作就没有生活来源,儿女是唯一的依靠,否则晚景凄凉。人们将生儿育女当做一种自然的保险制度,他们认为多生一个孩子就多一份保险或多一份依靠。这些生育心理也成为多生多育的动力。同时在多育观念的影响下,人们无视自身的经济条件、身体状况,诸如是否有遗传性恶性疾病等情况,盲目生育子女,导致婴儿存活率低;加之在一些偏远的山区,因为贫困、落后、卫生条件恶劣,缺医少药的现象非常严重,外加小孩因为无人照看意外死亡事件也时有发生,使农村儿童的发病率、病死率偏高。因此,农民的生育愿望强烈更是普遍现象,他们认为生一个太不保险,希望多生几个。

在中国农村,很多人重男轻女思想严重,认为"不生男孩就没有活头,女儿长大是要嫁出门的,无论如何也要生个男孩子来延续香火,否则就是愧对祖先",所以有的人就要一直到生了男孩子才肯罢休,受此思想的影响,人人都有生儿子的意愿,以致个别发展到丢弃女婴的地步。人们将生育作为传宗接代的手段,只注意人口的数量而无视人口的质量,这些生育观念支配着人们的生育行为,影响着中国社会的发展、种族的改良以及直接担负着生育任务的妇女的地位及生活状况。

(三)近年国人生育心理的改变

近年来,随着改革开放的发展和深入,市场经济体制的逐步建立和完善,我国的社会经济水平发展迅速,个人收入水平、文化教育得到很大程度的提高,妇女地位也随之上升,外加政府对人口问题的长期、持续的宣传教育,使人们传统的生育观逐渐淡漠,而将尽社会义务、充实家庭生活、稳固和发展婚姻关系等作为生儿育女的目的。

从社会和文化两方面来说,社会的文化教育水平越高,人口流动性就越大,人们花在自己所从事的工作及其专业的精力就越多,因而降低了对生育的需求。生育率随着封建传统观念的削弱、性教育及开放程度的增高、就业率的升高、工作机会的增多,生活质量要求的提高而降低。同时社会的医疗卫生条件也对生育有着直接的影响,好的医疗条件可降低婴儿的病死率,从而降低了生育率。此外,孩子既是人力资本产品,也是消费品。生育孩子成本的高低决定着人们多生少生的意愿,所以高收入的国家和地区,生育率相对较低。对新生活目标和生活品质的追求,以及养育子女成本的增加等,使部分夫妇推迟生育或者放弃生育,这是经济状况还没有达到自身的要求、工作不稳定、认为还年轻等特定时期的想法。同时,我国已经实行了30多年的计划生育政策,国家提倡一对夫妇只生育一个子女,其相关法律法规的长期执行对人们的生育观念有直接的影响。现在大部分人在生育一个孩子后便没有再生育的念头;在部分农村地区,甚至出现了育龄夫妇自愿放弃二胎的生育指标,许多地方的农村无男孩家庭普遍存在,男女都一样的观点已为人们不同程度地接受。90年代中期,在上海地区关于"你认为生男生女是否一样?"的调查中,发现被调查的2 572人的回答是:认为"生男生女"一个样的高达92.9%,"生男生女不一样"的仅占6.8%,说明人们的生育意愿在生育子女的数量和子女性别的选择上,都发生了显著的变化。

从对子女教育观念看,随着经济的高速增长,教育孩子的机会成本及现实成本都大为增加,子女数量给家庭带来的效益是下降的,这种情况变化促使人们开始重视对子女教育的投入,提高了对生育质量的关注度。在改革开放后的中国农村,也不乏出现高学历子女改变家庭贫困状况的例子。在这种情况下,部分农村育龄夫妇已从曾偏重于子女数量和性别的追求,开始转向对子女质量的追求,对子女教育培养的投资已经成为家庭投资的主要开支项目。

随着改革开放的深入发展,国人的生育心理受封建思想、政策原因影响的程度逐渐削弱,少生、优生已经成为目前国人特有生育心理的主流。但基于传统的家庭观念,对大部分夫妇来说,孩子依然是幸福家庭必不可少的组成部分,是维系婚姻关系的重要纽带。

二、不孕症患者的心理变化

目前,在不孕症的诊治过程中,患者心理问题已受到了极大重视。诸多研究表明心理因素不仅严重影响了患者的生活质量和身体健康状况,同时还影响了不孕症治疗的疗效。几乎所有的不孕症患者或多或少都承受着不同程度的心理压力,许多研究表明压力与不孕有关;反过来,治疗不孕症又可能产生新的压力,不孕症患者不仅要考虑到家庭的融洽,更要面对生活和工作所带来的精神压力,由此会带来一系列的社会问题,如夫妻感情破裂、家庭不和、离婚等,影响社会稳定。

(一)患者心理压力来源

1. 来自婚姻的压力

一对夫妇结婚以后,自然就面临着生儿育女的问题,孩子是爱情的结晶,是他们生命的延续,是他们的未来和期望;渴望拥有自己孩子的同时证明自己具有正常的生育能力;大多数人认为,有孩子的婚姻才是完整的婚姻。在我国传统的家庭观念中,孩子更是占据了主导地位。如无法和普通夫妇一样怀孕生子,会使他们的心理受到极大的打击和扭曲,产生压力,并可能会逐渐影响他们的自信、能力与控制感。夫妻双方所承受的心理压力可能并不一致,但却需要共同经历。应负不孕责任的一方可能因剥夺了配偶为人父母的机会而心有所愧,而非责任方则可能在愤怒配偶的同时又因不能体谅配偶的沮丧而产生罪恶感,另外,在治疗方案选择上双方可能也会产生分歧。

一再的失落与缺乏支持,则可能导致婚姻安全感降低、健康恶化及亲密关系受影响;随着婚龄的延长,年龄的增大,心理上的压力会更加沉重,甚至可能失去治疗的信心。

2. 来自社会的压力

在中国,尤其是农村,"不孝有三,无后为大"的传统观念仍然存在。当夫妇久婚不孕时,周围同事朋友便会热心地探询或提供意见,并可能对其进行非议;家里老人因抱孙心切也时常唠叨,甚至指责或谴责。这些均增加了不孕夫妇的压力。社会对生育儿女有关行为所持的态度是积极保护的;相反,不孕症患者则常受到社会舆论的谴责。有研究发现患者及家庭成员文化水平越低,所承受的压力越高。文化素养、社会地位较高的夫妇对不孕相关知识的了解较全面,对不孕事实的心理承受能力较强,他们会积极寻求治疗措施,并善于用生活中其他事物或成就来填补不能生育的缺憾。

3. 来自疾病本身的压力

不孕症病因较为复杂,可由年龄、精神、营养、内分泌、机体免疫、先天发育及内外生殖器病变等多种因素造成。被诊断为不孕症的持续时间长短和病因的不同以及治疗过程的不同都会影响患者所承受的压力。诊断及治疗的漫长过程中,不孕夫妇耗费了大量的钱财、精力,且长期处于期盼与失望的焦虑情绪中,身心疲惫。

对很多职业女性而言,她们在诊疗过程中常需请假就医;还有不少女性患者为了增加IVF-ET治疗中移植胚胎的成功率,在移植后等待妊娠结果的过程中长期卧床,需要家人照顾,她们为此感到愧疚,担心治疗失败,丈夫或家人会因此而抱怨自己;研究发现治疗过程中的期待很容易造成患者心理上的压力,如接受IVF-ET治疗的患者在胚胎移植后等待结果的两周内,许多患者承认已非常紧张,甚至影响睡眠与饮食。

(二)患者治疗过程的心理变化

社会背景、性格以及治疗周期和治疗结局的不同,可能导致不孕患者产生不同的经历和反应,表现出不同的心理特征,在不同时期又有着特征性的变化。而大多数不孕症患者在经受一段时间的情感压抑后,则趋向同一模式,多数研究显示,不孕症患者经常表达如下的情绪及心理障碍,包括害羞、怀疑、早期焦虑、否认、意外、精神紧张、恐惧、挫折、失望、痛苦、愤怒、负罪感、悲伤、自卑、孤独、抑郁、严重焦虑及性功能紊乱等。

1. 害羞、怀疑或早期焦虑

不孕症患者一开始常会感到害羞并怀疑。由于害羞,有些患者结婚多年未孕,不敢到医院检查治疗,延误了受孕的最好时机;还有些患有生殖系统炎症的妇女,因害怕别人议论,不愿到正规医院治疗,错过了最佳治疗时机而导致不孕。多数育龄妇女在数月内尝试妊娠失败并不会有太多烦恼,常常是当男方表示疑问时,才会怀疑自己的生殖系统可能存在异常,开始就医咨询治疗。一些不明原因的不孕症患者,对医生告诉的"没有器质性病变"表示怀疑,非要找到确切的病因为止,不惜多次往返各大、小医院,反复监测及检查,作出了很多努力,花费了大量的时间、精力和金钱,仍未能找到确切原因,无法接受医生对他们病情的客观评价,甚至怀疑医生在欺骗他(她),特别是有受过某些非正规医疗机构或游医欺骗的患者,其怀疑心理尤其突出,以致开始出现早期焦虑,并伴随着整个寻求治疗的过程。

2. 否认或意外

生育能力被认为是人类的自然职能,所以对不孕症诊断的常见反应是惊讶,尤其是认为对自己的生活具有控制感的曾避孕的夫妇,会明显表示出惊讶,很难接受不孕的现实,对医生的诊断感到意外。

3. 盲目求医、精神紧张甚至恐惧

当接受了不孕的事实后,为了尽快能达到生育的目的,四处奔波治疗就成为不孕症患者生活的重心,特别是看到别的患者成功妊娠后,更急切地希望得到医护人员的重视和关心,要求用先进的技术和药物为自己治疗。多次有关性生活的问诊、不孕症检查、尝试性的治疗及多次治疗的失败可能使他们觉得尴尬或被贬低。月经的来临对她们而言是希望的破灭,会陷入精神紧张不安的情绪而无法安心工作甚至旷工。月复一月地经历患得患失的煎熬,常产生恐惧感,怕去医院,怕见医生,怕检查,怕开始新一疗程的治疗,怕面对再一次的失败,不愿接受现实,有研究发现有排卵障碍的患者较输卵管原因者表现出更强烈的紧张与恐惧感。

4. 挫折、失望、痛苦、愤怒和负罪感

不孕夫妇在接受治疗的过程中对成功妊娠抱有较大的希望,治疗失败后又要经受重复的挫折和失望,由此产生的巨大压力直接导致患者产生不可避免的痛苦感,甚至放弃治疗。有资料显示,不孕夫妇中45%的女性和15%的男性认为被确诊不孕是自己生命中最痛苦的经历。当他们看到怀孕的妇女或新生儿时,通常女性较男性更容易表达情绪,她们通过与配偶谈论自己的挫折、失望与痛苦来应付压力,其结果却令配偶觉得无能为力;男性更善于以积极的态度从其他方式中寻找平衡,通常会觉得自己有义务扮演情绪稳定的角色,承受压力和自我调节的能力比女性强,但女性则可能认为男性对其缺乏关心而心生埋怨,感觉被放弃,从而使男性感到痛苦和愤怒,加重其心理负荷。

有的患者甚至把不孕与前世作孽、因果报应联系起来,失去自信并对配偶产生深深的内疚和负罪感，或者联想自己做过的一些令人内疚的事，如既往的婚前性行为、婚外性行为、采用过避孕措施或流产等，认为不孕症是对自己的一种惩罚，并觉得对不起自己的配偶及家人，有些甚至会出现赎罪行为，如承担一切家务等。

5.悲伤、自卑和孤独

当上述的心理变化到一定程度，不孕夫妇常陷入悲伤、忧郁情绪中，逐渐产生自卑感，自我评价降低。相较于新生儿死亡或流产，不孕夫妇失去的是从未存在过的事物，他们内心的冲击往往不为大众所注意，而成为最容易被忽视且沉默的少数群体。有研究发现，治疗后未能成功妊娠的患者显得尤其悲伤，情绪低落，甚至通过采取自言自语或者睡觉的方式来孤立自己，逃避现实。

还有患者认为不孕症是一种身体的缺陷，觉得和陌生人公开讨论自己的缺陷很不自在，这种现象在农村文化水平偏低的患者中表现得更为突出。患者由于没有孩子，导致生活缺少一部分，没有兴趣参加社交活动，把自己封闭起来，其情感不敢或不愿外露，甚至对家庭成员隐瞒病情，因而产生孤独感，尤其当亲朋好友携儿带女进出社交场合时，孤独感更加强烈。当他们得不到同情、理解和支持时孤独感更为严重。

6.抑郁及严重焦虑

不孕症患者的心理变化到后期最常见的表现是抑郁及严重焦虑。由于治疗时间长，而且预后不易判断，又考虑家庭承受能力，或是因不断配合治疗致生活节奏太紧张而生物钟严重紊乱，或是工作遭受严重打击等，她们常表现得整日忧心忡忡。患者出现抑郁、睡眠障碍、消极厌世等严重焦虑的心理；抑郁及严重焦虑的心理状况早期得不到改善，则可发生心理扭曲，逐渐发展成为抑郁症、焦虑症等精神疾患。心理及躯体双重障碍，相互影响，可导致以肾上腺素、促肾上腺皮质激素等分泌异常增多的生理学变化，在生殖的各环节产生不良影响，从而导致不孕的恶性循环。

7.性功能紊乱

不孕患者的社会心理变化很大程度上影响着他们的家庭生活、婚姻关系。患者渴望配偶对自己的温存与精神上的支持，却因为负罪心理，在处理夫妻间关系时表现消极态度，从而造成夫妻间感情联系薄弱，对婚姻现状和性生活不满意。许多不孕夫妇可能都有过性功能紊乱的经历，以妊娠为目的的性生活枯燥无味。随着治疗的持续进行，男性对必须依照时间表同房的怒气逐渐增长，往往令双方产生心理压力，继之影响精卵的产生与结合，而降低了治疗效果，最后可能停止接受诊治甚至拒绝遵医嘱进行性交。很多时候性生活对不孕夫妇而言不再是夫妻情爱的表达而是例行公事，这常使他们在性行为中表现失常或减少性交次数。许多女性毫无性欲，男性则由于过度紧张而出现阳痿、早泄等，为此不仅会造成个人的痛苦，还会导致夫妻缺乏交流，降低性生活的快乐，影响婚姻关系和谐，形成或加剧家庭矛盾，进而导致离婚率的增高。

有研究显示，接受 IVF-ET 治疗的妇女与丈夫的婚姻生活质量水平较低，对性生活冷淡，夫妻之间的生活缺少浪漫情趣。

三、不孕症与心理因素

不孕症患者作为一个特殊的群体，在接受治疗过程中承受着不同程度的痛苦和压力，这种不良的情绪可反射性地引起肾上腺皮质激素过度分泌，导致雄激素分泌过多而影响排卵，同时心理压力可刺激脑部释放出皮质激素释放因子,抑制性腺激素释放因子的分泌,继而发生不排卵及闭经,男性则影响精子产生。因此不孕症引起的情感波动、情绪变化又往往导致难以受孕,从而形成恶性循环。

(一)患者的心理状态

不孕症患者存在复杂的生理及心理危机,几乎所有的不孕症夫妇都有精神紧张的经历,都不同程度地存在心理障碍。Mahlstedt等对63例不孕女性和37例不孕男性的研究发现,96%的人具有挫败感,81%的人感觉绝望,82%的人感到抑郁,65%的人易生气。在不孕阴影的笼罩下,他们对怀孕之外的其他事情失去兴趣,好像自己被贴上不孕的标签,自我形象的紊乱严重损害了心理健康。

在以往的治疗经验中,器质性和功能性疾病得到高度的重视,而心理问题容易被忽略。不孕症患者往往因为来自各方的压力和困扰而减少社交活动,进行自我封闭和隔离,从而不易被人注意到其内心深处所受的冲击。在美国,有关专家指出不孕症夫妇往往是最"沉默和被忽视的一个少数群体"。

1. 女性患者心理状态

从性别上来看,不孕症对女性心理的破坏性尤其严重,而且大量研究证实,与正常生育女性相比,不孕症女性经历了更多的负性情绪,焦虑、抑郁、自卑、内疚、孤独无助等心理问题,最常见的表现是心理负罪感、恐惧、否认、意外、疑病症等,同时还可能并发乏力、失眠、心悸等一系列躯体症状。随着婚龄延长、年龄增大,患者心理上的压力更加沉重,愈加缺乏治愈的信心。陆亚文等采用问卷对不孕症女性的精神状况及个性进行测评,结果显示83.3%的女性感到有精神压力,她们比对照组精神症状多,焦虑频度高,抑郁程度重,并有神经质和偏于内向的个性缺陷。精神因素影响着中枢神经中多巴胺的浓度,多巴胺有抑制促性腺激素释放激素(Gn-RH)分泌的作用,研究者对34例不孕妇女和10例正常育龄妇女进行问卷调查并测定其血浆β-内啡肽(endorphin,β-EP)水平,结果显示不孕症女性血浆β-EP水平显著高于对照组。

Wischmann等在海德堡大学生殖中心对就诊的不孕患者进行心理症状的研究,结果表明不孕女性与正常者相比,最明显的表现是高度焦虑、压抑的心理症状及相应的躯体症状。

影响不孕症患者心理健康的压力主要来源于自我认知、家庭和社会。不孕症女性由于受传统文化教育及伦理背景的影响,一旦诊断为不孕症,深感自卑。由于不孕不育是一种特殊生殖健康缺陷,其治疗多在女方身上进行,过程复杂、漫长且不确定性,加上家庭、社会的舆论压力以及自身有限的承受能力,因此女性不孕症患者的心理健康状况较男性更差。

2. 男性患者心理状态

男性不育会导致心理压力的增加,国内有研究显示不孕症家庭男性总体的抑郁焦虑水平高于对照组正常男性,不孕症家庭男性抑郁焦虑程度可能与病因责任方、来源地、经济状况等因素有关。由男方因素导致不孕症的家庭中男性焦虑、抑郁程度要显著高于单纯女方因素和双方因素所致不孕症家庭男性,提示由于男性原因造成不孕症的家庭中,该男性承受更大精神压力。如果不孕症的责任在于男性,他要承受丧失自尊的痛苦,而且由于男科治疗效果的限制,通常难以满足患者的期待,从而引发失望的情绪。若男性作为不孕的非责任方,则往往只是扮演一个供精者及司机的角色,但随着治疗的持续进行,为达到复杂受孕过程中的一种精确度,男性被要求按照规定的时间表进行性行为,使得本应表达夫妻之间亲密情感的性行为变得尴尬和机械化。许多男性都表示曾经在数月的时间内在性行为中表现失常。来自于生活、工作、社会关系等的心理压力会影响男性的生殖功能,引起男性不育。因此对于不育的男性进行治疗的同时应给予心理健康服务和生育知识的辅导,以减轻患者的精神压力。

(二)心理因素与不孕症的相互影响

心理可以影响人体的生理功能,人体生理功能的改变反过来亦影响心理状态,它们之间存在着互动性的循环促进和制约关系。心理障碍可能是不孕症的原因,也可能是不孕症的结果,国外研究资料表明,不孕症作为一种身心疾病,病因除病理因素外,明显地受心理、社会因素的影响。不孕症会给患者造成极大的心理影响,心理因素在不孕症中的作用是复杂的,一方面,不孕症影响患者的心理状态;另一方面,消极的心理反应反过来影响患者的治疗效果。

不孕症夫妇双方的精神过度紧张、焦虑,都可以通过神经内分泌的改变来影响生殖能力和性功能,影响精卵的结合与胚胎着床。神经免疫及内分泌系统与不孕症心理存在以下关联性。

心理因素主要通过两个神经内分泌通路对生殖腺轴产生作用;应激反应对下丘脑-垂体-肾上腺皮质轴(HPA)产生影响。特别是在长期的应激状态中,应激源通过交感神经-肾上腺髓质轴(SAM)促使肾上腺素大量分泌。在 HPA 轴中,肾上腺分泌皮质醇激素,下丘脑分泌促肾上腺皮质素释放激素(CRH),CRH 刺激垂体分泌的阿片黑皮质素(POMC)能抑制下丘脑-垂体-性腺轴(HPG)的调控作用、rHPA 轴功能亢进时产生的高水平 CRH 及皮质醇激素可通过抑制促性腺激素释放激素(GnRH)的分泌而使 HPG 轴活性下降,反过来,HPG 轴的改变亦能作用于 HPA 轴,因此 HPA 轴与 HPG 轴之间的影响是相互的。

女性不孕主要是神经内分泌系统的疾病,绝大多数是下丘脑-垂体-卵巢轴的疾病,内分泌受神经系统的支配和调节。应激从下丘脑-垂体-肾上腺皮质轴(HPA 轴)、下丘脑-垂体-卵巢轴(HPO)和下丘脑-垂体-甲状腺轴等方面影响机体功能,对女性生殖功能存在负面影响。尤其在经历漫长的治疗后被告知失败时,可使身体应激系统即 HPA 轴被激活,HPA 轴的各个环节可抑制下丘脑-垂体-卵巢轴(HPO 轴),而 HPO 轴功能的正常是决定 IVF 结局的先决条件。

这是因为各种应激在影响神经内分泌功能时,一方面可通过下丘脑影响多巴胺和去甲肾上腺素的释放,导致妇女停经、输卵管痉挛、宫颈黏液的变化及性功能障碍造成不孕;另一面也可影响性激素的分泌而造成生殖功能失调,可出现无排卵性月经、月经稀发、排卵稀少、闭经或功能性子宫出血等表现,还可引起输卵管痉挛、盆腔瘀血、宫颈黏液黏稠影响受孕。

对于男性患者,心理因素所致的男性生育力降低,主要是因为患者心理状态异常,导致机体下丘脑-垂体-睾丸轴的分泌发生紊乱,影响睾丸的功能,干扰精子生成,从而导致不育。下丘脑-垂体-睾丸轴系任何一个环节的异常均可导致睾酮水平降低或性腺功能低下。

四、心理因素与不孕症治疗

(一)心理因素对不孕症治疗的影响

在不孕症患者的生活中,治疗过程是导致情感波动幅度最大的焦点。因为该过程涉及患者最隐私的部位和行为,多数治疗过程冗长,需要多次往返医院,反复监测及检查,这些因素对患者的心理均会造成影响,因此很多患者在治疗过程中存在明显的负性情绪和低效率的应对方式;同时治疗的结果也明显影响到患者的心理,由于治疗的复杂性和侵入性及治疗结局的不确定性,治疗过程给患者造成不同程度的痛苦和心理障碍,并在一定程度上影响患者的依从性和治疗结局。不孕症的治疗是一个希望与失望并存的过程,寻求治疗的患者在较短的时间内会有较大的心理波动。

目前,随着辅助生殖技术的快速发展,很多不孕症患者在治疗过程中主动或被动选择辅助生殖。他们在准备寻求医疗帮助之前,就开始担忧自己的隐私会遭到暴露,并质疑辅助生殖技术的安全性和有效性。

在治疗的环节中,患者有时会被要求在很急迫的压力下迅速做出决定,还有一部分患者会面临第三方捐赠而带来伦理和道德的双重压力。是否能怀孕、何时能怀孕对他们来讲是不可预知的,有时还需要面对治疗失败的结果。大起大落的心理变化过程令患者丧失治疗的信心和勇气,有人形象地把这种心理变化称为"过山车效应"。

美国的部分学者对不孕女性的问卷调查表明,受试者中愤怒和悲伤的发生率较高,甚至有一部分患者由于心理压力导致治疗周期提前终止。

值得指出的是,不同人格特征的不孕症患者,面对应激会采用不同的应对方式,进而导致不同的心理状态对不孕症的治疗效果产生不同的影响。不良的人格特征会使得患者对来自社会、家庭的应激原发生过度反应,相反,健康良好的人格特征则能对不孕症的治疗起到有效的辅助作用。

因此应用心理干预和支持手段采取针对性的措施,改善患者对应激的应对能力,改变其不良的心理状态,能够有效调整负面的情绪反应,从而减轻不良情绪对不孕症治疗的影响。

(二)心理支持在不孕症治疗中的作用

1.心理支持的必要性

不孕症不仅仅是一个生殖健康问题,更是一个社会性问题。在快速发展的社会中,现代人生活节奏快,竞争激烈,工作紧张,生活压力大,都极易导致人体内分泌失调。传宗接代的传统思想仍然有着巨大的影响力,不孕症患者精神压力大,严重影响着夫妻双方的生活质量及不孕症的治疗结局。当患者被诊断患有不孕症时所产生的心理压力是其寻求治疗的动力之一,但是,当压力的程度及持续时间超过一定的范围时,患者会出现一定的心理及社会适应障碍。Place等人的研究结果表明,近半数的患者认为,不孕症治疗过程中会产生心理不适,他们需要接受有效的心理治疗。缺乏社会关心及性格内向的患者,不孕症对他们的身心影响更大,患者诸多的心理失衡及社会适应不良状态,若得不到有效帮助,治疗失败的可能性会有所提高。

随着生物-心理-社会医学模式的建立,不孕症患者心理与行为表现越来越被重视。专家提出,由于不孕症导致一系列心理问题,在不孕症患者的治疗过程中需要心理支持。在国外,生殖中心会开展心理咨询,为不孕症患者提供心理支持,帮助他们度过冗长治疗期。有些国家如瑞士则是通过法律强制医疗机构在不孕症治疗前、治疗中、治疗后必须为患者提供心理支持,规定生殖中心在不孕症治疗过程中,有对所有患者提供心理支持治疗的义务。可见,心理支持在不孕症的治疗中越来越受到人们的重视。

国内外诸多的调查及研究通过各种支持与干预措施来辅助临床治疗,以减轻患者的心理痛苦,提高受孕率和改善生活质量,研究证实有效的心理疏导能够改善患者的焦虑、抑郁、孤立等心理障碍,对不明原因不孕患者起到了明显的辅助治疗作用。

卜鸿翔等用美国护理理论家 Sister Callista Roy 适应模式对不孕症患者心理干预的有效性进行比较:实施前生化妊娠率 37.02%(311/840);实施后生化妊娠率 49.55%(384/775)。实施 Roy 适应模式对不孕症患者进行心理干预后,患者生化妊娠率明显上升,与实施前比较,差异有统计学意义。

研究发现自 Roy 适应模式实施以来,不孕症患者在配合医生进行各项检查和治疗方面表现平静、乐观、配合。医患、护患、患者彼此之间的关系明显和谐融洽,明显增加了患者对医院的满意程度。

有研究者把不孕症患者随机分成两组,应用症状自评量表进行评分,对治疗组出现的心理和精神障碍给予心理支持,结果显示治疗组妊娠率高于对照组。因此对于不孕症夫妇,如果不及时给予心理治疗,消除心理障碍,将影响不孕症的治疗结局,对不孕症夫妇提供心理支持是很有必要的。

2.心理支持的措施

建立良好的医患关系,深入了解不孕症患者的心理压力并进行有效的心理疏导,消除心理障碍,是治疗不孕症的重要措施之一。从事治疗不孕症的医护人员应该全面了解患者的心理、家庭、经济状况以及文化程度等情况,从医学伦理、医学心理学以及社会学的角度出发,主动提供医疗、心理、社会信息的支持,有针对性地进行应对指导并配合一定的辅助疗法,帮助患者消除心理压力,保持自然轻松的心理状态,以提高受孕率和改善生活质量。同时在治疗过程中应发挥支持系统的作用,为患者创造良好的生活环境。家人的理解、社会的支持可以给患者一个宽松的生活环境,帮助患者调整心态,减轻心理压力,使其心理、生理需求得到满足,身心得以充分休养,增加受孕的机会。

(1)医疗机构应对患者进行应对指导,针对患者的不良情绪,制订个性化的咨询和健康教育计划,通过社会支持疗法、行为和认知的引导及矫正等方法,帮助他们分散注意力,增强信心,提高应对能力。

医疗机构的支持与帮助:从事不孕症治疗的医疗机构应通过提高服务意识,来不断优化诊疗流程,尽可能为患者提供便捷、舒适、宽松的环境。医疗工作者和患者之间存在一定的社会文化及认知差异,但是通过不断创新的健康教育形式,利用程序化的宣教、个性化的管理和支持,来有效密切医患关系,增加患者的信任感,使其认识到自己的心理问题并接受干预计划、甚至参与计划的制订。

在国外,社会学家不断呼吁政府、社团、医疗机构尽可能提供各种形式的便捷服务,使更多的不孕人群受益于心理支持。有趣的是,相对于面对面咨询的形式,患者对通过电话语音进行咨询辅导更有需求,因为这种方式让他们感觉隐私能得到保护,能够轻松地畅所欲言,敢于展现自己最脆弱的一面。

很多女性通常会长时间不能结束通话。咨询辅导员还意识到,男性电话咨询比女性想得到更多的事实资料。一些国家的不孕症电话辅导机构已经带有慈善机构的色彩。医疗机构对患者提供支持和帮助常用以下几种方式:

1)建立良好的医患关系:采取共同参与的医患模式,关心、理解、同情患者,态度和蔼、诚恳、友好,以取得患者的信任。临床治疗中发现,对于有特殊需求的患者,由经验丰富的护士担任患者的全程诊疗顾问,参与患者治疗的每一个细节可有效减轻患者的心理压力,增加患者对护士的信任感和依赖感,从而明显改善妊娠结局。

2)良好的医患沟通:避免伤害性言语,多用安慰、鼓励性言语。

3)个体化治疗:通过交流、交谈,根据患者个性特点及其对疾病的认识情况,帮助其正确认识,适应社会和家庭的变化,提高自我调节和自我控制能力,树立治疗成功的信心。

4)巩固治疗:在治疗过程中,对取得的疗效给予肯定和表扬,对心理障碍改善不明显的应帮助分析原因并制订改进措施。

完善社会支持系统：将健康宣教和心理疏导扩大到整个家庭乃至社会的范围。来自配偶的支持作用是无人可替代的，配偶要从生活、生理、心理等各方面给予患者安慰和体贴。对于因不孕而引起的夫妻关系紧张，在肯定他们感情的基础上找出问题所在，通过正确疏导和协调使之相互鼓励，相互依靠。

在众多家庭压力中，来自父母的压力最大。父母往往年岁已高，抱孙心切，一味地催促子女生育。家庭成员、朋友、同事应给不孕症患者多一些宽容和关怀，并给予物质上、精神上的支持和帮助。同时鼓励患者提高对社会支持的利用度，向家庭成员、朋友表达心中的忧虑，以提高患者对这些社会支持的主观感受性。

发挥互助式信息支持的作用：对患者来讲，经验往往比资料更为重要。为患者提供相互交流的机会，通过同伴效应会使他们感到不孤单。特别是让已治疗成功的病友把自己的心路历程和应对措施及经验与广大不孕症患者分享是十分有益的。很多不孕症就诊的患者自行建立了网络交流，加入了网络交流的患者治疗全程均通过了网络交流分享科普知识、治疗的心得体会，相互之间获得信息支持，对不愉快的心理感受可随时倾诉，释放压力。医护人员可以在回避直接参与的前提下了解观察，便于对患者之间交流的错误信息与观点及时纠正，及时避免错误信息和观点对患者的误导。

帮助患者提高认知能力：使患者了解更多的相关知识，从而更好地充实自己、控制自己。在高速发展的信息时代，人们会借助各种媒体和互联网获得有关不孕症的信息和知识。事实上，相关教科书及文献的出版和发表、科普知识的宣传，对相当一部分不孕症患者的帮助已经替代了在医疗机构获得的服务和治疗。

但另一方面由于认知程度的差异，患者也容易被错误、负面的信息引入歧途，从而把治疗成功的漫漫长路走得更为艰辛。因此医护人员要适时介绍生殖生理知识，尤其是影响受孕的主观因素如情绪、性格及注意力，对这类患者要让其认识到自己认知的局限性，并纠正错误的认知与消极情绪反应的关系，帮助他们建立良好健康的认知模式，缓解其心理压力，减轻情绪反应。

指导患者保持良好状态：保持身心健康，以适应不孕症长期诊治的需要。指导改变不良生活方式，如熬夜、酗酒、滥用药物、饮食失衡等。指导患者学会减压方法，如调整呼吸、冥想、瑜伽、散步、游泳等，任何的方法只要奏效即可。

(2)医护人员对不孕症患者的心理疏导：在西方国家，不孕症心理干预辅导师一般都拥有社会服务或心理学方面的资格，来处理患者被诊断为不孕症之后的应激反应。

他们熟知不孕症治疗的相关步骤，成为治疗团队中的有效成员，能够参与关于疾病的信息和治疗方案的讨论，同时为不孕症患者提供特殊的干预疗法，进行一定频率、强度的相关技能培训和监督，对患者应对压力管理能力产生积极作用。

在对不孕症患者进行心理疏导时应注意以下方面。

1)准确评估患者的心理状态，判断患者是否需要倾诉、宣泄或特殊的心理疏导。这种评估自始至终要不间断地进行，并结合反馈的结果，作为调整和修正心理干预计划和措施的依据。如果评估到严重程度的心理改变，建议转诊至精神医疗科是非常必要的。

2)让患者意识到他们的情绪反应很正常，对其每一个小进展都给予鼓励，让患者认识到自己的转变从而逐步增加患者的信心。

3)避免让患者有空想或不切实际的期望。要让患者明确目前的医学水平不可能满足所有不孕症患者的愿望和要求。对于长期治疗不成功的患者,在进行心理干预时要根据预期沟通和掌握的情况,在对将来治疗有一个规划的前提下,可以适当建议一个治疗休整期,但要避免治疗方案的无限期搁浅。甚至要逐步引导患者结束治疗,考虑彻底停止或选择领养等。

(战晓宇)

第十四节　不孕症患者的心理疏导

作为医护人员除了对不孕症患者进行躯体治疗及护理外,同时应该关注他们的心理。有研究表明有效的心理疏导能够改善不孕症患者的焦虑、抑郁、孤立等心理障碍,对原因不明性不孕症患者起到了明显的辅助治疗作用。

一、临床常用心理评定量表

常用的心理评定量表有自评量表与他评量表两种,被试者自行评定的称自评量表(self-rating scale),由医生或调查者评定的为他评量表。精神症状自评量表应用相当广泛,在精神卫生服务或心理咨询服务中应用最多。

作为初筛工具,检出那些可能有心理问题的对象,主要适用于神经症、适应障碍,以及其他非精神病性的心理障碍患者,不适用于精神性障碍患者。

(一)症状自评量表

症状自评量表(表 27-14-1)即 90 项症状清单(SCL-90),现版本由 Derogatis 编制于 1973 年,该量表在国外应用较广,20 世纪 80 年代引入我国,由于内容量大、反映症状丰富,能较准确地评估患者自觉症状的特点而广泛应用于精神科及心理咨询门诊中,作为评估患者心理卫生问题的评定工具。

(表 27-14-1)　90 项症状清单(SCL-90)

1—从无;2—很轻;3—中等;4—偏重;5—严重		
序	问题	选项
1	头痛	
2	神经过敏,心中不踏实	
3	头脑中有不必要的想法或字句盘旋	
4	头晕或晕倒	
5	对异性的兴趣减退	
6	对旁人责备求全	
7	感到别人能控制您的思想	
8	责怪别人制造麻烦	
9	忘性大	

（下同）

	1—从无；2—很轻；3—中等；4—偏重；5—严重	
10	担心自己的衣饰整齐及仪态的端正	
11	容易烦恼和激动	
12	胸痛	
13	害怕空旷的场所或街道	
14	感到自己的精力下降，活动减慢	
15	想结束自己的生命	
16	听到旁人听不到的声音	
17	发抖	
18	感到大多数人都不可信任	
19	胃口不好	
20	容易哭泣	
21	同异性相处时感到害羞不自在	
22	感到受骗，中了圈套或有人想抓住您	
23	无缘无故地突然感到害怕	
24	自己不能控制地大发脾气	
25	怕单独出门	
26	经常责怪自己	
27	腰痛	
28	感到难以完成任务	
29	感到孤独	
30	感到苦闷	
31	过分担忧	
32	对事物不感兴趣	
33	感到害怕	
34	您的感情容易受到伤害	
35	旁人能知道您的私下想法	
36	感到别人不理解您、不同情您	
37	感到人们对您不友好，不喜欢您	
38	做事必须做得很慢以保证做得正确	
39	心跳得很厉害	
40	恶心或胃部不舒服	

（下同）

1—从无；2—很轻；3—中等；4—偏重；5—严重		
41	感到比不上他人	
42	肌肉酸痛	
43	感到有人在监视您、谈论您	
44	难以入睡	
45	做事必须反复检查	
46	难以做出决定	
47	怕乘电车、公共汽车、地铁或火车	
48	呼吸有困难	
49	一阵阵发冷或发热	
50	因为感到害怕而避开某些东西、场合或活动	
51	脑子变空了	
52	身体发麻或刺痛	
53	喉咙有梗塞感	
54	感到前途没有希望	
55	不能集中注意力	
56	感到身体的某一部分软弱无力	
57	感到紧张或容易紧张	
58	感到手或脚发重	
59	想到死亡的事	
60	吃得太多	
61	当别人看着您或谈论您时感到不自在	
62	有一些不属于您自己的想法	
63	有想打人或伤害他人的冲动	
64	醒得太早	
65	必须反复洗手、点数	
66	睡得不稳不深	
67	有想摔坏或破坏东西的想法	
68	有一些别人没有的想法	
69	感到对别人神经过敏	
70	在商店或电影院等人多的地方感到不自在	
71	感到任何事情都很困难	

（下同）

	1—从无;2—很轻;3—中等;4—偏重;5—严重	
72	一阵阵恐惧或惊恐	
73	感到公共场合吃东西很不舒服	
74	经常与人争论	
75	单独一人时神经很紧张	
76	别人对您的成绩没有做出恰当的评价	
77	即使和别人在一起也感到孤单	
78	感到坐立不安心神不定	
79	感到自己没有什么价值	
80	感到熟悉的东西变成陌生或不像是真的	
81	大叫或摔东西	
82	害怕会在公共场合晕倒	
83	感到别人想占您的便宜	
84	为一些有关性的想法而很苦恼	
85	您认为应该因为自己的过错而受到惩罚	
86	感到要很快把事情做完	
87	感到自己的身体有严重问题	
88	从未感到和其他人很亲近	
89	感到自己有罪	
90	感到自己的脑子有毛病	

（二）抑郁自评量表

抑郁自评量表（SDS）（表 27-14-2）于 1965 年由 Zung 编制，可用于反映测试者抑郁的主观感受，是美国教育卫生福利部推荐用于精神药理学研究的量表之一，因使用简便而被广泛应用。

表 27-14-2　抑郁自评量表（SDS）

说明:根据你最近一个星期的实际情况在适当的方格里面进行选择				
问题	A：没有或很少时间	B：小部分时间	C：相当多时间	D：绝大部分或全部时间
1. 我觉得闷闷不乐,情绪低沉				
2. 我觉得一天之中早晨最好				
3. 我一阵阵地哭出来或是想哭				

（下同）

问题	A：没有或很少时间	B：小部分时间	C：相当多时间	D：绝大部分或全部时间
4. 我晚上睡眠不好				
5. 我吃的和平时一样多				
6. 我与异性接触时和以往一样感到愉快				
7. 我发觉我的体质量在下降				
8. 我有便秘的苦恼				
9. 我心跳比平时快				
10. 我无缘无故感到疲乏				
11. 我的头脑和平时一样清楚				
12. 我觉得经常做的事情并没有困难				
13. 我觉得不安而平静不下来				
14. 我对将来抱有希望				
15. 我比平常容易激动				
16. 我觉得做出决定是容易的				
17. 我觉得自己是个有用的人，有人需要我				
18. 我的生活过得很有意思				
19. 我认为如果我死了别人会生活的更好些				
20. 平常感兴趣的事我仍然照样感兴趣				

（三）焦虑自评量表

焦虑自评量表（SAS）（表27-14-3），于1971年由Zung编制。从量表构造的形式到具体评定的方法，都与抑郁自评量表（SDS）十分相似。

量表可用于反映测试者焦虑的主观感受，对心理咨询门诊及精神科门诊或住院精神患者均可使用，但由于焦虑是神经症的共同症状，故SAS在各类神经症鉴别中作用不大，在具有焦虑症状的成年人中有广泛的应用性。

近年来咨询门诊中用SAS作为了解焦虑症状的自评工具。

表 27-14-3 焦虑自评量表(SAS)

序号	题目	没有或很少时间有（1分）	有时有（2分）	大部分时间有（3分）	绝大部分或全部时间都有（4分）	评分
1	我觉得比平常容易紧张和着急（焦虑）					
2	我无缘无故地感到害怕（害怕）					
3	我容易心里烦乱或觉得惊恐（惊恐）					
4	我觉得我可能将要发疯（发疯感）					
5	我觉得一切都很好,也不会发生什么不幸(不幸预感)					
6	我手脚发抖打颤（手足颤抖）					
7	我因为头痛,颈痛和背痛而苦恼（躯体疼痛）					
8	我感觉容易衰弱和疲乏（乏力）					
9	我觉得心平气和,并且容易安静坐着（静坐不能）					
10	我觉得心跳很快（心慌）					
11	我因为一阵阵头晕而苦恼（头昏）					
12	我有晕倒发作或觉得要晕倒似的（晕厥感）					
13	我呼气吸气都感到很容易（呼吸困难）					
14	我手脚麻木和刺痛（手足刺痛）					
15	我因为胃痛和消化不良而苦恼（胃痛或消化不良）					
16	我常常要小便（尿意频数）					
17	我的手常常是干燥温暖的（多汗）					

（下同）

序号	题目	没有或很少时间有（1分）	有时有（2分）	大部分时间有（3分）	绝大部分或全部时间都有（4分）	评分
18	我脸红发热（面部潮红）					
19	我容易入睡并且一夜睡得很好（睡眠障碍）					
20	我做恶梦					

（四）汉密顿抑郁量表

汉密顿抑郁量表（Hamilton Depression Scale，HAMD）（表 27-14-4）是由 Hamilton 于 1960 年编制，是临床上评定抑郁状态时应用最为普遍的医生评定量表，主要用于抑郁症等具有抑郁症状者。

本量表有 17 项、21 项和 24 项等 3 种版本。

表 27-14-4　汉密顿抑郁量表

序号	项目	评分标准	分数（4分）				
			无	轻度	中度	重度	极重度
1	抑郁情绪	0分：未出现 1分：只在问到时才诉述； 2分：在访谈中自发地描述 3分：不用言语也可以从表情，姿势，声音或欲哭中流露出这种情绪 4分：病人的自发言语和非语言表达（表情，动作）几乎完全表现为这种情绪	0	1	2	3	4
2	有罪感	0分：未出现 1分：责备自己，感到自己已连累他人 2分：认为自己犯了罪，或反复思考以往的过失和错误 3分：认为疾病是对自己错误的惩罚，或有罪恶妄想 4分：罪恶妄想伴有指责或威胁性幻想	0	1	2	3	4

（下同）

序号	项目	评分标准	无	轻度	中度	重度	极重度
3	自杀	0分：未出现 1分：觉得活着没有意义 2分：希望自己已经死去，或常想与死亡有关的事。 3分：消极观念（自杀念头） 4分：有严重自杀行为	0	1	2	3	4
4	入睡困难	0分：入睡无困难 1分：主诉入睡困难，上床半小时后仍不能入睡（要注意平时病人入睡的时间） 2分：主诉每晚均有入睡困难	0	1	2		
5	睡眠不深	0分：未出现 1分：睡眠浅多恶梦 2分：半夜（晚12点钟以前）曾醒来（不包括上厕所）	0	1	2		
6	早醒	0分：未出现 1分：有早醒，比平时早醒1小时，但能重新入睡 2分：早醒后无法重新入睡	0	1	2		

（下同）

序号	项目	评分标准	无	轻度	中度	重度	极重度
7	工作和兴趣	0分：未出现 1分：提问时才诉说 2分：自发地直接或间接表达对活动、工作或学习失去兴趣，如感到没精打彩，犹豫不决，不能坚持或需强迫自己去工作或劳动 3分：病室劳动或娱乐不满3小时 4分：因疾病而停止工作，住院病者不参加任何活动或者没有他人帮助便不能完成病室日常事务	0	1	2	4	
8	迟缓	0分：思维和语言正常 1分：精神检查中发现轻度迟缓 2分：精神检查中发现明显迟缓 3分：精神检查进行困难 4分：完全不能回答问题（木僵）	0	1	2	3	4
9	激越	0分：未出现异常 1分：检查时有些心神不定 2分：明显心神不定或小动作多 3分：不能静坐，检查中曾起立 4分：搓手、咬手指、头发、咬嘴唇	0	1	2	3	4
10	精神焦虑	0分：无异常 1分：问及时诉说 2分：自发地表达 3分：表情和言谈流露出明显忧虑 4分：明显惊恐	0	1	2	3	4

（下同）

序号	项目	评分标准	无	轻度	中度	重度	极重度
11	躯体性焦虑	指焦虑的生理症状,包括口干、腹胀、腹泻、打呃、腹绞痛、心悸、头痛、过度换气和叹息、以及尿频和出汗等。 0分:未出现 1分:轻度 2分:中度,有肯定的上述症状 3分:重度,上述症状严重,影响生活或需要处理 4分:严重影响生活和活动	0	1	2	3	4
12	胃肠道症状	0分:未出现 1分:食欲减退,但不需他人鼓励便自行进食 2分:进食需他人催促或请求和需要应用泻药或助消化药	0	1	2		
13	全身症状	0分:未出现 1分:四肢、背部或颈部沉重感,背痛、头痛、肌肉疼痛、全身乏力或疲倦 2分:症状明显	0	1	2		
14	性症状	指性欲减退、月经紊乱等。 0分:无异常 1分:轻度 2分:重度 不能肯定,或该项对被评者不适合(不计入总分)	0	1	2		
15	疑病	0分:未出现 1分:对身体过分关注 2分:反复考虑健康问题 3分:有疑病妄想,并常因疑病而去就诊 4分:伴幻觉的疑病妄想	0	1	2	3	4

（下同）

序号	项目	评分标准	无	轻度	中度	重度	极重度
16	体质量减轻	按 A 或 B 评定 A、按病史评定： 0分：不减轻 1分：患者述可能有体质量减轻 2分：肯定体质量减轻 B、按体质量记录评定： 0分：一周内体质量减轻 0.5kg 以内 1分：一周内体质量减轻超过 0.5kg 2分：一周内体质量减轻超过 1kg	0	1	2		
17	自知力	0分：知道自己有病，表现为忧郁 1分：知道自己有病，但归咎伙食太差、环境问题、工作过忙、病毒感染或需要休息 2分：完全否认有病	0	1	2	3	4
	总分						

二、个体指导

个体指导是以医务人员与患者单独谈话的形式进行的心理疏导。医务人员通过心理治疗或心理咨询了解患者疾病发生的过程与特点，帮助患者掌握自己疾病的情况，对疾病有正确的认识，消除紧张不安的情绪，接受医务人员提出的治疗措施，并与医务人员合作，与疾病作斗争。

（一）心理治疗

心理治疗是有别于生物治疗、化学治疗和物理治疗的一整套治疗方法，是在一定的心理学理论体系指导下改变患者的感受、认知、情绪和行为等，从而改善其心理状态、行为方式以及由此引起的各种躯体症状。

心理治疗的技术和方法有精神分析疗法、认知领悟疗法、行为疗法、催眠术、生物反馈、气功、瑜伽、体育运动、音乐、绘画、心理剧等。以下简单介绍常用的几种心理治疗方法。

1. 分析疗法

精神分析疗法是奥地利精神医学家 S. Freud，于 19 世纪末创立的心理治疗方法。精神分析理论认为，人受到无意识动机、冲动与压抑之间的矛盾、防御机制和早期经验的重大影响。

精神分析治疗就是采用自由联想、释梦、阻抗分析、移情分析、解释和修通等技术,寻找症状背后的无意识动机,使之意识化,即通过分析治疗患者自己意识到其无意识中的症结所在,产生意识层次的领悟,使无意识的心理过程意识化,使患者真正了解症状的真实意义,可使症状消失。

经典精神分析过程在正式治疗前需经过试验性分析以确定治疗对象是否适合精神分析;然后分为开放阶段,移情的出现及其解释阶段,解释、修通阶段和结束阶段四个阶段进行。经典的精神分析治疗少则半年,多则2～4年。

2.认识领悟疗法

认识领悟疗法系由我国精神病学家钟友彬所创立,借用精神分析的某些观点,从改变患者的认识入手,创造的一种适合于中国国情的心理治疗实践方法。

认识领悟心理治疗理论认为精神障碍的根源在于儿童时期受过的精神创伤,这些创伤引起的恐惧在大脑内留下痕迹,在成年期遇到挫折时就会再现出来影响人的心理,以至于用儿童的幼稚态度去对待在成年人看来不值得恐惧的事物。具体的认知领悟疗法有认知重建法、放松训练法、学习法、奖励法。

治疗过程主要由治疗者和患者一起分析症状的性质,采用患者易于理解的、符合其生活经验的解释,促使患者理解认识并相信其症状和病态行为的幼稚性、荒谬性、不合理性,让患者达到真正的领悟,从而抛弃原有的错误的态度、病态的行为,使症状得以消失。

3.行为疗法治疗

行为疗法治疗是基于实验心理学的成果,帮助患者建立或消除某些行为,从而达到治疗目的的一门心理治疗技术。

行为治疗利用条件反射原理在训练及生活中出现合适行为时就给予表扬、奖励以求保持改进,当出现不合适行为时,就加以漠视或暂时剥夺一些权利以表示惩罚。行为治疗不是用生物学手段直接改变人的身心状态,而是通过改变环境和社会相互关系而产生治疗效果。行为治疗的实施依赖人的三种学习行为即反应学习、操作学习和观察学习。

行为治疗常用的技术有系统脱敏技术、自我管理技术、行为契约技术、角色扮演技术、自信心训练技术等。

为了做好个体心理治疗,取得良好的治疗效果,必须注意以下几个问题:第一,医务人员的态度应该是诚恳、热情、耐心而细致,取得患者的信任,获得了可靠的信息;第二,在交谈过程中,要耐心地倾听患者的主述,然后,医务人员根据病情与患者的个性心理特点,进行指导与帮助。第三,医务人员要有目的、有计划地对患者进行心理治疗,每次都安排好内容,治疗时间以一小时左右为宜,治疗后做好记录;第四,个体心理治疗的房间应该布置在安静的环境中,要简易舒适,整洁调和。

(二)心理咨询

并不是每个人都适合心理治疗,在治疗过程中有适应障碍而难以调整者,应进行心理咨询。

目前常用的心理咨询技术有以下几种。

1.系统脱敏法

系统脱敏法可用于治疗来访者对特定事件、人、物体或泛化对象的恐惧和焦虑。基本方法是让来访者用放松取代焦虑。第一步,教来访者掌握放松技巧;第二步,把引起焦虑的情境划分等级;第三步,让求助者想象引起焦虑的情境同时做放松练习。经过反复练习,求助者对过去引起焦虑的情境逐渐脱敏。

2.冲击疗法

冲击疗法又称满灌疗法,是暴露疗法之一,是让患者持续暴露在现实或想象的唤起强烈焦虑的刺激情境中,尽管患者在暴露过程中会产生恐惧,但是恐惧的结果并不会发生。

3.厌恶疗法

厌恶疗法是通过附加某种刺激的方法,是患者在进行不适行为时,同时产生令人厌恶的心理或生理反应。如此反复实施,结果使不适行为与厌恶反应建立了条件联系。以后尽管取消了附加刺激,但只要患者进行这种不适行为,厌恶体验照旧发生。为了避免厌恶体验,患者不得不中止或放弃原有的不适行为。

4.认知行为疗法

认知行为疗法是一组通过改变思维或信念和行为的方法来改变不良认知,达到消除不良情绪和行为的短程心理治疗方法。认知疗法是新近发展起来的一种心理治疗方法,它的主要着眼点,放在患者非功能性的认知问题上,意图通过改变患者对己、对人或对事的看法与态度来改变并改善所呈现的心理问题。认知疗法是用认知重建、心理应付、问题解决等技术进行心理辅导和治疗,其中认知重建最为关键在于如何重建人的认知结构,从而达到治疗的目的。

5.生物反馈疗法

生物反馈疗法又称生物回授疗法,或称自主神经学习法,是在行为疗法的基础上发展起来的一种新型心理治疗技术和方法。

它利用现代生理科学仪器,将个体在通常情况下不能意识到的体内生理功能予以描记,并转化为数据、图形或声、光等反馈信号,让患者根据反馈信号的变化了解并学习调节自己体内不随意的内脏功能及其他躯体功能,达到防治疾病的目的。

三、群体干预

集体心理治疗主要基于共同的求医动机或以 6～20 人形成治疗小组,利用小组成员间的相互影响,以消除患者的身心症状。治疗者的作用仅在于引导,使各个体显露问题后,通过其他成员的提醒及启迪达到领悟,以促进人格完善而消除不孕症状态;强调个体在集体中获得经验,达到自我"觉醒"。

具体方法:如帮助恢复自尊;解决共性的继发心理问题;配合药物治疗;促进社会回归;有时要求患者无拘无束地暴露思想和感情,并心甘情愿的接受他人坦率评论。动力-交互关系法改善不孕治疗适应为目标,鼓励患者逐渐习惯在集体中自我表达。不孕症患者可以通过书籍、网络及与人有效沟通等方式获得大量的不孕症方面的知识、鼓励和建议等,从而使患者感受到被爱和被关怀。

同时做好家属的指导工作,与家属多沟通,利用家属良好的心理传递作用,使患者抛开家庭压力处于最好的心理状态接受治疗。集体治疗具有某些个别治疗所不具有的优势。

1.希望重塑

不孕症患者希望的重塑和维持对心理治疗来说都是至关重要的。有研究证实,治疗前对获得帮助的高度期待与积极的治疗效果间具有显著的相关性,集体成员不断接触集体中病情有所改善的其他人,看到他人的疗效对他的影响也是非常重要的。

2.普遍性

许多不孕症患者认为他们的不幸是独特的,他们极端的社会孤立使其独特感受被放大,从而无法与人深交,也无法信任别人而最终被信任和接纳。在团体中当患者看到别人也有相同困扰和生活经历时,发现自己并不孤单,会感到如释重负。

3.行为模拟

模仿是一个有效的治疗力量。在集体治疗中,患者通过观察具有类似困扰的其他患者的治疗而获益。通过提供有价值的榜样,成员之间随时都可以相互学习,找到改善自己行为的依据。

4.集体凝聚力

集体成员在小组中感觉到集体的温暖、有归属感和价值感,在接纳及理解的环境里,患者会更愿意表达自己,探索自己,逐渐觉察以前不能接纳的自我的部分,能积极地配合治疗。

集体心理治疗一般每周 2~3 次,每次 1 h 左右。整个疗程所需时间根据病情等确定。一般以 3~4 周为一个疗程,个别患者必要时可以重复一个疗程。个体心理治疗与集体心理治疗还可以结合起来。

四、家庭婚姻心理治疗

家庭心理治疗也称为家庭治疗。医务人员根据患者与家庭成员之间的关系,采取家庭会谈的方式,进行心理协调,建立良好的家庭心理气氛与家庭成员之间的心理相容,解除患者的消极心理状态,适应家庭生活。家庭心理治疗认为患者的问题是家庭成员交互作用的结果,不能单从个人着手治疗,而应以整个家庭系统为对象。在家庭心理治疗时,家庭所有成员都要参加。治疗地点,既可以在患者家里,也可以在医院里。常用的家庭心理治疗的技术:家庭团体箱庭,家庭系统排列,心理剧。

婚姻治疗是以夫妻关系及婚姻问题为主要焦点的治疗模式,婚姻治疗常用于治疗家庭中明显关系障碍,如婚姻危机、缺乏交流、婚外恋、性生活障碍等,也可用于治疗明显"个体"问题,如酒精依赖、抑郁症、焦虑症等。婚姻治疗也出现了以夫妻关系及婚姻问题为主要焦点、以家庭为基本单位、强调夫妇同治的新模式,家庭功能障碍的不孕妇女往往有明显的不良身心症状倾向,比如强迫性思维和行为,躯体反应症状,人际交往中自卑等消极意识,抑郁、焦虑的负面情绪反应,神经过敏,悲观失望,思想情感及行为上的敌对问题等。因此,要提高婚姻质量,将家庭作为基本社会结构为受孕打下良好基础,对夫妻双方同时治疗是最适宜的策略。采用操作性人际关系技术,通过强化方式让他们各自说出对方在不孕治疗期间哪些行为需要调整,并提出合理要求,若能达到一方的要求就予以"奖励",要达到让对方出乎意外喜悦的效果。以逐步增进感情,"强化""奖励"可以是言语上的赞许,行动上的亲热,也可为对方喜欢的任何措施。

在婚姻治疗中,应遵守主动积极,兼顾平和,保持中立和非包办的原则,对不孕夫妻进行分析应考虑下列四个方面的问题:夫妻间的情感,夫妻间的关系,夫妻相互扮演的角色,沟通及夫妻间的性关系。

(战晓宇)

第十五节　感染性疾病

生殖感染性疾病是造成不孕、不育的主要原因之一。近年来性传播疾病在我国死灰复燃，加之性观念的开放、人工流产术的增加等都使生殖感染性疾病的发病率呈走高趋势，因此对生殖感染性疾病应加以重视。

一、女性生殖系统感染性疾病

（一）阴道炎

阴道炎是由细菌、真菌、病毒或原虫等引起的阴道黏膜及黏膜下结缔组织的炎症，是生殖系统中最常见的炎症，以白带性状改变及外阴不适为主要临床表现，由特异性或非特异性感染所致。

1.引起不孕的机制

（1）阴道炎时，阴道内酸碱度改变、诱发生成一氧化氮、促进大量抗精子抗体生成，均不利于精子成活，影响精子存活率、活动力、穿透力和降低受孕能力。

（2）阴道感染可使流产率增加，反复性流产与女性沙眼衣原体、解脲支原体、单纯疱疹病毒、巨细胞病毒（cytomegalovirus，CMV）、鼠弓形体等感染有关。

（3）性传播疾病通过不同的机制引起女性生殖功能障碍，并通过胎盘屏障垂直传播感染胎儿造成子代先天性感染和畸形。

2.临床表现

阴道黏膜充血、红肿，白带增多，所感染病原体类别不同，阴道分泌物的性质亦不相同。滴虫感染阴道黏膜可见散在出血斑点，阴道分泌物呈黄绿色稀薄泡沫样伴有腥臭味。真菌感染阴道分泌物呈豆渣样，常伴严重的局部瘙痒，外阴部可见抓痕。细菌性阴道炎白带呈灰白色或灰黄色，稀薄，有腥臭味。淋菌感染者白带呈黄色、脓性，常合并尿道旁腺和前庭大腺炎。梅毒早期可见外阴部黏膜无痛性硬下疳。尖锐湿疣为人乳头瘤病毒感染所致，表现为外阴部、大小阴唇内侧、阴道下 1/3 和肛周小乳头状或菜花状疣体，常伴有瘙痒、疼痛、性交出血和其他性病。

3.治疗要点

根据病原体不同选择敏感而有效的药物治疗。

（1）滴虫感染：主要治疗药物为甲硝唑和替硝唑。

（2）念珠菌感染：全身用药有氟康唑、伊曲康唑、其他咪唑类药物等；局部用药有咪康唑栓剂、制霉菌素泡腾片等。

（3）支原体感染：采用红霉素、林可霉素、四环素等。

（4）衣原体感染：采用阿奇霉素、氧氟沙星、多西环素、米诺环素等，妊娠期感染可服用阿奇霉素。

（5）弓形虫感染：采用乙酰螺旋霉素。

（6）细菌性阴道病治疗：一般选用甲硝唑和克林霉素等抗厌氧菌药物。

（7）淋病治疗：应尽早、足量、彻底和规范，首选药物以第三代头孢菌素为主；梅毒多选用普鲁卡因青霉素和苄星青霉素治疗。尖锐湿疣可根据病灶大小及位置选择局部药物治疗、物理治疗或手术治疗。

4.护理评估

(1)健康史:询问患者年龄、婚育史、职业、受教育程度;询问性生活史、生殖系统手术史、结核病史、糖尿病病史;了解有无输血史、吸毒史,个人卫生以及经期卫生保健。询问患者发病后有无发热、寒战、腹痛等;外阴有无痒、痛、肿胀、灼热感;阴道分泌物的量、颜色、性质、气味;排尿、排便有无改变。

(2)身心状况

1)身体状况:评估外阴皮肤是否完整,有无抓痕,是否有瘙痒、疼痛、灼热等主观感受;白带的量、性质、气味。

2)心理状况:通过与患者交流评估患者的心理状况。因疾患位于隐私部位,初期患者多感害羞不愿就诊,使病情延误,一旦诊断有感染特别是性传播疾病会出现焦虑、恐惧的心理,担心治疗效果,担心传染给家人或朋友,担心配偶不理解影响夫妻关系。同时,患者还会有羞愧、自罪的心理,担心社会的厌恶与歧视。

(3)妇科检查

1)外阴:观察局部皮肤充血、肿胀、糜烂、溃疡等情况;阴蒂、大小阴唇、尿道口、阴道口、肛门周围等部位是否有乳头状疣、丘疹、斑疹或斑丘疹等。

2)阴道:观察阴道黏膜的充血、肿胀、糜烂等情况;阴道后穹隆分泌物的量及性状。

3)宫颈:观察宫颈充血、肿胀、糜烂、肥大等情况;有无息肉、裂伤及宫颈腺囊肿等情况。

4)子宫:双合诊或三合诊检查宫体大小、位置、质地、活动及压痛情况。

5)附件:检查有无肿块、增厚及压痛等。

(4)实验室检查

1)阴道分泌物检查:一般性状、阴道清洁度、病原体检查,必要时作培养。

2)宫颈细胞学检查:采用液基薄层细胞检测系统检测宫颈细胞。

3)血清学检查:利用凝集试验、免疫荧光试验、酶联免疫吸附试验、放射免疫试验、聚合酶链式反应或 DNA 探针杂交技术等方法对病原体进行检测。

5.护理诊断/问题

(1)皮肤完整性受损与炎性分泌物刺激引起局部瘙痒有关。

(2)知识缺乏:缺乏生殖感染性疾病的相关知识。

(3)焦虑与担忧病情、治疗效果及预后有关。

6.预期目标

(1)患者接受治疗后感染得到控制,舒适感增加。

(2)患者接受医务人员健康宣教,了解生殖感染性疾病相关知识,并建立良好卫生习惯。

(3)患者情绪稳定,睡眠质量改善,积极配合医护人员采取有效的应对措施。

7.护理措施

(1)心理护理:尊重患者,认真倾听患者倾诉,耐心解答疑问,给予精神鼓励,缓解其焦虑情绪,帮助重建夫妻间的信任和治愈疾病的信心,促进夫妇积极配合治疗。

(2)健康生活方式:宣教告知患者宜进食高热量、高蛋白、高维生素饮食增加营养。避免劳累,规律作息,睡前可饮牛奶、听轻音乐等帮助睡眠。指导患者注意个人卫生,保持外阴清洁,避免搔抓。向患者说明会阴区清洁时应遵循由前至后、由尿道至阴道最后至肛门的原则。穿棉质内裤,且勤换洗,清洗过的内裤应在阳光下晾晒,不可阴干。内裤、坐浴及洗涤用物应煮沸消毒 5～10 min 以杀灭病原体,避免交叉和重复感染。治疗期间应禁止性生活,必要时性伴侣应同时进行检查及治疗,治疗后定时回院复诊。

(3)指导患者配合诊查:正确收集送检标本,评估患者对诊疗方案的了解程度和执行能力,向患者说明妇科检查方法、标本采集注意事项。患者在阴道分泌物标本采集前 24 h 内无性交、盆浴或阴道灌洗、局部用药等。

(4)指导患者正确局部用药:阴道用药宜睡前使用,用前应阴道灌洗,洗净双手戴指套,一手示指将药物沿阴道后壁推进,直至示指完全深入。局部涂抹药物时需注意保护正常皮肤和黏膜。月经期暂停坐浴、阴道灌洗及阴道用药。

(5)告知患者全身用药注意事项:甲硝唑口服后偶见胃肠道反应,如食欲减退、恶心、呕吐,此外,偶见头痛、皮疹、血白细胞减少等,嘱患者一旦发现上述症状立即停药门诊就诊。甲硝唑用药期间及停药 24 h 内、替硝唑用药期间及停药 72 h 内禁止饮酒,防止其抑制酒精在体内氧化而产生有毒的中间代谢产物。

(6)强调治愈标准及定期复诊:滴虫感染常于月经后复发,治疗后检查滴虫阴性者,仍应于每次月经后复查白带,若 3 次检查均为阴性,可判治愈。

8.护理评价

(1)患者自诉不适症状减轻,舒适感增加。

(2)患者已了解疾病预防保健知识,掌握自我护理的方法,主动实施健康生活方式,并养成良好卫生习惯。

(3)治疗期间患者情绪稳定,睡眠质量改善,能积极配合治疗。

(二)宫颈炎

宫颈炎(cervicitis)是常见的女性下生殖道炎症,各种病原体、损伤、药物、放射和腐蚀因素均可引起宫颈炎。常见病原体有淋病奈瑟菌、沙眼衣原体、大肠埃希菌、金黄色葡萄球菌、溶血性链球菌、念珠菌、支原体等。

1.引起不孕的机制

(1)宫颈炎症:造成局部内环境的变化,影响精子穿过及存活,降低受孕机会。

(2)宫颈糜烂:长期的阴道出血会影响机体的防御机制,易导致胎膜感染,使胎膜过早破裂,最终造成难免流产。

2.临床表现

多数患者无症状,有症状者主要表现为阴道分泌物增多,呈脓性或脓血性,可有经间期出血、性交后出血、尿频、尿急、尿痛等。妇科检查见宫颈充血、红肿、黏膜外翻,脓性分泌物从宫颈管流出。若为淋病奈瑟菌感染,尿道旁腺、前庭大腺常同时受累,可见尿道口有大量胺性分泌物。

宫颈外口处的宫颈阴道部外观呈细颗粒状的红色区,称为宫颈糜烂样改变,或宫颈柱状上皮异位。宫颈糜烂样改变可能是宫颈原始鳞柱交接部的外移,也可能是炎症时宫颈柱状上皮充血、水肿,或是宫颈上皮内瘤样变以及宫颈癌的早期表现。

3.治疗要点

排除早期宫颈癌后,针对病原体选择有效抗生素药物治疗。宫颈糜烂样改变是否需要治疗需根据情况而定。国外学者认为,无临床症状者,不需任何治疗,仅需做细胞学筛查,若细胞学异常,则根据细胞学结果进行相应处理。国内部分学者则认为,需进行物理治疗减少异常化生及感染的机会。物理治疗常用的方法有激光治疗、冷冻疗法、微波疗法、红外线凝结法、高频电波刀疗法、高能聚焦超声疗法等。重度宫颈糜烂、宫颈外翻、宫颈息肉等特殊类型的宫颈炎可采用高频电波刀的电圈切除术(loop eleolro-surgical excisionprocedure,LEEP)。

4.护理要点

(1)一般护理:参考阴道炎护理。

(2)物理治疗的护理

1)术前准备:向患者描述手术过程,解释手术原理,满足患者对了解疾病相关知识需求,缓解患者术前紧张情绪。物理治疗原理是将宫颈糜烂样改变的单层柱状上皮破坏,结痂、脱落后,新生的鳞状上皮覆盖创面,为期3~8周,治疗应在月经干净后3~7 d进行。指导患者合理安排时间完善术前检查,术前24 h无性交、无阴道灌洗、无局部用药,术前测量生命体征。

2)术后护理:搀扶患者至术后观察室休息半小时,无异常后方可离院。告知患者术后均有阴道分泌物增多,甚至有大量水样排液,术后1~2周脱痂时可有少量血水或少许出血,属正常现象,勿需紧张,如出血量较大时应及时就诊,需局部用止血粉或压迫止血,必要时遵医嘱加用抗生素。告知患者2个月内禁止盆浴和性生活,于两次月经干净后3~7 d复查,了解创面愈合情况,有无宫颈管狭窄等。

(三)盆腔炎性疾病

盆腔炎性疾病(pelvic inflammatory disease,HD)指女性内生殖器及其周围结缔组织和盆腔腹膜发生的感染,以输卵管炎和输卵管卵巢炎最常见。病原体包括外源性和内源性,外源性病原体主要为性传播疾病病原体,如淋病奈瑟菌、沙眼衣原体;内源性病原体为寄居于阴道内的菌群。病原体可沿生殖道黏膜上行蔓延、创伤处的淋巴管蔓延、血液循环和直接蔓延感染生殖器。

1.引起不孕的机制

(1)子宫内膜组织结构和功能完整性受损,降低了子宫容受性,不利于孕卵着床、胚胎和胎盘发育。

(2)输卵管管腔变窄、梗阻,纤毛受损影响精子运行、卵子输送、阻碍精卵结合、受精卵着床,易发生异位妊娠。

(3)输卵管与周围组织粘连,伞端与卵巢分离,或伞部闭锁,造成伞部不能将排出的卵细胞吸入输卵管内与精子结合,引起不孕。

(4)卵巢炎可影响卵巢排卵功能,引起不孕。

2.临床表现

患者临床表现差异较大,可因炎症的轻重及范围大小不同而有不同的症状与体征。

(1)急性盆腔炎性疾病:轻者无症状或症状轻微,常见症状为下腹痛、发热、阴道分泌物增多,腹痛为持续性、活动或性交后加重。妇科检查可发现宫颈举痛或宫体、附件区压痛。重者可有寒战、高热、头痛、食欲缺乏等。月经期发病者可出现经量增多,经期延长。腹膜炎者可出现消化系统症状,有脓肿形成者可有下腹部包块及局部刺激症状。妇科检查可见阴道充血,宫颈口可见大量脓性分泌物,有臭味;阴道后穹隆触痛明显,宫颈充血、水肿、举痛明显,子宫体积增大,有压痛,活动受限,附件区压痛明显。

(2)盆腔炎性疾病:后遗症可有低热、乏力等,临床表现为不孕、异位妊娠、慢性盆腔痛或盆腔炎性疾病反复发作等症状。病变部位不同,妇科检查呈不同特点。

3.治疗要点

治疗要点主要为抗生素药物治疗,必要时手术治疗。盆腔炎性疾病后遗症根据不同情况选择相应的治疗方案,包括中西医药治疗、手术治疗、物理治疗、辅助生殖技术治疗等。

4.护理要点

参考阴道炎护理要点。

二、男性生殖系统感染性疾病

(一)前列腺炎

前列腺炎是由感染或非感染性因素导致的前列腺炎症反应,伴或不伴前列腺区不适或疼痛、排尿异常、尿道异常分泌物等临床表现的综合性疾病或综合征,这种综合征有各自独特的病因、临床表现和预后。前列腺炎是成年男性的常见疾病。美国国立卫生研究院(National Institutes of Heahh,NIH)将前列腺炎分为四型:Ⅰ型急性细菌性、Ⅱ型慢性细菌性、Ⅲ型慢性非细菌性/慢性骨盆疼痛综合征、Ⅳ型无症状的炎症性,以Ⅳ型前列腺炎最常见,Ⅲ型前列腺炎又分为ⅢA型炎症性慢性骨盆疼痛综合征、ⅢB型非炎症性慢性骨盆疼痛综合征。急性细菌性前列腺炎病因较明确,是由细菌感染前列腺引起的急性炎症反应。慢性前列腺炎病因复杂,与病原体感染、局部或全身免疫功能低下、尿液反流、局部组织损伤、盆底静脉异常、氧化应激作用增强、前列腺液锌含量降低、抗菌因子活性抑制、遗传、神经内分泌、精神心理等多种因素有关。

1.临床表现

Ⅰ型前列腺炎临床症状明显,全身症状表现为高热、寒战、关节痛、肌肉痛、全身不适;局部症状表现为尿频、尿急、尿痛、排尿困难或急性尿潴留,尿道有炎性分泌物排出,会阴部、腰骶部、尿道疼痛。直肠指诊前列腺体坚韧、不规则、肿胀、触痛明显。

Ⅱ型、Ⅲ型前列腺炎均属慢性前列腺炎,临床表现相近,但Ⅲ型前列腺炎前列腺液细菌培养阴性且无尿路感染史。局部疼痛或不适、排尿异常为常见症状。局部疼痛表现为会阴部、腰骶部不适,前列腺周围区域疼痛,排尿异常主要表现时轻时重的尿频、尿急、尿痛、尿不尽、尿等待、尿道口"滴白"。有些患者可能会伴有性功能障碍及失眠、头晕、记忆力减退、焦虑、抑郁等神经官能症的表现。直肠指诊前列腺体柔韧。

Ⅳ型前列腺炎无明显临床表现。

2.引起不育的机制

前列腺炎并不意味着一定不育,但前列腺炎可通过多种途径影响生育能力。

(1)通过病原体及其代谢产物对精子的直接损害作用导致精液质量下降。

(2)精液中白细胞可通过细胞免疫与分泌细胞因子及其他白细胞产物导致精子密度下降、畸形率增加。

(3)慢性前列腺炎诱发自身免疫性损伤,降低精子运动、受精能力,影响精卵结合,影响胚胎发育。

(4)引起内分泌功能紊乱导致精浆理化性质改变,使维持精子正常内环境的稳定成分不足,从而使生育能力下降。

(5)严重的精神心理压力导致心因性的性功能障碍,影响生育能力。

3.治疗要点

Ⅰ型前列腺炎主要是广谱抗生素、对症支持治疗。Ⅱ型、Ⅲ型前列腺炎以缓解症状、提高生活质量为主要目的进行个体化方案的综合治疗,治疗始终要重视前列腺的保护。调整不良生活方式、饮食习惯;精神心理治疗;规律的前列腺按摩;应用α受体阻滞剂、非甾体类抗炎药物、环氧化酶抑制剂、解痉药、抗抑郁药;生物反馈技术;前列腺局部热疗、理疗、磁疗;中西医结合治疗等。因前列腺炎致精液液化异常不育、免疫性不育者可通过人工授精达受孕目的。

(1)健康史

1)一般情况:询问患者年龄、婚育史、籍贯、职业、民族、教育程度、宗教信仰等。

2)相关因素:了解患者性生活史、有无泌尿系统感染或医源性菌尿史,个人饮食嗜好、生活作息、卫生习惯等。

(2)身心状况

1)局部状况:评估患者有无尿频、尿急、尿痛、排尿困难、尿流中断、尿潴留等排尿异常;评估患者有无尿道分泌物异常;评估患者有无会阴、直肠、腰骶部、耻骨上区疼痛或不适。

2)全身状况:评估患者有无高热、寒战、关节痛、肌肉痛等全身不适症状。

3)实验室检查:①前列腺按摩液细胞学检查是判断是否存在炎症及其程度最常用的检查方法。②Meares-Stamey"四杯法"被认为是病原学诊断的金标准,无菌容器收集尿液 10 mL(VB1),排尿 200 mL,再收集尿 10 mL(VB2),按摩前列腺收集前列腺液(expressed prostat-ic secretion,EPS),然后排尿 10 mL(VB3)进行细胞学和细菌学检查;现有改良"两杯法"仅取中段尿(VB2)和前列腺按摩后的尿液(VB3)进行尿常规和细菌培养,可获得"四杯法"同样的结果。③其他检查包括前列腺液中细菌特异性抗体免疫学检查、前列腺活组织检查、精液检查、尿动力学检查、膀胱尿道镜检查、尿道拭子培养、经直肠前列腺 B 超等。

(4)心理社会支持情况:排尿异常、疼痛影响患者工作、生活、休息、睡眠、夫妻生活等,可表现为失眠、健忘、焦虑、抑郁等。精神心理上的痛苦甚至超过疾病本身。评估疾病对患者心理的影响,患者及其配偶对疾病的认知程度以及共同战胜疾病的信心。

4.护理诊断/问题

(1)焦虑与担心治疗效果、影响生育能力有关。

(2)排尿异常与前列腺局部充血有关。

(3)知识缺乏,缺乏前列腺炎的相关知识。

5.预期目标

(1)患者焦虑、抑郁情绪减轻。

(2)患者维持正常排尿状态。

(3)患者了解前列腺炎的相关知识。

6.护理措施

(1)心理护理:尊重患者,引导患者详细叙述疾病的发病及诊疗情况,聆听患者倾诉疾病带来的苦闷,与患者建立融洽的护患关系。教会患者调适心情的小技巧如运动、听音乐等,必要时遵医嘱给予抗抑郁药物。告知患者保持良好的精神心理状态对疾病治疗的重要性。

(2)指导患者配合治疗:耐心向患者讲解医生制订的治疗方案,征得患者的理解和认同,指导其积极配合。在症状缓解后不要自作主张自行停药,坚持按治疗方案完成全部疗程。告知患者药物可能存在的不良反应,α受体阻滞剂可能会出现首剂治疗体位性低血压。

（3）健康宣教：告知患者良好的生活方式和饮食习惯对疾病治疗的重要性，嘱患者规律作息，坚持适度体育锻炼，改善局部血液循环，促使局部炎症吸收，增强机体抗病能力。忌久坐或长时间骑车，避免前列腺直接受压迫，致前列腺充血、前列腺液排泄困难。规律性生活，避免性生活过频造成前列腺充血或长期禁欲造成前列腺液滞留。避免食用大量辛辣、刺激类食物，多饮水，避免酗酒，但需注意不可过分渲染食物对疾病的影响，以免患者对食物产生心理敏感，影响正常生活，造成心理负担。

7. 护理评价

（1）患者情绪稳定，精神状态、睡眠状态均有改善。

（2）患者自诉尿频、尿急、尿痛等排尿异常症状改善。

（3）患者能叙述前列腺保护的方法，如生活作息方式、饮食习惯调整、适度性生活等。

（二）睾丸炎

睾丸炎由多种因素引起睾丸炎性病变，临床常由细菌和病毒引起。感染途径主要为经尿道、精路逆行感染，还包括血行感染、淋巴感染。细菌性睾丸炎常继发于大肠埃希菌、结核分枝杆菌等引起的附睾炎；病毒性睾丸炎可由萨科奇病毒、虫媒病毒引起，似副黏液病毒最为常见。

1. 引起不育的机制

睾丸炎可致睾丸永久性萎缩，严重影响精子发生和精子成熟。感染单侧睾丸，可使精液密度下降，如感染双侧，可导致重度少精子症或无精子症，严重影响生育能力。

2. 临床表现

急性细菌性睾丸炎起病急，高热、寒战，患侧睾丸胀痛、质硬，疼痛向同侧腹股沟及下腹部放射，可伴有恶心、呕吐、腹痛等胃肠道症状。慢性睾丸炎表现为睾丸弥散性增大，质硬，有轻度触痛，部分患者睾丸萎缩。病毒性睾丸炎临床表现与细菌性睾丸炎相似，但多伴有腮腺炎。

3. 治疗要点

（1）药物治疗：抗生素使用前采集尿标本进行细菌学检查指导用药。在有效控制感染的情况下，同时配合小剂量、短期的糖皮质激素应用，一方面可以缓解疼痛，另一方面可以保护睾丸生精功能。

（2）手术治疗：较大睾丸脓肿、睾丸萎缩不可避免时，可行睾丸切除术。

（3）局部治疗：急性睾丸炎抬高患侧阴囊，局部冷敷有助于缓解症状和避免炎症扩散，阴囊皮肤红肿者可用 25％～50％硫酸镁溶液局部湿敷。慢性睾丸炎局部理疗、热敷、精索封闭等促进慢性炎症吸收。

（4）辅助生殖技术治疗：睾丸炎致重度少精或无精症需借助 ICSI、AID 达受孕目的。

4. 护理要点

（1）心理护理：倾听患者对疾病治疗及预后的担心，与患者建立融洽的护患关系。向患者讲解医生所制订治疗方案，满足患者对疾病相关知识的需求。

（2）一般护理：告知患者早期卧床休息，避免体力劳动，禁止性生活。保持会阴部清洁。教会患者局部冷敷、热敷、湿敷的方法。抬高患侧阴囊，急性期局部冷敷，慢性期局部热敷、理疗，皮肤红肿者可用 25％～50％硫酸镁溶液局部湿敷。

（3）用药护理：告知患者抗生素类药物要按时服用，保持有效血药浓度。

（三）附睾炎

附睾炎是男性生殖系统的非特异性感染性疾病，主要通过精路逆行感染，也可通过淋巴蔓延、血行感染。

1.临床表现

急性附睾炎：起病急，附睾迅速肿大、高热，初起阴囊局限性疼痛，继之沿输精管向腹股沟或腰部放射，可合并有膀胱尿道炎、前列腺炎等症状。

慢性附睾炎：多无明显症状，可有阴囊疼痛，疼痛可放射至大腿内侧及下腹部。

2.治疗要点

同睾丸炎治疗要点。

3.护理要点

(1)心理护理：倾听患者对疾病治疗及预后的担心，与患者建立融洽的护患关系。向患者讲解医生所制订治疗方案，满足患者对疾病相关知识的需求。

(2)一般护理：告知患者早期卧床休息，避免体力劳动，禁止性生活。保持会阴部清洁。教会患者局部冷敷、热敷、湿敷的方法。抬高患侧阴囊，急性期局部冷敷，慢性期局部热敷、理疗，皮肤红肿者可用 $25\%\sim50\%$ 硫酸镁溶液局部湿敷。

(3)用药护理：告知患者抗生素类药物要按时服用，保持有效血药浓度。

（战晓宇）

第十六节　功能失调性子宫出血

一、概述

功能失调性子宫出血(DUB)，简称功血，由于调节生殖的神经内分泌机制失常而引起异常子宫出血，而全身及内外生殖器官无器质性病变。功血可发生于月经初潮至绝经的任何年龄，但多见于青春期和绝经过渡期。功血可分为无排卵性功血和排卵性功血两类。

二、临床表现

1.无排卵性功血

无排卵性功血最常见的症状是不规则子宫出血。特点是月经周期紊乱，经期长短不一，经量多少不定。评估时发现多为停经数周或数月后有大量出血，持续 $2\sim3$ 周甚至更长时间；也有表现为长时间少量出血，淋漓不断。出血期间一般无腹痛或其他不适，失血多者可出现贫血，甚至失血性休克。

2.排卵性功血

(1)黄体功能不足：常表现为月经周期缩短，月经频发。月经周期可缩短至 21 d 左右。有时月经周期虽在正常范围内，但卵泡期延长，黄体期缩短，常致不孕或妊娠早期流产。

(2)子宫内膜不规则脱落：月经周期正常，但经期延长，多达 $9\sim10$ d，出血量多且淋漓不净。多发生在流产后或产后。

三、病因

下丘脑-垂体-卵巢轴的功能受机体内外各因素影响，均可引起功血。常见因素有精神过度紧张、恐惧、劳累、长期忧伤、环境和气候骤变以及全身性疾病等，均可通过大脑皮层和中枢神经系统影响月经周期调节轴之间的相互调节，使卵巢功能紊乱，引起月经改变，致子宫异常出血。贫血、营养不良及代谢紊乱也可影响性激素的合成、转运、代谢和靶器官的效应而致月经失调。此外，应激、手术、流产或分娩后也可导致功血。

1. 无排卵性功血

无排卵性功血最常见，约占功血的 85%，常见于青春期和绝经过渡期妇女。在青春期，由于下丘脑-垂体-卵巢轴的调节功能未发育成熟，与卵巢间尚未建立稳定的协调关系，尤其对雌激素的正反馈作用存在缺陷，从而导致无排卵；绝经过渡期妇女则因卵巢功能衰退，剩余卵泡对垂体促性腺激素反应低下，不能发育成熟，因此无排卵。子宫内膜受单一雌激素刺激且无孕酮对抗而呈现增生期或增生过长等改变，从而出现脱落、出血、修复、增生现象。

2. 排卵性功血

排卵性功血较无排卵性功血少见，常见于生育年龄妇女。此时卵巢有排卵，但黄体功能异常，主要表现为两种类型：①黄体功能不足，为月经周期中有卵泡发育及排卵，但黄体分泌的孕激素不足，导致子宫内膜分泌反应不良；②子宫内膜不规则脱落，为月经周期中卵巢有排卵，黄体发育良好，但萎缩过程延长，内膜持续受到孕激素影响以致不能如期完整脱落。

四、子宫内膜病理改变

1. 无排卵性功血

内膜增生性变化主要包括：①增生期子宫内膜，最常见，子宫内膜在增生期所见同正常内膜无区别，而在月经后半期，甚至月经来潮时，仍表现为增生期形态；②子宫内膜增生症。③萎缩型子宫内膜。

2. 排卵性功血

(1) 黄体功能不足：往往表现为分泌期内膜腺体分泌不良，间质水肿不明显。或各个部位内膜分泌反应不一致，血管周围的内膜分泌反应接近正常，距血管较远的内膜出现分泌不良。

(2) 子宫内膜不规则脱落：黄体萎缩缓慢，持续分泌少量孕激素使子宫内膜不能完全规则剥脱，于月经期第 5～6 d，子宫内膜仍能见呈分泌反应的腺体，而部分脱落的内膜继而出现增生修复，即增生期内膜和分泌期内膜共存。

五、护理评估

(一)健康史

评估患者有无精神紧张、恐惧、过度劳累、营养不良、环境或气候骤变及全身性疾病等引起功血的诱发因素存在。了解患者的年龄、月经史、婚育史和计划生育史。询问既往有无类似的病史、发病时间、诊治经历及效果等。

(二)身体状况

评估患者月经周期、经期时间、经量多少、经血性质及有无伴随症状等。

(三)心理-社会状况

患者常因病程延长，大出血止血效果不佳或并发感染而产生焦虑或恐惧感。黄体功能不足的患者因不孕或孕早期流产而担心今后能否生育。绝经过渡期患者往往怀疑或惧怕长期出血是否患有生殖器肿瘤造成极大的精神负担与心理压力。

(四)辅助检查

1.诊断性刮宫

诊断性刮宫具有诊断、鉴别诊断和治疗的目的。刮取子宫内膜组织进行病理检查,对排除器质性疾病、明确功血的诊断及分类有决定性意义。将内膜全部刮净可达到止血目的,兼有治疗的意义。若为无排卵性功血者,于月经前期或月经来潮6h内行刮宫术,子宫内膜病检见增生期变化或增生过长,而无分泌期变化。若为黄体功能不足者,诊刮时间同无排卵性功血,子宫内膜显示分泌反应不良。若为子宫内膜不规则脱落者应于月经第5天诊刮,见到增生期与分泌期内膜混杂共存。

2.基础体温(BBT)测定

无排卵功血者BBT呈单相型;黄体功能不足者BBT呈双相型,体温上升缓慢,黄体期短,约为10 d;子宫内膜脱落不全者BBT呈双相型,但下降缓慢。

3.激素测定

测雌、孕激素以了解卵巢有无排卵,若血中无孕激素提示无排卵,若血中可测到孕酮或尿孕二酮提示有排卵。

4.宫腔镜检查

宫腔镜检查可见子宫内膜增厚,表面平滑,有充血,了解宫腔有无粘连。在宫腔镜直视下选择病区进行活检,诊断价值高。

5.子宫颈黏液检查

月经前取宫颈黏液涂片镜检为羊齿植物状结晶提示无排卵。

6.阴道脱落细胞涂片检查

一般表现为中、高度雌激素影响。

(五)处理原则及主要措施

1.处理原则

(1)无排卵性功血

1)青春期及生育期患者以止血、调整周期、促进排卵为目的;绝经过渡期患者以止血、调整周期、减少经量、防止子宫内膜病变为原则。

2)止血:采用药物治疗和手术治疗。药物治疗主要采用性激素止血和调整周期。性激素药物主要有雌激素、孕激素、雄激素。出血期患者还可辅以抗纤溶药、促凝血药及中药,促进止血。手术治疗包括刮宫术、子宫内膜切除术和子宫切除术。

(2)排卵性功血:以恢复其黄体功能为目标。

2.主要措施

(1)药物治疗

1)止血:①孕激素,适用于体内有一定雌激素水平的功血患者。无排卵性功血为单一雌激素撤退或突破性出血,因此补充孕激素可协调雌激素作用,使子宫内膜由增生期转变为分泌期,于停药后发生孕激素撤药性出血,内膜能较完整地脱落,类似于生理性月经来潮,临床又称"药物性刮宫"。如炔诺酮片(妇康片)5 mg,口服,每8 h 1次,2~3 d血止后减量,每3 d递减1/3量,直至维持量,每日2.5 mg,持续至血止后20 d左右停药,停药后3~7 d即发生撤药性出血。黄体酮10~20 mg,每日肌内注射1次,连用3~5 d。②雌激素:适用于无排卵型青春期功血。应用大剂量雌激素可迅速促使子宫内膜生长,短期内修复创面起到止血作用。如己烯雌酚 1～2 mg,每 6～8 h 1 次,血止后逐渐减量,每 3 d 递减 1/3 量,至维持量每日 1 mg,维持至血止后 20 d 停药。血止后 2 周开始加用孕激素,使子宫内膜转化。醋酸甲羟孕酮 10 mg 口服,每日 1 次,与雌激素同时停药。一般在停药后 3～7 d 发生撤药性出血。③雄激素:适用于绝经过渡期患者,大出血时单独应用效果不佳。雄激素具有拮抗雌激素、增强子宫平滑肌及子宫血管张力的作用,能减轻盆腔充血而减少经量。④联合用药:性激素联合用药效果优于单一用药。青春期功血可用孕激素占优势的口服避孕药 1 片,每 6 h 1 次,血止后按上法递减直至维持量每日 1 片,共 20 d 停药。绝经过渡期功血用三合激素(黄体酮 12.5 mg、雌二醇 1.25 mg、睾酮 25 mg)2 mL,肌内注射,每 12 h 1 次,血止后递减至每 3 d 1 次,共 20 d 停药。

2)调整月经周期:①雌孕激素序贯法,即人工周期。适用于青春期功血患者。模拟在自然月经周期中卵巢的内分泌变化,序贯应用雌孕激素,使子宫内膜发生相应的变化,引起周期性脱落。如已烯雌酚 1 mg 于出血第 5 天起,每晚 1 次,连续服用 20 d,于服药第 11 天起,每日加用黄体酮 10 mg 肌内注射,两药同时停药。停药后 3～7 d 出血,于出血第 5 天再重复用药。连续 3 个周期为一疗程。②雌孕激素联合法:适用于生育期和绝经过渡期患者。此法开始即用孕激素。雌激素使子宫内膜再生修复,孕激素用以限制内膜的增生程度。如应用已烯雌酚 0.5 mg 及醋酸甲羟孕酮(安宫黄体酮)4 mg,于流血第 5 天起两药同服,每晚 1 次,连用 20 d,停药后有撤退性出血量较少。避孕药既调经又可以限制子宫内膜增生,使过度增生的内膜逐渐退化,可减少出血量。口服短效口服避孕药,于流血第 5 天起,每晚 1 片,20 d 为 1 个周期,连用 3 个周期。③促进排卵:药物调整月经周期几个疗程的治疗后,部分患者可恢复自发排卵。青春期功血一般不提倡使用促排卵药物,对育龄期不孕症患者,根据病因采用促排卵治疗。如氯米芬(CC),又称克罗米芬,为最常用的促排卵药物,适用于体内有一定雌激素水平者。用法为于月经周期第 5 天开始服用,每晚 50 mg,连用 5 d,一般用 3～4 个周期。如 1 个疗程后仍无排卵,则下一周期可增量至每日 100 mg。但不宜长期连续服用,以防对垂体产生过度刺激而致卵巢过度刺激综合征,或因多发排卵引起多胎妊娠。当卵泡发育到近成熟时,即月经周期的第 9～10 d 开始给人绒毛膜促性腺激素(hCG)1 000 U 肌内注射,次日增至 2 000 U,第 3 天增至 5 000 U,引起排卵。

(2)手术治疗:刮宫术最常用,有明确诊断和迅速止血的作用。适用于急性大出血或子宫内膜癌高危因素的功血患者。绝经过渡期出血患者激素治疗前宜常规刮宫。

六、常见护理诊断/问题

1.有感染危险

感染与长期阴道不规则出血及贫血致机体抵抗力下降有关。

2.知识缺乏

缺乏正确使用性激素的知识。

3.焦虑

焦虑与担心疾病性质及治疗效果有关。

4.营养失调——低于机体需要量

营养失调与长期流血致贫血有关。

七、护理目标

(1)患者情绪稳定,焦虑缓解,营养得到纠正。

(2)患者体温正常,未发生感染现象。

(3)患者能积极配合治疗,正确使用性激素,达到止血目的。

(4)患者能获得机体所需营养,贫血改善。

八、护理措施

(一)监护病情

(1)观察并记录患者阴道出血情况,嘱患者保留会阴垫以准确估计出血量。

(2)观察、记录患者血压、脉搏、神志、面色等情况,注意休克早期表现,如有大出血或休克征象,应立即采取抗休克的护理措施。

(3)观察与感染有关的体征,如体温、脉搏、宫体压痛等,按医嘱做血常规检查,以及时发现异常。

(二)治疗配合

1.药物治疗注意事项

根据出血量配合医生选择合适的制剂及使用方法。对大量出血患者,要求在性激素治疗6 h内明显见效,24～48 h内出血基本停止,若96 h以上仍不止血,应考虑有器质性病变存在。为患者讲解治疗方案,说明性激素规范性治疗的重要性,并指导患者严格按照医嘱按时按量服药,尤其不得随意停服或漏服。指导患者药物减量必须按照规定于止血后才能开始,每3 d减量1次,每次减量不得超过原用量的1/3。维持量服用时间,通常按停药后发生撤退出血的时间,与患者上一次行经时间相同考虑。口服大剂量雌激素者,可有恶心、呕吐等不良反应,应指导患者于饭后、睡前服用效果较好。

2.手术治疗

应迅速做好手术准备并积极配合手术,刮出物常规送病检。

(三)一般护理

1.休息

嘱患者卧床休息,保证充足睡眠,避免过度疲劳和剧烈运动,防止体力消耗。

2.加强营养

鼓励患者多进食高蛋白及含铁高的食物,如鸡蛋、猪肝、红枣等。可按患者的饮食习惯,协助制订饮食计划或食谱,保证获得足够营养。

3.预防感染

做好会阴清洁护理,勤换会阴垫及内裤。禁盆浴和性生活。禁止用未经严格消毒的器械或手套进入阴道做检查或治疗操作。

(四)心理护理

鼓励患者表达、诉说,了解患者痛苦,向患者解释病情及治疗方案,解除思想顾虑。也可交替使用放松技术,如看电视、听广播、看书等分散患者注意力。

(五)健康教育

(1)加强身体锻炼,增强体质,合理摄取营养。流血时间长者,应注意经期卫生,保持会阴清洁干燥,防止继发感染。

(2)青春期及绝经过渡期易产生不稳定情绪,应保持身心健康,避免月经失调发生。

(3)可指导基础体温测定方法,预测是否排卵,如提示无排卵,应及时治疗。

九、护理评价

(1)患者体温维持在正常范围内。

(2)性激素药物应用规范,达到止血目的。

(3)患者情绪稳定,焦虑缓解,营养得到纠正。

(董　玮)

第十七节　闭　经

一、概述

闭经(amenorrhea)是妇科疾病中的一种症状,而不是疾病名称。根据既往有无月经来潮,可分为原发性闭经和继发性闭经。原发性闭经指凡年龄超过 13 岁,第二性征未发育,或年龄超过 15 岁,第二性征已发育,而无月经来潮者。继发性闭经指以往曾建立正常月经,以后因某些病理性原因致月经停止 6 个月以上者,或按自身原来月经周期计算停经 3 个周期以上者。青春期前、妊娠期、哺乳期以及绝经期后的月经不来潮属生理现象,不属于本节讨论的范围。

二、临床表现

闭经患者大多无其他临床症状。

三、病因

正常月经的建立和维持,依赖于下丘脑-垂体-卵巢轴的神经内分泌调节、靶器官子宫内膜对性激素的周期性反应和下生殖道的通畅性,其中任何一个环节发生障碍均可导致闭经。

1. 原发性闭经

原发性闭经较少见,往往由遗传或先天发育缺陷引起。

2. 继发性闭经

继发性闭经发生率明显高于原发性闭经。病因复杂,根据控制正常月经周期的主要环节分为 5 种,其中以下丘脑性闭经最常见,依次为垂体、卵巢、子宫性及下生殖道发育异常闭经。

(1)下丘脑性闭经:最常见,以功能性原因为主。由于下丘脑功能失调可影响垂体,从而影响卵巢而引起闭经。如长期剧烈运动、紧张应激(如精神创伤、环境改变、盼子心切等)、体质量下降和营养缺乏、多囊卵巢综合征、药物(如奋乃静、氯丙嗪及甾体类避孕药等)等。

(2)垂体性闭经:主要病变在垂体。垂体前叶器质性病变或功能失调而影响促性腺激素的分泌,继而影响卵巢功能而引起闭经。如垂体肿瘤、垂体梗死(常见为席汉氏综合征)、先天性垂体发育不全。

(3)卵巢性闭经:原因在卵巢。因卵巢性激素低落,子宫内膜不发生周期性变化而致闭经。如卵巢切除或卵巢组织遭受破坏、卵巢功能早衰、卵巢功能性肿瘤或先天性卵巢发育不全或阙如。

(4)子宫性闭经:原因在子宫,月经调节功能正常,第二性征发育也往往正常。主要为子宫内膜对卵巢激素不能产生正常反应而引起闭经。如子宫内膜炎、子宫内膜严重损伤、手术切除子宫、先天性无子宫、子宫发育不全。

（5）其他：内分泌功能异常，甲状腺、肾上腺、胰腺等功能异常也可引起闭经。常见疾病有甲状腺功能减退或亢进、肾上腺皮质功能亢进、肾上腺皮质肿瘤等。

四、护理评估

（一）健康史

询问患者的年龄、既往有无月经来潮、有无全身慢性疾病史，如血液病、肝病、产后大出血史；询问闭经的时间及伴随症状；有无剧烈运动或工作学习过于紧张状况，明确闭经原因。

（二）身体状况

通过全身检查和妇科检查评估资料，协助医生寻找闭经原因，确定病变环节和引起闭经的疾病等。

（三）心理-社会状况

闭经患者常因治疗过程中的检查项目多，病程时间长，而产生很大的思想压力，表现为情绪低落，忧虑重重，对治疗和护理丧失信心，从而加重病情。

（四）辅助检查

1. 子宫功能检查

子宫功能检查包括诊断性刮宫、子宫输卵管碘油造影、宫腔镜检查及药物撤退试验。

（1）孕激素试验：应用黄体酮 20 mg，肌肉注射，每日 1 次，连用 5 d；或每日口服甲羟孕酮 10 mg，连用 5 d。停药 3～7 d 出现撤药性出血，为阳性，提示子宫内膜已受到一定水平的雌激素影响，在外源性孕激素作用下发生了分泌期变化，停药后内膜剥落而出血。若孕激素试验无出血为阴性，说明患者体内的雌激素水平低下，对孕激素无反应，应做雌-孕激素序贯试验。

（2）雌孕激素序贯试验：己烯雌酚 1 mg 或妊马雌酮 1.25 mg，口服，每晚 1 次，连服 20 d，于服药最后 10 d 加用甲羟孕酮，每日口服 10 mg。停药后 3～7 d 发生撤药性出血为阳性，提示子宫内膜正常，即可排除子宫性闭经，明确闭经是因体内雌激素水平低落所致；如仍无出血为阴性，提示子宫内膜病变，可诊断为子宫性闭经。

2. 卵巢功能检查

卵巢功能检查包括基础体温测定、宫颈黏液检查、阴道脱落细胞检查、血甾体激素测定、B 超监测及卵巢兴奋检查。

3. 垂体功能检查

垂体功能检查包括垂体兴奋实验、血 PRL、FSH、LH 测定、影像学检查等，以确定病因是否在垂体或下丘脑。

（五）处理原则及主要措施

改善患者全身健康情况和心理状态；积极治疗诱发闭经的原发性疾病；激素治疗达到补充激素不足及拮抗激素过多的目的。

五、常见护理诊断/问题

1. 知识缺乏

缺乏正确使用性激素的知识。

2.焦虑

焦虑与担心疾病性质及治疗效果有关。

3.自我形象紊乱

自我形象紊乱与病程时间长及与治疗失败、担心丧失女性形象有关。

六、护理目标

(1)患者能积极主动配合诊治方案。

(2)患者情绪正常。

(3)患者能接受闭经现实,以正常心态评价自我。

七、护理措施

(一)监护病情

注意观察患者精神状态、体质量变化及有无急慢性疾病等。

(二)治疗配合

1.全身治疗及心理治疗护理

全身治疗及心理治疗护理占重要地位。急性或慢性疾病引起的闭经首先应全身性治疗;单纯性营养不良需增加营养,保持标准体质量;体质量过重而肥胖者,大部分并发内分泌失调,需低热量饮食,但需富含维生素和矿物质。精神性闭经者应行精神心理疏导疗法;神经性厌食症者应接受心理治疗。

2.药物治疗护理

指导患者合理应用性激素。先天性卵巢功能发育不全、卵巢功能早衰者可用性激素替代治疗,如雌孕激素序贯疗法和雌、孕激素合并疗法。如下丘脑垂体性闭经而卵巢功能正常者,可选用促排卵药,如氯米芬、HMG-hCG 方案等。向患者讲解性激素治疗的作用和具体用药方法、剂量及不良反应,帮助患者了解药物的撤退性出血。指导患者严格按照医嘱准时服药,不能随意增量、减量或停药,并注意观察使用性激素后的不良反应。

(三)一般护理

指导患者加强营养,注意休息,保证充足睡眠,避免过度疲劳和剧烈运动。

(四)心理护理

与患者建立良好的护患关系,告知引起闭经原因较多,闭经诊断周期长,需逐一检查以明确诊断。因此,要耐心地、按时按规定接受有关检查,取得正确检查结果,才能有满意的诊疗效果。同时,保持心情舒畅,正确对待闭经。

(五)健康教育

加强身体锻炼,参与力所能及的社会活动,合理摄取营养,增强体质,保持体质量。

八、护理评价

(1)患者经医护治疗和心理护理后,能以正常心态评价自我,情绪正常。

(2)患者积极配合,顺利完成闭经的各项检查。

(董 玮)

第十八节　痛　经

一、概述

凡在行经前后或月经期出现下腹部疼痛、坠胀，伴腰酸或其他不适，程度较重而影响生活和工作质量者称为痛经。痛经可分原发性痛经和继发性痛经。原发性痛经指生殖器官无器质性病变，又称功能性痛经；继发性痛经指痛经由盆腔器质性疾病所引起。此节仅叙述原发性痛经。

二、临床表现

疼痛多自月经来潮后开始或于经前 12 h 开始，经期第 1 天最剧，持续 2～3 d 缓解。常表现为下腹部阵发性绞痛或胀痛，重者可呈痉挛性，向腰骶部和大腿内侧放射。

疼痛时可伴有恶心、呕吐、面色苍白、出冷汗、手足发凉、腹泻，甚至昏厥。妇科检查无阳性体征发现。

三、病因

原发性痛经主要与月经时子宫内膜前列腺素 PG 含量增高有关。原发性痛经者子宫内膜和月经血中 PGF2a 和 PGE2 明显高于正常妇女，尤其是 PGF2a 含量增高是造成痛经的主要因素。

无排卵性功血子宫内膜因无孕酮刺激，前列腺素浓度很低，一般不发生痛经。痛经也与子宫平滑肌的不协调收缩，造成子宫供血不足，从而刺激子宫自主神经疼痛纤维有关。另外，焦虑、恐惧、精神紧张、寒冷刺激、经期剧烈运动、过度敏感以及生化代谢产物均可通过中枢神经系统刺激盆腔疼痛纤维而引起痛经，常见于未婚、未产的青年妇女，多在 16～25 岁，常于月经初潮的 1～2 年内发病。

四、护理评估

（一）健康史

询问是否有诱发痛经的相关因素存在。

（二）身体状况

评估患者疼痛发生的时间、部位、性质、程度及与月经的关系，了解有无伴随症状。

（三）心理-社会状况

患者常精神紧张，不能得到充分睡眠和休息，或担心患有其他类疾病而产生恐惧、焦虑。

（四）辅助检查

需排除盆腔器质性病变。腹腔镜检查是最有价值的辅助诊断方法。其他如超声检查、宫腔镜检查等。

（五）处理原则及主要措施

1.处理原则

以对症治疗为主。可使用镇痛、镇静、解痉药、前列腺素合成酶抑制剂或用激素抑制排卵，缓解疼痛。也可配合中医中药治疗。

2.主要措施

(1)使用口服避孕药和前列腺素合成酶抑制剂两种药物可有效治疗原发性痛经。避孕药适用于要求避孕的痛经妇女；未婚少女可行雌孕激素序贯疗法减轻症状。

(2)前列腺素合成酶抑制剂：抑制子宫内膜合成和释放前列腺素。

1)苯基丙酸类：如布洛芬 400 mg 或酮洛芬 20～50 mg，每日 4 次。痛经缓解率为 90%。

2)灭酸类：如氟芬那酸 200 mg 或甲芬那酸 500 mg，每日 3 次，月经来潮即开始服用，连服 2～3 d。疗效迅速而完全。

(3)口服避孕药：适用于有痛经并希望避孕者。避孕药能抑制排卵和抑制子宫内膜生长，使内膜产生较少的前列腺素，减轻痛经。用法：口服避孕药 1 号或 2 号，月经第 5 天开始，每日 1 片，连服 22 d 为 1 个周期，连用 3 个周期。

(4)其他药物：前列腺素拮抗剂，如消炎痛、乙酰水杨酸等均可应用。

五、常见护理诊断/问题

1.疼痛

疼痛与子宫的痉挛性收缩有关。

2.焦虑

焦虑与痛经影响正常的工作、生活与学习有关。

六、护理目标

(1)患者疼痛缓解。

(2)患者经期得到充分休息，自述焦虑减轻。

七、护理措施

(一)监护病情

注意观察患者腹部疼痛情况及伴随症状。

(二)治疗配合

用药时需注意观察药物依赖症状的出现和成瘾，有异常情况及时提供给医生。指导患者按时按量使用药物。

(三)一般护理

疼痛明显时嘱患者卧床休息、注意保暖，腹部局部热敷，进食热的饮料，如热汤和热茶。

(四)心理护理

(1)为患者讲解痛经的相关知识，关心并理解患者的不适，给予心理安慰。

(2)鼓励患者通过谈心、外出散步、听音乐等方法分散注意力，增强患者的自我控制感，身体放松，解除痛经。经期保持情绪稳定，心情舒畅。

(五)健康教育

(1)向患者介绍经期卫生知识和月经期的生理变化，经期轻度的不适属正常，如经期疼痛剧烈则需经医生检查，排除生殖器的器质性病变。

(2)注意经期清洁卫生，经期禁性生活，避免剧烈运动或过度劳累。

(3)注意合理休息和充足睡眠，鼓励摄取足够的营养，尤其蛋白质、维生素类食物，勿食生冷和辛辣刺激食物。

八、护理评价

（1）患者疼痛减轻。

（2）患者焦虑减轻或消失。

（董　玮）

第十九节　卵巢过度刺激综合征

卵巢过度刺激综合征（ovarian hyperstimulation syndrome，OHSS）是一种人体对促排卵药物产生过度反应，以双侧卵巢增大、卵巢多卵泡发育、毛细血管通透性增加，急性体液和蛋白外渗进入第三间隙而引起的一系列临床症状的并发症。是不孕症患者在药物超促排卵治疗中出现的一种医源性疾病，严重者可引起血液浓缩、胸腔积液、腹腔积液、肝肾功能损坏、血栓形成、成人呼吸窘迫综合征，从而危及生命。

一、临床表现

卵巢过度刺激综合征的典型症状为不同程度的腹胀、恶心、呕吐、腹泻，进一步发展为嗜睡、畏食、呼吸困难及尿少。常见体征为体质量快速增加、腹腔积液、少尿或无尿。血液浓缩、血容量不足、白细胞增加、电解质紊乱、低钠高钾血症、胸腔积液及心包积液、呼吸窘迫综合征、伴有血栓形成倾向的高凝状态、血管栓塞及多脏器衰竭。

1.轻度

轻度症状和体征出现在排卵后 3～6 d 或注射 hCG 后的 5～8 d，下腹轻微胀痛，胃口欠佳，稍感疲劳。E_2 水平<5 506.5pmol/L(1 500 pg/mL)，B 超检查卵泡不少于 10 个，卵巢直径达 5 cm。

2.中度

中度有明显下腹胀痛、恶心、呕吐、口渴，偶伴腹泻；体质量增加<3 kg，腹围增大；E_2 水平<11013pmol/L(3 000 pg/mL)，卵巢增大明显，卵巢直径为 5～10 cm，腹腔积液<1.5 L。

3.重度

重度腹腔积液明显，腹胀痛加剧，口渴、尿少、恶心、呕吐、腹胀致无法进食、疲乏、虚弱、冷汗甚至虚脱；呼吸困难，不能平卧；卵巢直径>10 cm，体质量增加<4.5 kg；血液浓缩、呈高凝状态，电解质失衡，肝肾功能受损。

二、治疗原则

轻度观察，中度适当干预，重度积极治疗。支持治疗为主，避免发生更严重的并发症。

三、护理措施

1.轻度 OHSS 的护理

（1）用人绒毛膜促性腺激素（hCG）做黄体支持者，停止注射人绒毛膜促性腺激素，改用黄体酮。

（2）进食高蛋白食品，注意休息，避免剧烈运动。

（3）腹胀、腹痛等不适症状加重时要及时回院就诊。

2. 中度 OHSS 的护理

（1）告知患者宜住院观察治疗，注意卧床休息。

（2）鼓励患者进食，少量多餐，宜清淡饮食。

（3）每天测量腹围、体质量，记录 24 h 尿量，抽血检查水、电解质和酸碱平衡和肝、肾功能，及时对症治疗。

（4）腹胀明显时遵医嘱滴注清蛋白。

3. 重度 OHSS 的护理

（1）必须住院治疗，严密观察，控制病情。

（2）卧床休息，平卧困难者可半坐卧位。可适当进行下肢活动的锻炼，防止下肢静脉血栓形成。

（3）每天准确记录 24 h 出入量，测量腹围。

（4）必要时配合医生行超声引导下穿刺引流腹腔积液或胸腔积液，以减轻腹部胀痛、呼吸困难及肾功能障碍、循环功能障碍所致症状。但每次抽腹腔积液不能超过 3 000 mL，防止虚脱。同时严密观察生命体征。

（5）遵医嘱滴注清蛋白、血浆、低分子右旋糖酐，纠正低蛋白血症及扩容，必要时使用肝素抗凝防止血栓形成。

（6）监测水、电解质酸碱平衡和肝、肾功能及凝血状态，及时对症治疗。必须控制补液量，以防止腹腔积液、胸腔积液增加，加重病情，慎用利尿药。

（7）注意腹痛情况，如剧烈腹痛，出现急腹症体征，应考虑有卵巢破裂或卵巢蒂扭转，及时报告医生，做好手术准备。

（8）在治疗护理中，应注意患者有妊娠的可能，防止药物对胎儿的影响。

（9）妊娠可加重 OHSS。严重患者即使已怀孕，应考虑终止妊娠。

4. 健康教育

（1）为患者介绍疾病的相关知识，消除患者的恐惧心理，树立克服疾病的信心。

（2）OHSS 通常出现在使用 hCG 后，一旦妊娠，hCG 在体内持续存在，症状会持续 2～3 个月，重度 OHSS 常发生在妊娠的患者。一旦体内 hCG 消失，激素水平下降，如妊娠失败或流产，症状和体征迅速缓解，腹腔积液逐渐消退，无并发症者，进入缓解过程的患者一般无需特别的治疗。

（3）注意休息，避免体位激烈改变，防止卵巢破裂或扭转。适当注意四肢活动，防止血栓形成。

（4）清淡饮食，鼓励患者少量多次进食高蛋白食品。

（5）教会患者自己监测腹围、体质量、尿量，症状严重时必须住院治疗。

四、风险防范

1. 预防

（1）对于有高危因素患者如多囊卵巢综合征、年轻、瘦小、有 OHSS 病史者，慎用超促排卵方案,严格遵医嘱用药,尽量减少促性腺激素释放激素用量,密切 B 超监测和血 E_2 水平的监测。

(2)有发生严重 OHSS 倾向者,如在超促排卵的早期(卵泡直径＜14 mm),及时取消本周期;如在超促排卵后期,接近注射 hCG,减少 hCG 用量或停止注射 hCG,或使用 GnRHa 替代 hCG。

(3)取卵时尽量吸取所有的卵泡。

(4)黄体支持不用 hCG 改用黄体酮。

(5)取出卵泡数＞30 个或 E_2＞18355pmol/L(5 000 pg/mL),放弃新鲜胚胎移植,可将胚胎冷冻保存,再选择时机行冷冻胚胎移植。

2.轻度 OHSS

无需特别处理,进食高蛋白饮食,注意休息,避免剧烈运动,观察体质量、尿量、腹围及症状的变化。

3.中、重度 OHSS

患者需入院观察治疗,避免严重并发症的发生。

(1)严密监护,定期测量体质量、腹围,记录 24 h 出入量。及时监测血常规、红细胞比容、凝血功能、电解质、肝功能、肌酐、尿素氮及血流动力学检查,防止因尿少、血液浓缩致严重并发症发生。

(2)应用清蛋白时严密观察,预防并及时处理过敏反应。

(3)注意维持水、电解质平衡,每天输液量控制在 1500 mL 以内,避免加重腹腔积液。尿少时,慎用利尿药,必须在扩容的基础上使用,避免加重血液浓缩。

(4)防止卵巢扭转或破裂:①卧床休息,变换体位时动作轻柔缓慢,避免突然的体位变动;②护理操作轻柔,勿用力按压腹部;③保持大便通畅;④腹痛是 OHSS 主要的临床表现。严密观察腹痛部位、性质,如患者腹痛加剧、触摸时有压痛、反跳痛或肌紧张时,应警惕卵巢蒂扭转和卵巢破裂;及时报告医生并积极处理。

(5)预防血栓形成:①鼓励患者保持轻微肢体活动,避免久坐或长期卧床,可用弹力袜或定时进行足部及下肢热敷、按摩防止血栓形成;②遵医嘱给予阿司匹林;③注意观察患者有无头痛、头晕,有无肢体局部知觉改变、疼痛、肿胀、肢体麻痹、皮温下降等血栓形成的症状和体征,及早发现,及早治疗,避免脑梗死等严重并发症的发生。

(6)伴有外阴水肿的患者,给予 50％硫酸镁湿热敷或红外线灯物理治疗,保持清洁干燥,穿棉制宽松内裤,避免局部摩擦、损伤;卧床休息,减轻压迫,促进下肢静脉回流,减轻外阴水肿症状。

(7)胸腔积液、腹腔积液严重时可行胸腔积液、腹腔积液引流术,术中严密观察生命体征,严格执行无菌操作,防止感染。严格控制腹腔积液引流量及速度,引流量根据病情决定,速度宜慢,同时滴注清蛋白,防止低蛋白血症。

(8)如出现多脏器功能衰竭先兆时,尽快终止妊娠,并做好心理护理。

(董　玮)

第二十节 多囊卵巢综合征

多囊卵巢综合征(polystic ovary syndrome,PCOS)又称为 Stein-Leventhal 综合征,是妇科内分泌常见疾病,其临床上主要表现为月经稀发或闭经、不排卵性不孕、肥胖、高雄激素血症。其病理生理特征为长期慢性无排卵、高雄激素血症、胰岛素抵抗和高胰岛素血症,严重影响妇女的生殖健康。一般认为,多囊卵巢综合征在青春期及育龄妇女中发生率较高,为 5%~10%,无排卵性不孕妇女中占 75%,多毛妇女可高达 85%以上。

一、病因

1. PCOS 非遗传学理论

研究认为孕期子宫内激素环境影响成年后个体的内分泌状态,孕期暴露于高浓度雄激素环境下,如母亲 PCOS 史、母亲为先天性肾上腺皮质增生症高雄激素控制不良等,青春期后易发生排卵功能障碍。

2. PCOS 遗传学理论

此理论的主要根据 PCOS 呈家族群居现象,家族性排卵功能障碍和卵巢多囊样改变提示该病存在遗传基础。高雄激素血症和(或)高胰岛素血症可能是 PCOS 家族成员同样患病的遗传特征,胰岛素促进卵巢雄激素生成作用亦受遗传因素或遗传易感性影响。稀发排卵、高雄激素血症和卵巢多囊样改变的家族成员中女性发生高胰岛素血症和男性过早脱发的患病率增高。细胞遗传学研究结果显示 PCOS 可能为 X 连锁隐性遗传、常染色体显性遗传或多基因遗传方式。通过全基因组扫描发现最大量的与 PCOS 相关的遗传基因,如甾体激素合成及相关功能的候选基因、雄激素合成相关调节基因、胰岛素合成相关基因、碳水化合物代谢及能量平衡的候选基因、促性腺激素功能及调节的候选基因、脂肪组织相关的基因以及慢性炎症相关基因。

二、临床表现

PCOS 好发于青春期及生育期妇女,常见以下临床症状。

1. 月经失调

常在初潮后即出现月经失调,主要表现为月经稀发、经量少,后出现继发性闭经。少数患者表现为月经过多或不规则出血

2. 不孕

因月经失调及持续无排卵状态可导致不孕。由于异常的激素环境影响卵子质量、子宫内膜容受性及胚胎的早期发育,即使妊娠也容易发生流产。

3. 男性化表现

高雄激素影响下,PCOS 女性呈现不同程度多毛,表现为阴毛浓密且呈男性分布。过多的雄激素转化为活性更强的双氢睾酮后,刺激皮脂腺分泌过盛,可出现痤疮。另外,还有阴蒂肥大、乳腺萎缩等。极少数病例有男性化征象如声音低沉、喉结明显。

4. 肥胖

40%~60%PCOS 患者体质指数(body mass index,BMI)>25。这可能与长期雌激素或雄激素过多刺激,或其他内分泌、代谢紊乱和遗传特征,引起脂肪堆积有关,不仅腹壁,甚至内

脏器官间也出现脂肪堆积,从而导致代谢异常、心血管疾病等远期综合征。

三、辅助检查

1. 体格检查

全身体格检查:检查身高、体质量、腰围、臀围、血压、乳房发育情况、有无挤压溢乳、体毛多少与分布、有无黑棘皮症。妇科检查:检查阴毛分布及阴蒂大小。高雄激素的主要临床表现为多毛,特别是男性型黑粗毛,但需考虑种族差异,汉族人群的多毛情况常见于上唇、下腹部、大腿内侧等,乳晕、脐部周围可见粗毛也可诊断为多毛。相对于青春期痤疮,PCOS 患者的痤疮为炎症性皮损,主要累及面颊下部、颈部、前胸和上背部。

2. 盆腔超声检查

多囊卵巢是超声检查对卵巢形态的一种描述。多囊卵巢超声相的定义为一侧或双侧卵巢内直径为 2~9 mm 的卵泡数≥12 个,和(或)卵巢体积≥10 mL(卵巢体积按 0.5×长径×横径×前后径计算)。

超声检查前应停用性激素类药物至少 1 个月。稀发排卵患者若有卵泡直径>10 mm 或有黄体出现,应在以后的月经周期进行复查。无性生活者可选择经直肠超声检查或腹部超声检查,其他患者应选择经阴道超声检查。

多囊卵巢并非 PCOS 患者所特有。正常育龄期妇女中 20%~30% 可有多囊卵巢,多囊卵巢也可见于口服避孕药后、闭经时。

3. 实验室检查

(1)高雄激素血症:血清总睾酮水平正常或轻度升高,通常不超过正常范围上限的 2 倍;可伴有雄烯二酮水平升高,脱氢表雄酮(dehydroepiandrosterone,DHEA)、硫酸脱氢表雄酮(dehydroepiandrosterone sulphate,DHEAS)水平正常或轻度升高。

(2)抗米勒管激素:PCOS 患者的血清抗米勒管激素水平较正常水平明显升高。

(3)其他生殖内分泌激素:非肥胖 PCOS 患者多伴有黄体生成素的水平与促卵泡激素的水平的比值不小于 2。20%~35% 的 PCOS 患者可伴有血清催乳素(prolactin,PRL)水平轻度升高。

(4)代谢指标的评估:口服葡萄糖耐量试验,测定空腹血糖、服糖后 2 h 血糖水平;空腹血脂指标测定;肝功能检查。

(5)其他内分泌激素:酌情选择甲状腺功能检查、胰岛素释放试验、皮质醇的测定、促肾上腺皮质激素释放激素的测定、17α-羟孕酮的测定。

四、治疗要点

1. 调整月经周期

调整月经周期可采用口服避孕药和孕激素后半周期疗法,有利于调整月经周期,纠正高雄激素血症并改善高雄激素血症临床表现。其周期性撤退性出血可改善子宫内膜状态,预防子宫内膜癌发生。

(1)口服避孕药:开始即用孕激素限制雌激素的促内膜生长作用,使撤退性出血逐渐减少,其中雌激素可预防治疗过程中孕激素的突破性出血。口服避孕药可很好地控制周期,尤其适用于有避孕需求的生育期患者。

(2)孕激素后半期疗法:于月经周期后半期(月经第 16~25 d)口服地屈孕酮片 10 mg/d,

每日 2 次,共 10 d;或醋酸甲羟孕酮 10 mg/d,连用 10 d;或肌内注射黄体酮 20 mg/d,共 5 d。

2.多毛、痤疮及高雄激素治疗

多毛、痤疮及高雄激素治疗可采用短效口服避孕药,首选复方醋酸环丙孕酮。该药可减少雄激素合成,阻断雄激素外周作用;通过抑制下丘脑-垂体 LH 分泌而抑制卵泡膜细胞高雄激素生成。痤疮治疗需用药 3 个月,多毛治疗需用药 6 个月,但停药后高雄激素症状将恢复。

3.胰岛素抵抗治疗

胰岛素抵抗治疗适用于肥胖或伴有胰岛素抵抗者,可采用二甲双胍治疗。二甲双胍可增强周围组织对葡萄糖的摄入、抑制肝糖原产生并在受体后水平增强胰岛素敏感性、减少餐后胰岛素分泌、改善胰岛素抵抗。

用法:500 mg,每日 2~3 次,3~6 个月后复诊,了解月经及排卵恢复情况,有无不良反应,复查血胰岛素。若无月经,须加用孕激素调整月经。

4.促排卵治疗

促排卵治疗适用于有生育要求患者。

(1)氯米芬:与下丘脑和垂体的内源性雌激素受体相竞争,解除对垂体分泌促性腺激素的抑制,促进 FSH 和 LH 的分泌,从而诱发排卵,排卵多发生在停药 7 d 左右。用法:自然或人工诱发月经周期的第 5 日开始 50~100 mg/d,共 5 d。用药期间应作基础体温测定,如能应用 B 超监测卵泡发育,则更能确定是否排卵及卵泡发育情况。当卵泡直径达 18~20 mm 时,可肌内注射 hCG 5 000~10 000IU,以诱发排卵。治疗后排卵率为 60%~80%,妊娠率为30%~40%,有 20%~25%患者治疗无效。

(2)尿促性腺激素(HMG):每支含 FSH、LH 各75IU。常规用法是:自然月经来潮或黄体酮撤退出血第 5 日,每日肌内注射 HMG 1/2~1 支,根据 B 超监测卵泡发育情况增减用量,当优势卵泡直径达 18 mm 时,肌内注射 hCG 5 000~10 000 IU 以诱发排卵,当有 3 个卵泡发育时应停用 hCG,预防 OHSS 发生。

5.手术治疗

(1)卵巢楔形切除术:1956 年 Stein 报道应用卵巢楔形切除术治疗 PCOS 患者,取得良好效果,很多患者恢复了月经并获得妊娠。但术后可发生盆腔粘连,影响妊娠,加之氯米芬诱发排卵药的问世,目前已基本不采用。

(2)腹腔镜下卵巢打孔术:主要适用于 BM≤34,LH>10 mIU/mL,游离睾酮高者以及氯米芬和常规促排卵治疗无效的患者。现多采用激光将看到的卵泡全部给予气化和引流,许多妊娠发生在腹腔镜术后 1 个月。其主要并发症仍是盆腔粘连,偶然会发生卵巢早衰,适用于对氯米芬无效的患者。

6.体外受精-胚胎移植

对单纯应用促排卵治疗仍未妊娠者,也可采用体外受精-胚胎移植方法助孕。

五、护理措施

1.心理护理

多囊卵巢综合征患者受痤疮、多毛、肥胖和闭经等症状影响,对自身形象感到自卑,同时还要承受因不孕来自家庭、社会和传统风俗等方面的压力,普遍存在负性情绪。患者因长期精神压抑、紧张、焦虑可引起神经内分泌障碍及排卵功能紊乱,从而导致月经失调和不孕等问题加重。因此,对PCOS患者进行必要的心理护理,有利于缓解患者精神压力及下丘脑功能恢复,改善患者内分泌和排卵功能紊乱。

(1)热情接待患者,给予同情与关心,建立良好的护患关系。鼓励患者表达自己的想法和感受,并予以疏导,必要时请心理医生给予专业指导和治疗。

(2)鼓励患者及其亲属讨论有关疾病及治疗的疑虑,向患者介绍有关PCOS的诊断、治疗及护理常识,使他们既有成功的信心,又有受挫的心理准备。

(3)指导患者加强与丈夫及家人沟通,充分得到丈夫与家人的理解。家人的关心和体贴可以给患者一个调整心态的宽松环境,从而消除心理障碍,使其心理需求得到满足,身心得以充分放松,增加受孕机会。

2.饮食及运动指导

通过饮食调节和运动降低体质量是改善PCOS高雄激素的基本方法。良好的饮食习惯和适当的运动可以促进体质量减轻,提高妊娠率、降低治疗费用。鼓励患者采用饮食疗法减轻体质量,每日根据总热量限制进食量,限制脂肪和糖的摄入,保证蛋白质、维生素和电解质的摄入。指导患者加强运动消耗体内脂肪,为患者制订科学的运动锻炼计划,运动方式可以是慢跑、健身操、游泳等。

3.用药指导

指导患者合理用药,向其说明药物的作用、服用方法及可能出现的不良反应等。

(1)口服避孕药不宜用于有血栓性疾病、心脑血管疾病高危因素及40岁以上吸烟女性。PCOS患者常有糖、脂代谢紊乱,用药期间还应监测血脂变化。青春期女孩服用口服避孕药前,应做好充分的知情同意。

(2)服用二甲双胍治疗胰岛素抵抗的患者,要动态监测血糖及血清胰岛素水平的变化。二甲双胍最常见的是胃肠道反应,指导患者餐中用药可减轻反应。严重的不良反应可能会引起肾功能损害和乳酸性酸中毒,必须定期复查肾功能。

(3)应用促排卵药物的患者,要注意观察有无卵巢过度刺激征的发生。

4.腹腔镜下卵巢打孔术护理

(1)术前准备:完善术前各项检查;做好患者心理护理,缓解其紧张、恐惧情绪。术前1 d遵医嘱配血,做好患者皮肤、阴道、肠道准备;测体温3次,观察患者有无异常变化,若有发热、上呼吸道感染、月经来潮等,及时通知医生。

(2)术后护理:①密切监测患者生命体征,注意有无内出血、腹壁切口渗血及阴道出血情况,遵医嘱给予止血药;②保持尿管通畅,注意尿液的颜色、性质、量,发现异常及时与医生联系,术后第1日晨拔除尿管,嘱患者多饮水以利于及早排尿;③腹腔镜术后伤口疼痛一般较轻,CO_2气腹引起的双肋部及肩部疼痛多可自行缓解,必要时使用镇痛剂;④预防感染:遵医嘱给予预防性抗生素,保持外阴清洁,每日用1:40碘伏溶液冲洗外阴1次,嘱患者勤换卫生护垫及内裤;⑤术后鼓励患者早下床活动,避免腹胀、静脉血栓的形成及盆腔粘连。

5.健康教育

(1)宣教PCOS相关知识,告知患者若体质量增加、月经稀少及闭经、生长胡须或多毛、痤疮、黑棘皮病且合并不孕,应警惕PCOS的存在。

(2)指导患者调整生活方式,控制饮食、锻炼以及戒烟、戒酒。同时,要预防PCOS远期并发症的发生,如2型糖尿病、心血管病变等。

(3)嘱患者定期监测子宫内膜厚度,必要时行子宫内膜病理检查,警惕子宫内膜不典型增生及子宫内膜癌的发生。

(战晓宇)

第二十一节　甲状腺功能紊乱

一、甲状腺功能亢进

甲状腺功能亢进(hyperthyroidism,简称甲亢)是多种原因所致的血循环中甲状腺激素水平增高而引起的临床综合征。甲状腺性甲状腺功能亢进以 Graves 病(弥散性甲状腺肿)最常见,约占 80%。甲状腺功能亢进可发生于任何年龄,好发于 20～40 岁,女性与男性的发病比为 4:1。

(一)引起不孕的机制

(1)大量甲状腺激素分泌使下丘脑-垂体-卵巢轴功能紊乱,抑制促甲状腺激素释放激素(thyrotropin releasing hormone,TRH)、促甲状腺激素(thyrotropin thyroid stimulating hormone,TSH)、黄体生成素(LH)分泌,引起无排卵、月经失调和不孕。

(2)大量甲状腺素分泌影响卵巢卵泡发育和性激素分泌。

(3)甲状腺激素生成增加,引起子宫内膜增生过长、月经过多、月经频发、经期延长、痛经和经前期紧张症等。

(4)男性性功能紊乱,生殖功能受抑,影响生育能力。

(二)临床表现

患者临床表现不同,病情轻重有差异,典型表现有高代谢症状、甲状腺肿及眼征,还可引起性功能紊乱。

(1)由于代谢亢进,患者可出现怕热、多汗,皮肤温暖、潮湿;神经系统表现为兴奋、紧张、易激动、多语好动、失眠、思想不集中、焦虑烦躁;心血管系统可出现心悸、气促、心律失常、脉压加大、久之心脏扩大、甚至发生甲亢性心脏病,以致心力衰竭;消化系统表现为食欲亢进、易饥饿、食量增加,因肠蠕动增强使便次增多,属消化不良性腹泻。

(2)甲状腺可呈不同程度的弥散性对称性肿大,质软、随吞咽上下移动。

(3)眼球可表现为浸润性或非浸润性突眼。

(4)女性甲状腺功能亢进早期可表现为月经量多、经期延长、频发、痛经和经前紧张综合征等;晚期可表现为月经量少、稀发、闭经、卵泡闭锁甚至不孕。男性甲状腺功能亢进,轻者可能无明显表现,重者性功能及生精功能均可受累,可表现为性欲减退、阳痿、少精症等。

(三)甲状腺功能亢进对妊娠和胎儿的影响

(1)甲状腺功能亢进患者妊娠后,妊娠剧吐、妊娠高血压疾病、子痫、宫内生长迟缓、心力衰竭、死产和新生儿智力障碍等的发生率增加。

(2)产后甲状腺炎发生率为 6%～8%,产后抑郁、焦虑性精神疾病发生率也增加。

(3)妊娠可使甲状腺功能亢进病情加重,其与妊娠期胎盘生成的促甲状腺激素物质,包括人绒毛膜促甲状腺激素(human chorionic thyrotropin,HCT)和人绒毛膜促性腺激素的作用有关,HCT 的作用为 TSH 的 1/4 000,临床表现为妊娠剧吐,严重者出现甲状腺危象,多发生于分娩、剖宫产和严重感染时。

(4)妊娠期甲状腺功能亢进妇女抗甲状腺药物治疗可引起胎儿甲状腺肿和甲状腺功能减退,直接影响胎儿宫内正常发育。另一方面,母体抗 TSH 抗体也可通过胎盘屏障进入胎儿体内,引起胎儿甲状腺中毒症状,甚至胎死宫内。

(四)治疗要点

妊娠期甲状腺疾病所导致的并发症不仅会影响母体,而且还会引起胎儿的神经发育不完全,因此妊娠前对于甲状腺疾病的及时诊断及治疗显得极为重要,而通过准确的甲状腺功能监测,在出现迹象和症状之前数年便可诊断出甲状腺疾病。

妊娠期甲状腺功能亢进治疗的目的是改善和维持母体甲状腺和生殖生理功能,避免损害胎儿甲状腺功能。对于甲状腺功能亢进引起的不孕患者,应在治疗、控制甲状腺功能亢进的基础上进行雌、孕激素人工周期治疗或促排卵治疗。

(1)在孕期,医生要小心分析孕妇血清游离甲状腺素值,并应以孕周特殊参考值来对甲状腺功能进行评估。

(2)丙硫氧嘧啶是甲状腺功能亢进孕妇孕期前 3 个月时的首选药物,当丙硫氧嘧啶有不良反应时可使用甲巯咪唑,丙硫氧嘧啶对极少数患者可能出现肝脏损害的不良反应,过了孕期前 3 个月,则应将丙硫氧嘧啶替换成甲巯咪唑。

(3)哺乳妇女应每日摄入 250 μg 碘,以确保其婴儿每日得到 100 μg 碘。

(4)产前摄入的维生素应含有 150~200 μg 碘,以预防妇女缺碘。

(5)对患甲状腺功能亢进、有甲状腺功能亢进史、有出生过甲状腺功能亢进新生儿史以及过去有促甲状腺素抗体增高者,应在孕 22 周前做促甲状腺素抗体的测定,该抗体会通过胎盘刺激或抑制胎儿的甲状腺功能。

(6)凡促甲状腺素受体抗体增高在 2~3 倍以上者或应用抗甲状腺药物治疗者应筛查胎儿甲状腺情况,如见到胎儿甲状腺肿大、胎儿生长迟缓、严重水肿或有心力衰竭等均提示胎儿甲状腺病态。

(7)妊娠期毒性甲状腺肿妇女应尽可能给予低剂量抗甲状腺药物治疗,以尽量减少对胎儿和新生儿甲状腺发育和功能的不良影响。

(五)护理评估

1.病史

询问患者月经史、生育史、家族史等,询问患者发病时间、主要症状及其特征,有无精神创伤、感染、创伤等诱发因素;询问患者既往诊疗经过。

2.身心状况

(1)身体状况:测量身高、体质量,计算体质量指数,评估患者营养状况;测量生命体征,评估患者有无体温异常、脉搏过速、脉压增加等;评估患者意识状态,有无兴奋、易怒或淡漠、嗜睡、反应迟钝等;是否有心悸、胸闷、气短、心动过速、心律失常等;是否食欲亢进、多食消瘦、排便次数增多等;是否有肌无力、肌肉萎缩等;有无性功能紊乱如性欲减退、阳痿等;是否有眼球突出、上眼睑退缩等。

(2)社会心理状况:表现为敏感、急躁易怒、焦虑,处理日常生活事件能力下降,家庭人际关系紧张。患者也可因甲状腺功能亢进所致突眼、甲状腺肿大等外形改变,产生自卑心理。

3.实验室检查

(1)血清 TH 是否升高。

(2)甲状腺摄^{131}I率是否升高。

(六)护理诊断/问题

1.焦虑

焦虑与甲状腺作用于神经系统有关。

2.知识缺乏

知识缺乏与信息来源受限有关。

3.营养失调

营养失调与高代谢征、消化吸收不良有关。

4.自我形象紊乱

自我形象紊乱与甲状腺肿大、突眼有关。

5.有皮肤完整性受损的危险

有皮肤完整性受损的危险与恶性突眼征、眼睑不能闭合有关。

6.精神困扰

精神困扰与甲状腺影响正常生殖生理功能有关。

(七)预期目标

(1)患者情绪稳定,能够控制焦虑和急躁

(2)患者了解疾病的相关知识、用药方法及治疗方法。

(3)患者能识别营养状况下降的原因,合理调节饮食。

(4)患者能正视身体形象,积极配合治疗。

(5)患者能配合保护眼角膜与结膜,掌握一些常用保护性措施。

(八)护理措施

1.一般护理

(1)休息:保证充分休息和充足睡眠,病室环境避免强光、减少噪声,患者不易紧张疲劳。

(2)饮食:调节膳食结构,给高热量、高蛋白、富含维生素及钾、钙的食品,限制纤维素,勿食用含碘高的食物如海带、紫菜,及时补充饮水量。

(3)环境:患者代谢率增高,多汗、怕热,应病室多通风,保持空气新鲜、温度适宜,满足个人卫生及舒适方面的要求。

(4)心理护理:让患者了解甲状腺功能亢进的相关知识和病情过程以及治疗过程,包括对不孕不育的相关影响,解决心理问题,关心体贴患者,避免刺激性语言,安慰鼓励患者解除焦虑、烦躁情绪,增强信心,配合治疗。

2.对症护理

突眼征者要保护眼睛,戴有色眼镜防止强光及灰尘刺激,睡眠时用抗生素眼膏、纱布眼罩,防止结膜炎、角膜炎的发生,要防止甲状腺危象,甲状腺危象患者要安排在重症监护室病房专人护理。

3.药物应用的护理

在药物治疗中应密切观察病情,注意有无血白细胞减少、药疹等,注意患者心律、体质量、神志的变化并及时与医生联系。妊娠期甲状腺功能亢进患者要在医生指导下合理用药,期间的护理也是非常重要的。

(1)服用抗甲状腺药物时,严格掌握剂量及疗程,讲解药物的作用、不良反应等。

(2)按医嘱服用药物,坚持服用,完成疗程。

(3)定期复查血 T_3、T_4 及相关的项目以决定治疗方案。

(4)复查血白细胞并注意感染征象及指导升白细胞药物的应用。

4.健康宣教

(1)合理安排工作和休息,避免过劳、紧张,保持情绪稳定,勿使患者承受精神压力。

(2)向亲属介绍甲状腺功能亢进基本知识和防治办法以及突眼征者眼睛的保护措施。

(3)教会亲属测量血压、脉搏、体温的方法及基础代谢率的检测方法。

(4)为患者提供药物知识,指导正确用药。

(九)护理评价

(1)患者合理安排生活,能克服和控制不良情绪。

(2)患者参加社会活动并积极配合治疗。

(3)患者的膳食结构能达到足够的热量和营养

(4)患者能够说出保护角膜和结膜的具体办法。

(5)患者了解甲状腺功能亢进的常识和药物治疗的知识以及对不孕不育的相关影响等。

二、甲状腺功能减退

甲状腺功能减退(hypolhyroidism)是由多种原因引起的甲状腺激素合成、分泌或生物效应不足所致的一种全身代谢减低综合征,但绝大多数与自身免疫、放射或手术治疗及碘缺乏等有关。其病理特征是黏多糖等在组织和皮肤中堆积,严重者表现为黏液性水肿。甲状腺功能减退患病率约为 1‰,发病率随年龄增长而升高,且女性高于男性,是导致不孕和流产的重要原因之一。

(一)引起不孕的机制

(1)青春前期甲状腺功能减退表现为青春期迟发、初潮推迟、月经稀发、月经过少、继发性闭经、性征发育不良和不孕。青春前期延误诊断的甲状腺功能减退多为自身免疫性甲状腺炎,可引起青春期延缓或不完全性同性性早熟。

(2)成人期甲状腺功能减退引起无排卵,月经失调,性功能减退和不孕,甲状腺功能减退妇女自然流产、死胎、宫内生长迟缓和新生儿先天畸形率增加。

(3)甲状腺功能减退对生育的影响:在甲状腺功能减退妇女中,80%存在性发育迟缓,但一旦性腺功能成熟,其生育功能多为正常,但妊娠率低于正常妇女。自身免疫性甲状腺炎引起的无排卵、不孕和流产率增加。

(二)临床表现

本病多数起病隐匿,发展缓慢,缺乏典型临床表现。有的甚至长达 10 年才有典型表现。

(1)一般表现:畏寒、精神不振、动作缓慢、反应迟钝、声音低沉、眼睑水肿、唇厚舌大、皮肤干燥。

(2)神经系统:智力低下、记忆力减退、嗜睡、精神抑郁、共济失调。

(3)消化系统:厌食、腹胀、便秘,甚至出现麻痹性肠梗阻或黏液性水肿巨结肠。

（4）生殖系统：甲状腺功能减退妇女常出现月经失调、闭经和不孕，男性可出现勃起功能障碍。

（5）心血管系统：窦性心动过缓、心音减弱、心包积液，腹腔或胸腔积液，易并发冠心病。

（三）甲状腺功能减退对妊娠和胎儿的影响

（1）妊娠期甲状腺功能减退发生率为2.5%，临床甲状腺功能减退和（或）存在甲状腺过氧化物酶抗体阳性妇女生育力降低。不孕、自然流产、胎盘早剥、早产、妊娠高血压疾病、子痫前期、胎儿宫内发育迟缓（IUGR）、胎儿宫内窘迫、产后甲状腺功能异常、抑郁（包括产后抑郁）和新生儿智力异常发生率增加。

（2）血清甲状腺过氧化物酶抗体阳性妇女，产后甲状腺功能异常发生率为50%，永久性甲状腺功能减退发生率为25%～30%。妊娠期暂时性甲状腺功能异常，7年后进展为甲状腺功能减退的几率为50%。

（3）产后甲状腺炎：妊娠期甲状腺功能减退妇女，产后甲状腺炎发生率为5%～10%，其与甲状腺微粒体自身抗体和胎儿细胞微嵌合现象相关。产后甲状腺炎通常出现于产后3～6个月，持续1～3个月，多数恢复正常，但再次妊娠时极易复发，最终引起甲状腺功能减退。

（4）产后抑郁症：产后甲状腺炎易发展成为焦虑和抑郁症。由于常可自然缓解，因此甲状腺功能减退妇女，在甲状腺素治疗剂量逐渐减少后一年，重新检测甲状腺功能。即使患者甲状腺功能恢复正常，也应进行定期实验室检查，评估甲状腺功能状态，因为仍有20%的患者可能进一步发展为甲状腺功能减退。

（四）治疗要点

1. 全身治疗

加强营养、食用碘盐预防感染和防止并发症等。

2. 甲状腺激素治疗

不孕妇女一经确诊为甲状腺功能减退和甲状腺炎应给予甲状腺激素治疗，其所生婴儿也应进行甲状腺功能检测和相应治疗，因母体亚临床甲状腺功能减退可引起胎儿神经系统和智力发育异常，而甲状腺激素可通过胎盘屏障。因此，妇女的甲状腺功能减退早期诊断和治疗对于避免妊娠期并发症以及新生儿和儿童发育至关重要。治疗甲状腺功能减退的理想药物是左甲状腺素钠，其次为甲状腺素、三碘甲状腺原氨酸钠（甲碘安）以及 T_4 和 T_3 混合物，由于下丘脑-垂体-甲状腺轴功能的恢复需要6～8周，因此治疗期间应进行 TSH 和 FT_4 水平检测。甲状腺功能减退妇女妊娠期甲状腺素治疗剂量应增加20%～50%，产后治疗剂量应减少到妊娠前水平。妊娠早期应每月监测 TSH 变化，产后进行复查。根据 TSH 水平调整药物剂量，使 TSH 维持在正常范围内。治疗期间，TSH 检测可精确地评估甲状腺激素疗效。治疗目的以促进血浆 TSH 浓度维持在正常值范围50%以下为宜。治疗后血浆 TSH 浓度降低，应测定血浆 FT_4 浓度，以调节甲状腺素剂量。

3. 妇科内分泌治疗

妇科内分泌治疗包括雌、孕激素周期治疗，促排卵治疗。

（五）护理评估

1. 病史

询问患者月经史、婚育史、家族史等，询问患者发病时间、主要症状及其特征，有无精神创伤、手术切除史或放疗损伤史等诱发因素；询问患者既往诊疗经过。

2.身心状况

(1)身体状况:测量身高、体质量,计算体质量指数,评估患者营养状况;测量生命体征,评估患者有无体温异常、脉搏过缓、血压下降等;是否嗜睡、少言、懒动、反应迟钝等;肌力是否正常、是否存在进行性肌肉萎缩等;是否有眼睑水肿、唇厚舌大,皮肤是否有干燥增厚、粗糙脱屑等;是否存在食欲减退、体质量减轻等;甲状腺功能减退妇女是否出现月经失调、闭经和不孕,男性是否出现勃起功能障碍。

(2)心理社会评估:由于患者起病隐袭,机体功能低下而缺乏生存的信心及日常生活的能力,易产生绝望的心理反应。评估患者是否少言、精神抑郁。

3.辅助检查

注意收集实验检查资料以便于比较。

(1)由于 TH 不足,影响促红细胞生成素合成致骨髓功能降低、贫血。

(2)血清 TSH 升高为原发性甲状腺功能减退最早的表现。

(3)血清总甲状腺素(TT_4)或血清游离甲状腺素(FT_4)降低;血清总三碘甲状腺原氨酸(TT_3)或游离三碘甲状腺原氨酸(FT_3)下降。

(4)甲状腺摄^{131}I率低平。

(5)基础代谢率(BMR)$<-30\%$。

(六)护理诊断/问题

(1)营养失调低于机体需要量,与厌食、腹胀、麻痹性肠梗阻有关。

(2)社交孤立与心理改变有关。

(3)活动无耐力与基础代谢率水平低下及肌肉松弛有关。

(4)体温过低与甲状腺激素分泌过少引起体温调节中枢紊乱有关。

(5)便秘与肠蠕动减慢有关。

(七)预期目标

(1)患者合理安排饮食保证足量的蛋白质和丰富的维生素摄入。

(2)体温保持在正常范围内。

(3)患者自诉活动耐力增强。

(4)患者能够主动和他人交往,增强自信心。

(5)患者排泄形态正常。

(八)护理措施

(1)为患者提供温湿度适宜,光线良好的病室环境,告知患者应注意休息,保持体力,体温偏低者注意防寒保暖,卧床患者应注意皮肤护理,防止皮肤干裂。

(2)给予高维生素、高热量、高蛋白、富含维生素的饮食,保持机体需要量,并适当控制水的摄入,保持合理的体质量。

(3)了解患者的性格,鼓励患者参加娱乐活动、社交活动和适量的运动,保持心情愉快,提高患者的自信心。

(4)指导患者做腹部按摩,增加肠蠕动,必要时可给予缓泻剂治疗,保持大便通畅。

(5)药物的应用与护理:根据病情应用 TH 药物替代治疗。按医嘱服用药物,坚持服用,及时检测,完成疗程。在药物替代治疗过程中注意患者是否有心动过速、心律不齐、心绞痛、多汗及体质量明显减轻等服药过量的体征。甲状腺功能减退患者经过系统治疗,化验检查正常,并停药一个阶段之后再根据医生指导考虑生育。

(6)黏液性水肿昏迷的护理如下。

1)将患者安排在重症监护病房,设专人护理,严密观察生命体征,记录 24 h 出入量。

2)按医嘱补充 TH,严格遵守用药时间和剂量。

3)保暖,保持室温 18 ℃~20 ℃。

4)低流量吸氧 1~2 min。

5)保持呼吸道通畅,必要时行气管切开术,按气管切开的常规进行护理。

6)按医嘱补液,缓慢滴注。水的摄入量不宜过多。

7)控制感染,监测水、电解质及酸碱平衡。

8)出现休克、昏迷按有关的护理常规进行护理。

(7)健康教育:告知患者发病原因及自我护理方法;药物替代治疗的注意事项;以及该病主要症状的动态观察方法。

(九)护理评价

(1)患者有合理饮食结构,营养满足机体的需要量。

(2)患者能积极参加社交活动,心情愉快,自信心增强。

(3)患者掌握自己的活动量,活动力明显增强。

(4)患者体温达到正常范围。

(5)患者能正常排便。

(战晓宇)

第二十二节　黄体功能不全

黄体功能不全(luteal phase defect,LPD)指月经周期中有卵泡发育、排卵及黄体形成,但黄体孕激素分泌不足或黄体过早衰竭,导致子宫内膜分泌反应不良,影响月经周期和生育功能的综合征。LPD 的发生与多种因素有关:神经内分泌功能紊乱、LH/FSH 比率异常、初潮、分娩后及绝经前均有可能出现下丘脑-垂体-卵巢轴功能紊乱,导致黄体功能不全。

一、临床表现

(1)黄体期缩短:正常黄体寿命为(14±2)天,如黄体过早退化、黄体期在 10 d,则引起月经周期频发、周期缩短、经间期出血、经期延长、月经过多、不孕、重复和习惯性流产等症状。

(2)黄体萎缩不全:生育期妇女正常黄体完全退化时间为 3~5 d,如退化期>7 d,可引起子宫内膜不规则性脱落(irregular shedding),临床表现为经前期出血、经期延长、月经过多、淋漓不止和贫血。

(3)排卵期出血:月经中期雌二醇高峰突然下降引起子宫内膜突破性出血。临床表现为少量出血伴轻度下腹痛,一般持续 1~2 d。

二、治疗要点

治疗原则为控制异常子宫出血、调节月经、促进排卵和妊娠。

（一）止血治疗

生育期妇女出现的异常子宫出血，排除妊娠并发症临床首选止血治疗措施是分段诊断性刮宫，刮宫时间的选择应谨慎，防止感染和出血过多。

（二）辅助黄体功能

应用氯米芬、人绒毛膜促性腺激素（hCG）和黄体酮促进卵泡发育，刺激黄体功能和黄体功能替代。hCG以促进及支持黄体功能；黄体酮补充黄体分泌孕酮的不足，用药后可使月经周期正常，出血量减少。

1. 氯米芬

氯米芬-hCG疗法适用于黄体功能不全卵泡期过长患者。月经的第 3 d 开始口服氯米芬 50～100 mg，连服 5 d，月经第 8 天开始监测卵泡，并配合 hCG 疗法。或月经第 3 天开始每日或隔日注射 hCG 75～150 IU，卵泡成熟后肌内注射 hCG 5 000～10 000 IU 一次或两次。

2. 黄体功能刺激疗法

排卵后第 2 日开始隔日注射 hCG 2 000/3 000 IU，连用 3 次，以刺激黄体分泌足够的孕酮。

3. 黄体功能补充疗法

一般使用天然黄体酮制剂，从排卵后或基础体温上升后 1～3 d 或预期下次月经前 12～14 d 开始每日肌内注射黄体酮 10～20 mg，共 10～14 d，以补充黄体分泌孕酮的不足。

4. 溴隐亭疗法

溴隐亭疗法适用于高泌乳素伴黄体功能不足的患者，使用溴隐亭 2.5～5 mg/d，可使催乳素水平下降，并促进垂体分泌促性腺激素及增加卵巢雌、孕激素分泌，从而改善黄体功能。

（三）促排卵治疗

适用于无子女的年轻妇女、有生育要求的下丘脑型黄体功能不全的患者。临床上常用的药物包括氯米芬、尿促性腺激素（HMG）、卵泡刺激素（FSH）、促性腺激素释放激素（GnRH）和溴隐亭（Bromocriptine）。

（四）调节月经

使用性激素止血后需调整月经周期。青春期及生育期无排卵性功能性子宫出血的患者，须恢复正常的内分泌功能，以建立正常的月经周期。常用的调整月经周期的方案如下所示。

1. 雌、孕激素序贯疗法

雌、孕激素序贯疗法即人工周期，常用于育龄期功能性子宫出血内源性雌激素水平较低者，通过模拟建立自然周期中卵巢内分泌功能的变化，将雌、孕激素序贯应用，使子宫内膜发生相应的变化，引起周期性剥脱而出血。

2. 雌、孕激素合并应用

雌、孕激素合并应用适用于育龄期功能性子宫出血内源性雌激素水平较高者，雌激素使子宫内膜再生修复，孕激素可以限制雌激素引起的内膜增生程度，从而达到调整月经周期的效果。

二、护理评估

1. 病史

询问患者月经周期有无缩短、月经量有无改变；询问患者停经史、有无早孕反应、有无阴道出血,阴道出血量、阴道出血持续时间及性状、有无不良孕产史;询问患者近期有无精神紧张、过度劳累、情绪打击等引起月经紊乱的心理因素;询问患者曾经的治疗、诊治经过、所用药物、剂量及治疗效果等。接受 IVF-ET 的患者,详细了解患者使用降调节药物的名称、剂量和使用的方案、取卵数目、黄体支持药物的选择等;先兆流产的患者要详细询问血 hCG 值、血孕酮水平、阴道出血量、颜色、性状、持续时间,有无腹痛,腹痛的部位、性质及程度,有无妊娠产物排出等。

2.夫妇的身心状况

(1)患者对健康问题的感知:了解患者对导致不孕不育因素的感受,对黄体功能不全的认知态度,对治疗措施和使用药物的认知情况。

(2)患者对疾病的反应:借用量化评估表评估患者患病前后的应激方法,面对压力时的解决方式。尽可能明确患者的精神心理因素,便于采取有效的心理护理方法,同时帮助患者消除心理因素对疾病的影响。

(3)患者的精神心理因素:很多夫妇因为黄体功能不全导致的月经改变、复发性流产和不孕出现情绪低落、焦虑、恐惧、社交孤立、长期自尊低下,甚至绝望等严重心理问题。

对于接受 IVF-ET 的患者,患者怀孕后因黄体功能不全导致先兆流产往往出现恐惧和焦虑等心理,对于阴道出现流血表现为恐慌、不知所措,担心宫内胎儿而出现烦躁不安、伤心、沮丧等情绪。

3.实验室检查

(1)基础体温(basal body temperature,BBT)测定:是了解排卵发生及黄体功能最简便最常用的方法,黄体产生的孕激素作用于下丘脑使 BBT 比排卵前升高约 $0.5\ ℃$,因此可用 BBT 上升及持续时间来判断排卵时间及黄体寿命。无排卵性功能性子宫出血,基础体温呈单相;基础体温呈双相,但排卵后体温上升缓慢者,或上升幅度偏低,升高时间仅维持 $9\sim10\ d$ 即下降者提示黄体发育不良;若黄体萎缩不全致子宫内膜脱落不全者,则基础体温呈双相,但下降缓慢。

(2)子宫内膜检查:月经来潮 24 h 内或黄体中期子宫内膜活检可了解子宫内膜是否呈分泌期或者增生期分泌改变,能判断有无排卵,内膜发育情况,了解黄体功能情况。必要时可行分段诊刮以了解内膜情况。

(3)激素水平测定:①测定血中孕激素水平,可了解有无排卵及黄体功能判断有无排卵:血孕酮>16 nmol/L,提示有排卵;孕酮水平与黄体功能的关系:$9.54\sim32$ nmol/L 提示黄体功能不全,$32\sim48$ nmol/L 提示黄体功能尚可,>48 nmol/L 提示黄体功能良好;②催乳素水平测定:血浆催乳素(PRL)>1.14nmol/L(25ng/mL)即可诊断高催乳素血症,高催乳素血症时黄体功能不全的发生率为 $15\%\sim25\%$。③甲状腺功能测定:血清 TSH、T_3、T_4、TGAb、TMAb 测定,排除甲状腺疾病。

(4)超声检查:动态观察卵泡的发育、排卵、卵泡大小,以及子宫内膜影像与厚度判断子宫内膜组织学变化。

三、护理诊断/问题

1.焦虑、恐惧

焦虑、恐惧与反复流产、长期不孕治疗无效和担心宫内胎儿情况有关。

2.知识缺乏

缺乏黄体功能不全相关知识。

3.潜在并发症

感染和难免流产

四、预期目标

(1)患者焦虑、恐惧情绪能够缓解,能主动跟医护人员沟通,积极配合治疗。

(1)患者能够了解疾病相关知识和正确用药。

(3)患者住院期间未发生感染,顺利出院。

五、护理措施

1.心理护理

患者往往因反复流产和长期不孕而出现焦虑、恐惧不安情绪,有部分患者因为长期不孕,导致夫妻关系紧张,长期压抑而加重了心理负担,因此在护理的过程中要积极主动与患者沟通,态度要和蔼,真诚对待患者,以获得患者的理解和信任,同时为患者讲解引起黄体功能不足的原因,黄体功能不足引起的相应临床症状、治疗及注意事项,减轻患者的不良心理反应,以积极乐观的心态面对疾病和配合治疗。

2.预防感染和先兆流产的护理

严密监测患者体温、脉搏及阴道分泌物的量、颜色和性状,如出现体温升高、脉搏加快等可疑感染症状,及时报告医生;指导患者保持会阴部清洁卫生,出血期间使用卫生巾或护垫,每次大小便后及时清洗会阴部。针对黄体功能不足的先兆流产,应告知患者遵医嘱每日定时肌内注射黄体酮,维持体内激素水平,以利于保胎;同时告知患者卧床休息,禁止性生活;评估患者的病情变化,告知患者如出现腹痛加重,阴道出血增多的现象应及时就医;嘱患者保持愉悦的心情,听胎教音乐和阅读母婴杂志,以分散其注意力,让患者顺利度过保胎期

3.用药知识宣教

遵医嘱指导患者运用促排卵药物、黄体支持药物、保胎药物等,做好用药指导。指导患者准确、定量、不随便停药,告诉患者药物可能出现的不良反应和用药后的注意事项。

(1)黄体支持药物

1)地屈孕酮:主要用于内源性孕酮不足引起的疾病,口服地屈孕酮较少出现偏头疼、头痛、子宫不规则出血,极少数患者可出现肝功能异常、过敏性皮炎等临床表现。指导患者饭后服药,避免胃肠道的不适;如患者出现少量阴道出血,告之患者不要紧张,严密观察出血量的颜色、量和性状,如出血增多时及时就医;对于长期口服地屈孕酮的患者,嘱患者定时复查肝功能,以免引起肝脏损害

2)黄体酮:主要用于黄体功能不足的治疗,黄体酮为油性液体,注射黄体酮应深部肌内注射;长期注射黄体酮可出现注射部位疼痛、红肿和硬结,因此护理人员在注射时要更换注射部位,对注射部位进行热敷或者马铃薯切成薄片进行局部贴敷

3)黄体酮阴道缓释凝胶(雪诺同):主要用于辅助生殖技术中黄体酮的补充治疗,指导患者清晨起床后使用黄体酮凝胶,白天的活动可促进黄体酮凝胶的吸收;部分患者在给药数天后,阴道分泌物可能出现白色的微小球状物,告知患者属于正常现象,消除患者的紧张情绪,同时告知患者按说明书正确保存黄体酮。

(2)常用促排卵药物的不良反应和用药后的注意事项

1)氯米芬：氯米芬的不良反应较少，偶有患者出现卵巢增大、腹部不适、恶心、呕吐、乳房不适、视觉症状和失眠、头痛、头晕、疲劳等症状，护理过程中应指导患者饭后或者睡前服药，以减轻胃肠道刺激；对于严重头痛、头晕的患者，指导患者注意卧床休息，不要做攀高、远游等活动。

2)注射用尿促性素：患者可出现卵巢过度刺激、注射部位疼痛等症状，有些患者还可出现注射部位红肿热痛，护理过程中应指导患者注射该药后勿做激烈运动，轻翻身，以免引起卵巢扭转；对于长期注射该药的患者，指导患者更换注射部位，对注射部位进行局部热敷，以减轻局部疼痛，间时保护注射部位皮肤。

3)hCG：用于垂体促性腺激素功能不足所引发的女性无排卵性不孕，与氯米芬、HMG 联合使用促进排卵，同时还可用于黄体功能不全的治疗，应用 hCG 时可诱发卵巢轻到重度肿大，可伴胃胀、胃痛、盆腔痛，少数严重者可出现胸腔、腹腔积液等严重卵巢过度刺激症状，每天定时测量腹围、尿量、体质量有利于观察病情变化；对于先兆流产注射 hCG 保胎的患者，指导患者卧床休息，防止肠道感染以免引起腹泻而加剧流产

4)溴隐亭：用于治疗黄体功能不足诱发的高泌乳素血症，口服溴隐亭后可出现恶心、呕吐、头痛、眩晕或者疲劳，有些患者可出现直立性低血压，大剂量运用溴隐亭可出现幻觉、意识精神障碍等精神系统症状。护理过程中应指导患者饭后服药，服药前 1 h 可服用甲氧氯普胺等一些止吐药物和抑制恶心的药物；同时做好患者的活动指导，指导患者勿猛烈起床或者站立，以免引起直立性低血压。

4.饮食宣教

根据患者饮食习惯，制订个体化的饮食计划，确保患者获得足够的营养。告知患者可少食多餐，多进食高蛋白、高热量、高维生素、易消化的食物，如肉类、鱼类、虾类、奶类等；并适当增加含铁较多食物的摄入，如猪肝、豆角、蛋黄、胡萝卜、葡萄干等；多食水果、蔬菜，少食辛辣助热食物；注意肠道卫生，防止腹泻。

六、护理评价

(1)患者能够消除紧张、恐惧情绪，积极配合治疗。

(2)患者了解黄体功能不全的相关知识，能够正确规律地服药。

(3)患者住院期间未发生感染。

（战晓宇）

第二十三节　先天性器官发育不全

先天性器官发育不全是指生殖器官在形成与分化过程中，受到某些内在（生殖细胞染色体不分离、嵌合体、核型异常等）或外在因素（药物等）的影响，使原始性腺分化发育、内生殖器始基的融合、管道分化发育及外生殖器的衍生发生改变，引起发育异常的一类疾病。女性常见的生殖器官发育异常包括外阴、阴道、子宫、输卵管和卵巢的发育异常；男性常见的生殖器官发育异常主要包括阴茎、睾丸、附睾、输精管、附属性腺、尿道及性分化的发育异常。

一、临床表现

(一)女性

1.外阴发育异常

(1)处女膜闭锁:多因青春期无月经来潮或性交困难而就诊。

(2)筛孔样处女膜:有时可影响经血排出,表现为痛经;也可因性交困难而就诊。

(3)处女膜坚韧:引起性交困难。

2.阴道发育异常

(1)先天性无阴道:青春期前常无临床表现,多由于青春期后无月经来潮或婚后性交困难而就诊。

(2)阴道闭锁:一般因青春期无月经来潮而就诊。

(3)阴道横隔和纵隔:一般因原发性闭经、经血淋漓不止或痛经而影响不孕或婚后性交困难而就诊。

3.子宫发育异常

(1)月经异常:先天性无子宫无月经,幼稚子宫可无月经,也可表现为月经过少、迟发、痛经、经期不规则等。双子宫患者常可表现为月经量过多及经期延长。

(2)性交障碍与不孕。

(3)病理妊娠:子宫发育异常往往可导致妊娠期的流产、早产或胎位异常,如孕卵着床于残角子宫内,由于子宫发育不良,常于妊娠期破裂。

4.输卵管发育异常

输卵管发育异常少见或罕见,一般无明显临床表现,多因不孕症检查、子宫畸形腹腔探查、宫外孕破裂时发现。

5.卵巢发育异常

临床表现与卵巢功能是否存在有关,如功能正常可无症状,如功能异常可表现为卵巢功能的缺失或不足。

(二)男性

1.阴茎先天性异常

阴茎先天性异常多因性交困难、性腺功能减退、两性畸形或垂体功能减退而就诊发现。

2.睾丸发育和位置异常

睾丸发育和位置异常临床可表现为青春期发育或第二性征发育的异常。

3.输精管发育异常

多数因婚后不育或伴有其他泌尿生殖器官畸形而就诊发现。

4.尿道畸形

尿道畸形多因排尿困难、排尿时尿流方向不正常、性交困难导致不孕而就诊。

二、治疗要点

(一)女性

1.处女膜闭锁

处女膜闭锁(imperforatehymen)一般因青春期无月经来潮,或性交困难而就诊。确诊后立即给予手术治疗则可去除影响不孕的因素。

2. 阴道横隔和阴道纵隔

①阴道横隔，应切开横隔并切除多余部分，术后短期放置模具以防粘连，定期更换，直到上皮愈合，可恢复生育功能；②阴道纵隔妨碍经血排出或影响性交而导致不孕，将纵隔切除即可恢复生育功能。

3. 子宫发育异常

治疗原则根据异常情况的不同而对症治疗，如因内分泌异常导致子宫发育不良可口服雌孕激素促进子宫发育；子宫纵隔引发的不孕，可行宫腔镜手术；纵隔子宫目前最主要的手术治疗方法为腹腔镜或腹部超声监视下通过宫腔镜切除纵隔。

4. 输卵管发育异常

输卵管异常根据畸形情况可采用腹腔镜或开腹输卵管整形术，可恢复输卵管的某些功能；对输卵管缺失无有效治疗方法，只能通过辅助生殖技术助孕。

5. 卵巢发育异常

单侧卵巢缺失，只要对侧卵巢功能正常，可不予治疗；双侧卵巢功能缺失、卵巢未发育或发育不全者根据年龄采取性激素替代疗法。

（二）男性

1. 阴茎发育异常

阴茎发育异常行手术治疗或内分泌治疗，尽可能恢复性交或射精功能。

2. 睾丸发育和位置异常

睾丸发育和位置异常可行手术治疗或内分泌治疗，对有生育要求的可采取辅助生殖技术助孕。

3. 输精管发育异常

输精管发育异常行附睾穿刺取精辅助生殖技术助孕。

4. 尿道畸形

尿道畸形通过手术矫正恢复生育功能，如仍不能生育则行辅助生殖技术助孕。

5. 前列腺发育异常

前列腺囊肿者可经耻骨后或经会阴手术切除。

三、护理评估

1. 病史

病史在不孕不育症的诊治过程中相当重要，应详细询问与患者不孕不育相关的病史。

（1）女方病史

1）现病史：详细了解患者不孕的时间，是否接受过不孕方面的治疗。如有不孕治疗史，应详细了解诊治经过，检查项目和结果。

2）月经史：询问患者初潮年龄，了解月经是否规律、周期长短、持续天数及月经的量、色及有无伴随症状，有无痛经及痛经的程度；了解患者母亲在妊娠早期是否接受过激素类药物治疗或家族中是否有类似的情况。

3）婚育史：了解患者结婚的时间、年龄、有无妊娠及妊娠次数、有无不良孕产史，了解性生活情况（频率、有无性交困难、性生活是否满意及有无性高潮）。

(2)男方病史

1)既往史:仔细询问患者青春期发育史,青春期发育延迟的病因,有无内分泌疾病、染色体疾病或严重的慢性病;询问患者既往有无神经系统疾病、泌尿生殖系统疾病,有无外生殖器外伤史或泌尿生殖外科手术史。

2)家族史:询问父母和兄弟姐妹的健康情况及孕产史,是否近亲结婚,有无先天性遗传性疾病的家族史。

3)性生活史:了解婚后是否避孕,所采用的避孕措施及避孕时间;性生活是否正常(有无长期禁欲及两地分居史);是否缺乏性生活知识;有无性交困难、性功能障碍,如早泄、射精难等。

2.身心状况

先天性器官发育不全患者是一个特殊的群体,来自社会、家庭以及疾病本身等多方因素给患者造成了极大的精神压力,了解患者对疾病的认知程度和对目前导致不孕不育原因的心理承受能力和精神压力,鼓励患者与医护人员进行积极沟通,对疾病本身导致的身体改变和治疗的方式有充分的了解,积极应对疾病。

3.相关检查

(1)女方

1)全身检查:对不孕妇女进行全身检查,包括体毛分布、乳腺及全身各系统的详细检查。

2)专科查体:仔细检查外阴、阴道和宫颈情况,注意子宫大小、位置、活动度及子宫附件的情况。通过专科查体可以发现明显的先天性生殖道畸形,如处女膜闭锁、阴道横隔或纵隔、双宫颈、双阴道等。

3)子宫内膜检查:可采用阴道超声检查、子宫内膜诊刮及宫腔镜检查。

4)宫腔镜(hysleroscopy)检查:对阴道超声疑有宫腔病变,如子宫畸形、宫腔粘连、黏膜下肌瘤、子宫内膜息肉等可通过宫腔镜检查进一步确诊,必要时可取活组织病理检查。

5)腹腔镜(laparoscopy)检查:根据病史及检查怀疑盆腔病变者或不明原因不孕者,可做腹腔镜了解盆腔情况,直接观察子宫、输卵管、卵巢有无病变或粘连。

(2)男方

1)全身检查:主要检查男性性征的发育,包括体毛分布、有无男性乳房发育、有无喉结和发声异常、骨骼肌肉发育是否具有男性气质。

2)专科查体:外生殖器检查注意阴茎和阴囊的发育程度、尿道外口、睾九大小、附睾与睾丸的关系、精索有无病变(如精索静脉曲张、输精管的病变)等。

3)精液检查:是男性不育的最基本检查项,按照 WHO 精液检查第五版标准,精液检查正常值标准为精液量次,pH$>$7.2,精子密度$>15\times10^9$ mL,前向运动精子百分率(a 级+b 级精子)$\geqslant$32%,正常形态精子率$>$4%。

4)生殖内分泌激素测定:内分泌检查主要包括 PRL(催乳素)、T(睾酮)、LH(黄体生成素)、FSH(卵泡刺激素)等生殖内分泌激素测定。血浆中生殖激素的测定对判断下丘脑-垂体-性腺轴的生殖调节功能、对男子不育的诊断和治疗均有重要的意义。

四、护理诊断/问题

1.焦虑

焦虑与自身身体缺陷、夫妻生活不美满及长期不孕不育有关。

2.自我形象紊乱

自我形象紊乱与性器官先天性发育异常、低自尊，自觉自己不完美有关。

3.知识缺乏

缺乏先天性器官发育不全的相关知识。

4.社交紊乱

社交紊乱与自身身体缺陷、不愿意与人交往有关。

五、预期目标

(1)患者焦虑、自卑心理减轻，并能主动寻求良好的支持系统促进身心舒适。

(2)患者接受身体缺陷，维持自尊，有完整的自我概念。

(3)患者感觉受到尊重，隐私未暴露。

(4)患者了解先天性器官发育异常的相关知识并能积极配合治疗。

六、护理措施

1.消除患者紧张焦虑情绪

鼓励患者积极应对治疗。患者由于生理缺陷，加之因缺陷导致的不孕，常有自卑、悲观绝望、焦虑、恐惧等不良心理，护理过程中要主动关心患者，根据患者的心理状态和对疾病的认知，给以心理疏导，使其树立对生活的自信。男性不育症患者多为被动就医，存在许多负性情绪，常表现为自暴自弃而不愿就医。此时护士应该主动与患者和亲属进行有效沟通，让患者和亲属了解疾病的治疗方式及效果，以及对以后生育的影响。

2.自我形象的重新定位

鼓励患者表达对目前的感受，尤其是与亲属相处的感受；鼓励患者询问与健康、治疗、预后有关的问题；承认患者对已存在的或感觉到的身体结构或功能改变的心理反应是正常的；帮助患者适应正常生活、社交活动、人际关系及与配偶的相处；帮助支持系统认识到他们在患者心目中的价值和重要性。

3.保护患者隐私，减轻患者的心理负担

先天性器官发育不全的患者在社会生活和家庭生活中会有失去尊严的感觉，性格敏感孤立，害怕别人取笑、害怕婚姻破裂等，医护人员应保护他们的自尊和隐私，与患者讨论病情时注意避开他人，得到患者的充分信任，以便更好地开展诊治工作。

4.指导患者

建立良好的家庭、社会关系。不良的人际关系往往会影响患者的应对方式，亲属和社会的支持，对患者起到积极的支持作用。鼓励患者表达对目前的感受，尤其是与亲属相处的感受；帮助患者适应正常生活、社交活动、人际关系及与配偶的相处；同时指导患者亲属关心鼓励患者，多给予关怀和爱，让患者树立对生活的信心，帮助支持系统认识到他们在患者心目中的价值和重要性。

七、护理评价

(1)患者能够有较好的心理应对能力面对生活和心理的改变，积极配合治疗。

(2)患者能够重新进行自我定位，与配偶、亲属、朋友等相处融洽，社交无障碍。

(3)患者能够感觉被尊重，隐私没有暴露。

（4）患者能够了解先天性器官发育不全对受孕的影响及治疗原则。

（战晓宇）

第二十四节　复发性自然流产

复发性自然流产（recurrent spontaneous abortion，RSA）指自然流产连续发生 2 次或 2 次以上，发病率为 5%。经典概念认为连续 3 次或 3 次以上的自然流产称习惯性流产，发生率为 0.8%～2%。

一、病因

复发性自然流产的病因较复杂，任何影响到胚胎生长或着床的因素都可能导致复发性自然流产的发生。常见病因主要包括遗传因素、激素或内分泌紊乱、子宫解剖结构异常、感染、血栓形成倾向、环境和个人行为因素等。30%～40% 原因不明。

二、临床表现及诊断

（1）临床表现：复发性自然流产是流产的一种特殊类型。特点是流产常发生在同一妊娠月份，流产经过遵循流产的一般规律，即先兆流产-难免流产-不全流产/完全流产。宫颈内口松弛者，常在妊娠中期无任何症状而发生宫颈口扩张，继而羊膜囊突向宫颈口，胎膜破裂，胎儿迅即娩出。

（2）临床诊断：根据临床特点确定诊断并不困难，但要明确导致复发性自然流产的原因需经过多方面检查。诊断要点：①有自然流产史；②停经史；③腹痛、阴道出血症状；④尿妊娠试验阳性；⑤B超提示宫内妊娠。

三、治疗要点

治疗原则：复发性自然流产的根本治疗方法应是查找流产原因，针对病因治疗。

1. 染色体异常

妊娠前应进行遗传咨询，评估染色体异常胎儿发生的风险概率，以确定可否妊娠。

2. 生殖道畸形或疾病

生殖道畸形或疾病有子宫纵隔、子宫内膜息肉、黏膜下肌瘤等，可通过宫腔镜手术治疗。宫腔粘连可在宫腔镜下行粘连分离术，术后放置宫内节育器并给予人工周期 3 个月，以促进子宫内膜增生并防止再粘连。

3. 宫颈环扎术

宫颈内口松弛者应在妊娠前行宫颈内口修补术，或在孕 12～18 周行宫颈内口环扎术，待临产前拆除缝线。如有流产征象应及时拆除缝线，以免造成宫颈撕裂。

4. 免疫治疗

（1）自身免疫治疗：可用小剂量阿司匹林、肝素或类固醇激素治疗抗磷脂抗体、狼疮抗凝物阳性者。

（2）同种免疫治疗：对不明原因的习惯性流产患者行主动免疫治疗，将丈夫或第三者淋巴细胞或白细胞在患者前臂内侧或臀部做多点皮内注射,妊娠前注射 2～4 次,妊娠早期加强免疫 1～3 次,妊娠成功率可达 86％以上。

(3)被动免疫治疗:常用免疫球蛋白含有抗胎盘滋养层抗原的独特型抗体及抗独特型抗体,有利于自身抗独特型抗体产生不足的复发性流产患者。抗精子抗体阳性者,使用避孕套 3～6个月,防止抗体进一步产生,并使原有抗体滴度降低。

5.补充孕激素治疗

复发性自然流产患者确认妊娠后,可常规肌内注射 hCG 2 000～5 000 IU,隔日一次,至妊娠 8 周后停止;或每日口服地屈孕酮 2 次,每次 10 mg,至妊娠 20 周。同时监测孕酮和绒毛膜促性腺激素水平以指导用药。

6.抗感染治疗

切断传播途径,针对不同致病微生物用药。妊娠期间用药应选择最敏感、对胎儿发育影响最小的药物。

四、护理评估

1.健康史

询问患者月经史、流产史,注意流产方式及经过;家族遗传史;有无传染性疾病;内科疾病史,如糖尿病、甲状腺疾病、自身免疫性疾病等。

2.身心状况

(1)躯体症状:每次流产多发生在同一妊娠月份,其临床特征与一般流产相同,即停经后出现阴道不规则流血和下腹痛。宫颈内口松弛者,常在妊娠中期无任何症状而发生宫颈口扩张,继而羊膜囊突向宫颈口,一旦胎膜破裂,胎儿迅即娩出。

(2)心理-社会状况:评估患者心理状态及社会支持系统状况。当患者及亲属获悉患有习惯性流产时,担心以后能否再生育,从而产生紧张、焦虑、恐惧、悲伤等心理。

3.辅助检查

(1)遗传学检查:夫妇双方行外周血染色体核型检查。

(2)超声检查:检查子宫有无器质性病变,了解胚胎发育及宫颈内口情况。通过 B 超测定胎囊大小、形态、有无胎心搏动以判断胚胎发育情况,预测妊娠结局。

(3)子宫输卵管造影术:确定子宫畸形及类型、宫颈内口是否松弛、宫腔粘连。

(4)子宫内膜病理检查:尽可能靠近下次月经期时行子宫内膜活检,可了解子宫内膜对孕激素反应。

(5)内分泌血清学检测:①β-hCG 测定,孕早期 β-hCG 值 2～3 d 内成倍增长,5～7 d 后复查,如递增缓慢或维持不变则流产可能性较大;②血清孕酮测定,连续检测血清孕酮值,孕酮动态变化是检测胎盘功能的敏感指标之一;③甲状腺功能及胰岛功能测定,甲状腺功能减退及胰岛功能异常是发生复发性自然流产的高危因素之一。

(6)免疫学检查:检测抗心磷脂抗体、抗精子抗体、狼疮抗凝物、组织相容性抗体以及血型检查,是复发性自然流产病因学检查的重要内容之一。

五、护理诊断/问题

(1)组织灌注量改变与流产出血有关。

(2)有感染的危险与流产或刮宫术后有关。

(3)躯体活动障碍与先兆流产需卧床休息有关。

(4)预感性悲哀与可能会终止妊娠而失去期盼的孩子有关。

(5)情境性自我贬低与无法完成孕育胎儿的任务有关。

六、预期目标

(1)患者体液平衡,生命体征平稳。

(5)患者无感染症状发生。

(6)患者能表达内心感受,及时宣泄悲伤情绪,维持稳定的心态。

(7)患者能理解各项检查及治疗和护理方案,并能主动配合。

七、护理措施

1.心理护理

复发性自然流产患者均处于青、中年生育期,当获悉自己患有习惯性流产时,难免会产生紧张、焦虑、恐惧、悲伤等心理。过度的焦虑、恐惧使交感神经兴奋导致流产的再次发生。而经过护士精心照顾、心理疏导、健康教育,绝大多数患者可减轻焦虑等不良情绪。

(1)护理人员应关怀体贴患者,耐心开导以取得患者的信任与合作,建立良好的护患关系;帮助其分析流产原因,介绍治愈病例增加其治疗信心,调节患者心理至最佳状态。

(2)对患者进行躯体治疗和护理的同时应给予心理支持,鼓励其宣泄悲伤情绪、表达内心的感受和对此事件的看法。

(3)治疗过程中患者易怒、易焦虑,不仅希望得到医护人员的重视,更希望得到亲属的支持。因此,护理人员要注意做好与亲属的沟通,取得亲属的支持和配合,共同为患者创造一个和谐、温暖的心理支持环境,进一步满足患者社会、心理和生理方面的舒适需求,让患者感受到来自社会和家庭的关爱。

2.病情观察及治疗护理

(1)先兆流产患者护理:密切观察患者生命体征变化,阴道出血情况,分泌物的性质、颜色、气味,有无妊娠产物排出等。协助做好各项检查,如 B 型超声检查、测定 β-hCG 值、血液检查等,若腹痛加剧、阴道出血增多,则流产不可避免,应立即报告医生。

(2)妊娠不能继续患者护理:护士积极做好终止妊娠的准备,严密观察患者面色、生命体征及有无胚胎排出,排出胚胎组织是否完整;注意阴道出血量,及时发现失血性休克。对阴道大出血的患者,协助医生做好刮宫术的准备:①做好术前宣教及心理护理,解除患者思想顾虑,取得配合,及时建立静脉通道,为手术做好准备;②术中密切观察患者生命体征,主动关心安慰患者,做好术中配合;③术后密切观察阴道出血量及子宫收缩情况,遵医嘱肌内注射缩宫素促进子宫收缩减少出血,刮出组织物送病理检查;指导患者术后保持会阴部清洁,预防感染,遵医嘱给予抗生素。

3.宫颈内口环扎术

患者护理宫颈内口松弛者,孕 12~18 周行宫颈内口环扎术。

(1)术前做好患者心理护理,向患者介绍手术流程及术后注意事项,缓解其紧张情绪;术前一日遵医嘱配血、备皮、会阴冲洗,备好手术用物及药品。

(2)术后患者床旁应备好无菌长剪刀,并密切观察患者生命体征,有无阴道出血、腹痛、阴道排液等流产征象,如有异常及时通知医生。

(3)术后 24 h 内遵医嘱给予盐酸哌替啶 100 mg 肌内注射,每 6 h 1 次,以避免因疼痛诱发宫缩。

(4)遵医嘱给予黄体酮 40～60 mg 肌内注射保胎治疗,每天 1 次,连用 5～7 d。

(5)保持外阴清洁,每日晨用 1∶40 的碘伏溶液行会阴冲洗 1 次。

4.生活护理

有先兆流产症状患者应绝对卧床休息,防止过度疲劳,减少刺激,禁止性生活,避免不必要的妇科检查。保证充足睡眠,注意体位,以免伤及胎儿,尤其有阴道出血或孕 5 个月以上者,应卧床休息至阴道出血停止或超过上次流产月份。妊娠中晚期嘱孕妇左侧卧位,避免长期站立或仰卧,解除对下腔静脉的压迫,增加回心血量,改善子宫胎盘的血液供应。

5.饮食护理

饮食护理为确保患者营养均衡,护理人员对患者饮食进行干预。注意膳食营养,忌食烟、酒、辛辣刺激食物,宜食高蛋白、高维生素、清淡易消化饮食,如牛奶、鸡蛋、水果、蔬菜、豆制品等,少食多餐,中晚期增食虾皮、香菜等富含钙的食物;有大便燥结者,宜多食富含纤维素的水果、蔬菜,如香蕉、胡萝卜、芹菜等,因便秘和腹泻易刺激子宫,引起子宫收缩。

6.健康教育

(1)注意休息:无论妊娠是否继续,嘱患者应卧床休息,不可举重物和过于劳累。刮宫术后休息 2 周,注意防寒保暖。

(2)预防感染:出血期间或术后 1 个月内禁止性生活及盆浴,保持外阴清洁。

(3)并发症观察:教育患者警惕并发症的发生,如出现以下症状应及时就诊:发热寒战,体温＞37.5 ℃,大量阴道出血及出血时间超过 10 d 以上;严重腹痛,恶心、呕吐;阴道分泌物恶臭等。

(4)知识宣教:向患者及亲属讲解有关复发性自然流产的相关知识,指导计划再次妊娠者进行孕前遗传咨询,并按时进行产前检查。

八、护理评价

(1)患者未发生阴道大出血,体液平衡,生命体征平稳。

(2)患者体温正常,未发生感染症状。

(3)患者能确认流产是威胁自尊的因素,并表达出对未来生活的信心。

(4)患者及亲属能顺利度过悲伤期,积极投入新生活。

(战晓宇)

第二十五节 慢性盆腔炎

一、病因

慢性盆腔炎(chronic pelvic inflammatory disease)常为急性盆腔炎未彻底治愈,患者体质较差,病程迁延所致。亦可无急性盆腔炎病史。慢性盆腔炎病情顽固,反复发作,久治不愈,严重影响妇女健康,困扰妇女生活和工作。当机体抵抗力下降时,可导致急性发作。

二、病理

慢性盆腔炎的主要病理改变为组织破坏、广泛粘连、增生及瘢痕形成。

1. 慢性输卵管炎与输卵管积液

多为双侧性，输卵管肿大，输卵管伞端可部分或完全闭锁，并与周围组织粘连。当输卵管峡部和伞端粘连闭锁时，输卵管内积脓被吸收，浆液性渗出物潴留于宫腔形成输卵管积水。输卵管积水时，管壁薄而透亮，表面光滑，似腊肠状。

2. 输卵管卵巢炎及输卵管卵巢囊肿

输卵管炎症波及卵巢时可相互粘连，形成输卵管卵巢炎；输卵管卵巢脓肿脓液被吸收或输卵管伞端与卵巢粘连贯通，液体渗出，形成输卵管卵巢囊肿。

3. 慢性盆腔结缔组织炎

炎症蔓延至子宫旁结缔组织使其增生、变厚、变硬，与盆壁粘连；炎症蔓延至宫骶韧带处，韧带纤维组织增生、变硬，子宫固定、活动受限，形成"冰冻骨盆"。

三、临床表现

1. 症状

全身症状多不明显，有时可有低热、乏力，病程长者可出现神经衰弱症状。局部表现主要为下腹坠胀、疼痛及腰骶部酸痛，常在劳累、性交后及月经前后加重；亦可有经量增多、月经失调、不孕等症状。

2. 体征

妇科检查子宫常呈后位，活动受限或粘连固定等；输卵管炎症时子宫一侧或两侧可触及条索状增粗的输卵管，伴有压痛。盆腔结缔组织炎有子宫旁结缔组织、子宫骶韧带明显增厚、增粗、变硬。触痛明显；输卵管积水或输卵管卵巢囊肿，可触及囊性肿物。

四、治疗原则

多采用综合性方案控制炎症，包括中药治疗、物理治疗、药物治疗和手术治疗，同时注意增强局部和全身的抵抗力。

五、护理评估

(一)病史

了解患者的性生活史、生育史、宫腔手术操作史及个人卫生习惯，急性盆腔炎发作史，治疗方法，使用的药物及其效果。

(二)身体评估

1. 症状

评估体温变化，是否出现低热、乏力。了解下腹部、腰部疼痛的性质，与月经及性交的关系，月经周期是否正常。

2. 体征

妇科检查时注意子宫的位置、活动度，输卵管卵巢有无增粗、积液、囊肿等。

3. 辅助检查

B超及腹腔镜检查了解盆腔情况，确定炎性包块、脓肿、囊肿的部位和大小。

（三）心理-社会评估

病程长、治疗效果不明显易引起患者焦虑、精神不振、失眠等神经衰弱症状，严重者可影响正常生活和工作，因不孕甚至可影响夫妻关系。

六、护理问题

1. 疼痛

疼痛与炎症引起下腹疼痛、腰骶痛有关。

2. 焦虑

焦虑与病程长、疗效差、反复发作有关。

3. 睡眠形态紊乱

睡眠形态紊乱与炎症反复发作、长期慢性疼痛、正常生活受干扰有关。

七、护理措施

（一）预防措施

(1)及时、彻底治疗急性盆腔炎，防止扩散、迁延转为慢性盆腔炎。

(2)注意经期卫生、性生活卫生，减少感染机会。

(3)加强营养与锻炼，增强体质。

（二）一般护理

(1)疼痛时注意休息，防止受凉，必要时可遵医嘱给予镇静止痛药，以缓解症状。

(2)保持生活规律，劳逸结合，若患者睡眠不佳，可在睡眠前用热水泡脚、饮热牛奶等，保持室内安静或在睡前进行按摩，必要时服用安眠药。

（三）心理护理

耐心讲解疾病的病因、发生发展和治疗，倾听患者诉说不适和烦恼，提供心理支持，减轻患者压力，增强治疗信心，鼓励按疗程治疗。

（四）观察病情

观察患者精神状态，有无焦虑、烦躁、失眠，注意腹痛程度、性质、月经是否正常等。

（五）医护配合

(1)指导患者服用清热利湿、活血化瘀的中药，遵医嘱帮助患者以不同途径用药，如口服、保留灌肠和外敷等；灌肠后嘱患者俯卧休息 30 min 以上。

(2)协助医生进行物理治疗，此法有利于炎症吸收和消退，可选用短波、超短波、微波、激光、离子透入(可加入各种药物如青霉素、链霉素等)，或用食盐炒热放入袋中，热敷下腹部。

(3)盆腔炎性肿块体积大或经药物、物理治疗无效，可考虑手术切除病灶。做好术前准备、术中配合，术后护理。

八、健康教育

加强卫生宣教，注意经期、孕期、产褥期及性生活的卫生；彻底治愈急性盆腔炎，防止转为慢性；坚持治疗；积极锻炼身体，提高机体抵抗能力；注意劳逸结合，避免长时间站立、行走和过度疲劳等。

（董　玮）

第二十六节 子宫内膜异位症

子宫内膜异位症指具有生长功能的子宫内膜组织出现在子宫腔以外的其他部位,称为子宫内膜异位症,简称内异症。异位子宫内膜可以侵犯全身任何部位,如手术切口、脐、外阴、肺、膀胱、肾、输尿管,但绝大多数位于盆腔内。其中宫骶韧带、子宫直肠陷凹及卵巢是最为常见的受侵部位,其次为子宫浆膜、输卵管、乙状结肠、腹膜脏层、阴道直肠隔,故有盆腔子宫内膜异位症之称。

组织学上虽属良性,但却有增生、浸润、转移及复发等恶性行为,是生育年龄妇女最常见的疾病之一。

一、护理评估

(一)健康史

了解患者的月经史、孕产史,遗传史、免疫性疾病、有无周期和经量的变化,详细了解有无痛经以及痛经时间和程度的特点;是否有性交痛;有无人流术、输卵管通液术等手术史。

(二)身体状况

1.症状

(1)痛经和下腹痛:继发性痛经是子宫内膜异位症最典型的症状,随病变加重而进行性加重。下腹痛多位于下腹部或腰骶部,可放射至阴道、会阴、肛门或大腿,月经前1~2 d开始,经期第1天最重,以后逐渐缓解。

(2)性交痛:一般表现深部性交痛,约30%患者出现,月经来潮前性交疼痛更明显。

(3)月经异常:15%~30%患者有经量增多、经期延长或月经淋漓不尽。

(4)不孕:内异症患者不孕率高达40%,其中20%患者有中度以上病变。自然流产率约40%。

(5)急腹痛:由于经期卵巢子宫内膜异位囊肿囊内出血、压力增加而多次出现小的破裂,表现为一过性腹痛;如囊肿出现大的破裂时,内容物流入腹腔出现剧烈腹痛伴恶心、呕吐、肛门坠胀。

(6)其他症状:肠道内异症患者可出现腹痛、腹泻或便秘,甚至有周期性少量便血。膀胱内异症可在经期出现尿痛和尿频。异位内膜侵犯和压迫输尿管时,可出现一侧腰痛和血尿。

2.体征

较大的子宫内膜异位囊肿妇科检查可触及与子宫粘连的囊性肿块,典型的盆腔内异症子宫后倾固定,在子宫直肠窝、子宫骶韧带或子宫后壁下段常可触及痛性结节。腹壁或会阴瘢痕内异症病灶可在切口附近触及结节状肿块。

(三)心理-社会状况

因病程长,疗效不理想,患者产生恐惧或无助感,月经来潮前或性交前紧张、焦虑,害怕手术,未生育过的妇女担心不能再生育。

(四)辅助检查

1.腹腔镜检查

腹腔镜检查是目前诊断子宫内膜异位症的最佳方法。可直视病变部位,在腹腔镜下见到大体病理所示典型病灶或可疑病变进行活组织检查即可确诊,术中所见亦是临床分期的重要依据。

2.B超检查

B超检查可确定卵巢子宫内膜异位囊肿的位置、大小、形状和囊内容物,与周围脏器特别是与子宫的关系等。

3.血清 CA125 测定

中、重度子宫内膜异位症患者血清 CA125 值可能会升高,但一般均为轻度升高,多低于100 U/L,定期测定血 CA125 有助于评估疗效或追踪随访。CA125 在卵巢癌、盆腔炎性疾病也会出现增高,其诊断子宫内膜异位症的特异性和敏感性较低,需与卵巢癌、盆腔炎性疾病相鉴别。

4.抗子宫内膜抗体

正常妇女血清中抗子宫内膜抗体多为阴性,子宫内膜异位症患者则 60% 以上呈阳性,此抗体是子宫内膜异位症的标志抗体。

(五)治疗原则

治疗子宫内膜异位症的方法要根据患者年龄、症状、病变部位和范围以及对生育要求等全面考虑,选择适合个体要求的治疗方案,以"缩减和去除病灶,减轻和控制疼痛,治疗和促进生育,预防和减少复发"为根本目的。

1.期待治疗

应用非甾体类抗炎药对症治疗病变引起的腹痛或痛经,适用于轻度内膜异位症患者,要进行定期随访,一般 3～6 个月随访一次,随访期间发现症状加重或体征加剧时及时调整治疗方案,期待治疗一般不用于有生育要求者。对于希望生育者,应尽早进行系统的不孕检查,促使其怀孕,妊娠后异位内膜病灶可坏死、萎缩,分娩后大部分内膜异位症患者可以症状缓解甚至消失。

2.药物治疗

激素抑制治疗主要机制是造成体内低雌激素环境,使患者形成假孕假绝经或药物性卵巢切除状态,导致异位内膜萎缩、退化、坏死而达到治疗目的。适用于慢性盆腔疼、经期痛经症状明显,有生育要求及未形成卵巢囊肿者。常用药物有口服避孕药、孕激素类药物、促性腺激素释放激素激动剂(GnRHa)、孕三烯酮、达那唑、米非司酮等。

3.手术治疗

手术治疗有开腹手术和经腹腔镜手术两种。适用于药物治疗后症状不缓解,局部病变加剧、生育功能未恢复者及较大卵巢内膜异位囊肿者。腹腔镜手术是本病最佳处理方法,能提高术后妊娠率。目前认为以腹腔镜确诊、手术＋药物为子宫内膜异位症治疗的金标准。手术治疗目的:①明确诊断及进行临床分期;②清除异位内膜病灶及囊肿;③分离粘连及恢复正常解剖结构;④治疗不孕;⑤缓解和治疗疼痛等症状。手术方式:①有保留生育功能的手术;②保留卵巢功能手术;③根治性手术(切除全子宫、双附件及盆腔内所有异位病灶)。

4.手术与药物联合治疗

手术前给予 3～6 个月药物治疗使病灶缩小软化,利于手术操作,对手术不彻底或术后疼痛不缓解再给 3～6 个月药物治疗推迟复发。

二、常见护理诊断/问题

1.性生活形态紊乱

性生活形态紊乱与发生在子宫直肠陷凹的内异病灶有关。

2.疼痛

疼痛与经血潴留、广泛盆腔粘连有关。

3.自尊紊乱

自尊紊乱与不孕有关。

三、护理目标

(1)患者有满意的性生活。

(2)患者疼痛减轻或者消失。

(3)患者正确认识不孕的原因,配合治疗。

四、护理措施

(一)心理护理

对患者心理状况进行评估,向患者及其家属讲解疾病及怀孕相关的知识,注意沟通技巧,理解和尊重患者的想法,告知患者及其家属子宫内膜异位是良性疾病,积极治疗疾病对缓解疼痛、治疗不孕有明显效果。指导患者怀孕,有效地降低子宫内膜异位症的复发率,使患者以积极的心态应对身体不适,减轻心理负担,积极配合治疗。

(二)用药护理

讲解药物治疗相关知识,指导患者正确使用性激素,特别强调治疗中不得随意停药,观察药物的不良反应。

1.口服避孕药

避孕药的目的是降低垂体促性腺激素水平,并直接作用于子宫内膜和异位内膜,导致异位内膜萎缩。长期连续服用造成类似妊娠的人工闭经,称假孕疗法,一般连用6~9个月,适用于轻度内异症患者。主要不良反应有恶心、呕吐,有血栓形成的危险。

2.孕激素

孕激素的作用机制为抑制垂体促性腺激素释放,并直接作用于子宫内膜和异位内膜,最初引起子宫内膜组织的蜕膜化,继而导致内膜萎缩和闭经,连用 6 个月,如甲羟孕酮每日 30 mg。不良反应有恶心、轻度抑郁、钠水潴留、不规则阴道出血等。

3.促性腺激素释放激素激动剂(GnRHa)

促性腺激素释放激素激动剂作用与天然的促性腺激素释放激素(GnRH)相似,但对 GnRH 受体亲和力强,半衰期长,效价约是 GnRH 的 100 倍。作用机制主要是通过抑制垂体促性腺激素的分泌,导致卵巢分泌的性激素减少,造成体内低雌激素状态,出现暂时性绝经,起到药物暂时去势的作用而达到治疗目的。故此疗法又称"药物性垂体切除"。常用亮丙瑞林 3.75 mg于月经第 1 天皮下注射后,每隔 28 d 注射 1 次,连用 3~6 个月,用药后一般第 2 个月开始闭经,可使痛经缓解。主要不良反应是潮热、阴道干涩、性欲减退和骨质疏松等绝经症状。

(三)手术护理

对于病灶广泛、粘连较重、巨大卵巢子宫内膜异位囊肿患者需要开腹手术,手术前、手术后按妇科腹部手术护理常规进行护理。目前妇科腔镜手术技术比较成熟，又有创伤小，恢复快、术后粘连少等优点，是手术治疗子宫内膜异位症的首选，如选择妇科腔镜手术，手术前、手术后按妇科腔镜手术护理常规进行护理。

(四)健康指导

1.加强疾病知识的宣传教育

经期避免过度劳累和剧烈运动、禁止性生活、无特殊情况不做盆腔检查，防止医源性内膜异位种植。确诊患者应接受规范治疗。

2.防止经血逆流

及时发现并治疗引起经血潴留的疾病，如先天性生殖道畸形、继发性阴道狭窄、宫颈管粘连、子宫极度后屈等。

3.防止医源性内膜异位种植

经前禁止做输卵管通畅试验，宫颈及阴道手术均不宜在经前进行，经期避免不必要的盆腔检查、过多的宫腔内手术等；凡是经腹部的手术进入宫腔者，术中要用纱布垫保护腹壁及子宫壁切口周围。

4.药物避孕

对于无生育要求者，长期口服避孕药可降低本病的发病风险。

5.正确使用性激素

子宫内膜异位患者的药物治疗以性激素应用为主，选择用药时应讲解相关药理知识，告知用药的目的、方法及药物的不良反应，应按时服用不能随意增减或停药。对于无生育要求者，长期口服避孕药可降低本病的发病风险。

6.做好随访及复查

告知用药物治疗或手术后需要补充药物治疗的患者，用药期间需要定期随访，并告知患者了解随访的意义、目的、时间及内容。住院患者出院后也要告知按期复查，做好康复指导。

（董　玮）

第二十七节　子宫肌瘤

一、概述

子宫肌瘤(myoma of uterus)是女性生殖系统最常见的良性肿瘤。多见于 30～50 岁的妇女，其中以 40～50 岁的妇女最多见，20 岁以下少见。

二、临床表现

1.月经改变

月经改变为最常见的症状，主要表现为月经量过多、经期延长或不规则子宫出血。主要由肌瘤使子宫内膜面积增大、子宫收缩不良或伴有子宫内膜生长过长等原因所致，常见于黏膜下肌瘤，其次是肌壁间肌瘤。而浆膜下肌瘤则较少影响月经。

2.腹部包块

当膀胱充盈时易扪及质硬、形态不规则的腹部包块。

3.白带增多

因较大的肌壁间肌瘤和黏膜下肌瘤可致白带增多。黏膜下肌瘤感染、坏死、溃疡时可出现不规则阴道出血、脓血性或伴有臭味的液体排出。

4.其他

其他可出现尿频、尿潴留、排尿和排便困难等压迫症状。当浆膜下肌瘤蒂扭转和子宫肌瘤红色变性时可出现急性剧烈腹痛。当肌瘤压迫输卵管或使宫腔变形，可致不孕；宫内胚胎供血不足，可致流产。

5.妇科检查结果

肌壁间肌瘤子宫常呈不规则增大，质硬，表面有单个或多个结节状突起；黏膜下肌瘤子宫常呈均匀增大，有时可在宫颈口或阴道内见到红色、表面光滑的黏膜下肌瘤，如伴感染，表面有渗出液覆盖或有溃疡灶形成；浆膜下肌瘤可触及质硬的球状包块与子宫相连。

三、病理

1.巨检

子宫肌瘤为球形实质性肿瘤，可生长在子宫任何部位，大小不一，单个或多个，表面有子宫肌层被压而形成假包膜，手术时使肌瘤易剥离。肌瘤表面白色，质硬，切面呈漩涡状结构。

2.镜检

肌瘤由平滑肌纤维相互交叉构成，中间有不等量的纤维结缔组织。

四、病因

子宫肌瘤确切的病因尚不清楚。根据肌瘤好发于生育期，妊娠期肌瘤增大，绝经后肌瘤停止生长，甚至萎缩、消失，提示子宫肌瘤发生可能与女性激素有关。因此，目前认为，雌激素是肌瘤生长的主要促进因素。孕激素也可刺激细胞核分裂，促进肌瘤生长。

五、分类

按肌瘤生长的部位，可分为子宫体肌瘤（占 92%）和子宫颈肌瘤（占 8%）；按肌瘤与子宫肌壁的关系，可分为以下 3 种类型。

1.肌壁间肌瘤

肌壁间肌瘤为最常见的类型，占 60%～70%，瘤体位于子宫肌壁的肌层内。

2.浆膜下肌瘤

浆膜下肌瘤占 20%，肌瘤突向子宫表面，其表面仅覆盖有子宫浆膜层，有时仅有细蒂与子宫肌壁相连，为带蒂浆膜下肌瘤，易发生蒂扭转，并发急腹症。如肌瘤向阔韧带内生长，成为阔韧带肌瘤。

3.黏膜下肌瘤

黏膜下肌瘤占 10%～15%。肌瘤向宫腔内突出，表面仅覆盖子宫黏膜层。黏膜下肌瘤易形成蒂，在宫腔内生长犹如异物，常引起子宫收缩，肌瘤被挤，经宫颈突入阴道。

各种类型的子宫肌瘤可发生在同一子宫，称多发性子宫肌瘤。多发性肌瘤占 60%，单个肌瘤约占 40%。

六、护理评估

(一)健康史

询问患者的月经史、生育史,有无不孕和流产史,有无长期使用雌激素史,有无药物治疗史及治疗后的效果。

(二)身体状况

1. 月经改变

应详细评估月经量、经期及周期,并与既往月经史相比较。

2. 腹部包块

了解患者是否在下腹扪及包块,了解包块软硬度、大小、形状等。

3. 白带增多

了解患者阴道分泌物的量、色、质。

4. 其他

评估患者有无尿频、尿潴留、排尿、排便困难等压迫症状。询问患者有无腹痛、腰痛、下腹坠胀等症状。了解患者有无不孕或流产病史。评估患者有无头晕、面及眼睑苍白等表现,子宫肌瘤可致月经过多,引起继发性贫血。

(三)心理-社会状况

缺乏对子宫肌瘤的认识,害怕子宫肌瘤恶变或术后并发症,担心切除子宫后会改变其女性特征,担心影响夫妻生活等。

(四)辅助检查

1. B 超检查

B 超可提示肌瘤大小、位置和数目,得到确切的诊断依据。

2. 内镜检查

宫腔镜、腹腔镜可在直视下分别看到黏膜下肌瘤、浆膜下肌瘤的位置、大小和形状,并可在镜下手术切除肌瘤,有诊断及治疗的双重作用。

3. 其他检查

其他检查如子宫探针探测宫腔深度及方向、子宫输卵管造影等可协助诊断。

(五)处理原则及主要措施

1. 处理原则

根据患者的年龄、症状、生育要求、肌瘤的位置、大小、数目等状况全面进行考虑。

(1)随访观察:适用于肌瘤较小且无症状,尤其是近绝经年龄的患者,因体内雌激素水平逐渐下降,肌瘤可自然萎缩或消失。

(2)药物治疗:适用于子宫增大如孕 2 月以内、症状较轻、近绝经期或全身状况不能手术者,可给予药物对症治疗。

(3)手术治疗:子宫增大≥2 个半月妊娠子宫大小或症状较明显导致贫血者常需手术治疗。

2. 主要措施

(1)药物治疗

1)雄激素:对抗雌激素,使子宫内膜萎缩,直接作用于子宫平滑肌,使其收缩以减少子宫血。常用药物主要有甲基睾丸素和丙酸睾丸酮。甲基睾丸素 5 mg 舌下含服,每日 2 次,连续20 d 为 1 个疗程,一般无不良反应;丙酸睾丸酮 25 mg 肌内注射,每 5 d1 次,月经来潮时 25 mg肌内注射,每日 1 次,共 3 次,每月总量不超过 300 mg,以免引起男性化。

2)黄体生成激素释放激素类似物:可抑制垂体和卵巢功能,降低雌激素水平,使肌瘤缩小或消失。应避免长期应用,因雌激素缺乏可导致骨质疏松。

3)其他药物:止血药、铁剂、宫缩剂、抗生素等。

(2)手术治疗

1)肌瘤摘除术:适用于 35 岁以下有生育要求,希望保留生育功能者。

2)子宫切除术:适用于肌瘤较大、症状较明显、药物治疗无效、无需保留生育功能或疑有恶变者,可行子宫全切术或子宫次全切除术。

七、常见护理诊断/问题

1.潜在并发症

潜在并发症贫血。

2.恐惧

恐惧与担心子宫肌瘤恶变或切除子宫产生后遗症有关。

3.自我形象紊乱

自我形象紊乱与手术切除子宫有关。

八、护理目标

(1)患者贫血被及时纠正。

(2)患者获得有关子宫肌瘤的知识,能正确地认识疾病。

(3)患者出院时具有适应术后生活的能力和信心。

九、护理措施

(一)监护病情

1.阴道出血

严密监测患者生命体征,注意有无头晕、乏力、眼花、面色苍白等症状;观察阴道出血的时间、量、色、性状,收集会阴垫以正确评估阴道出血量。

2.腹痛

注意观察患者腹痛的部位、性质、程度。出现剧烈腹痛时,应立即报告医生处理,必要时做好经腹急症手术的准备。

(二)治疗配合

(1)按医嘱选择及应用药物,对用激素治疗的患者,应说明药物的名称、作用原理、剂量、用药方法、可能出现的不良反应和应对措施,告知服药过程中不能擅自停用或多用药物,以免出现撤退性出血或男性化等不良反应。

(2)根据不同的手术方式做好术前、术后护理。术后尤应注意阴道残端出血情况的观察及护理。

(三)一般护理

(1)注意休息,加强营养,多进食高蛋白、高维生素和含铁量丰富的食物,必要时静脉给予。

(2)注意保持外阴清洁干燥,防止感染。黏膜下肌瘤如脱出至阴道者,应每日用消毒液行外阴冲洗。

(3)肿瘤压迫膀胱出现排尿困难、尿潴留时应给予导尿;压迫直肠出现便秘者,可给缓泻剂软化粪便或灌肠等处理。

(5)协助完成血常规、血型及凝血功能检查,并交叉配血备用。

(四)心理护理

(1)主动、热情关心患者,鼓励患者说出心理的担忧和感受,建立良好的护患关系。

(2)讲解子宫肌瘤的有关知识,使患者正确认识疾病,确信子宫肌瘤属于良性肿瘤,恶变率极低;对采取手术治疗的患者,讲解术后的效果。

(3)与患者及其家属交流,帮助患者减轻无助感,增强康复信心。

(五)随访观察的护理

每3~6个月随访1次。让患者明确随访的目的、时间、联系方式,不可忽视定期检查,应按时接受随访指导,以便根据病情需要及时修正治疗方案。

(六)健康教育

如出现不适或异常情况均需及时随诊。手术患者出院后1个月应到门诊复查,了解术后康复情况。指导患者术后性生活及自我保健知识。

十、护理评价

(1)积极补充营养,患者未发生贫血或贫血得到及时纠正。

(2)患者能叙述子宫肌瘤的治疗方法及术后的效果。

(3)患者出院后有能力和信心适应术后的生活。

(董　玮)

第二十八节　男性重度少、弱精子症

少精子症(oligospermia):是指精液中精子的密度低于正常($<15\times10^6$ mL)或精子总数(单次射精)少于参考值下限(39×10^6)。严重少精子症指精子密度在$(1\sim5)\times10^6/\text{mL}$之间。临床上少精子症可以与精子活动率低下、前向运动能力差以及精子畸形率高同时存在,此时称之为少弱精子症或少弱畸形精子症,少精子症临床较常见。

弱精子症(asthenospermia):又称精子活力低下,是指精液参数中向前运动的精子(a级和b级)的百分率小于32%。严重弱精子症:目前并无明确的界定。精子的运动能力的强弱直接影响男性生育能力,只有向前运动的精子才能确保精子抵达输卵管壶腹部与卵子结合形成受精卵。正常离体后的精子,在精液液化前,活动受限制,一旦精液液化,即刻表现出良好的运动能力,如果因某种因素影响精子的运动功能,特别是对前向运动的影响,将使精子在最佳时间内无法游到卵子所在位置,受精亦不可能发生。少弱精子症:指精液中精子的数目和精子活力均低于正常。

一、病因与诊断

由于先天性或遗传学异常、内分泌因素、附属性腺感染、精索静脉曲张、继发性睾丸损伤、环境毒物和射线、免疫性因素、医源性不育、不明原因不育等，可能导致男性重度少、弱精子症。

男性重度少、弱精子症的诊断应询问生育史、自然不育时间、既往的不育检查和治疗、手术史、泌尿道感染和性传播疾病、附睾炎、睾丸炎和睾丸外伤、全身性疾病史、医源性影响和其他可能因素等病史，对生殖系统和全身进行详尽体格检查，常用的辅助检查有精液分析、精浆生化检查、免疫学检测、染色体检查等。男性精子质量诊断必须经过二次以上精液检查确定，一般主张禁欲 3～5 d 做精液检查，WHO 建议禁欲 2～7 d，短于 2 d 或长于 7 d 对精液质量影响较大，一般不采用。

二、治疗要点

1. 病因治疗

（1）部分逆行射精：可用 β-肾上腺素能交感神经兴奋药治疗或收集碱化后尿液中精子进行人工授精（IUI），或睾丸附睾取精行 ICSI 治疗。

（2）免疫性不育：IUI 治疗或 IVF 或 ICSI。

（3）不明原因不育：如果无女方因素确诊，不明原因长期不育采取辅助生殖技术。

（4）单纯的精浆异常：首先对女方进行病因学筛查，或精液处理后考虑 IUI 治疗。无效时采取 IVF 及其衍生技术。

（5）医源性不育：更换药物治疗方案，输精管复通等。

（6）全身性原因：治疗现有疾病，避免环境因素对精子的进一步影响，避免酗酒和吸毒，培养良好生活习惯。若无效，按照特发性少精子症治疗。对于纤毛不动综合征，可经电子微镜确诊后行 ICSI 治疗。

（7）继发性睾丸损伤：治疗时根据精液质量，按特发性不育处理。

（8）精索静脉曲张：手术治疗或根据精液结果按特发性不育处理。

（9）男性附性腺感染：抗感染治疗。

（10）内分泌因素：用促性腺激素治疗低促性腺性性腺功能低下；分析及治疗高泌乳素血症的原因等，若经过治疗后仍为少精子症或无精子症，则应采用 IVF-ET 或 ICSI 技术；若治疗失败，则经供精人工授精或收养孩子。

（11）特发性少精子症：抗雌激素治疗或选择宫腔内人工授精或辅助生育技术。

（12）特发性弱精子症：宫腔内人工授精或是其他辅助生殖技术。如果反复受精失败，则建议采用供精人工授精或收养孩子。

2. ART 治疗

由于缺乏针对性和有效的治疗方法，因此改善配偶的生育力状况成了提高妊娠率一线治疗方案。要重视对女性不孕因素的诊断和治疗，特别是轻度少弱精子症患者、特发性的少弱精症行 ART，建议从宫腔内人工授精（IUI）开始，如果 3～6 个周期失败后则行体外受精-胚胎移植（IVF-ET）或卵胞质内单精子注射（ICSI）；而重度的少弱精子症患者可以选择卵胞质内单精子注射（ICSI）或供精人工授精。

三、护理评估

1.病史

从家庭、社会、性生殖等方面全面评估既往史和现病史。

2.社会及心理因素

全面评估不孕夫妇"不孕危机"的情绪状态特别是男性的心理状态,了解婚育史、性生活情况以及患者夫妇对治疗的态度,明确患者夫妇目前最关注、最担心的问题,影响心理状况最大的因素。

3.实验室检查

了解患者精液常规及其相关检查、内分泌检测等结果,评估患者的生育能力。

四、护理诊断/问题

1.知识缺乏

对检测结果及其相关知识了解不足。

2.焦虑、恐惧

焦虑、恐惧与取精环境陌生及精液检查结果异常等有关。

五、预期目标

(1)患者取精顺利,提高精子质量检测准确度。

(2)患者对护理满意。

六、护理措施

1.精液标本留取前的护理指导

(1)告知患者准确的禁欲时间:精液检查前需禁欲2～7 d,最好不长于7 d。每次复查禁欲时间应尽量恒定以严格对照。

(2)合理设置取精室位置:最好在实验室附近。房间应布置温馨合理、隔音效果好、设置洗手池及视频播放系统。

(3)告知患者精液采集地点:提前让患者熟悉和适应医院的取精环境,嘱患者在精液射出后立即送检。若在医院外采集精液,则精液应在排出后60 min内送到实验室。在运送过程中,标本应避免过冷或过热($<20\ ℃$或$>40\ ℃$)。冬天应密切注意标本保温,以免冻伤精子,应置于贴身衣服里。当精子的活力异常低下时(前向运动精子百分率小于32%),从采集到分析时间间隔应尽可能缩短。如果要检测精子的功能,在射精后1 h内将精子从精浆中尽早分离。

(4)告知患者精液采集方法:嘱患者先排空膀胱,洗净双手及阴茎,待自然干燥后打开取精杯,以手淫方式进行取精,射精过程应彻底,精液收集要完整,不得遗漏。不能使用普通安全套或性交中断方式留取标本,因普通避孕套内润滑剂能干扰精子的活力甚至导致精子死亡,而且容易使精液丢失。性交中断方式可导致射精不彻底或射精最初部分丢失(最初部分精液中精子密度常常是最高的),同时精液标本会受到细胞和微生物的污染,阴道内酸性分泌物也会对精子活力产生不利影响,特殊情况下可使用特制的避孕套进行阴道内性交法取精。

(5)正确配备盛装精液的容器:采用洁净、广口的玻璃或塑料容器,也可以使用专用精液样本杯。容器应有刻度,温度保持在 20 ℃～37 ℃。每批容器使用前应检查其对精子是否具有毒性作用。如果精液标本需做微生物学检查或准备进行人类辅助生殖技术,必须使用无菌的专用的精液样本杯。

(6)准备精子保存者必须做如下检测:性传播疾病的检查包括乙型肝炎、丙型肝炎、梅毒、淋病、艾滋病、衣原体、支原体、巨细胞病毒(CMV)、风疹病毒、单纯疱疹病毒和弓形体等;精液可以进行常规细菌培养,以排除致病菌感染。

2.精液标本留取时的护理

(1)热情接待患者,介绍取精室环境;给患者解释并答疑知情同意书内容;核对患者夫妇双方身份证、结婚证和计划生育服务证的原件,留取患者夫妇的指纹,请患者夫妇在知情同意书上签名和注明日期,解释知情同意书的工作人员应同时签名。标注患者夫妇两人的姓名于容器上,并请患者确认无误后,方可将取精容器交予患者前去取精。

(2)嘱患者取精前排空小便并为之准备一次性垫巾纸。

(3)指导患者按如下程序进行取精:洗手(待干)—夹取 1∶1 000 苯扎溴铵棉球消毒龟头—夹取 0.9% 氯化钠注射液棉球清洗龟头(待干)—打开无菌烧杯—取精(如有精液遗漏、急性疾病或特殊重大事件时,嘱患者告知工作人员并记录于治疗单上)。

(4)取精困难者的处理:对于取精困难者应安排特别安静的环境,避免他人打搅;取精室内贴性刺激图片或播放性刺激影像,给予患者感官刺激;自己取精困难的患者,可让其妻子陪伴完成取精;如上述辅助取精措施无效,应让患者咨询男科医生,遵医嘱使用药物后,再去尝试取精。使用药物前,应询问病史并测量血压、脉搏等,服药后请患者在护士视线下稍作休息,观察有无不良反应,以保障患者安全。男科医生在必要时,可以选择使用电动按摩器帮助患者取精,取精时应使用一次性无菌避孕套包裹按摩器。

(5)逆行射精(retmgradeejaculation)患者精液的获取:逆行射精是指完全或部分不能顺行射精。在性生活、手淫或其他性刺激时,除截瘫患者外,患者可以达到性高潮,并有正常或减弱的射精感觉,但尿道外口无精液射出,精液向后射入膀胱或后尿道。目前主要使用非侵入方法,迅速、安全地收集性交或手淫后尿液中的精子,并洗涤、孵育以获得较高质量的精子,进行人类辅助生殖技术或冷冻保存精子。精液处理方法为碱化尿液,正常精液的 pH 为 7.2～7.8,是精子活动的最佳环境。而正常人尿液呈弱酸性,pH 为 5.4～8.4,平均为 6.0。因此,要求男方禁欲 5 d,于留取精液前日 20 时和当日 8 时口服碳酸氢钠 4g/次,射精后排尿,将精液和尿液的混合液收集于盛有 5 mL 精子培养基营养液(F10 液)的无菌容器内,迅速离心,弃上清液,再用 F10 液洗涤两次,最后配成 1 mL 精子悬浮液待用。精子的收集应与其配偶的排卵时间一致。

(6)收取患者精液标本时应仔细观察和询问有无遗漏,并在容器上准确记录标本留取时间。外观液体清亮、精液 pH 为酸性者建议重取精液;总量少于 1 mL 者要求同时留取精液和取精后的第一次尿液送检;交代患者拿取冷冻试验结果时间。

(7)第一次检查结果异常者应做两次精液分析。两次采集的时间间隔应大于 7 d,但不能超过 3 周。如果两次结果有明显的差异,应当进行第 3 次精液采集分析,以准确判断精子质量;发现精子质量情况与以前相比差异很大或有异常情况时应及时报告医生,并与患者仔细交流,分析可能的原因,协商、指导预防措施,保证下一次检测的准确性。

(8)详细记录检测结果,及时整理和消毒取精环境。

（9）给予患者化验结果时应注意保护他们的自尊和隐私，特别是异常结果应充分尊重患者的意愿，避免与他人甚至包括其妻子分享；科学严谨地解释化验结果，考虑取精、检测、报告等过程中可能发生的错误和误差，必要时建议复查以明确诊断；对检查结果异常的患者可能补充如联苯胺兰染色、精子形态学分析、顶体酶检测、混合凝集反应实验（MAR法）、精子宫颈黏液接触试验、精子活体染色（伊红染色）、精子低渗肿胀试验等试验做出科学的解释，并妥善安排检查时间。

（10）回答患者关于治疗方案选择的有关问题，如严重的少、弱、畸精子症、梗阻性无精子症、生精功能低下的非梗阻性无精子症（排除遗传缺陷疾病所致）、免疫性不育、精子顶体异常等可选择卵胞质内单精子注射；如严重的少精子症、弱精子症和畸精症、输精管复通失败、射精障碍等，如果患者本人仍坚持放弃通过卵胞质内单精子注射技术助孕的权益，则必须与其签署知情同意书后，方可采用供精人工授精技术助孕；生精功能障碍的无精子症则可采用供精人工授精技术助孕。

（11）嘱患者进入周期前为了保证助孕治疗过程中精子质最达到最佳状态，以实现优生的目的，在女性卵子成熟前必须作好如下准备：保持良好的精神状态，避免各种疾病发生；禁烟、酒及对精子有损伤的药物2～3个月；注意营养、均衡饮食；取精时带齐证件（夫妇双方身份证、结婚证、计划生育证），尽量在生殖中心内取精；严格按照取精程序取精，保证精液无菌。

（12）关注患者的心理动态，及时进行心理疏导、给予精神安慰。对于男方取精液困难者，更需协助妻子一起减轻其心理压力。告知患者愉悦积极的心理状态和健康的身体状况对精子质量有着正面的影响，消除患者负性情绪，给予患者精神鼓励，使之产生良性的心理应对，健康积极的态度参与诊断、治疗。鼓励双方共同诊治，缓解患者的焦虑、恐惧的情绪，使其精神上得到安慰。对患者精神高度紧张而化验结果正常者应指导他们改变生活态度，通过转移生活重心来减轻对妊娠的过度注意力，建议采取外出旅游、培养业余爱好等手段放松紧张的情绪，部分患者在紧张情绪得到缓解后可自然受孕。

（13）指导患者健康生活：规律作息，避免熬夜；平衡营养、清淡饮食，避免肉食过多或油盐过量；加强锻炼，戒烟、减少饮酒，尽量避免烟酒对精子的损伤。

七、护理评价

（1）患者精液检测顺利、结果准确。

（2）患者对护理过程满意。

（战晓宇）

第二十九节　男性无精子症

无精子症是指连续间断取精3次及以上，将射出的精液经3 000 g离心15 min后微镜检查精液沉渣均未发现精子，同时排除不射精和逆行射精。无精子症在男性不育症中占15％～20％。

一、病因及诊断

无精子的病因很多,概括起来分为两大类:一类是睾丸生精功能障碍,称为非梗阻性无精子症;另一类是睾丸生精功能正常,但因输精管道不通畅,使精子无法排出体外,称为梗阻性无精子症。

睾丸生精功能障碍的原因可分为原发性及继发性两类,其中原发性因素主要包括内分泌异常、无睾症、隐睾症、生殖细胞发育异常、染色体或基因异常(如克氏综合征、Y染色体微缺失等),继发性原因主要有外伤、睾丸扭转、睾丸肿瘤、外源性药物、毒物、射线及慢性系统性疾病、精索静脉曲张、医源性因素等。对于梗阻性无精症而言,输精管道梗阻的常见原因包括输精管和精囊发育不良、附睾炎或医源性损伤所致的附睾或输精管梗阻及射精管口梗阻。

详细了解病史、进行生殖系统检查、完善精浆生化检查、内分泌激素检测、染色体检查、影像学检查、睾丸活检等以明确无精症的类型。

二、治疗要点

1.内科治疗

如内分泌疾病引起的无精子症,用促性腺激素治疗低促性腺性性腺功能低下;分析及治疗高泌乳素血症的原因等,若经过治疗后仍为无精子症,则应采用供精人工授精或收养孩子。

2.手术治疗

精索静脉曲张、隐睾及睾丸扭转等引起的无精子症可经外科手术治疗;隐睾一般主张2岁前手术,使患者保留生育能力的可能性大;梗阻性无精子症主要根据梗阻的原因、程度、部位、性质和范围选择输精管道再通手术、药物治疗或ART治疗。对于无法实施外科手术治疗者可通过各种取精术获取精子后进行ART治疗。

3.ICSI技术

卵胞质内单精子注射(ICSI)的应用,使男性在理论上只要有一个精子便有机会获得生育,如顶体不完整的精子、无活动能力的活精子、有头无尾的精子及附睾或睾丸穿刺获得的精子等均可经ICSI而获得子代。

4.供精

人工授精通过上述治疗无效或夫妇充分知情、慎重考虑对下一代可能影响的前提下选择供精人工授精。

三、护理评估

1.病史

从家庭、社会、性生殖等方面全面评估既往史和现病史。

2.社会及心理因素

全面评估不孕夫妇"不孕危机"的情绪状态特别是男性的心理状态,了解婚龄、婚育史、性生活情况以及患者夫妇对治疗的态度,明确患者夫妇目前最关注、最担心、影响心理状况最大的因素。了解患者对于手术取精及其结果的期望等。

3.实验室检查

了解患者精液常规及其相关检查、内分泌检测等结果,评估患者的生育能力。

四、护理诊断/问题

1.知识缺乏

对检测结果及其相关知识了解不足。

2.焦虑、恐惧

与对取精环境陌生及手术害怕有关。

五、预期目标

(1)患者取精或手术顺利。

(2)患者对护理满意。

六、护理措施

1.精液标本

精液留取前和留取时的护理指导同第九节护理措施。

2.睾丸、附睾手术取精时的护理

睾丸、附睾取精虽然为小手术,但因为睾丸、附睾组织的特殊性,容易发生手术部位疼痛、出血而出现局部血肿或感染、昏厥等并发症,全面准确地护理以帮助患者顺利完成手术并避免并发症的发生。

(1)心理护理:无精子症常被视为男性自身的缺陷,使其承受来自社会、家庭的巨大压力,患者常表现为紧张、焦虑、情绪不稳、内疚、自卑、人际关系疏远。在接诊过程中,护理人员应态度和蔼、仪容整齐、语气柔和、语速恰当、用词准确,以缓解患者的紧张心情;与患者交流应热情主动、科学严谨、关怀尊重,以减轻患者的自卑心理。耐心指导患者完成各项术前准备工作;鼓励患者表达自己的不良情绪与心情;鼓励患者的家属给患者以支持与关心,增强患者完成手术的勇气与信心。根据患者不同的文化程度与接受能力,应用通俗易懂的语言向患者讲解术前检查的目的与意义、手术步骤与过程及术中可能出现的并发症与对应措施,详细解答患者提出的各种疑问。充分尊重患者的知情权和选择权,充分告知患者可能出现的结果,使患者可根据自身情况做出相应的生活对策和是否选择手术,由患者本人签署手术同意书。

(2)术前检查:应在术前一周内进行血常规、血凝试验等有关实验室检查,以排除患者感染或凝血功能异常等情况。

(3)患者身份核对:护士呼唤患者姓名,得到回应后请患者报告自己的姓名;请患者核查试管上的姓名;取样结束送检时再次请患者核查试管上的姓名。

(4)手术开始时嘱患者放松身心,如有不适随时与护士交流;在与患者的交流中应热情、积极主动,细心观察患者的举止,发现患者紧张与焦虑应及时给予患者安慰与鼓励,淡化患者与医护人员的性别差异,减轻患者的害羞心理。术中严密观察患者的面色及生命体征,警惕局部麻醉药物过敏反应发生;患者剧痛时应及时给予安抚或转移注意力,在手术者穿刺前,嘱患者深吸气,穿刺后嘱其呼气放松;术毕,帮助医生以纱布压迫手术部位 $1\sim3$ min,无活动性出血时再进行加压包扎固定,建议患者术后穿棉质贴身内裤,以托起阴囊。睾丸取精者术后需将阴囊托起,必要时患侧冰敷 20 min。术后卧床休息 1 h,确保患者手术部位无活动性出血、阴囊无肿大、无明显疼痛及头晕等症状时,方可离院。

(5)术后遵医嘱给予抗生素预防感染;术后 3 d 内保持伤口清洁、干燥,伤口不要沾水;术后 2 周禁止激烈运动,如跑步、打球及骑自行车等;术后禁止性生活 2 周至 1 个月;术后 3 d 穿贴身棉质内裤,以起到上托睾丸、固定阴囊及伤口敷料的作用;多吃水果蔬菜等以保持大便通畅,忌饮酒、辛辣等刺激性食物,注意保暖,避免感冒,咳嗽、打喷嚏等腹压增加动作时,最好用手按住伤口,以免伤口出血;如有发热、伤口疼痛加剧、睾丸肿胀并逐渐增大、伤口渗血不止等症状,应及时返院诊治。

(6)术后及时送检标本、整理用物。

(7)给予手术取精结果时,应注意保护患者的自尊和隐私,特别是手术未获得精子时,应充分尊重患者的意愿,避免与他人分享;科学严谨地解释穿刺结果,考虑穿刺动作、穿刺部位及穿刺液检测报告等过程中可能发生的错误或误差,如患者有强烈要求时可复查以明确诊断。

七、护理评价

(1)患者精液检测及手术顺利、结果准确。

(2)患者对护理过程满意。

(3)患者能及时识别和就诊并发症。

(战晓宇)

第十八章　中医康复护理

第一节　脑卒中

一、概述

脑卒中(stroke)又称脑血管意外(cerebral vascular accident,CVA),是由于各种病因使脑血管发生病变而导致脑功能缺损的一组疾病的总称。以起病急骤,出现局灶神经功能缺失为特点。根据病因和临床表现的不同,分为出血性脑卒中(脑出血、蛛网膜下腔出血)和缺血性脑卒中又称脑梗死(脑血栓形成、脑栓塞)两大类。

脑卒中以其高发病率和高致残率成为当前严重威胁人类健康的一类重要疾病,也是地域性较强的疾病。如亚洲的日本、中国,欧洲的芬兰,北美的美国等为高发病率国家,而比利时、墨西哥及菲律宾等为低发病率国家。我国每年新发脑卒中病例为195万,平均年发病率为150/10万,美国年发病率为100/10万。病死率各国也不尽相同。脑卒中致残率为70%～80%,其中10%患者为重残,生活上需完全依赖他人辅助,复发率约为41%。随着社会人口老龄化,其发病率还有增加的趋势。

脑卒中发病的危险因素分为两类:一类是不可控因素,如种族、年龄、性别、遗传等;另一类是可控因素,如高血压、心脏病、糖尿病和短暂性脑缺血发作(TIA)。这些是诱发脑卒中发病最重要的危险因素,可通过有效干预来预防其发生。大力开展缺血性脑血管病的三级预防,对降低其发病率、病死率及致残率有重要的意义。脑卒中的患者大多起病较急,有头痛、呕吐、血压及体温变化、意识障碍、运动功能障碍、感觉功能障碍、言语功能障碍等一系列临床表现。由于病变的性质、部位、大小等不同,患者可能单独发生某种功能障碍或同时发生几种功能障碍,其中以偏瘫、失语最为常见。由于脑实质神经细胞的损伤,使患者感觉、运动、言语和认知等功能不同程度地受到损害,最终导致患者不同程度地丧失独立生活及工作能力,需要依赖他人而生存,给个人、家庭及社会保障体系造成巨大负担。大量的临床实践证明脑卒中患者接受早期、科学、合理的康复训练,能有效地提高生存质量。

二、主要功能障碍及评估

(一)运动功能障碍及评估

偏瘫是脑卒中主要的运动功能障碍,是致残的重要原因,其肌肉损伤模式为软瘫期、痉挛期、相对恢复期和后遗症期。运动功能评估主要是对运动模式、肌张力、肌肉协调能力进行评估。常用评定方法有 Bmrmstrom 六阶段评估法,共分为六个阶段:Ⅰ期——弛缓阶段、Ⅱ期——痉挛阶段、Ⅲ期——连带运动阶段、Ⅳ期——部分分离运动阶段、Ⅴ期——分离运动阶段、Ⅵ期——正常阶段;简易 Fugl-Meyer 运动功能评分;神经发育疗法(Bobath 法);上田敏法等评估方法。平衡能力的评定方法目前临床上常用的方法有:简易 Fugl-Meyer 评定法、静态姿势图法等。

(二)感觉功能障碍及评估

主要有痛觉、温度觉、触觉、本体觉和图形觉的减退或丧失,约 65% 的脑卒中患者有不同程度和不同类型的感觉障碍。

(三)认知功能障碍及评估

认知功能属于大脑皮质的高级活动范围,包括感觉、知觉、记忆、注意、理解、识别和智能等。大约 35% 的患者在脑卒中后会发生认知功能障碍,认知功能障碍损害的程度不仅对脑卒中患者的预后有明显影响,而且还将影响患者的康复进程,因此全面评估认知功能有助于预测预后,还可指导康复计划。常用的认知功能评定方法为简易精神状态检查(minimental state exa mination,MMSE),其包括时间定向、地点定向、语言即刻记忆、注意力和计算能力、短程记忆、物体命名、语言复述、阅读理解、语言理解、言语表达和图形描画等 19 项内容。总分范围为 0～30 分,正常与不正常的分界值与受教育程度有关:文盲(未受教育)组 17 分,小学(受教育年限＜6 年)组 20 分,中学及以上(受教育年限＞6 年)组 24 分。分值在分界值以下认为有认知功能缺陷,以上为正常。

(四)言语功能障碍及评估

言语障碍是指个体利用语言如口语、书面语及手势语等进行交际活动过程中出现的运用功能障碍。它包括失语症和构音障碍。言语功能评估主要评估患者的发音情况及各种语言形式的表达能力,包括说、听、读、写和手势表达。脑卒中患者常有以下言语障碍表现:失语症、构音障碍和言语失用症。

(五)摄食和吞咽功能障碍及评估

吞咽障碍主要是确定患者是否存在吞咽困难,了解吞咽困难发生在哪一期(口腔期、咽喉期、食管期),为下一步的临床治疗及判断预后打下基础。由于吞咽的过程涉及多个专业,因此对吞咽困难的评价需要多专业合作完成。评定采用临床检查法评定、吞咽 X 射线电视透视检查(VFSS)、实验室评定及咽部敏感试验相结合的方式进行。

(六)日常生活活动能力障碍及评估

日常生活活动(ADL)是人们为了独立生活而每天必须进行的一些最基本的活动,如衣、食、住、行、个人卫生等。脑卒中患者由于运动功能、感觉功能、认知功能、言语功能等多种功能障碍并存,常导致日常生活能力的下降或丧失,所以对于日常生活活动能力的评估非常重要。常采用 PULSES 评估法、Kotz 指数、改良 Barthel 指数评估法或功能独立性评定(FIM)等。

(七)心理障碍及评估

当患者遭受突然打击出现身体伤病时,必然会产生心理困扰和障碍,出现情绪、认知和行为问题。应评估患者的心理状态、人际关系与环境适应能力,了解有无焦虑、抑郁、恐慌等负性心理状态,评估患者的社会支持系统。

(八)社会活动参与能力障碍及评估

采用社会活动与参与量表评定。该量表分为理解与交流、身体移动、生活自理、与人相处、生活活动、社会参与等六个方面,共 30 个问题,每个问题的功能障碍程度分为"无、轻、中、重、极重度",相应分值为 1、2、3、4、5 分。社会活动与参与量表立足于残存的功能与环境社会之间综合因素的关系,反映出各种因素之间的相互作用,对于脑卒中患者的残疾程度与回归社会的程度,从生物-心理-社会角度整体客观地分析,进行量化性的分值评定,该方法具有普遍的实用性和可行性。

三、康复护理问题及目标

(一)常见康复护理诊断/问题

(1)躯体移动障碍与意识障碍、肢体瘫痪有关。

(2)自理能力缺陷与意识障碍、肢体瘫痪或感觉障碍有关。

(3)言语沟通障碍与意识障碍或相关的言语功能区域受损有关。

(4)情境性自我贬低与情绪抑郁、无价值感有关。

(5)焦虑与伤后突然出现的肢体功能障碍、担心预后有关。

(6)潜在并发症与肢体瘫痪、康复护理方法不得当有关。

(二)康复护理目标

(1)患者情绪稳定,焦虑程度减轻。

(2)患者未出现因活动受限引起的并发症。

(3)患者的运动功能改善,活动能力提高。

(4)患者的言语、认知功能改善。

(5)患者未发生并发症或并发症能被及时发现

四、康复护理措施

(一)弛缓期的康复护理

弛缓期是指发病1~3周内(脑梗死1周左右,脑出血2~3周)的患者。临床特点:意识清楚或有轻度意识障碍,生命体征平稳,但患肢肌力、肌张力低下,腱反射减弱或消失。在不影响临床抢救和不造成病情恶化的前提下,应尽早介入康复护理措施,以预防并发症如关节挛缩、肩关节半脱位、肺部感染、压疮以及继发性损害,为下一步功能康复作准备。

1.弛缓期的良肢位

摆放良肢位是指为预防或对抗痉挛模式的出现,保护肩关节以及早期诱发分离运动而设计的一种治疗性体位。这种良肢位能预防和减轻上肢屈肌、下肢伸肌的典型痉挛模式,是早期抗痉挛治疗的重要措施之一,每2h更换1次体位即可。

(1)仰卧位:该体位易引起压疮及增强异常反射活动,应尽量少用。应与健侧卧位、患侧卧位交替使用。具体方法:头部放在枕头上,稍偏向健侧,面部朝向患侧,枕头高度要适当,胸椎不得出现屈曲,患侧臀部下方垫一软枕使患侧骨盆前突,以防止髋关节屈曲、外旋,患侧肩关节下方垫枕使肩胛骨向前突。上肢肘关节伸展,置于枕头上,腕关节伸展,手指伸展,下肢大腿及小腿中部外侧各放一砂袋防止髋关节外展、外旋,腘窝处垫一小枕头以防止膝关节过伸,仰卧位时也可定时将上肢抬高过头,一些患者在阅读时可采取这个姿势。任何时间均应避免半卧位,这一体位会加重躯干屈曲及下肢伸展。健侧肢体自然放置,足底下不放任何东西,以防止增加不必要的伸肌模式的反射活动。

(2)患侧卧位:患侧卧位对偏瘫患者非常重要,在早期便可采取这个体位。患侧卧位可拉长患侧,降低痉挛,增加患者对患侧感知。患侧卧位还有利于患者用健手做一些日常生活活动。健侧上肢放在患者身体上部,如将其放在身体后面,可引起躯干后倾,导致患侧肩胛骨后缩。健腿关节及膝关节弯曲放在枕头上,具体方法:对头部进行支持,如头部感到舒适,患者可保持这个体位并可入睡。头应在上颈部屈曲,避免后伸,躯干略向后旋,后背垫一硬枕,患肘伸直,前臂旋后,手掌朝上。但患侧卧位时间不宜过长,应与健侧卧位交替进行。

(3)健侧卧位:这种体位易将患侧肢体置于抗痉挛体位,而且可防止压疮的发生及促进患侧的胸式呼吸。将患者置于健侧卧位要比向患侧卧位难,因此在早期需要别人帮助。具体方法:头放在枕头上,保证舒适,躯干与床面成直角,即患者身体不能向前呈半俯卧位,患侧上肢放在枕头上,抬高至100°左右,肘关节、腕关节及手指伸直,手掌向下,患者健侧上肢放在最舒适的位置上,患侧下肢屈曲放在枕头上,既不内旋,也不外旋,健侧下肢平放在床上,髋关节伸直,膝关节轻度弯曲,背后挤放一个枕头,使躯干呈放松状态。

2.弛缓期的被动运动

只要生命体征平稳,即可进行被动运动。为防止关节挛缩,在病后第3~4日起患肢所有的关节都应做全范围的关节被动运动,但患肩关节只能进行半关节活动。被动运动原则:①关节活动范围的被动活动应包括身体的各个关节;②每个关节必须进行功能范围的关节活动,固定关节的近端,被动活动远端;③运动时运作要平稳、缓慢、均匀,训练项目要尽量集中,避免频繁变换体位;④每日训练两次,每次各方向进行3~5遍;⑤每次活动只针对一个关节,固定的位置以尽量接近关节的中心为佳;⑥维持正常关节活动度的被动训练不得出现疼痛;⑦进行关节的被动活动前,要对患者做好解释工作,以取得患者合作;⑧患者的体位应舒适,被固定的部位要稳定、牢固,尤其是对骨折或肌腱缝合术后的患者;⑨对昏迷、肢体瘫痪的患者,应与肌力训练同时进行,尤其是负重关节,防止加重关节的不稳定性。

3.弛缓期的按摩

对患肢进行按摩可促进血液、淋巴回流,防止和减轻水肿,同时又是一种运动感觉刺激,有利于运动功能恢复。按摩要轻柔、缓慢、有节律地进行,不使用强刺激性手法。对肌张力高的肌群用安抚性质的推摩,对肌张力低的肌群则予以按摩和揉捏。

4.弛缓期的主动活动

弛缓期的所有主动训练都是在床上进行的。主要原则是利用躯干肌的活动以及各种手段,促使肩胛带和骨盆带的功能恢复。

(1)翻身训练:尽早使患者学会向两侧翻身,以免长期固定于一种姿势,出现继发压疮及肺部感染等并发症。偏瘫患者从仰卧向一侧翻身的方法有以下几种。伸肘摆动翻身法:①双手十指交叉,患手拇指压在健手拇指的上方(即 Bobath 式握手);②伸肘;③屈膝;④先将双手摆向健侧,再快速摆至患侧以翻身。健侧翻身法:①屈肘,健手前臂托住患肘;②健腿插入患腿膝关节下方;③旋转身体,同时以健腿搬动及健肘搬动患肘以翻向健侧。

(2)床上移动:偏瘫患者床上移动法如下。①健足插入患足后方;②健腿抬起患腿向左右移动;③健足和肩支撑臀部并左右移动;④以健腿、臀部为支点,移动头、肩部。

(3)桥式运动:在床上必须进行加强患侧伸髋屈膝肌的练习,这种练习对避免患者今后行走时出现偏瘫步态、预防压疮的发生十分重要。由于此项练习时髋关节处于伸展位而膝关节处于屈曲位,抑制了下肢的伸肌痉挛模式,促进了下肢分离运动的产生。当患者能够轻松做这个运动后,就可以避免以后膝关节被锁住现象的发生,因此在疾病早期即应进行这项练习。方法:患者呈仰卧位,帮助患者双腿屈曲,让患者抬高臀部并保持平衡,防止骨盆向健侧旋转,当患者能轻松完成上述动作时,患者可将健足抬离床面,单用患侧负重进行上述运动。

5.直立性低血压的适应性训练

对一般情况良好、症状较轻的患者,可在医生指导下尽早地进行体位适应性训练。利用可调角度的病床或起立床,从倾斜 45°、训练时间 5 min 开始,每日增加起立床倾斜的角度 10°～15°,维持时间 5～15 min。一般情况下,可在 10 d 内达到 80°。

(二)痉挛期的康复护理

一般在弛缓期 2～3 周后,由于脊髓低级中枢支配作用的逐渐增强,患者运动功能进入痉挛阶段,一般持续 3 个月左右。此期的康复护理目标是控制肌痉挛和异常的运动模式,促进正常运动模式的出现,并加强实用性动作的训练。

1.抗痉挛训练

大部分患者患侧上肢以屈肌痉挛占优势,下肢以伸肌痉挛占优势。表现为肩胛骨后缩,肩带下垂,肩内收、内旋,肘屈曲,前臂旋前,腕屈曲伴尺侧偏,手指屈曲内收,骨盆旋后并上提,髋伸、内收、内旋,膝伸,足趾屈并内翻。常采用的护理措施如下。

(1)卧位抗痉挛训练:早期卧床时可指导患者采用 Bobath 式握手,上举双上肢,做该动作时应注意使患侧肩胛骨向前,患肘伸直;坐位时可借助滚筒等进行训练,在坐位时还可指导患者将患肘伸直,手指伸展分开,患侧手掌撑于椅面上,然后将身体的重心缓慢移至患侧;站立时,双手掌平放抵于墙壁上,肘关节伸直,身体重心前移。以上这些方法有利于抑制上肢屈肌痉挛模式。针对下肢可采用仰卧位,双腿屈曲,Bobath 式握手抱住双膝,将头抬起,轻轻前后摆动使下肢更加屈曲,该运动不仅可降低下肢伸肌痉挛,同时也可以抑制上肢屈肌疼挛,此外,前面的桥式运动也有利于抑制下肢伸肌痉挛。

(2)患肢的功能与训练:由于此阶段患者患侧处于异常运动模式、肌痉挛时期,所以在进行患肢的功能活动时,应以抑制其痉挛、控制异常的运动模式、促进分离运动出现为主。

1)肩胛带和肩关节的被动活动:患者仰卧,以 Bobath 式握手上肢,尽量前伸肩胛带,治疗人员可一手放入患者腋下帮助患者将肩胛骨向前、向上移动,但不能向后,坐或立位时,可以Bobath 式握手上举上肢,高举过头,然后将手放在头顶、头后方,再返回。这样做既可帮助恢复上肢运动功能,也可预防患肩疼痛和肩关节挛缩。

2)肘的控制训练:肘的控制训练重点在伸展动作上,仰卧时,患侧上肢上举,尽量伸直肘关节,然后缓慢屈肘,用手触摸自己的口、对侧耳和肩;也可由治疗人员保持患者患侧肘、腕关节及手指的伸展,同时上举上肢至水平或以上的位置,然后实施拉-推的刺激,以促进肘的伸展。

3)前臂的旋前、旋后训练:患者取坐位,指导患者用患手翻动放置于桌子上的扑克牌或是在患者患手的背侧放一橡皮泥,让患者以手的小指为轴,用手背做"压"的动作;亦可在任何体位让患者转动手中的一个小物体。

4)腕指伸展的训练:让患者坐在墙前,左右手十指交叉并将掌面翻向外,将手背靠近胸前,然后伸肘,举手过头掌面向上,返回胸前,再向前方的墙面推去,抵在墙上,向上、向下、向健侧滑动。

5)手的抓握训练:在早期用患手握小皮球击打放置在前方的物体,随着手抓握能力的改善,可指导患者用患手握住一根木棍,患手放开,健手抓住,交替进行。

6)屈膝训练:患者俯卧位,治疗人员一手握住患腿踝部,一手放在患者臀上,帮助患者屈膝。随着主动运动的出现,也可让患者处于仰卧位,上肢采用 Bobath 式握手上举上肢的抗痉挛模式,在治疗人员的帮助下主动屈髋、屈膝。

7)伸髋、屈膝训练:患者仰卧,治疗人员一手托住患足,让患者屈膝后将患肢放在床缘以下,此时患者已伸髋,然后治疗人员再协助其将患足放回原位,逐步过渡到患者主动练习。

8)屈踝训练:患者仰卧,患足支撑在床上,治疗人员用一只手向下压其踝关节,同时用另一只手将患者的足和足趾提至充分背屈并外翻位。

9)伸髋、屈膝、屈踝训练:患者仰卧,将患腿屈膝垂于床边,伸患髋,治疗人员托其患足于背屈位,将足推向患者头的方向,协助患者在不屈髋的情况下继续屈膝和背屈踝。

2.实用性动作训练

实用性动作训练原则上按照运动发育的顺序和不同姿势反射水平进行,如翻身—坐—坐位平衡—坐到站起—站立平衡—步行来进行。

(1)坐起训练:在开始坐起训练前,先将床头逐步抬高,以免发生直立性低血压,引起头晕不适,床头抬高开始角度应从30°~45°起,逐步过渡到60°,直至最后90°,然后开始坐起训练,具体方法是:患者首先侧移至床边,将健腿插入患腿下,用健腿将患腿移于床边外,患膝自然屈曲;然后头向上抬,躯干向患侧旋转,健手横过身体,在患侧用手推床,把自己推至坐位,同时摆动健腿下床;必要时治疗人员将一手放在患者健侧肩部,另一只手放于其髋部以协助。

(2)坐位平衡训练:若坐起后不能保持良好的稳定状态,主要是因为平衡功能减退所致,因此要对患者进行坐位平衡训练。坐位平衡训练包括左右平衡和前后平衡训练。①左右平衡训练:患者取坐位,治疗人员坐于其患侧,一手放在患者腋下,一手放在其健侧腰部,嘱患者头部保持直立,将重心移向患侧,再将重心逐渐向健侧转移;此时,治疗人员一手抵住患者患侧腰部,另一只手压在患者同侧肩部,嘱患者尽量拉长健侧躯干,并使头部保持直立位;随着患者主动性逐渐增加,治疗人员可逐渐减少辅助力量;②前后平衡训练:指导患者用双手抬起地面上的一物品或是双手向前伸,拿起桌上一物品,再向后伸手取一件东西。

(3)坐到站起的训练:当患侧下肢有一定负重能力时,即开始从坐到站起的训练,其训练的要点是掌握重心的移动。具体方法是:患者 Bobath 式握手,双上肢前伸,头和躯干前倾,重心前移至双足上,然后抬起臀部,伸髋、伸膝而站起,必要时治疗人员可站于患者患侧,一手将患膝向前拉,另一手放在健侧臀部帮助患者抬起臀部。

(4)站立位平衡训练:为了使患者保持稳定的站立,为下一步的步行作准备,可进行前后及侧方的站立位平衡训练。具体方法是:患者立位,指导患者转头向躯干后方看,然后回到中立位,再从另一侧向后看;或是指导患者分别从前方、侧方及后方桌上取物品。随着功能的改善,可让患者一手或双手从地上拾起大小不同的物品,或者嘱患者接住治疗人员从前方、侧方抛来的球。

(5)步行训练:一个正常的步行周期包括支撑相和摆动相,分别约占整个周期的60%和40%。而脑卒中患者站立时常出现患侧下肢负重能力差,支撑时相缩短;而迈步时,又由于足下垂、内翻,导致画圈步态、步行缓慢、步态不稳。故首先应加强患侧下肢的负重能力训练,指导患者用患腿站立,骨盆呈水平位,将健足放在患腿前面,与患足成直角,或是患者健足放到患腿足跟后面并与之成直角;注意由治疗人员用双手控制好骨盆使患者患腿负重,并防止膝关节过伸,让患者健腿的脚画八字。随着患侧下肢负重能力的提高,便可开始迈步训练:当患腿向前迈步时,躯干保持伸直,用健手扶栏杆,重心移至健腿,护士站在患者患侧后方,双手扶持其骨盆,患者迈患腿时,需帮助患侧骨盆向前下方运动,并防止患腿迈步时外旋;当健腿向前迈步时,患者躯干伸直,健手扶栏杆,重心前移,护士站在患者患侧后方,一手放置于患腿膝部,防止患者健腿迈步时膝关节突然屈曲,另一手放置于患侧骨盆部,防止其后缩;健腿开始只迈至与患腿平齐位,随着患腿负重能力的提高,健腿可适当超过患足。

(6)上、下楼梯训练:在进行上下楼梯训练前应给予患者充分的说明和演示,以消除患者的恐惧心理。在训练过程中,护士应加强保护,以免发生摔倒意外。开始可借助一高约 15 cm 的木台进行,治疗人员站于患者患侧,患者将患足置于台子上,此时,治疗人员用手控制患膝,另一手置于健侧臀部。当重心移至前方时,让患者健足踏上台子,然后让健足从台子上移下来,而且位置一次比一次靠后或是让健足迈向前方地面,在完成以上训练动作后就可以过渡到正常楼梯上进行。

(三)恢复期康复护理和训练

此期的康复护理目标是进一步促进选择性主动运动和速度运动的恢复,增加正常的运动感觉输入,协调多个肌群的组合运动。

1.上肢功能训练

进一步增加上述痉挛阶段训练难度,并将训练方式融入日常生活活动中。可充分利用各种打字、弹琴、下棋、编织等活动进行训练,同时加强上肢的综合练习,以完善其正常运动模式。

2.下肢的功能训练

为进一步改善步行能力,此阶段应加强膝关节的选择性运动以及踝关节选择性背屈和趾屈,同时进一步完善其下肢的负重能力,提高步行效率。为改善骨盆的旋转性,可让患者交叉腿站立和行走或是治疗人员位于患者后方,双手置于患者骨盆处,指导患者步行,同时使骨盆旋转。为了提高步行效率,步行时还需手的摆动。手的摆动训练最初可在立位下进行,指导患者双手分别做触碰对侧大腿部的摆动练习。步行时治疗人员位于患者前方,持患者双上肢配合下肢运动进行摆动。通过以上骨盆旋转和手的摆动训练,将有利于提高患者的步行效率,对仍存在垂足的患者可给予功能性电刺激或肌电生物反馈疗法,必要时可用弹力绷带支持足踝或用足吊带、足托矫正。

3.日常生活活动能力训练

脑卒中患者的日常生活动作训练是非常重要的,患者通过持之以恒的 ADL 训练,掌握方法和技巧,独立完成生活自理,将有利于患者恢复生活的信心,提高生活质量。训练内容包括进食、穿脱衣裤鞋袜、整理个人卫生、床椅转移、洗澡等。为完成 ADL 训练,可选用一些适用性装置,比如便于进食的特殊器皿、改装的牙刷、各种形式的器具及便于穿脱的衣服。

(1)穿、脱套头衫:取坐位,穿衣时用健手帮助患肢穿上袖子,并尽量拉至肩部,将头套入领口钻出,然后健手插入健袖穿出;脱时利用健手将套头衫后领充分上拉,并将头部从领口退出,再利用健手使双上肢从袖中退出。

(2)穿、脱前开襟上衣:取坐位,穿时指导患者利用健手套上患侧袖子,然后健手将衣服从身后移至健手侧,并套上健肢袖子,最后用健手扯平下襟,系扣子或拉拉锁。脱时利用健手先将患袖从肩部退到肘部,然后将健肢从健侧袖中退出,然后利用健手将患肢袖子完全退出。

(3)穿、脱裤子:坐位时,患者用健手先穿患腿,再穿健腿,将裤子提至大腿上部站起,用健手系好腰带。脱法与穿时步骤相反。

(4)穿袜子和鞋:穿袜子时,指导患者首先将患腿交叉搭在健腿上,如果不能主动完成,可用交叉握住的双手抬起患腿(但要避免健手抓住患腿),然后用拇指和示指张开袜口,向前倾斜身体把袜子套在患腿上,注意套袜子之前,患者应使自己的患手臂向前,肩前伸并且伸肘。鞋的穿法可与穿袜子方式相同。

(5)个人卫生动作:①洗脸时用健手持毛巾洗脸,并利用水龙头拧干毛巾擦脸;②洗健手时可利用改造后的细毛刷(毛刷背后加两个吸盘)吸在洗手池壁上,将健手在毛刷上来回刷洗,擦健手时,可利用患上肢弯曲的前臂和腹部夹住干毛巾,健手在毛巾上来回擦拭;③刷牙时如患侧手有少许功能,可利用患手持牙刷,健手挤牙膏,然后用健手刷牙,如果患侧手功能全失,可用健手单独完成。

(6)洗澡:通常用淋浴方法,喷头下方靠墙放置一木椅,患者坐在椅上冲洗,利用健手持毛巾擦洗前面,用带长柄的海绵刷擦洗后背。在墙上安置扶手,利于患者站起。

(四)后遗症期的康复护理

一般病程约1年左右,经过治疗或未经系统康复,患者可能留有不同程度的后遗症,主要表现为肢体痉挛、关节挛缩及运动姿势异常等。此期康复护理的目的是指导患者继续训练和利用残余功能,此外,训练患者使用健侧肢体代偿部分患侧功能,同时指导亲属尽可能改善患者的周围环境,以争取患者实现最大程度的生活自理。

(1)进行维持功能的各项训练。

(2)加强健侧的训练,以增强其代偿能力。

(3)指导正确使用辅助器,如手杖、步行器、矫形器,以补偿患肢的功能。

(4)改善步态训练,主要是加强站立平衡、屈膝和踝背屈训练,同时进一步完善下肢的负重能力,提高步行效率。

(5)对家庭环境进行必要的改造,如门槛和台阶改成斜坡,蹲式便器改成坐式便器,厕所、浴室、走廊加扶手等。

(五)言语功能障碍的康复护理

言语是为了交流沟通,所以脑卒中患者发病后应尽早开始言语训练。在训练前应全面评估言语障碍的程度及种类,注意心理疏导,加强康复宣教,增强言语训练的信心。失语症的康复主要是通过训练,使患者动用和提高残存的言语功能,补充多种其他交流途径,改善实际交流能力。

(六)摄食和吞咽功能障碍的康复护理

吞咽障碍是急性脑卒中常见症状,患者因舌和喉头等运动控制障碍导致吞咽障碍,可引起误吸、误咽而致肺部感染及窒息,甚至引起营养物质摄入不足,水、电解质及酸碱平衡失调等,从而影响患者整体康复进程。

1. 吞咽功能训练措施

(1)嘱患者做微笑或皱眉的面部运动,张口后闭上,鼓腮,使双颊部充满气体后轻轻吐气。

(2)患者张口,将舌头向前伸出,然后做左右运动摆向口角,再用舌尖舔下唇后转舔上唇,并抵压硬腭部。

(3)做吮吸动作,如使用婴儿用奶瓶、奶嘴,嘱患者进行吮吸动作。

(4)做咀嚼动作,可空咀嚼或嚼口香糖。

(5)进行吞咽动作练习,如空吞咽,咽小冰块、小块果冻等。以上各种训练根据患者不同情况有针对性地练习,每日数次,以促进吞咽功能的恢复。

2. 进食训练

(1)创造安静的进食环境,便于集中精力进食。进食前应充分休息最少30 s。

(2)体位多选择坐位或半坐位,头转向健侧,如不能取坐位可采取健侧卧位。

(3)进食时尽可能让患者自己进行,不能自己进食时才协助。每次进食量不超过一勺,确认完全咽下后再进第二口。

3.配合针灸

风池、廉泉、合谷、天突等穴位以及头部的吞咽区,可帮助患者恢复进食。严重而不能恢复者及时给予鼻饲饮食。

(七)认知功能障碍的康复护理

认知功能障碍训练要与患者功能活动和解决实际问题的能力紧密配合进行,认知训练对患者的全面康复有着极其重要的作用。

(八)心理和情感障碍的康复护理

1.心理和情感障碍产生的原因

(1)对疾病的认识异常:患者往往在脑卒中早期表现出对疾病的否认和不理解,尤其是在患者存在偏身忽略和体象障碍时,患者自觉四肢仍能活动,否认有偏瘫。在护理体象障碍和偏身忽略患者时,要不断给予言语信息,口头述说患侧是患者的一部分,同时以各种方式提醒患者,要有耐心,以免使患者产生抑郁、失望等严重负性心理障碍。

(2)抑郁状态:脑卒中弛缓期过后,由于躯体障碍、对预后的担心、工作和地位的丧失等都可造成患者抑郁反应。表现为失眠、食欲和性欲减退、容易哭泣、自责、感到孤独或前途无望等。对抑郁患者应促使其倾诉及宣泄,帮助患者解决一些实际问题,如争取家人探望、协调社会关系,多安排一些他们愿意做的事情,充分发挥他们的生活能力,如安排看电视、读报纸、听音乐等,摆脱疾病带来的困扰,帮助他们从心理上树立战胜疾病的信心。

(3)情感失控:由于感觉输入的异常和大部分皮质功能紊乱,伴有假性延髓性麻痹的脑卒中患者,情绪释放不受高级神经系统控制,造成患者情感失控,容易产生强制性哭笑。应在此基础上进行上述各种功能障碍的康复护理。

2.心理和情感障碍康复护理

(1)良好的护患关系是良好沟通的切入点,能促进有效沟通;建立良好的病友关系,能振奋患者精神。

(2)运用心理疏导:帮助患者从认识上进行重新调整,消除诱因,帮助患者建立正常的情绪反应模式;促进患者建立主动认知模式,鼓励患者倾诉内心痛苦体验;对患者的需要给予理解、支持、安慰、激励、解释与积极暗示,指导其从正面、有利的方面看待现实,增强患者的心理应激能力。

(3)认知行为干预:根据认知过程影响情绪和行为的理论,首先评估患者认知能力及其与自我放松技巧的关系以及接受新事物的能力,鼓励患者练习自我活动技巧,增加成就感;模仿正面形象,自我校正错误行为,提高患者对现实的认知能力。可通过放松技巧和音乐疗法等方法达到目的。

(张可可)

第二节 颅脑损伤

一、概述

颅脑损伤(traumatic brain injury,TBI)多见于交通事故、工伤、运动损伤、跌倒和撞击等,占全身损伤的15％～20％,仅次于四肢创伤,年发病率为55.4/10万人口。颅脑损伤常与身体其他部位的损伤复合存在,其致残率及致死率均居首位,常常遗留不同程度的神经功能障碍,如意识、运动、感觉、言语、认知功能、排便排尿等方面的障碍。严重影响患者的生活和工作,对颅脑损伤患者进行早期和积极的康复护理,使患者受损的功能得以最大限度地恢复和代偿是非常必要的。

(一)临床表现

颅脑损伤的临床表现虽因致伤机制、损伤部位及就诊时间而有差异,但其伤后的常见症状和体征,仍有共性。具体表现如下。

1. 意识障碍

伤后绝大多数患者都会立即出现意识丧失,称为原发性昏迷,也是判断患者有无脑损伤的重要依据。头部外伤后意识障碍可有以下由轻到重的表现:①嗜睡;②昏睡;③浅昏迷;④昏迷;⑤深昏迷。

2. 头痛、呕吐

头部外伤性头痛可因头皮、颅骨的创伤而致,也可由蛛网膜下隙出血、颅内血肿、颅内压的高低或脑血管的异常舒缩所引起。早期的呕吐多因迷走神经或前庭神经等结构受损而致,后期频繁呕吐,则可能是因颅内压进行性增高而导致的。

3. 眼部征象

颅神经大部分与眼部功能有关,所以眼部症状及体征对头外伤患者的伤情判断及估计预后都有重要意义,特别是当患者处于昏迷状态时,眼部体征更是能够客观反映病情的可靠征象。眼部症状及体征包括:①瞳孔;②眼球运动;③眼底改变。

4. 锥体束征

伤后立即出现的一侧上、下肢运动障碍且相对稳定,多系对侧大脑皮质运动区损伤所致;凡伤后早期没有表现锥体束征,以后逐渐出现,同时伴有躁动和意识障碍加重者,常提示有继发性颅内血肿;偏身运动或感觉障碍,多为中央区前或后的脑挫裂伤和(或)出血;若有双侧锥体束征,双下肢肌张力增加,病理反射阳性,腱反射亢进,则多为脑干受压或后颅窝血肿所致;若表现阵发性四肢强直、角弓反张,两臂前旋时,呈去大脑强直发作状态,提示脑干受损;若伤后单肢运动障碍和肌张力减低,可能为局限性脑皮质损伤;若患者有一侧浅反射减退或消失,常提示对侧大脑半球损伤。

5. 生命体征异常

颅脑损伤时常伴有生命体征的改变。若伤后呼吸、脉搏、血压的紊乱时间延长,且无恢复迹象常表明有脑干较严重的损伤;若伤后生命体征已恢复正常,但随后又再次出现血压升高、脉压加大、呼吸和脉搏变慢等改变时,提示有进行性颅内压增高,常暗示颅内有继发性血肿;若患者早期出现休克,除婴儿外,均考虑其他部位合并有创伤性出血。

（二）处理原则

颅脑损伤患者需要手术治疗的只有 15% 左右,实际上绝大部分的轻、中型患者及重型中的一部分患者多以非手术治疗为主。即使是手术患者,术后也还需进行较之手术更为复杂的非手术综合治疗,才能使整个治疗得以成功。非手术的治疗包括以下几项。

（1）纠正水、电解质及酸碱平衡失调。

（2）维持呼吸道通畅。

（3）营养支持治疗。

（4）促醒治疗。

（5）针对颅内压增高的治疗。

（6）药物治疗:抗水肿、止血药、皮质激素、冬眠低温疗法、抗癫痫治疗、脑细胞代谢功能活化剂、神经生长因子等。

手术治疗:钻孔探查、骨瓣开颅、开放伤的清创术等。

二、主要功能障碍及评估

（一）主要功能障碍

颅脑损伤后常出现许多功能障碍,如认知、知觉、语言、运动和行为、情绪等功能障碍。

1. 损伤程度的评估

国际上普遍采用格拉斯哥昏迷量表（Glasgow coma scale, GCS）判断急性损伤期意识情况。按检查时患者睁眼、语言和运动三项反应的情况给予计分,总分为 15 分,最低分为 3 分。总分越低,表明意识障碍越重,总分在 8 分以下者为昏迷。按 GCS 计分和伤后昏迷时间的长短,可将颅脑损伤患者的伤情分为轻、中、重三型。

2. 认知功能评估

认知属于大脑皮质的高级功能范畴,主要涉及记忆、注意、理解、思维、推理、智力和心理活动等。TBI 患者常见的认知功能障碍有记忆障碍和知觉障碍。记忆障碍可采用 Wechsler 记忆量表或者临床记忆量表来评估;知觉障碍可采用 Rivermead 知觉评价表评估。其他认知功能的评估可参考认知功能评定方法。

3. 运动功能评估

TBI 可导致患者发生瘫痪、共济失调、震颤等运动功能障碍。运动功能的评估主要是对运动模式、肌张力、肌肉协调能力进行评估,可通过 Brunnstrom 分期、Bobath 方法、上田敏法、Fugl-Meyer 评定法、运动功能评估量表（motor assessment scale, MAS）和 MRC（medical research council）等方法来评定。

4. 言语功能评估

TBI 可能导致构音障碍、失语和言语错乱等言语功能障碍,而言语错乱是颅脑损伤较常见的一种言语障碍,其特点为错乱性语言,对时间、空间、人物定向障碍,但没有明显的词汇和语法错误;可通过对患者的发音情况和各种语言形式的表达能力（如听、说、读、写和手势）的评定来评估患者的言语功能状态。

（二）健康史及相关因素

1. 受伤史及现场情况

详细了解受伤过程,患者当时有无意识障碍,有无逆行性遗忘,受伤当时有无口鼻、外耳道出血或脑脊液漏发生,是否有头痛、恶心、呕吐等情况;了解现场急救情况。

2.既往史

了解患者既往健康状况。

(三)心理和社会支持状况

了解患者及亲属的心理反应。常见心理反应有震惊、焦虑、恐惧、担心等。了解患者及亲属对伤后功能恢复的疑虑及亲属对患者的支持度。

三、康复护理措施

(一)心理护理

由于急性颅脑损伤患者事发突然,出血较多处于高度紧张及恐惧之中,加之颅脑损伤导致肢体功能障碍,需要他人照顾,心理面临巨大的打击和压力,常出现消沉、抑郁、悲观和焦虑,甚至会产生轻生的念头及其他异常行为。因此,应与患者多交谈,安慰患者,向他们说明病情,使患者能面对现实,逐步消除恐惧、焦虑,稳定其心理状态,更好地与医护人员合作,促使各项功能的早日恢复。

(二)保持呼吸道的通畅

深昏迷的患者取侧卧位或侧俯卧位,有利于口腔内分泌物排出;及时清除呼吸道分泌物、血液、脑脊液、呕吐物等;对于短期不能清醒者,行气管插管或气管切开,使用呼吸机辅助呼吸;对气管插管或气管切开的患者要注意保持室内适宜的温度和湿度,湿化气道,同时使用抗菌药物预防呼吸道感染。

(三)改善营养状况

严重的分解代谢使体内乳酸堆积后加重脑水肿,影响患者的康复。宜给予高蛋白、高热量饮食,避免低蛋白血症,提高机体免疫力,促进创伤的恢复及神经组织修复和功能重建。早期采用肠外营养,逐步过渡到肠内营养支持,同时保持水盐电解质的平衡。当患者逐渐恢复主动进食活动功能后,鼓励和训练患者吞咽和咀嚼功能。

(四)恢复功能训练的康复护理

1.运动功能障碍训练的康复护理

患者神志清醒、生命体征稳定者,应尽早活动。可帮助患者进行深呼吸、肢体主动被动运动、床上活动,以及坐位、站位练习。在练习时要注意循序渐进并观察患者的呼吸、心率和血压变化。对于弛缓性瘫痪患者,可采用低频脉冲电刺激疗法增强肌张力、兴奋支配肌肉的运动神经或感觉神经,以增强肢体的运动功能。颅脑损伤患者的运动功能障碍的康复护理与脑卒中相似,详见脑卒中章节。

2.认知功能障碍训练的康复护理

(1)记忆训练:记忆是过去感知过、体验过和做过的事物在大脑中留下的痕迹,是过去经验在人脑中的反映,是大脑对信息的接受、贮存及提取的过程。改善记忆功能可按照医嘱给予患者尼莫地平或石杉碱甲辅助治疗。在进行功能训练时,要注意训练由简单到复杂,将记忆作业化整为零,然后逐步串接;每次训练的时间要短,速度要慢,开始要求记忆的信息量要少,信息呈现的时间要长,以后逐步增加信息量;患者取得成功时,要及时鼓励,增强患者的信心。

(2)注意训练:注意是心理活动对一定事物的指向和集中。TBI患者往往不能注意或难以集中足够长的时间去处理一项活动任务,容易受到外界环境因素的干扰而精力分散。常用的训练方法有猜测游戏、删除游戏、时间感训练等。

(3)思维训练:思维是心理活动最复杂的形式,是认知过程的最高阶段,涉及推理、分析、综合、比较、抽象、概括等认知过程,这些过程往往表现于人们对问题的解决中。常用的训练方法有指出报纸中的信息、排列数字、分类等。

(李潇瞳)

第三节 脑性瘫痪

一、概述

脑性瘫痪(cerebral palsy,CP)简称脑瘫。是自受孕开始至婴儿期非进行性脑损伤和发育缺陷所导致的综合征,主要表现为运动发育迟缓及姿势控制异常。脑瘫的最重要致病因素是胎儿脑缺氧或脑部血液灌注量不足。在我国引起脑瘫的主要危险因素有:胎儿发育迟缓、早产儿、低出生体重儿、胎儿宫内窘迫、出生窒息和高胆红素血症。按临床分型分为痉挛型(spastic),不随意运动型(dyskinetic),强直型(rigid),共济失调型(ataxia),肌张力低下型(hypotonic),混合型(mixed types)。按瘫痪部位分为单瘫,双瘫,三肢瘫,偏瘫,四肢瘫。根据病情严重程度可分为轻、中、重度。发达国家脑瘫发生率为2‰~3‰,国内0~6岁儿童脑瘫患病率约为1.86‰,目前全国有31万例脑瘫患儿,每年新增4.6万例。康复的基本目标就是应用各种康复技术,对脑瘫患儿进行全面的、多样化的康复治疗和康复护理,帮助他们获得最大的运动、智力、语言和社会适应能力,改善生存质量,以适应家庭和社会生活。

二、主要功能障碍及评估

(一)主要功能障碍

1.运动发育迟缓及姿势控制

异常脑性瘫痪的运动发育一般不能达到同龄正常儿的发育水平,并具有异常的运动模式及异常姿势。

(1)痉挛型:最常见,占脑瘫患儿的2/3,主要病变在锥体束。临床以肌张力明显增高、运动发育迟缓和肢体异常痉挛为特征。主要表现在前臂屈肌、髋的内收肌群、股四头肌、股三头肌等的肌肉紧张性增高。出现相应的前臂旋前、手指关节掌屈、拇指内收、手指尺侧偏位;由于髋关节屈曲、躯干前屈,坐位时出现圆背,身体不能竖直等;由于大腿内收肌群的痉挛收缩,站立时尖足着地,步行时出现剪刀步态。痉挛症状常在患儿用力、激动时加重,安静入睡时减轻。由于关节痉挛,自主运动十分困难;严重者出现肌腱痉挛,关节畸形。

(2)不随意运动型:主要病变部位在锥体外系。表现为肢体的不随意动作。在紧张兴奋时,不自主运动增多,安静时消失。患儿表情奇特,挤眉弄眼,或哭或笑,动作不协调,通常累及全身,头部控制能力差。

(3)强直型:比较少见,病变部位比较广泛,主要表现为锥体外系损伤症状。由于全身肌张力显著增高,身体异常僵硬,使患儿四肢被动运动时,检查者可感觉其主动肌和拮抗肌有持续的阻力,四肢肌张力呈铅管状或齿轮状增高,尤其在缓慢运动时的抵抗力最大。腱反射正常,常伴有严重智能障碍。

(4)共济失调型:此型较少见,主要病变在小脑。表现为平衡失调,肌张力大多低于正常,位置觉与平衡觉丧失,步态不稳,如酒后的醉酒步态,不协调性运动和辨距障碍,常有眼球震颤、语言断续和讲话不清。

(5)肌张力低下型:此型患儿肌张力显著降低,呈软瘫状。肌肉松软无力,自主动作极少。仰卧时,四肢均外展、外旋,头部偏向一侧,似仰翻的青蛙。俯卧时不能抬头,四肢不能支撑,腹部贴床。由于肌张力低下,易发生吸吮和吞咽运动困难。另外,此类患儿呼吸运动比较浅弱,咳嗽无力,易发生呼吸道阻塞。肌张力低下型是脑瘫的暂时阶段,一般在 2～3 岁后大多转变为其他类型,如不随意运动型和痉挛型。

(6)混合型:上述两种或两种以上类型的症状、体征同时出现于一个患儿,称之为混合型。多见于痉挛型与不随意运动型混合。

2.伴随障碍

(1)语言障碍:脑瘫患儿中 1/3～2/3 有不同程度的语言障碍。表现为语言发育迟缓,发音困难,构音不清,不能成句说话,不能正确表达,有的患儿完全失语。不随意运动型脑瘫患儿更易伴有语言障碍。

(2)智能障碍:部分患儿伴有不同程度的智能障碍,其中痉挛型四肢瘫痪及强直型脑瘫患儿智能常常更差。

(3)视觉障碍:约半数以上患儿伴视觉障碍,多为视网膜发育不良或枕叶大脑皮层及视神经核变性,传导通路性损伤。主要表现为内、外斜视,视神经萎缩,动眼神经麻痹,眼球震颤及皮质盲。

(4)听觉障碍:多为核黄疸引起,部分患儿听力减退甚至全聋,以不随意运动型患儿最为常见。

(二)评估

1.健康状态评估

(1)患儿一般情况:包括出生日期、出生体重(是否是巨大儿或低体重儿)、身长、头围、胎次、产次、胎龄(足月儿、早产儿、过期产儿)、单胎(或双胞胎)等。

(2)父母亲一般情况:包括年龄、职业、文化程度、有无烟酒嗜好等。

(3)家族史:患儿家族中有无脑瘫、智力低下、癫痫、神经管发育畸形患者,患儿母亲是否分娩过类似疾病的孩子,家族有无其他遗传病史等。

(4)母亲孕期情况:有无妊娠期并发症(如妊娠高血压综合征)、外伤史、先兆流产、孕早期病毒感染、接触放射线、服药史等。

(5)母亲分娩时情况:是剖宫产还是自然产,如果是自然产,是头位还是臀位;是否使用胎头吸引器或产钳助产;是否难产;有无羊水堵塞、胎粪吸入、脐带绕颈所致的出生时窒息等。

(6)患儿生长发育情况:是否按时进行预防接种,是否到过疫区,居住环境周围有无污染源,有无脑外伤史,有无胆红素脑病及脑炎等病史。

2.躯体功能评估

如肌力、肌张力、关节活动度、原始反射或姿势性反射、平衡反应、协调能力、站立和步行能力(步态)等。

3.言语功能评估

主要是通过交流、观察或使用通用的量表，评估患者有无言语功能障碍。常见的言语功能障碍，包括失语症(dysphasia)、构音障碍(dysarthria)、言语失用症(apraxia of speech)。

4.感、知觉功能评估

脑性瘫痪患儿多伴有感觉异常及知觉缺损，尤其是痉挛型脑瘫患儿表现更为明显。可通过温、触、压觉的检查来确定障碍情况，也可通过询问家长，得知患儿是否不喜欢他人抚摸与抱，是否对各种感觉反应不灵敏等。

5.日常生活活动能力评估

日常生活活动包括运动、自理、交流及家务活动等。运动方面有床上运动、轮椅上运动和转移、室内或室外行走、公共或私人交通工具的使用。自理方面有更衣、进食、如厕、洗漱、修饰等。交流方面有打电话、阅读、书写、使用电脑、识别环境标志等。家务劳动方面有购物、做饭、洗衣、使用家具及环境控制器(电源开关、水龙头、钥匙等)。日常生活活动能力评估，对确定患儿能否独立及独立的程度、判定预后、制订和修订治疗计划、判定治疗效果、安排返家或就业都十分重要。评估可在患儿实际生活环境中进行，通过观察患儿完成实际生活中的动作情况，以评估其能力。有些不便完成或不易完成的动作，可以通过询问患儿本人或家长的方式取得结果，如患儿的大小便控制、个人卫生管理等。还可采用功能活动问卷(the functional activities questionnaire,FAQ)、快速残疾评定量表(rapid disability rating scale,RDRS)等。

6.心理社会评估

(1)评估患儿家长对患儿患病的反应、采取的态度和认识程度，以及家庭和社会支持系统情况。面对脑瘫患儿，家长内心十分痛苦和忧虑，一方面会产生负罪感，尤其是母亲，认为是自己的过失造成了孩子的不幸，往往处在深深的自责中，觉得对不起孩子；另一方面对预后非常担忧，考虑是否会导致患儿终身残障(handicap)。家长的情绪和反应会影响患儿，使患儿处于紧张、低沉、不安的环境中。

(2)对不伴有智力障碍的年长儿，评估其对患病的反应和接受程度。由于中枢性运动障碍，患儿的恐惧心理和不安定感很强，害怕摔倒，不敢走路。患儿情绪不稳定，易激动，个性固执、孤僻、有自卑感，并常伴有学习和社交困难。

7.辅助检查

(1)影像学检查：头部 CT 及 MRI 可以了解颅脑的结构有无异常，确定异常的性质与部位。头颅 CT 可显示某些脑瘫患儿的病变所在，如脑室周围脑萎缩、皮质萎缩或伴皮质下萎缩、脑软化灶或出现脑穿通畸形，或者中间部结构异常如胼胝体发育不全等。头颅 MRI 检查可分辨脑组织结构异常，灵敏度高，但 MRI 检查时间较长，存在小婴儿不合作等问题，可选择性应用。

(2)脑电图检查：据文献报道，约 80% 脑瘫患儿的脑干听觉诱发电位测定结果异常，其中偏瘫的脑电图异常率更高。虽然有脑电图异常者不一定有癫痫发作；有癫痫发作史者，脑电图也不一定为异常，但仍宜对所有脑瘫发生抽搐的患者进行脑电图监测，以便确定是否合并癫痫。

(3)脑干听觉诱发电位测定：有些脑瘫患儿的脑干听觉诱发电位测定结果异常，常见的为潜伏期Ⅰ、Ⅳ、Ⅴ波及峰间潜伏期延长等异常表现，不随意运动型患儿异常率较高。

(4)智商测试：小儿智力测验的方法较多，基本上分为两大类：一类是筛查性的智力测验，如丹佛发育筛查测验、绘人测验等;另一类是诊断性智力测验,如盖塞尔发育量表、韦克斯勒儿童智力量表等。由于脑瘫患儿常伴有运动、语言、智力、认识等多种功能障碍,智力测验的结果准确性差,不能真实反映患儿实际的智力程度。

(5)其他检查:如心电图检查、甲状腺功能测定、免疫功能评定。

三、康复护理措施

基本原则应遵循早发现、早确诊、早治疗。应采用综合康复的治疗手段,如物理疗法、作业疗法、言语治疗、药物等,结合心理康复、教育康复和社区康复,尽可能最大限度地降低患儿残疾程度,提高其日常生活活动能力。并结合儿童年龄及发育特点,采取多变化、有趣味的训练方法,鼓励家庭的共同参与,使患儿的运动功能、日常生活能力、交流及社会适应能力得到最大程度的提高。

(一)常用的康复训练方法

1. 运动疗法(movement therapy)

脑瘫运动疗法包括头部控制能力训练、翻身训练、坐位训练、爬行训练、膝立位训练、站立训练、行走训练,以及上肢与手部训练。进行运动康复的治疗,应按照小儿运动发育规律,自上而下,由近及远,从简单到复杂,逐项训练,循序渐进。另外,在训练中可穿插游戏和娱乐活动,避免训练枯燥乏味。当患儿对训练产生厌倦感时,要立即停止,切勿采取强迫手段,防复吸治疗产生恐惧和抗拒。

2. 作业疗法

脑瘫患儿日常生活活动能力训练是脑瘫康复治疗中重要的组成部分,包括如下几个方面。

(1)进食训练:对于咀嚼、吞咽困难的患儿,将食物喂到患儿口内时,要立即用手托起小儿下颌,促使其闭嘴。若食物不能及时吞咽,可轻轻按摩患儿颌下舌根部,以促进做吞咽动作。在喂食时,切勿在患儿牙齿紧咬的情况下,强行将汤匙抽出,以防损伤牙齿,应等待患儿自动松口时,将汤匙迅速抽出,喂食时要使患儿保持坐位或半坐位,头处于中线位,避免患儿头后仰时导致异物吸入气管。让患儿学习进食动作,手把手教其进食,尽快使患儿能够独立进食。

(2)大小便训练:养成定时大小便习惯,并掌握在便盆上排泄的方法。学习使用手纸和穿脱裤子。

(3)穿脱衣服训练:穿脱衣服时应注意患儿的体位,通常坐着穿衣服较为方便。为患儿选择穿脱方便的衣服,一般瘫痪侧的肢体先穿、后脱,通常让患儿先学脱、后学穿。

(4)卫生梳洗训练:根据患儿年龄进行训练,让患儿认识五官等身体各部位名称,熟悉常用的梳洗用具并掌握正确的使用方法。

3. 语言障碍矫治

首先要保持正确的姿势,维持患儿头的正中位置,在面对患儿眼睛的高度与其交谈。不管患儿懂或不懂,都要利用各种机会跟其说话。

为了树立患儿学说话的信心,要鼓励患儿发声,当患儿发声时要立刻答应并与其对话,即使说不成句,也应点头示意,同时予以表扬及鼓励。语言训练是一项长期而艰苦的工作,需要极大的耐心并持之以恒。

4. 物理疗法

常用的物理疗法有神经肌肉电刺激疗法、温热疗法、超声波疗法、水疗法。

（二）患儿良肢位的保持

良肢位是指为防止或对抗痉挛姿势的出现,促进正常运动模式和其发育所采取的体位。其主要方法是控制关键点,增加稳定性,促进正常运动模式。

1. 头部及肩的控制

脑性瘫痪患儿头部与肩部的位置会影响他的全身,会因头与肩的位置异常而导致异常的姿势与异常的运动,进一步会影响患儿的就餐、穿衣等日常生活活动的能力,必须正确地进行控制。对于头部过伸、肩部向前突出的脑瘫患儿,要用两前臂压住患儿两肩,使肩向后,然后将两手放于患儿头的两侧轻轻向上抬起,并且要轻轻牵拉颈部使之伸长;对于坐位时表现出的肩胛带内收,两上肢屈曲向后,头部过度伸展的患儿,将前臂从患儿颈部后面环绕过去,将肩部推向前、向内,头部就会变伸展为屈曲;若患儿表现为全身软弱无力,头抬起后不能保持正中位时,可将拇指放于患儿两侧胸的前面,其余四指在肩后紧握患儿的双肩,将两肩拉向前方,同时扶持住双肩,如此可使患儿抬起头,并能较轻松地保持这种姿势。

2. 患儿坐位良肢位

（1）患儿在椅子上的正确坐位:应该是髋关节屈曲,脊柱与头颈成一直线,膝关节屈曲,全足底着地。对于手足徐动型脑瘫患儿,为了使患儿能保持正确坐姿,应该抑制头的伸展与肩胛带内收,促进髋关节屈曲。肌张力低下型患儿坐在椅子上表现为脊柱不能竖直,不能抬头。可用两手扶持在患儿的两侧腰骶部,四指在外侧,拇指放于脊柱的两侧,轻轻向下推压,给患儿一个支点,这样可以促使患儿抬头与伸直躯干。

（2）患儿在床上的正确坐位:如果是不随意运动型的患儿,床上的最佳坐位应该是屈曲患儿的双下肢,使患儿形成一种腹部紧贴大腿的坐姿,然后握住患儿的双肩,缓慢加压的同时将两肩向前、向内推压,这样患儿就可以将两手伸出,在前面支持身体或抓玩具。对于痉挛型脑瘫患儿,应注意控制髋关节的屈曲状态,在患儿身后,用两上肢从患儿双腋下伸向大腿,扶住大腿内侧,将患儿拉向自己,使患儿躯干的重量负荷于他自己的座位支撑面上,并要保持两下肢外展的姿势。一定要注意,大多数痉挛型患儿在床上取坐位时不以坐骨结节为支点,体重负荷于骶骨上,而呈现脊柱屈曲、骨盆后倾的状态,这样的患儿不应让他取伸腿坐位,最好让他坐在椅子或木箱上,使双足能支撑于地面。但是,如果大腿后侧肌群明显紧张,则可坐于三角垫上,伸直双腿。

3. 患儿睡眠良肢位

脑瘫患儿最佳的睡眠体位是侧卧位,这样患儿比较容易将双手放在身体前面,有利于伸展肘关节和促进上肢运动的发展,并抑制角弓反张及头部、躯干和四肢的非对称姿势。

（三）脑瘫患儿的被抱肢位

对于痉挛型脑瘫患儿,由于他们身体总是长期处于僵直状态,故抱这类患儿时,应先把患儿屈曲。也就是说,把孩子双腿先分开,再弯起来,或者患儿双手分开,头略微下垂,也可让患儿把头枕于抱者肩上。不随意运动型患儿的被抱肢位,与痉挛型患儿有很大不同。主要区别为当将患儿抱起时,患儿的双手不再是分开而是合在一起的,双侧腿靠拢,关节屈曲,尽量接近胸部,使患者维持好这一肢位后,把他抱在胸前,也可抱在身体的一侧。共济失调型脑瘫患儿在临床上合并有痉挛型或手足徐动型症状,故对患儿的抱法与前面基本相同,只是患儿临床上表现出什么症状,就选择相应的肢位。弛缓型脑瘫患儿,身体像"软面条"一样无力,当抱这类患儿时,除了帮助把双腿蜷起,头微微下垂外,最重要的是给他(她)一个很好的依靠。另一种方法是护理者把手从患儿的左腋下穿过,手掌托住他的右臀部。

(四)给予患儿及其家长情感支持,满足其心理需要

脑瘫患儿是不幸的,承受着身心双重痛苦。康复护士应给予患儿更多的爱心,对其运动、语言、智力等方面的功能障碍不歧视、不嘲讽,对患儿态度和蔼、亲切,耐心细致地照顾患儿,让其感受到温暖和关爱。经常与患儿交流,包括眼睛的、语言的、身体的。给患儿讲故事,组织其一起做游戏。对学龄期患儿教其掌握正确的书写动作、执笔姿势,进而学习写字、画画。对于患儿家长,要给予充分的理解和支持。首先帮助家长正确认识早期治疗的重要性,使其了解早期治疗可最大限度地减轻残障程度,提高患儿的自理能力。另外,平时应经常与家长沟通,了解他们的想法和要求,耐心解答他们提出的问题,减轻家长的焦虑心理,使他们树立信心,并积极配合和参与对患儿的康复训练,为患儿的治疗创造一个良好的氛围。

(李潇瞳)

第四节　脊髓损伤

一、概述

脊髓损伤(spinal cord injury,SCI)是指由于各种因素导致的脊髓结构、功能的损伤,造成损伤平面以下的脊髓神经功能的障碍,表现为运动障碍、感觉障碍和自主神经功能障碍。致病因素分外伤性与非外伤性,以外伤性造成脊髓损伤为多见。外伤性脊髓损伤发病以青壮年为主,男性约为女性的 4 倍。我国 SCI 的主要原因是交通事故、高处坠落、运动损伤等。SCI 是一种严重的致残性损伤,颈脊髓损伤造成的四肢瘫痪称四肢瘫,胸段以下脊髓损伤造成躯干和下肢瘫痪而未累及上肢时称截瘫,严重影响患者生活自理能力和社会活动能力。

二、主要功能障碍

脊髓损伤后主要表现为脊髓休克、运动和感觉障碍、肢体痉挛、体温控制障碍、大小便功能障碍、性功能障碍等,并可进一步引起压疮、肺部感染、肺不张、尿路感染、尿路结石、肾功能不全、直立性低血压、心动过缓、深静脉血栓、骨质疏松等一系列并发症。此外,脊髓损伤患者因有不同程度的功能障碍,会产生严重的心理负担及社会压力,存在心理障碍。

三、康复护理评定

(一)感觉、运动功能障碍的评估

运动和感觉功能障碍是脊髓损伤的主要临床特征。完全性脊髓损伤造成神经损伤平面以下的感觉、运动功能完全丧失。不完全性损伤可表现为不同的临床综合征。

1. 脊髓神经损伤平面的评估

神经平面是指脊髓具有身体双侧正常感觉、运动功能的最低节段。脊髓损伤后感觉和运动平面可以不一致,左右两侧亦可能不同。神经平面的判断以运动平面为主要依据,但在 $T_2 \sim L_1$,无法评定运动平面,只能依据感觉平面判断。脊髓神经损伤平面的评估采用选取感觉水平皮肤标志和运动功能肌肉标志进行。感觉损伤平面的评估于感觉水平皮肤标志判断针

刺觉和轻触觉。运动功能损伤的评估选取保持运动功能(肌力 3 级或 3 级以上)的肌肉标志判断。

2.脊髓损伤程度的评估

按照美国脊髓损伤协会(ASIA)标准,运动不完全性损伤患者必须是感觉不完全性损伤,且保留有肛门括约肌自主收缩或者脊髓损伤运动平面以下三个节段以上残存有运动功能。ASIA 损伤程度量表将损伤程度分为 5 级。损伤是否为完全性的评定以最低骶节段($S_4 \sim S_5$)有无残留功能为准。做肛门指检,残留感觉功能时,刺激肛门皮肤与黏膜处有反应或刺激肛门深部时有反应;残留运动功能时,肛门指检时肛门外括约肌有自主收缩。

(二)肢体痉挛的评估

肢体痉挛也是脊髓损伤常见的功能障碍。肌痉挛对行走、上肢活动功能有明显影响,评估其严重程度目前临床多用改良的 Ashworth 评估量表。评估时检查者徒手牵伸痉挛肌进行全关节活动范围内的被动活动,通过感觉到的阻力及其变化情况把痉挛分成 0～4 级。

(三)日常生活活动能力(ADL)评估

在脊髓损伤恢复期,大家对日常生活活动能力最为关注,因为 ADL 关系患者预后,能否重返社会。ADL 评估是作业疗法中最重要的部分,因为日常生活活作如进食、排泄、穿脱衣服、洗漱等是人们生存的最基本活动。脊髓损伤患者可采用改良的 Barthel 指数评估,或对脊髓损伤患者做功能独立性评估(FIM)。

(四)心理评定

脊髓损伤患者存在心理障碍,对疾病的康复有直接的影响,有必要对患者进行心理评定。脊髓损伤后患者存在五个不同的心理过程:①震惊阶段;②否定阶段;③抑郁或焦虑反应阶段;④对抗独立阶段;⑤适应阶段。应对患者做出焦虑或抑郁的评价。

四、康复护理措施

脊髓损伤的处理原则是以预防为主、综合治疗和早期康复。

(一)脊髓损伤早期的康复护理措施

脊髓损伤早期一般指受伤开始至伤后一个月内,包括现场急救、卧床期和损伤初期。

1.现场急救

对脊髓损伤的急症患者进行现场急救时,搬动患者前首先检查肢体活动及感觉有无异常。如无异常,可使头颈部处于固定位置下移动患者,平卧位于硬板上,头颈部两侧加垫避免摆动。如检查有神经症状,则纵轴方向轻轻牵引头颈,固定好移至硬板上,迅速转送医院。

2.尽早解除脊髓压迫症状

对于脊髓横断完全性损伤患者,在 24 h 内给予停止损伤病理变化的处理,如脊髓切开、局部冷冻、高压氧、药物应用等,都可以改变脊髓损伤后继发变化,有利于截瘫的部分功能恢复。

3.皮肤护理

必须经常保持皮肤清洁,避免身体局部长时间受压,要定时为患者翻身,尤其要注意预防压疮,要经常查看皮肤有无变红破损。压疮一旦出现,必须及时处理,防止扩大,并促进早日愈合。

4.体位处理

为防止挛缩畸形,患者宜卧于有垫褥的硬板床上。要鼓励患者多采取俯卧位,逐渐增加俯卧时间,直到能在俯卧位睡眠。不仅能防止和矫治下肢屈曲挛缩,亦有助于预防压疮发生和促进膀胱的排空。对痉挛较明显的患者,还要在卧床或长时间坐位时经常用枕头、软垫等将两膝适当分开。

5. 配合物理治疗

治疗师鼓励患者早期于床上进行康复训练,在生命体征稳定之后就应立即开始全身各关节的被动活动,1～2 次/天,每一关节在各轴向活动若干次即可,以避免关节挛缩。要注意动作轻柔、缓慢、有节奏,活动范围应达到最大生理范围,但不可超过,以免拉伤肌肉或韧带。

6. 直立适应

(1)起坐训练:在无头晕等低血压表现的前提下,逐步从卧位转向半卧位或坐位。

(2)站立训练:患者起坐训练无直立性低血压等不良反应后,可进行站立训练,一般采用站直立床训练,倾斜的高度每日逐渐增加,循序渐进。下肢可使用弹性绷带,同时可使用腹带,以减少静脉血液淤滞。

7. 呼吸及排痰训练

对呼吸肌麻痹的患者应进行腹式呼吸训练、咳嗽、咳痰及体位排痰训练,促进呼吸功能。

8. 大、小便训练

早期采用留置导尿管训练膀胱功能,定时开放导尿管,形成反射性膀胱。要求患者定时排便,便秘者可用润滑剂、缓泻剂或行灌肠等治疗。

(二)脊髓损伤恢复期的康复护理措施

一旦患者生命体征稳定、骨折部位稳定、神经损害或压迫症状稳定、呼吸平稳后即可进入恢复期治疗。

1. 肌力训练

训练的目标是使肌力达到 3 级以上,以恢复肌肉功能。脊髓损伤者为了应用轮椅、拐杖或助行器,在卧位、坐位时均要重视锻炼肩带肌力,包括上肢支撑力训练,肱三头肌、肱二头肌训练和握力训练。对于采用低靠背轮椅者,还需要进行腰背肌的训练。步行训练的基础是腹肌、髂腰肌、腰背肌、股四头肌、内收肌等训练。

2. 肌肉与关节牵张训练

脊髓损伤存在肢体痉挛,为改善肢体痉挛应进行肌肉与关节牵张训练,包括腘绳肌牵张、内收肌牵张和跟腱牵张。腘绳肌牵张是为了使患者直腿抬高大于 90°以实现独立坐。内收肌牵张是为了避免患者因内收肌痉挛而造成会阴部清洁困难。跟腱牵张是为了保证跟腱不发生挛缩,以进行步行训练。牵张训练是康复治疗过程中必须始终进行的项目。

3. 日常生活活动训练

应训练患者的日常生活活动能力,如进食、穿衣、梳头、刷牙、洗脸、剃胡须等。

4. 坐位训练

床上坐位可分为长坐(膝关节伸直)和短坐(膝关节屈曲)。实现长坐才能进行床上转移训练与穿裤、袜和鞋的训练,其前提是腘绳肌必须牵张度良好,髋关节活动超过 90°。

5. 转移训练

转移训练包括独立转移和帮助转移。帮助转移指者在他人的帮助下转移体位。独立转移指患者独立完成转移动作,在转移时可以借助一些辅助工具。

(李潇瞳)

第五节　周围神经病损

一、概述

周围神经病损是指周围神经干或其分支因损伤或疾病而致靶组织的运动、感觉或自主神经的结构和功能障碍。周围神经病损分为周围神经损伤和神经病两大类,常因神经挤压、神经牵拉、神经断裂、感染、中毒和营养代谢障碍等所致。临床按外伤对轴索造成的损害程度可分为神经失用、神经轴突断裂和神经断裂三类。

神经失用多因挤压或药物损害所致,一般可在 6 个月内完全恢复;神经轴突断裂多为挤压或牵拉所致,可自行恢复,轴突自损伤部位向远端再生,速度为每日 1～2 mm;神经断裂多为严重拉伤或切割伤引起,必须手术修复。临床上常见的周围神经病损有臂丛神经损伤、桡神经损伤、正中神经损伤、尺神经损伤、腓总神经损伤、特发性面神经麻痹等。周围神经病损在临床上发病率较高,损伤后功能障碍比较严重。近年来,随着医学不断进步,使周围神经病损的治疗效果大大提高,但功能障碍的恢复离不开康复治疗和护理。因此,积极合适的康复处理不仅能预防或减轻并发症,而且能促进神经的修复与再生,使患者最快地恢复实用功能,减少残疾发生。

二、主要功能障碍

周围神经病损临床主要表现为受损神经干支配区域出现疼痛、运动障碍、感觉障碍、自主功能障碍以及反射减弱或消失等。

常见的周围神经病损有三叉神经痛、肋间神经痛、坐骨神经痛、急性感染性多发性神经根炎、特发性面神经炎(Bell 麻痹)、糖尿病性周围神经病、尺神经损伤、正中神经损伤、腓总神经损伤、胫神经损伤等。

三、康复护理评定

周围神经病损后,除了须仔细而全面地采集病史、进行全身体格检查外尚应进行康复评定,以便正确判断病损的部位、病理变化的性质和过程以及功能障碍的程度和预后。

(一)运动功能障碍的评定

依据病史和物理检查材料,作肌力测定、关节运动范围测定和日常生活活动能力测定。上肢病损注意检查手的灵活性和做精细动作的能力;下肢应做步态分析。测定时要裸露检查部位,体位要标准,正确检查被测肌肉的收缩活动,防止代偿运动,从而评定出障碍程度和残存的潜力。可采用英国医学研究院神经外伤学会对运动功能恢复情况的评定方法,该方法将神经损伤后的运动功能恢复情况分为六级,这种分法对高位神经损伤很有用。

(二)感觉功能障碍的评定

感觉功能恢复评定可采用英国医学研究院神经外伤学会的六级分级和关节挛缩。

四、康复治疗

1. 病因治疗

尽早去除病因,防止神经损伤进一步加重。

2.运动疗法

运动疗法是周围神经病损的重要康复护理措施。具体措施有以下几点。①保持功能位：应用矫形器、石膏托、毛巾将受累肢体各关节保持在功能位。②被动运动和推拿：可直接或借助器械对受累处进行被动运动，或患者用健侧肢体帮助患侧肢体进行自主运动；亦可采用推拿方法，以改善血液循环、延缓肌肉萎缩。③主动运动：如神经病损程度较轻，肌力在 2～3 级以上，在早期可进行主动运动。

3.物理因子的应用

早期应用超短波、微波、红外线照射，蜡疗，超声波疗法，低、中频电刺激等，有条件可用水疗。

4.矫形器的应用

周围神经损伤早期使用夹板，可以防止挛缩等畸形发生，例如腕、手指可使用夹板固定。足部肌力不平衡所致足内翻、足外翻、足下垂，可用下肢短矫形器，大腿肌群无力致膝关节支撑不稳、小腿外翻、屈曲-挛缩，可用下肢长矫形器矫正。

（二）恢复期康复护理措施

急性期炎症水肿消退后，即进入恢复期。此期康复护理的目的是促进神经再生、促进运动和感觉功能的恢复、增加关节活动度和感觉功能的恢复，最大限度地恢复其生活能力和社会活动。

1.物理因子疗法（physiotherapy）

可继续选用早期康复的护理方法，并采用神经肌肉电刺激疗法以保持肌肉质量，迎接神经再支配；采用氦-氖（He-Ne）激光沿神经走行表浅部位取穴照射并与指数曲线电流刺激疗法相结合，对促进神经再生效果显著；在出现轻微主动运动时，采用肌电生物反馈疗法，可发挥患者主动活动的潜力。

2.运动疗法

根据病损神经核肌肉瘫痪程度，制订运动处方，运动量由助力运动-主动运动-抗阻运动顺序渐进，与蜡疗、泥疗、红外线疗法、电光浴水疗等疗法配合效果更佳。

3.作业疗法

根据肌力及肌肉耐力的检查结果，进行有关作业疗法训练，如进行 ADL 训练、编织、打字、木工、雕刻、缝纫、刺绣、泥塑、修理仪器、文体和娱乐活动等。注意逐渐增加作业难度和时间，并防止由于感觉障碍而引起机械摩擦性损伤。

4.感觉训练

先进行触觉训练，选用软物（如橡皮擦）摩擦手指掌侧皮肤，然后进行震动觉训练。后期训练主要是对多种物体大小、形状、质地和材料的鉴别，可将一系列不同大小、形状、质地、材料制成的物体放在布袋中让患者用手触摸辨认，如钥匙、扣子、硬币等。

5.药物治疗

早期应用具有营养神经作用的药物，如神经生长因子、维生素 B_1 和维生素 B_{12}、烟酸、辅酶 A、ATP 等，以促进神经再生。

6.手术吻合和矫治

根据神经再生受阻的原因，可行手术吻合断裂的神经，切除损伤神经的骨刺、骨痂，将神经从瘢痕中松解出来。对挛缩畸形肢体进行手术矫治。

7.心理康复护理

周围神经病损患者,往往伴有急躁、焦虑、抑郁、躁狂等心理问题,担心病损后不能恢复、就诊的经济负担、病损产生的家庭和工作等方面的问题。可采用医学教育、心理咨询、集体治疗、其他患者示范等方式来消除或减轻患者的心理障碍,使其发挥主观能动性,积极地进行康复治疗。

（李潇瞳）

第六节　常用康复物理治疗与护理

一、运动治疗

（一）概述

1 定义

物理治疗(physical therapy,PT)是指应用光、电、声、磁、力和热等物理学因子来治疗疾病,改善或重建躯体功能的一种方法。其中以运动学、生物力学和神经发育学为基础,以作用力和反作用力为主要治疗因子,通过徒手或借助器械的方式,达到恢复或改善躯体、生理、心理和精神功能障碍的治疗方法称为运动治疗,是现代物理治疗的主要部分。

2.治疗作用

(1)改善肌肉、骨骼、关节、韧带等运动组织的血液循环和代谢能力。

(2)止痛,改善关节活动范围,放松肌肉,纠正躯体畸形。

(3)增强肌力、肌耐力、心肺功能,提高平衡协调能力。

(4)提高神经-肌肉运动控制能力。

3.基本种类

包括被动运动(passive movement)、助力运动(assisted movement)、主动运动(active movement)、抗阻运动(resisted movement)、牵伸运动等。

运动疗法的内容丰富,根据治疗目的不同可以分为关节活动范围训练、肌力增强训练、平衡训练、协调性训练、呼吸训练、体位摆放及体位转换训练、步行训练、医疗体操、易化技术等,分别简述如下。

（二）关节活动范围训练

1.概述

关节活动范围即运动时关节活动的弧度,有主动和被动之分:①被动关节活动范围,是指肌肉无主动收缩、在外力作用下关节活动的弧度;②主动关节活动范围:是由肌肉主动收缩时关节活动的弧度。关节活动范围训练是指利用各种有效的措施来维持和恢复因组织粘连或者肌肉痉挛等原因所导致的关节活动障碍的运动训练。

2.影响关节活动的因素

主要包括生理因素和病理因素:①生理因素,如拮抗肌肌张力的限制、软组织相接触、关节周围韧带的紧张或松弛、关节周围组织的弹性、骨组织的限制等;②病理因素,常见因素有关节部位发生病变、损伤、疼痛,长期卧床或肢体制动等引起的关节囊水肿、疏松结缔组织变性,造成关节周围软组织粘连、关节挛缩。除此以外,关节周围的皮肤瘢痕挛缩、肌肉痉挛、骨性强直及骨质增生,也会影响关节活动范围。

3.选择合适的训练方法

根据患者双侧主动、被动关节活动度评价结果选择合适的训练方式,训练过程中患者应处于正确体位,提供必要的稳定和支撑。每次每个关节做平滑而有节律的活动4~10次,或酌情重复。活动可按运动平面进行,以肩关节为例:①围绕肩关节的矢状轴作关节的额状面活动,即内收和外展;②围绕肩关节的水平轴作关节的矢状面活动,即屈和伸;③围绕肩关节的垂直轴作关节的水平面活动,即内旋和外旋。也可按功能模式进行复合平面的训练。主要训练方法如下。

(1)被动关节活动范围训练:是指患者完全不用力的情况下,借助外力来完成关节活动度训练的方法,外力主要来自于治疗师、患者健肢以及各种康复训练器械。持续性被动活动(continuous passive motion,CPM)是相对间断活动而言,即在一定时间内、不间断地重复进行患者能耐受的被动关节活动范围训练。此法在术后可立即用于患肢,术后当天可根据情况在20°~30°内活动,以后可视病情改善程度,每日或每次训练时对活动范围进行调整,逐步增大活动度。禁忌证:各种原因所导致的关节不稳、骨折未愈合又未进行内固定、骨关节肿瘤、全身状况极差、病情不稳定等。若运动可能影响愈合过程,造成该部位新的损伤,导致疼痛、炎症等症状加重时,训练也应慎重。

(2)辅助-主动关节活动范围训练:是指患者在外力的辅助下主动收缩肌肉进行的关节活动范围的训练,助力可由治疗师、患者健肢、各种康复器械(如棍棒、滑轮和绳索装置等)以及引力或水的浮力提供。适用于可进行主动肌肉收缩但肌力相对较弱,不能完成全关节活动范围运动的患者。禁忌证:同被动关节活动训练。

(3)主动关节活动范围训练:是由患者主动用力完成关节活动的运动训练。适用于可主动收缩肌肉且肌力大于3级的患者。通过主动关节活动范围训练促进关节囊及周围组织的血液循环,具有温和的牵拉作用,能松解疏松的粘连组织,牵拉挛缩不严重的组织,有助于保持和增加关节活动范围。禁忌证:同被动关节活动范围训练。

(4)关节活动范围训练的护理要点:①活动前后分别观察患者的一般情况,注意重要体征、皮温、颜色、关节活动范围的变化、有无疼痛等;②帮助患者作好治疗部位的准备,如局部创面的处理,矫形器、假肢的处置;③运动出现疼痛时,酌情调整运动范围并记录治疗效果,调整训练方法;④实施关节松动术及进行软组织牵伸前,应向患者进行宣教及实施心理护理,使患者作好治疗前的心理准备,特别是关节松动术实施中,可能会加重疼痛,实施后也会有一过性疼痛加重的现象,此时,酌情给予止痛药物,或给予局部物理治疗以缓解疼痛;⑤熟悉每一种疗法的适应证和禁忌证。

(三)肌力增强训练

肌力是指肌肉收缩时能产生的最大力量,与肌肉收缩时的张力有关。肌力增加,心血管系统产生相应反应,肌肉耐力和爆发力也相应增加。

1.肌力增强

训练的基本原则包括阻力训练原则、超负荷原则、疲劳而不过度疲劳的原则、超量恢复原则。

(1)阻力训练原则:训练中施加阻力是增强肌力的重要因素。当肌力在3级以上时,应考虑采取负重或抗阻训练,增加肌肉收缩的张力,只有这样才能达到增强肌力的目的。

(2)超负荷原则:根据所训练肌肉的现有肌力水平,所给的负荷阻力应略高于现有的能力,使肌肉的负荷超出日常的活动负荷。

(3)疲劳而不过度疲劳的原则:疲劳指由于以前的活动结果而引起无力或不愿再进行原有的或新的活动。肌力增强训练必须引起肌肉疲劳,但是应避免出现过度疲劳。过度疲劳的表现为运动速度减慢、运动幅度下降、运动时出现明显的不协调动作、肌力反而下降或主诉疲乏劳累。一旦出现上述症状,应立即停止训练调整训练方案。

(4)超量恢复原则:是指肌肉和肌群经过适当的训练后,产生适度的疲劳,肌肉或肌群先经过疲劳恢复阶段,然后达到超量恢复阶段。在疲劳恢复阶段,训练过程中消耗的能源物质、收缩蛋白、酶蛋白恢复到运动前水平;在超量恢复阶段,这些物质继续上升并超过运动前水平,然后又逐渐降到运动前水平。因此,肌力增强训练应在前一次超量恢复阶段进行,以前一次超量恢复阶段的生理生化水平为起点,起到巩固和叠加超量恢复的作用,逐步实现肌肉形态的发展及功能的增强。如果间隔时间太长,超量恢复已经消退,下一次训练又重新从原来的起点出发,增加的肌力得不到积累。

2.肌力训练的方法

根据是否施加阻力可分为非抗阻力训练和抗阻力训练。①非抗阻力训练:包括主动运动和助力运动;②抗阻力训练:指器械或徒手施加与主动运动方向相反的外力,在对抗外力的情况下进行的主动运动。根据肌肉收缩方式可分为等张训练、等长训练和等速训练。

(1)等张收缩训练:肌肉收缩时,肌肉长度发生变化而肌张力不变,产生关节运动。分为向心性收缩和离心性收缩。根据患者的肌力和功能的需要,可分别将阻力施加在肌肉缩短或延长时。

(2)等长收缩训练:肌肉收缩时,肌张力增加而肌肉长度不变,不产生关节运动。在运动中,等长收缩训练是增强肌力的有效方法,特别适用于关节疼痛和关节制动的情况下进行肌力增强训练,以延缓和减轻肌肉失用性萎缩。

(3)等速训练:也称为等动训练,该训练需要在专门的等速训练仪上进行。由仪器限定肌肉收缩时肢体运动的角速度(单位时间移动的角度度数),仪器提供的阻力为顺应性阻力,即肌肉在整个活动范围内始终承受最大阻力,在活动的全过程每时每刻适宜的阻力既保证了足够的训练强度,又不会因为过度负荷产生损伤。等速训练可同时训练主动肌和拮抗肌。

3.护理要点

(1)肌力训练应从助力运动、主动运动、抗阻运动逐步进行。当肌力在2级以下时,一般选择助力运动;当肌力达到3级时,让患肢独立完成全范围关节活动;肌力达到4级时,按渐进抗阻原则进行肌力训练。

(2)有高血压、冠心病或其他心血管疾病的患者,在进行等长抗阻运动时,尤其是抗较大阻力时,医护人员应时刻提醒患者保持舒畅呼吸,避免屏气,引起 Valsalva 效应,增加心血管负担。

(3)阻力通常施加在需要增强肌力的肌肉远端附着部位,但在肌力较弱时,也可施加于靠近肌肉附着的近端,以减少阻力。阻力施加的方向与肌肉收缩时关节发生运动的方向相反。

(4)肌力训练后应观察患者全身反应以及有无局部不适,如有酸痛情况时,可给予热敷或按摩等,以消除训练后的局部疲劳。如疼痛显著,应及时联系治疗师,调整次日训练量。

(四)平衡训练

平衡训练是指改善人体平衡能力的训练,用以锻炼本体感受器、刺激姿势反射,不仅适用于治疗神经系统或前庭器官病变所致的平衡功能障碍,也适用于下肢骨折、软组织损伤或手术后患者的康复。

1.训练内容

训练内容主要包括静态平衡(即在安静坐或立位状态下能单侧及双侧负重而保持平衡)训练及动态平衡(包括自动动态、他动动态平衡以及动作中平衡)训练。①静态平衡训练的大致顺序为前臂支撑俯卧位、前臂支撑俯卧跪位、前倾跪位、跪坐位、半跪位、坐位、站立位(扶平行杠站立、独自站立、单腿站立),原则为身体重心越来越高、支撑面积越来越小;②动态平衡训练是在支撑面由大到小、重心由低到高的各种体位,逐步施加外力造成失衡,引导患者重新维持平衡的训练,具体可通过摇晃平衡板训练、大球或滚筒上训练以及通过平衡仪进行训练;③自动动态平衡是指患者自己取坐或立位时,自己改变重心的平衡功能。

2.护理要点

(1)训练时要求患者放松、消除紧张及恐惧心理。医护人员要时刻注意患者的安全,预防跌倒,避免造成患者再次损伤和增加心理负担。

(2)训练必须由易到难,注意保护,并逐步减少保护。

(3)从静态平衡训练开始,逐步过渡到自动动态平衡,再过渡到他动动态平衡。

(4)训练时所取的体位应由最稳定的体位,逐渐过渡到最不稳定的体位。逐步减小患者的支撑面积和提高身体重心位置,在保持稳定性的前提下逐步增加头颈和躯干的运动,由注意才能保持平衡到不注意也能保持平衡,由睁眼训练保持平衡过渡到闭眼训练也能保持平衡。

(五)协调性训练

协调功能主要是协调各肌群的收缩与放松。协调性训练常用于深感觉性、小脑性、前庭迷路性及大脑性运动失调,帕金森病及由于不随意运动所致的协调性障碍患者。是以改善对主动运动控制能力为目的的训练,其基础是利用残存部分的感觉系统以视觉、听觉和触觉来管理随意运动,其本质在于集中注意力,进行反复正确的练习。

1.训练方法

要适合患者现有功能水平,上肢着重训练动作的准确性、节律性与反应的速度,下肢着重训练正确的步态。训练顺序是:①先易后难,先卧位,再于坐位、立位、步行中进行训练;②先单个肢体、一侧肢体(多从健侧或疾病较轻的一侧做起),再双侧肢体同时运动;③先进行双侧对称性运动,再进行不对称性运动;④先缓慢运动,后快速运动;⑤先睁眼运动,再闭眼运动。

2.护理要点

①可指导患者利用一些日常生活动作来辅助强化协调训练,例如可采用作业疗法、竞赛等趣味性方法进行训练;②训练时切勿过分用力以免兴奋扩散,因为兴奋扩散往往会加重不协调;③所有训练要在可控范围内进行,医护人员要时刻注意保护患者。

二、其他物理因子治疗

(一)直流电及药物离子导入疗法

应用方向恒定不变的电流来治疗疾病称为直流电疗法。药物离子导入疗法是通过直流电场的作用将药物导入机体来治疗疾病,也可采用各种单向低频脉冲电流或经过整流的半波中频电流代替直流电。

1.作用与用途

直流电的生理和治疗作用有:①扩张局部小血管,改善血液循环,反射性调节异常的冠状动脉舒缩功能;②对神经系统的影响:阳极下组织兴奋性降低,阴极下组织兴奋性增高;③直流电阴极有促进伤口肉芽组织生长、软化瘢痕、松解粘连和促进消散等作用,而阳极有脱水作用,可减轻组织水肿和渗出;④促进静脉血栓的溶解;⑤促进骨折愈合;⑥治疗癌症:利用直流电电极下产生的强酸和强碱杀死癌细胞。

2.治疗特点

优点:①兼有药物与直流电的双重治疗作用;②导入药物的有效成分被组织和器官所吸收后可在局部直接发挥药理作用;③病灶局部浓度高,对表浅病灶特别有益;④药物离子在体内蓄积时间较长,发挥作用的时间亦较长。该疗法的缺点:导入的药量少且不能精确计算,只能到达表浅部位。治疗特点除电流作用特性外,还取决于所用药物的药理特性:①当用于单纯止痛时,可导入普鲁卡因等药物;②当局部为炎症性疼痛时,可导入各种抗生素;③当治疗关节粘连性疼痛时可导入透明质酸酶等;④疼痛性瘢痕增生时可导入地塞米松及瘢痕软化类药。

3.适应证

主要有神经炎、神经损伤、慢性溃疡、伤口和窦道、瘢痕粘连、角膜混浊、虹膜睫状体炎、高血压和冠心病等。

4.禁忌证

急性湿疹、有出血倾向、恶性肿瘤、心力衰竭、对直流电过敏、高热、昏迷、局部植入金属异物、安装心脏起搏器等。此外,局部皮肤有破损者慎用。

5.护理要点

①应保持皮肤完整,以免造成皮肤电灼伤;②阳极下组织含水量减少,皮肤较为干燥,治疗后局部可应用润肤剂,如有皮肤过敏,而治疗必须进行时,治疗后局部用醋酸氟轻松软膏涂敷。

(二)低频电疗法

应用频率在1 000 Hz以下的脉冲电流作用于人体治疗疾病的方法称为低频电疗法。常用的低频电疗法有:经皮神经电刺激疗法(TENS)、神经肌肉电刺激疗法(neuromuscular electrical stimulation,NES)、功能性电刺激疗法(functional electrical stimulation,FES)等。

1.作用与用途

低频脉冲电流的治疗作用主要有:①兴奋神经肌肉组织;②促进局部血液循环;③镇痛,特别适用于软组织损伤疼痛。

2.适应证

(1)TENS可用于各种疼痛,例如偏头痛、幻肢痛、关节痛、术后切口痛等,以及骨折后患者等。

(2)NES可用于神经失用症、各种原因所致的失用性肌萎缩、肌腱移植术后、姿势性肌肉软弱等;③FES可用于减轻痉挛,加速协调运动和随意运动控制能力的恢复,适用于治疗中枢性麻痹的患者,包括脑瘫、偏瘫、截瘫、四肢瘫,还包括痉挛型、弛缓型、共济失调型等患者。

3.禁忌证

出血倾向、恶性肿瘤、有局部金属植入物、意识不清等。

4.护理要点

(1)治疗前作好宣教,告知患者治疗中应有的感觉。

(2)帮助患者作好治疗部位的准备,如局部创面的处理,支具、托具、假肢的处置。

(3)治疗部位如有损伤或进行其他有创检查(局部穿刺、注射、封闭等)之后 24 h 内应停止该项治疗。

(4)治疗中要经常询问患者的感觉,老人、儿童、体弱者的治疗时间要短些,电流强度要弱些。

(三)中频电疗法

医用中频电流的范围为 1 000~100 000 Hz。目前临床上常用的中频电疗法有音频电疗法、干扰电疗法和正弦调制中频电疗法 3 种。医用中频电流的主要特点:①无电解作用;②可以更好地克服机体组织电阻,作用部位较深;③可兴奋变性的神经肌肉;④增强治疗效应。

1.等幅中频正弦电流疗法

常用频率为 2 000 Hz,也称为"音频"电疗法。由于幅度无变化,易为人体所适应。

(1)治疗作用:①镇痛、止痒;②促进局部血液循环、消炎、消肿;③分解粘连,软化瘢痕。

(2)适应证:各类软组织扭挫伤疼痛、关节痛、神经痛,瘢痕,肠粘连,注射后硬结等。

(3)禁忌证:急性炎症、出血性疾病、恶性肿瘤、局部金属异物、安装心脏起搏器、应用于心脏区域、应用于孕妇下腹部、对电流不能耐受等。

2.干扰电疗法

系同时使用两组频率相差 0~100 Hz 的中频正弦电流,交叉地输入人体,在交叉处形成干扰场,利用干扰场形成的内生电流治疗疾病。

(1)治疗特点:本组电流作用于人体后,可在深部组织产生有如低频调制中频电流的治疗作用,因而其最突出的特点是治疗时电极下输入的是中频,干扰场产生低频。这种"内生"的低频调制的脉冲中频电刺激克服了低频电流不能深入组织内部的缺陷,且可应用较大的电流强度,兼有低频电和中频电的特点。

(2)治疗作用:①改善周围血液循环;②镇痛作用;③对运动神经和骨骼肌的作用;④促进内脏平滑肌活动,提高其张力,改善内脏血液循环,调整支配内脏的自主神经;⑤对自主神经的调节作用。

(3)适应证:各种软组织创伤性疼痛、肩周炎、肌痛、神经炎、皮神经卡压性疼痛。特别适合于各种内脏平滑肌张力不足的疾病,如胃下垂、习惯性便秘、术后尿潴留、胃肠功能紊乱等。

(4)禁忌证:急性炎症病灶、深静脉血栓形成、植入心脏起搏器、应用于孕妇下腹部、应用于心脏部位、有出血倾向、结核病灶、恶性肿瘤等。

3.正弦调制中频电流疗法

该疗法使用的是一种低频调制的中频电流,其载波频率为 2 000~8 000 Hz,载波波形有正弦波与梯形波,调制频率为 1.5~150 Hz。该疗法兼具低、中频电疗的特点,可以更好地克服组织的电阻,增大治疗用的电流量,增加电流的作用深度,不同波形和频率的电流交替出现,可以克服机体对电流的适应性。适应证和禁忌证同干扰电疗法,护理要点同低频电疗法。

(四)高频电疗法

在医学上把频率超过 100 kHz 的交流电称为高频电流。最常用的高频电疗法为短波疗法、超短波疗法、微波疗法。

1.治疗特点

对神经肌肉无兴奋作用；热效应和非热效应；无电解作用；多种能量输出方式；治疗时电极无需接触皮肤。其内源性温热的特点：①热的作用深；②热的强度可达到很高；③只要电流强度不变，热强度可保持恒定；④通过高频输出的剂量调节可控制热量；⑤通过频率与治疗技术的变化可选择性地作用于某些器官或组织，使该部位热量最大。此外，高频电流尚有热外效应，亦可引起一系列的生理及病理变化。

2.作用与用途

镇痛（神经痛、痉挛性痛、张力性痛、缺血性痛、炎症性痛）；消炎，对急慢性炎症都有效；解痉；扩张血管，促进血液循环；增强机体免疫防御功能；高频电刀可治疗表浅癌肿。

3.适应证

采用中、小剂量的高频电流可治疗各种特异或非特异性慢性、亚急性或急性炎症等，一般急性炎症和急性疼痛用小剂量，慢性炎症和慢性疼痛可用中等剂量。

4.禁忌证

恶性肿瘤（中小剂量）、妊娠、出血倾向、高热、心肺功能衰竭、装有心脏起搏器、体内有金属异物、颅内压增高、活动性肺结核等。妇女经期血量多时应暂停治疗。

5.护理要点

(1)发热患者，当天体温超过 38 ℃者，应停止治疗。

(2)女性患者经期，下腹部不宜进行高频电疗。

(3)治疗部位如有创伤或进行其他有创检查（局部穿刺、注射、封闭等）之后 24 h 内不宜进行。

(4)治疗部位伤口有渗出者，应先处理伤口后，再行治疗。

(5)眼、生殖器、小儿骨骼端等特殊部位禁用。

（李潇瞳）

第十九章　发热门诊护理

第一节　发热门诊及护理人员职责

一、发热门诊职责

(1)负责发热患者分诊诊治工作。

(2)发热门诊实行分工负责,团结协作,确保 24 h 应诊。

(3)要弘扬救死扶伤的革命人道主义精神,对患者态度和蔼、耐心热情、细心周到、高度负责、精心治疗。

(4)认真贯彻执行有关传染病防治的一系列规定、制度和技术规范。

(5)熟练掌握传染病临床特征、诊断标准,做到诊断及时准确,防止过诊、漏诊和误诊,注意鉴别诊断。

(6)认真学习"非典"、人禽流感、甲型 H1N1 流感的防治知识,严格执行首诊负责制,不得以任何理由推诿、拒收"发热"可疑病例。

(7)按规定报告病情,必要时随时报告。

二、护士长职责

(1)在科主任的业务指导下,负责发热门诊护理管理工作。根据护理部及科内工作,制订本门诊的护理计划和措施。

(2)负责护理人员分工、排班,并检查指导各诊室做好开诊前的准备及卫生工作。

(3)负责检查、了解门诊的护理工作,督促护理人员严格执行防护规范和消毒隔离措施,严防差错事故。

(4)组织护理人员学习有关专业技术训练,合理安排护理人员班次,防止交叉感染。

(5)督促检查专职卫生员个人保护,清洁卫生和消毒隔离工作,保持环境及病区内污物处理及运送。

(6)督促教育护理人员改善服务态度,经常巡视候诊患者,对危重者提前诊治、及时抢救。

(7)督促首诊负责制、资料统计、传染病疫情上报的执行和落实。

(8)督促做好各类仪器、设备、药品的请领与管理。

(9)加强与患者和工作人员沟通,听取对医疗、护理等方面的意见,及时研究并积极改进。

三、半污染区护士职责

(1)在护士长的指导下进行工作。

(2)严格执行消毒、隔离制度。

(3)处理医嘱,办理入院、出院、转科、转院手续及有关登记。

(4)做好病房管理及物资、药品、材料的请领、接收、保管等工作。

(5)指导卫生员,及时联络外勤人员,做好隔离工作。

(6)及时与留观室护士联系,满足患者治疗、生活等方面需要。

(7)负责半污染区污染物品的消毒处理工作,并按规定转交外勤人员。

四、出诊护士职责

(1)在发热门诊主任及护士长指导下进行工作。

(2)负责备齐救护车内各类急救用物,用后及时补充。

(3)接到出诊通知,按程序穿好全套防护服随车出诊。

(4)协同医生为发热患者戴口罩、帽子、手套,穿一次性隔离衣、鞋套,上救护车将其送往发热门诊,必要时测量血压。

五、分诊护士职责

(1)在护士长的指导下进行工作。

(2)接诊患者,并给患者戴 16 层棉纱口罩,负责引导患者就诊。

(3)维持就诊秩序,视病情轻、重、缓、急安排患者就诊工作。巡视候诊患者,随时观察患者病情变化,发现病情危重或异常者及时报告医生。

(4)协助患者做各种检查,并负责取回各项检查报告单。

(5)指导排除者到有关科室就诊,留观者送入观察室,并做好交接班。

(6)负责发热门诊的清洁、消毒及污物处理。

(7)负责接诊"120"转送的患者,指导"120"医护人员脱掉防护服,并为其喷洒消毒。

(8)负责发热门诊物品管理,严格执行交接班制度。

六、留观室护士职责

(1)在护士长的指导下进行工作。

(2)为留观患者更换病员服。

(3)参与医师查房,做好床头交接班并交代患者的心理动态。

(4)负责患者的晨间护理,危重患者的口腔、皮肤护理,饮食卫生护理。

(5)负责给患者做卫生宣教,严防交叉感染。

(6)及时更换床单,保持病房通风、清洁、安静。

(7)负责治疗工作,并做好"三查七对",协助医师给患者做好必要的检查、插管等工作。

(刘　慧)

第二节　发热护理

一、发热门诊护理常规

1.评估与观察要点

(1)了解患者有无流行病学史、接触史、流感样症状,如体温≥38 ℃、咽痛、咳嗽等,必要时咽拭子采样。

(2)了解胸片、血常规、用药情况。

(3)评估患者心理状态。

2.护理措施

(1)单独分区设置,业务用房相对独立,配备专职医生和护士。诊区安静、安全、清洁、空气流通。

(2)为患者佩戴一次性口罩,由导诊护士送至发热门诊就诊。

(3)监测体温、脉搏、呼吸、血压并记录于门诊病历上。

(4)做好患者的流感样监测工作,对符合咽拭子采样标准的患者进行咽拭子采样,并将标本转送至集中存放处,统一送疾控中心检测。

(5)高热患者遵医嘱给予降温处理,半小时后复测体温并做好记录。

(6)严格执行消毒隔离技术操作规范,做好发热患者登记及协助医生报告传染病疫情。

3.健康教育

①鼓励患者多饮水,进高维生素、高热量、易消化清淡饮食;②注意隔离,戴口罩,避免交叉感染;③保持室内空气流通,定时通风;④出汗后及时更换衣物,避免受凉。

二、发热患者的护理

(一)热型及临床意义

1.稽留热

体温恒定地维持在 39 ℃～40 ℃以上的高水平,达数天或数周。24 h 内体温波动范围不超过 1 ℃。常见于大叶性肺炎、斑疹伤寒及伤寒高热期。

2.弛张热

体温常在 39 ℃以上,波动幅度大,24 h 内波动范围超过 2 ℃,但都在正常水平以上。常见于败血症、风湿热、重症肺结核及化脓性炎症等。

3.间歇热

体温骤升达高峰后持续数小时,又迅速降至正常水平,无热期(间歇期)可持续 1 d 至数天。如此高热期与无热期反复交替出现,见于疟疾、急性肾盂肾炎等。

4.波状热

体温逐渐上升达 39 ℃或更高,数天又逐渐下降至正常水平,持续数天后又逐渐升高,如此反复多次。常见于布鲁菌病。

5.回归热

体温急剧上升至 39 ℃或更高,数天后又骤然下降至正常水平。高热期与无热期各持续若干天后规律交替一次。可见于回归热、霍奇金病、周期热等。

6.不规则热

发热的体温曲线无一定规律,可见于结核病、风湿热、支气管肺炎、渗出性胸膜炎等。

(二)护理措施

体温反映机体调节产热和散热的情况。

1.急性病期的护理

急性病期以感染性发热为多见,对发热患者应注意热型以及发热前有无寒战,发热时伴随症状,有无持续高热或高热骤退现象。

2.高热患者的护理

高热患者应卧床休息,给予易消化、高热量、高维生素流质或半流质饮食,鼓励多饮水,保持环境安静,有寒战时注意保暖。

3.体温超过 39 ℃需进行物理降温

如头部冷敷、冰袋置于大血管部位、冰水或酒精擦浴、4 ℃冷盐水灌肠、消炎痛栓塞肛。

4.按医嘱应用药物

按医嘱应用药物(如布洛芬、消炎痛、柴胡注射液、清开灵)降温,但年老体弱者不宜连续使用退热剂。

5.加强口腔护理

发热患者唾液分泌减少,机体抵抗力下降,易引起口腔黏膜损害或口腔感染,因此,应按时做好口腔护理。

6.退热时患者的护理

退热时患者常大汗淋漓,应及时补充液体,并擦身换衣,防止虚脱和受凉。

7.中枢性高热患者的护理

如有中枢性高热服用解热剂效果较差,可给予物理降温,以减少脑细胞耗氧量,包括盖薄被、酒精擦浴、头置冰袋或冰帽,对不宜降温者可行人工冬眠,高热惊厥者应按医嘱给抗惊厥药。

8.重症结核伴高热患者的护理

可按医嘱在有效抗结核药治疗的同时,加用糖皮质激素,并按高热护理处理。

(三)用药及注意事项

1.一般处理

卧床休息,补充能量,纠正水与电解质失衡。

2.发热的病因诊断过程中的护理

在发热的病因诊断过程中,若体温低于 39 ℃且诊断尚未明确,可暂不用退热药物,观察体温变化曲线,以明确病因。若体温高于 39 ℃,不管什么情况均需立即降温治疗(物理或药物方法)至 39 ℃以下(尤其是小儿),以防高热惊厥发生。必要时可考虑转上级医院。

3.疑诊感染性疾病患者的护理

对疑诊感染性疾病,经病原学检查后可针对性地给予敏感的抗生素、抗结核药、抗真菌及抗原虫药物等。

4.物理降温

头部冷敷、冰袋置于大血管部位、冰水或酒精擦浴、4 ℃冷盐水灌肠。

5.药物降温

对高热惊厥者,除物理降温外,应配合药物降温。

(1)小儿可使用亚冬眠疗法。

(2)成人可用消炎痛、布洛芬、柴胡及复方奎宁等解热剂,亦可用激素类药物如地塞米松 5～10 mg,静脉推注或静脉滴注等。

(刘　慧)

第三节　医务人员自我防护管理

一、用品与管理

发热门诊医务人员在诊治传染病患者中,不可避免要近距离接触患者,受感染的危险性大,必须采用隔离防护措施,才能减少医务人员职业暴露造成感染的危险。但防护并不是越多越好,科学有效的防护是防止医务人员感染的有力保证。不同的环境与场合应用适宜的防护物品配备标准是相当重要的。

(一)口罩、护目镜和防护头罩

①口罩:N-95 型口罩或高效过滤口罩(可持续使用 6～8 h),16 层以上棉纱口罩(建议2～4 h更换);②护目镜:使用透亮度好、视野宽阔、有较好的防溅和密封性能,一次性使用或材质能够消毒液浸泡处理;③防护头罩:限实施有创操作时使用;④要求:出污染区需按规定流程处置,被血液、体液污染后立即更换。

(二)手套和鞋套

①手套:使用一次性乳胶手套;②鞋套:普通塑料鞋套;③要求:如有破损要及时更换。

(三)工作服

分身、棉质,可高压蒸汽灭菌处理。要求:分身工作服贴身穿,每日更换。

(四)防护服

一次性防护服:连体,符合国家医用防护服技术标准。要求:一次性防护服每班更换,被血液、体液污染后立即更换。

(五)隔离衣

要求:只限污染区内穿着;接触疑似病例患者必须一人一换;给确诊患者进行无明显污染的诊疗常规操作可连续使用,但被血液、体液污染或打湿后要立即更换;实施有创通气操作等危险性大的操作应及时更换。

(六)手消毒液

要求:手消毒凝胶。

二、防护管理

(一)着装、物品管理

1.防护重点

防护重点是呼吸道和暴露的皮肤黏膜,要求达到甲类传染病防护标准。有效的防护口罩、手套、防护服、隔离鞋、鞋套、护目镜尤为重要,而且要经常性地进行手、鼻腔、口腔的消毒,从工作区到休息区前要沐浴更衣。

2.防护用品及要求

(1)口罩、护目镜和防护头罩要求:出污染区需按规定流程处置,被血液、体液污染后立即更换。①口罩:N-95 型口罩或高效过滤口罩(可持续使用 6～8 h),16 层以上棉纱口罩(建议2～4 h更换);②护目镜:使用透亮度好、视野宽阔、有较好的防溅和密封性能,一次性使用或材质能够消毒液浸泡处理;③防护头罩:限实施有创操作时使用。

(2)手套和鞋套要求:如有破损,要及时更换。①手套:一次性使用乳胶手套;②鞋套:普通塑料鞋套。

(3)工作服:分身、棉质,可高压蒸汽灭菌处理。要求:分身工作服贴身穿,每日更换。

(4)防护服要求:一次性防护服每班更换,被血液、体液打湿后立即更换。一次性防护服:连体,符合国家医用防护服技术标准。

(5)隔离衣要求:只限污染区内穿着;接触疑似病例患者必须一人一换;给确诊患者进行无明显污染的诊疗常规操作可连续使用,但被血液、体液污染或打湿后要立即更换;实施有创通气操作等危险性大的操作应及时更换。

(6)手消毒液要求:手消毒凝胶。

3.防护工作流程

(1)清洁区:着统一上下分身工作服、工作帽。

(2)进入半污染区前:戴16层以上棉纱口罩→在清洁区指定地点穿好连体防护服→换工作鞋袜、鞋套→戴一次性乳胶手套→缓冲通道1→半污染区。

(3)从半污染区进入污染区:戴一次性帽子→戴 N-95 型口罩→戴防护眼罩→穿隔离衣→戴一次性乳胶手套→穿→次性鞋套→缓冲通道2→污染区。

(4)从污染区进入半污染区:风淋 20 s→清洁消毒双手→摘防护镜→摘外层口罩→摘一次性工作帽→脱隔离服→脱鞋套→摘手套→缓冲通道2→半污染区。

(5)半污染区进入清洁区:脱防护服→摘防护口罩→摘工作帽→脱鞋套→摘手套→清洁消毒双手→缓冲通道1→清洁区。

(二)防护着装流程

传染病隔离病区内划分为三个区域,原则上穿着隔离防护服装不超过三层即可。隔离防护关键不在多,而在每个隔离区内,都要有相应的一层隔离防护服装,并按顺序穿脱,保证隔离防护到位。注意穿隔离防护服时要按要求穿戴,里外层顺序不乱,脱隔离防护服时也要按要求顺序脱,并慢脱轻放。配备的隔离防护服装要保证质量,既要保证有效的厚度又要保证使用有效的材质。同时要尽量保证医务人员穿着舒适,穿脱方便,利于操作。

三、护理人员自我防护注意事项

(1)孕期、哺乳期、患糖尿病、甲亢等免疫力低下的慢性病者禁止进入隔离区工作,年龄超过50岁者建议不进入隔离区工作。

(2)处于月经期的护理人员应减轻工作强度。

(3)合理安排工作时间,避免劳累过度,在污染区工作的护士连续工作要小于 6 h,护理危重患者、抢救、气管切开等工作时应适当缩短工作时间。

(4)护理人员在工作中应注意防止发生锐器损伤,一旦被锐器损伤,要立即挤血、冲洗、消毒、包扎并上报医院感染科。

(5)护理人员在无防护或防护不到位的情况下,密切接触疑似患者或确诊患者后,应当及时进行隔离医学观察。

(刘　慧)

第四节　密闭式静脉输液技术的护理

一、操作目的

（1）补充水分及电解质，预防和纠正水、电解质及酸碱平衡紊乱。常用于各种原因引起的脱水、酸碱平衡失调患者，如腹泻、剧烈呕吐、大手术后的患者。

（2）增加循环血量，改善微循环，维持血压及微循环灌注量。常用于严重烧伤、大出血、休克等患者。

（3）供给营养物质，促进组织修复，增加体质量，维持正氮平衡；常用于有慢性消耗性疾病、胃肠道吸收障碍、不能经口进食的患者。

二、操作评估

（1）评估病情、年龄、意识、心肺功能、自理能力、合作程度、药物性质、过敏史、营养状态等。

（2）评估穿刺点皮肤、血管及肢体活动状况。

三、操作准备

（1）护士准备：衣帽整洁，洗手，戴口罩。

（2）用物准备：治疗车或治疗盘、安尔碘、棉签、一次性无菌输液器、药液瓶、弯盘1个、止血带、敷料胶布、输液垫巾、输液执行牌、输液标签、快速手消毒液，垃圾桶、锐器桶等。必要时备输液架、夹板及绷带。

四、操作过程

（1）携用物至患者床旁，核对姓名、年龄、腕带信息（请患者自述姓名和年龄）。解释操作目的、注意事项，取得患者合作（必要时协助患者排尿）。

（2）洗手，戴口罩，嘱患者取舒适体位，暴露穿刺部位，铺输液垫巾于穿刺部位下方。

（3）取出止血带放于穿刺部位下方，系好止血带（穿刺点上方约6 cm处扎紧止血带），选择合适的血管，以进针点为中心，用安尔碘消毒皮肤，消毒范围大于5 cm。松开止血带，洗手。

（4）核查医嘱，检查药名、浓度、剂量及有效期等，检查瓶口有无松动、瓶身有无裂痕，倒置药瓶，检查药液是否混浊，是否有沉淀或絮状物。根据医嘱加药并贴上输液标签（包含患者信息和医嘱信息）。

（5）安尔碘常规消毒瓶塞，待干；检查并打开输液器，取出输液器，将针头插入药瓶内，关紧调节器。

（6）规范系好止血带，用安尔碘第二次消毒穿刺处皮肤，待干。

（7）再次检查核对，挂药液瓶于输液架上，排气并检查是否排尽空气。

（8）穿刺：静脉穿刺，见回血后松止血带，松开调节器，用胶布固定。将输液肢体放置舒适，必要时上夹板。

（9）根据患者的年龄、病情、药物性质调节滴速。一般成人为40～60滴/分钟，儿童为20～40滴/分钟；再次查对，告知患者注意事项。

（10）整理床单位，放呼叫器至患者可及处；观察输液部位及有无输液反应。

(11)清理用物,洗手并记录。

(12)输液完毕,核对医嘱,洗手,除去胶布,关闭调节器,用棉签按压穿刺点上方,拔出针头,嘱患者按压穿刺点 3～5 min,勿揉。

(13)清理用物,按规范处理,洗手并记录。

五、操作评价

(1)关爱患者,有效沟通。

(2)保护和合理使用静脉,固定正确、妥善。

(3)程序正确、流畅,操作熟练。

(4)严格执行查对制度、无菌技术操作原则。

六、注意事项

(1)严格执行无菌操作及查对制度。

(2)根据病情需要安排输液顺序时,根据治疗原则,按急、缓及药物半衰期等情况合理分配药物。输注 2 种以上药液时,注意药物间的配伍禁忌。

(3)长期输液的患者,注意保护和合理使用静脉。一般从远端小静脉开始穿刺(抢救时或使用刺激性强、渗透浓度大的药物可例外)。

(4)考虑输注液体的特性,对穿刺部位、血管进行保护,输注液体的渗透浓度＞900 mOsm/L 时不建议使用外周静脉血管。

(5)根据患者年龄、病情、药物性质调节输液滴速并严格掌握输液速度。对有心、肺、肾疾病的患者,老年患者、婴幼儿以及输入高渗、含钾或升压药的患者,需要适当减慢输液速度;对严重脱水、心肺功能良好的患者可适当加快输液速度。

(6)输液过程中要加强巡视,注意观察:①滴入是否通畅,针头或输液管是否有漏液,针头有无脱出,输液管是否有扭曲、受压;②有无药液外溢,注射局部有无肿胀;③密切观察有无输液反应,发生输液反应时,应按相应措施处理并记录。

(7)连续输液的患者,输液器每 24 h 更换 1 次,如怀疑被污染应立即更换。

(8)特殊感染的患者使用后的输液器应按相应规范处理。

(刘书晴)

第五节　一次性静脉输液钢针的护理

一、适应证与禁忌证

(一)适应证

(1)给予短期单次(＜4 h)的静脉输液治疗。

(2)可用于患者单次采取血标本。

(二)禁忌证

(1)静脉推注或滴注腐蚀性药物、肠外营养液、pH＜5 或＞9 的液体或药物,以及渗透压大于 600 mOsm/L 的药物等。

(2)成人下肢血管穿刺。

二、穿刺操作流程

1.评估

①评估操作环境,适合无菌操作;②评估患者年龄、病情、合作程度,了解患者情况(是否有皮肤消毒剂、胶布过敏史);③评估穿刺部位周围皮肤情况(是否有红、肿、疼痛)及局部皮肤情况,确定合适的穿刺点位置;④评估患者静脉治疗方案、药物性质,选择合适型号的一次性静脉输液钢针。

2.人员准备

护士衣帽整齐,流动水洗手,戴口罩。

3.查对

(1)核对患者床头卡、腕带信息,询问过敏史。

(2)向患者解释操作目的及方法,询问是否排小便,协助患者取舒适体位。

(3)再次核对患者身份,洗手。

4.排气、消毒

(1)挂液体瓶,固定排气管,连接一次性静脉输液钢针,排气。

(2)再次核对,第一遍穿刺部位消毒,消毒范围直径不小于 5 cm。

(3)扎止血带,成人距穿刺点 5~6 cm,嘱患者握拳。

(4)第二遍消毒穿刺部位,打开胶贴。

5.穿刺

再次核对,排尽针头内空气。绷紧皮肤,根据患者血管条件选择适的角度进针,见回血后压低角度(5°~15°)再进针少许(约 0.2 cm),松开止血带,打开调节器。

6.固定、查对

(1)固定:使用输液贴固定针柄和穿刺处。

(2)调节滴速,再次查对,填写输液卡或巡视单。

7.健康教育

向患者或其家属交代注意事项。

8.终末处置

(1)整理床单位。协助患者取舒适体位。

(2)整理用物,洗手,记录。

三、护理要点

(1)严格无菌操作,避免反复穿刺造成机械损伤。

(2)输液后拔针时注意轻压穿刺点,快速拔出,同时按压穿刺点。

(3)原则上使用不超过 4 h。

(4)穿刺应避开关节部位。

(5)注意保护血管,遵循从远及近、由小到大、多部位轮流注射原则。

四、患者教育

(1)输液时在护理人员指导下活动。穿刺侧肢体不可大幅度运动,以免发生液体渗出。

(2)患者或其家属不可随意调节滴速。

(3)避免穿刺部位受压。

(4)局部有发红、刺痛、发胀等异常感觉及时告知护士。

(5)出现液体不滴、回血等情况立即通知护士。

(6)拔针后要按压至无出血为止,一般5～10 min,凝血功能差者需延长按压时间。

(杜　娟)

第六节　外周静脉留置针的护理

一、适应证与禁忌证

(一)适应证

(1)需短期静脉治疗,输注非刺激性药物的患者。

(2)老人、儿童、躁动不安的患者。

(3)输全血或血液制品的患者。

(4)需做糖耐量试验及连续多次采集血标本的患者。

(二)禁忌证

(1)刺激性的药物输注。

(2)腐蚀性药物持续性静脉输注。

(3)pH<5 或>9 的液体或药物。

(4)渗透压高于900 mOsm/L 的液体。

二、穿刺操作流程

1.评估

评估患者的年龄、病情、意识状态、过敏史、静脉治疗方案、药物性质、穿刺部位皮肤及血管情况等,选择合适的外周静脉留置针。

2.人员准备

仪表端庄、衣帽整齐,洗手,戴口罩。

3.加药

(1)查对医嘱执行单、液体、药品、消毒用具、一次性物品,清洁瓶身。

(2)贴瓶贴,打开瓶盖,消毒瓶塞,待干后加药。

(3)打开输液器,插入瓶塞,再次核对,洗手。

4.查对

(1)携带用物至患者床旁,核对床头卡、腕带,询问过敏史。

(2)向患者做好解释,取得配合,询问是否排便,协助患者取舒适体位。

（3）备输液贴，打开无菌敷贴包装，选择静脉，快速洗手。

5.排气、消毒

（1）第 1 遍穿刺部位消毒，消毒范围直径成人应≥8 cm，儿童应≥5 cm，婴幼儿应≥3 cm，自然待干。

（2）核对，挂液体瓶，固定排气管，排气，连接合适的密闭式留置针，再次排气。

（3）扎止血带，成人距穿刺点 8～10 cm，儿童 6 cm，第二遍穿刺部位消毒，自然待干。

（4）再次查对，检查输液器下段，确认无气泡，嘱患者握拳。

6.穿刺

（1）密闭式留置针：排尽针头及延长管内空气，绷紧皮肤，以 15°～30°角进针，直刺静脉，见回血后压低角度再继续进针约 0.2 cm，固定针芯，送导管，松开止血带，打开调节器，确认穿刺成功后，固定导管，撤出针芯。

（2）开放式留置针：取出留置针，转动针芯，调整针头斜面向上，固定针翼，绷紧皮肤，以 15°～30°角进针，见回血后压低角度再继续进针约 0.2 cm，固定两翼，送导管，松开止血带，撤出针芯，连接肝素帽或无针输液接头。

7.固定、查对

（1）固定：使用透明敷贴无张力塑形固定留置针，输液胶贴固定延长管，注明穿刺日期、时间，签名，必要时适当约束固定。

（2）调节滴速，再次查对，填写输液卡。

（3）向患者或其家属交代注意事项。

（4）协助患者取舒适体位，整理床单位。

（5）整理用物，洗手，记录。

三、护理要点

（1）严格执行查对制度并对患者进行两种以上的身份识别，询问过敏史。

（2）所有使用物品应一人一用一灭菌，一次性使用的医疗器具不应重复使用。

（3）静脉导管穿刺和维护应遵循无菌技术操作原则。

（4）所有接触静脉导管穿刺部位的操作前后应执行医务人员手卫生规范（WS/T313）规定，不应用戴手套取代手卫生。

（5）在满足静脉治疗需要的情况下，尽量选择较细、较短的静脉导管。

（6）建议使用透明敷贴无张力塑形固定静脉留置针，注意暴露穿刺点，便于观察，敷贴保持干燥。

（7）给药前后宜用生理盐水脉冲式冲洗导管。

（8）静脉导管维护程序采用 A-C-L 的维护方法，即 A：导管功能评估（Assess）、C：冲管（Clear）、L：封管（Lock）。

（9）应每日观察穿刺点及周围皮肤的完整性。

（10）置管部位不应使用丙酮、乙醚等有机溶剂，护理时不宜在穿刺部位使用抗菌油膏。

（11）做好健康教育。

四、患者教育

（1）睡眠时避免压迫穿刺部位。

（2）更衣时避免导管脱出。一般先穿穿刺侧肢体，后穿另一侧；脱衣服时后脱穿刺侧肢体。

（3）穿刺侧手臂避免剧烈活动，勿松动肝素帽或无针密闭输液接头。

（4）输液时经常松握拳头，以促进血液循环。

（5）保持穿刺部位清洁干燥，如穿刺部位出现肿胀、疼痛等异常不适时，及时告知医务人员。

（6）留置时间为 72～96 h。

（7）拔管后按压穿刺点至无出血，建议不少于 5 min。

（曹　雯）

第七节　口腔颌面部损伤的心理护理

口腔颌面部损伤时常伴有其他部位的损伤或危及生命的并发症。同时口腔颌面部还是人体重要器官集中的区域，它的损伤不仅可以引起机体组织器官不同程度的反应和功能障碍，而且常造成人体容貌的缺陷、甚至损毁而产生严重的心理创伤。因此，口腔颌面部损伤的正确救治及护理显得十分重要。

一、口腔颌面部损伤的特点

1. 口腔颌面部血运丰富

由于血运丰富，伤后出血多，易形成血肿，组织水肿反应快而重，如口底、舌根、下颌下等部位损伤，可因水肿、血肿压迫而影响呼吸道通畅，甚至窒息。另一方面，因血运丰富，组织的愈合能力及抗感染能力强，创口易愈合。

2. 腔窦多易发生感染

口腔颌面部含有口腔、鼻腔、上颌窦等腔窦，内有大量病原菌存在。外伤后，创口易与腔窦相通，由于异物的污染和存留则易发生感染。

3. 易发生窒息

口腔颌面部位于呼吸道上端，外伤后常因软组织移位、水肿、舌后坠、血凝块和分泌物堵塞而影响呼吸或发生窒息。

4. 易并发其他部位的损伤

口腔颜面部与颅脑相通，损伤时易并发颅脑损伤，如脑震荡、脑挫伤、颅内血肿和颅底骨骨折等。口腔颌面部损伤常伴有唾液腺、面神经、三叉神经损伤，导致涎瘘、面瘫、麻木等。

5. 易致功能障碍和面部畸形

口腔颌面部是呼吸道及消化道的入口，对呼吸、咀嚼、吞咽、语言及表情等方面有重要功能。

损伤后引起的组织移位、变形、缺损或面神经损伤，均可造成颜面部畸形和功能障碍，给患者造成严重的心理创伤。

二、口腔颌面部损伤的急救

该损伤往往会并发危及生命的并发症，如窒息、出血、休克、颅脑损伤等，应及时抢救。

1.窒息的急救

窒息可分为阻塞性窒息和吸入性窒息。异物阻塞（血凝块、游离组织块、碎骨块、呕吐物、脱落牙等），组织移位（下颌骨骨折后舌后坠、上颌骨骨块后下方移位），肿胀压迫（口底、舌根、咽腔周围组织水肿或血肿）均可导致阻塞性窒息。吸入性窒息主要见于昏迷患者，直接将血液、唾液、呕吐物等吸入气管、支气管或肺泡内而引起窒息。窒息的前驱症状有烦躁不安、出汗、口唇发绀、鼻翼翕动和呼吸困难，严重时出现三凹征，随之出现脉弱、脉快、血压下降、瞳孔散大等危象，继而窒息死亡。

窒息急救的关键在于及早发现和及时处理。患者一旦出现窒息症状，应立即将患者头部放低，偏向一侧，判明窒息种类和原因，迅速抢救。急救措施如下。

(1)解除阻塞：迅速用手指或器械取出或用吸引器吸出阻塞物。如有舌后坠时迅速将舌牵出并在舌体中线用粗丝线贯穿缝合固定于口腔外，缝线固定于外衣扣上或用胶布固定于颏部。上颌骨水平骨折，软腭向下后坠落压于舌被时，清除异物后就地取材用筷子、木棒、铅笔等横放于前磨牙处使上颌骨上提，并将两侧固定于头部绷带上。因水肿压迫呼吸道患者，可经口或鼻插入气管导管，解除窒息。

(2)改变体位：先解开患者颈部衣扣，并使头部偏向一侧或采取俯卧位，垫高前额，便于唾液和分泌物自然流出。

(3)环甲膜穿刺或气管切开：以上方法均不能使呼吸道维持畅通时，应迅速行环甲膜穿刺，暂时解除窒息。随后行常规气管切开术。

2.出血的急救

口腔颌面部损伤后出血较多，如伤及大血管，处理不及时可导致死亡。应根据损伤部位、出血性质（动脉、静脉出血，毛细血管渗血）及现场条件采取相应的止血措施。

(1)压迫止血：对一般性出血，将移位组织瓣复位后，可采取指压、包扎、填塞止血。

(2)结扎止血：对开放性伤口出血较大的出血点，可用血管钳夹住做结扎止血或连同止血钳包扎后转送。

(3)药物止血：全身使用酚磺乙胺、氨甲环酸、6-氨基己酸等药物作为辅助用药。

3.预防与控制感染

颌面部外伤的创面常被细菌、异物或尘土污染而导致感染，感染的危害甚至比原发损伤更严重，因此要预防和控制感染。伤后及早包扎缝合伤口，及早使用广谱抗生素，及时注射破伤风抗毒素。

4.包扎

正确完好的包扎是颌面部损伤急救措施之一，有压迫止血，暂时固定骨折，防止骨折片进一步移位，保护并缩小伤口，减少污染等作用。常用包扎方法有十字绷带包扎法和四尾带包扎法。

三、口腔颌面部损伤的护理

口腔颌面部损伤的类型较多，临床上以软组织损伤，牙、牙槽骨损伤，颌骨骨折为常见。

（一）护理诊断

1.疼痛

疼痛与外伤导致皮肤黏膜破损、骨折有关。

2.吞咽困难

吞咽困难与咬合错乱、疼痛、颌间结扎不能开口有关。

3.恐惧

恐惧与创伤、手术有关。

4.口腔黏膜改变

口腔黏膜改变与损伤、下颌制动致口腔护理障碍有关。

（二）护理措施

1.病情观察

密切观察患者生命体征,监测体温、脉搏、呼吸、血压、神志及瞳孔变化,备好急救物品,观察患者有无窒息、休克、颅脑损伤等,如有异常变化,及时告知医生并配合抢救。

2.清创缝合

经急救处理,患者情况好转后,协助医生对局部伤口进行清创缝合术。

3.用药护理

遵医嘱及时输液输血、抗生素治疗及破伤风抗毒素肌内注射,注意观察药物疗效及不良反应。

（三）预防性的心理护理措施

1.向患者提供具体、客观的资料及信息,做好患者的心理准备

患者一般在诊断、治疗、手术及考虑疾病的预后等过程中,如果没有详细而客观的信息,会对未来产生夸大事实的预想而产生焦虑。因此,护士需要向患者提供翔实、客观的疾病、检查、治疗及手术等方面的信息,并描述这些过程中患者一般的主观感受,鼓励患者提问,使患者熟悉整个过程,有一定的心理准备,以积极应对。

2.鼓励患者谈论自己的不安及感受

一般患者很难直接承认自己的恐惧不安感,护士要以间接的方式鼓励患者倾诉自己的不安。不要给患者一般的、毫无意义的宽心或保证的话。不要避免或阻碍患者谈论自己的感受,否则会使患者产生孤独无助的感觉。

3.增加患者的控制感

躯体疾病会严重影响患者心理上的控制感,减少患者心理上的安全感。如患者不断地按呼唤铃,可能是患者心理上有难以控制自己的感觉,而以不断按铃或不断提要求的方式来增加自己的控制感。

护士不要试图去满足患者的所有需要,也不要逃避,应该对患者的要求作适当的限制。并邀请患者参与治疗及护理的决策过程,使患者明确哪些事情是自己完全可以控制的,哪些是自己无法控制的,使患者在自己能控制的范围内进行决策。如对处于疼痛的患者,护士可以用患者自控用药法(PCA)增加患者的控制感,减少患者的无助感。

4.减少感觉剥夺及孤独感

如患者有剥夺感或孤独感,会对周围的所有信息或信号发生兴趣,而又缺乏准确解释这些信号的知识或信息,使信息歪曲而产生焦虑不安感。如患者在病床上无所事事,看到对面床上的患者由于某种原因正在接受气管插管,认为自己病情也会发展到需要插管,会产生焦虑不安的感觉。如果护士能及时为患者提供必要的感觉刺激,会减少患者由于感觉剥夺而产生的孤独、焦虑、无助感。

5.尽量让患者及其家属参与护理

参与护理活动可以增加患者的自理及控制感,减少患者的无效心理否认,同时也是一种良好的应对方式,因此,护士应根据患者家庭的具体情况决定由谁参与护理,参与的程度,参与的时间,参与的方式,并对参与护理的患者及其家属进行适当的健康教育。

(四)减轻或消除患者焦虑的心理护理措施

当患者已经产生焦虑时,需要采取以下护理措施来减轻或消除患者的焦虑感。

1.有一位心理支持者陪伴

在患者焦虑不安时,最好能让一位患者熟悉及信任的人陪伴患者,充当稳定患者情绪的"定心丸",使患者情绪安静,心理安全。心理支持者可以是护士、患者家属、朋友等。如果是朋友或家属,护士需要教给他们应对类似情况的知识及技能,以防他们产生惊慌而加重患者的焦虑感。

2.鼓励患者宣泄自己的焦虑感

鼓励患者以积极的方式宣泄自己的不安、疑虑、恐惧等焦虑感,帮助患者寻找引起焦虑的想法、误解、疑虑及行为,澄清及纠正患者的不正确信息,并向患者提供准确的信息,以减少患者由于信息错误而产生的焦虑不安感,使患者理解自己的问题的实质及真实情况,面对现实。

3.应用治疗性触摸

可以由护士或患者的重要关系人进行。指导患者进行放松训练、深呼吸、生物回馈训练或渐进型放松训练,对症状明显的焦虑者,需要根据患者的具体情况采用不同的放松训练。

(陈慧敏)

第二十章　介入治疗护理

第一节　颅外颈动脉硬化狭窄性疾病

一、疾病定义

颈动脉硬化狭窄性疾病是指颈动脉由于动脉粥样硬化造成狭窄或闭塞的疾病,是缺血性脑卒中和短暂性脑缺血发作(transient ischemic attack,TIA)的重要原因,占全部缺血性卒中的15%～20%,病变多累及颈动脉分叉处。2003北美放射年会超声会议公布的颈动脉粥样硬化病变程度评估标准将病变程度分为4级:<50%为轻度狭窄,50%～69%为中度狭窄,70%～99%为重度狭窄,100%为闭塞。

二、临床表现

临床上根据颈动脉狭窄是否引发脑缺血症状,分为有症状型和无症状型两大类。

(一)有症状型

1. 仅有脑缺血症状

可有脑鸣、单眼黑矇、视物模糊、头昏、头痛、失眠、记忆力减退、嗜睡、多梦等症状。眼部缺血表现为视力下降、偏盲。

2. TIA发作

(1)常见症状:病灶对侧发作性肢体单瘫、偏瘫和面瘫、单肢或偏身麻木。

(2)特征性症状:病变侧单眼一过性黑矇或失明,对侧偏瘫及感觉障碍,优势半球受累可有失语。

(3)可能出现的症状:病灶对侧同向性偏盲。

3. 缺血性脑卒中(脑梗死)

以偏瘫、失语和偏身感觉障碍等局灶定位症状为主;部分患者可有头痛、呕吐、意识障碍等全脑症状。

(二)无症状型

临床上无任何神经系统症状和体征,有时仅在体格检查时于颈动脉根部或行经处闻及血管杂音。无症状型颈动脉狭窄,尤其是中度狭窄或斑块溃疡被公认为"高危病变",越来越受到重视。

三、专科护理评估

(一)病史评估

1. 病因及危险因素

了解患者有无高血压、高脂血症、糖尿病,有无脑血管疾病家族史,有无长期高盐高脂饮食和烟酒嗜好,是否进行体育锻炼等。

是否遵医嘱正确服用降压、降脂、降糖、抗凝及抗血小板聚集药物,治疗效果及目前用药情况等。

2.起病情况和临床表现

了解患者发病时间、急缓及发病时所处状态。

(二)身体评估

1.生命体征

监测体温、脉搏、呼吸、血压,伴有高血压的患者尤应密切观察血压情况。

2.意识状态

观察有无意识障碍及其类型和严重程度。部分患者仅有嗜睡、失眠、记忆力减退等症状;颈动脉斑块脱落致大面积脑梗死时可出现意识障碍。

3.头颈部检查

观察双侧瞳孔大小、是否等大及对光反射是否正常;有无视力下降、黑蒙或失明、视物模糊、偏盲;有无脑鸣、头昏、头痛;有无口角歪斜和伸舌偏斜;有无失语及其类型;颈动脉搏动强度、有无杂音。

部分患者仅有脑鸣、单眼黑蒙、视物模糊、头昏、头痛、失眠、记忆力减退、嗜睡、多梦等脑缺血症状;颈动脉狭窄致 TIA 发作时可出现病变侧单眼一过性黑矇或失明、病灶对侧同向性偏盲、面瘫、优势半球受累时可有失语;颈动脉斑块脱落致大面积脑梗死时部分患者可有头痛、呕吐、意识障碍等全脑症状。

4.四肢脊柱检查

观察有无肢体运动和感觉障碍。颈动脉狭窄致 TIA 发作时可出现病灶对侧发作性肢体单瘫、偏瘫、单肢或偏身麻木及感觉障碍;颈动脉斑块脱落致大面积脑梗死时可有偏瘫、失语和偏身感觉障碍等局灶定位症状。

(三)心理-社会状况评估

观察患者是否存在因疾病所致焦虑等心理问题;了解患者及其家属对疾病发生的相关因素、介入治疗和护理方法、预后及预防等知识的认知程度;评估患者家庭条件及经济状况等。

四、术前护理

(一)一般护理

1.饮食指导

嘱患者进食低盐、低脂、低热量、高蛋白、富含维生素及纤维素的清淡饮食;戒烟、限制饮酒。

2.休息与体位

术前以卧床休息为主,保持情绪稳定;活动或改变体位时嘱其注意安全,必要时协助生活护理,防止发生意外损伤。

(二)病情观察及对症护理

1.病情观察

参见本节"专科护理评估"部分。

2.头晕脑鸣

颈动脉狭窄患者常表现为头晕、脑鸣、黑蒙等脑缺血症状,有的甚至在院外已出现昏厥。

应加强对患者跌倒危险因素的评估,询问发作前有无诱因及先兆症状、持续时间、伴随症状等,加强生活护理并指导患者自我防护,如出现头晕、黑蒙等立即平卧,防止跌伤;外出检查安排专人陪护,症状严重时要求 24 h 专人陪护,以避免因脑供血不足而致跌倒、坠床等不良事件发生。

3.头痛

颈动脉斑块脱落致大面积脑梗死时患者可出现头痛、呕吐、意识障碍等。使用数字分级法(NRS)进行疼痛强度评分,根据评分结果采取适宜的护理措施,如指导患者放松、冥想、转移注意力、音乐放松疗法、创造安静的环境等,必要时遵医嘱给予镇痛剂。

4.用药护理

患者应用抗血小板聚集药物期间应监测出凝血时间和凝血酶原时间,观察有无鼻出血、牙龈出血、血尿、便血及皮肤黏膜出血点或淤斑等;观察有无剧烈头痛、呕吐、血压升高等颅内出血症状,发现异常及时报告医生处理。静脉应用防止脑血管痉挛的药物如尼莫地平或其他血管活性药物时,应遵医嘱严格控制给药速度并密切监测血压变化。

(三)术前检查及护理

遵医嘱做好各项术前检查,包括实验室检查(血常规、病毒全套、出凝血时间、肝肾功能、血脂分析等)、心电图、胸片及各项专科检查,指导并告知患者及其家属各项化验检查的意义及注意事项。特殊患者根据病情进行相应的风险因素评估及必要的检查,如心功能、肺功能等。

(四)术前准备及护理

(1)术前至少 3 d 遵医嘱服用抗血小板聚集药物,嘱患者按时、按剂量服药并做好用药指导。

(2)合并糖尿病患者,遵医嘱服用降糖药物或使用胰岛素控制血糖,使空腹血糖稳定在 8.0 mmol/L 以下,餐后 2 h 血糖控制在 10.0 mmol/L 以下。指导患者严格控制饮食、按时按剂量用药,并遵医嘱按时监测血糖。

(3)合并高血压患者,遵医嘱口服降压药,一般收缩压控制在低于基础血压值 20%～25%。对颈动脉狭窄患者术前血压管理有严格的要求,术前过度降压治疗可致脑部低灌注而引发缺血性脑卒中,因此强调血压控制应个体化。

(4)合并慢性呼吸系统疾病的患者,术前应嘱患者禁烟 2 周;指导患者练习深呼吸、有效咳嗽及排痰;遵医嘱治疗慢性肺部疾病,防止急性发作;合并急性呼吸系统感染时遵医嘱进行抗感染治疗。

(5)合并心功能不全的患者,遵医嘱进行改善心功能的治疗;指导患者注意休息、避免劳累、防止着凉、保持情绪稳定等,以免加重心脏负荷。

(6)合并呼吸道、泌尿道等感染的患者,遵医嘱进行抗感染治疗;同时密切监测体温、血白细胞计数、胸片、尿液分析等化验检查结果。

五、术后护理

(一)病情观察及对症护理

1.生命体征

术后一般持续心电、血压、血氧饱和度监测 48～72 h,尤应重点监测心率、血压变化。如血压不稳定,每 10～15 min 监测一次,平稳后改为每 30～60 min 监测一次,再根据医嘱逐步过渡到每1~2 h监测一次,严格控制血压并遵医嘱维持血压在适宜水平。2014中国急性缺血性脑卒中指南规定,对于高血压患者血管开通后应控制血压低于基础血压20~30 mmHg,但不应低于90/60 mmHg;血压过高或过低时可遵医嘱给予硝酸甘油、盐酸多巴胺等血管活性药物调节血压。使用血管活性药物时要求剂量准确;尽量选择留置针建立静脉通路,经静脉泵入或滴入药物,防止因药液外渗致药液未能进入血液循环而影响血压波动。用药期间应密切观察血压变化,根据血压变化严格遵医嘱控制给药速度。

2.神经系统

术后应密切观察患者意识、双侧瞳孔大小、对光反射等;了解患者语言表达能力及发音能力,观察肢体活动度及肌力变化,并与术前做对比,发现异常症状和体征,应立即通知医生并协助处理。

3.出血倾向

为有效预防血栓形成和支架内再狭窄,术后仍需抗凝治疗。实施抗凝治疗前应向患者及其家属耐心讲解抗凝治疗的重要性,同时告知患者抗凝治疗过程中有引起出血的可能性。实施抗凝治疗期间应注意观察有无出血倾向,如皮肤、黏膜出血、注射后针眼出血、局部淤斑、血尿或胃肠道出血;同时观察有无头痛、喷射性呕吐及意识、瞳孔改变等颅内出血的征象。

(二)并发症的预防和处理

1.颈动脉窦反应

因颈动脉支架植入对颈动脉窦压力感受器的刺激,可能会引起迷走反射。如出现心率<50次/分钟,应立即遵医嘱给予阿托品0.5 mg静脉注射,必要时重复用药,至心率维持在60次/分钟以上。如出现血压降低,应立即遵医嘱给予多巴胺等升压药或扩容治疗,使用升压药期间应密切监测血压变化,以免血压提升过快引发高灌注综合征。

2.脑血管痉挛

颈动脉分叉上方的颈内动脉对机械刺激非常敏感,导管、导丝、支架均可刺激血管壁引起脑血管痉挛;患者紧张、焦虑情绪也会诱发脑血管痉挛,使脑血流量减少,表现为头晕、肢体无力、麻木、短暂性失语、意识障碍等脑缺血症状。应密切观察患者意识、瞳孔变化,有无头晕、偏盲、四肢无力或偏瘫等,如发生脑血管痉挛,可遵医嘱给予罂粟碱、尼莫地平等药物治疗,并根据血压调整用药剂量。同时应加强心理护理,指导患者保持稳定情绪,避免精神紧张和情绪激动。

3.脑过度灌注综合征

血管再通后过度灌注综合征是一种非常严重的并发症,可能与血管再通后血流量显著增加有关。主要表现为非典型性偏头痛、兴奋、躁动、短暂癫痫发作,也可出现面部及眼痛、恶心呕吐、意识障碍、高血压及局限性神经体征等,严重时可发生颅内出血。术后患者取头高卧位,24 h内严密监测生命体征,重点监测血压变化及神经系统症状和体征。如患者出现剧烈头痛、频繁呕吐等颅内高压症状时,应立即通知医生并遵医嘱快速静脉滴注甘露醇,125 mL甘露醇应在15 min内滴完,避免药物外渗。因甘露醇有致肾衰竭作用,用药期间应观察尿量、尿色,并监测肾功能及电解质情况。如患者出现兴奋、躁动等症状时应加强安全防护,使用床档,必要时给予约束带,以防止坠床、脱管等不良事件发生。

4.支架内血栓形成

急性颈动脉闭塞是颈动脉支架植入术后较严重的并发症,其可能原因包括:颈动脉狭窄处常存在新鲜或部分溶解的血栓;支架可激活血小板,增加支架植入后血栓形成的风险;动脉硬化性斑块的崩解、脱落可致缺血性脑卒中。为预防支架内血栓形成,颈动脉支架植入术后常规给予抗凝治疗,包括皮下注射低分子肝素、口服波立维、阿司匹林等药物。抗凝治疗期间应遵医嘱按时给药,向患者解释用药的重要性,使其主动配合治疗;密切观察有无出血倾向;定时监测出、凝血时间,根据检验结果调整药物用量。

5.脑梗死

由于术中阻断颈动脉、手术部位血栓形成、动脉硬化斑块脱落等原因,可导致脑梗死。术后应密切观察患者神志、精神、瞳孔、肌力、语言和肢体活动情况等神经系统症状和体征,尤应观察手术对侧肢体活动情况,有无偏瘫及活动障碍,发现异常立即报告医生处理。

六、出院指导

(一)疾病预防指导

(1)饮食指导同术前:指导患者规律生活、适当运动、保持情绪稳定。

(2)指导患者控制血压、降血脂、控制血糖、限制饮酒及适当降低体质量等,建立健康的生活方式。

(3)提倡患者戒烟:吸烟是脑卒中的独立危险因素,烟中的尼古丁会减弱动脉血与氧的结合力,使血液黏滞度、血细胞比容增高,促进血小板聚集,从而导致血栓形成。

(二)疾病知识指导

(1)告知患者及其家属疾病发生的基本原因和主要危险因素、常见症状及需及时就诊的指征。

(2)如有 TIA 发作史,应指导患者做好自我防护,如改变体位时动作应缓慢、避免突然转动头部,出现头晕、黑蒙等立即平卧,必要时需家属陪护。

(三)用药指导

(1)向患者说明抗凝治疗的重要性,嘱其坚持遵医嘱服用抗凝药物。

(2)服药期间应指导患者观察有无出血倾向,如牙龈出血、血尿、便血及皮肤黏膜有无淤斑及出血点,以及有无头痛、恶心、呕吐等,出现异常及时到医院就诊。

(3)服药期间嘱患者每1~2周复查凝血功能,在医生指导下调整抗凝药物的用量。

(四)康复指导

(1)如颈动脉狭窄合并脑梗死,出现肢体感觉障碍、偏瘫、失语等神经系统症状,术后应指导患者尽早进行功能锻炼。只要患者神志清楚、生命体征平稳、病情不再进展,48 h 后即可进行,康复与治疗并进。

(2)除运动康复治疗外,还应注意语言、认知、心理等康复。同时做好宣教,提高社会和家庭对康复重要性的认识。

(五)复诊要求

(1)随访与复诊的时间为出院后 3 个月、6 个月、12 个月。

(2)随访与复诊的内容包括服药情况、症状有无复发、复查颈部血管超声以及观察支架内血流通畅情况等。

(3)如出现头晕、头痛、视物模糊、语言及肢体活动异常,应立即到医院复诊。

(王　慧)

第二节 锁骨下动脉盗血综合征

一、疾病定义

锁骨下动脉盗血综合征是指锁骨下动脉或头臂干的椎动脉起始处的近心端有部分或完全的闭塞性损害,由于虹吸作用(盗血)引起患侧椎动脉中的血流逆行,进入患侧锁骨下动脉的远心端,导致椎-基底动脉缺血性发作和患侧上肢缺血的一系列表现。

二、临床表现

(一)症状

1.上肢症状

主要为上肢负重或锻炼时有无力、麻木和疼痛不适。持续的无力、肌肉的失用和血管运动功能的障碍在受累及的上肢很少见。

2.椎-基底动脉供血不足的症状

主要为昏厥、头晕、眩晕、站立不稳以及枕部疼痛,其他椎-基底动脉供血不足的症状也可以见到,如耳鸣和眼震等。

3.颈内动脉供血不足的症状

颈内动脉供血不足的症状少见,但头臂干动脉(无名动脉)狭窄的患者可以发生,也可见于双侧锁骨下动脉远端狭窄的患者。

(二)体征

(1)患侧桡动脉搏动减弱或消失。

(2)健侧与患侧血压差大于 20 mmHg。

(3)患侧锁骨上窝收缩期血管杂音。

(4)Javid test 阳性(即压迫颈总动脉后桡动脉搏动减弱,此试验存在风险,很少实施)。

三、专科护理评估

1.双上肢血压及双侧桡动脉的评估

评估双上肢血压及双侧桡动脉搏动情况。测量时,患者应处于安静状态,血压应以健侧结果为准。根据患者健侧血压波动情况调整降压药。术前不宜将血压控制过低,以免加重脑缺血或上肢缺血的症状。有研究表明,对于锁骨下动脉盗血综合征患者来说,双侧上肢血压差与患者临床症状呈线性相关,因此可做为预测病情严重性的指标。同时术后血压差值的下降也可用以评估动脉狭窄改善与否。

2.其他评估

术前还应了解患者有无其他并发症,如高血压、高血脂、糖尿病和心脏病等;有无饮酒及吸烟史。将各项指标调整到可耐受手术的状态。

四、术前护理

(一)心理护理

向患者及其家属简要介绍介入手术的目的、方式,根据患者和家属的文化程度及需求,可采用口头讲解、书面材料、幻灯、视频、微信公众号等方式。了解患者是否对手术有思想顾虑，协同主管医师共同针对性地予以帮助和解释。鼓励患者树立信心积极配合治疗。

（二）预防跌倒、坠床

锁骨下动脉盗血综合征患者大多存在头晕症状，入院后应立即对患者进行跌倒、坠床的风险评估，并做好宣教。定期对患者进行复评。对高风险患者，悬挂警示标志；对床、轮椅等的轮子注意固定，确保患者安全；卧床时加用护栏保护；离床活动时需要有人陪同；避免穿大小不合适的鞋和衣裤；指导患者使用呼叫器并将呼叫器手柄放于患者易取位置；护士及时回应患者的呼叫，告知患者尽量减少患侧上肢活动，以减少盗血现象的发生。当患者头晕时，确保卧床休息。

五、术后护理

（一）体位与活动

术后需卧床休息 12～24 h，卧床期间注意预防相关并发症。术后或拔管后 12～24 h 后病情允许即可下床活动，若行外科与介入联合手术者推迟下床时间 2～3 d。下床后活动量不宜过大，需循序渐进。

（二）饮食

患者宜进清淡易消化饮食，富含优质蛋白类的食物，如鱼类蛋白有降低高血压和脑卒中发病率的作用，大豆类蛋白虽无明显降血压作用，但可改变血管壁的理化性能而有利于预防此类疾病。

（三）病情及护理观察

1. 生命体征

观察支架植入后，狭窄的动脉得以扩张，动脉血运重建，使患者的循环发生了一定的改变，易造成血压、心率的波动，严密监测血压变化非常重要。当支架植入时，压力感受器受到牵连，引起迷走神经张力升高，反射性引起血压降低，降低的血压往往导致脑的灌注压减低，加重脑的缺血、缺氧。

因此对于支架植入术的患者，护士应重视低血压的发生，及时有效地处理，防止低血压给患者带来的严重并发症。

2. 出血的观察

术后由于金属支架的植入，患者应进行抗凝治疗。患者应用抗凝药期间，注意有无出血倾向。密切监测出凝血的化验结果，有异常立即通知医生。

3. 高灌注损伤综合征

锁骨下动脉狭窄或闭塞解除后，盗血消失，血液循环恢复正常，血量增加，此时由于脑血管自动调节功能不足，可引起脑过度灌注，导致脑组织水肿和出血。护理中应严密观察神志及瞳孔变化，四肢肌力的变化，当患者出现头痛、血压升高、神志变化及瞳孔异常时，应考虑术后高灌注损伤综合征的可能；当患者出现言语障碍，肢体神经功能缺损，护士应警惕低血压造成新发梗死出现，立即通知医生处理。

抗凝药的使用增加了术后高灌注损伤综合征的危险，而术后血压的控制是预防术后高灌注损伤综合征的保护性因素。

术后患者的血压应该被控制在脑血管自主调节功能起作用的范围内，一般主张收缩压控制在 130 mmHg 以下。

4. 并发症的观察与护理

(1)支架内血栓：血管内支架植入术的栓子多源于导管表面形成的血栓，其表面易形成血栓，血栓常阻塞手指动脉。因此，患者回病房后应定时检查两侧桡动脉搏动是否一致，检查和比较两侧肢体的颜色、温度是否一致，询问肢体有无疼痛、感觉异常和活动障碍等。

(2)疼痛：锁骨下动脉狭窄所选用的内支架均为球扩式支架，不易移位，弹性好，在正常人体体温时充分膨胀，使狭窄血管开通。患者感觉狭窄部位有不适和疼痛，但疼痛大多较轻微，视觉模拟评分法(VAS评分法)在 3 分以下，一般不须处理，由于个体差异，对疼痛的阈值不同，可给予有效止痛药。

六、出院指导

(一)饮食指导

出院后患者应进食低盐低脂清淡易消化饮食。患者应当戒烟，因香烟中尼古丁和烟碱长期刺激交感神经而使血管痉挛、收缩压升高，一氧化碳对血红蛋白高度亲和易引起氧缺乏，并促进血小板聚集、增加血液黏滞度，导致脂质代谢改变和动脉硬化。

(二)活动

恢复期应循序渐进地增加肢体的活动量，指导患者做肢体的屈伸、内收、外展、内旋、外旋等动作，且由大关节活动到小关节活动，由被动活动到主动活动，促进肢体功能的恢复，3 个月内避免患肢负重。

(三)血压、脉搏的自我监测

教会患者及其家属测量血压的方法，术后发现患侧肢体血压下降，桡动脉搏动减弱，可能是出现血管再狭窄的主要征象，应及时就诊。支架植入术后可使盗血综合征消失一段时间，但较长时间后又常会复发，原因可能是尽管已行血管扩张及支架植入手术，但此处仍较其上下血管细，流速较快以致压力低造成盗血的出现；另一可能，由于盗血时间较长，健侧血管及交通血管相应扩张，血流量较大，压力较高，血流易向对侧血流量较少、压力较低处流去，但只要患者无明显临床症状可不必特别处理。

(四)用药指导

患者通常需要终身服用小剂量抗凝剂，为使患者能够坚持服用，不仅要告知所服药物的名称、剂量、注意事项等，更重要的是要向患者交代服用药物的目的及重要性，避免间断不规律的用药，以取得患者的理解和合作。

教会患者在服药期间如何观察有无牙龈或鼻出血，皮肤有无淤点、淤斑，女患者有无月经量过多等，如出现上述症状要及时到医院就诊，以及时调整用药量。

(五)复诊

术后第 1 个月门诊复诊 1 次，1 年内每 3 个月复诊 1 次，1 年后每 6 个月复诊 1 次。主要检查内容有血小板计数、凝血功能、多普勒超声检查等。

（王 慧）

第三节 内脏动脉瘤

一、疾病定义

内脏动脉瘤（visceral artery aneurysm，VAA）是一组疾病的统称，指腹腔干、肠系膜上、肠系膜下动脉及各自分支处的动脉瘤，发病率低为 0.1%～2%，其中以脾动脉瘤比例最高，占60%，其他包括肠系膜上动脉瘤、腹腔干动脉瘤、胃网膜动脉瘤、空肠回肠结肠动脉瘤、胰十二指肠动脉瘤及胃十二指肠动脉瘤等，部分文献将肾动脉瘤也包括在其中。

内脏动脉瘤包括真性动脉瘤、假性动脉瘤和夹层动脉瘤。真性动脉瘤为动脉血管局限扩张，动脉壁组成成分保持完整。假性动脉瘤则为动脉壁破裂，血管壁的延续性消失，瘤体外层结构为纤维组织包裹。动脉夹层为动脉内膜撕裂，血流经破裂口进入和分离血管内膜与血管中层，撕裂的动脉内膜和动脉中层间形成假腔，导致血管真腔受压；血流可经动脉夹层内膜口进入假腔，然后经另一破口返回血管真腔。

二、临床表现

内脏动脉瘤通常无症状。其危险性在于破裂后引起大出血，威胁生命，病死率高达25%～70%。少数患者出现腹部搏动性肿块，伴有腹部隐痛、腹部触及肿块等。肝动脉瘤压迫胆道可引起黄疸。巨大脾动脉瘤可导致门脉压增高、全血细胞减少等。脾动脉瘤破裂前往往有左上腹或左季肋区疼痛、恶心、呕吐等症状，破裂后有上腹部剧痛及左肩部放射痛、左侧肋缘下压痛、低血压及休克等表现。部分脾动脉瘤以破裂出血为首发症状，很快出现休克、甚至死亡；若破入小网膜囊，可因血块填塞压迫而暂时止血，但可经 Winslow 孔再次破裂进入腹腔。极少数情况下瘤体还可与门静脉系统形成动静脉瘘，引起门静脉高压。

三、专科护理评估

1. 生命体征

监测体温、脉搏、血压、呼吸。尤其是破裂动脉瘤和有高危破裂因素存在的动脉瘤，要密切监测生命体征，尤其是血压和脉搏变化，有异常及时汇报医生。

2. 专科观察项目

重视患者主诉，了解有无腹痛和其他不适，有无感染症状。监测腹部血管杂音和双侧足背动脉搏动。监测可能存在的基础病变的症状和体征。

3. 其他评估

了解日常生活习惯、不良嗜好，尤其吸烟、饮酒、饮食习惯和运动情况。了解肾脏、心脏等重要脏器功能和高血压病、糖尿病、慢性肾脏疾病、甲状腺疾病等相关疾病史。询问是否有对比剂过敏史。

四、术前护理

（一）一般护理

1. 根据个体情况进行饮食、运动指导和日常生活习惯及疾病管理知识指导

采用平衡膳食，鼓励患者进食富含维生素和膳食纤维的食物，忌食辛辣、刺激性食物；严格

戒烟酒。保持大便通畅,避免用力大便,以免因腹腔压力增高导致动脉瘤破裂。

2.重视心理护理,保持情绪平稳

了解患者对疾病的认知和心理反应,针对性地予以疏导,帮助患者建立积极乐观的治疗心态,保持积极稳定的情绪,减轻焦虑、恐惧及预感性悲哀等负性情绪。保持情绪平稳,避免过度激动。

3.创造安静、整洁、舒适的休息和睡眠环境

保证充足的睡眠。

(二)术前检查护理

遵医嘱完善实验室检查、心电图、胸片及各项专科检查,并告知患者及其家属各项检查化验的意义和注意事项,指导患者配合检查。老年患者遵医嘱进行心、肺功能检查。

(三)术前准备

(1)完善各项常规检查,如凝血功能检查和肾功能检查等,根据是否有慢性病、血容量不足等评估对比剂肾病的风险,并遵医嘱给予处理。

(2)检查拟手术入路区域皮肤有无瘢痕、感染等,术前一般不须常规备皮,若穿刺点毛发较多,在手术当天使用电动剃毛刀或脱毛膏备皮,避免使用剃须刀,防止剃须刀损伤皮肤而增加感染机会。触摸标记双侧足背动脉及上肢桡动脉搏动最明显处,以便术后对比。有异常情况及时报告主管医师。

(3)入室前准备:嘱患者术日晨取下活动义齿、眼镜、发卡、手表、首饰等交由家属妥善保管,更换干净手术服,入介入手术室前排空膀胱。

五、术后护理

(一)严密监测生命体征,保持血压稳定

维持术后血压稳定非常重要,血压过高或大幅度波动可导致脑出血等严重并发症,而较低水平的血压会导致重要器官的灌注不足和支架部位血栓形成。术后遵医嘱进行血压监测,一般术后每 30 min 测血压,2 h 后根据病情改为每小时测量,12 h 后改为每 2 h 测量,血压平稳控制在正常范围后停止血压监测。血压超过 150～160/90～100 mmHg 时汇报医生,使用降压药物治疗,将血压逐渐降至 140/90 mmHg 左右。术后监测体温,如有发热要及时查找原因并处理。

(二)饮食

一般术后无不适即可进食水。全麻患者术后完全清醒、生命体征平稳、无胃肠道反应者可试饮水,无呛咳的情况下可进食。因病情需禁食禁饮者除外。

(三)并发症的观察和护理

栓塞脏器缺血,如栓塞脾动脉后的脾梗死或部分脾梗死、栓塞肝动脉后的肝脏缺血及栓塞肠系膜动脉后的肠道缺血等。其原因可能是导管插入深度不够、选择性不强或注射压力过大栓塞剂反流导致栓塞肝、胰腺或胃肠道等脏器以及栓塞不确切引起的瘤体进一步扩大、弹簧圈移位造成的异位栓塞、瘤体破裂等。术中动脉瘤显影和精细操作可有效避免此类并发症发生。由于内脏血液供应来源广,且有丰富的侧支循环,缺血的发生率低,但仍需提防脏器缺血的风险。栓塞术后应密切观察患者生命体征和腹部体征的变化,并定期进行动脉瘤的影像学检查,如有出血迹象或动脉瘤持续增大,则需进一步处理。

六、出院指导

（一）一般指导

嘱患者保持良好、愉悦的情绪,避免精神刺激和过度紧张。工作生活规律,进行适度的有氧运动。进食富含膳食纤维、水溶性维生素、低脂肪、低胆固醇、低盐饮食。

（二）用药指导

遵医嘱服用药物,了解药物名称、作用、用法、剂量、不良反应及观察等。

（三）复诊

要求出院后 1～2 个月门诊复查。出现腹痛、恶心、呕吐及其他急性不适时及时就诊。

（王　慧）

第四节　急性肠系膜上动脉栓塞

一、疾病定义

急性肠系膜上动脉栓塞是指栓子进入肠系膜上动脉,发生急性动脉血管栓塞,使肠系膜上动脉血供突然减少或消失,导致肠管急性缺血坏死。此病起病急骤,病情凶险,预后差。多因肠管大面积坏死而引起败血症、中毒性休克、多器官功能衰竭而死亡。

二、专科护理评估

1.腹部体征评估

评估患者有无腹痛,及腹痛的部位、性质、时间与疼痛程度,有无腹膜炎表现。

2.胃肠道评估

观察患者有无恶心、呕吐、黑便等情况,呕吐早期主要为肠痉挛所致,为胃内容物;若呕吐物为咖啡渣样,则提示进展至肠管坏死渗出。血便多为柏油色或暗红色,若持续出现则为肠管坏死开始的表现。

三、术前护理

（一）心理护理

由于起病急,伴有剧烈腹痛,病情复杂凶险,病死率高,且需急诊手术,患者及其家属担心手术后的效果、并发症等,会产生焦虑、恐惧心理。向患者及其家属简要介绍介入手术的目的、方式,根据患者和家属的文化程度及需求,可采用口头讲解、书面材料、幻灯、视频、微信公众号等方式。了解患者是否对手术有思想顾虑,协同主管医师共同针对性地予以帮助和解释。

（二）病情观察

急性肠系膜上动脉栓塞具有发病急,病情进展迅速,症状体征不典型,误诊率、病死率高等特点。因此,早期诊断非常重要。护士应密切观察病情变化,详细询问病史,注意临床表现,观察患者腹部体征、腹痛特点。该病所致的腹痛程度剧烈,进展快。早期呈局限性、间隙性,而腹肌紧张、反跳痛不如细菌或化学性腹膜炎严重,阳性体征不明显。也有的患者随着肠管坏死反

— 539 —

而感觉腹痛甚至绞痛减轻或消失。因此,腹部体征与疼痛的剧烈程度不成比例,是本病早期表现的特点。晚期可出现持续性腹痛,肠鸣音减弱,可能出现大面积肠坏死,应立即通知医生,必要时转入外科行开腹探查。

(三)术前准备

1. 超声

超声检查为诊断肠系膜血管病的一种经济、简单、无创的检查方法,可以显示受累动脉的血栓或血流缺损,肠溶扩张积液、肠壁增厚的同时,如发现腹腔内游离液体,可以在超声引导下行腹腔穿刺术。

2. CT

螺旋 CT 是诊断急性肠系膜缺血的快捷、正确的影像学检查方法之一,其增强扫描动脉期图像可直接显示肠系膜动脉内充盈缺损,此外,还包括肠腔扩张积液、肠壁增厚、腹腔积液等间接征象。

3. DSA

动脉造影仍是诊断缺血性肠病的金标准,可以提供病变部位、程度及侧支循环情况,并可进行治疗。但其可能存在假阳性、造影剂的肾脏毒性。因此要严格掌握时机,指证须个体化,适于只有不明原因腹痛、而无腹膜炎体征患者。

四、术后护理

(一)体位与活动

术后需卧床休息 12～24 h,卧床期间注意预防相关并发症。术后或拔管后 12～24 h 后病情允许即可下床活动,如行外科与介入联合手术者推迟下床时间 2～3 d。下床后活动量不宜过大,需循序渐进。留置溶栓导管者,给予平卧位,床头抬起应低于 30°,穿刺侧下肢制动,另一侧肢体可弯曲活动。

(二)营养支持

由于疾病原因,患者术前相当一段时间不能正常进食,而且个体差异也很大,需要护士因人而异进行饮食指导。术前腹痛与进食无关的患者,术后即可进软食。一般术后 12～24 h 禁食水或进流质饮食,2～4 d 进半流质饮食,且少量多餐,进食量逐渐增加,术后 2 周开始进软食。腹泻者给予完全肠道外营养,待腹泻减轻后,逐渐过渡至软食。

(三)抗凝治疗的护理

患者术后合理应用抗凝溶栓药物至关重要,能有效降低术后复发率和病死率。患者常规应用低分子肝素钙注射液 0.4 mL 腹壁皮下注射,每日两次。同时注意有无出血倾向,如溶栓导管敷料处有无渗血,一般术后 3～4 d 易发生,有无皮肤黏膜、牙龈等出血,有无血尿、黑便、脑出血等,加强凝血功能的监测。

(四)腹部体征观察

术后患者如出现腹痛,原因可能有肠管痉挛、肠坏死。因此,应观察疼痛的部位、性质及持续时间,有无恶心、呕吐等伴随症状。观察大便的次数、量、颜色及性状。观察肠鸣音的次数。如腹痛由阵发性转为持续性,剧烈难忍,血便伴肠鸣音减弱或消失,出现急腹症症状,可考虑肠坏死可能。排除肠坏死,待腹痛性质确定后,可根据疼痛规范化治疗方法酌情给予镇痛药,使患者处于无痛状态。

(五)胃肠减压的护理

留置胃肠减压的患者,应保持胃肠减压管通畅,妥善固定在相应位置,观察胃液的量、性质、颜色,注意有无应激性溃疡的发生。护士应告知患者带管的注意事项,嘱其勿牵拉,防止脱落,更换引流袋时严格无菌操作,预防逆行感染。

(六)感染的护理

患者因肠管广泛缺血、坏死、导管损伤等使机体抵抗力降低,因此预防感染极为重要。遵医嘱给予足量、有效的抗生素;密切观察体温变化,出现高热及时给予降温处理,一般低于38.5 ℃可不予处理,38.5 ℃~39 ℃可给予物理降温,如温水擦浴等。高于 39 ℃可酌情给予药物降温。

(七)防止电解质和酸碱失衡

患者由于肠管缺血、感染、呕吐、小肠功能紊乱等因素,常易引起电解质紊乱和酸碱失衡,尤其是血清钾离子更不稳定。应积极给予补液,并严格遵守定量、定时、定性原则。准确记录出入水量。低钾患者应保证尿量达 40 mL/h 后开始补钾。提醒医生不定期进行电解质、二氧化碳结合力、尿素氮等检查。

五、出院指导

(1)出院后应注意饮食,2 个月内鼓励患者少量多餐饮食,进食量逐渐增加,不宜过饱,以免增加肠道负担。低脂肪摄入,减少血栓再形成的机会。

(2)出院后仍需注意排便情况及腹部感觉。随着活动量逐渐增加,观察体质量是否增加。

(3)支架植入的患者,口服华法林或利伐沙班每日 1 次,至少连用半年。口服华法林应定期监测凝血指标,使 INR(国际标准化比值)延长至 2.0~3.0。用药期间注意有无鼻出血、齿龈出血、血尿等情况发生。半年后改用阿司匹林 50~100 mg 口服,每日 1 次,终生服用,不用监测凝血指标。

(4)建议在出院后 3 个月、6 个月、1 年来院复查肠系膜动脉血流情况。

(王 慧)

第五节 肾动脉狭窄

一、疾病定义

肾动脉狭窄(renal arterial stenosis,RAS)是各种原因引起的单侧或双侧肾动脉主干或分支狭窄。其病因复杂,包括动脉粥样硬化、纤维肌性动脉壁发育异常及大动脉炎等。肾动脉硬化性狭窄是全身性疾病的一部分,主要侵犯肾动脉开口处,或由腹主动脉硬化延伸至肾动脉。

二、专科护理评估

1.生命体征

尤其是血压,如有异常或双上肢、上下肢血压差超过正常范围及时报告医师,指导进一步检查治疗。

2.症状体征观察

了解患者是否有头痛、头晕及其他不适,如恶心、呕吐、视物模糊、心悸等症状。听诊腹部是否有血管杂音。

3.用药评估

使用降压药物、抗血小板聚集药物、抗凝药物等期间应密切关注血压变化和凝血功能,观察有无出血倾向,如有无牙龈出血、血尿、便血及皮肤出血点,有无神志改变及生命体征的变化等。

4.对比剂肾病的危险性评估

确定对比剂肾病的危险分级和干预措施。评估患者肾功能的情况,密切观察患者的血尿素、肌酐值。了解既往史,如有无慢性肾脏疾病史等,有无食物、药物过敏史,了解日常生活习惯如饮食运动情况;了解有无对比剂使用和对比剂过敏史。根据评估情况进行健康指导和对比剂肾病的危险性评估,指导术前水化治疗。

5.血压分期分级

和管床医师共同确定患者高血压分期分级。

6.监测

监测腹部体征变化和高血压危象。

7.检查

检查股动脉和足背动脉搏动,了解有无搏动减弱或消失。

三、术前护理

(一)一般护理

1.根据评估情况进行饮食、运动指导和日常生活习惯、疾病管理指导

低盐、低脂饮食为宜,鼓励患者多吃富含水溶性维生素和膳食纤维的食物,如新鲜蔬菜、水果、粗粮等,鼓励患者多饮水,忌食辛辣、刺激及胆固醇高的食物,禁止吸烟。保持大便通畅,避免用力大便,防止血压进一步升高。

2.注意休息

转头、变换体位等动作宜缓慢,预防脑供血不足、体位性低血压等,严格防范跌倒、坠床等。有高血压危象患者严格卧床休息。

3.保持情绪平稳

了解患者疾病知识掌握情况和对疾病的心理反应,予以针对性心理疏导,帮助患者建立积极乐观的治疗心态,保持积极稳定的情绪,减轻负性情绪。避免环境中的不良刺激,避免情绪过度激动。

4.创造安静、整洁、舒适的休息和睡眠环境

保证充足的睡眠。

(二)术前检查护理

遵医嘱完善实验室检查、心电图、胸片及各项专科检查,并告知患者及其家属各项检查化验的意义和注意事项,指导患者配合检查。老年患者遵医嘱进行心、肺功能检查。

(三)术前准备

(1)完善各项常规检查,包括凝血功能检查和肾功能检查等,排除手术禁忌证。

（2）术日清晨遵医嘱口服负荷量双联抗血小板药物，如氯吡格雷、阿司匹林等。术前一周内已常规剂量使用上述两类药物者不必给予负荷量。

（3）遵医嘱术前使用镇静、镇痛药物。

（4）糖尿病患者，使空腹血糖稳定在 8.0 mmol/L 以下，餐后 2 h 血糖控制在 10.0 mmol/L 以下。高血压患者，控制血压在 140/90 mmHg 以下。

四、术后护理

（一）严密监测生命体征

遵医嘱监测心电、血压、血氧饱和度等至正常范围。肾动脉球囊扩张和（或）支架植入术后，狭窄的动脉得以扩张，动脉血运重建，血压会明显改变，因此，术后低血压是常见而危险的并发症。

严密监测血压变化是术后护理的重点。术后每 30 min 测血压，一般 2 h 后根据病情改为每小时测量，12 h 后改为每 2 h 测量。注意患者血压降低后有无头昏、恶心等症状，嘱有上述症状的患者卧床休息，勿剧烈活动。

（二）饮食

一般术后无不适即可进食水。全麻患者术后完全清醒、生命体征平稳、无胃肠道反应者可试饮水，无呛咳的情况下可进食。因病情需禁食禁饮者除外。

（三）并发症的观察和处理

1. 急性低血压

急性低血压是术后常见而极危险的并发症，常由血容量不足导致。如血压下降至正常值以下，或高血压患者血压下降速度过快，要加快补液速度或遵医嘱应用升压药。

2. 肾动脉夹层

肾动脉内膜损伤可导致肾动脉夹层形成。

术后要密切观察肾功能和尿量，严格控制血压，同时观察患者有无血压骤降，腰背部疼痛等现象，预防夹层破裂。

3. 其他并发症

其他并发症如肾动脉穿孔或破裂、肾动脉分支末端穿破、肾包膜下出血、肾衰竭、异位栓塞、肾动脉闭塞、夹层或肾动脉瘤、肾动脉主干破裂、肾动脉分支破裂、再狭窄、肾动脉血栓形成等，发生率较低，但一旦发生，后果均较严重，须认真观察患者生命体征和局部表现，观察尿的情况，重视患者主诉，发现异常及时处理。

五、出院指导

（一）一般指导

（1）嘱患者保持良好的、愉悦的情绪，避免精神刺激和过度紧张。工作生活规律，适度有氧运动。

（2）进食富含膳食纤维、水溶性维生素、低脂肪、低胆固醇、低盐饮食。根据肾功能状况调整蛋白质和磷的摄入。

（3）告知患者戒烟、戒酒，饮食要清淡，注意劳逸结合，预防感染。

（4）指导患者及其家属学会测量血压并记录。

(二)用药指导

告知患者肾动脉支架植入术后有肾动脉再狭窄或闭塞的可能,应口服氯吡格雷 75 mg/d、至少 3 个月,阿司匹林 100 mg/d、3～6 个月。遵医嘱进行严格、长期的抗凝治疗,密切观察有无自发性出血情况,如皮下出血点、淤斑、牙龈出血等。需要定期检测出凝血时间和血清肌酐变化。

(三)复诊要求

出院后 1～2 个月门诊复查。期间出现血压过高或过低、牙龈出血、皮下出血、血尿、腰痛等不适时及时就诊。

(王　慧)

第六节　下肢动脉硬化闭塞症

一、疾病定义

下肢动脉硬化闭塞症(ASO)是指由于动脉硬化造成的下肢供血动脉内膜增厚、管腔狭窄或闭塞,病变肢体血液供应不足,引起下肢间歇性跛行、皮温降低、疼痛、甚至发生溃疡或坏死等临床表现的慢性进展性疾病,常为全身性动脉硬化血管病变在下肢动脉的表现。

二、专科护理评估

1.一般状况

按一般入院护理常规评估患者的基本资料、身体状况、吸烟史、既往史和现病史等,以及疾病治疗现状。

2.生命体征

监测体温,结合患肢情况和血白细胞等化验,评估是否有感染的存在;监测血压,结合病史以便遵医嘱合理应用降压药物。

3.患肢缺血症状和体征

评估双下肢皮温、色泽、干湿度、有无麻木等异常感觉,足背动脉、胫后动脉、腘动脉、股动脉搏动情况并标记(如可在搏动最明显处画○,如未扪及则画×),有无溃疡、坏疽和感染。如有疼痛,选用合适的量表工具进行疼痛综合评估,包括疼痛部位、类型、性质、程度、持续时间等。评估患者症状的临床分期,以便协助医师诊疗。

4.专科用药评估

评估患者既往有无抗血小板聚集药物及溶栓药物用药史,如有,应准确了解服用的药物名称、剂量,评估患者是否规律服药,并需重点关注凝血功能和血小板功能,询问、观察有无出血倾向,如牙龈有无出血,有无血尿、便血及皮肤有无出血点、淤斑、意识状态等。

三、术前护理

(一)一般护理

以低盐、低脂、高蛋白、高维生素、高纤维素的饮食为宜,如蔬菜、水果、禽类、鱼类、豆类、奶制品等;严格禁烟,限制饮酒,不宜饮浓茶。术前以卧床休息为主,宜取头高足低位,促进血液灌流至下肢。严禁翘二郎腿,防止血管受压,阻碍血流。

(二)病情观察及对症护理

1.参见本节"专科护理评估"部分

根据评估情况进行针对性的健康指导。

2.疼痛管理

向患者讲解患肢疼痛的原因,正确护理患肢,病情允许下床者适当散步活动,以促进血液循环,运动量以感到疼痛为度。遵医嘱使用改善微循环及解痉、止痛药物。利用疼痛评定量表进行疼痛评估,当疼痛影响睡眠时,根据评估结果遵医嘱使用药物镇痛。观察药物疗效,同时配合非药物方法,如播放舒缓的音乐,转移注意力,尤其是夜间静息痛明显的时候可以指导患者放松疗法、冥想等。

3.患肢护理

(1)患肢保护:患肢保暖,修剪趾甲,室温维持在 25 ℃~28 ℃,选择宽松合体的棉质裤子和袜子,不要过紧或过松,并用被子盖好患肢保暖。保持足部清洁和干燥,注意保持患肢皮肤的完整性。皮肤瘙痒时,避免用手抓痒,以免造成开放性伤口或继发感染。穿大小合适的平底鞋,穿鞋前检查鞋内有无异物,切勿赤足行走,避免外伤。对于下肢溃疡或坏疽严重的患者,可以给予支被架,在确保肢体保暖的同时减少被子对伤口覆盖带来的刺激,同时消除寒冷对血管所造成的刺激性痉挛,促进血液循环,减轻患肢疼痛;避免热敷理疗(如使用热水袋、热水泡脚等),以免增加组织需氧量,加重肢体病变程度,并防烫伤。洗脚水温宜和正常体温相近,以 35 ℃~37 ℃为宜。

(2)适当活动:鼓励患者在病情允许的情况下每天步行,适当功能锻炼,以疼痛的出现作为活动量的指标。遵医嘱指导患者进行 Buerger 运动。

(3)创面或溃疡的处理:创面及时换药,并遵医嘱应用抗生素;如有皮肤溃疡或坏死,保持溃疡部位清洁、避免受压及刺激。

必要时遵医嘱用 1∶5 000 的高锰酸钾溶液浸泡伤口,每日2 次,每次 20 min,或请伤口造口专家处理。

4.禁烟

因烟草中尼古丁可使动脉血与氧的结合力降低,血液黏滞度增加,血流缓慢,致使肢体缺血、疼痛加重,同时烟碱还能间接导致血管痉挛,促使病情发展。故对于吸烟患者,讲解吸烟的危害,劝其务必戒烟。

(三)术前检查护理

遵医嘱完善术前常规实验室检查、心电图、胸片及各项专科检查,并指导告知患者及其家属各项检查化验的意义和注意事项。老年患者必要时进行心功能、肺功能等检查。糖尿病患者,使空腹血糖稳定在 7.0 mmol/L 以下,餐后2 h 血糖控制在 10.0 mmol/L 以下。高血压患者,控制血压在 140/90 mmHg 以下。

(四)术前准备

入手术室前嘱患者术日晨取下活动义齿、眼镜、发卡、手表、首饰等交由家属妥善保管,更换干净手术服,入介入手术室前排空膀胱。严格禁烟。

四、术后护理

(一)体位与活动

术后需卧床休息 12~24 h,卧床期间注意预防相关并发症。术后或拔管 12~24 h 后病情允许即可下床活动,如行外科与介入联合手术者推迟下床时间 2~3 d。下床后活动量不宜过大,需循序渐进。

(二)饮食

一般术后无不适即可进食水。全麻患者术后完全清醒、生命体征平稳、无胃肠道反应者可试饮水,无呛咳的情况下可进食。因病情需禁食禁饮者除外。

(三)并发症的观察和护理

1. 再灌注损伤

闭塞动脉血流再通后,血流恢复,引起一系列不耐受正常血流供应的症状。表现为局部皮肤呈现紫红色,皮温高,局部肿胀,以小腿和足部为明显,患肢较术前更为疼痛。一般数周至数月自行缓解,严重者会形成骨筋膜室综合征,并损害心肺肾功能。护理应严密观察术肢血运情况、小腿或足部有无缺血坏死征象,少尿、胸闷等情况,及时报告医师。肿胀部位且皮肤完好处可给予硫酸镁湿敷,每日 3 次,疼痛难忍者遵医嘱给予止痛剂。一般 5~7 d 肿胀消退、疼痛减轻。

2. 心脑血管意外

高龄、血糖增高、高血压、多支血管病变是其高危因素。有研究表明,下肢动脉疾病的存在可使冠状动脉疾病和脑血管疾病的发生率高 2 倍,高龄、高血压患者溶栓时尤为注意。严密观察神志、瞳孔、生命体征、四肢肌力、言语、尿量等变化,有无心前区或胸背部疼痛、呼吸困难等。出现异常,及时报告医师。

3. 压疮

因患者本身存在下肢动脉供血不足的因素,如长期卧床不更换体位或因置管溶栓致活动受限,则易引起压疮。需重点查看骶尾部、足踝、足跟等部位皮肤状况,注意指导和协助患者变换体位,防止同一部位持续受压,可预防性使用压疮减压贴。

(王　慧)

第七节　动脉导管未闭

动脉导管是胎儿时期连接肺动脉与主动脉的生理性血流通道。多于生后 24 h 内导管功能丧失,出生后 4 周内形成组织学闭塞,成为动脉韧带。各种原因造成婴儿时期的动脉导管未能正常闭塞,称为动脉导管未闭(PDA)。动脉导管未闭是最常见的先天性心脏病之一。传统治疗为开胸手术结扎,但其创伤大,术后恢复时间较长,且会遗留明显的切口瘢痕。而介入治疗具有安全、有效、创伤小、恢复快、并发症少等优点,目前是治疗动脉导管未闭的首选治疗方法。

一、临床表现

1.症状

动脉导管细、分流量少者,可无症状或仅有轻微症状。动脉导管粗、分流量大者,临床常见反复上呼吸道感染,剧烈活动后心悸、气急、乏力。小儿消瘦,活动受限。重症患者有肺动脉高压和逆向分流者,可以出现发绀和心力衰竭的表现。

2.体征

胸骨左缘第二肋间有连续性机械样杂音,并向左锁骨下传导,局部可触及震颤,肺动脉第二音增强。分流量大者,因二尖瓣相对狭窄,常在心尖部听到柔和的舒张期杂音。收缩压往往升高,舒张压下降,因而出现周围血管征象,表现为脉压增大,颈动脉搏动增强,指甲床或皮肤内有毛细血管搏动现象,并可听到枪击音。

二、护理评估

1.评估病史资料

(1)病因:患者有无家族史、遗传史,患者母亲妊娠期间是否受到不良因素影响。

(2)主要临床表现:患者有心慌、气促、皮肤发绀、发育延迟等表现。

(3)查体:胸骨左缘第2肋间可闻及机器样杂音,周围血管征阳性。

(4)辅助检查:心电图表现为左心室肥厚、双心室肥厚、右心室肥厚;超声心动图是确诊动脉导管未闭最好的非创伤性检查,超声心动图示左心房、左心室内径增大,在肺动脉分叉处与降主动脉有一通道,可见异常血流束通过;心脏X线片可见肺部充血,肺纹理增粗,心脏左移,左心室增大。

(5)身体状况评估:包括体温、脉搏、呼吸、血压、神志、入院方式、行动能力、健康史、精神状态等。

2.判断危险因素

有溶血的危险;有血管损伤的危险。

3.预防性护理措施

(1)术后早期评估有无持续发热和尿的颜色改变。术后溶血发生率<0.8%,主要与术后残余分流过大或封塞器过多突入主动脉腔内有关,可发生于术后1～24 h。尿颜色呈洗肉水样,严重者为酱油色,可伴发热、黄疸、血色素下降等。防治措施是尽量避免高速血流的残余分流。一旦发生术后溶血,可使用激素、止血药、碳酸氢钠等药物治疗,保护肾功能,多数患者可自愈。若经治疗后患者病情不能缓解,出现持续高热、溶血性贫血及黄疸加重等,应及时请外科手术处理。

(2)穿刺、插管可损伤血管,术后下肢制动、伤口加压致血流缓慢,穿刺处形成血凝块,均可导致动脉栓塞或部分栓塞。因此,在拔出动脉鞘管时,应适当压迫穿刺部位10～15 min,压迫的力量以穿刺部位不出血且能触及足背动脉搏动为标准。注意观察局部有无出血、血肿。血栓形成后应行抗凝、溶栓和扩血管治疗。若药物治疗后上述症状不能缓解,应考虑手术探查。股动脉的出血、血肿形成,多是由于穿刺后未适当加压或外鞘管较粗、血管损伤大造成。应及时更换敷料,重新压迫,并采用正确的按压手法,一般小血肿可自行吸收,大血肿则将血肿内血液抽出后再加压包扎。

三、护理要点

(一)术前护理

(1)做好心理护理,多接触患儿以增加亲切感,主动与患儿家长沟通,生活上给予关照和帮助,增强战胜疾病的信心。

(2)完善各项检查,如血常规、肝肾功能、电解质、凝血常规、血型、心电图、超声心动图、胸部 X 线片等。

(3)评估脉搏、心率、心律、血压、双侧足背动脉搏动、双下肢皮肤颜色等,并详细记录,为术后护理提供比对依据。

(4)向患儿家属或监护人解释操作方法,术中配合事项,可能出现的并发症,征得患儿家属或监护人的同意并签署《介入手术知情同意书》。

(5)详细询问有无药物过敏史,做抗生素、碘过敏试验。小儿不合作需静脉复合麻醉者,术前禁食 6 h,禁饮 4 h。

(二)术后护理

1.休息与活动

术后绝对卧床休息 24 h,常规给予氧气吸入。术侧肢体制动 12 h。次日可下床活动,嘱患儿勿剧烈运动。

2.生命体征的观察

心电监护,严密观察心律、心率、血压、血氧饱和度、体温及呼吸情况,观察患儿有无胸痛或憋气等不适,发现异常及时处理。

3.水化疗法的护理

遵医嘱静脉输液,补充血容量,鼓励并监督患儿多饮水,以增加尿量,促进造影剂排出,减轻造影剂不良反应。

4.饮食护理

指导患儿进食低盐、低脂、清淡易消化食物,避免油炸及产气的食物。养成定时排便的习惯,保持排便通畅,避免用力排便及屏气。

5.并发症的观察及护理

(1)动静脉血栓形成:注意观察患儿大便、尿液、皮肤黏膜、牙龈有无出血倾向,观察有无血栓形成,有无胸痛、咯血、呼吸困难等肺部栓塞的表现,发现异常及时报告医师,对症处理。

(2)穿刺点出血及血肿:出血是 PDA 介入封堵术最常见的并发症。术后拔除鞘管,局部加压包扎,卧床 24 h,术侧肢体制动 12 h,观察双下肢皮肤颜色、足背动脉搏动及鞘管留置部位有无出血、血肿等情况。若有出血现象,应及时更换敷料,重新加压包扎。

(3)封堵术后残余分流:PDA 介入封堵术后再通,发生率<0.1%,封堵器移位发生率为0.4%,需严密观察,听诊杂音是否消失,复查彩超可提示是否有残余分流,胸部 X 线片可提示双伞封堵器位置是否准确。

(三)健康教育

(1)适当休息,劳逸结合,防止剧烈活动,减少不良刺激,以免加重心脏负担。

(2)加强营养供给,以利于身体尽早恢复。但要少食多餐,尽量控制零食、饮料,以免加重心脏负担。

（3）注意气候变化，尽量避免到公共场所，防止呼吸道感染。

（4）定期复查心电图、心脏彩超及胸部 X 线片等。

（王 慧）

第八节　冠心病

一、治疗技术

经皮冠状动脉介入术（percutaneous coronary intervention，PCI），既往称为经皮冠状动脉血管成形术（percutaneous transluminal coronary angioplasty，PTCA），是指经导管通过各种方法扩张狭窄的冠状动脉，从而达到解除狭窄、改善心肌血供的治疗方法。经皮冠状动脉球囊血管成形术，既往 PTCA 是一种单纯经皮冠状动脉球囊扩张术，由 Gruentzig 于 1977 年首先施行。采用股动脉途径或桡动脉途径，将指引导管送至待扩张的冠状动脉口，再将相应大小的球囊导管沿导引钢丝送至欲扩张的病变处，根据病变的性质以不同的压力进行扩张（一般 4～10 个大气压），扩张的时间为 30～120 s，可重复多次直到造影结果满意或辅以其他治疗措施。PTCA 的适应证应从患者的症状（有无心绞痛、可诱发的心肌缺血及心肌缺血引起的心功能减退），拟扩张血管病变的部位、形态、程度及其支配心肌的范围，致残或致死的危险性，术者的经验及技术条件等几个方面考虑。

一般认为，患者临床上有心绞痛，冠状动脉造影显示血管狭窄＞70％，或有狭窄血管支配区域心肌缺血的证据时可进行 PTCA。在有条件的医院，急诊 PTCA 是 ST 段抬高型急性心肌梗死患者恢复心肌再灌注最有效的手段；高危的不稳定型心绞痛和非 ST 段抬高型急性心肌梗死患者在积极药物治疗的同时，早期（48 h 内）行冠状动脉造影和介入治疗也能明显改善患者的预后。治疗部位发生再狭窄需要再次血运重建术是 PTCA 最常见的不良事件，因此行 PTCA 术前须仔细考虑病变所致症状轻重程度和缺血心肌的范围、是否为"罪犯"病变、药物治疗的效果、血管突然闭塞的危险、发生冠状动脉突然闭塞时的致死性和致残性结局的可能性、完全再通或"功能上完全再通"的前景、再狭窄发生率和患者是否适合做旁路移植术等问题。PTCA 的"绝对禁忌证"包括没有明显血流动力学意义的冠状动脉病变，左冠状动脉主干狭窄＞50％而未做过旁路移植保护以及医院内没有心脏外科作为后盾支持。在考虑选择血运重建术策略时，对存在下列情况的患者，如症状较重的多支血管狭窄患者，PTCA 不易达到完全再通或有弥散性冠状动脉病变，已做大隐静脉旁路移植而发生重度退行性病变，或拟行介入术的冠状动脉是心肌供血的唯一通道等，冠状动脉旁路手术能使患者获益更多。由于单作 PTCA 发生冠状动脉急性闭塞的风险大和术后较高的再狭窄率（术后 6 个月 30％～50％），目前已很少单独使用。

二、术前护理

1. 心理护理

患者在术前普遍对冠状动脉造影术存在一定疑虑和恐惧感，担心手术的成功率、危险性及手术医生的经验技术等。因此了解患者的心理状况，采用通俗易懂的语言向患者解释冠状动

— 549 —

脉造影的必要性,手术过程和术中可能的问题及术后的注意事项是非常必要的。也可让已行此治疗的患者现身说法,使患者增强治疗的信心,同时为保证患者平静的心理状态,术前夜可让患者适当服用镇静药物,安定患者的情绪。

2.术前准备

(1)配合医师完善术前常规检查,包括:①术前查三大常规、肝肾功能及电解质、出凝血时间;②胸部 X 线片;③心电图;④心脏彩超等。

(2)皮肤准备:股动脉穿刺者应双侧腹股沟备皮,备皮时应注意防止损伤局部皮肤。桡动脉穿刺者无须特殊皮肤准备。

(3)药物准备:冠状动脉造影(CAG)是相对安全的有创性检查,但有时因病变严重、电解质紊乱或操作不当可在术中、术后发生严重心律失常、严重并发症而危及生命。因此,在术前应备好各种抢救药品并口服氯吡格雷(波立维)。

(4)术前训练:由于摄 X 线片时要求患者憋气,摄片后要求患者进行强有力咳嗽,以利造影剂通过血液循环从尿液中排出,因此,要求患者术前训练憋气和强有力的咳嗽。由股动脉穿刺的患者术后需卧床 12 h,因此患者应训练床上排便。

(5)术前皮肤过敏试验:术前常规做碘过敏试验。

三、术后护理

1.严密监护生命体征

患者回 CCU 后立即行 ECG 1 次,以后根据病情每 15～30 min 测血压 1 次,病情稳定后可 2～4 h 测血压 1 次,注意有无并发症发生。鼓励患者多饮水,一般需要 6～8 h 饮水 1 000～2 000 mL,以使注入体内的造影剂通过肾脏排泄。

2.注意穿刺处有无血肿及出血

有些患者因压迫不彻底、应用肝素或制动不够而发生局部出血或血肿,严重时可导致休克,因此术后 1 h 内每 15 min 观察 1 次穿刺部位,无异常每 2～4 h 观察 1 次。如有出血或血肿应及时通知医生进行处理。

3.观察足背动脉搏动情况

因穿刺股动脉植入动脉鞘管,可有股动脉血栓形成。如术侧足背动脉搏动明显减弱或较术前减弱,应考虑股动脉血栓形成,结合肢体皮肤温度及颜色,迅速做出判断,及时发现并通知值班医生。动脉血管鞘拔除后要加压包扎,并用 1 kg 沙袋压迫 8 h。除注意局部穿刺部位有无出血外,还要观察身体各部位有无出血倾向,尤其是消化道出血。如有神志障碍与脑占位体征提示颅内出血,血压逐渐下降是内出血的征兆,应注意观察。

4.及时发现下肢深静脉血栓

由于患者术后要绝对卧床,拔除鞘管后术侧肢体制动 12 h,导致下肢静脉回流缓慢,加上弹力绷带加压包扎影响静脉回流,可出现下肢深静脉血栓形成,特别是术侧肢体。下肢深静脉血栓形成多发生在术后 24～28 h,患者可有一侧肢体肿胀,皮肤略显紫,但足背动脉搏动良好,必要时 B 超可证实诊断;应及时发现并通知医师。

四、出院指导

术后患者坚持口服抗血小板聚集药,服药期间注意用药反应,密切观察有无皮下或牙龈出血及白细胞减少、粒细胞缺乏等。

患者应 1～2 周复查血常规和出凝血时间,如有异常立即停药。术后应长期随访患者。

(王　慧)

第九节　颅内动脉瘤

一、疾病概述

颅内动脉瘤是指脑动脉内腔的局限性异常扩大造成动脉壁的一种瘤状突出。多因脑动脉管壁局部的先天性缺陷和腔内压力增高的基础上引起囊性膨出,其主要症状多由出血引起,部分因瘤体压迫、动脉痉挛及栓塞造成,是造成蛛网膜下隙出血的首位病因。颅内动脉瘤占脑血管意外的第 3 位,仅次于脑血栓和高血压出血,占自发性蛛网膜下隙出血的 34%～50%,发病高峰年龄为 40～60 岁。其病死率和致残率占脑血管病死亡患者的 22%～25%,并呈一个逐渐递增的趋势。动脉瘤破裂首次出血的病死率为 15%～20%,未及时诊治 2 年内的病死率达 75%～85%,50% 以上的破裂动脉瘤存活者可遗留不同程度的残疾。未破裂动脉瘤患者常无明显不适,部分患者由于动脉瘤的占位效应,可以出现脑神经麻痹等局灶性症状。

二、临床表现

颅内动脉瘤的主要危害是破裂出血,发病都很突然,患者可在体力劳动、情绪波动、酒后排便、咳嗽、头部创伤、性交或分娩时突然发病,也可以在没有任何诱因的情况下突然起病。出现剧烈头痛,伴有呕吐、意识不清、抽搐、大量出汗等。出血严重者可致昏迷及因出血部位不同所致的各种神经功能障碍,如动眼神经麻痹、偏瘫、失语、偏身感觉障碍及偏盲、记忆力障碍、脑干症状等。出血可反复发作,危险性及致残率亦相应增加。出血后由于进入脑脊液内的血液成分分解,释放出血管活性物质,可使脑血管痉挛,导致脑血流量锐减,使脑发生全面性或区域性缺血、血栓形成及脑梗死,从而病情明显加重。一般首次出血后 5～7 d 发展至最高峰。

1.警兆症状

颅内动脉瘤体积一般很小,未破裂之前无临床症状,只有少数体积较大的动脉瘤因压迫邻近神经组织而引起症状。约有半数动脉瘤(20%～59%)发生大出血之前有警兆症状,其中最常见的是头痛和头晕,最具有警兆意义的是动眼神经麻痹,见于部分后交通动脉瘤。

2.蛛网膜下隙出血的症状和体征

动脉瘤性蛛网膜下隙出血的典型临床表现是突然发作的剧烈头痛、呕吐、畏光、烦躁不安,随后有短暂的意识丧失,清醒后有各种神经功能障碍和脑膜刺激症状。

(1)头痛:为常见的首发症状,患者常描述为"裂开样头痛"。头痛剧烈时有呕吐、颈项强直、畏光等,大多数为全头痛和颈后痛。

(2)意识障碍:约半数患者有意识障碍,一般不超过 1 h,但也有持续昏迷直至死亡者。

(3)神经功能障碍:因动脉瘤的部位不同可出现各种神经功能障碍。后交通动脉瘤可引起患侧动眼神经麻痹、上眼睑下垂、瞳孔扩大、眼球外斜。大脑中动脉动脉瘤有时引起癫痫、偏瘫、失语,椎-基底动脉瘤可出现肢体不对称的瘫痪,锥体束征,甚至可出现吞咽困难、声音嘶哑等症状。

3. 并发症

并发症包括再出血、脑血管痉挛、急性非交通性脑积水等。

三、颅内动脉瘤栓塞术的适应证和禁忌证

1. 适应证

(1)几乎所有的动脉瘤都可采用血管内介入治疗,特别是高龄患者,合并心、肝、肾等严重疾患的患者,以及其他不适合外科治疗者。椎-基底动脉系统动脉瘤应首选血管内介入治疗。

(2)宽颈动脉瘤、梭形动脉瘤或夹层动脉瘤可采用再塑形技术或支架置入技术治疗。

(3)瘤体与瘤颈比大于 1.5,小动脉瘤(直径<15 mm)最适合行血管内介入治疗。

2. 禁忌证

(1)患者临床状况极差(Hunt&Hess 分级为Ⅳ或Ⅴ级)。

(2)有凝血障碍或对肝素有不良反应者。

(3)有对比剂过敏史者。

(4)严重冠心病、肺、肾衰竭,严重糖尿病等。

(5)严重血管痉挛无法插管并放入弹簧圈者。

四、护理

(一)术前护理

1. 避免一切诱发动脉瘤破裂的因素

(1)镇静:使患者处于安静环境中,绝对卧床休息,尽量减少活动,同时做好患者及其家属的思想工作,谢绝探视,避免嘈杂及各种导致情绪激动的因素,尽量安排患者住单人房间,可适当应用镇静药。

(2)镇咳:预防感冒引发的喷嚏、咳嗽。

(3)通便:宜食用含膳食纤维素多、宜消化的食物,给予口服缓泻药,叮嘱患者不可用力排便。

(4)保持血压平稳:血压持续升高或突然升高有动脉瘤破裂的危险,故应严密监测血压。应用扩张血管药物尼莫地平(尼莫同)1~1.5 mg/h 静脉泵入,防治颅内血管痉挛。

2. 术前准备

(1)术前 3 d 协助患者做好术前检查,如血尿便常规、凝血功能、肝肾功能、心电图等,女性患者应了解月经情况,男性患者要了解有无前列腺疾病等,防止术后拔除尿管后发生尿潴留。

(2)术前训练排尿接受介入治疗的患者,术后常因平卧位和肢体制动所致排尿姿势的改变、担心穿刺处出血、不习惯在他人在场的环境下排尿等多种因素,造成不同程度的排尿困难、尿潴留。在术前平卧位和一侧肢体制动的情况下进行排尿训练是预防术后排尿困难的有效护理手段。

(3)术前晚和术晨测量生命体征,术前 8 h 禁食水,保证良好的睡眠。记录患者意识状态、生命体征、肢体活动情况、双侧足背动脉搏动、皮肤颜色及末梢循环情况,以备术后对照。备好术后饮用水。

(4)术前 1 d 充分清洁手术野皮肤和毛发。做好抗生素药物过敏及碘过敏试验。

(5)需要行血管内支架辅助弹簧圈栓塞动脉瘤的患者,当日术前给予口服拜阿司匹林

100 mg,波立维 300 mg,术晨仍需要服用抗血小板药物。术后口服拜阿司匹林 100 mg/次,每日 1 次,波立维 75 mg/次,每日 1 次,口服 3～6 个月。

3.预防用药

为防止术中血管痉挛,可提前应用扩张血管药物尼莫地平(尼莫同)1～1.5 mg/h静脉泵入。

(二)术后护理

(1)一般护理

1)体位:术后去枕平卧 6 h,清醒后给予抬高床头 15°,严格卧床 24 h,以减少脑水肿和脑细胞耗氧。

2)穿刺点:严密观察穿刺部位局部有无渗血、肿胀,局部给予弹力绷带加压包扎,沙袋压迫 8 h,穿刺侧肢体制动 12 h(压迫和制动时间可因患者穿刺血管缝合等具体情况而定),术后 24 h 去除绷带。因术中反复穿刺,全身肝素化,穿刺点易出血及形成皮下血肿。密切观察穿刺侧足背动脉搏动,皮肤颜色及皮肤温度,并与对侧肢体进行比较,同时教会患者非穿刺侧肢体的活动方法,以减轻体位不适,预防压疮。

3)饮食:全麻术后 6 h 可流质饮食,多喝水,以促进造影剂的排出。多吃水果和蔬菜,避免食用豆浆、牛奶等易产气食物,防止胀气和便秘。

(2)严密监测意识、体温、脉搏、呼吸、血压、瞳孔,每小时监测并记录 1 次,稳定后改为 2 h 一次。维持血压在 120～130/80～90 mmHg,以增加脑灌注,防止脑组织缺血、缺氧。注意有无出现高血压、头痛、恶心、呕吐等症状,以尽早发现脑出血及脑血栓的形成。

(3)用药观察:为减轻及预防术后并发症,术后常采用抗凝、解痉等药物治疗,使用药物注意事项。

1)尼莫地平静脉输入可以有效缓解脑血管痉挛,改善脑缺血。但此药在抗痉挛、扩血管的同时可引起血压下降,最好使用微量泵单独静脉通道给药,用药过程中一定要严格掌握用量及滴速,该药是以酒精为溶剂的制剂,可引起注射部位疼痛、面部潮红、皮疹等,停药后症状很快会消失。

定时测量血压,与基础血压及药物使用中血压对比,以判断使用尼莫地平后血压是否改变及改变程度,为医师用药提供可靠数据。

2)术后应用抗凝药物,预防血管内血栓形成。在抗凝、抗血小板治疗期间,严密观察有无出血倾向,如患者的意识、血压的变化、大小便颜色、皮肤黏膜有无出血点和瘀斑等,合并消化道出血的患者应立即停药。各种穿刺或注射后局部压迫止血时间要大于 5 min。

(4)疼痛护理:患者穿刺肢体处于伸直、制动、平卧位,若感觉全身酸痛、背痛难忍,给予平卧,或向患侧翻身 60°,或向健侧翻身 20°～30°,交替更换体位,保持髋关节伸直,小腿可弯曲,健侧下肢自由屈伸,定时按摩受压部位,以减轻患者痛苦。患者因出血、血管痉挛引起的头疼,持续时间长,除药物治疗外,需指导患者采用放松、听音乐、增加自信心和毅力等方式进行缓解。

(5)避免肾功能损伤:介入治疗时术中对比剂用量较大,患者回病房麻醉完全清醒后,应鼓励患者少量多次饮水,避免呕吐,饮水量约 2 000 mL,促进对比剂从肾脏排泄,以免引起肾功能损害。经股动脉途径时,因术侧下肢制动需要卧床 24 h,患者往往怕多排尿而不愿意多饮水,怕大便而不愿进食,以致带来血容量不足造成不良的后果。

（三）并发症的观察及护理

1.动脉瘤破裂再出血

动脉瘤破裂再出血是栓塞治疗的严重并发症。当患者出现剧烈头痛、血压升高、意识、瞳孔变化、一侧肢体活动受限时，应警惕再出血的发生，立即通知医师行 CT 检查，了解出血的程度。

2.脑血管痉挛

脑血管痉挛是栓塞治疗过程中常见的并发症，表现为一过性神经功能障碍，如头痛、短暂意识障碍、肢体麻木或偏瘫、失语等。如术后行腰穿置管脑脊液持续引流时，护士应准确记录脑脊液的量及性质，观察引流管是否通畅及脑脊液引流的速度。

3.脑梗死

术后血栓形成或血栓栓塞引起脑梗死是手术的并发症之一，严重者可因脑动脉闭塞、脑组织缺血而死亡。术后应严密观察语言、运动和感觉功能的变化，常与患者沟通，以便及早发现病情变化。

（四）出院健康指导

（1）高血压患者应特别注意气候变化，规律服药，将血压控制在适当水平，切忌血压忽高忽低。一旦发现异常应及时就诊。

（2）控制不良情绪，保持心态平稳，避免情绪波动。

（3）避免进食刺激性食物，低盐低脂清淡饮食，多食水果、蔬菜，保持大便通畅。

（4）劳逸结合，半年内避免参加剧烈运动及危险性工作。

（5）出院后按医嘱继续服用抗凝药物，定期复查凝血功能。术后 1、3、12、24 个月专科门诊或电话随访，6 个月复查 DSA，按时来院复查。

（王　慧）

第十节　脑动静脉畸形

一、疾病概述

脑动静脉畸形（AVM）是指局部脑血管发育障碍引起的脑血管局部数量和结构异常，并影响正常脑血流，是一种先天性局部脑血管发育异常，由扩张的、存在动静脉之间的杂乱血管集聚构成，是脑血管发育异常所致畸形中最常见的一种。占脑血管畸形 90% 以上。病变大小在数毫米至数厘米不等，可发生在脑的任何部位，病灶左右侧分布基本相等。90% 以上位于小脑幕上，而大多数分布于大脑皮质，约占幕上病灶的 70%。其中以顶、额、颞叶多见，枕叶略少。尽管这种病变在出生时已存在，但首发症状一般出现在 10～30 岁，也可发生在任何年龄。传统治疗是手术切除畸形，前提为手术不至于加重神经功能损害。对脑的重要功能区和深部小的和中等的病灶，放射介入治疗可有效减少或消除畸形。随着介入神经外科放射学的发展，血管内栓塞已成为治疗该病的主要方法之一。

二、临床表现

只有隐性或小型动静脉畸形可没有任何症状与体征,绝大多数动静脉畸形都有临床症状和体征。表现为出血、癫痫、头痛,少部分有神经功能障碍,可以单独存在,也可以合并发生。

1. 出血

最常见症状为急剧发作,往往剧烈运动或情绪激动时发病。表现为突发性剧烈头痛、呕吐,重者可出现意识丧失、颈项强直、Kernig 征阳性。据文献报道,脑动静脉畸形出血发生率为 73.3%。一般深部病灶、较小的病灶、深静脉或单支静脉引流者出血发生率较高。脑动静脉畸形出血的特点是出血程度比动脉瘤轻、早期再出血的发生率低、间隔时间长、出血后发生血管痉挛者比动脉瘤少。

2. 癫痫

常见临床症状,多见于较大病灶或有大量盗血的患者。一般认为癫痫的发生率与动静脉畸形的大小与部位有关,动静脉畸形越大,发生率越高,顶叶病变发生率最高,其次为额叶和颞叶病变,枕叶和大脑深部病变较少见。

3. 头痛

多数人有不同程度的头痛史,但以头痛为首发症状者少见,为 15%～24%。出血时头痛的性质发生改变,表现为剧烈头痛,伴有恶心、呕吐等症状,原因可能与脑血管扩张有关。

4. 进行性神经功能障碍

进行性神经功能障碍主要表现为感觉运动功能障碍,约见于 40% 的患者。其他神经功能障碍包括视力、视野的改变。主要原因为脑盗血引起的短暂脑缺血发作、脑水肿、脑出血和巨大脑动静脉畸形。

5. 临床分级

最常用的是 Spetzler 分级法,此分级方法的特点是采用累积计分的形式来进行分级。评定的指标有 3 项:动静脉畸形(AVM)的部位;引流静脉的模式;动静脉畸形(AVM)的大小。分级时,将 3 项指标所评定的积分相加,根据得分的多少来划分级别。

三、脑动脉畸形栓塞术的适应证和禁忌证

1. 适应证

(1)病变广泛深在,不适宜直接手术者。

(2)病变位于重要功能区,如语言功能区、脑干等,手术后将产生严重并发症或后遗症者。

(3)高血流病变盗血严重、病灶巨大、直径超过 3 cm,术后可能发生过度灌注综合征者;可以分期栓塞,使病变缩小后,再行手术或放射治疗。

2. 禁忌证

(1)病变为低血流,供血动脉太细,微导管无法插入者,或不能避开供应正常脑组织的穿支动脉者。

(2)超选择性脑血管造影显示病灶穿支供血,区域性功能闭塞试验产生相应神经功能缺失者。

(3)严重动脉硬化,血管扭曲,导管无法插入病变供血动脉者。

(4)全身衰竭状态,不能耐受治疗或患者拒绝治疗者。

四、护理

1.术前护理

术前3d口服尼莫地平；有癫痫发作史者，口服抗癫痫药；术前1d穿刺部位备皮（会阴及腹股沟部），执行青霉素及碘过敏试验；术前8h禁食；术前30min给予镇静药物。

2.术后护理

（1）一般护理：观察意识、瞳孔变化，测血压、脉搏、呼吸，注意穿刺点有无出血及穿刺侧足背动脉搏动情况。

（2）术前有癫痫病史或病灶位于致痫区者，术后应用抗癫痫药物治疗。

3.术后并发症的观察及护理

脑动静脉畸形血管内栓塞治疗的主要并发症包括误栓塞正常供血动脉、引流静脉或静脉窦导致神经功能缺失症状、过度灌注综合征、颅内出血、脑血管痉挛等。

（1）脑动静脉畸形栓塞术后，原有神经功能障碍加重或出现新的神经功能障碍是较常见的并发症。临床表现为意识障碍、偏瘫、失语、偏盲、感觉障碍、共济失调等。栓塞术并发神经功能障碍多为暂时性，通过应用扩血管药物、营养神经药物及高压氧舱等治疗能改善神经功能状态。

（2）脑过度灌注综合征：主要发生在高血流病变栓塞时，由于在瞬间将动静脉短路堵塞，原被病变盗去的血液迅速回流至正常脑血管，因正常脑血管长期处于低血流状态，其自动调节功能消失，不能适应颅内血流动力学的改变，将会出现过度灌注。临床上表现为头晕、头痛、呕吐、肢体功能障碍、脑水肿或颅内出血等症状。处理原则是术后使用控制血压药物，常规药物是压宁定缓慢微量泵输入，将收缩压控制在原来水平的2/3，根据血压高低随时调整输入速度，维持血压平稳，防止大幅度波动，持续时间为3～5d，以预防或减轻脑过度灌注综合征。

（3）颅内出血：其原因可能为栓塞后脑血管自动调节功能不适应，引起过度灌注畸形血管团周围正常血管内压力升高致血管破裂，临床症状主要表现为颅内压增高的症状、神经定位体征及意识、瞳孔的改变。如果出现以上症状，应及时报告医生，做出相应处理，还要注意避免诱发颅内压增高的因素。

（4）脑血管痉挛：其发生原理与出血后血液分解产物刺激脑血管有关。术中微导管及栓塞材料对血管壁的机械刺激或微导管断离，均能发生脑血管痉挛，导致急性脑缺血、脑水肿或脑肿胀等严重后果。治疗方法主要应用尼莫地平等钙离子拮抗药以扩张血管，解除血管痉挛。尼莫地平药物护理同动脉瘤。

4.出院健康指导

（1）告知患者避免导致再出血的诱发因素，控制不良情绪，保持心态平稳，避免情绪波动。避免进食刺激性食物，保持大便通畅，半年内避免参加剧烈运动及危险性工作。

（2）高血压患者应特别注意气候变化，规律服药，将血压控制在适当水平，切忌血压忽高忽低。有癫痫病史者按时口服抗癫痫药物，预防癫痫。

（3）告知患者及其家属如患者出现剧烈头痛、喷射性呕吐等颅内压增高症状及时就诊；术后1、3、12、24个月专科门诊或电话随访，6个月按时来院复查DSA。

（王　慧）

第十一节 脑梗死与脑缺血

一、疾病概述

颈动脉及锁骨下动脉因粥样硬化斑块引起狭窄,并因血栓脱落致急性脑梗死,这是常见的脑血管疾病。

缺血中心区的脑组织在几分钟内就出现坏死,即不可逆损伤。避免脑梗死形成或减少缺血脑组织坏死,改善脑梗死预后,有两条基本途径。

(1)改善缺血脑组织供血。

(2)保护缺血脑组织避免遭受代谢毒物的进一步损害。现有的各种治疗只能挽救缺血半暗带的脑组织,避免缺血脑组织出现坏死的唯一方法是使闭塞的脑血管尽早再通,恢复血液循环,使缺血脑组织重新得到血供。目前,由于神经影像学的发展,新一代溶栓药物的研制,通过脑血管的介入性再通技术,极大地缩短了脑缺血的时间,最大限度地保护并恢复脑组织的正常功能。

二、临床表现

(一)脑血栓形成

脑血栓形成可致颅内或颅外动脉管腔狭窄或闭塞。好发部位为大脑中动脉、颈内动脉的虹吸部、基底动脉中下段等。临床表现依病变血管的部位、栓塞的程度以及侧支循环情况不同而异。

1.大脑中动脉

大脑中动脉及其深穿支阻塞可有对侧完全性偏瘫、偏身感觉障碍和同向偏盲;若栓塞在优势半球可有失语、失读、失写现象,严重者有颅内压增高和意识障碍。

2.大脑前动脉

由于有前交通动脉提供侧支循环,A1段阻塞可无临床症状;远端阻塞可损害额叶内部,引起下肢瘫痪,可伴有皮质性感觉障碍。

3.颈内动脉

颈内动脉包含大脑中动脉与大脑前动脉,所以它的梗死与大脑中、前动脉栓塞的临床症状相似,并有的伴有单眼失明或精神症状,或仅有单眼失明;颈动脉处可听到血管杂音。

4.椎-基底动脉

左、右椎动脉病变可能影响椎-基底动脉,而这一动脉梗死可表现为眩晕、耳鸣、复视、构音障碍、吞咽困难、共济失调、交叉性瘫痪等症状。

5.大脑后动脉

大脑后动脉栓塞表现为偏盲和一过性视力障碍,还可有失认、失用等;深穿支的栓塞还伴有丘脑综合征、偏身感觉障碍、偏身感觉异常和锥体外系症状。

6.小脑后下动脉

小脑后下动脉梗死常为椎动脉栓塞引起,表现为突然眩晕、伴有恶心、呕吐、吞咽困难、声音嘶哑、同侧颈交感神经麻痹、面部浅感觉减退和肢体共济失调,对侧轻偏瘫和浅感觉减退。

（二）锁骨下动脉盗血综合征

锁骨下动脉（SubA）或头臂干的近心端，有部分或完全闭塞性损害时，由于虹吸作用（盗血）引起患侧椎动脉中的血流逆行，进入患侧锁骨下动脉的远心段，导致椎-基动脉缺血性发作和患侧上肢缺血性症状，称锁骨下动脉盗血综合征。一般男性较女性多见，年龄多在 50 岁以上。以左侧损害者多见。这可能是由于左锁骨下动脉在主动脉的起始处所成角度大，易受血流冲激而引起动脉粥样硬化有关。

（三）无脉症

当锁骨下动脉狭窄时，患者的患侧肢体出现疼痛、无力、发沉、苍白、发凉等缺血症状，活动后加重。大部分患者患肢桡动脉搏动减弱或消失，收缩期血压较正常对侧降低≥20 mmHg。但注意血压差及临床缺血症状不仅与 SubA 狭窄程度有关，也与代偿好坏有关，当代偿很好时，即使严重狭窄，有时血压差也不超过 20 mmHg，因此临床上怀疑有 SubA 狭窄时，除了测量双侧血压外还要注意听锁骨上窝是否有血管杂音。

三、介入治疗适应证和禁忌证

（一）溶栓术

1.适应证

（1）年龄＜80 岁。

（2）无意识障碍，基底动脉血栓由于预后极差，即使昏迷较深也非禁忌。

（3）脑 CT 排除颅内出血，且无明显与神经系统功能缺损相对应的低密度影。

TCD 在左锁骨下动脉检测到高流速频谱（峰值血流速度为 200 cm/s，正常对侧收缩期血流速度为 80 cm/s）；左侧狭窄血流频谱紊乱（基底增宽，频窗消失被大量低频血流信号充填，收缩期出现反向低频血流信号）；左侧狭窄频谱舒张期反向血流信号消失。血管造影显示左锁骨下动脉起始部严重狭窄。

（4）发病 6 h 内进行，但若为进展性卒中，可延长至 12 h。

2.绝对禁忌证

（1）单纯感觉障碍或共济失调。

（2）临床症状出现明显改善。

（3）活动性内出血。

（4）出血素质或出血性疾病。

（5）颅内动脉瘤、动静脉畸形、颅内肿瘤及可疑蛛网膜下隙出血。

（6）脑出血史。

（7）近 2 个月有颅内或脊柱手术、外伤史。

（8）治疗前收缩压＞200 mmHg（26.7 kPa），或舒张压＞120 mmHg（16.0 kPa）。

（9）造影剂过敏史及严重的心、肝、肾功能不全者。

3.相对禁忌证

（1）年龄小于 2 岁，或＞80 岁。

（2）近 6 个月脑梗死，胃肠或泌尿生殖系出血。

（3）近 3 个月患急性心肌梗死、亚急性细菌性心内膜炎、急性心包炎及严重心力衰竭。

（4）近 6 周有外科手术、分娩、器官活检及躯体严重外伤。

(5)败血症性血栓性脉管炎、糖尿病性出血性视网膜炎,以及严重肝、肾功能不全。

(6)孕妇。

(7)应用抗凝药可能干扰检查和治疗。

(8)溶栓治疗前收缩压>180 mmHg(24.0 kPa),或舒张压>110 mmHg(14.7 kPa)。

(二)内支架置入术

1.锁骨下动脉狭窄

(1)适应证。

1)临床表现有锁骨下动脉狭窄或闭塞导致的上肢缺血症状,包括头晕、上肢乏力麻木等,内科治疗无效者。

2)狭窄大于70%,狭窄或闭塞长度小于6 cm。

(2)禁忌证:无绝对禁忌证,病变跨越椎动脉开口、严重的血管迂曲及狭窄局部或邻近合并有动脉瘤者可列为相对禁忌证。

2.颈动脉狭窄

(1)适应证。

1)症状性严重狭窄(≥70%),不能进行颈动脉内膜切除术、不能耐受内膜切除术者。

2)症状性严重狭窄合并以下一项:合并远端血管病变需采用介入治疗;放疗等原因所致的医源性颈动脉狭窄;内膜切除后再狭窄患者;拒绝接受内膜切除者;肌纤维发育不良性狭窄;动脉炎引起的狭窄;外伤性颈动脉狭窄;肿瘤压迫性颈动脉狭窄。

3)颈动脉夹层动脉瘤及假性动脉瘤(包括球囊扩张后内膜撕裂造成的夹层)。

4)急性栓塞患者溶栓时发现的严重狭窄。

5)其他治疗效果不满意(球囊扩张后回弹率>30%)。

6)严重狭窄合并对侧颈动脉闭塞,在心脏手术前需要治疗。

7)无症状性的闭塞前期严重狭窄(直径狭窄≥90%)。

(2)相对禁忌证。

1)颈动脉狭窄伴有严重动脉粥样硬化斑块或狭窄处血栓形成者,支架置入易引起斑块或血栓脱落导致动脉远端栓塞。

2)颈动脉完全闭塞及动脉严重迂曲的患者,经血管内途径不能安全到达狭窄部位。

3)血管狭窄长度超过10 cm。

4)有出血倾向或严重凝血机制障碍者。

5)恶性肿瘤患者化疗或放疗后发生骨髓抑制时。

6)症状性狭窄但颅内有血管畸形。

四、护理

(一)术前护理

1.术前观察

密切注意生命体征。锁骨下动脉狭窄者测双上肢血压,每日2次。术前双侧收缩压一般相差20 mmHg以上,注意双侧桡动脉搏动情况,并做记录,以便术后观察判断肢体的血运情况。颈动脉狭窄的患者多表现有头晕、眼花、头痛等不适症状,有的患者甚至在院外就出现昏厥。护理人员应在入院后加强对患者跌倒危险因素的评估,外出检查专人陪护,症状严重时要求专人 24 h 陪护,以防止意外事件的发生。并加强对患者头痛、头晕症状的观察,必要时及时通知医生。

2.评估

评估中枢神经系统功能,监测意识、瞳孔和肢体运动、感觉、反射、体温、脉搏、呼吸、血压,为制订护理措施提供依据。

3.术前准备

协助患者完善各项检查,血常规、血型、血糖、凝血功能、肝肾功能、电解质、肝炎八项、梅毒螺旋体特异抗体、人体免疫缺陷病毒抗体、尿常规、心电图、超声、CTA 等。抗生素试敏,做术前宣教,如嘱患者练习床上排尿排便,术前 4 h 禁食水。手术日晨为患者备皮(腹股沟区、会阴部)。

4.预防血管痉挛

一般术前 2 h 开始应用静脉泵推注尼莫同预防血管痉挛;对于部分患者如糖尿病和肾功能异常的患者予 1 000 mL 水化,以减少或避免对比剂肾病的发生;术前应用抗血小板聚集药物,术前 3~7 d 口服拜阿司匹林 100 mg 和波立维 75 mg,1 次/天;对于口服二甲双胍的糖尿病患者,术前 24 h 停止口服,改用胰岛素控制血糖,术后 24 h 肾功能复查无异常,改二甲双胍口服,以减少乳酸中毒的可能。对于部分患者可能需要术前导尿。

(二)术后护理

1.生命体征及意识的观察

术后持续心电监护 48~72 h,严密观察意识、瞳孔、心率、血压的变化。颈动脉狭窄支架置入术后因支架膨胀刺激颈动脉窦压力感受器,可能会反射性引起患者心率、血压下降。因此术后如果患者心率低于 50 次/分钟,可遵医嘱给予阿托品对症处理,保持心率在 60 次/分钟以上。血压控制在 100~120/70~80 mmHg。血压过低者(低于 90/60 mmHg)可遵医嘱应用多巴胺等药物升高血压。

2.神经系统的观察

术后了解患者的表达能力及发音能力,观察患者术后肢体活动、肌力的变化,与术前做对比,以了解病情的转归。

3.留置溶栓导管的护理

保持导管通畅,留置导管是否通畅是溶栓成功的关键。护士经常巡视,观察动脉加压输液系统有无回血,随时调节速度,及时更换药物。指导患者采取合适的卧位,防止导管移位、折叠、堵塞、扭曲,密切观察导管的固定和通畅情况。

4.股动脉穿刺点的护理

经动脉穿刺常见的并发症是穿刺点的出血和皮下血肿。患者安返病房后术侧下肢呈水平伸直位制动 6~8 h,6 h 卧床,48 h 避免剧烈运动,以免引起穿刺部位出血,用弹力绷带加压包扎可有效防止出血及皮下血肿,每 15~30 min 巡视患者 1 次,查看穿刺点出血情况和观察足背动脉搏动及皮温。

5.卧床期间肢体活动的护理

术后使用弹力绷带的患者次日晨拆除绷带后可离床活动,使用止血器的患者在确定伤口无异常的情况下,压迫 6 h 后拆除止血器即可离床活动,因为锁骨下动脉狭窄的血管内介入治疗动脉鞘比较粗,常常大于 8 F。在患者卧床期间,由于担心穿刺点出血,不敢活动,从而增加患者的不适,甚至带来痛苦。

护士可利用几分钟进行指导,讲解床上如何被动功能锻炼及进行翻身活动。上肢可做伸屈、上举及适当的扩胸运动,可以减缓关节僵硬。如何压迫穿刺点,可作轻微外展弯曲等活动,但要避免大幅度弯曲。术侧下肢腘窝处放以软垫,被动按摩下肢。可进行脚部的勾绷活动,向正前方、侧方、踝部旋转运动各 10 次,或做下肢肌肉绷紧活动等,术后每 2 h 重复以上训练 1 次,4 h 后可将腰部垫高 10 cm,缓解腰痛;也可协助患者轴形翻身,按摩腰部及受压部位。

6.其他

(1)排尿困难:由于患者排尿模式改变,术后精神紧张等原因造成患者排尿困难。护理:术前 1~2 d 训练患者床上排尿,做好心理疏导,消除患者在床上排尿的紧张心理;对术后尿潴留者,用温水冲洗会阴部,听流水声或用热毛巾热敷,按摩膀胱并适当加压,变换体位,选择合适体位如侧卧等方式一般可使患者顺利排尿。如果患者仍无法排尿,可考虑导尿。

(2)腹胀:由于术中造影剂所致的上腹不适,食欲下降,长时间卧床使肠蠕动减慢,术后摄入过多的食物;不适应卧床排尿致尿潴留等原因导致患者腹胀。向患者解释药物所引起的不适症状,并告之随着药物的排出,症状逐渐缓解。给予腹部热敷,顺时针方向进行按摩。对患有胃肠疾病的患者应食用细软、无刺激的食物,并注意食物色、香、味的搭配。

(三)并发症的观察和护理

1.过渡灌注综合征

锁骨下动脉盗血症及颈动脉狭窄者,狭窄血管开通后,血流恢复进入脑内,脑血管自动调节功能不足,可引起脑过度灌注综合征,再灌注主要表现为意识障碍、偏瘫、剧烈头痛、呕吐等颅内高压症状。给予患者头高卧位,24 h 严密监测生命体征,观察意识、瞳孔、呼吸及肢体活动。尤其是血压变化,消除患者焦虑等精神因素引起的血压增高,如血压持续>140 mmHg,及时通知医生。给予 20%甘露醇脱水降压,记录 24 h 出入量。

2.脑出血

动脉溶栓最主要的并发症是闭塞血管再通后梗死处血流再灌注和脑出血。脑出血可能与下列因素有关:①引发纤溶亢进和凝血障碍;②缺血引起血管壁受损,在恢复血供后由于通透性高而血液渗出;③血流再灌注后可能因反射而使灌注压增高。如出现头痛突然加重或意识加深,脉搏慢而有力,呼吸深而慢,血压升高,肢体活动障碍,首先考虑颅内出血。应立即与医生联系,行 CT 检查,快速处理,如急症手术清除血肿。护理方面应密切观察病情,详细记录。

3.疼痛的观察与护理

锁骨下动脉狭窄所选用的内支架均为球扩式支架,不易移位,弹性好,在正常人体体温时充分膨胀,使狭窄血管开通。患者感觉狭窄部位有不适和疼痛,术后 2~4 d 明显,5 d 后明显减轻,一般不需处理,由于个体差异,对疼痛的阈值不同,可给予止痛药口服或肌内注射。对于极个别患者可能发生患侧上肢剧痛的情况,主要是因为过度灌注发生以后导致的筋膜室综合征,一般可以通过脱水治疗可减轻症状。

4.支架内血栓的预防及护理

支架置入术最严重的并发症是支架内血栓形成。在术中置入支架前先经导管缓慢推注尿激酶、肝素钠,再行球囊扩张,最后将内支架置入动脉狭窄部位。术后检验凝血指标,穿刺部位无出血,再维持静脉滴注尿激酶、肝素钠,同时给予阿司匹林口服。常规检验凝血指标每日 1 次,必要时可做 2 次,随时根据检验结果调整药物使用,如凝血时间大于正常值 2.5~3 倍,立即停止用药。常用肝素钠 6 000～12 000 U/d 静脉注射,连用 3～5 d 后改用阿司匹林口服 100～300 mg/d,或波立维 75 mg/d,在给予抗凝治疗时需每天监测凝血三项指标,观察患者有无出血倾向。

5.发热的观察和护理

锁骨下动脉内支架置入的患者可有不同程度的发热,体温在 37 ℃～38 ℃,一般持续 2～3 d,也有不发热者。

(四)出院健康指导

(1)继续口服抗血小板聚集的药物如阿司匹林肠溶片和波立维 3～6 个月,服药时应告诉患者注意大便颜色的情况,如出现黑便,应高度警惕上消化道出血。同时应注意患者皮肤黏膜的瘀斑情况。

(2)定期复查凝血三项,特别是血栓弹力图的应用较好地指导了患者抗血小板聚集药物的精确应用,3 个月复查 B 超一次,检查病变血管通畅情况。

(3)加强其他导致血管内狭窄的危险因素的控制,如高血压、糖尿病、高血脂以及吸烟,饮食应低盐低脂。

(4)避免患侧肢体超负荷活动,预防内支架的负荷运动滑脱移位。

(王　慧)

第十二节　大咯血栓塞

一、概述

喉及喉以下呼吸道或肺组织出血,经口腔咳出称为咯血。由于各种急慢性炎症侵蚀、病灶坏死形成空洞、肺循环高压等因素,使动脉管壁通透性增高,血液漏出,炎症病灶中的肺动脉常常闭塞,而支气管动脉往往扩张后破裂,适合进行支气管动脉栓塞。窒息致急性呼吸衰竭和失血性休克是大咯血死亡主要原因。

二、治疗方法

选择性动脉插管造影＋栓塞对于咯血是一种安全、有效的抢救治疗手段,即时止血达 76.6％～95％,近期以及中远期疗效显著。所有患者的选择性支气管动脉造影及出血动脉的栓塞治疗均在美国 GEINNOVA3100 型数字减影造影机(DSA)下进行,采用 Seldinger 改良技术右股动脉穿刺入路,选用 5 FRH、Cobra 或胃左导管,根据临床提示行选择性或超选择性动脉造影,注意观察造影血管有无造影剂喷射、外溢及浓染等征象。发现出血靶血管后,栓塞时尽量将导管头超选至出血靶动脉;栓塞材料采用 PVA 颗粒、明胶海绵、弹簧圈等。

三、护理

(一)术前护理

1.急救处理

当患者大咯血,出血量在 200 mL 以上,色鲜红,或急促咯血量多时,都易发生支气管阻塞、窒息甚至失血性休克,须及时抢救。此时要求患者向患侧静卧,以减少肺的活动,利于止血,避免窒息。床旁备吸引器、呼吸囊、抢救药品,留置针穿刺建立静脉通道,遵医嘱输入止血药物、吸氧。

2.心理支持

因患者出现反复咯血,咯血量大,根据患者不同的心理状态和文化素质,给予科学的指导。向患者介绍具体的手术方法和治疗的效果,减轻患者及其家属的紧张情绪,提高患者就医的依从性,增强患者信心。

3.术前准备

术前做好碘过敏试验和手术部位皮肤准备,备皮范围为两侧腹股沟及会阴部;转运患者前嘱患者排空小便,更换清洁衣服,留置针穿刺建立静脉通路。

4.转运

患者带齐必要的资料和物品(氧气枕、吸引器、呼吸囊、便携式监护仪、抢救药品、患者相关资料),与医生一同护送患者入微创介入手术室。

(二)术后护理

1.穿刺部位的护理

术后协助医生压迫穿刺点 15～20 min,无出血后给予加压包扎。返病房后,沙袋压迫穿刺点 4～6 h,穿刺侧下肢避免屈曲活动,患者平卧 24 h,无出血去除加压包扎,床上轻微活动,48 h 后床旁轻微活动,3 d 后可正常活动。期间定期检查血压、脉搏、穿刺部位有无渗血及血肿形成,注意双下肢皮温、色泽及双足背动脉搏动情况,发现异常及时报告医生处理。

2.病情观察及护理指导

术后床头交接班;心电监测血压每 30 min 1 次,6 次后改为每 4 h 至 24 h 1 次;观察是否再次咯血及性状、出血量等,并做好记录,有异常情况及时向医生汇报;少食多餐,进食高热量、高蛋白、高维生素、清淡易消化的营养丰富食品;多次少量饮水,以增加尿量,促进造影剂的排出,预防肾功能损伤;指导患者咳嗽,协助床上进食、排便等行为,病情需要时延长卧床时间,尤其是年老、体弱者,以防诱发再次出血。

3.咳嗽的护理

鼓励患者咳嗽,将积聚在呼吸道内陈旧性血块轻轻咳出,并向患者进行科普宣教,消除其顾虑。

4.预防尿潴留

因术后需卧床 24 h。指导患者床上使用便器。术前帮助患者排空膀胱,术后不习惯床上排尿者,针对原因采取不同措施,如使用床隔帘遮挡患者,男性患者协助其身体向患侧倾斜 15°～30°,便器置于尿道口排尿,女性患者可抬高床头,下腹部热敷及按摩。

(三)并发症观察及护理

1.脊髓损伤

(1)脊髓损伤的主要原因。

1)支气管动脉与脊髓动脉有共干现象。

2)高浓度造影剂损伤脊髓。

3)支气管动脉与肋间动脉有共干,而胸段脊髓供血有 90% 来源于肋间动脉,而且各段吻合支少。

4)高渗透压的离子性造影剂进入肋间动脉脊髓分支凝血块引起血管血栓形成。

5)多次反复插管操作引起血管狭窄,以及脊髓根动脉水肿阻塞。

(2)脊髓损伤防治措施。

1)造影选用低浓度的非离子型造影剂,并予以适当稀释。

2)导管不能过粗,操作动作要轻柔,避免多次反复插管。

3)动脉造影时,造影压力、速率选择不要过于保守,要根据供血动脉的粗细适当调整,避免因压力不够使脊髓动脉交通支遗漏显影。

4)插入支气管动脉的导管尖端水平于脊髓前根动脉开口部以远处,避免造成脊髓前根动脉栓塞。

5)若注射造影剂时患者后背明显疼痛,应立即停止注射,并使用肝素生理盐水冲洗,防止血栓形成。

6)若出现脊髓损伤症状时,应立即给甘露醇快速静脉滴注,减轻水肿,局部灌注地塞米松 $10\sim20$ mg 和静脉注射地塞米松 $5\sim10$ mg,以减轻局部炎症和神经损伤,同时应用血管扩张剂(低分子右旋糖酐、丹参等),以改善脊髓血液循环,并加用神经营养药。术中不时评价肢体感觉和运动功能。

7)应用微导管可缩短操作时间,减少血管痉挛,对支气管动脉血流影响小,栓塞剂易到达动脉末端。

此症为最严重的并发症,其表现为患者感觉障碍、尿潴留、偏瘫甚至截瘫。一旦发生,立即汇报给医生,给予低分子右旋糖酐、地塞米松、甲钴胺等治疗措施可减轻症状。

绝大部分患者经治疗在数天至 2 个月内可逐渐恢复或部分恢复,也有少数患者为不可逆性损伤。

2.异位栓塞

观察患者是否有胸、腹痛及胸壁皮肤坏死等表现,如发现异常及时向医生汇报。

3.栓塞后综合征

患者术后出现发热、胸闷、肋间痛、胸骨后烧灼感、吞咽疼痛等主要是由于纵隔和肋间组织缺血引起。根据医生的医嘱,给予对症处理。

4.窒息

床边应备好吸引装置、抢救药品和物品,严密观察病情变化,遵医嘱继续用止血药物,患者取患侧卧位,氧气 $3\sim5$ L/min 吸入。

5.误栓

支气管与脊髓动脉、肋间动脉共干,易误栓脊髓动脉或肋间动脉,所以应尽可能降低造影剂浓度和用量。术后应严密观察双下肢活动、感觉、皮肤温度及小便自解情况,及时分析处理问题。

四、健康指导

1.出院指导

建立医患联系卡,指导患者增加营养,鼓励患者戒烟、酒,适当锻炼,避免过度劳累,注意保暖,避免呼吸道感染,保持电话随访,3～6 个月后定期来院随访,告知需要注意原发疾病的治疗及预防。

2.预防下肢动脉血栓

术后严密观察穿刺侧下肢足背动脉搏动,观察皮肤颜色、温度、感觉,并与健侧比较,下肢在制动期间,做被动运动如按摩下肢、足背伸屈运动,以促进肌肉运动和静脉回流。

3.预防肾脏损伤

由于造影剂全部由肾小球滤过排出,有损害肾功能的可能。术后除密切观察血压、脉搏外,应严密观察尿量,监测血肌酐、尿素氮、电解质,同时积极补液扩容,鼓励患者多饮水,以利造影剂的排泄。

4.预防复发

一般下呼吸道是出血来源,可多部位出血,肺、体循环均可为出血来源,特别是造影表现和临床症状不相符合时,警惕有支气管动脉、异位膈动脉、主动脉弓的非支气管动脉供血。文献报道,这种患者一般有出血三次以上的历史,再咯血的机会增加应严密随访。

(王　慧)

第十三节　脑血管疾病介入放射治疗护理操作技术

一、手术方法

在局麻下经股动脉穿刺插管行数字减影脑血管造影(DSA)检查,明确病变部位,根据病变性质通过微导管将栓塞材料或溶栓药物注入病灶部位,使病灶闭塞或病变血管再通,达到治疗目的。急性脑梗死者经导管直接注入尿激酶溶栓治疗。

二、护理方法

(一)术前护理

(1)耐心细致地向患者及其家属讲解此种方法的优越性及先进性,并向他们介绍成功病例,使其对治疗有正确认识,增强战胜疾病的信心。另外,让患者及其家属了解手术方法、手术中可能出现的感觉,以及手术简单的操作步骤,将有利于缓解患者及其家属的紧张状态。

(2)监测意识、瞳孔、生命体征的变化。

(3)双侧腹股沟区备皮,做各种药敏试验,术前6 h禁食。

术中护理监测患者神志、瞳孔、生命体征和血氧饱和度变化,特别是呼吸、血压的变化,注意呼吸的频率、节律、深度,呼吸维持在14~22次/分钟,血氧饱和度维持在98%以上,保持呼吸道通畅,控制性降压,以防在治疗过程中脑灌注量增加致脑出血;观察患者下肢的颜色、温度、肢体活动等。

(二)术后护理

1.术后体位

术后术侧肢体应伸直制动12 h,护士应向患者讲述此卧位的重要性,让患者练习床上排便,伸髋平卧24 h翻身方法,教会患者术后咳嗽,排便时需用手紧压伤口,避免腹压增加,以减少手术并发症。

2.心电、血压监护

持续心电血压监护,密切观察心率、心律、血压的变化,经常询问患者有无胸闷、胸痛、心悸、出冷汗等情况。对于脑血管狭窄介入治疗使病变血管开通后,血流量急剧增加可能出现脑过度灌注综合征而造成患者不良反应,严重者可发生同侧颅内出血,应密切注意。

3.观察全身出血倾向及穿刺局部情况

密切观察有无血压下降,身体受压处是否有出血点、瘀斑,消化道有无出血等症状。若术后压迫止血不当,穿刺局部易发生渗血、血肿,血肿大者易压迫神经和血管;对留鞘者,观察三通管是否关闭到位、鞘是否已缝合固定在皮肤上、是否行无菌包扎,并做好交接班。

4.观察足背动脉搏动情况

术中和术后血栓形成或血栓栓塞引起脑梗死是手术可能的并发症之一,此外,动脉内膜下血肿亦可使穿刺部位以下脉搏减弱或无脉搏,所以术后 4 h 内要密切观察穿刺侧足背动脉搏动情况,至少每 30 min 测试 1 次,并与对侧足背动脉搏动比较,出现异常立即通知医生,采取必要措施。

5.饮食护理

鼓励患者大量饮水以促进造影剂排出,术后即可吃饭,但避免食用甜汤、鸡蛋,以防胀气。

6.出院健康宣教

出院后 3~4 周内限制重体力活动,以后也应避免剧烈活动。保持情绪稳定,避免过度紧张、兴奋以及情绪波动过大等。养成良好的生活习惯,戒烟戒酒,科学饮食,劳逸结合。向患者说明抗凝治疗的重要性,嘱其遵医嘱服药,并教会患者自己观察有无出血倾向。

(陈 赫)

第十四节 妇科疾病放射介入治疗护理操作技术

一、手术方法

使用 Seldinger 改良技术行血管穿刺,患者在局部麻醉下经股动脉穿刺插管,穿刺成功后留置血管鞘,用导引导丝经右侧髂外动脉到腹中动脉,再插入左侧的髂内动脉,用优维显行血管造影,确定子宫动脉开口位置,再将导管插入子宫动脉,经导管注入药物及明胶海绵微粒栓塞左侧子宫动脉,再次行血管造影,证明左侧子宫动脉血流阻断。然后把导管退到腹主动脉,插入右侧髂内动脉,同上述方法栓塞右侧子宫动脉。

二、护理配合

(一)术前准备

术前访视:术前一天到病房了解患者情况,包括年龄、疾病、既往病史等,翻阅病历检查相关化验情况,核实利多卡因及碘过敏试验结果及会阴部备皮情况,并向患者及其家属介绍手术方式、大致过程及该手术方式的优点,以缓解患者的紧张情绪及恐惧心理,树立战胜疾病的信心。要求患者尽量沐浴,术前 4 h 禁食。我科医生到病房查阅病历,检查相关化验及 B 超检查结果,与患者及其家属进行术前谈话,要求患者及其家属认真阅读手术知情同意节,如同意检查,请患者、家属双签字。

(二)术中配合

1.环境管理

由于术前注射镇静剂和术中注射麻醉剂等原因会抑制体温调节中枢,扩张周围血管,术中仰卧位会使体表面积增大,使散热增加,引起体温下降。因此术中必须注意患者保障,防止感冒。保持室内温度为 23 ℃～25 ℃,湿度为 50%～60%。必要时加温液体至 36 ℃～37 ℃,以保持体温恒定,减少冷刺激对机体的影响。征求患者意见可播放一些轻松舒缓的音乐,以分散患者注意力,缓解恐惧心理。

2.麻醉配合

患者均采用局部浸润麻醉。麻醉前医生护士再次核对患者病区、床号、姓名、年龄等,我们要求患者说出自己的名字。选择合适的注射器,准备 2% 利多卡因,协助医生实施麻醉。对过度紧张、过度焦虑的患者遵医嘱注射镇静剂。

3.心理护理

术中对患者进行护理评估,提供良好的心理支持,做好解释工作,向患者说明手术过程及大致所需时间,用体贴安慰鼓励的语言多和患者交谈,随时询问患者有无不适,耐心回答患者提出的问题,消除其顾虑及紧张情绪,取得患者良好的合作,保证手术顺利完成。向患者解释注射地塞米松时所出现的痒麻等异样感觉属正常现象,高压注射造影剂时可能会有热感,子宫动脉栓塞后缺血缺氧可引起小腹疼痛等不适。

4.术中护理

严密观察患者生命体征,保证液体输入通畅,严格遵守三查七对原则,遵照医嘱及时准确给药;随时询问患者有无不适感,及时供给术中所需物品;严格规范操作高压注射泵,正确设置仪器的参照系数,选择合适的速率及剂量,准确掌握造影剂用量,每次使用前再次确认连接是否牢固,导管内的气体是否彻底排空等,尽量缩短投照时间;严密观察介入手术的不良反应,做好应急预案的准备;保持尿液引流通畅,注意保暖,手术结束协助医生加压包扎穿刺部位,查看穿刺侧下肢皮肤颜色、足背动脉搏动情况。

(三)术后护理

手术结束后护送患者回病房,向病区护士交代术后注意事项,如平卧 24 h,制动 6 h,放置沙袋 6 h 压迫穿刺处,穿刺侧下肢不能弯曲,6 h 后可取健侧卧位,观察穿刺点有无渗血及血肿形成,保持敷料干燥,预防感染。术后 24 h 可下床活动等。

(陈　赫)

第十五节　经桡动脉行冠脉介入治疗护理操作技术

一、手术方法

经桡动脉途径行冠状动脉介入治疗的可行性和优越性逐渐被认同,它解决了部分患者因各种原因不能由股动脉穿刺行冠状动脉介入手术的问题。经桡动脉行冠状动脉介入治疗具有止血方便、外围血管并发症少、患者活动不受限制、恢复快等优点,越来越成为国内外学者广泛采用的技术。

二、护理方法

(一)术前护理

1.术前准备

向患者做好解释工作,介绍冠脉介入治疗的目的、手术大致过程,消除患者紧张情绪,完成必要的检查,术前备皮,做好药物过敏试验。

2.术前 Allen 试验

将患者手臂抬高,术者双手拇指分别摸清尺、桡动脉后,压迫阻断尺、桡动脉血流,同时嘱咐患者做 3 次握拳和放松动作至手部发白,然后放低手臂,解除对尺动脉的压迫并观察手部皮肤转红的时间,时间<7 s 属正常,8~15 s 属可疑,>15 s 系供血不足,Allen 试验阳性,此时不宜选用桡动脉穿刺。经桡动脉穿刺者术前均需做 Allen 试验。

3.物品准备

备齐各种类型导管、球囊、支架及各种性能的钢丝。术前常规应用抗血小板聚集药物及抗凝药物。

(二)术中护理

1.心电监测

要有专人监测心律、心率及血压的变化,尤其要熟练识别一些先兆的心律失常及时通报术者并配合处理。

2.冠状动脉内压力监测

PCI 球囊导管对冠状动脉的堵塞扩张引起冠状动脉内压力下降,如果压力明显下降或下降曲线不正常时应及时提醒术者,扩张完毕置入冠状动脉支架后,用高压球囊再扩张时,支架与血管交接部位和血管远端引发冠状动脉痉挛,此时应即刻向冠状动脉内注入硝酸甘油,严密监测冠状动脉内的压力变化。发现变化及时处理,可以防止发生严重心律失常。

3.穿刺血管变化的观察

要注意穿刺远端肢体有无疼痛、温度、颜色的变化,如果有疼痛或温度降低、颜色苍白、提示远端肢体缺血,此时,可由鞘管内注入硝酸甘油 50~100 mg,待无疼痛或肢体颜色正常后再继续行 PCI。

(三)术后护理

(1)指导患者尽量卧床休息,常规给予心电、血压监护,及时发现各种心律失常。鼓励患者多饮水以利于造影剂的排出,术后 2 h 患者如无恶心呕吐症状,可进食,饮食应以清淡易消化为宜,避免因术前禁食禁水引起血容量不足。

(2)注意观察局部血液循环,观察穿刺点是否有出血或血肿,并定时观察桡动脉搏动情况。术后每 15 min 观察一次穿刺侧手掌有无苍白、青紫、疼痛、麻木及异样感觉,触摸手指皮肤温度。若患者主诉手部发麻、出现手指颜色青紫、手部肿胀、提示压迫过紧,可适当放松弹力绷带,松紧以即不出现穿刺点渗血又不引起手部血循环障碍为宜,术后 6 h 即可解除弹力绷带。

(3)穿刺侧肢体护理:止血过程中,嘱患者避免剧烈活动穿刺侧肢体,腕关节制动 4~6 h,

术后72 h内禁止术肢测血压及输液等。适当抬高术侧手臂,减少因静脉回流不畅致手部肿胀及患者的不适。术后3 d内保持穿刺点清洁干燥,防止感染发生。

随着介入治疗的迅速发展,其应用更加广泛,已逐渐成为心血管疾病的常规诊疗手段,实践证明,于术前合理选择患者,给予心理护理,合理保护拟穿刺血管,并于术前进行血管评估,选择桡动脉管径粗、搏动好且可扪及尺动脉搏动的患者,坚持规范化操作,尽量缩短手术的时间及鞘管留置时间。术后严密观察及护理,经桡动脉行冠脉介入治疗是安全可靠的。

(陈　赫)

第二十一章　护理管理

第一节　护理管理概述

一、临床护理管理的重要性

医院护理管理水平的优劣,直接影响医院的护理质量和工作效率。护理管理的水平是医院管理工作的重要体现,其管理与技术是相辅相成的,两者缺一不可。仅有良好的技术,没有科学的管理,医院的工作秩序必将受到影响,各项管理措施则无法落实到位,提高护理管理效率就是空谈。

联合国世界卫生组织(WHO)中的护理管理专家委员会认为"护理管理是为提高人类健康水平,系统地发挥护士的潜在能力及有关人员或设备、环境及社会活动作用的过程"。

临床护理是医院工作十分重要的组成部分,其质量是保证医院工作发展的核心。良好的临床护理服务质量应该包括对护理服务对象的可及性、可得性、适宜性、有效性和患者的满意度。临床护理质量管理是为了确保服务对象的医疗和护理安全,逐步完善各项护理制度,为临床护理服务可持续发展提供质量保证。

二、护理管理的工作程序

管理的程序第一步是评估,即对有关护理质量的诸多因素进行评估与分析;第二步是确立目标和找出问题,类似于临床上护理程序中的护理诊断;第三步是制订计划,列出解决问题的各种措施;第四步是实施;第五步是评价。

1. 评估

当护士走上管理岗位时,首先,须根据所管辖区域的内外条件,估计有哪些因素可能影响护理质量,如何管理才能保证患者得到正确、及时、安全而有效的护理服务。例如一位新担任护理部主任职务的护士,她必须先了解医院的性质、任务、服务对象、患者危重程度、医疗上有哪些特长、收费方法、总目标等;其次要了解护理部与相关科室的工作划分是否清楚,协作如何;三是护理质量的现状,护士是否胜任全部护理工作,重患者护理是否全部由护理人员负责,患者、亲属、医生等有关人员对护理的评价,各项护理操作及工作程序有无规定,能否认真执行;四是护理人员的业务水平、素质,有无培训计划、年度论文(或科研)的要求;五是各项原有的管理制度是否完备,贯彻情况以及护士和患者的反映等。对上述情况经过分析即可评估本单位护理管理工作的情况,并进入第二步。

2. 确立目标和找出问题

通过评估,护理管理者已做到心中有数,即可根据实际需要或确定目标,或找出问题。如果原护理单位已制订有护理目标(或长远规划)时,则可暂予保留,工作一阶段再行补充修订。此时主要工作是罗列所发现的问题,分出轻重缓急,排出先后顺序。如果该单位尚无护理目标,可根据医院的方针、任务、总目标制订本部门的目标,在制订目标时亦可参考评估中发现的问题,这样便于为今后工作发展指出方向,同时也易于考核和评估。

3.计划

在此阶段,先按问题顺序排出时间表,即何时解决某项问题。对一项问题可设想多种解决措施,然后加以比较,根据现实条件如人力及物力择优,对各问题解决的程度应有指标,以便控制与评价。例如某护理部主任发现本院护理工作弱点主要是抢救不得力,往往出现耽误时机的情况,分析其原因除护理人员缺乏对常见意外的急救培训知识外,还有抢救器材不齐备,平时放置缺乏定位,无专人负责等多种因素。

在制订计划时,首先要决定何时购齐全部器材,其次要制订急救用品管理制度,如何定位和定人,然后是分期培训护理人员,包括指定教师,选定教材,规定地点,分批名单,最终考核评估等。

4.实施

管理工作的落实不仅是管理者个人来完成,还需要组织动员,明确分工,使大家共同参与完成。参与者包括护士、患者及亲属等。例如某护理部主任发现有几个病房陪护过多,同时有部分临床护理靠亲属完成,以致难以保证护理质量。

在制订改进计划后,护理部主任首先要在护理人员大会上讲明改进的目的,教育护理人员认识到对危重患者做好临床护理不仅是职责,而且通过临床观察可发现许多患者身体、心理的变化以及时给予处置。然后再要求护士长在晨会中贯彻精神,在排班时保证护士为危重患者做临床护理的时间。最后对亲属进行讲解,规定他们可以协助哪些生活护理,并指导如何来做;同时限制探视时间,告诉他们某些护理工作必须由护士担任,而保持病房安静也利于患者休息和康复。

5.评价

管理者对工作的评价包括日常的检查,医生、患者、亲属的反馈和对某项计划达标后的最终评价。评价人员可以是护士本人自我评价,也可以是同行评议或患者反映,同时也可通过书面文件的审查和上一级护理管理人员的检查。评价与反馈是相辅相成的,反馈可帮助管理者了解工作的进度、质量、效率和效果,还可以帮助管理者修订计划和改进实施方法,这些又进一步促使工作目标早日完成,并取得较好的评价。

三、护士与管理的关系

1.护理管理的目的是提高质量

一切管理的目的均在于对共同性的劳动加以组织指挥,以便有效地完成目标。护理专业的目标管理渗透于各种专业、各个部门和团体之间。无论在医院、门诊或社区,护士的工作目标基本相同。

因此,护理管理的目的是通过加强管理,提高护理质量。护理质量反映于护士从事的各项工作中。

2.护士学习管理学的重要性

护理管理起源较早,在南丁格尔参加克里米亚战地医院的18世纪初期已经开始。南丁格尔整顿了脏乱的医院环境,降低了伤员的病死率,其主要工作即靠加强管理,这说明护理与管理的关系密切。

管理学形成一门理论还稍后,因而旧的管理更多是凭经验。近几十年,管理学发展很快,护士学习一些理论和技巧对做好护理工作十分重要。

（宋蔚冰）

第二节　护理部行政管理制度

一、护理行政管理组织体系

1.实行分管院长领导下,护理部主任负责制

护理部在分管院长的领导下,负责全院护理工作。它既是院部职能部门又是护理工作的指挥体系。作为职能部门,应主动与各职能科室合作,共同完成各项任务;作为护理工作指挥系统,应对全院护理工作进行组织和管理,承担组织发展的职责。

2.护理管理实行三级管理责任制

护理管理实行三级管理责任制,即护理部主任、科护士长、病区护士长。

3.各管理层职、权、利相匹配

(1)护理部负责院内护理人员选留、调配、培训、奖励、晋升、聘任等职能,参与全院护理人员劳务绩效的考核和分配工作。

(2)科护士长对科内护理人员有调动权,参与科室护理人员的奖惩等工作事宜。

(3)病区护士长有权调配病区护理人员,并参与奖惩等各项工作。

4.护理人力资质结构合理

(1)从事护理专业人员必须是注册护士。

(2)护理人员编制占全院卫技人员的50%。

(3)护理人员中具有大专及以上学历者不低于70%。

(4)普通病房床护比≥1∶0.4。

(5)ICU 床护比≥1∶(2.5～3)。

(6)护理人员使用必须做到岗职对应、优势互补的原则。

二、护理业务管理组织体系

护理业务管理是护理管理的核心,是提高护理质量,培养合格人才,促进护理学科发展的根基,为此必须有健全、完善的护理业务管理体系,实行分级、分类管理,共同负责,保障有效健康运行,不断提升护理业务水平。

护理业务分类、分级管理:即护理部主任领导,由护理部副主任等分别负责护理质量管理、护理教育、护理学术发展等工作。

三、护理部工作制度

(1)领导体制健全,在分管院长领导下,实行护理部主任负责制和护理部、科护士长、病区护士长三级管理制,各级有对应的职、权、利,充分发挥管理职能。

(2)根据医院建设总目标,制订护理部管理目标,为保证目标的实现必须做到年、季有工作计划、总结,月、周有工作重点及小结,狠抓落实,落实率必须大于95%。

（3）有健全的护理工作管理制度：各级人员岗位职责、各项护理工作制度、各科疾病护理常规、各项护理技术操作规范等，并在实践中不断补充完善，符合时代要求。

（4）有稳定的护理质量标准和实施细则，做到护士人手一册，自觉参照执行。

（5）有完善的护理质控组织网络、护理质量监控制度和运行程序，护理质量实行三级监控，将全院护理工作的全部、全程纳入监控系统，并尽力扩大质控参与面，逐步实现全员监控。

（6）坚持逐级考核制度，护理部对科护士长、病区护士长，护士长对护士，每年考评1次，考评结果及时反馈。

（7）有计划、有目标、分层次实施各级护理人员的教育培训，不断提高专业理论水平和专业技能，有护理梯队建设和各类护理人员培养计划，并负责组织实施。

（8）有全院性的职业道德教育和法律、法规等教育计划，努力提高护理人员的职业道德情操和懂法、知法、执法的职业行为。

（9）加强护理信息管理，充分利用网络信息化管理，将医院护理动态，如工作量、安全状况、危重患者状况等纳入护理部信息网络，及时分析、掌握动态、适时指导、管理，并注意收集医院内外、国内外护理专业发展动态，注意分析和利用。

（10）护理部有健全的会议制度并规范运行，充分体现会议的重要性、必要性、有效性。

四、护理部会议制度

（1）护理部主任参加院务交班会、周会、办公会等会议。掌握信息，保持护理工作与院部工作的一致性。

（2）每年召开全院护理工作大会1～2次，由护理部主任向全院护理同仁汇报阶段性护理工作概况（总结），提出下阶段护理工作目标、计划，全院护理人员讨论、补充、修改，并表彰各类先进，通过上下沟通、互动，增强了解，增加护理人员的主人翁意识和参与意识，奠定良好的工作基础。

（3）进一步继承和弘扬南丁格尔精神，发扬优良传统，使每位护理人员能从护理事业的发展史中得到启示，崇尚职业精神，热爱护理事业，每年借助5·12国际护士节之际，组织系列纪念活动，如出版报刊、画册，召开纪念大会，组织游园活动，开展知识竞赛等，展现护理队伍新风貌。

（4）护理是一门独立的学科，必须在科研探索中不断成长、发展，为振兴护理、繁荣学术，护理部必须积极倡导广大护理实践者在临床护理中大胆探索，勇于革新，善于总结，勤于写作，每年组织护理学术论文报告会1次，并聘请院内专家进行评审，评选优秀论文并给予表彰奖励。

（5）每年召开护理教学研讨会和实习生座谈会2～3次，研究、了解临床带教情况，改进工作，保证教学计划圆满完成。

（6）每季召开护理质量讲评会，分析全院本季度护理质量现状，剖析存在问题，提出有效整改措施。

（7）定期召开护士长管理经验交流会，传递信息，分享成果，借鉴启示，改进工作，共同发展。

（8）每周召开科护士长会议1次（例会定为周一下午），每个月召开病区护士长会议1次。

（9）护理部业务技术管理委员会，如护理质量管理委员会、护理学术委员会、教育委员会等，定期召开会议，研讨、部署本委员会工作或学习。

(10)会议是为解决问题、沟通信息而召开,因此每次会议之前主持人必须精心组织,有完整的会议程序和会议记录,会后归纳汇总,达成的共识要认真执行,做到开短会、开好会,提高会议质量。

五、护理部奖惩制度

(1)护理部为表彰优秀,弘扬先进,激励全体护士共同进步,定期对各级护理人员进行绩效考核,评选出各类先进的单元及个人进行精神及物质奖励。

(2)每年通过擂台赛的方式评选出在"病房管理、学科建设、临床教学、护理安全、优质服务"方面成绩突出的病区,作为单项最佳病区进行奖励和表彰。

(3)根据护理质量排行榜和院部对出院患者满意度的调查,护理部制订相关奖惩方案。

(4)对管理工作中具有奉献开拓精神,经"德、能、勤、绩"方面综合考评,评选出优秀护士长,进行奖励和表彰。

(5)每年对在临床带教工作中认真负责、关爱学生,按计划保质保量完成带教计划,受学生爱戴并经学生推荐的优秀带教老师进行奖励。每年护理部对全院护理论文进行筛选后,组织护理论文演讲比赛,经专家评审及与会护士评选出一等奖 1 名,二等奖 2 名,三等奖若干名进行奖励。

(6)每年全院评选 10 名"五心护理服务明星"。

(7)每年组织全院护理人员理论、操作考试,前 10 名给予表彰和奖励。

(8)积极鼓励护理人员撰写护理论文及参加科研课题活动,年内在正式期刊上发表论文者、承担院级以上课题科研和市级继续教育项目的主要负责人进行奖励。

(9)患者发生护理不良投诉,配合医院投诉办公室参照医院相关制度进行处理。

(10)护理部查房发现的一般问题扣质量分 0.2～0.5 分,扣款 30～50 元,原则性问题扣质量分 1～2 分,扣款 100～500 元。

六、护理人员管理制度

(1)护理人员必须获得《中华人民共和国护士执业证书》,经护士执业注册后方可从事护士工作。

(2)凡经院人事科分配或招聘来院的护理人员,均由护理部统一安排调配,并报分管护理的院长审核。

(3)护理部依据人事科下达的编制,合理分配护理人员至各护理单元,由护士长安排上岗,护理人员调整由护理部统一安排。

(4)为保证医院大型抢救及临床救护、外援等紧急任务,护理部经与护士长联系后有权抽调各科护理人员,各科室护士长应予以支持。

(5)护理人员不安心护理工作,无充足理由要求调离原科室时,由本人提出申请,护理部讨论同意,报分管院长、院领导审批,方可调离护理队伍或本院。

(6)护理人员入院后,经培训后上岗,上岗后经 3～5 年的内科、外科、妇科、儿科轮转后再定科室,不得自行选择。凡定科后不得再调科室,若有特殊情况,经本人申请,护理部讨论同意,报分管院长审批后,方可调整科室。

(7)为提高护理人员专业水平,护理部依据工作计划,每年选送德才兼备的人员外出进修学习。

（8）护理人员依据各自不同职称按职或能力上岗。

七、护理人员劳动纪律管理制度

（1）护理人员应严守工作岗位，履行职责，正确及时地完成各项治疗和护理工作。

（2）护理人员应严格执行全院统一的工作时间规定，不得迟到、早退、脱岗、串岗，更不允许旷工。

（3）各班必须衔接紧密，认真交接班（口头、书面、床旁），手术室洗手护士必须对手术患者的全过程负责，手术中途不得换人。

（4）护理人员上岗后，应全神贯注投入工作，确有急事或遇特殊情况需暂时外出时，必须请假，并速去速回。上班时间不允许会客，不得打或接听私人电话。上午不得外出办事、请领物品等。

（5）发现违反劳动纪律者，发现一次依据情节与奖惩挂钩。

（6）特殊情况（如家有急事、本人身体不适等），应于前一天提出，护士长在不影响工作的前提下，可安排休假。

（7）凡轮值中夜班时，不得请假，如因病需要请假者，应在上午将病假条交护士长手中（病假条须经护理部签字同意），由护士长安排代班。下午请假者，夜班自行解决（特殊意外、急诊手术、危重抢救例外）。电话请假一律无效。

（8）病假 7 d 以内（凭诊断证明书），事假 3 d 以内请假条由该科护士长同意、签名，报护理部审批后方可休假。

（9）凡病假 7 d、事假 3 d 以上者，由该科护士长签名后，报护理部登记，经人事科、分管院长审批后方可休假。

（牟紫彤）

第三节　体检受检者的健康护理

一、一般检查指导

一般项目检查是健康体检的第一步，是对受检者全身状态的概括性检查。一般检查项目包括：身高、体质量、血压测量、腰臀比值。采用标准的测量仪器可获得受检者的基础资料，为健康评估提供依据。健康教育要点如下所示。

1. 检查前指导

说明检查的目的、意义，告知检查前应安静休息片刻，避免剧烈活动或情绪紧张影响检测结果。

2. 检查中指导

（1）身高体质量测量指导：成人身高、体质量检查一般采用自动身高体质量测量仪，测量时指导受检者赤脚，取立正姿势，站于身高体质量仪平板上，躯干自然挺直，头要正，两眼平视。测量体质量时要自然平稳地站立在身高体质量仪中央，防止故意摇晃或用力施压影响检测结果。

(2)血压测量指导:采用电子血压计测量时指导受检者取坐位,伸直背部,不要压迫腹部,身体前倾,正面稍微向左,双足平放在地面上,把手臂深入测量部位,手掌向上并把肘部搁在肘垫上。

(3)腰臀比测量指导:腰臀比是腰围和臀围的比值,是判定中心型肥胖的重要指标。测量时指导受检者取站立位,两臂自然分开。腰围是取被测者髂前上棘和第 12 肋下缘连线的中点,水平位绕腹一周,皮尺应紧贴软组织,但不能压迫,测量值精确到 0.1 cm。臀围经臀部最隆起部位测得身体水平周径。正常值男性小于 0.9,女性小于 0.8。

3.检查后指导

检查结束,告知受检者身高、体质量、血压及腰臀比检测结果,拿好导检单按体检流程进行下一项检查。

二、人体成分分析检查指导

人体成分分析是利用人体成分分析仪的生物技术,根据人体生物特性,测试人体各部位生物阻抗,精确分析人体各种组成元素,可在 1 min 内轻松地测量出受检者的体质量、骨重、含水量和体脂量等人体质量主要参数,从而对人体健康状况进行分析。为每个受检者提供独立的健康分析数据和建议,帮助受检者找到身体状况改善的轨迹,从而制订新的健康管理方案。主要测量参数包括:身高、体质量、理想体质量、体质量指数、体脂肪、内脏脂肪、身体水分总量、肌肉量、骨质量、基础代谢量、理想基础代谢量等,提示最适宜的运动量和饮食配方。人体成分分析适用于对健康人和患者的健康评估。健康教育要点如下所示。

1.检查前指导

(1)注意事项指导:告知受检者在检查之前不能运动或者进行其他体力活动,检查之前不能进食,不能沐浴或者洗桑拿浴。检查时间最好在午前进行,检查时避免随身电器干扰。儿童、年老体弱、肩部疾病者及运动员、健身者不适合此项检查。

(2)检前指导:说明人体成分分析的目的是对受检者进行健康评估及干预后的疗效评估,为体质量管理提供依据,请受检者主动配合。

2.检查中指导

(1)指导受检者赤脚站在承重盘上,以脚趾踏触电极和手握电极柄方式,当荧屏显示"测试"界面时,体质量测试开始。体质量测试后,根据语音提示依次输入身高(100~200 cm)、年龄(5~89 岁)、性别三个相关信息,根据语音提示进行身体成分测试。

(2)提示受检者测试过程中保持静止,不能移动或说话。

3.检查后指导

(1)报告解读:检查结束后自动打印人体成分分析报告,依据报告内容解读受检者检测结果的阳性信息,解答受检者提出的相关问题。

(2)干预指导:依据受检者健康分析数据,指导阅读个体化饮食、运动方案,对 MBI 超标者,强调要主动落实个体化健康管理方案,努力达到体质量预期管理目标。

三、骨密度检测指导

骨密度全称"骨骼矿物质密度",是骨骼强度的主要指标。骨密度检测仪采用 X 线一次曝光即时数字成像技术对受检者进行骨密度、骨龄测定,提供有价值的可比性数据,对判断和研究骨骼生理、病理和人的骨质老化疏松程度,以及诊断全身各种疾病对骨代谢的影响均有很重要的价值。骨密度检测是一项无辐射、无疼痛、无不良反应的检测项目,适用于健康人群及接受骨质疏松治疗需要进行疗效监测者。健康教育要点如下所示。

1.检测前指导

(1)注意事项指导:说明检测前需摘掉佩带物品,20岁以下人员、待孕或受孕妇女、双腿有骨折或双腿曾做过关节置换、足跟有皮肤溃烂者不建议做骨密度检测。

(2)检前指导:说明骨密度检测可早期预测受检者骨质疏松风险指数及骨折的危险性,评估骨量减少,判断骨质疏松症的严重程度。监测患者由于相关疾病和药物治疗引起的骨骼变化情况,有针对性地制订最佳的治疗方案,防止骨折发生,检测结果为骨质疏松诊断和干预提供依据。

2.检测中指导

(1)告知检测部位是受检者的非优势手,请受检者露出前臂,将手放入仪器检测位置并保持体位。

(2)核实受检者姓名及相关体检项目,准确输入基本信息,选择标准图像,完成测量并打印报告单。

3.检测后指导

(1)报告解读:对健康和亚健康受检者,依据检测报告告知检测结果,解读骨量减少、骨质疏松症及其严重程度的意义,判断有无骨质疏松的危险及骨折的危险性。对患者合理解读由于相关疾病和药物治疗引起的骨骼变化情况及治疗效果。

(2)干预指导:提示受检者依据报告给出的健康指导建议,合理补充含钙食品,注意饮食习惯及生活方式调整,定期监测骨密度,观察骨矿含量变化。

四、肺功能检查指导

肺功能检查是呼吸系统疾病的物理检查方法,应用便携式肺功能监测仪可对健康人群的呼吸功能、劳动强度和耐受力进行评估,为呼吸系统疾病的早期诊断提供依据。肺功能检查包括通气功能、换气功能、呼吸调节功能及肺循环功能等。该检查方法具有敏感度高,重复检测方便和受检者易于接受等优点,对身体无任何损伤和不适。与胸部X线片、CT等检查相比,肺功能检查更侧重于了解肺部的功能性变化,是呼吸系统疾病的重要检查手段。适用于长期咳嗽、长期吸烟者、不明原因胸闷气短、呼吸困难、慢性阻塞性肺疾病、支气管哮喘、职业病及健康体检人群的物理体检和呼吸系统疾病患者的疗效评估。健康教育要点如下所示。

1.检查前指导

(1)注意事项指导:说明有血压不稳定或者心脏病发作及喘息性支气管炎的人暂时不宜做肺功能检查。在检查肺功能前,要调整呼吸,等呼吸稳定后再接受检查。年老体弱者、患有心脑血管疾病者、肺结核患者、原因不明发热者等不适合此项检查。

(2)检前指导:询问受检者既往是否有吸烟、服药及近期感冒病史,请受检者取坐位安静休息片刻,保持放松状态。说明对健康人群通过肺功能检测可评估劳动强度和耐受力,鉴别和量化呼吸系统功能的缺陷与异常,判断是否存在气道阻塞,早期检出肺、呼吸道病变。对有肺功能损伤者,可评估药物疗效。

2.检查中指导

(1)告知检查时要使用一次性吹气筒进行呼吸,不能用鼻子呼气,而要用嘴来呼吸,保证在检查的过程中不要漏气,按医生指导要求完成肺功能检查。

(2)演示吸气要领。基本要领是口含吹气筒,按先深吸快吐,再深吸慢吐,最后快吸快吐的方式完成整个检查过程。

(3)指导受检者做几次平静呼吸,然后按指导语要求缓慢将气一次性呼出,一直呼到不能再呼为止;紧接着快速吸气,吸饱,一直吸到不能再吸为止,然后立刻用最大的力气,爆发性地将气体全部呼出,一直呼到不能再呼为止,中间不能停顿和换气;再做一次平静的呼吸,结束检查。观察采集的信息是否稳定、完整、有效,检测过程出现异常或无效时需重新测试。

3.检查后指导

(1)报告解读:检查结束后,即时打印报告,重点解读最大肺活量、缓慢肺活量、一分钟最大肺活量3项指标的检测结果,提示健康风险。

(2)干预指导:对肺功能受损、有吸烟史、慢性支气管炎、哮喘的受检者,建议进行深度检查,并应定期复查肺功能,适时进行病程发展监控。

五、^{13}C、^{14}C 尿素呼气试验指导

^{13}C、^{14}C 尿素呼气试验是一种用来检测胃幽门螺杆菌(Hp)的非侵入性医学试验。Hp 是一种可以在胃中生长的细菌,与胃炎、消化性溃疡、胃癌的发病密切相关,如能及早检测出是否感染 Hp,并对症治疗,将减少胃肠道炎症和溃疡等疾病的机会。^{13}C、^{14}C 尿素呼气试验是一项检测 Hp 的新技术,其优势是敏感性高(95%),特异性强(95%~100%)。其特点是检测快速、无痛苦、无辐射,不需要做胃镜,只需轻松呼气,即可测定呼气成分,立即检测出是否有 Hp 感染,结果准确度高达 97%,不仅是诊断 Hp 现症感染的最可靠方法,也是评价治疗之后 Hp 是否根除的金标准,适用于健康人群 Hp 感染筛查和 Hp 根除治疗后疗效评价和复发诊断。健康教育要点如下所示。

1.检查前指导

(1)注意事项指导:说明检前 1 个月如服用抗生素、铋制剂、质子泵抑制剂等 Hp 敏感药物,会造成检测结果的假阴性,因此常规检测 Hp 需停抗生素 2 周,停胃药(抑酸药)1 周。Hp 根治检测需停抗生素 1 个月,停胃药(抑酸药)1 周。行 ^{14}C 检查者告知待孕、孕妇、哺乳期妇女尽量不做此项检查,行 ^{13}C 检查者无特殊禁忌。

(2)检前指导:说明检测须在空腹状态或者餐后 2 h 后进行,最好是晨起空腹检查。检查时需用温水服下检查试剂(胶囊一粒),服药后不得咬碎。分别于服试剂前和服试剂后 20 min 向呼气袋中吹气,吹气间歇等候期间不能喝水或饮料,不吃任何食物。

2.检查中指导

(1)行 ^{13}C 检查者,检查时指导其先收集 20 min 的呼气。方法是请受检者平静呼吸,取下集气袋盖帽,将气体徐徐吹入集气袋,当气体充满后,立即将集气袋盖帽盖紧。之后用 80~100 mL 凉饮用水送服一粒 ^{13}C 尿素胶囊,并嘱其静坐 20 min。然后再次指导受检者向集气袋内吹气,收集 20 min 后的呼气。

方法是让受检者深吸一口气,心里默数 15 个数后,先吐出一小口气,此时迅速打开盖帽,再将余下气体快速吹入集气袋内,并将集气袋盖帽盖紧。如果集气袋不充盈或出现漏气现象,需当场重新吹气。告知在二次吹气检查过程中应当保持安静,因剧烈运动后血中的酸碱度变化可能影响同位素标记。

（2）行 ^{14}C 检查者，指导其先用 20 mL 凉饮用水口服一粒尿素胶囊，静坐 15 min 后，取出集气卡，嘱其对准吹气口吹气，力度适中，吹气过程中可以换气，但严禁倒吸。

当集气卡指示窗口内指示剂由橙红色变成黄色时，停止吹气（1～3 min）。若超过 3 min 变色不全，亦停止吹气，此时集气卡吸收饱和，并不影响测试结果。气体样品收集完毕将其交给测试者。

3. 检查后指导

（1）报告解读：告知 ^{13}C 幽门螺杆菌检查的阴性结果为 ≤4.0±0.4，≥4.0 者为检测阳性。^{14}C 检查阴性结果为 ≤100，≥100 为检测阳性。检测结果为阳性者可确认为现症感染，建议到消化专科就诊，结合临床确定是否需要抗生素三联治疗。

（2）干预指导：说明幽门螺杆菌是导致胃炎、消化性溃疡、胃癌的主要原因，对阳性感染者的治疗首要目标是根除幽门螺杆菌，否则治疗相对困难。告知幽门螺杆菌的传染力很强，可通过手、不洁食物、不洁餐具、粪便等途径传染，所以，日常饮食要养成良好的卫生习惯，尤其是家庭成员有现症感染者，应采取分餐制，以预防其他成员感染。现症感染者通过治疗，可于停药 1 个月后再进行 Hp 复查，以评估疗效。

（刘翠琴）

第四节　消毒供应中心敷料管理

一、敷料的管理制度

（1）整包组负责消毒供应中心（CSSD）所有敷料的制备、包装工作。

（2）整包组长负责 CSSD 敷料管理，CSSD 敷料品种繁多，使用量大，须及时请领补充。特殊敷料要组织人员制作，以保证供应。

（3）制备敷料时应严格查验敷料的名称、完整性、规格、性能。

（4）灭菌与未灭菌的敷料应有明确标志，分室放置，避免混放。

（5）敷料送洗与接收有专人与洗涤公司人员当面清点，对各种规格敷料的数量进行记录。每日检查包布的使用次数，并在包布上标记。

（6）敷料打包，存贮间由专人负责，保持通风、干燥、整洁，每日上下班前擦拭桌面、台面、地面一次。

（7）敷料专柜专放，贴有标示牌，摆放整齐。

（8）敷料包封包结束，贴条形码标签于敷料包的一侧，标签应标有打包人、查包人、灭菌日期、失效期、包内容物、灭菌指示物标志、条形码等信息。

（9）敷料包工作量统计由消毒供应中心管理系统自动形成，通过灭菌刷条形码，系统自动控制记录所有信息，工作人员可通过查询系统进行查看。

（10）布类敷料在首次使用前应在右下角盖上使用次数统计方格的油印戳。敷料使用 50 次，即使无破损也应报废不得继续使用。

二、常用敷料选择和标准

(一)医用敷料分类

1.脱脂纱布

经脱脂、漂白、精制而成的纱布,不含有其他纤维和掺加物质。可加工成医用敷料,用于手术、伤口换药等医疗工作中。

2.脱脂棉

经脱脂、漂白、精制而成的棉花,不含有其他纤维和掺加物质。可加工成医用棉球、棉签、棉垫等医疗用品。

3.无纺布

无纺布是以纯天然棉短绒、木浆、植物纤维为原料的新一代医用敷料,使用后能自然降解,属于环保材料。具有成本低和透气性、吸水性、柔软性好的特点,符合医院敷料的功能要求。其产品包括无菌纱布、洞巾、治疗巾等,在临床上有广泛的应用。

4.无纺纱布球

用医用无纺纱布制成,应用范围同棉球。

5.布类

布类是未经漂白的纯棉布,细柔、舒适,价格便宜,可耐受反复多次的洗涤和灭菌处理;缺点是防湿性差,易被血、水渗透而达不到阻菌及自我防护目的。

(二)常用敷料质量标准

1.基本标准

(1)敷料整洁、干燥、包装数量准确,白度符合要求。

(2)不得有头发、虫、锈点、黄线、油、墨点等异物存在。

(3)可将纱布经高温灭菌后,观察灭菌前后颜色变化的差异,检测纱布白度。

(4)21支纱的脱脂棉纱布或纱布块上,任选三处检查,每平方厘米经纱和纬纱数各不应少于12根。

(5)检测纱布脱脂的质量,用纱布10 cm×10 cm,分别对折成5 cm×5 cm,平放在容器中,水浸纱布四周应不触及容器,应在10 s内吸水沉入液面以下。

2.敷料制作标准

(1)须缝纫的敷料,线路必须整齐美观,纱布缝后平整。

(2)严格掌握制作尺寸要求,上下偏差不得超过2%。折叠片口不得超过0.5 cm。

(3)品种规格不得混淆。

(4)缝纫针迹密度不低于14针/5 cm。

(5)断线时应倒加针,保证牢度。

(6)不允许有毛边、脱层、跳针、带子扭曲或长短不一等。

(7)线头不得超过0.7 cm。

(8)带追踪线的产品,追踪线必须放直,烫实,折入内层不得外露。纱布不能缺层。

(王艳杰)

参考文献

[1] 吴橙香,窦丽丽.基础护理技术[M].郑州:河南科学技术出版社,2013.

[2] 阴俊,杨昀泽,李金娣,等.外科护理(案例版)[M].2版.北京:科学出版社,2013.

[3] 辛瑞莲,毛红云,周香凤.护理学基础[M].武汉:华中科技大学出版社,2013.

[4] 陈燕.内科护理学[M].北京:中国中医药出版社,2013.

[5] 廖文玲.基础护理技术[M].上海:复旦大学出版社,2012.

[6] 吴丽文,姜冬久,邹玉莲,等.护理[M].长沙:湖南大学出版社,2012.

[7] 温贤秀.实用临床护理操作规范[M].成都:西南交通大学出版社,2012.

[8] 马忠金.实用内科疾病的诊治与护理[M].石家庄:科学技术出版社,2013.

[9] 刘杰.内科护理[M].郑州:科学技术出版社,2012.

[10] 吕希峰,等.临床常见疾病的诊疗与护理[M].青岛:中国海洋大学出版社,2014.

[11] 唐前.内科护理[M].重庆:重庆大学出版社,2016.

[12] 黄艺仪,李欣,张美芬.临床急诊急救护理学[M].2版.北京:人民军医出版社,2015.

[13] 刘艳萍.现代心血管病护理[M].郑州:科学技术出版社,2014.

[14] 曹新妹.精神科护理[M].上海:复旦大学出版社,2015.

[15] 吕素红.实用精神科疾病诊疗与护理实践[M].北京:中国纺织出版社,2018.

[16] 夏海鸥.妇产科护理学[M].3版.北京:人民卫生出版社,2014.

[17] 许虹.急救护理学[M].北京:人民卫生出版社,2012.

[18] 张玉兰.儿科护理学[M].3版.北京:人民卫生出版社,2013.

[19] 席淑新.眼耳鼻咽喉口腔科护理学[M].3版.北京:人民卫生出版社,2012.